452 种注射剂安全应用与配伍

（第7版）

唐镜波　主编

河南科学技术出版社

·郑州·

图书在版编目（CIP）数据

452种注射剂安全应用与配伍/唐镜波主编. —7版. —郑州：河南科学技术出版社，2014.1

ISBN 978-7-5349-6026-0

Ⅰ．①4… Ⅱ．①唐… Ⅲ．①注射剂–用药法②注射剂–配伍禁忌 Ⅳ．①R944.1

中国版本图书馆 CIP 数据核字(2013)第 046946 号

出版发行：河南科学技术出版社
　　　　　地址：郑州市经五路 66 号　　邮编：450002
　　　　　电话：（0371）65737028
　　　　　网址：www.hnstp.cn
策划编辑：马艳茹
责任编辑：马艳茹　林娟萍
责任校对：柯　姣
封面设计：张　伟
责任印制：朱　飞
印　　刷：河南省瑞光印务股份有限公司
经　　销：全国新华书店
幅面尺寸：185 mm×260 mm　　印张：60.25　　字数：1 456 千字
版　　次：2014 年 1 月第 7 版　　2014 年 1 月第 8 次印刷
定　　价：98.00 元

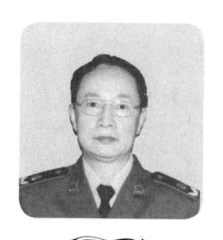

唐镜波　主任医师，合理用药国际网络执行委员会委员、中国中心组顾问，《国际合理用药与 WHO 公报汇编》主编。原广州军区广州总医院药学部正军级专家。总政治部及国家人事部有突出贡献国家级专家，被授予"模范医药科学工作者"称号及二级英模奖章。文职 1 级，大军区正职待遇。曾任广州军区武汉总医院及广州总医院临床药理科主任，兼任全军合理用药信息咨询中心主任，中华医学会临床药物评价专家委员会副主任委员，国家药品监督管理局药品审评专家，国际交流刊物《合理用药国际网络通讯·中国版》主编，中国科技核心期刊《药物流行病学杂志》副主编。长期从事临床药物评价及合理用药方法学的研究与推广，多次获国际、国家及军队科技奖。

编委会名录

主　编　唐镜波

副主编　蔡越秀　钟劲松

编　委　唐镜波　蔡越秀　钟劲松

　　　　周　轶　孙银香

秘　书　黄思超　龚丽娴

再 版 前 言

——注射安全问题

　　注射是现代最常用的医疗手段之一。注射剂以其吸收快、起效迅速、生物利用度高、剂量准确易控、可产生局部定位作用、在急重症抢救过程中作用突出等特点，得到广泛应用，是临床医疗不可缺少的重要剂型。然而，注射剂的过度使用甚至滥用以及由此带来的注射安全问题非常突出。据报道，发展中及转型国家每年至少进行约 160 亿次注射操作，每年全球因滥用注射或重复使用未经消毒的注射器或针头造成 800 万～2100 万人感染乙型肝炎病毒，8 万～16 万人感染人类免疫缺陷病毒／艾滋病（HIV／AIDS），130 万人致死。我国是全球注射剂使用最多的国家，每年约注射 50 亿次，在城市和乡村，患者注射剂使用率为 10%～75% 不等，远高于西方发达国家的 4%。注射剂过度使用和滥用不仅浪费医疗资源，加剧"看病贵"问题，还大大增加了医疗安全风险，如过敏和热原反应、静脉炎、硬结、栓塞、局部感染、肉芽肿以及药物本身引发的种种反应。不良事件的频繁发生，促使我们高度重视注射安全和注射剂合理使用问题，减少注射风险，保障注射剂合理配伍与使用的措施亟需我们探索和实践。

　　正确使用注射剂配伍可以减少穿刺，是临床药学的成果。已明确可行的注射剂配伍，固然能减少注射风险与成本，但不合理的注射剂混合配伍却增加注射风险。失之于滥，也带来种种危害。例如，注射剂含有微粒是影响安全的一个重要因素。据报道。连续输液 3 天的患儿及 10 天的成人，肺部解剖组织在显微镜下发现满视野的肉芽肿，显示出输液尤其是环境或空气不清洁和不合理的注射液混合输注，使其中微粒增多和加剧损害的严重性。微粒进入体内可引起肉芽肿、静脉炎、水肿、局部循环障碍、血管栓塞等，直径 ≥8 μm 的粒子可沉积在肺部，< 8 μm 的粒子则沉积在肝、脾与骨髓中，其来源通常是注射剂、注射器、注射操作过程和操作环境等。由于微粒损害的潜伏性、长期性和严重性，它又被称之为"潜在杀手"，其对注射安全的影响正日益引起广泛的关注。

　　传统的两种注射剂配伍试验，其影响配伍结果的因素，通常有浓度、pH 值、配比、温度、添加剂、溶剂、杂质、工艺等，不同条件产生的配伍结果存在差异，太多的变数使拥有药厂数量与医院数量成千上万的我国，现实上难以提供完全一致的配伍变化标准，最多也是大多数单位认可的"标准"。标准的统一事关用药安全，需要长期的努力逐步实现。我国现代医学有百余年历史，随着医药领域全球化与现代化，化学药品（单一化学成分）执行统一标准的努力成效明显，化学药品配伍的经验也在其中。但是，中药现代化在我国刚刚起步，中药注射剂由于多属非单一成分的中药材提取物，没有相对分子质量与分子结构式，其质量与配伍问题近期屡有报道。中药注射液与化学药品注射剂混合使用，不仅涉及两种而是涉及许多种成分（含未知成分）混合的配伍，更是一个新的重大问题。

2008 年 10 月，卫生部和国家食品药品监督管理局连续发出两个紧急通知，要求暂停销售、使用标示为××制药厂生产的刺五加注射液和××药业生产的茵栀黄注射剂，这使中草药注射液安全问题伴随其使用势头增长进一步受到严重关注。国内许多医院药品采购金额排序中，中药注射剂通常位居前 10 名。其过度使用显示目前临床对中药安全性认识和中医药知识的匮乏。中药注射剂存在成分复杂、理化性质不够稳定、制剂工艺不够完善、质量标准偏低等方面的问题已被确认。继而，卫生部、国家食品药品监督管理局、国家中医药管理局于 2008 年 12 月联合发出《关于进一步加强中药注射剂生产和临床使用管理的通知》，提出"中药注射剂临床使用基本原则"，其要点包括：①严格掌握适应证，合理选择给药途径。能口服给药的，不选用注射给药；能肌注给药的，不选用静注或静滴，必须选用静注或静滴时应加强监测。②辨证施药，严格掌握功能主治，禁止超功能主治用药。③严格掌握用法用量及疗程，不超剂量、过快滴注和长期连续用药。④严禁混合配伍，谨慎联合用药。中药注射剂应单独使用，禁忌与其他药品混合配伍使用。⑤用药前应仔细询问过敏史，对过敏体质者应慎用。⑥对老年人、儿童、肝肾功能异常患者等特殊人群和初次使用中药注射剂的患者应慎重使用。⑦加强用药监护。

注射化学药品的不良反应发生率也高于同一药品的其他给药途径，化学药品（或西药）本身和制剂工艺、辅料、给药速度、浓度、药物配伍等问题均成为风险因素。近年来，随着新特药不断涌现，临床治疗常常采用联合用药或将两种或两种以上不同理化性质和药理作用特点的药物混合注射，配伍得当，可提高疗效、降低或减少副作用、减少穿刺操作；若配伍不当，则适得其反。物理性配伍禁忌，一般有外观变化，由于药物析出、聚结而致混浊、沉淀，从而对药效发生影响。化学性配伍禁忌可出现或不出现变色、产气、沉淀等外观变化，导致药物减效、失效或毒性增强。理化配伍变化最易被忽略的是混合液中肉眼不能辨别的微粒增多、超标，注射后成为滞留于人体组织不能排出的异物而导致组织反应。药效上的配伍禁忌是指在不同药物合用后产生药效降低或失去疗效、毒副作用增加，可致危及生命的后果。

当前，特别需要注意的是中药与西药注射剂配伍问题，按照《中药注射剂临床使用基本原则》，中药与西药注射剂严禁混合配伍并谨慎联合用药，是完全必要的。

在控制抗菌药物（大多数为注射剂）使用方面，世界卫生组织（WHO）建议医院内使用抗菌药的病例不超过 30%，我国卫生部的要求为住院不超过 60%，门诊不超过 20%，经过三年卫生部开展的"抗菌药物临床应用专项整治行动"，相关指标有了较大的改善。然而，抗菌药及注射剂使用的持续改进还要依靠深化医疗改革，破除以药养医和药品供应链的弊端，提高临床药理学水平才能实现。1999 年 10 月，鉴于对不安全注射不断增长的关注，WHO 和几个国际合作伙伴共同确定了一个在世界范围内安全和适当使用注射方法的倡议和目标，建立了安全注射全球网络（SIGN），建议各国通过相关战略来实现安全注射用药：改变医疗卫生保健工作者和患者过多使用注射剂的行为；落实注射安全措施，增加安全注射设备的可得性；以安全和严格的方式，管理注射废弃物。对于后者，国务院于 2003 年 6 月，发布了第 380 号令《医疗废物管理条例》，全面规范了医疗废物的收集、运送、贮存、处置及监督管理等活动，推行医疗废物的集中无害化处置，从此，我国注射废弃物的处理在严格的法规管理监督下运行。

2013 年 12 月 11 日国家卫生计生委新闻发言人公布了国家卫生计生委等部门联合制定的合理用药十大核心信息，与安全注射密切相关，包括：

（1）优先使用基本药物。

（2）遵循能不用就不用、能少用就不多用，能口服不肌注、能肌注不输液的原则。

（3）买药要到合法医疗机构和药店，注意区分处方药和非处方药，处方药必须凭执业医师处方购买。

（4）阅读药品说明书，特别要注意药物的禁忌、慎用、注意事项、不良反应和药物间的相互作用等事项。

（5）处方药要严格遵医嘱，切勿擅自使用。特别是抗菌药物和激素类药物，不能自行调整用量或停用。

（6）任何药物都有不良反应，非处方药长期、大量使用也会导致不良后果。

（7）孕期及哺乳期妇女用药要注意禁忌；儿童、老人和有肝脏、肾脏等方面疾病的患者，用药应谨慎，用药后要注意观察；从事驾驶、高空作业等特殊职业者要注意药物对工作的影响。

（8）药品存放要科学、妥善；谨防儿童及精神异常者误服、误用。

（9）接种疫苗是预防一些传染病最有效、最经济的措施，国家免费提供一类疫苗。

（10）保健食品不能替代药品。

编　者

2013 年 12 月

编 写 说 明

1 资料来源

本书以唐镜波主编的《400 种注射液安全应用与配伍》第 6 版为基础，参考读者的反馈意见、药品说明书、国内外有代表性相关著作及实验结果编写。

2 编写依据

本书最终目的是促进注射剂安全使用，在前言中叙述了保障安全注射的原则。倡导可不注射时尽量不注射，注射剂可以不混合使用时尽量单独使用。考虑到危重患者经常使用多种注射剂的需要，既要顾及尽量减少穿刺操作，又要考虑单独使用注射剂在实施上的困难，从而严格执行混合注射的安全配伍原则。

与本书第 6 版相比，经验的积累使配伍表对安全性要求更严格，对有争议的配伍结果补充了备注或由原可配改为忌配。使用≥2 种针剂时，若在注射前混合使用，以≤4h 注射完毕为可配的前提。

根据卫生部 2008 年 12 月 24 日发布的关于进一步加强中药注射剂生产和临床使用管理的通知精神：**中药注射剂应单独使用，禁忌与其他药品混合配伍使用**，本版据此对通知颁布以前的 29 种中药配伍信息做了重大修改并增补了 12 种中药。

3 内容编排

每种注射剂的信息分两部分编写，一是关于有效性、安全性的药物学要点，二是药物配伍表。内容改动主要有：将第 6 版中的 12 种西药调出，另行补充了 52 种西药和 12 种中药。本版中西药品种共计 452 种。

3.1 药物学要点

3.1.1 **制剂规格与 pH 值**　药物制剂主要剂型、规格及相关 pH 值，无 pH 值的制剂（油溶液制剂、基因工程制剂）仅写制剂规格。中药注射剂还简要介绍了其外观性状。

3.1.2 **药理作用及应用**　对药物的基本理化特性、治疗作用、适应证以用药安全为重点进行简要提示。

3.1.3 **主要成分及功效**　为中药章节内容，叙述该中药制剂的主要成分和治疗作用、适应范围的相关内容。

3.1.4 **用法用量**　给药方法均为注射给药，静脉给药分为静注（静脉推注）及静滴（静脉滴注）。剂量除特别说明外，均为肝肾功能正常的成人常规用量，对其他用药者应根据患者个体情况及药物说明书做出调整。儿科用药剂量请参阅附录三，按体重或体表面积或年龄计算，酌情调整。

3.1.5 **适宜溶剂**　推荐使用的溶剂或稀释的溶液。

3.1.6 **滴注速度**　根据药物特性提供注射速度的安全性范围。

3.1.7　**稳定性**　主要为两种注射剂调配、使用过程≤4h（个别例外）的稳定性，包括注射器具对药物的吸附特性。配伍后 4～6h 不相容或不稳定而致降效或增加不良反应与配伍禁忌意义相同。本指南的药物配伍相容（可配）即稳定性限定为≤4h，目的是提高安全性，因为通常稳定性与配伍时间成反比。久置的混合液多容易出现微粒增多、逐渐混浊等理化变化。

3.1.8　**不良反应**　以该药品注射给药可能发生的主要不良反应为主。

3.1.9　**禁忌/慎用证**　叙述应禁用或慎用的病症。

3.1.10　**药物相互作用**　同时或相隔一定时间内使用≥2 种药品时，一种药与另一种药直接相互作用或通过人体内的作用，改变了药品的理化性质、体内过程、药物疗效及毒副作用。

3.1.11　**注意事项**　除以上各项之外，有关注射剂使用安全有效所需注意的问题。

3.2 配伍表　提示 452 种注射剂中某两种溶液配伍的理化（体外）、药理（体内）相容性，包括可配伍（可配）、忌配伍（忌配）、稀释后可配伍（稀释），及某些情况下利用原已建立的静脉通道，经三通接头由另一套注射器具同时输注另一种注射液（侧管输注 Y site injection）的可行性。这种方法可用于当两种注射剂不可在同一容器中混合超过数小时，又不宜再建立另一静脉通道时，使之从各自的容器及管道，经三通接头（或侧管、Y 形管）在很短时间内混合进入血循环而无不良反应，达到同时输注的目的。

4　配伍结果局限性

本书提供的配伍结果难免存在一定局限性。因为药物配伍实验是在一定条件下进行的，配伍结果同时受实验条件、环境和配制方法（如药物配伍浓度、pH 值、温度、光照、药物接触时间、溶剂）、给药方法、实验水平、配伍结果的判断方法和标准、产地与生产厂家、药物剂型、制剂处方等诸多因素影响。目前有多种关于药物配伍的参考书存在配伍结果（可配或忌配）的不一致，多与此有关。因此，临床用药实践中必须根据当时客观实际，仔细观察，确保用药安全。尤其注意本配伍表限定的药物混合时间为≤4h，强调随配随用的临床应用条件，而不是厂家合剂生产供应的长时间的药物混合。

5　计量单位说明

本书所用计量单位及其他常用符号如下：M=克分子；m^2=平方米体表面积；kg=千克（通常指体重）、mg=毫克、μg=微克；L=升、dL=分升、mL=毫升；d=天、h=小时、min=分钟、s=秒；mmol/L=毫摩／升；u=单位；vol=容积；pH=酸碱度；$t_{1/2}$=半衰期。

6　药物配伍表用语及标示符号说明

配伍是指药品生产或使用时，将≥2 种药物混合在一起。任意的配伍可能出现有害、无关或有益的治疗作用，药理与理化变化亦多难预知，配伍可行性以实验数据与临床效果为准。

按三部门（卫生部、国家食品药品监督管理局、国家中医药管理局）颁布的《中药注射剂临床使用基本原则》规定，中药与西药（化学药品）不可混合注射。至于中药粉针剂与小容量安瓿用于注射尤其是静滴时，要按产品说明书规定选用溶剂或稀释液（5%葡萄糖或 0.9%氯化钠注射液或注射用水）溶解、稀释，这一点有别于上述将化学药品混合（配伍）的含意。本书对注射剂配伍可行性由以下用语表述：

6.1 可配 指两种注射液混合后≤4h 无外观及理化性质改变，亦无重要的不良相互作用，并且两者能使用同一给药途径。原定的给药途径不因两药混合后无理化/药理改变而改变。

6.2 忌配 指两种注射液混合后在≤4h 出现混浊、沉淀、产气、变色、降效、增毒、拮抗；存在注射速度要求不一或药效增减、药物分解决定其不可混合使用；有些情况下，两种注射液在各自的容器中，既不可在输液瓶（袋）混合，但又要同时输注而且不便做另一静脉穿刺时，本书配伍表上可参照的处理办法是将两套静脉输液器具的穿刺针头接口经三通开关连接进行输注，详见 6.4.3 及 6.4.4。

6.3 稀释 指两种注射液混合前，其中一种通常先用 5%葡萄糖或 0.9%氯化钠注射液（少数忌配者例外）稀释，勿以浓溶液相混合。

6.4 备注栏的标示

6.4.1 @ 配伍表药名右上角标注@者表示该药欠稳定，稀释静滴时成人一般配伍液量为100mL 并应在 20~30min 滴完。

6.4.2 ℗ 配伍表药名右上角标注℗者表示该药可被聚氯乙烯器具（注射器、塑料管、输液袋等）吸附。

6.4.3 Y_1 提示两种注射液在各自的容器中，经静脉穿刺接头的三通开关或 Y 形管按临床需要做同时或先后输注。

6.4.4 Y_2 提示该药稀释后与另一种注射液在各自的容器中，经三通开关或 Y 形管按临床需要做同时或先后输注。

6.4.5 Y_3 产品说明书指定的稀释液或溶剂供注射液调配使用。

6.4.6 ★ 提示按卫生部规定，中药注射剂应单独使用，勿与其他注射剂混合配伍使用，对以往文献报道为"可配"的不宜执行。

6.4.7 △ 凡文献报道配伍结果不一致或两种药物的注射途径、速度、稀释度不同（如链霉素与去甲肾上腺素配伍虽无理化／药理作用改变，但两药混合后既不可肌注又不可静脉给药），这种配伍问题多为一般配伍表忽略，这类配伍结果在本书第 5 版（2006）中标为"不妥""单用"及"不定"（报道不一致），在本版（2012）中除做了忌配处理外，还在备注栏用△标明，都表示不宜混合使用。

6.5 缩略语 皮下注射=皮注；肌内注射=肌注；静脉注射=静注，其中一次性注射（Bolus）是指在 15~30s 推完 5~10mL，也有其他作者译为弹丸式注射；静脉滴注=静滴；G^+=革兰氏阳性菌；G^-=革兰氏阴性菌；金葡菌=金黄色葡萄球菌；BUN=血液尿素氮；Cr=肌酐；PVC=聚氯乙烯；5–HT=5–羟色胺；ALT=丙氨酸氨基转移酶；AST=天门冬氨基酸转移酶；AUC=浓度曲线下面积；ICU=重症监护病房。

7 配伍表药名编排

配伍表的药名按汉语拼音字母顺序分组排列，以便查阅。配伍表药名较多的情况下，为便于查找，以药名的汉语拼音字母首字在配伍表上做了标示。如查阅青霉素在配伍表中的位置，可仅查 Q 字部分的药名。

8 节省篇幅

8.1 本书叙述药物相互作用与注意事项时，对涉及的甲药与乙药，在两药各自章节只在一处提及，没有在两处给予相同的表述，望读者查阅时同时关注甲、乙两药在各自一节的内容。例如，塞替派与依托泊苷不能以浓溶液混合（忌配），只可把依托泊苷稀释后经三通开关输注（Y_2）。此内容见依托泊苷一节（第 783 页），而在塞替派一节（第 747 页）未做介绍。

8.2 传统的直角三角形配对结果检索表的空白区，表示未做过这对配伍结果的检测。本书的配伍表对此予以省略。

9 本书声明

本书编者及出版者按国际惯例声明：本书资料来源确切、编印无误，但此资料及数据不作为医疗诉讼的依据，因为医学是人类在不断发展与认识中的经验积累，还有许多未知领域尚待研究确认。（引自 Holmes KK et al. Sexually Transmitted Disease 2nd ed. NY. Mc Graw－Hill 1990）

目　录

第一章 抗感染药

第一节 β内酰胺类抗生素

（一）青霉素类

青霉素钠

Benzylpenicillin Sodium

制剂规格与 pH 值 粉针剂：每支 80 万 u，160 万 u。pH（10 万 u/mL）：5.0。

药理作用及应用 干扰细菌细胞壁的合成，在细菌繁殖期起杀菌作用。对 G^+ 球菌及 G^+ 杆菌（白喉、破伤风、炭疽杆菌）、螺旋体、梭状芽孢杆菌、放线菌以及部分拟杆菌有抗菌作用。本品不耐酸，也不耐酶。用于敏感菌引起的各种感染，对 G^- 杆菌无效。

用法用量 肌注：成人常用量一日 80 万～200 万 u，分 3～4 次给予；静滴：成人一日 200 万～1 000 万 u，分 2～4 次给予。重症脑膜炎、心内膜炎用量可达 2 000 万 u/d。小儿静滴 5 万~20 万 u/(kg·d)，分 2~4 次滴注。

适宜溶剂 肌注：钠盐 40 万～80 万 u 溶于 1%利多卡因或 0.9%氯化钠注射液 2～4mL；静注：钠盐 40 万～80 万 u 溶于 5%葡萄糖或 0.9%氯化钠注射液 10～20mL；静滴：80 万～240 万 u 溶于 5%葡萄糖或 0.9%氯化钠注射液 50～100mL，使药液浓度为 1.5 万～2.5 万 u/mL。

给药速度 静注：不宜超过 50 万 u/min；静滴：滴注时间不宜超过 1h。

稳定性 水溶液在室温下不稳定，应用时须新鲜配制，室温下青霉素水溶液放置勿超过 2h，以免青霉素分解随时间延长而增加，24h 分解可达 50%以上。以 5%葡萄糖液配制时更易分解，故应随配随用，并在 2～3h 滴完。否则宜选用 0.9%氯化钠注射液配制。

不良反应 过敏反应为其主要不良反应。

禁忌/慎用证 有青霉素类药物过敏史或青霉素皮肤过敏试验阳性患者禁用。有哮喘、湿疹、花粉症、荨麻疹等过敏性病史及肾功能严重损害者慎用。

药物相互作用 本品降低甲氨蝶呤的排泄，增加毒性。一般剂量青霉素类与氨基糖苷类联用有协同疗效，但两者混合后可致后者灭活，灭活程度由混合浓度、时间、温度而定。两者可否混合肌注，学者意见不统一。为安全计，以分别肌注于不同部位为妥。注射时间两者最好相隔 1h，在严重肾功能不全者，避免两类药物在血液峰浓度并存而互相灭活，而且过高浓度的青霉素亦可降低氨基糖苷类的抗菌作用。

注意事项 注射青霉素前必须查问患者有无过敏疾病及用药过敏史。必须先做青霉素皮肤过敏试验。注射青霉素应具备万一发生过敏性休克的抢救能力。注射青霉素后患者应在注射室休息并接受约 20min 的观察方可离开。青霉素不宜鞘内给药。当成人一日剂量超过 500 万 u 时宜静脉给药；静脉给药速度不能超过 50 万 u/min，且宜分次快速滴入，一般每 6h 1 次，以避免发生中枢神经系统反应。大剂量用药时注意防止高钠血症（100 万 u 相当于 600mg 青霉素钠，含钠离子 39mg）。与 5%葡萄糖液混合时间＞6h 或青霉素浓度＞1 000 万 u/L 较易出现青霉素分解而应避免混合使用。包括各种青霉素与头孢抗生素在内的 β 内酰胺类与氨基糖苷类常有联用，若此两类药物混合，可致大量互相灭活（mutual inactivation）。故两类药物联用时，应在不同部位注射并相隔 1h 以上分别给药。避免在同一输液管道、瓶（袋）或针筒内混合。

配伍表

青霉素钠加入以下药品	配伍结果	备　注
2∶3∶1 注射液　2∶3∶1 Injection	可配	
A 阿糖胞苷（盐酸盐）　Cytarabine（Hydrochloride）	忌配	△
阿托品（硫酸盐）　Atropine（Sulfate）	稀释	
氨苄西林钠@　Ampicillin Sodium	忌配	
氨茶碱　Aminophylline	忌配	
氨基丁三醇（7.28%）　Trometamol（7.28%）	忌配	
氨基丁酸　Aminobutyric Acid	可配	
氨基己酸　Aminocaproic Acid	可配	
氨甲苯酸　Aminomethylbenzoic Acid	可配	
B 苯巴比妥钠　Phenobarbital Sodium	忌配	
苯海拉明（盐酸盐）　Diphenhydramine（Hydrochloride）	可配	
博来霉素　Bleomycin	忌配	
C 长春新碱（硫酸盐）　Vincristine（Sulfate）	忌配	
促皮质素　Corticotrophin	忌配	
D 地塞米松（磷酸盐）　Dexamethasone（Phosphate）	忌配	
地西泮®　Diazepam	忌配	
丁卡因（盐酸盐）　Tetracaine（Hydrochloride）	忌配	
东莨菪碱（氢溴酸盐）　Scopolamine（Hydrobromide）	可配	
毒毛旋花子苷 K　Strophanthin K	可配	
对氨基水杨酸钠　Sodium Aminosalicylate	可配	
多巴胺（盐酸盐）　Dopamine（Hydrochloride）	可配	
多粘菌素 B（硫酸盐）　Polymyxin B（Sulfate）	忌配	
多西环素（盐酸盐）　Doxycycline（Hydrochloride）	忌配	
E 二甲弗林　Dimefline	可配	
F 放线菌素 D　Dactinomycin D	忌配	
酚磺乙胺　Etamsylate	可配	
酚妥拉明（甲磺酸盐）　Phentolamine（Mesylate）	忌配	
呋塞米　Furosemide	忌配	
氟尿嘧啶　Fluorouracil	可配	
辅酶 A　Coenzyme A	忌配	
复方醋酸钠　Sodium Acetate Compound	可配	
G 肝素钠　Heparin Sodium	忌配	
谷氨酸钙（5%）　Calcium Glutamate（5%）	可配	
谷氨酸钾（31.50%）　Potassium Glutamate（31.50%）	可配	
谷氨酸钠（28.75%）　Sodium Glutamate（28.75%）	忌配	
H 红霉素（乳糖酸盐）　Erythromycin（Lactobionate）	忌配	
环磷酰胺　Cyclophosphamide	可配	
磺胺嘧啶钠　Sulfadiazine Sodium	忌配	

青霉素钠加入以下药品（续）	配伍结果	备 注
J 肌醇 Inositol	可配	
肌苷 Inosine	可配	
加兰他敏（氢溴酸盐） Galantamine（Hydrobromide）	可配	
甲氨蝶呤 Methotrexate	忌配	
甲氧明（盐酸盐） Methoxamine（Hydrochloride）	可配	
间羟胺（重酒石酸盐） Metaraminol（Bitartrate）	忌配	
精氨酸（25%，盐酸盐） Arginine（25%，Hydrochloride）	忌配	
K 卡那霉素（硫酸盐） Kanamycin（Sulfate）	忌配	
克林霉素（磷酸盐） Clindamycin（Phosphate）	可配	
L 利多卡因（盐酸盐） Lidocaine（Hydrochloride）	可配	
利舍平 Reserpine	忌配	
链霉素（硫酸盐） Streptomycin（Sulfate）	忌配	
两性霉素 B Amphotericin B	忌配	
林格液 Sodium Chloride Compound	可配	
硫喷妥钠 Thiopental Sodium	忌配	
硫酸镁（10%，25%） Magnesium Sulfate（10%，25%）	忌配	分解加快
氯苯那敏 Chlorphenamine	忌配	
氯丙嗪（盐酸盐） Chlorpromazine（Hydrochloride）	忌配	
氯化钙（3%，5%） Calcium Chloride（3%，5%）	忌配	△
氯化钾（10%） Potassium Chloride（10%）	忌配	△
氯化钠（0.9%） Sodium Chloride（0.9%）	可配	
氯霉素 Chloramphenicol	忌配	
氯霉素琥珀酸酯钠 Chloramphenicol Succinate Sodium	忌配	
罗通定（硫酸盐） Rotundine（Sulfate）	忌配	
洛贝林（盐酸盐） Lobeline（Hydrochloride）	忌配	
M 麻黄碱（盐酸盐） Ephedrine（Hydrochloride）	忌配	
麦角新碱（马来酸盐） Ergometrine（Maleate）	忌配	
美芬丁胺（硫酸盐） Mephentermine（Sulfate）	忌配	
N 脑垂体后叶素® Pituitrin	忌配	
能量合剂 Energy Composite	可配	
尼可刹米 Nikethamide	可配	
粘菌素（硫酸盐） Colymycin（Sulfate）	忌配	
P 哌替啶（盐酸盐） Pethidine（Hydrochloride）	可配	
葡醛内酯 Glucurolactone	可配	
葡萄糖（5%，10%） Glucose（5%，10%）	可配	
葡萄糖氯化钠 Glucose and Sodium Chloride	可配	
葡萄糖酸钙（10%） Calcium Gluconate（10%）	忌配	
普鲁卡因（盐酸盐） Procaine（Hydrochloride）	稀释	
普鲁卡因胺（盐酸盐） Procainamide（Hydrochloride）	忌配	△
Q 青霉素钾@ Benzylpenicillin Potassium	可配	

青霉素钠加入以下药品（续）	配伍结果	备 注
氢化可的松 Hydrocortisone	稀释	
氢化可的松琥珀酸钠 Hydrocortisone Sodium Succinate	可配	
氢化麦角碱 Dihydroergotoxine	可配	
庆大霉素（硫酸盐）@ Gentamycin（Sulfate）	忌配	
去甲肾上腺素（重酒石酸盐） Norepinephrine（Bitartrate）	稀释	
去氧肾上腺素（盐酸盐） Phenylephrine（Hydrochloride）	忌配	
去乙酰毛花苷 Deslanoside	可配	
R 乳酸钠（11.2%） Sodium Lactate（11.2%）	可配	
S 三磷腺苷 Adenosine Triphosphate	可配	
山莨菪碱（氢溴酸盐） Anisodamine（Hydrobromide）	可配	
山梨醇 Sorbitol	可配	
肾上腺素（盐酸盐） Adrenaline（Hydrochloride）	可配	
司可巴比妥钠 Secobarbital Sodium	忌配	
四环素（盐酸盐） Tetracycline（Hydrochloride）	忌配	
缩宫素 Oxytocin	忌配	
T 碳酸氢钠（5%） Sodium Bicarbonate（5%）	忌配	
头孢噻啶 Cefaloridine	忌配	
头孢噻吩钠 Cefalothine Sodium	忌配	
W 万古霉素（盐酸盐） Vancomycin（Hydrochloride）	忌配	
维生素 B_2 Vitamin B_2	可配	
维生素 B_6 Vitamin B_6	忌配	
维生素 C Vitamin C	忌配	
维生素 K_3 Vitamin K_3	忌配	
X 西咪替丁（盐酸盐） Cimetidine（Hydrochloride）	稀释	
细胞色素 C Cytochrome C	忌配	
溴化钙（5%）Calcium Bromide（5%）	可配	
Y 洋地黄毒苷 Digitoxin	忌配	
依他尼酸钠 Sodium Etacrynate	忌配	
胰岛素（正规）® Insulin（Regular）	忌配	
异丙嗪（盐酸盐） Promethazine（Hydrochloride）	忌配	
异丙肾上腺素（盐酸盐） Isoprenaline（Hydrochloride）	可配	
异戊巴比妥钠 Amobarbital Sodium	忌配	
异烟肼 Isoniazid	可配	
右旋糖酐 40（含盐） Dextran 40（Sodium Chloride）	可配	

青霉素钾

Benzylpenicillin Potassium

（Penicillin G Potassium）

制剂规格与 pH 值 粉针剂：每支 0.5g（80 万 u）。pH（1 万 u/mL）：5.0。

用法用量、适宜溶剂、不良反应、禁忌/慎用证、相互作用 参阅青霉素钠。

注意事项 大剂量用药时注意防止高血钾症（100万u含钾离子66mg），其他同青霉素钠。

配伍表

青霉素钾加入以下药品	配伍结果	备 注
2：3：1注射液 2：3：1 Injection	可配	
A 阿糖胞苷（盐酸盐）Cytarabine（Hydrochloride）	忌配	
阿托品（硫酸盐）Atropine（Sulfate）	可配	
氨苄西林钠@ Ampicillin Sodium	忌配	
氨茶碱 Aminophylline	忌配	
氨基丁三醇（7.28%）Trometamol（7.28%）	忌配	
氨基丁酸 Aminobutyric Acid	可配	
氨基己酸 Aminocaproic Acid	可配	
氨甲苯酸 Aminomethylbenzoic Acid	可配	
B 苯巴比妥钠 Phenobarbital Sodium	可配	
苯海拉明（盐酸盐）Diphenhydramine（Hydrochloride）	可配	
博来霉素 Bleomycin	忌配	
C 长春新碱（硫酸盐）Vincristine（Sulfate）	忌配	
促皮质素 Corticotrophin	忌配	
D 地塞米松（磷酸盐）Dexamethasone（Phosphate）	忌配	
丁卡因（盐酸盐）Tetracaine（Hydrochloride）	忌配	
东莨菪碱（氢溴酸盐）Scopolamine（Hydrobromide）	可配	
毒毛旋花子苷K Strophanthin K	可配	
对氨基水杨酸钠 Sodium Aminosalicylate	可配	
多巴胺（盐酸盐）Dopamine（Hydrochloride）	忌配	
多粘菌素B（硫酸盐）Polymyxin B（Sulfate）	忌配	
多西环素（盐酸盐）Doxycycline（Hydrochloride）	忌配	
E 二甲弗林 Dimefline	稀释	
F 放线菌素D Dactinomycin D	忌配	
酚磺乙胺 Etamsylate	可配	
酚妥拉明（甲磺酸盐）Phentolamine（Mesylate）	忌配	
呋塞米 Furosemide	忌配	
氟尿嘧啶 Fluorouracil	可配	
辅酶A Coenzyme A	忌配	
复方氨基酸 Amino Acid Compound	可配	
复方醋酸钠 Sodium Acetate Compound	可配	
G 肝素钠 Heparin Sodium	忌配	
谷氨酸钙（5%）Calcium Glutamate（5%）	可配	
谷氨酸钾（31.50%）Potassium Glutamate（31.50%）	可配	
谷氨酸钠（28.75%）Sodium Glutamate（28.75%）	忌配	
H 红霉素（乳糖酸盐）Erythromycin（Lactobionate）	忌配	

青霉素钾加入以下药品（续）	配伍结果	备注
环磷酰胺 Cyclophosphamide	可配	
磺胺嘧啶钠 Sulfadiazine Sodium	**忌配**	
磺胺异噁唑（二醇胺盐） Sulfafurazole（Diolamine）	**忌配**	
J 肌醇 Inositol	可配	
肌苷 Inosine	可配	
加兰他敏（氢溴酸盐） Galantamine（Hydrobromide）	可配	
甲氨蝶呤 Methotrexate	**忌配**	
甲氧苄胺嘧啶 Trimethoprim	稀释	
甲氧明（盐酸盐） Methoxamine（Hydrochloride）	可配	
间羟胺（重酒石酸盐） Metaraminol（Bitartrate）	稀释	
精氨酸（25%，盐酸盐） Arginine（25%，Hydrochloride）	**忌配**	
K 卡那霉素（硫酸盐） Kanamycin（Sulfate）	**忌配**	
克林霉素（磷酸盐） Clindamycin（Phosphate）	可配	
L 利多卡因（盐酸盐） Lidocaine（Hydrochloride）	可配	
利福霉素钠 Rifamycin Sodium	稀释	
利舍平 Reserpine	**忌配**	
链霉素（硫酸盐） Streptomycin（Sulfate）	**忌配**	
两性霉素 B Amphotericin B	**忌配**	
林格液 Sodium Chloride Compound	可配	
硫喷妥钠 Thiopental Sodium	**忌配**	
硫酸镁（10%，25%） Magnesium Sulfate（10%，25%）	**忌配**	分解加快
氯苯那敏 Chlorphenamine	**忌配**	
氯丙嗪（盐酸盐） Chlorpromazine（Hydrochloride）	**忌配**	
氯化钙（3%，5%） Calcium Chloride（3%，5%）	**忌配**	△
氯化钾（10%） Potassium Chloride（10%）	**忌配**	△
氯化钠（0.9%） Sodium Chloride（0.9%）	可配	
氯霉素 Chloramphenicol	**忌配**	
氯霉素琥珀酸酯钠 Chloramphenicol Succinate Sodium	**忌配**	
罗通定（硫酸盐） Rotundine（Sulfate）	**忌配**	
洛贝林（盐酸盐） Lobeline（Hydrochloride）	可配	
M 麻黄碱（盐酸盐） Ephedrine（Hydrochloride）	**忌配**	
麦角新碱（马来酸盐） Ergometrine（Maleate）	**忌配**	
美芬丁胺（硫酸盐） Mephentermine（Sulfate）	**忌配**	
N 脑垂体后叶素® Pituitrin	**忌配**	
能量合剂 Energy Composite	可配	
尼可刹米 Nikethamide	可配	
粘菌素（硫酸盐） Colymycin（Sulfate）	**忌配**	
P 哌替啶（盐酸盐） Pethidine（Hydrochloride）	可配	
葡醛内酯 Glucurolactone	可配	
葡萄糖（5%，10%） Glucose（5%，10%）	可配	

青霉素钾加入以下药品（续）	配伍结果	备 注
葡萄糖氯化钠 Glucose and Sodium Chloride	可配	
葡萄糖酸钙（10%） Calcium Gluconate（10%）	**忌配**	
普鲁卡因（盐酸盐） Procaine（Hydrochloride）	稀释	
普鲁卡因胺（盐酸盐） Procainamide（Hydrochloride）	**忌配**	△
Q 青霉素钠@ Benzylpenicillin Sodium	可配	
氢化可的松 Hydrocortisone	稀释	
氢化可的松琥珀酸钠 Hydrocortisone Sodium Succinate	可配	
氢化麦角碱 Dihydroergotoxine	可配	
庆大霉素（硫酸盐）@ Gentamycin（Sulfate）	**忌配**	
去甲肾上腺素（重酒石酸盐） Norepinephrine（Bitartrate）	稀释	
去氧肾上腺素（盐酸盐） Phenylephrine（Hydrochloride）	可配	
去乙酰毛花苷 Deslanoside	可配	
R 乳酸钠（11.2%） Sodium Lactate（11.2%）	可配	
S 三磷腺苷 Adenosine Triphosphate	可配	
山莨菪碱（氢溴酸盐） Anisodamine（Hydrobromide）	可配	
山梨醇 Sorbitol	可配	
肾上腺素（盐酸盐） Adrenaline（Hydrochloride）	可配	
司可巴比妥钠 Secobarbital Sodium	**忌配**	
四环素（盐酸盐） Tetracycline（Hydrochloride）	**忌配**	
羧苄西林钠 Carbenicillin Sodium	可配	
缩宫素 Oxytocin	**忌配**	
T 碳酸氢钠（5%） Sodium Bicarbonate（5%）	**忌配**	
头孢噻啶 Cefaloridine	**忌配**	
头孢噻吩钠 Cefalothine Sodium	**忌配**	
W 万古霉素（盐酸盐） Vancomycin（Hydrochloride）	**忌配**	
维生素 B_2 Vitamin B_2	可配	
维生素 B_6 Vitamin B_6	**忌配**	
维生素 C Vitamin C	**忌配**	
维生素 K_1 Vitamin K_1	**忌配**	
维生素 K_3 Vitamin K_3	**忌配**	
X 西咪替丁（盐酸盐） Cimetidine（Hydrochloride）	稀释	
细胞色素 C Cytochrome C	**忌配**	
新生霉素 Novobiocin	可配	
溴化钙（5%） Calcium Bromide（5%）	可配	
Y 洋地黄毒苷 Digitoxin	**忌配**	
依他尼酸钠 Sodium Etacrynate	**忌配**	
胰岛素（正规）® Insulin（Regular）	**忌配**	
异丙嗪（盐酸盐） Promethazine（Hydrochloride）	**忌配**	
异丙肾上腺素（盐酸盐） Isoprenaline（Hydrochloride）	可配	
异戊巴比妥钠 Amobarbital Sodium	可配	

青霉素钾加入以下药品（续）	配伍结果	备 注
异烟肼 Isoniazid	可配	
右旋糖酐 40（含盐） Dextran 40（Sodium Chloride）	可配	

苄星青霉素

（长效西林，比西林）

Benzathine Benzylpenicillin

制剂规格与 pH 值　粉针剂：每支 120 万 u。pH（0.89 万 u/mL）：5.0～7.5。

药理作用及应用　青霉素 G 长效制剂。肌注后，缓慢吸收，抗菌作用及作用机制同青霉素。主要用于预防风湿热，治疗各期梅毒，也可用于控制链球菌感染的流行。

用法用量　深部肌注：每次 60 万～120 万 u，每 2～4 周 1 次。不可静脉给药。

适宜溶剂　120 万～240 万 u 溶于注射用水 2～4mL，振摇使呈混悬状。

不良反应、禁忌/慎用证、药物相互作用　同青霉素钠。

注意事项　肌注区局部可发生周围神经炎，其他同青霉素钠。

配伍表

苄星青霉素加入以下药品	配伍结果	备 注
L 氯化钠（0.9%）　Sodium Chloride（0.9%）	可配	
Q 青霉素钾@ Benzylpenicillin Potassium	可配	苄星青霉素肌注
青霉素钠@ Benzylpenicillin Sodium	可配	液勿稀释及静注
其他注射液 Other Injections	**忌配**	

苯唑西林钠

（新青霉素Ⅱ，苯甲异噁唑青霉素钠）

Oxacillin Sodium

制剂规格与 pH 值　粉针剂：每支 0.5g，1g。pH（2%）：5.0～7.0。

药理作用及应用　耐酸和耐酶青霉素。对产青霉素酶葡萄球菌具有良好的抗菌活性，适用于治疗产青霉素酶葡萄球菌感染，也可用于化脓性链球菌或肺炎球菌与耐青霉素葡萄球菌所致的混合感染。

用法用量　肌注或静滴。每次 0.5～1.0g，4～6h 1 次；严重感染一日剂量可增加至 12g。

适宜溶剂　肌注：0.5～1g 溶于注射用水或 1%利多卡因注射剂 2.8～5.6mL；静注：1g 溶于 25%葡萄糖或 0.9%氯化钠注射液 10～20mL；静滴：1g 溶于注射用水 2mL，稀释于 5%葡萄糖或 0.9%氯化钠注射液 50～150mL，使药液浓度为 20～40mg/mL。

给药速度　静注：5min；静滴：0.5～1h。

稳定性　溶解后于冷藏条件下宜在 24h 内应用。

不良反应 同青霉素钠。

禁忌/慎用证 新生儿（尤其是早产儿）及肝肾功能严重损害者慎用。

药物相互作用、注意事项 同青霉素钠。

配伍表

苯唑西林钠加入以下药品	配伍结果	备 注
2：3：1注射液 2：3：1 Injection	可配	
A 阿米卡星（硫酸盐） Amikacin（Sulfate）	忌配	
阿糖胞苷（盐酸盐） Cytarabine（Hydrochloride）	可配	
阿托品（硫酸盐） Atropine（Sulfate）	可配	
氨苄西林-舒巴坦钠 Ampicillin-Sulbactam Sodium	可配	
氨茶碱 Aminophylline	可配	
氨基丁三醇（7.28%） Trometamol（7.28%）	可配	
氨基丁酸 Aminobutyric Acid	可配	
氨基己酸 Aminocaproic Acid	可配	
氨甲苯酸 Aminomethylbenzoic Acid	忌配	
氨甲环酸 Tranexamic Acid	忌配	
B 胞磷胆碱 Citicoline	可配	
苯巴比妥钠 Phenobarbital Sodium	可配	
苯妥英钠 Phenytoin Sodium	可配	
C 促皮质素 Corticotrophin	可配	
D 大观霉素（盐酸盐） Spectinomycin（Hydrochloride）	忌配	
地塞米松（磷酸盐） Dexamethasone（Phosphate）	忌配	
丁卡因（盐酸盐） Tetracaine（Hydrochloride）	忌配	
东莨菪碱（氢溴酸盐） Scopolamine（Hydrobromide）	可配	
毒毛旋花子苷K Strophanthin K	可配	
多巴酚丁胺（盐酸盐） Dobutamine（Hydrochloride）	可配	
多粘菌素B（硫酸盐） Polymyxin B（Sulfate）	忌配	
多柔比星（盐酸盐） Doxorubicin（Hydrochloride）	忌配	
E 二氮嗪 Diazoxide	忌配	
二甲弗林 Dimefline	忌配	
F 法莫替丁 Famotidine	可配	
酚磺乙胺 Etamsylate	可配	
酚妥拉明（甲磺酸盐） Phentolamine（Mesylate）	可配	
呋喃妥因钠 Nitrofurantoin Sodium	忌配	
呋塞米 Furosemide	可配	
氟尿嘧啶 Fluorouracil	可配	
氟哌啶醇（乳酸盐） Haloperidol（Lactate）	忌配	
辅酶A Coenzyme A	可配	
复方氨基酸 Amino Acid Compound	可配	
G 肝素钠 Heparin Sodium	可配	
谷氨酸钙（5%） Calcium Glutamate（5%）	可配	

苯唑西林钠加入以下药品（续）	配伍结果	备注
谷氨酸钾（31.50%）Potassium Glutamate（31.50%）	可配	
谷氨酸钠（28.75%）Sodium Glutamate（28.75%）	可配	
H 红霉素（乳糖酸盐）Erythromycin（Lactobionate）	忌配	
环丙沙星 Ciprofloxacin	可配	
环磷酰胺 Cyclophosphamide	可配	
磺胺嘧啶钠 Sulfadiazine Sodium	可配	
J 肌苷 Inosine	可配	
甲氨蝶呤 Methotrexate	可配	
甲氯芬酯（盐酸盐）Meclofenoxate（Hydrochloride）	忌配	
甲泼尼龙琥珀酸钠 Methylprednisolone Sodium Succinate	可配	
甲硝唑 Metronidazole	可配	
甲氧明（盐酸盐）Methoxamine（Hydrochloride）	可配	
间羟胺（重酒石酸盐）Metaraminol（Bitartrate）	可配	
精氨酸（25%，盐酸盐）Arginine（25%，Hydrochloride）	可配	
K 卡那霉素（硫酸盐）Kanamycin（Sulfate）	忌配	
克林霉素（磷酸盐）Clindamycin（Phosphate）	忌配	
奎宁（二盐酸）Quinine（Dihydrochloride）	忌配	
L 雷尼替丁（盐酸盐）Ranitidine（Hydrochloride）	可配	
利巴韦林 Ribavirin	可配	
利多卡因（盐酸盐）Lidocaine（Hydrochloride）	可配	
利舍平 Reserpine	忌配	
两性霉素 B Amphotericin B	可配	
林格液 Sodium Chloride Compound	可配	
硫酸镁（10%，25%）Magnesium Sulfate（10%，25%）	可配	
氯胺酮（盐酸盐）Ketamine（Hydrochloride）	忌配	
氯丙嗪（盐酸盐）Chlorpromazine（Hydrochloride）	忌配	
氯氮草 Chlordiazepoxide	忌配	
氯化钙（3%，5%）Calcium Chloride（3%，5%）	可配	
氯化琥珀胆碱 Suxamethonium Chloride	可配	
氯化钾（10%）Potassium Chloride（10%）	可配	
氯化筒箭毒碱 Tubocurarine Chloride	可配	
氯霉素 Chloramphenicol	忌配	
氯霉素琥珀酸酯钠 Chloramphenicol Succinate Sodium	忌配	
氯唑西林钠 Cloxacillin Sodium	可配	
洛贝林（盐酸盐）Lobeline（Hydrochloride）	忌配	
M 吗啡（盐酸盐）Morphine（Hydrochloride）	可配	
麦角新碱（马来酸）Ergometrine（Maleate）	可配	
毛花苷丙 Lanatoside C	可配	
美芬丁胺（硫酸盐）Mephentermine（Sulfate）	可配	
美西律 Mexiletine	忌配	

苯唑西林钠加入以下药品（续）	配伍结果	备 注
门冬酰胺酶 Asparaginase	可配	
N 脑垂体后叶素® Pituitrin	可配	
尼可刹米 Nikethamide	可配	
粘菌素（硫酸盐） Colymycin（Sulfate）	可配	
尿激酶 Urokinase	可配	
P 哌甲酯 Methylphenidate	可配	
哌替啶（盐酸盐） Pethidine（Hydrochloride）	可配	
葡萄糖（5%，10%） Glucose（5%，10%）	可配	
葡萄糖氯化钠 Glucose and Sodium Chloride	**忌配**	
葡萄糖酸钙（10%） Calcium Gluconate（10%）	可配	
普鲁卡因（盐酸盐） Procaine（Hydrochloride）	可配	
普鲁卡因胺（盐酸盐） Procainamide（Hydrochloride）	可配	
普萘洛尔 Propranolol	**忌配**	
Q 青霉素钾@ Benzylpenicillin Potassium	可配	
青霉素钠@ Benzylpenicillin Sodium	可配	
氢化可的松 Hydrocortisone	可配	
氢化可的松琥珀酸钠 Hydrocortisone Sodium Succinate	可配	
庆大霉素（硫酸盐）@ Gentamycin（Sulfate）	**忌配**	
去甲肾上腺素（重酒石酸盐） Norepinephrine（Bitartrate）	可配	
去氧肾上腺素（盐酸盐） Phenylephrine（Hydrochloride）	可配	
全血 Whole Blood	**忌配**	
R 柔红霉素 Daunorubicin	可配	
乳酸钠（11.2%） Sodium Lactate（11.2%）	可配	
S 三磷腺苷 Adenosine Triphosphate	可配	
山莨菪碱（氢溴酸盐） Anisodamine（Hydrobromide）	可配	
山梨醇 Sorbitol	可配	
肾上腺素（盐酸盐） Adrenaline（Hydrochloride）	可配	
顺铂 Cisplatin	可配	
丝裂霉素 Mitomycin	**忌配**	
四环素（盐酸盐） Tetracycline（Hydrochloride）	**忌配**	
羧苄西林钠 Carbenicillin Sodium	可配	
缩宫素 Oxytocin	可配	
T 碳酸氢钠（5%） Sodium Bicarbonate（5%）	可配	
头孢呋辛钠 Cefuroxime Sodium	可配	
头孢拉定 Cefradine	可配	
头孢美唑钠 Cefmetazole Sodium	可配	
头孢哌酮钠 Cefoperazone Sodium	**忌配**	
头孢噻啶 Cefaloridine	可配	
头孢噻吩钠 Cefalothine Sodium	可配	
头孢噻肟钠 Cefotaxime Sodium	可配	

苯唑西林钠加入以下药品（续）	配伍结果	备 注
头孢他啶 Ceftazidime	可配	
头孢唑林钠 Cefazolin Sodium	可配	
托西溴苄铵 Bretylium Tosilate	可配	
妥布霉素（硫酸盐）@ Tobramycin（Sulfate）	**忌配**	
妥拉唑林（盐酸盐）Tolazoline（Hydrochloride）	可配	
W 万古霉素（盐酸盐）Vancomycin（Hydrochloride）	**忌配**	
维拉帕米 Verapamil	**忌配**	
维生素 B$_1$ Vitamin B$_1$	**忌配**	
维生素 B$_6$ Vitamin B$_6$	**忌配**	
维生素 C Vitamin C	可配	
维生素 K$_1$ Vitamin K$_1$	可配	
X 西咪替丁（盐酸盐）Cimetidine（Hydrochloride）	可配	
细胞色素 C Cytochrome C	可配	
血浆 Blood Plasma	**忌配**	
Y 依他尼酸钠 Sodium Etacrynate	可配	
胰岛素（正规）® Insulin（Regular）	可配	
异丙嗪（盐酸盐）Promethazine（Hydrochloride）	**忌配**	
异丙肾上腺素（盐酸盐）Isoprenaline（Hydrochloride）	可配	
异戊巴比妥钠 Amobarbital Sodium	可配	
异烟肼 Isoniazid	可配	
罂粟碱（盐酸盐）Papaverine（Hydrochloride）	**忌配**	
右旋糖酐 40（含盐）Dextran 40（Sodium Chloride）	可配	
鱼精蛋白（硫酸盐）Protamine（Sulfate）	**忌配**	

氯唑西林钠

（邻氯青霉素钠）

Cloxacillin Sodium

制剂规格与 pH 值 粉针剂：每支 0.5g，1g。pH（10%）：5.0～7.0。

药理作用及应用 具有耐酸、耐青霉素酶的特点，对 G$^+$球菌和奈瑟菌有抗菌活性，对葡萄球菌属（包括金葡菌和凝固酶阴性葡萄球菌）产酶株的抗菌活性较苯唑西林强，适应证同苯唑西林。

用法用量 肌注：一日 2g，分 4 次。静滴：一日 4～6g，分 2～4 次。

适宜溶剂 肌注：0.5～1g 溶于注射用水或 1%利多卡因注射剂 2.8～5.6mL；静注：1g 溶于注射用水或 5%葡萄糖注射液 10～20mL；静滴：1g 溶于注射用水 2mL，稀释于 5%葡萄糖注射液 100～250mL。

给药速度 静注：5min；静滴：0.5～1h。

稳定性 1%氯唑西林钠与 0.02%琥珀酸氢化可的松在 0.9%氯化钠注射液或 5%葡萄糖注射液或葡萄糖氯化钠注射液中于 25℃可稳定 24h。

不良反应 个别病例发生粒细胞缺乏症或胆汁瘀积性黄疸。

禁忌/慎用证、药物相互作用、注意事项 同青霉素钠。

配伍表

氯唑西林钠加入以下药品	配伍结果	备 注
D 多粘菌素 B（硫酸盐） Polymyxin B（Sulfate）	忌配	
F 氟哌啶醇（乳酸盐） Haloperidol（Lactate）	忌配	
复方氨基酸 Amino Acid Compound	可配	
H 红霉素（乳糖酸盐） Erythromycin（Lactobionate）	忌配	
K 卡那霉素（硫酸盐） Kanamycin（Sulfate）	忌配	
L 氯丙嗪（盐酸盐） Chlorpromazine（Hydrochloride）	可配	
氯化钠（0.9%） Sodium Chloride（0.9%）	可配	
N 粘菌素（硫酸盐） Colymycin（Sulfate）	忌配	
P 葡萄糖（5%，10%） Glucose（5%，10%）	可配	
葡萄糖氯化钠 Glucose and Sodium Chloride	可配	
Q 氢化可的松琥珀酸钠 Hydrocortisone Sodium Succinate	稀释	
庆大霉素（硫酸盐）@ Gentamycin（Sulfate）	忌配	
R 乳酸钠（11.2%） Sodium Lactate（11.2%）	忌配	
S 四环素（盐酸盐） Tetracycline（Hydrochloride）	忌配	
W 维生素 C Vitamin C	忌配	

阿莫西林-克拉维酸钾

（复方阿莫西林）

Amoxicillin-Potassium Clavulanate

制剂规格与 pH 值 粉针剂：每支 1.2g（含阿莫西林 1g，克拉维酸钾 0.2g）。pH（10%）：8.0～10.0。

药理作用及应用 本品的抗菌谱比阿莫西林有所扩大。对产酶金葡菌、表皮葡萄球菌、凝固酶阴性葡萄球菌及肠球菌均具良好抗菌作用，对某些产 β 内酰胺酶的肠杆菌科细菌、流感嗜血杆菌、卡他莫拉菌、脆弱拟杆菌等也有较好抗菌活性。用于敏感菌所致的下呼吸道、中耳、鼻窦、皮肤组织、尿路等部位感染。

用法用量 静注或静滴：每次 1.2g（含阿莫西林 1g，克拉维酸钾 0.2g），一日 2～3 次。克拉维酸钾单次剂量不宜超过 0.2g，一日剂量不宜超过 0.4g。

适宜溶剂 静滴：0.6～1.2g 溶于 0.9%氯化钠注射液 50～100mL。

给药速度 静滴：0.4～1h。

稳定性 溶后宜及时应用，不宜冷冻保存，且剩余药液应废弃，不可再用。

不良反应 最常见的不良反应为腹泻、恶心、呕吐、皮疹和荨麻疹。不良反应发生率，尤其是腹泻，与给药剂量呈正相关。少见的不良反应有腹部不适、腹胀和头痛。

禁忌/慎用证　对本药或其他青霉素类药过敏、传染性单核细胞增多症的患者，使用本药或其他青霉素类药曾出现胆汁瘀积性黄疸或肝功能损害者禁用。对头孢菌素类过敏，严重肝功能障碍，中、重度肾功能障碍，哮喘，湿疹，花粉症，荨麻疹等过敏性疾病及假膜性肠炎患者慎用。

药物相互作用　与含有葡萄糖、葡聚糖或酸性碳酸盐溶液呈配伍禁忌，且在体外不可与氨基糖苷类抗生素、血制品、含蛋白质的液体（如水解蛋白等）混合，也不可与静脉脂质乳化液混合；与别嘌醇钠合用，增加阿莫西林皮疹的危险；本品可能降低含雌激素避孕药的效果；本品降低甲氨蝶呤的排泄，增加毒性。

注意事项　不宜肌注。不同配比的阿莫西林和克拉维酸钾组成的复方制剂，不能互相替代。

配伍表

阿莫西林-克拉维酸钾加入以下药品	配伍结果	备注
A　阿米卡星（硫酸盐）　Amikacin（Sulfate）	忌配	
D　大观霉素（盐酸盐）　Spectinomycin（Hydrochloride）	忌配	
E　二氮嗪　Diazoxide	忌配	
L　卡那霉素（硫酸盐）　Kanamycin（Sulfate）	忌配	
氯氮䓬　Chlordiazepoxide	忌配	
氯化钠（0.9%）　Sodium Chloride（0.9%）	可配	
N　奈替米星（硫酸盐）　Netilmicin（Sulfate）	忌配	
P　葡萄糖（5%，10%）　Glucose（5%，10%）	忌配	
葡萄糖氯化钠　Glucose and Sodium Chloride	忌配	
Q　庆大霉素（硫酸盐）@　Gentamycin（Sulfate）	忌配	
全血　Whole Blood	忌配	
T　碳酸氢钠（5%）　Sodium Bicarbonate（5%）	忌配	
妥布霉素（硫酸盐）@　Tobramycin（Sulfate）	忌配	
X　血浆　Blood Plasma	忌配	
Y　右旋糖酐40（含盐）　Dextran 40（Sodium Chloride）	忌配	

氨苄西林钠

（氨苄青霉素钠）

Ampicillin Sodium

制剂规格与 pH 值　粉针剂（钠盐）：每支 0.5g，1g。pH（2%）：8.2。

药理作用及应用　为广谱半合成青霉素，对 G⁺菌作用与青霉素相似，对耐药金葡菌无效，对 G⁻菌如淋球菌、流感杆菌、脑膜炎球菌、百日咳鲍特杆菌等敏感，但易产生耐药性。用于敏感菌所致的感染。

用法用量　肌注：一日 2～4g，分 4 次给予；静注：成人一日 4～12g，分 2～4 次给予，一日最大剂量为 14g。儿童 100～200mg/(kg·d)，分 2～4 次给予，最大剂量为 300mg/(kg·d)。

适宜溶剂　肌注：0.5～1g 溶于注射用水或 0.9%氯化钠注射液 1.2～3mL 中；静注：0.5g 溶于 0.9%

氯化钠注射液或注射用水 5～20mL；静滴：1～2g 溶于 0.9%氯化钠注射液 100mL；胸腔注射：0.5g 溶于注射用水 5～10mL；静滴液的浓度不宜超过 30mg/mL。本品在弱酸性葡萄糖液中分解较快，宜用中性液体作为溶剂。

给药速度　静注：5min；静滴：1h。

稳定性　本品针剂应溶解后立即使用，溶解放置后致敏物质可增多。药液稳定性可因葡萄糖、果糖和乳酸的存在而降低，亦随温度升高而降低。

不良反应　皮疹是最常见的不良反应，粒细胞和血小板减少偶见，抗生素相关性肠炎少见，少数患者可出现血清转氨酶升高。大剂量静脉给药可发生抽搐等神经系统毒性症状，婴儿应用后可出现颅内压增高，表现为前囟隆起。

禁忌/慎用证　同青霉素钠。

药物相互作用　与别嘌醇钠合用，增加皮疹的发生率；本品可能降低含雌激素避孕药的效果。

注意事项　同青霉素钠。

配伍表

氨苄西林钠加入以下药品	配伍结果	备　注
2∶3∶1注射液　2∶3∶1 Injection	**忌配**	
A 阿糖胞苷（盐酸盐）Cytarabine（Hydrochloride）	**忌配**	
阿托品（硫酸盐）Atropine（Sulfate）	可配	
氨茶碱 Aminophylline	**忌配**	
氨基丁三醇（7.28%）Trometamol（7.28%）	**忌配**	
氨基丁酸 Aminobutyric Acid	可配	
氨基己酸 Aminocaproic Acid	**可配**	
氨甲苯酸 Aminomethylbenzoic Acid	可配	
B 苯巴比妥钠 Phenobarbital Sodium	**忌配**	
苯海拉明（盐酸盐）Diphenhydramine（Hydrochloride）	可配	
博来霉素 Bleomycin	可配	
C 长春新碱（硫酸盐）Vincristine（Sulfate）	**忌配**	
促皮质素 Corticotrophin	**忌配**	
D 地塞米松（磷酸盐）Dexamethasone（Phosphate）	可配	
丁卡因（盐酸盐）Tetracaine（Hydrochloride）	**忌配**	
东莨菪碱（氢溴酸盐）Scopolamine（Hydrobromide）	可配	
毒毛旋花子苷 K　Strophanthin K	可配	
对氨基水杨酸钠 Sodium Aminosalicylate	可配	
多巴胺（盐酸盐）Dopamine（Hydrochloride）	**忌配**	
多粘菌素 B（硫酸盐）Polymyxin B（Sulfate）	**忌配**	
E 二甲弗林 Dimefline	可配	
F 放线菌素 D　Dactinomycin D	可配	
酚磺乙胺 Etamsylate	**忌配**	
酚妥拉明（甲磺酸盐）Phentolamine（Mesylate）	**忌配**	

氨苄西林钠加入以下药品（续）	配伍结果	备注
呋塞米 Furosemide	忌配	
氟尿嘧啶 Fluorouracil	可配	
辅酶 A Coenzyme A	忌配	
复方氨基酸 Amino Acid Compound	忌配	
复方醋酸钠 Sodium Acetate Compound	忌配	
G 肝素钠 Heparin Sodium	忌配	
谷氨酸钙（5%） Calcium Glutamate（5%）	可配	
谷氨酸钾（31.50%） Potassium Glutamate（31.50%）	可配	
谷氨酸钠（28.75%） Sodium Glutamate（28.75%）	可配	
H 红霉素（乳糖酸盐） Erythromycin（Lactobionate）	忌配	
环磷酰胺 Cyclophosphamide	可配	
磺胺嘧啶钠 Sulfadiazine Sodium	忌配	
磺胺异噁唑（二醇胺盐） Sulfafurazole（Diolamine）	忌配	
J 肌醇 Inositol	可配	
肌苷 Inosine	可配	
加兰他敏（氢溴酸盐） Galantamine（Hydrobromide）	可配	
甲氧苄胺嘧啶 Trimethoprim	稀释	
甲氧明（盐酸盐） Methoxamine（Hydrochloride）	可配	
间羟胺（重酒石酸盐） Metaraminol（Bitartrate）	忌配	
肼屈嗪（盐酸盐） Hydralazine（Hydrochloride）	忌配	
K 卡那霉素（硫酸盐） Kanamycin（Sulfate）	忌配	
可乐定（盐酸盐） Clonidine（Hydrochloride）	忌配	
克林霉素（磷酸盐） Clindamycin（Phosphate）	忌配	
L 利多卡因（盐酸盐） Lidocaine（Hydrochloride）	可配	
利福霉素钠 Rifamycin Sodium	稀释	
利舍平 Reserpine	忌配	
链霉素（硫酸盐） Streptomycin（Sulfate）	可配	
两性霉素 B Amphotericin B	忌配	
林格液 Sodium Chloride Compound	可配	
硫喷妥钠 Thiopental Sodium	忌配	
硫酸镁（10%，25%） Magnesium Sulfate（10%，25%）	可配	
氯苯那敏 Chlorphenamine	可配	
氯丙嗪（盐酸盐） Chlorpromazine（Hydrochloride）	忌配	
氯化钙（3%，5%） Calcium Chloride（3%，5%）	可配	
氯化钾（10%） Potassium Chloride（10%）	可配	
氯化钠（0.9%） Sodium Chloride（0.9%）	可配	
氯霉素 Chloramphenicol	忌配	
氯霉素琥珀酸酯钠 Chloramphenicol Succinate Sodium	忌配	
洛贝林（盐酸盐） Lobeline（Hydrochloride）	可配	
M 麦角新碱（马来酸盐） Ergometrine（Maleate）	可配	

氨苄西林钠加入以下药品（续）	配伍结果	备 注
美芬丁胺（硫酸盐） Mephentermine（Sulfate）	可配	
N 脑垂体后叶素® Pituitrin	忌配	
能量合剂 Energy Composite	忌配	
尼可刹米 Nikethamide	可配	
粘菌素（硫酸盐） Colymycin（Sulfate）	忌配	
P 哌替啶（盐酸盐） Pethidine（Hydrochloride）	可配	
葡醛内酯 Glucurolactone	可配	
葡萄糖（5%，10%） Glucose（5%，10%）	忌配	
葡萄糖氯化钠 Glucose and Sodium Chloride	忌配	
葡萄糖酸钙（10%） Calcium Gluconate（10%）	可配	
普鲁卡因（盐酸盐） Procaine（Hydrochloride）	可配	
普鲁卡因胺（盐酸盐） Procainamide（Hydrochloride）	可配	
Q 青霉素钾® Benzylpenicillin Potassium	忌配	
青霉素钠® Benzylpenicillin Sodium	忌配	
氢化可的松 Hydrocortisone	忌配	
氢化可的松琥珀酸钠 Hydrocortisone Sodium Succinate	忌配	
氢化麦角碱 Dihydroergotoxine	可配	
庆大霉素（硫酸盐） Gentamycin（Sulfate）	忌配	
去甲肾上腺素（重酒石酸盐）Norepinephrine（Bitartrate）	可配	
去氧肾上腺素（盐酸盐） Phenylephrine（Hydrochloride）	可配	
去乙酰毛花苷 Deslanoside	可配	
R 乳酸钠（11.2%） Sodium Lactate（11.2%）	忌配	
S 三磷腺苷 Adenosine Triphosphate	忌配	
山莨菪碱（氢溴酸盐） Anisodamine（Hydrobromide）	可配	
山梨醇 Sorbitol	可配	
肾上腺素（盐酸盐） Adrenaline（Hydrochloride）	忌配	
四环素（盐酸盐） Tetracycline（Hydrochloride）	忌配	
羧苄西林钠 Carbenicillin Sodium	忌配	
T 碳酸氢钠（5%） Sodium Bicarbonate（5%）	忌配	
头孢噻啶 Cefaloridine	忌配	
W 万古霉素（盐酸盐） Vancomycin（Hydrochloride）	忌配	
维生素 B_2 Vitamin B_2	忌配	
维生素 B_6 Vitamin B_6	忌配	
维生素 C Vitamin C	忌配	
维生素 K_1 Vitamin K_1	忌配	
维生素 K_3 Vitamin K_3	可配	
X 西咪替丁（盐酸盐） Cimetidine（Hydrochloride）	可配	
细胞色素 C Cytochrome C	忌配	
溴化钙（5%） Calcium Bromide（5%）	可配	
Y 洋地黄毒苷 Digitoxin	忌配	

氨苄西林钠加入以下药品（续）	配伍结果	备 注
依他尼酸钠 Sodium Etacrynate	忌配	
胰岛素（正规）® Insulin（Regular）	忌配	
异丙嗪（盐酸盐）Promethazine（Hydrochloride）	忌配	
异丙肾上腺素（盐酸盐）Isoprenaline（Hydrochloride）	可配	
异戊巴比妥钠 Amobarbital Sodium	忌配	
异烟肼 Isoniazid	可配	
右旋糖酐 40（含盐）Dextran 40（Sodium Chloride）	忌配	

氨苄西林-舒巴坦钠

（舒胺西林）

Ampicillin-Sulbactam Sodium

制剂规格与 pH 值　粉针剂：每支 0.75g，1.5g（含氨苄西林钠与舒巴坦钠重量比为 2∶1）。 pH（1.5%）：8.0～10.0。

药理作用及应用　氨苄西林、舒巴坦钠联合扩大其抗菌谱，对葡萄球菌产酶株、不动杆菌属和脆弱拟杆菌等细菌也具良好的抗菌活性。用于敏感菌所致的下呼吸道、泌尿道、胆道、皮肤和软组织、中耳、鼻窦等部位感染。

用法用量　肌注：每次 0.75g，一日 2～4 次，一日最大剂量不超过 6g；静脉给药：每次 1.5g，一日 2～4 次，一日最大剂量不超过 12g；静滴时以 100mL 等渗氯化钠液或注射用水溶解。

适宜溶剂　肌注：1g 溶于注射用水或 0.5%利多卡因或 0.9%氯化钠注射液 2～3mL；静注：1g 溶于 0.9%氯化钠注射液 6～10mL；静滴：溶于生理盐水或林格乳酸钠溶液 50～100mL。

给药速度　静注：5～10min；静滴：0.5～1h。

稳定性　在弱酸性葡萄糖注射液中分解较快，宜用中性液体作溶剂，药物溶解后立即使用，溶液留置后致敏物质可增多。

不良反应、禁忌/慎用证、药物相互作用　同青霉素钠。

注意事项　长期用药时应常规监测肝肾功能及血常规。应用大剂量应定期检测血清钠。

配伍表

氨苄西林-舒巴坦钠加入以下药品	配伍结果	备 注
A 阿米卡星（硫酸盐）Amikacin（Sulfate）	忌配	
阿托品（硫酸盐）Atropine（Sulfate）	忌配	
氨苄西林钠® Ampicillin Sodium	忌配	
氨茶碱 Aminophylline	忌配	
氨基己酸 Aminocaproic Acid	可配	
氨甲苯酸 Aminomethylbenzoic Acid	可配	
B 胞磷胆碱 Citicoline	忌配	
苯巴比妥钠 Phenobarbital Sodium	忌配	
苯唑西林钠 Oxacillin Sodium	可配	
C 长春新碱（硫酸盐）Vincristine（Sulfate）	可配	

氨苄西林-舒巴坦钠加入以下药品（续）	配伍结果	备 注
D　大观霉素（盐酸盐）　Spectinomycin（Hydrochloride）	忌配	
地塞米松（磷酸盐）　Dexamethasone（Phosphate）	可配	
东莨菪碱（氢溴酸盐）　Scopolamine（Hydrobromide）	可配	
毒毛旋花子苷 K　Strophanthin K	可配	
多巴胺（盐酸盐）　Dopamine（Hydrochloride）	忌配	
多巴酚丁胺（盐酸盐）　Dobutamine（Hydrochloride）	忌配	
多柔比星（盐酸盐）　Doxorubicin（Hydrochloride）	忌配	
多粘菌素 B（硫酸盐）　Polymyxin B（Sulfate）	忌配	
E　二氮嗪　Diazoxide	忌配	
二甲弗林　Dimefline	可配	
F　酚磺乙胺　Etamsylate	忌配	
氟尿嘧啶　Fluorouracil	可配	
氟哌啶醇（乳酸盐）　Haloperidol（Lactate）	忌配	
辅酶 A　Coenzyme A	忌配	
复方氨基酸　Amino Acid Compound	可配	
G　肝素钠　Heparin Sodium	可配	
谷氨酸钠（28.75%）　Sodium Glutamate（28.75%）	可配	
H　红霉素（乳糖酸盐）　Erythromycin（Lactobionate）	忌配	
磺胺嘧啶钠　Sulfadiazine Sodium	可配	
J　肌苷　Inosine	可配	
甲硝唑　Metronidazole	忌配	
甲氧明（盐酸盐）　Methoxamine（Hydrochloride）	可配	
间羟胺（重酒石酸盐）　Metaraminol（Bitartrate）	忌配	
精氨酸（25%，盐酸盐）　Arginine（25%，Hydrochloride）	可配	
K　卡那霉素（硫酸盐）　Kanamycin（Sulfate）	忌配	
L　雷尼替丁（盐酸盐）　Ranitidine（Hydrochloride）	可配	
利巴韦林　Ribavirin	可配	
利多卡因（盐酸盐）　Lidocaine（Hydrochloride）	可配	
利舍平　Reserpine	忌配	
两性霉素 B　Amphotericin B	忌配	
林格液　Sodium Chloride Compound	可配	
硫酸镁（10%，25%）　Magnesium Sulfate（10%，25%）	可配	
氯丙嗪（盐酸盐）　Chlorpromazine（Hydrochloride）	忌配	
氯氮䓬　Chlordiazepoxide	忌配	
氯化钙（3%，5%）　Calcium Chloride（3%，5%）	可配	
氯化钾（10%）　Potassium Chloride（10%）	可配	
氯化钠（0.9%）　Sodium Chloride（0.9%）	可配	
氯化筒箭毒碱　Tubocurarine Chloride	忌配	
氯霉素　Chloramphenicol	忌配	
氯霉素琥珀酸酯钠　Chloramphenicol Succinate Sodium	可配	

氨苄西林-舒巴坦钠加入以下药品（续）	配伍结果	备 注
氯唑西林钠 Cloxacillin Sodium	可配	
M 麦角新碱（马来酸盐） Ergometrine（Maleate）	可配	
毛花苷丙 Lanatoside C	可配	
美芬丁胺（硫酸盐） Mephentermine（Sulfate）	可配	
N 脑垂体后叶素® Pituitrin	可配	
尼可刹米 Nikethamide	可配	
尿激酶 Urokinase	可配	
P 哌替啶（盐酸盐） Pethidine（Hydrochloride）	忌配	
葡萄糖（5%，10%） Glucose（5%，10%）	忌配	
葡萄糖氯化钠 Glucose and Sodium Chloride	可配	
葡萄糖酸钙（10%） Calcium Gluconate（10%）	可配	
普萘洛尔 Propranolol	忌配	
Q 青霉素钠@ Benzylpenicillin Sodium	忌配	
氢化可的松 Hydrocortisone	忌配	
庆大霉素（硫酸盐）@ Gentamycin（Sulfate）	忌配	
去甲肾上腺素（重酒石酸盐）Norepinephrine（Bitartrate）	可配	
全血 Whole Blood	忌配	
R 乳酸钠（11.2%） Sodium Lactate（11.2%）	忌配	
S 三磷腺苷 Adenosine Triphosphate	忌配	
山梨醇 Sorbitol	可配	
肾上腺素（盐酸盐） Adrenaline（Hydrochloride）	可配	
顺铂 Cisplatin	可配	
丝裂霉素 Mitomycin	可配	
四环素（盐酸盐） Tetracycline（Hydrochloride）	忌配	
羧苄西林钠 Carbenicillin Sodium	可配	
缩宫素 Oxytocin	可配	
T 碳酸氢钠（5%） Sodium Bicarbonate（5%）	可配	
头孢呋辛钠 Cefuroxime Sodium	可配	
头孢拉定 Cefradine	忌配	
头孢美唑钠 Cefmetazole Sodium	可配	
头孢哌酮钠 Cefoperazone Sodium	忌配	
头孢噻肟钠 Cefotaxime Sodium	可配	
头孢他啶 Ceftazidime	可配	
头孢唑林钠 Cefazolin Sodium	可配	
妥布霉素（硫酸盐）@ Tobramycin（Sulfate）	忌配	
W 万古霉素（盐酸盐） Vancomycin（Hydrochloride）	忌配	
维拉帕米 Verapamil	忌配	
维生素 B6 Vitamin B6	忌配	
维生素 C Vitamin C	忌配	
维生素 K1 Vitamin K1	忌配	

氨苄西林-舒巴坦钠加入以下药品（续）	配伍结果	备　注
X 西咪替丁（盐酸盐）Cimetidine（Hydrochloride）	可配	
细胞色素 C　Cytochrome C	**忌配**	
硝普钠　Sodium Nitroprusside	可配	
血浆　Blood Plasma	**忌配**	
Y 异丙嗪（盐酸盐）Promethazine（Hydrochloride）	**忌配**	
异丙肾上腺素（盐酸盐）Isoprenaline（Hydrochloride）	可配	
异烟肼　Isoniazid	**忌配**	
罂粟碱（盐酸盐）Papaverine（Hydrochloride）	**忌配**	
右旋糖酐 40（含盐）Dextran 40（Sodium Chloride）	可配	
鱼精蛋白（硫酸盐）Protamine（Sulfate）	**忌配**	

哌拉西林钠

（氧哌嗪青霉素钠）

Piperacillin Sodium

制剂规格与 pH 值　粉针剂：每支 0.5g，1g。pH（10%）：5.0～7.0。

药理作用及应用　对大肠埃希菌、变形杆菌属、沙雷菌属、克雷伯菌属、肠杆菌属、枸橼酸菌属、沙门菌属和志贺菌属等肠杆菌科细菌，以及铜绿假单胞菌、不动杆菌属、流感嗜血杆菌、奈瑟菌属等其他 G^- 菌均具有良好抗菌作用。本品不耐酶，除耐青霉素金葡菌外，对 G^+ 菌也有较好作用。主要用于绿脓假单胞菌和敏感 G^- 杆菌所致的严重感染，与氨基糖苷类联合应用亦适用于有粒细胞减少症等免疫缺陷患者的感染。

用法用量　肌注或静滴：一日 4～8g，分 2～4 次注射；严重感染每次 3～4g，4～6h 静滴或注射 1 次。一日总剂量不超过 24g。

适宜溶剂　肌注：以灭菌注射用水配制成 0.4g/mL 的浓度，每个注射部位一次肌注量不超过 2g。

静注：1g 溶于 0.9%氯化钠或 25%葡萄糖注射液 5～10mL；静滴：1g 溶于注射用水 4mL，稀释于 5%葡萄糖或 0.9%氯化钠注射液 50～200mL。本品不可加入碳酸氢钠溶液中静滴。

给药速度　静注：10～15min；静滴：1h。

稳定性　制备好的注射液颜色为无色或淡黄色，在室温下 24h 内保持稳定。粉剂或制备的注射液颜色发生轻微变暗，并不意味着失去药效。

不良反应　可出现皮疹、皮肤瘙痒、药物热、腹泻、恶心、呕吐，假膜性肠炎罕见。个别患者可出现胆汁瘀积性黄疸。肾功能减退者应用大剂量时，出现青霉素脑病，故此时应按肾功能进行剂量调整。个别患者可有血清氨基转移酶以及 BUN 和 Cr 升高。

禁忌/慎用证、药物相互作用、注意事项　同青霉素钠。

配伍表

哌拉西林钠加入以下药品	配伍结果	备　注
A 阿米卡星（硫酸盐）Amikacin（Sulfate）	**忌配**	
D 大观霉素（盐酸盐）Spectinomycin（Hydrochloride）	**忌配**	

哌拉西林钠加入以下药品（续）	配伍结果	备 注
F 法莫替丁 Famotidine	可配	
酚妥拉明（甲磺酸盐） Phentolamine（Mesylate）	**忌配**	
氟哌啶醇（乳酸盐） Haloperidol（Lactate）	**忌配**	
G 肝素钠 Heparin Sodium	**忌配**	
H 华法林钠 Warfarin Sodium	**忌配**	
环丙沙星 Ciprofloxacin	可配	
K 卡那霉素（硫酸盐） Kanamycin（Sulfate）	**忌配**	
克林霉素（磷酸盐） Clindamycin（Phosphate）	可配	
L 链霉素（硫酸盐） Streptomycin（Sulfate）	**忌配**	
林格液 Sodium Chloride Compound	可配	
氯胺酮（盐酸盐） Ketamine（Hydrochloride）	可配	
氯丙嗪（盐酸盐） Chlorpromazine（Hydrochloride）	**忌配**	
氯化钾（10%） Potassium Chloride（10%）	稀释	
氯化钠（0.9%） Sodium Chloride（0.9%）	可配	
氯化筒箭毒碱 Tubocurarine Chloride	**忌配**	
M 门冬酰胺酶 Asparaginase	**忌配**	
N 尿激酶 Urokinase	**忌配**	
P 葡萄糖（5%，10%） Glucose（5%，10%）	可配	
葡萄糖氯化钠 Glucose and Sodium Chloride	可配	
Q 庆大霉素（硫酸盐）@ Gentamycin（Sulfate）	**忌配**	
R 柔红霉素 Daunorubicin	可配	
S 四环素（盐酸盐） Tetracycline（Hydrochloride）	**忌配**	
T 碳酸氢钠（5%） Sodium Bicarbonate（5%）	**忌配**	
头孢呋辛钠 Cefuroxime Sodium	可配	
头孢拉定 Cefradine	可配	
妥布霉素（硫酸盐）@ Tobramycin（Sulfate）	**忌配**	
W 万古霉素（盐酸盐） Vancomycin（Hydrochloride）	**忌配**	
Y 氧氟沙星 Ofloxacin	可配	
胰岛素（正规）® Insulin（Regular）	**忌配**	
异丙嗪（盐酸盐） Promethazine（Hydrochloride）	**忌配**	
异丙肾上腺素（盐酸盐） Isoprenaline（Hydrochloride）	稀释	
罂粟碱（盐酸盐） Papaverine（Hydrochloride）	**忌配**	
右旋糖酐 40（含盐） Dextran 40（Sodium Chloride）	可配	

哌拉西林-他唑巴坦钠

（他唑西林钠）

Piperacillin-Tazobactam Sodium

制剂规格与 pH 值 粉针剂：每支 2.25g，3.375g，4.5g（含哌拉西林与他唑巴坦重量比为 8∶1）。

pH（125mg/mL）：5.0～7.0。

药理作用及应用 为哌拉西林和β内酰胺酶的不可逆抑制剂他唑巴坦按8：1的比例组成，对耐哌拉西林的大肠埃希菌、肺炎克雷伯菌、奇异变形杆菌、不动杆菌等有良好的抗菌作用。用于敏感菌所致下呼吸道、腹腔、妇科、泌尿、骨及关节、皮肤软组织等部位的感染和败血症等严重感染。

用法用量 静滴或肌注，以两者总量计，成人常用量为每次4.5g，每8h 1次；或每次3.375g，每6h 1次。

适宜溶剂 肌注：1g溶于注射用水或0.5%利多卡因或0.9%氯化钠注射液2～3mL；静注：1g溶于0.9%氯化钠注射液6～10mL；静滴：溶于5%～10%葡萄糖或葡萄糖氯化钠注射液50～150mL。本药不能用乳酸林格液作为注射溶剂。

给药速度 静注：5～10min；静滴：0.5～2h。

稳定性 溶解后的药物应当立即使用，没有使用的部分在室温下放置24h后应当丢弃。溶解后的药液不能冷冻。

不良反应 同青霉素钠。

禁忌/慎用证 对青霉素类、头孢菌素类抗生素或β内酰胺酶抑制药过敏者禁用。严重肝肾功能障碍，有过敏史或高度过敏性体质、出血史和溃疡性结肠炎及克罗恩病或假膜性肠炎者慎用。

药物相互作用 本药与其他抗生素合用时，必须分开给药。不得在本药中加入血液制品。

注意事项 12岁以下儿童使用本品的安全有效性尚不清楚。其他参阅青霉素钠。

配伍表

哌拉西林-他唑巴坦钠加入以下药品	配伍结果	备 注
A 阿米卡星（硫酸盐） Amikacin（Sulfate）	忌配	
阿糖胞苷（盐酸盐） Cytarabine（Hydrochloride）	可配	
阿昔洛韦钠 Aciclovir Sodium	忌配	
氨茶碱 Aminophylline	可配	
B 布美他尼 Bumetanide	可配	
C 长春碱（硫酸盐） Vinblastine（Sulfate）	可配	
长春新碱（硫酸盐） Vincristine（Sulfate）	可配	
D 地塞米松（磷酸盐） Dexamethasone（Phosphate）	可配	
多巴胺（盐酸盐） Dopamine（Hydrochloride）	可配	
多巴酚丁胺（盐酸盐） Dobutamine（Hydrochloride）	忌配	
F 法莫替丁 Famotidine	忌配	
呋塞米 Furosemide	可配	
氟达拉滨（磷酸盐） Fludarabine（Phosphate）	可配	
氟康唑 Fluconazole	可配	
氟哌啶醇（乳酸盐） Haloperidol（Lactate）	忌配	
氟哌利多 Droperidol	忌配	
G 格拉司琼（盐酸盐） Granisetron（Hydrochloride）	可配	
更昔洛韦钠 Ganciclovir Sodium	忌配	

哌拉西林-他唑巴坦钠加入以下药品（续）	配伍结果	备 注
H 核糖霉素（硫酸盐）Ribostamycin（Sulfate）	忌配	
J 甲氨蝶呤 Methotrexate	可配	
K 卡铂 Carboplatin	可配	
L 劳拉西泮 Lorazepam	可配	
两性霉素 B Amphotericin B	忌配	
氯丙嗪（盐酸盐）Chlorpromazine（Hydrochloride）	忌配	
氯化钠（0.9%）Sodium Chloride（0.9%）	可配	
M 美司钠 Mesna	可配	
咪康唑（硝酸盐）Miconazole（Nitrate）	忌配	
N 奈替米星（硫酸盐）Netilmicin（Sulfate）	忌配	
P 葡萄糖（5%，10%）Glucose（5%，10%）	可配	
葡萄糖酸钙（10%）Calcium Gluconate（10%）	可配	
Q 齐多夫定 Zidovudine	可配	
庆大霉素（硫酸盐）@ Gentamycin（Sulfate）	忌配	
T 头孢吡肟（盐酸盐）Cefepime（Hydrochloride）	可配	
头孢匹胺钠 Cefpiramide Sodium	可配	
妥布霉素（硫酸盐）@ Tobramycin（Sulfate）	忌配	
W 万古霉素（盐酸盐）Vancomycin（Hydrochloride）	忌配	
X 西咪替丁（盐酸盐）Cimetidine（Hydrochloride）	可配	
小诺米星（硫酸盐）Micronomicin（Sulfate）	忌配	
Y 亚叶酸钙 Calcium Folinate	可配	
伊达比星（盐酸盐）Idarubicin（Hydrochloride）	忌配	
依那普利拉 Enalaprilat	可配	
异丙嗪（盐酸盐）Promethazine（Hydrochloride）	忌配	
异环磷酰胺 Ifosfamide	可配	
异帕米星（硫酸盐）Isepamicin（Sulfate）	可配	
Z 紫杉醇® Paclitaxel	可配	

羧苄西林钠

Carbenicillin Sodium

制剂规格与 pH 值 注射用羧苄西林钠（按羧苄西林计）：每支 1g，2g，5g。pH（1%）：8.2。

药理作用及应用 为广谱青霉素，主要用于治疗全身性铜绿假单胞菌感染，也可用于对本品呈现敏感的肠杆菌科细菌感染。

用法用量 对铜绿假单胞菌所致的败血症、肺部感染、脑膜炎等严重感染，成人一日剂量为 20～30g，儿童 100～300mg/(kg·d)，分 4～6 次注射。

适宜溶剂 肌注：1g 溶于 0.5%利多卡因或注射用水 2～3mL；静注：1g 溶于 0.9%氯化钠或 25%葡萄糖注射液 20mL；静滴：1g 溶于注射用水 2mL，稀释于 5%葡萄糖注射液 150～250mL。

给药速度 静注：5～10min；静滴：0.5～2h。

稳定性 浓度较高的溶液可形成多聚体，故注射液宜充分稀释、摇匀并新鲜配制。

不良反应 过敏反应以皮疹最为多见，过敏性休克、间质性肾炎等亦偶有报道。还可能发生血小板功能异常、抽搐、高钠血症、低钾血症、血清氨基转移酶升高等，甚至出现恶心、呕吐、肝肿大和压痛的轻型无黄疸型肝炎症状，肝活检显示点状肝细胞坏死。可逆性中性粒细胞减少伴骨髓髓细胞受抑制偶有报道。

禁忌/慎用证 限制钠盐摄入的患者慎用。

药物相互作用、注意事项 同青霉素钠。

配伍表

羧苄西林钠加入以下药品	配伍结果	备　注
2:3:1注射液　2:3:1 Injection	可配	
A 阿米卡星（硫酸盐）　Amikacin（Sulfate）	忌配	
阿糖胞苷（盐酸盐）　Cytarabine（Hydrochloride）	忌配	
阿托品（硫酸盐）　Atropine（Sulfate）	可配	
氨苄西林钠@　Ampicillin Sodium	忌配	
氨茶碱　Aminophylline	忌配	
氨基丁三醇（7.28%）　Trometamol（7.28%）	忌配	
氨基丁酸　Aminobutyric Acid	可配	
氨基己酸　Aminocaproic Acid	可配	
氨甲苯酸　Aminomethylbenzoic Acid	可配	
B 苯巴比妥钠　Phenobarbital Sodium	可配	
苯海拉明（盐酸盐）　Diphenhydramine（Hydrochloride）	忌配	
博来霉素　Bleomycin	可配	
C 长春新碱（硫酸盐）　Vincristine（Sulfate）	忌配	
促皮质素　Corticotrophin	忌配	
D 地塞米松（磷酸盐）　Dexamethasone（Phosphate）	可配	
地西泮®　Diazepam	忌配	
丁卡因（盐酸盐）　Tetracaine（Hydrochloride）	忌配	
东莨菪碱（氢溴酸盐）　Scopolamine（Hydrobromide）	可配	
毒毛旋花子苷K　Strophanthin K	可配	
对氨基水杨酸钠　Sodium Aminosalicylate	可配	
多巴胺（盐酸盐）　Dopamine（Hydrochloride）	可配	
多粘菌素B（硫酸盐）　Polymyxin B（Sulfate）	忌配	
E 二甲弗林　Dimefline	可配	
F 放线菌素D　Dactinomycin D	可配	
酚磺乙胺　Etamsylate	可配	
酚妥拉明（甲磺酸盐）　Phentolamine（Mesylate）	忌配	
呋塞米　Furosemide	忌配	
氟尿嘧啶　Fluorouracil	可配	
辅酶A　Coenzyme A	可配	

羧苄西林钠加入以下药品（续）	配伍结果	备　注
复方氨基酸 Amino Acid Compound	可配	
复方醋酸钠 Sodium Acetate Compound	可配	
G 谷氨酸钙（5%） Calcium Glutamate（5%）	可配	
谷氨酸钾（31.50%） Potassium Glutamate（31.50%）	可配	
谷氨酸钠（28.75%） Sodium Glutamate（28.75%）	可配	
H 红霉素（乳糖酸盐） Erythromycin（Lactobionate）	忌配	
环磷酰胺 Cyclophosphamide	可配	
磺胺嘧啶钠 Sulfadiazine Sodium	可配	
J 肌醇 Inositol	可配	
肌苷 Inosine	可配	
加兰他敏（氢溴酸盐） Galantamine（Hydrobromide）	可配	
甲氧苄胺嘧啶 Trimethoprim	稀释	
甲氧明（盐酸盐） Methoxamine（Hydrochloride）	可配	
K 卡那霉素（硫酸盐） Kanamycin（Sulfate）	忌配	
克林霉素（磷酸盐） Clindamycin（Phosphate）	可配	
L 利多卡因（盐酸盐） Lidocaine（Hydrochloride）	可配	
利福霉素钠 Rifamycin Sodium	稀释	
利舍平 Reserpine	忌配	
链霉素（硫酸盐） Streptomycin（Sulfate）	忌配	
两性霉素 B Amphotericin B	忌配	
林格液 Sodium Chloride Compound	可配	
硫喷妥钠 Thiopental Sodium	忌配	
硫酸镁（10%，25%） Magnesium Sulfate（10%，25%）	可配	
氯苯那敏 Chlorphenamine	可配	
氯丙嗪（盐酸盐） Chlorpromazine（Hydrochloride）	忌配	
氯化钙（3%，5%） Calcium Chloride（3%，5%）	可配	
氯化钾（10%） Potassium Chloride（10%）	可配	
氯化钠（0.9%） Sodium Chloride（0.9%）	可配	
氯霉素 Chloramphenicol	忌配	
氯霉素琥珀酸酯钠 Chloramphenicol Succinate Sodium	忌配	
洛贝林（盐酸盐） Lobeline（Hydrochloride）	可配	
M 麦角新碱（马来酸盐） Ergometrine（Maleate）	可配	
美芬丁胺（硫酸盐） Mephentermine（Sulfate）	可配	
N 脑垂体后叶素® Pituitrin	忌配	
能量合剂 Energy Composite	可配	
尼可刹米 Nikethamide	可配	
粘菌素（硫酸盐） Colymycin（Sulfate）	忌配	
P 哌替啶（盐酸盐） Pethidine（Hydrochloride）	可配	
葡醛内酯 Glucurolactone	可配	
葡萄糖（5%，10%） Glucose（5%，10%）	可配	

羧苄西林钠加入以下药品（续）	配伍结果	备 注
葡萄糖氯化钠 Glucose and Sodium Chloride	可配	
葡萄糖酸钙（10%） Calcium Gluconate（10%）	可配	
普鲁卡因（盐酸盐） Procaine（Hydrochloride）	可配	
普鲁卡因胺（盐酸盐） Procainamide（Hydrochloride）	可配	
Q 青霉素钾@ Benzylpenicillin Potassium	可配	
氢化可的松 Hydrocortisone	可配	
氢化可的松琥珀酸钠 Hydrocortisone Sodium Succinate	忌配	
氢化麦角碱 Dihydroergotoxine	可配	
庆大霉素（硫酸盐）@ Gentamycin（Sulfate）	忌配	
去甲肾上腺素（重酒石酸盐） Norepinephrine（Bitartrate）	可配	
去氧肾上腺素（盐酸盐） Phenylephrine（Hydrochloride）	可配	
去乙酰毛花苷 Deslanoside	可配	
R 乳酸钠（11.2%） Sodium Lactate（11.2%）	忌配	
S 三磷腺苷 Adenosine Triphosphate	可配	
山莨菪碱（氢溴酸盐） Anisodamine（Hydrobromide）	可配	
山梨醇 Sorbitol	可配	
肾上腺素（盐酸盐） Adrenaline（Hydrochloride）	可配	
四环素（盐酸盐） Tetracycline（Hydrochloride）	忌配	
缩宫素 Oxytocin	可配	
T 碳酸氢钠（5%） Sodium Bicarbonate（5%）	可配	
头孢噻啶 Cefaloridine	忌配	
W 万古霉素（盐酸盐） Vancomycin（Hydrochloride）	忌配	
维生素 B$_2$ Vitamin B$_2$	忌配	
维生素 B$_6$ Vitamin B$_6$	忌配	
维生素 C Vitamin C	忌配	
维生素 K$_3$ Vitamin K$_3$	可配	
X 西咪替丁（盐酸盐） Cimetidine（Hydrochloride）	稀释	
细胞色素 C Cytochrome C	可配	
溴化钙（5%） Calcium Bromide（5%）	可配	
Y 烟酰胺 Nicotinamide	忌配	
洋地黄毒苷 Digitoxin	忌配	
依他尼酸钠 Sodium Etacrynate	忌配	
异丙嗪（盐酸盐） Promethazine（Hydrochloride）	忌配	
异丙肾上腺素（盐酸盐） Isoprenaline（Hydrochloride）	可配	
异戊巴比妥钠 Amobarbital Sodium	可配	
异烟肼 Isoniazid	可配	
Z 重酒石酸间羟胺 Metaraminol Bitartrate	可配	

替卡西林钠

Ticarcillin Sodium

制剂规格与 pH 值　粉针剂：每支 1g。pH（1%）：6.0～8.0。

药理作用及应用　对 G⁻杆菌和厌氧菌的作用较强，与氨基糖苷类抗生素合用对铜绿假单胞菌和肠杆菌科有增效作用。主要用于全身性铜绿假单胞菌感染，亦用于尿路感染、呼吸道炎症及细菌性败血症。

用法用量　静注：每次 500～1 000mg，一日 4 次。严重感染一日 18～24g，分 4 次给予，一般疗程为 7～10d，复合感染则常需延长疗程。肌注：每次 1g，一日 4 次。

适宜溶剂　肌注：1g 溶于 0.5%～1%盐酸利多卡因或 0.9%氯化钠注射液 2～4mL，做深部肌注；静注：1g 溶于 0.9%氯化钠或 5%葡萄糖注射液 5～10mL；静滴：1g 溶于注射用水或 0.9%氯化钠注射液 4mL，稀释于 5%葡萄糖注射液 100～250mL。

给药速度　静注：3～5min；静滴：0.5～1h。

稳定性　水溶液不稳定，药液应现配现用，不宜配制后久置。

不良反应　常见有皮疹、药疹、荨麻疹、药物热、过敏性休克、嗜酸细胞增多、血小板增多。

禁忌/慎用证　对本品和青霉素过敏者禁用。孕妇、严重肝肾功能不全者、凝血功能异常者、过敏性体质者慎用。

药物相互作用　与庆大霉素、妥布霉素、多粘菌素合用有协同作用；与丙磺舒、环孢素合用可提高血浆药物浓度；与克拉维酸联合应用可提高对耐药菌株的活性。

注意事项　用药前必须做皮肤过敏试验。其他参阅青霉素钠。

配伍表

替卡西林钠加入以下药品	配伍结果	备　注
A 阿米卡星（硫酸盐）　Amikacin（Sulfate）	忌配	
艾司洛尔（盐酸盐）　Esmolol（Hydrochloride）	忌配	
氨力农（乳酸盐）　Amrinone（Lactate）	忌配	
C 长春瑞滨（重酒石酸盐）　Vinorelbine（Bitartrate）	可配	
D 地贝卡星（硫酸盐）　Dibekacin（Sulfate）	忌配	
多西环素（盐酸盐）　Doxycycline（Hydrochloride）	忌配	
F 氟达拉滨（磷酸盐）　Fludarabine（Phosphate）	可配	
氟康唑 Fluconazole	忌配	
G 格拉司琼（盐酸盐）　Granisetron（Hydrochloride）	可配	
L 拉贝洛尔（盐酸盐）　Labetalol（Hydrochloride）	忌配	
利多卡因（盐酸盐）　Lidocaine（Hydrochloride）	可配	
氯化琥珀胆碱 Suxamethonium Chloride	忌配	
氯化钠（0.9%）　Sodium Chloride（0.9%）	可配	
N 奈替米星（硫酸盐）　Netilmicin（Sulfate）	忌配	
P 葡萄糖（5%，10%）　Glucose（5%，10%）	可配	
葡萄糖氯化钠 Glucose and Sodium Chloride	可配	
普鲁卡因（盐酸盐）　Procaine（Hydrochloride）	忌配	

替卡西林钠加入以下药品（续）	配伍结果	备 注
Q 庆大霉素（硫酸盐）@ Gentamycin（Sulfate）	忌配	
去甲肾上腺素（重酒石酸盐） Norepinephrine（Bitartrate）	忌配	
R 乳酸钠（11.2%） Sodium Lactate（11.2%）	忌配	
S 塞替派 Thiotepa	可配	
四环素（盐酸盐） Tetracycline（Hydrochloride）	忌配	
T 替尼泊苷® Teniposide	可配	
妥布霉素（硫酸盐）@ Tobramycin（Sulfate）	忌配	
W 维生素 B_6 Vitamin B_6	忌配	
X 西索米星（硫酸盐） Sisomycin（Sulfate）	忌配	
小诺米星（硫酸盐） Micronomicin（Sulfate）	忌配	
Y 伊达比星（盐酸盐） Idarubicin（Hydrochloride）	忌配	
异帕米星（硫酸盐） Isepamicin（Sulfate）	忌配	

替卡西林-克拉维酸钾
Ticarcillin Disodium-Potassium Clavulanate

制剂规格与 pH 值 粉针剂：每支 3.1g（含替卡西林钠 3g，克拉维酸钾 0.1g），3.2g（含替卡西林钠 3g，克拉维酸钾 0.2g）。pH（32mg/mL）：5.5～7.5。

药理作用及应用 具有广谱杀菌作用，主要用于产 β 内酰胺酶的细菌所致的各种感染，如泌尿道感染、下呼吸道感染、骨关节和皮肤软组织感染及败血症等。

用法用量 成人静滴常用剂量：体重＞60kg，每次 3.1g，每 4～6h 1 次；体重＜60kg，一日剂量按替卡西林计算为 200～300mg/kg，每 4～6h 1 次。儿童静滴常用剂量：3 个月以上患儿，体重＜60kg，按替卡西林计算为 200mg/(kg·d)，分 4 次使用；重症感染为 300mg/(kg·d)，分 6 次使用。体重＞60kg，用法与成人相同。肾功能不全患者须调整剂量。

适宜溶剂 静滴：3.2g 溶于注射用水或 5%葡萄糖 10mL，或稀释于 0.9%氯化钠注射液 50～100mL。

给药速度 静滴：0.5～0.6h。

稳定性 配制好的溶液须立即使用，不可冷冻。

不良反应 同替卡西林钠。

禁忌/慎用证 对本药任一成分过敏者，对其他 β 内酰胺类抗生素、β 内酰胺酶抑制剂过敏者禁用。严重肝肾功能不全、凝血功能异常、高度过敏性体质者慎用。

药物相互作用 该类药物与氨基糖苷类药物联合应用具有协同作用。

注意事项 给药前必须做皮肤过敏试验；通过静滴间歇给药，不用于肌注。其他参阅青霉素钠。

配伍表

替卡西林-克拉维酸钾加入以下药品	配伍结果	备 注
A 阿米卡星（硫酸盐） Amikacin（Sulfate）	忌配	
氨力农（乳酸盐）Amrinone（Lactate）	忌配	

替卡西林-克拉维酸钾加入以下药品（续）	配伍结果	备注
C 长春瑞滨（重酒石酸盐）Vinorelbine（Bitartrate）	可配	
D 大观霉素（盐酸盐）Spectinomycin（Hydrochloride）	**忌配**	
地尔硫䓬（盐酸盐）Diltiazem（Hydrochloride）	可配	
F 法莫替丁 Famotidine	可配	
氟达拉滨（磷酸盐）Fludarabine（Phosphate）	可配	
氟康唑 Fluconazole	可配	
奋乃静（盐酸盐）Perphenazine（Hydrochloride）	可配	
G 肝素钠 Heparin Sodium	可配	
格拉司琼（盐酸盐）Granisetron（Hydrochloride）	可配	
L 两性霉素 B Amphotericin B	**忌配**	
林格液 Sodium Chloride Compound	可配	
膦甲酸钠 Foscarnet Sodium	可配	
氯化钠（0.9%）Sodium Chloride（0.9%）	可配	
M 吗啡（盐酸盐）Morphine（Hydrochloride）	可配	
N 奈替米星（硫酸盐）Netilmicin（Sulfate）	**忌配**	
P 葡萄糖（5%，10%）Glucose（5%，10%）	可配	
Q 庆大霉素（硫酸盐）@ Gentamycin（Sulfate）	**忌配**	
R 乳酸钠（11.2%）Sodium Lactate（11.2%）	可配	
T 碳酸氢钠（5%）Sodium Bicarbonate（5%）	**忌配**	
替尼泊苷® Teniposide	可配	
头孢吡肟（盐酸盐）Cefepime（Hydrochloride）	可配	
妥布霉素（硫酸盐）@ Tobramycin（Sulfate）	**忌配**	
X 小诺米星（硫酸盐）Micronomicin（Sulfate）	**忌配**	
Y 胰岛素（正规）® Insulin（Regular）	可配	
异帕米星（硫酸盐）Isepamicin（Sulfate）	**忌配**	
右旋糖酐 40（含盐）Dextran 40（Sodium Chloride）	可配	
Z 紫杉醇® Paclitaxel	可配	

美洛西林钠

（磺唑氨苄青霉素钠，磺唑苯唑青霉素钠）

Mezlocillin Sodium

制剂规格与 pH 值 粉针剂，每支 0.5g，1g，2g。pH（50mg/mL）：5.5～7.5。

药理作用及应用 对 G⁻ 杆菌的抗菌作用较强。适用于肠杆菌科细菌及铜绿假单胞菌所致呼吸道感染、尿路感染、胆道感染、腹腔感染、皮肤软组织感染等。

用法用量 静注或静滴：每次 2～5g，6～8h 1 次，肾功能不全患者给药间隔为 12h；也可用于肌注，每次剂量不得超过 2g。儿童肌注剂量为 75mg/kg，一日 2 次，对早产儿和新生儿要延长输注时间。

适宜溶剂 静注：2～5g 溶于 0.9%氯化钠或 25%葡萄糖注射液 20～50mL；静滴：1g 溶解于注射用水 4mL，稀释于 5%葡萄糖或 0.9%氯化钠注射液 50～100mL。

给药速度 用药时需严格掌握静注时间，低剂量时，注射时间为 2～4min；5g 剂量时，注射时间为 15～20min。早产儿、新生儿需相应延长注射时间。

稳定性 溶解后置于冷处宜于 24h 内用毕。水溶液在 pH4.5 以下会有沉淀；pH8 以上效价降低。

不良反应 常见有皮疹、荨麻疹、药物热、嗜酸性粒细胞增多、中性粒细胞减少。

禁忌/慎用证 对本品或青霉素过敏者禁用。对头孢菌素类过敏，严重肝肾功能不全，凝血功能异常，有哮喘、湿疹、花粉症、荨麻疹等过敏性病史，严重电解质紊乱的患者慎用。

药物相互作用 不宜与酸性和碱性药液配伍；与庆大霉素、卡那霉素联合应用有协同作用。

注意事项 给药前必须做皮肤过敏试验。其余参阅青霉素钠。

配伍表

美洛西林钠加入以下药品	配伍结果	备 注
A 阿米卡星（硫酸盐） Amikacin（Sulfate）	忌配	
艾司洛尔（盐酸盐） Esmolol（Hydrochloride）	忌配	
氨力农（乳酸盐） Amrinone（Lactate）	忌配	
D 丹参 Dan Shen	★	
地贝卡星（硫酸盐） Dibekacin（Sulfate）	忌配	
多西环素（盐酸盐） Doxycycline（Hydrochloride）	忌配	
F 氟达拉滨（磷酸盐） Fludarabine（Phosphate）	可配	
G 格拉司琼（盐酸盐） Granisetron（Hydrochloride）	可配	
H 核糖霉素（硫酸盐） Ribostamycin（Sulfate）	忌配	
J 甲硝唑 Metronidazole	可配	
L 拉贝洛尔（盐酸盐） Labetalol（Hydrochloride）	忌配	
林格液 Sodium Chloride Compound	可配	
氯化琥珀胆碱 Suxamethonium Chloride	忌配	
氯化钠（0.9%） Sodium Chloride（0.9%）	可配	
N 奈替米星（硫酸盐） Netilmicin（Sulfate）	忌配	
P 葡萄糖（5%，10%） Glucose（5%，10%）	可配	
葡萄糖氯化钠 Glucose and Sodium Chloride	可配	
普鲁卡因（盐酸盐） Procaine（Hydrochloride）	忌配	
Q 庆大霉素（硫酸盐）@ Gentamycin（Sulfate）	忌配	
去甲肾上腺素（重酒石酸盐） Norepinephrine（Bitartrate）	忌配	
S 塞替派 Thiotepa	可配	
四环素（盐酸盐） Tetracycline（Hydrochloride）	忌配	
T 替尼泊苷® Teniposide	可配	
妥布霉素（硫酸盐）@ Tobramycin（Sulfate）	忌配	
W 维生素 B$_6$ Vitamin B$_6$	忌配	
维生素 C Vitamin C	可配	
X 西索米星（硫酸盐） Sisomycin（Sulfate）	忌配	

美洛西林钠加入以下药品（续）	配伍结果	备 注
小诺米星（硫酸盐） Micronomicin（Sulfate）	忌配	
Y 伊达比星（盐酸盐） Idarubicin（Hydrochloride）	忌配	
异帕米星（硫酸盐） Isepamicin（Sulfate）	忌配	

萘夫西林钠

Nafcillin Sodium

(Nallpen，Nafcil，Unipen)

制剂规格与 pH 值　粉针剂，每支 1g，2g。pH（250mg/mL）：6～8.5。

药理作用及应用　属新上市半合成的耐青霉素酶青霉素类，可口服或注射。口服胶囊仅用于细菌性咽炎。本品 60%～70% 由肝代谢，30% 由肾排泄，其他青霉素类多与之相反，以肾排泄为主。注射剂供深部肌注或静脉给药，肌注达到血药峰浓度时间为 0.5～1h，比口服快 1 倍；用于骨、关节、心内膜、心包的细菌性感染及其他感染或已有肾损害患者使用本品，可加剧肾损害，但不影响在监测肾功能条件下使用。

用法用量　成人剂量：深部肌注为每次 1.5～2.0g，4～6h 1 次。一日用量不超过 12g。每支粉针剂 1g 加注射用水 3.5mL，药物（碱基）浓度为 0.25g/mL。静脉给药以肌注用药浓度（0.25g/mL）再加注射用水或 0.9%氯化钠注射液稀释至 15～30mL（16.7～8.4mg/mL）供静注。或 0.25g/mL 原液加生理盐水稀释至 2.5～10mg/mL（100～250mL）供静滴。

适宜溶剂　肌注：注射用水、生理盐水；静脉给药：生理盐水。

给药速度　静注：每次给药 5～10min；静滴：30～60min。注射过快可致静脉刺激或炎症。

稳定性　粉针剂可在室温（40℃以下）保存。肌注液配制后室温下 3d、冰箱内 7d（勿冷冻）保持稳定；静脉给药配制后 24h 保持稳定。

不良反应　对头孢类或青霉素类过敏者亦可对本品过敏。本品无致畸或致癌的证据。哺乳者用药可致乳儿过敏性腹泻或皮疹。新生儿可能有本品排泄迟缓的问题，避免给 <3 个月的婴幼儿使用。本品除过敏及肌注部位疼痛外，一般少见严重不良反应，偶见肝损害、间质性肾炎、血细胞减少、梭状芽孢菌结肠炎。

禁忌/慎用证　对头孢类或青霉素或本品过敏者禁用。肝肾功能不全者减量慎用。<3 个月患儿避免使用。

药物相互作用　青霉素类、氨基糖苷类抗生素与本品混合后，有明显的互相灭活反应；即使分别肌注也勿在同一部位注射，并要相隔 1h 以上；不可用同一容器或输液管道使用青霉素与氨基糖苷类抗生素，以免灭活效应。

注意事项　本品含钠 2.9mEq/g，限钠者应注意控制钠摄入量。

配伍表

萘夫西林钠加入以下药品	配伍结果	备 注
A 阿昔洛韦钠 Aciclovir Sodium	可配	

萘夫西林钠加入以下药品（续）	配伍结果	备 注
阿托品（硫酸盐） Atropine（Sulfate）	可配	
阿糖胞苷（盐酸盐） Cytarabine（Hydrochloride）	**忌配**	
氨茶碱 Aminophylline	**忌配**	△
氨曲南@ Aztreonam	**忌配**	
艾司洛尔（盐酸盐） Esmolol（Hydrochloride）	可配	
B 博来霉素（硫酸盐） Bleomycin（Sulfate）	**忌配**	
丙泊酚 Propofol	可配	
苯海拉明（盐酸盐） Diphenhydramine（Hydrochloride）	可配	
丙氯拉嗪（乙二磺酸盐） Prochlorperazine（Edicylate）	可配	
D 地塞米松磷酸钠 Dexamethasone Sodium Phosphate	可配	
地西泮® Diazepam	可配	
地尔硫䓬（盐酸盐） Diltiazem（Hydrochloride）	**忌配**	△
F 氟哌利多 Droperidol	**忌配**	
法莫替丁 Famotidine	可配	
氟康唑 Fluconazole	可配	
芬太尼（枸橼酸盐） Fentanyl（Citrate）	可配	
G 肝素钠 Heparin Sodium	可配	
H 环磷酰胺 Cyclophosphamide	可配	
J 甲泼尼龙琥珀酸钠 Methylprednisolone Sodium Succinate	**忌配**	
L 氯化钠（0.9%） Sodium Chloride（0.9%）	可配	
硫酸镁（10%，25%）Magnesium Sulfate（10%，25%）	可配	
林格液 Sodiam Culoride Compound	可配	
拉贝洛尔（盐酸盐） Labetalol（Hydrochloride）	**忌配**	
利多卡因（盐酸盐） Lidocaine（Hydrochloride）	可配	
氯化钾（10%） Potassium Chloride（10%）	可配	
氯琥珀胆碱 Succinylcholine Chloride	**忌配**	
氯噻嗪（盐酸盐） Chlorothiazide（Hydrochloride）	可配	
M 麻黄碱（盐酸盐） Ephedrine（Hydrochloride）	可配	
咪达唑仑（盐酸盐） Midazolam（Hydrochloride）	忌配	
吗啡（硫酸盐） Morphine（Sulfate）	可配	
N 纳布啡（盐酸盐） Nalbuphine（Hydrochloride）	**忌配**	
尼卡地平（盐酸盐） Nicardipine（Hydrochloride）	可配	
P 哌替啶（盐酸盐） Pethidine（Hydrochloride）	**忌配**	△
葡萄糖（5%） Glucose（5%）	可配	
葡萄糖氯化钠 Glucose in Sodium Chloride	可配	
葡萄糖乳酸钠林格液(5%) Glucose(5%) in Lactated Ringer's Injection	可配	
喷他佐辛（乳酸盐） Pentazocine（Lactate）	**忌配**	
Q 羟嗪（盐酸盐） Hydroxyzine（Hydrochloride）	可配	
庆大霉素（硫酸盐）@ Gentamycin（Sulfate）	**忌配**	
齐多夫定 Zidovudine	可配	

萘夫西林钠加入以下药品（续）	配伍结果	备　注
氢化可的松琥珀酸钠 Hydrocortisone sodium succinate	忌配	
氢吗啡酮（盐酸盐） Hydromorphone（Hydrochlorid）	可配	
R 乳酸钠（11.2%）Sodium lactate（11.2%）	可配	
T 碳酸氢钠（5%）Sodium Bicarbonate（5%）	可配	
W 万古霉素（盐酸盐）Vancomycin（Hydrochloride）	忌配	△
维拉帕米 Verapamil	忌配	△
Y 依那普利拉 Enalaprilat	可配	

氟氯西林钠

（氟氯苯唑青霉素钠，氟沙星，福氯平）

Flucloxacillin Sodium

（Floxacillin，Flucloxin，Flopen）

制剂规格与 pH 值　注射用氟氯西林钠粉针剂：每支 250mg，500mg，1g。pH（10%）：5.0～7.0。

药理作用及应用　半合成、异噁唑类耐酶青霉素，制品为水合物。本品钠盐每克含钠 46mg。易溶于水。作用近似苯唑西林，为繁殖期杀菌药，与细菌壁青霉素结合蛋白结合而阻碍菌壁合成，对耐药金葡菌杀菌力强大而对青霉素敏感的葡萄球菌、链球菌作用不如青霉素，对耐甲氧西林的病原菌无效。本品口服吸收迅速，体内分布良好，口服 250mg 后 1h 可达有效血浓。

用法用量　肌注、静注：每次 250～500mg，一日 4 次，重症每日可用 2g，6h 1 次。小儿可用 25～50mg/(kg·d)，<2 岁用成人量 1/4，2～10 岁用成人量 1/2。

适宜溶剂　注射用水：0.9%氯化钠注射液或 5%葡萄糖注射液。肌注：1～2mL；静注：10～20mL。

给药速度　静注：5～6min。

稳定性　溶解后尽早注射。注射剂应在凉暗处密闭保存。

不良反应　以过敏反应为主，可见青霉素所致的各类过敏反应，大剂量静注可致中枢神经毒性反应，如抽搐、痉挛、神志不清。偶见粒细胞缺乏、肾炎、黄疸。假膜性肠炎偶可发生。

禁忌/慎用证　同青霉素钠。

药物相互作用　磺胺药、抗炎镇痛药（阿司匹林、保泰松、消炎痛等）、丙磺舒可减少本药的肾清除率，延长其半衰期，药物疗效与毒性均可能增加。与杀菌抗生素如阿莫西林、氨基糖苷类合用可提高抗菌活性。与华法林合用应防止抗凝作用过强而致出血。勿与伤寒活疫苗合用，以免失去免疫作用。

注意事项　①对青霉素过敏者，对本品亦会过敏，用药前必须做青霉素皮试；已知对青霉素过敏者禁忌使用本药。②新生儿、过敏疾病患者、严重肝肾损害患者、孕妇慎用本品。③本品可经乳汁排出，哺乳者应予注意，防止乳儿致敏。

配伍表

氟氯西林钠加入以下药品	配伍结果	备 注
L 氯化钠（0.9%）Sodium Chloride（0.9%）	可配	
利多卡因（0.5%）Lidocaine（0.5%）	可配	供关节腔、胸膜腔注射
P 葡萄糖（5%，10%）Glucose （5%，10%）	可配	
Q 其他注射药 Other Injections	忌配	
Z 注射用水 Water for Injection	可配	供肌注

（二）头孢菌素类

头孢噻吩钠

（先锋霉素 I）

Cefalotin Sodium

制剂规格与 pH 值　粉针剂：每支 0.5g。pH（10%）：4.5～7.0。

药理作用及应用　对 G⁺菌的活性较强，对青霉素酶稳定。主要用于耐青霉素金葡菌（甲氧西林耐药者除外）所致的呼吸道感染、软组织感染、尿路感染、败血症等。

用法用量　肌注、静注或静滴：每次 0.5～1g，6h 1 次。

适宜溶剂　肌注：0.5～1g 溶于注射用水或 0.9%氯化钠注射液 2～4mL；静注：2～3g 溶于 0.9%氯化钠或 5%～10%葡萄糖注射液 20～30mL。静滴：4g 溶于注射用水 20mL，稀释于 0.9%氯化钠或 5%葡萄糖注射液 50～150mL。

给药速度　静注：10～15min；静滴：0.5～1h。

稳定性　本品溶液室温中保存不能超过 6h，冷藏可保存 48h。

不良反应　较常见的为皮疹、嗜酸粒细胞增多、药物热、血清病样反应等过敏反应。大剂量或长时间静滴头孢噻吩可发生血栓性静脉炎。高剂量时可发生惊厥和其他中枢神经系统症状，肾功能减退患者尤易发生。可发生由艰难梭菌所致的腹泻和假膜性肠炎。

禁忌/慎用证　有头孢菌素过敏和青霉素过敏性休克史者禁用。对青霉素类过敏、肝肾功能不全、有胃肠道疾病史、过敏性体质、高龄体弱者慎用。

药物相互作用　呋塞米、依他尼酸、布美他尼等强利尿剂，卡氮芥、链佐星等抗肿瘤药及氨基糖苷类抗生素与本品合用有增加肾毒性的可能；克拉维酸可增强本品对某些因产生β内酰胺酶耐药的 G⁻杆菌的抗菌活性；丙磺舒可提高血药浓度，延长半衰期。

注意事项　静脉用药时，为减少静脉炎的发生，可选用较大静脉，或加氢化可的松 10～20mg，也可稀释注射液的浓度。用药前注意排除青霉素类与头孢类过敏的患者。

配伍表

头孢噻吩钠加入以下药品	配伍结果	备 注
A 阿米卡星（硫酸盐）Amikacin（Sulfate）	忌配	

头孢噻吩钠加入以下药品（续）	配伍结果	备　注
阿糖胞苷（盐酸盐）　Cytarabine（Hydrochloride）	忌配	
氨茶碱　Aminophylline	忌配	
B 苯巴比妥钠　Phenobarbital Sodium	忌配	
苯海拉明（盐酸盐）　Diphenhydramine（Hydrochloride）	忌配	
C 长春新碱（硫酸盐）　Vincristine（Sulfate）	忌配	
D 丁卡因（盐酸盐）　Tetracaine（Hydrochloride）	忌配	
多巴胺（盐酸盐）　Dopamine（Hydrochloride）	稀释	
多粘菌素 B（硫酸盐）　Polymyxin B（Sulfate）	忌配	
多柔比星（盐酸盐）　Doxorubicin（Hydrochloride）	忌配	
F 酚妥拉明（甲磺酸盐）　Phentolamine（Mesylate）	稀释	
呋塞米　Furosemide	忌配	
氟尿嘧啶　Fluorouracil	可配	
复方氨基酸　Amino Acid Compound	忌配	
复方醋酸钠　Sodium Acetate Compound	可配	
G 肝素钠　Heparin Sodium	忌配	
谷氨酸钙（5%）　Calcium Glutamate（5%）	忌配	
H 红霉素（乳糖酸盐）　Erythromycin（Lactobionate）	忌配	
磺胺嘧啶钠　Sulfadiazine Sodium	忌配	
磺胺异噁唑（二醇胺盐）　Sulfafurazole（Diolamine）	忌配	
J 甲氧苄胺嘧啶　Trimethoprim	稀释	
间羟胺（重酒石酸盐）　Metaraminol（Bitartrate）	忌配	
K 卡那霉素（硫酸盐）　Kanamycin（Sulfate）	忌配	
克林霉素（磷酸盐）　Clindamycin（Phosphate）	可配	
L 利福霉素钠　Rifamycin Sodium	稀释	
链霉素（硫酸盐）　Streptomycin（Sulfate）	忌配	
林格液　Sodium Chloride Compound	可配	
硫喷妥钠　Thiopental Sodium	忌配	
硫酸镁（10%，25%）　Magnesium Sulfate（10%，25%）	忌配	
氯化钙（3%，5%）　Calcium Chloride（3%，5%）	忌配	
氯化钾（10%）　Potassium Chloride（10%）	可配	
氯化钠（0.9%）　Sodium Chloride（0.9%）	可配	
氯霉素　Chloramphenicol	忌配	
氯霉素琥珀酸酯钠　Chloramphenicol Succinate Sodium	忌配	
N 粘菌素（硫酸盐）　Colymycin（Sulfate）	忌配	
P 葡萄糖（5%，10%）　Glucose（5%，10%）	可配	
葡萄糖氯化钠　Glucose and Sodium Chloride	可配	
葡萄糖酸钙（10%）　Calcium Gluconate（10%）	忌配	
普鲁卡因（盐酸盐）　Procaine（Hydrochloride）	可配	
Q 青霉素钾@Benzylpenicillin Potassium	忌配	
青霉素钠@Benzylpenicillin Sodium	忌配	

头孢噻吩钠加入以下药品（续）	配伍结果	备　注
氢化可的松 Hydrocortisone	忌配	
氢化可的松琥珀酸钠 Hydrocortisone Sodium Succinate	可配	
庆大霉素（硫酸盐）@ Gentamycin（Sulfate）	忌配	
去甲肾上腺素（重酒石酸盐）Norepinephrine（Bitartrate）	忌配	
去氧肾上腺素（盐酸盐）Phenylephrine（Hydrochloride）	忌配	
R 乳酸钠（11.2%）Sodium Lactate（11.2%）	忌配	
S 四环素（盐酸盐）Tetracycline（Hydrochloride）	忌配	
T 碳酸氢钠（5%）Sodium Bicarbonate（5%）	忌配	
W 万古霉素（盐酸盐）Vancomycin（Hydrochloride）	忌配	
维生素C Vitamin C	可配	
X 西咪替丁（盐酸盐）Cimetidine（Hydrochloride）	可配	
溴化钙（5%）Calcium Bromide（5%）	忌配	
Y 烟酰胺 Nicotinamide	稀释	
依他尼酸钠 Sodium Etacrynate	忌配	
胰岛素（正规）® Insulin（Regular）	忌配	
异丙肾上腺素（盐酸盐）Isoprenaline（Hydrochloride）	可配	
异戊巴比妥钠 Amobarbital Sodium	忌配	

头孢硫脒钠

（吡脒头孢，硫脒孢霉素，头孢菌素18，仙力素）

Cefathiamidine Sodium

（C-18, Cephathiamidium）

制剂规格与 pH 值　粉针剂：每支 0.5g，1g。pH（10%）：6～8。

药理作用及应用　为第一代头孢类抗生素，可抑制细菌细胞壁的合成使细菌解体。对 G^+ 菌及部分 G^- 菌有杀菌作用，对肠球菌感染的疗效较好。口服不能吸收，仅有针剂供临床使用，治疗各种链球菌、白喉杆菌、破伤风杆菌与炭疽杆菌、金葡菌等感染。

用法用量　肌注、静注或静滴。肌注：成人量 0.5～1g/次，一日 2～4 次；小儿量 50～150mg/(kg·d)，分 2～4 次注射。静注：成人量 0.5～1g/次，一日 2～4 次；小儿量同肌注。静滴：成人量 2～4g/d，严重感染可用至 8g/d，分 2～4 次滴注。

适宜溶剂　肌注：注射用水或 0.9%氯化钠注射液 2～4mL；静注：0.9%氯化钠注射液 10～20mL；静滴：0.9%氯化钠注射液或 5%葡萄糖注射液 50～150mL。小儿用量减半。

给药速度　静注：4～5min；静滴：30～40min。

稳定性　密封保存于干燥处。粉针剂溶解后尽早注射，不应久置待用。

不良反应　主要为过敏反应，但属偶见，可见荨麻疹、瘙痒、血管神经性水肿、发热、哮喘；转氨酶或血尿素氮升高；粒细胞减少。

禁忌/慎用证　对本品或青霉素与头孢类过敏者禁用，对头孢类或青霉素类有过敏史尤其是过敏性休克者不宜使用；严重肝肾功能不全或溃疡性结肠炎者慎用。老年患者用药宜减量。早孕及哺乳者慎用。

药物相互作用　丙磺舒使本品肾排泄减少，血药浓度上升。

注意事项　用药前必须做皮肤过敏试验，药液浓度为 0.5mg/mL，以生理盐水为溶剂。

配伍表

头孢硫脒钠加入以下药品	配伍结果	备　注
A 阿米卡星（硫酸盐）　Amikacin（Sulfate）	忌配	
氨茶碱　Aminophylline	忌配	
B 苯巴比妥钠　Phenobarbital	忌配	
苯海拉明　Diphenhydramine	忌配	
苯妥英钠　Phenytoin Sodium	忌配	
H 红霉素乳糖酸盐　Erythromycin Lactobionate	忌配	
琥珀胆碱　Succinylcholine	忌配	
J 间羟胺（重酒石酸盐）　Metaraminol（Bitartrate）	忌配	
K 卡那霉素（硫酸盐）　Kanamycin（Sulfate）	忌配	
L 利多卡因（盐酸盐）　Lidocaine（Hydrochloride）	忌配	
林可霉素（盐酸盐）　Lincomycin（Hydrochloride）	忌配	
氯化钙（3%，5%）　Calcium Chloride（3%，5%）	忌配	
氯化钠（0.9%）　Sodium Chloride（0.9%）	可配	
N 粘菌素（硫酸盐）　Colymycin Sulfate	忌配	
P 葡萄糖酸钙（10%）　Calcium Gluconate（10%）	忌配	
葡萄糖（5%，10%）　Glucose（5%，10%）	可配	
哌甲酯　Methylphenidate	忌配	
Q 庆大霉素（硫酸盐）@ Gentamycin（Sulfate）	忌配	
去甲肾上腺素（重酒石酸盐）　Noradrenaline（Bitartrate）	忌配	
T 妥布霉素@ Tobramycin	忌配	
W 维生素 B_1　Vitamin B_1	忌配	
维生素 C　Vitamin C	忌配	

头孢唑林钠

（头孢菌素Ⅴ钠，先锋霉素Ⅴ钠）

Cefazolin Sodium

制剂规格与 pH 值　粉针剂：每支 0.25g，0.5g。pH（10%）：4.8～5.5。

药理作用及应用　抗菌谱与头孢噻吩相仿。适用于治疗敏感细菌所致的中耳炎、支气管炎或肺炎等呼吸道感染、尿路感染、皮肤软组织感染、骨和关节感染、败血症、感染性心内膜炎、肝胆系统等感染。也可作为外科手术前的预防用药。

用法用量　肌注、静注或静滴。6～12h 0.5～1g，病情严重者可酌情剂量增至一日 6g。

适宜溶剂　肌注：0.5～1g 溶于注射用水或 0.9%氯化钠或 1%利多卡因注射液 2～4mL；静注：

0.5～1g 溶于注射用水或 0.9%氯化钠或 1%利多卡因注射液 10mL；静滴：1～2g 溶于 0.9%氯化钠或 5%～10%葡萄糖注射液 100～250mL。

给药速度 静注：3～5min；静滴：0.5～1h。

稳定性 溶解后应遮光，室温贮存不得超过 48h。受冷常析出结晶，宜置 37℃加温使其溶解后应用。

不良反应 静注发生血栓性静脉炎和肌注区疼痛均较头孢噻吩少而轻，可出现药疹、嗜酸粒细胞增高，偶有药物热。个别患者可出现暂时性血清氨基转移酶、碱性磷酸酶升高。肾功能减退患者用大剂量（一日 12g）的本品时可出现脑病反应。偶见白色念珠菌二重感染。

禁忌/慎用证 头孢菌素过敏及有青霉素过敏性休克或即刻反应史者禁用本品。对青霉素类抗生素过敏，有胃肠道疾病病史特别是溃疡性结肠炎、克罗恩病或假膜性肠炎、严重肝肾功能障碍、高度过敏性体质及高龄体弱患者慎用。

药物相互作用 与庆大霉素或阿米卡星联合应用，在体外能增强抗菌作用。余参阅头孢噻吩钠。

注意事项 孕妇应仅在确有必要时使用本品。哺乳期妇女用药期间暂停哺乳。早产儿及新生儿不推荐应用本品。余参阅头孢噻吩钠。

配伍表

头孢唑啉钠加入以下药品	配伍结果	备 注
A 阿米卡星（硫酸盐） Amikacin（Sulfate）	忌配	
D 多粘菌素 B（硫酸盐） Polymyxin B（Sulfate）	忌配	
F 复方氨基酸 Amino Acid Compound	可配	
复方醋酸钠 Sodium Acetate Compound	可配	
G 谷氨酸钙（5%） Calcium Glutamate（5%）	忌配	
H 红霉素（乳糖酸盐） Erythromycin（Lactobionate）	忌配	
K 卡那霉素（硫酸盐） Kanamycin（Sulfate）	忌配	
L 利多卡因（盐酸盐） Lidocaine（Hydrochloride）	忌配	
链霉素（硫酸盐） Streptomycin（Sulfate）	忌配	
林格液 Sodium Chloride Compound	可配	
硫酸镁（10%，25%） Magnesium Sulfate（10%，25%）	忌配	
氯化钙（3%，5%） Calcium Chloride（3%，5%）	忌配	
氯化钠（0.9%） Sodium Chloride（0.9%）	可配	
N 粘菌素（硫酸盐） Colymycin（Sulfate）	忌配	
P 葡萄糖（5%，10%） Glucose（5%，10%）	可配	
葡萄糖氯化钠 Glucose and Sodium Chloride	可配	
葡萄糖酸钙（10%） Calcium Gluconate（10%）	忌配	
Q 庆大霉素（硫酸盐）@ Gentamycin（Sulfate）	忌配	
S 四环素（盐酸盐） Tetracycline（Hydrochloride）	忌配	
X 西咪替丁（盐酸盐） Cimetidine（Hydrochloride）	忌配	
Y 异戊巴比妥钠 Amobarbital Sodium	忌配	
孕酮类 Progestogen	忌配	

头孢拉定

（头孢环己烯，先锋霉素Ⅵ）

Cefradine

制剂规格与 pH 值　粉针剂：每支 0.5g，1g。pH（1%）：8.5～9.5。

药理作用及应用　适用于敏感菌所致的急性咽炎、扁桃体炎、中耳炎、支气管炎和肺炎等呼吸道感染、泌尿生殖道感染及皮肤软组织感染等。

用法用量　肌注、静注或静滴：成人，每次 0.5～1.0g，6h 1 次，一日最大剂量为 8g。儿童（1周岁以上）每次 12.5～25mg/kg，6h 1 次。

适宜溶剂　肌注：0.5～1g 溶于注射用水或 0.9%氯化钠注射液 2～4mL；静注：溶于注射用水或0.9%氯化钠注射液 10mL；静滴：1g 溶于注射用水 4mL，稀释于 0.9%氯化钠注射液或 5%～10%葡萄糖注射液 150～250mL，或加入 1.87%乳酸钠注射液 500mL。

给药速度　静注：5min；静滴：0.5～1h。

稳定性　肌注或静注液在室温下保存 2h 活性不变，5℃冷藏可保存 24h 活性不变。静滴液分别在室温和 5℃冷藏保存 10h 和 48h 可维持药物活性不变。

不良反应　常见的有恶心、呕吐、腹泻、上腹部不适等胃肠道反应。少数患者可出现暂时性 BUN升高，血清氨基转移酶、血清碱性磷酸酶一过性升高。有肌注疼痛明显和静注后发生静脉炎的报道。

禁忌/慎用证　同头孢噻吩钠。

药物相互作用　注射用头孢拉定中含有碳酸钠，因此与含钙的溶液（林格液、葡萄糖和乳酸林格液）呈配伍禁忌。

注意事项　孕妇应仅在确有必要时使用本品；哺乳期妇女用药期间暂停哺乳；应用本品的患者以硫酸铜法测定尿糖时可出现假阳性反应。余同头孢噻吩钠。

配伍表

头孢拉定加入以下药品	配伍结果	备　注
F　复方醋酸钠　Sodium Acetate Compound	**忌配**	
G　甘露醇　Mannitol	可配	
谷氨酸钙（5%）　Calcium Glutamate（5%）	**忌配**	
J　精氨酸（25%，盐酸盐）　Arginine（25%，Hydrochloride）	稀释	
L　林格液　Sodium Chloride Compound	**忌配**	
硫酸镁（10%，25%）　Magnesium Sulfate（10%，25%）	**忌配**	
氯化钙（3%，5%）　Calcium Chloride（3%，5%）	**忌配**	
氯化钠（0.9%）　Sodium Chloride（0.9%）	可配	
P　葡萄糖（5%，10%）　Glucose（5%，10%）	可配	
葡萄糖氯化钠　Glucose and Sodium Chloride	可配	
葡萄糖酸钙（10%）　Calcium Gluconate（10%）	**忌配**	
普鲁卡因（盐酸盐）　Procaine（Hydrochloride）	可配	

头孢拉定加入以下药品（续）	配伍结果	备 注
Q 其他抗生素 Other Antibiotic	忌配	
R 乳酸钠（11.2%） Sodium Lactate（11.2%）	可配	
T 碳酸氢钠（5%） Sodium Bicarbonate（5%）	稀释	
Y 右旋糖酐 40（含盐） Dextran 40（Sodium Chloride）	可配	
孕酮类 Progestogen	忌配	

头孢呋辛钠

（头孢呋肟钠）

Cefuroxime Sodium

制剂规格与 pH 值 粉针剂：每支 0.5g，0.75g，1g，1.5g。pH（10%）：6.5～8.5。

药理作用及应用 对 G$^+$球菌的抗菌活性与第一代头孢菌素相似或略差，但对葡萄球菌和 G$^-$杆菌产生的 β 内酰胺酶相当稳定。用于敏感菌所致呼吸系统、泌尿系统、骨和关节、耳鼻喉、皮肤和软组织等感染。

用法用量 肌注、静注或静滴：一日 2.25～4.5g，8h 1 次，病情严重者可增加至一日 6g，6h 给药 1.5g。

适宜溶剂 肌注：0.25～0.75g 溶于注射用水 1～3mL；静注：0.75～1.5g 溶于注射用水 8～16mL，缓慢推注；静滴：0.75～1.5g 溶于 5%葡萄糖注射液 100mL。

给药速度 静注：5min；静滴：0.5～1h。

稳定性 溶液颜色呈淡黄色至淡琥珀色，粉针剂和溶液贮存期间均有颜色变暗趋势，但不表明药效消减。稀释于 5%葡萄糖溶液或 0.9%氯化钠溶液中的注射液室温下 48h 内保持稳定。

不良反应 静脉给药以皮疹为多见，约 5%的患者发生血清氨基转移酶升高。偶见假膜性肠炎、嗜酸性粒细胞增多、血胆红素升高、血红蛋白降低、肾功能改变、Coombs 试验（抗人球蛋白试验）阳性等。

禁忌/慎用证 有青霉素过敏史者使用本药前须做皮肤过敏试验。对本品及其他头孢菌素类过敏、有青霉素过敏性休克或即刻反应史者禁用。对青霉素过敏、高度过敏性体质、严重肝肾功能不全、有胃肠道疾病病史、特别是溃疡性结肠炎、克罗恩病或假膜性肠炎患者慎用。

药物相互作用 与强利尿剂联合应用可引起肾毒性反应。

注意事项 不可用碳酸氢钠溶液溶解。余同头孢噻吩钠。

配伍表

头孢呋辛钠加入以下药品	配伍结果	备 注
A 阿米卡星（硫酸盐） Amikacin（Sulfate）	忌配	
阿糖胞苷（盐酸盐） Cytarabine（Hydrochloride）	可配	
阿托品（硫酸盐） Atropine（Sulfate）	可配	
氨苄西林钠@ Ampicillin Sodium	忌配	
氨苄西林-舒巴坦钠 Ampicillin-Sulbactam Sodium	可配	

头孢呋辛钠加入以下药品（续）	配伍结果	备 注
氨茶碱 Aminophylline	可配	
氨基己酸 Aminocaproic Acid	可配	
氨甲苯酸 Aminomethylbenzoic Acid	可配	
B 胞磷胆碱 Citicoline	可配	
苯巴比妥钠 Phenobarbital Sodium	**忌配**	
苯唑西林钠 Oxacillin Sodium	可配	
C 长春新碱（硫酸盐） Vincristine（Sulfate）	可配	
促皮质素 Corticotrophin	**忌配**	
D 大观霉素（盐酸盐） Spectinomycin（Hydrochloride）	**忌配**	
地塞米松（磷酸盐） Dexamethasone（Phosphate）	可配	
东莨菪碱（氢溴酸盐） Scopolamine（Hydrobromide）	可配	
毒毛旋花子苷K Strophanthin K	可配	
多巴胺（盐酸盐） Dopamine（Hydrochloride）	可配	
多巴酚丁胺（盐酸盐） Dobutamine（Hydrochloride）	**忌配**	
多柔比星（盐酸盐） Doxorubicin（Hydrochloride）	可配	
E 二氮嗪 Diazoxide	**忌配**	
二甲弗林 Dimefline	可配	
F 法莫替丁 Famotidine	**忌配**	
酚磺乙胺 Etamsylate	可配	
酚妥拉明（甲磺酸盐） Phentolamine（Mesylate）	可配	
呋塞米 Furosemide	**忌配**	
氟尿嘧啶 Fluorouracil	**忌配**	
氟哌啶醇（乳酸盐） Haloperidol（Lactate）	**忌配**	
辅酶A Coenzyme A	可配	
复方氨基酸 Amino Acid Compound	可配	
G 肝素钠 Heparin Sodium	可配	
谷氨酸钾（31.50%） Potassium Glutamate（31.50%）	可配	
谷氨酸钠（28.75%） Sodium Glutamate（28.75%）	可配	
H 红霉素（乳糖酸盐） Erythromycin（Lactobionate）	**忌配**	
环丙沙星 Ciprofloxacin	**忌配**	
环磷酰胺 Cyclophosphamide	可配	
磺胺嘧啶钠 Sulfadiazine Sodium	可配	
J 肌苷 Inosine	**忌配**	
甲泼尼龙琥珀酸钠 Methylprednisolone Sodium Succinate	可配	
甲硝唑 Metronidazole	可配	
甲氧明（盐酸盐） Methoxamine（Hydrochloride）	可配	
间羟胺（重酒石酸盐） Metaraminol（Bitartrate）	可配	
精氨酸（25%，盐酸盐） Arginine（25%，Hydrochloride）	可配	
K 卡那霉素（硫酸盐） Kanamycin（Sulfate）	**忌配**	
克林霉素（磷酸盐） Clindamycin（Phosphate）	可配	

头孢呋辛钠加入以下药品（续）	配伍结果	备注
L 雷尼替丁（盐酸盐）　Ranitidine（Hydrochloride）	忌配	
利巴韦林　Ribavirin	可配	
利多卡因（盐酸盐）　Lidocaine（Hydrochloride）	可配	
利舍平　Reserpine	忌配	
林格液　Sodium Chloride Compound	可配	
硫酸镁（10%，25%）　Magnesium Sulfate（10%，25%）	可配	
氯胺酮（盐酸盐）　Ketamine（Hydrochloride）	可配	
氯丙嗪（盐酸盐）　Chlorpromazine（Hydrochloride）	忌配	
氯氮草　Chlordiazepoxide	忌配	
氯化钙（3%，5%）　Calcium Chloride（3%，5%）	忌配	
氯化钾（10%）　Potassium Chloride（10%）	可配	
氯化钠（0.9%）　Sodium Chloride（0.9%）	可配	
氯化筒箭毒碱　Tubocurarine Chloride	忌配	
氯霉素　Chloramphenicol	可配	
氯唑西林钠　Cloxacillin Sodium	可配	
洛贝林（盐酸盐）　Lobeline（Hydrochloride）	可配	
M 吗啡（盐酸盐）　Morphine（Hydrochloride）	忌配	
麦角新碱（马来酸盐）　Ergometrine（Maleate）	可配	
毛花苷丙　Lanatoside C	可配	
美芬丁胺（硫酸盐）　Mephentermine（Sulfate）	可配	
门冬酰胺酶　Asparaginase	可配	
N 脑垂体后叶素®　Pituitrin	忌配	
能量合剂　Energy Composite	可配	
尼可刹米　Nikethamide	忌配	
尿激酶　Urokinase	可配	
P 哌拉西林钠　Piperacillin sodium	可配	
哌替啶（盐酸盐）　Pethidine（Hydrochloride）	可配	
葡萄糖（5%，10%）　Glucose（5%，10%）	可配	
葡萄糖氯化钠　Glucose and Sodium Chloride	可配	
普鲁卡因（盐酸盐）　Procaine（Hydrochloride）	可配	
Q 青霉素钠®　Benzylpenicillin Sodium	忌配	
氢化可的松　Hydrocortisone	可配	
氢化可的松琥珀酸钠　Hydrocortisone Sodium Succinate	可配	
庆大霉素（硫酸盐）®　Gentamycin（Sulfate）	忌配	
去甲肾上腺素（重酒石酸盐）　Norepinephrine（Bitartrate）	可配	
全血　Whole Blood	忌配	
R 柔红霉素　Daunorubicin	可配	
乳酸钠（11.2%）　Sodium Lactate（11.2%）	可配	
S 三磷腺苷　Adenosine Triphosphate	可配	
山梨醇　Sorbitol	可配	

头孢呋辛钠加入以下药品（续）	配伍结果	备 注
肾上腺素（盐酸盐） Adrenaline（Hydrochloride）	可配	
顺铂 Cisplatin	可配	
丝裂霉素 Mitomycin	可配	
四环素（盐酸盐） Tetracycline（Hydrochloride）	忌配	
羧苄西林钠 Carbenicillin Sodium	可配	
缩宫素 Oxytocin	可配	
T 替硝唑葡萄糖 Tinidazole and Glucose	可配	
头孢拉定 Cefradine	忌配	
头孢美唑钠 Cefmetazole Sodium	可配	
头孢哌酮钠 Cefoperazone Sodium	可配	
头孢噻肟钠 Cefotaxime Sodium	可配	
头孢他啶 Ceftazidime	可配	
头孢唑林钠 Cefazolin Sodium	忌配	
妥布霉素（硫酸盐）@ Tobramycin（Sulfate）	忌配	
妥拉唑林（盐酸盐） Tolazoline（Hydrochloride）	可配	
碳酸氢钠（5%） Sodium Bicarbonate（5%）	忌配	
W 万古霉素（盐酸盐） Vancomycin（Hydrochloride）	忌配	
维拉帕米 Verapamil	可配	
维生素 B_6 Vitamin B_6	可配	
维生素 C Vitamin C	忌配	
维生素 K_1 Vitamin K_1	可配	
X 西咪替丁（盐酸盐） Cimetidine（Hydrochloride）	可配	
硝普钠 Sodium Nitroprusside	可配	
血浆 Blood Plasma	忌配	
Y 氧氟沙星 Ofloxacin	可配	
依他尼酸钠 Sodium Etacrynate	忌配	
胰岛素（正规）® Insulin（Regular）	可配	
异丙嗪（盐酸盐） Promethazine（Hydrochloride）	忌配	
异丙肾上腺素（盐酸盐） Isoprenaline（Hydrochloride）	可配	
异烟肼 Isoniazid	忌配	
罂粟碱（盐酸盐） Papaverine（Hydrochloride）	忌配	
右旋糖酐 40（含盐） Dextran 40（Sodium Chloride）	忌配	
鱼精蛋白（硫酸盐） Protamine（Sulfate）	忌配	

头孢匹林
（头孢吡硫，先锋霉素Ⅷ，吡硫头孢菌素）
Cefapirin

制剂规格与 pH 值　注射用头孢匹林钠，每支 0.5g，1g，2g，4g，20g（按头孢匹林计）。pH（5%）：6.5～8.5。

药理作用及应用　第一代头孢菌素，抗菌活性与头孢噻吩相仿或略优。适用于由敏感金葡菌、肺炎链球菌、溶血链球菌、大肠杆菌等所致的呼吸道感染、尿路感染。

用法用量　静注：每次 0.5～1g；静滴：每次 0.5～1g，一日 4 次。肾功能不全患者给药方法：血清肌酐清除率为 10～50mL/min 时，每次剂量不变，6～8h 给药 1 次；低于 10mL/min 时，12h 给药 1 次。

适宜溶剂　静注：0.5～1g 溶解于注射用水或 0.9%氯化钠注射液或 5%葡萄糖注射液 10mL；静滴：0.5～1g 溶解于 0.9%氯化钠注射液或 5%～10%葡萄糖注射液并稀释于 100mL。

给药速度　静注：3～5min 缓慢推注；静滴：0.5～1h。

稳定性　溶解应立即使用，若需保存，在室温下可保存 12～24h，在冰箱中可保存 48h。

不良反应　偶可致过敏反应，有刺激性，注射后局部可有疼痛感。偶可引起皮疹、嗜酸性粒细胞增多、血清转氨酶升高、血小板减少。

禁忌/慎用证　对青霉素严重过敏者禁用。有结肠炎病史患者慎用。

药物相互作用　丙磺舒可升高本品血药浓度；与氨基糖苷类抗菌药物合用，可增强肾毒性。

注意事项　用前需做皮肤过敏试验；为妊娠 B 类药物。余同头孢噻吩钠。

配伍表

头孢匹林加入以下药品	配伍结果	备　注
A 阿米卡星（硫酸盐）　Amikacin（Sulfate）	忌配	
氨茶碱 Aminophylline	忌配	
B 苯巴比妥钠 Phenobarbital Sodium	稀释	
苯妥英钠 Phenytoin Sodium	忌配	
G 甘露醇 Mannitol	忌配	
肝素钠 Heparin Sodium	稀释	
H 红霉素（乳糖酸盐）　Erythromycin（Lactobionate）	忌配	
华法林钠 Warfarin Sodium	稀释	
J 间羟胺（重酒石酸盐）　Metaraminol（Bitartrate）	稀释	
K 卡那霉素（硫酸盐）　Kanamycin（Sulfate）	忌配	
L 链霉素（硫酸盐）　Streptomycin（Sulfate）	忌配	
林格液 Sodium Chloride Compound	可配	
硫喷妥钠 Thiopental Sodium	忌配	
硫酸镁（10%，25%）　Magnesium Sulfate（10%，25%）	忌配	
氯化钙（3%，5%）　Calcium Chloride（3%，5%）	稀释	
氯化琥珀胆碱 Suxamethonium Chloride	稀释	
氯化钾（10%）　Potassium Chloride（10%）	稀释	

头孢匹林加入以下药品（续）	配伍结果	备注
氯化钠（0.9%） Sodium Chloride（0.9%）	可配	
M 麦角新碱（马来酸盐） Ergobasine（Maleate）	稀释	
P 葡萄糖（5%，10%） Glucose（5%，10%）	可配	
葡萄糖氯化钠 Glucose and Sodium Chloride	可配	
葡萄糖酸钙（10%） Calcium Gluconate（10%）	稀释	
Q 氢化可的松琥珀酸钠 Hydrocortisone Sodium Succinate	稀释	
庆大霉素（硫酸盐）@ Gentamycin（Sulfate）	**忌配**	
去甲肾上腺素（重酒石酸盐） Norepinephrine（Bitartrate）	**忌配**	
R 乳酸钠（11.2%） Sodium Lactate（11.2%）	可配	
S 肾上腺素（盐酸盐） Adrenaline（Hydrochloride）	**忌配**	
四环素（盐酸盐） Tetracycline（Hydrochloride）	**忌配**	
T 碳酸氢钠（5%） Sodium Bicarbonate（5%）	稀释	
W 维生素 C Vitamin C	**忌配**	
维生素 K$_1$ Vitamin K$_1$	稀释	

头孢孟多

（头孢羟唑）

Cefamandole

制剂规格与 pH 值　粉针剂：每支 0.5g，1g，2g（以头孢孟多计）。pH（20%）：6.0～8.5。

药理作用及应用　对 G$^-$菌作用强，对厌气梭状芽孢杆菌、脑膜炎球菌、淋球菌、大肠杆菌、肺炎杆菌、流感杆菌及吲哚阳性变形杆菌等作用较强，对嗜血杆菌属作用最强。适用于敏感菌所致呼吸系统感染、泌尿系统感染、腹膜炎、败血症，以及皮肤软组织、骨和关节等感染。

用法用量　肌注、静注或静滴。每次 0.5～1.0g，4～8h 1 次。重症感染每次 1g，4～6h 1 次。一日最大剂量不超过 12g。

适宜溶剂　肌注：1g 溶于 5%碳酸氢钠注射液 2mL 或 0.9%氯化钠注射液 3mL；静注：1g 溶于 0.9%氯化钠注射液或 5%～10%葡萄糖注射液 10mL；静滴：1g 溶于 5%碳酸氢钠注射液 2mL，稀释于 5%葡萄糖或 0.9%氯化钠注射液 100～250mL。

给药速度　静注：3～5min；静滴：0.5～1h。

稳定性　配制好的注射液室温下贮存 24h 保持稳定，冷藏（5℃）可保持 96h 稳定。

不良反应　可有肌注区疼痛和血栓性静脉炎。过敏反应表现为药疹、嗜酸性粒细胞增多、Coombs 反应阳性等，药物热偶见。

禁忌/慎用证　对头孢菌素过敏及有青霉素过敏性休克或即刻反应史者禁用。有胃肠道疾病病史，特别是溃疡性结肠炎、克罗恩病或假膜性肠炎，肾功能减退患者及对青霉素过敏者慎用。

药物相互作用　与卡那霉素、庆大霉素、阿米卡星联合应用对 G$^-$杆菌有协同作用，但不宜置于同一容器内静滴，以免降低效价；与肝素、双香豆素合用可增加出血倾向；与碳酸氢钠及含钙、镁离子的药物有配伍禁忌。

注意事项　应用本品期间避免饮酒和含酒精饮料；孕妇及哺乳期妇女应用时应权衡利弊；新生儿和早产儿不推荐使用。余同头孢噻吩钠。

配伍表

头孢孟多加入以下药品	配伍结果	备　注
2∶3∶1注射液　2∶3∶1 Injection	可配	
A 阿米卡星（硫酸盐）　Amikacin（Sulfate）	**忌配**	
F 复方氨基酸 Amino Acid Compound	可配	
复方醋酸钠 Sodium Acetate Compound	可配	
G 甘露醇 Mannitol	可配	
谷氨酸钙（5%）　Calcium Glutamate（5%）	**忌配**	
K 卡那霉素（硫酸盐）　Kanamycin（Sulfate）	**忌配**	
L 链霉素（硫酸盐）　Streptomycin（Sulfate）	**忌配**	
林格液 Sodium Chloride Compound	可配	
硫酸镁（10%，25%）　Magnesium Sulfate（10%，25%）	**忌配**	
氯化钙（3%，5%）　Calcium Chloride（3%，5%）	**忌配**	
氯化钠（0.9%）　Sodium Chloride（0.9%）	可配	
P 葡萄糖（5%，10%）　Glucose（5%，10%）	可配	
葡萄糖氯化钠 Glucose and Sodium Chloride	可配	
葡萄糖酸钙（10%）　Calcium Gluconate（10%）	**忌配**	
Q 庆大霉素（硫酸盐）@ Gentamycin（Sulfate）	**忌配**	
R 乳酸钠（11.2%）　Sodium Lactate（11.2%）	稀释	
T 碳酸氢钠（5%）　Sodium Bicarbonate（5%）	**忌配**	
头孢噻吩钠 Cefalothine Sodium	可配	
X 西咪替丁（盐酸盐）　Cimetidine（Hydrochloride）	**忌配**	
Y 右旋糖酐 40（含盐）　Dextran 40（Sodium Chloride）	可配	

头孢美唑钠

（头孢美他唑钠，氰唑甲氧头孢菌素钠，头孢氰唑钠）

Cefmetazole Sodium

制剂规格与 pH 值　注射用粉针：每支 1g，2g。pH（10%）：4.2～6.2。

药理作用及应用　为半合成的头霉素类抗生素，抗菌谱与第二代头孢霉素近似。适用于治疗敏感菌株所致的呼吸道感染，尿路感染，皮肤软组织感染，败血症，骨、关节感染，以及腹腔、盆腔感染。用于腹腔感染和盆腔感染时酌情与抗厌氧菌药合用。

用法用量　静注或静滴：成人一日 1～2g，分 2 次给予。儿童 25～100mg/(kg·d)，分 2～4 次给予。用于重症或顽症，成人一日 4g，儿童 150mg/(kg·d)。

适宜溶剂　静注：溶于注射用水或 0.9%氯化钠或 10%葡萄糖注射液，每克稀释成 10mL；静滴：1～2g 溶于注射用水 4mL，稀释于 5%葡萄糖或 0.9%氯化钠或右旋糖酐注射液 50～100mL。

给药速度　静注：3～5min；静滴：0.5～1h。

稳定性 本药遇光会逐渐着色，故开启后应避光，溶解后尽快使用，室温保存不宜超过 24h。

不良反应 常见有过敏、荨麻疹、皮疹、药热等症状，尚可致休克；偶见有 BUN 升高、嗜酸性粒细胞增多，白细胞减少以及红细胞减少，少数人 AST 及 ALT 和碱性磷酸酶升高；消化道不良反应有恶心、呕吐和腹泻等。

禁忌/慎用证 对本药过敏，有青霉素过敏性休克史者禁用。5 岁以下的儿童不宜应用。对其他 β 内酰胺类抗生素过敏，肾功能不全，过敏性体质，全身状态不良，有胃肠道疾病病史，特别是溃疡性结肠炎、克罗恩病或假膜性肠炎患者，年老体弱者、新生儿、早产儿、哺乳期妇女慎用。

药物相互作用 与氨基糖苷类药配伍既有协同抗菌作用也加剧肾毒性。

注意事项 长期应用可能出现菌群失调。余同头孢噻吩钠。

配伍表

头孢美唑钠加入以下药品	配伍结果	备　注
A 阿米卡星（硫酸盐） Amikacin（Sulfate）	**忌配**	
阿糖胞苷（盐酸盐） Cytarabine（Hydrochloride）	可配	
阿托品（硫酸盐） Atropine（Sulfate）	可配	
氨苄西林钠@ Ampicillin Sodium	可配	
氨苄西林-舒巴坦钠 Ampicillin-Sulbactam Sodium	可配	
氨茶碱 Aminophylline	可配	
氨基己酸 Aminocaproic Acid	可配	
氨甲苯酸 Aminomethylbenzoic Acid	可配	
氨甲环酸 Tranexamic Acid	可配	
B 胞磷胆碱 Citicoline	可配	
苯巴比妥钠 Phenobarbital Sodium	**忌配**	
苯唑西林钠 Oxacillin Sodium	可配	
C 长春新碱（硫酸盐） Vincristine（Sulfate）	可配	
D 大观霉素（盐酸盐） Spectinomycin（Hydrochloride）	**忌配**	
地塞米松（磷酸盐） Dexamethasone（Phosphate）	可配	
东莨菪碱（氢溴酸盐） Scopolamine（Hydrobromide）	可配	
毒毛旋花子苷 K Strophanthin K	可配	
多巴酚丁胺（盐酸盐） Dobutamine（Hydrochloride）	可配	
多粘菌素 B（硫酸盐） Polymyxin B（Sulfate）	可配	
多柔比星（盐酸盐） Doxorubicin（Hydrochloride）	可配	
E 二氮嗪 Diazoxide	**忌配**	
二甲弗林 Dimefline	可配	
F 法莫替丁 Famotidine	可配	
酚磺乙胺 Etamsylate	可配	
呋塞米 Furosemide	**忌配**	
氟尿嘧啶 Fluorouracil	**忌配**	
氟哌啶醇（乳酸盐） Haloperidol（Lactate）	**忌配**	

头孢美唑钠加入以下药品（续）	配伍结果	备 注
辅酶 A Coenzyme A	可配	
复方氨基酸 Amino Acid Compound	可配	
G 谷氨酸钠（28.75%） Sodium Glutamate（28.75%）	可配	
H 红霉素（乳糖酸盐） Erythromycin（Lactobionate）	**忌配**	
环丙沙星 Ciprofloxacin	可配	
J 肌苷 Inosine	可配	
甲泼尼龙琥珀酸钠 Methylprednisolone Sodium Succinate	可配	
甲硝唑 Metronidazole	可配	
甲氧明（盐酸盐） Methoxamine（Hydrochloride）	可配	
间羟胺（重酒石酸盐） Metaraminol（Bitartrate）	可配	
精氨酸（25%，盐酸盐） Arginine（25%，Hydrochloride）	可配	
K 卡那霉素（硫酸盐） Kanamycin（Sulfate）	**忌配**	
克林霉素（磷酸盐） Clindamycin（Phosphate）	可配	
L 雷尼替丁（盐酸盐） Ranitidine（Hydrochloride）	可配	
利巴韦林 Ribavirin	可配	
利多卡因（盐酸盐） Lidocaine（Hydrochloride）	**忌配**	
利舍平 Reserpine	**忌配**	
林格液 Sodium Chloride Compound	可配	
硫酸镁（10%，25%） Magnesium Sulfate（10%，25%）	可配	
氯胺酮（盐酸盐） Ketamine（Hydrochloride）	可配	
氯丙嗪（盐酸盐） Chlorpromazine（Hydrochloride）	**忌配**	
氯氮䓬 Chlordiazepoxide	**忌配**	
氯化钾（10%） Potassium Chloride（10%）	可配	
氯化钠（0.9%） Sodium Chloride（0.9%）	可配	
氯霉素 Chloramphenicol	**忌配**	
氯霉素琥珀酸酯钠 Chloramphenicol Succinate Sodium	**忌配**	
洛贝林（盐酸盐） Lobeline（Hydrochloride）	**忌配**	
M 麦角新碱（马来酸盐） Ergometrine（Maleate）	可配	
毛花苷丙 Lanatoside C	可配	
美芬丁胺（硫酸盐） Mephentermine（Sulfate）	可配	
N 脑垂体后叶素® Pituitrin	**忌配**	
能量合剂 Energy Composite	可配	
尼可刹米 Nikethamide	可配	
P 葡萄糖（5%，10%） Glucose（5%，10%）	可配	
葡萄糖氯化钠 Glucose and Sodium Chloride	可配	
Q 青霉素钠@ Benzylpenicillin Sodium	可配	
氢化可的松 Hydrocortisone	可配	
氢化可的松琥珀酸钠 Hydrocortisone Sodium Succinate	可配	
庆大霉素（硫酸盐）@ Gentamycin（Sulfate）	**忌配**	
去甲肾上腺素（重酒石酸盐） Norepinephrine（Bitartrate）	可配	

头孢美唑钠加入以下药品（续）	配伍结果	备 注
全血 Whole Blood	忌配	
R 柔红霉素 Daunorubicin	可配	
乳酸钠（11.2%） Sodium Lactate（11.2%）	可配	
S 三磷腺苷 Adenosine Triphosphate	可配	
肾上腺素（盐酸盐） Adrenaline（Hydrochloride）	可配	
顺铂 Cisplatin	可配	
丝裂霉素 Mitomycin	忌配	
羧苄西林钠 Carbenicillin Sodium	可配	
缩宫素 Oxytocin	可配	
T 碳酸氢钠（5%） Sodium Bicarbonate（5%）	忌配	
头孢呋辛钠 Cefuroxime Sodium	可配	
头孢拉定 Cefradine	可配	
头孢哌酮钠 Cefoperazone Sodium	可配	
头孢噻肟钠 Cefotaxime Sodium	可配	
头孢他啶 Ceftazidime	可配	
头孢唑林钠 Cefazolin Sodium	可配	
妥布霉素（硫酸盐）@ Tobramycin（Sulfate）	可配	
W 维拉帕米 Verapamil	可配	
维生素 B$_6$ Vitamin B$_6$	可配	
维生素 C Vitamin C	可配	
维生素 K$_1$ Vitamin K$_1$	可配	
X 西咪替丁（盐酸盐） Cimetidine（Hydrochloride）	可配	
细胞色素 C Cytochrome C	可配	
硝普钠 Sodium Nitroprusside	忌配	
血浆 Blood Plasma	忌配	
Y 依他尼酸钠 Sodium Etacrynate	忌配	
异丙嗪（盐酸盐） Promethazine（Hydrochloride）	忌配	
异丙肾上腺素（盐酸盐） Isoprenaline（Hydrochloride）	可配	
异烟肼 Isoniazid	可配	
右旋糖酐 40（含盐） Dextran 40（Sodium Chloride）	可配	
鱼精蛋白（硫酸盐） Protamine（Sulfate）	忌配	

头孢西丁钠

（头孢甲氧噻吩钠）

Cefoxitin Sodium

制剂规格与 pH 值　粉针剂：每支 1g，2g。pH（1%）：4.2～7.0。

药理作用及应用　为半合成头霉素类，一般归为第二代头孢菌素，对多数 G$^+$球菌和 G$^-$杆菌均具有抗菌作用，对 G⁺菌的抗菌性能弱，对 G⁻菌的抗菌作用强。对绿脓杆菌、肠球菌大多数菌株、阴沟杆菌等耐药。临床用于敏感的 G⁻菌或厌氧菌所致的下呼吸道感染、泌尿生殖系统，以及腹腔、骨和关节、皮肤和软组织等部位感染，也可用于败血症。

用法用量　①轻度感染患者，每次 1g，8h 1 次，肌注或静注。②中度感染患者，每次 1g，4h 1 次；或每次 2g，每 6～8h 1 次。③危及生命严重感染患者，每次 2g，4h 1 次；或每次 3g，6h 1 次，静滴。

适宜溶剂　肌注：1g 溶于注射用水或 0.5%利多卡因 3～4mL；静注：1g 溶于注射用水或 0.9%氯化钠或 10%葡萄糖注射液 10mL；静滴：2g 溶于注射用水 4mL，稀释于 5%葡萄糖或 0.9%氯化钠或 1.87%乳酸钠注射液 100～250mL。

给药速度　静注：5min；静滴：0.5～1h。

稳定性　溶液颜色呈无色到淡琥珀色之间，贮存期间有变暗趋势，但并不影响其药效。塑料导管、注射器、过滤器等设备对本品没有吸附作用。

不良反应　静注后可出现血栓性静脉炎，肌注后可有局部硬结压痛。另外偶见过敏反应、低血压、腹泻、恶心、呕吐、白细胞减少、血小板减少、贫血，以及 ALT、AST、ALP、LDH、BUN 或血清 Cr 值一过性升高。

禁忌/慎用证　对本品及其他头孢菌素类过敏、有青霉素过敏性休克史者禁用。3 个月以内婴儿不宜使用。青霉素过敏、过敏性体质、肝肾功能不全、有胃肠道疾病史患者及孕妇慎用。肾功能损害者慎用。

药物相互作用　与氨基糖苷类抗生素合用，有协同抗菌作用，但会增加肾毒性。

注意事项　对利多卡因或酰胺类局部麻醉药过敏者或 6 岁以下小儿，不宜采用肌注。余同头孢噻吩钠。

配伍表

头孢西丁钠加入以下药品	配伍结果	备　注
A 阿米卡星（硫酸盐）　Amikacin（Sulfate）	忌配	
氨基己酸　Aminocaproic Acid	可配	
氨甲苯酸　Aminomethylbenzoic Acid	可配	
氨曲南@　Aztreonam	忌配	
F 非格司亭　Filgrastim	忌配	
酚磺乙胺　Etamsylate	可配	
复方醋酸钠　Sodium Acetate Compound	可配	
G 甘露醇　Mannitol	可配	
肝素钠　Heparin Sodium	稀释	
H 红霉素（乳糖酸盐）　Erythromycin（Lactobionate）	忌配	
J 甲硝唑　Metronidazole	忌配	
K 卡络柳钠　Carbazochrome Salicylate	可配	
卡那霉素（硫酸盐）　Kanamycin（Sulfate）	忌配	
L 利多卡因（盐酸盐）　Lidocaine（Hydrochloride）	可配	

头孢西丁钠加入以下药品（续）	配伍结果	备　注
链霉素（硫酸盐）　Streptomycin（Sulfate）	忌配	
林格液　Sodium Chloride Compound	可配	
氯化钠（0.9%）　Sodium Chloride（0.9%）	可配	
N　奈替米星（硫酸盐）　Netilmicin（Sulfate）	忌配	
P　葡萄糖（5%，10%）　Glucose（5%，10%）	可配	
葡萄糖氯化钠　Glucose and Sodium Chloride	可配	
Q　氢化可的松　Hydrocortisone	忌配	
庆大霉素（硫酸盐）@　Gentamycin（Sulfate）	忌配	
去甲肾上腺素（重酒石酸盐）　Norepinephrine（Bitartrate）	忌配	
R　乳酸钠（11.2%）　Sodium Lactate（11.2%）	可配	
T　碳酸氢钠（5%）　Sodium Bicarbonate（5%）	可配	
W　维生素 D　Vitamin D	稀释	
X　西咪替丁（盐酸盐）　Cimetidine（Hydrochloride）	稀释	
Y　胰岛素（正规）®　Insulin（Regular）	稀释	

头孢甲肟

（头孢氨噻肟唑，头孢磺吡苄）

Cefmenoxime

制剂规格与 pH 值　注射剂（粉针），每支 0.5g，1g。pH（100mg/mL）：6.4～7.9。

药理作用及应用　为第三代头孢菌素，制品为半盐酸盐。其抗菌谱类似注射用头孢噻肟钠。应用同注射用头孢噻肟钠。

用法用量　静注或静滴：一日 1～2g，分 2 次给予，严重感染可增至一日 4g，分 2～4 次给予。皮试液浓度为 300μg/mL。

适宜溶剂　静注：溶于注射用水或 0.9%氯化钠或 10%葡萄糖注射液，每克稀释成 10mL；静滴：1～2g 溶于注射用水 4mL，稀释于 5%葡萄糖或 0.9%氯化钠注射液 100～500mL。

给药速度　静注：5min；静滴：0.5～2h。

稳定性　溶解后立即使用，药液冷贮，宜在 12h 内用毕。

不良反应　少数有皮疹、瘙痒、发热、哮喘、腹泻、腹痛、恶心、呕吐、黏液血便、淋巴结肿大或嗜酸性粒细胞升高。

禁忌/慎用证　对本品皮肤过敏试验反应阳性者禁用。有家族对 β 内酰胺类过敏史者、孕妇及哺乳期妇女慎用；严重肾功能不全者慎用并相应减量。

药物相互作用　同头孢噻肟钠。

注意事项　用前应了解患者的药物过敏史，注射前应进行皮肤敏感试验；静注速度应缓慢，以免导致血管肿胀或疼痛；用药期间及用药后 1 周内禁止饮酒；用药期间应定期监测肝肾功能及血象。

配伍表

头孢甲肟加入以下药品	配伍结果	备 注
F 呋塞米 Furosemide	忌配	
J 甲硝唑 Metronidazole	可配	
L 林格液 Sodium Chloride Compound	可配	
氯化钠（0.9%） Sodium Chloride（0.9%）	可配	
氯霉素 Chloramphenicol	忌配	
氯霉素琥珀酸酯钠 Chloramphenicol Succinate Sodium	忌配	
P 葡萄糖（5%，10%） Glucose（5%，10%）	可配	
葡萄糖氯化钠 Glucose and Sodium Chloride	可配	
Q 氢化可的松 Hydrocortisone	忌配	
T 替硝唑葡萄糖 Tinidazole and Glucose	可配	
Y 依他尼酸钠 Sodium Etacrynate	忌配	
异帕米星（硫酸盐） Isepamicin（Sulfate）	忌配	

头孢噻肟钠

（头孢氨噻肟，头孢泰克松）

Cefotaxime Sodium

制剂规格与 pH 值 粉针剂：每支 0.5g，1g，2g。pH（10%）：4.5～6.5。

药理作用及应用 头孢噻肟为半合成的第三代头孢菌素，对 G^+ 菌、G^- 杆菌及部分厌氧菌具有广谱抗菌作用。对铜绿假单胞菌和产碱杆菌无抗菌活性。适用于敏感细菌所致的呼吸道、泌尿道、骨和关节、皮肤和软组织、腹腔、胆道、消化道、五官、生殖器等部位的感染，对烧伤、外伤引起的感染，以及败血症、中枢神经系统的感染也有效。

用法用量 静注或静滴：成人一日 2～6g，分 2～3 次给予；严重感染者，6～8h 2～3g，一日最大剂量不超过 12g。治疗无并发症的肺炎链球菌肺炎或急性尿路感染，12h 1g。

适宜溶剂 静注：溶于注射用水或 0.9%氯化钠或 5%葡萄糖注射液，0.5g 稀释成 10mL，缓慢推注。静滴：1g 溶于 5%葡萄糖或 0.9%氯化钠注射液或氨基酸注射液 100～250mL。

给药速度 静注：3～5min；静滴：0.4～1h。

稳定性 溶液无色或淡黄色到浅琥珀色，变深黄或棕色表示药品失效。用 5%葡萄糖或 0.9%氯化钠注射液稀释后在室温下 24h 内保持稳定。

不良反应 有皮疹和药物热、静脉炎、腹泻、恶心、呕吐、食欲不振等。

禁忌/慎用证 对头孢菌素过敏及有青霉素过敏性休克或即刻反应史者禁用本品。有胃肠道疾病或肾功能减退者慎用。

药物相互作用 和氨基糖苷类抗生素联合应用时，可能有协同作用，但应分别注射。

注意事项 肌注如剂量超过 2g 时，应分不同部位注射；婴幼儿不宜做肌注；孕妇应仅在确有必要时使用，哺乳期妇女用药期间暂停哺乳；用药期间应随访肾功能。其余参阅头孢噻吩钠。

配伍表

头孢噻肟钠加入以下药品	配伍结果	备注
A 阿米卡星（硫酸盐）　Amikacin（Sulfate）	忌配	
阿糖胞苷（盐酸盐）　Cytarabine（Hydrochloride）	可配	
阿托品（硫酸盐）　Atropine（Sulfate）	可配	
氨苄西林钠@ Ampicillin Sodium	可配	
氨苄西林-舒巴坦钠 Ampicillin-Sulbactam Sodium	可配	
氨茶碱 Aminophylline	可配	
氨基己酸 Aminocaproic Acid	可配	
氨甲苯酸 Aminomethylbenzoic Acid	忌配	
氨甲环酸 Tranexamic Acid	可配	
奥美拉唑 Omeprazole	可配	
B 胞磷胆碱 Citicoline	可配	
苯巴比妥钠 Phenobarbital Sodium	可配	
苯唑西林钠 Oxacillin Sodium	可配	
C 长春新碱（硫酸盐）　Vincristine（Sulfate）	可配	
D 大观霉素（盐酸盐）　Spectinomycin（Hydrochloride）	忌配	
地塞米松（磷酸盐）　Dexamethasone（Phosphate）	可配	
东莨菪碱（氢溴酸盐）　Scopolamine（Hydrobromide）	可配	
毒毛旋花子苷 K　Strophanthin K	可配	
多巴胺（盐酸盐）　Dopamine（Hydrochloride）	可配	
多巴酚丁胺（盐酸盐）　Dobutamine（Hydrochloride）	忌配	
多柔比星（盐酸盐）　Doxorubicin（Hydrochloride）	忌配	
E 二氮嗪 Diazoxide	忌配	
二甲弗林 Dimefline	忌配	
F 法莫替丁 Famotidine	可配	
酚磺乙胺 Etamsylate	可配	
氟尿嘧啶 Fluorouracil	忌配	
氟哌啶醇（乳酸盐）　Haloperidol（Lactate）	忌配	
辅酶 A　Coenzyme A	可配	
复方氨基酸 Amino Acid Compound	可配	
G 谷氨酸钠（28.75%）　Sodium Glutamate（28.75%）	可配	
H 红霉素（乳糖酸盐）　Erythromycin（Lactobionate）	忌配	
环丙沙星 Ciprofloxacin	可配	
J 甲泼尼龙琥珀酸钠 Methylprednisolone Sodium Succinate	可配	
甲硝唑 Metronidazole	可配	
K 卡那霉素（硫酸盐）　Kanamycin（Sulfate）	忌配	
克林霉素（磷酸盐）　Clindamycin（Phosphate）	可配	
L 雷尼替丁（盐酸盐）　Ranitidine（Hydrochloride）	可配	
利巴韦林 Ribavirin	可配	
利多卡因（盐酸盐）　Lidocaine（Hydrochloride）	可配	

头孢噻肟钠加入以下药品（续）	配伍结果	备　注
链霉素（硫酸盐）　Streptomycin（Sulfate）	忌配	
林格液　Sodium Chloride Compound	可配	
氯胺酮（盐酸盐）　Ketamine（Hydrochloride）	可配	
氯氮䓬　Chlordiazepoxide	忌配	
氯化钾（10%）　Potassium Chloride（10%）	可配	
氯化钠（0.9%）　Sodium Chloride（0.9%）	可配	
M 麦角新碱（马来酸盐）　Ergometrine（Maleate）	可配	
毛花苷丙　Lanatoside C	可配	
美芬丁胺（硫酸盐）　Mephentermine（Sulfate）	可配	
N 脑垂体后叶素®　Pituitrin	忌配	
能量合剂　Energy Composite	可配	
尼可刹米　Nikethamide	可配	
尿激酶　Urokinase	可配	
P 葡萄糖（5%，10%）　Glucose（5%，10%）	可配	
普萘洛尔　Propranolol	可配	
Q 青霉素钠@　Benzylpenicillin Sodium	可配	
氢化可的松　Hydrocortisone	可配	
氢化可的松琥珀酸钠　Hydrocortisone Sodium Succinate	可配	
庆大霉素（硫酸盐）@　Gentamycin（Sulfate）	忌配	
去甲肾上腺素（重酒石酸盐）　Norepinephrine（Bitartrate）	可配	
全血　Whole Blood	忌配	
R 柔红霉素　Daunorubicin	可配	
乳酸钠（11.2%）　Sodium Lactate（11.2%）	可配	
S 三磷腺苷　Adenosine Triphosphate	可配	
肾上腺素（盐酸盐）　Adrenaline（Hydrochloride）	可配	
顺铂　Cisplatin	可配	
羧苄西林钠　Carbenicillin Sodium	可配	
缩宫素　Oxytocin	可配	
T 碳酸氢钠（5%）　Sodium Bicarbonate（5%）	忌配	
头孢呋辛钠　Cefuroxime Sodium	可配	
头孢拉定　Cefradine	可配	
头孢美唑钠　Cefmetazole Sodium	可配	
头孢哌酮钠　Cefoperazone Sodium	可配	
头孢他啶　Ceftazidime	可配	
W 维拉帕米　Verapamil	可配	
维生素 C　Vitamin C	可配	
维生素 K_1　Vitamin K_1	可配	
X 细胞色素 C　Cytochrome C	可配	
硝普钠　Sodium Nitroprusside	可配	
血浆　Blood Plasma	忌配	

头孢噻肟钠加入以下药品（续）	配伍结果	备 注
Y 氧氟沙星 Ofloxacin	可配	
异丙肾上腺素（盐酸盐） Isoprenaline（Hydrochloride）	可配	
异烟肼 Isoniazid	可配	
右旋糖酐 40（含盐）Dextran 40（Sodium Chloride）	可配	

头孢曲松钠

（头孢三嗪，头孢三嗪噻肟钠）

Ceftriaxone Sodium

制剂规格与 pH 值　粉针剂：每支 0.25g，0.5g，1g。pH（10mg/mL）：6.6～6.7。

药理作用及应用　为第三代头孢菌素类抗生素。抗菌谱与头孢噻肟近似，对 G^+ 菌有中度的抗菌作用，对 G^- 菌的作用强，对肠杆菌科细菌有强大活性。用于敏感菌所致的下呼吸道感染、尿路及胆道感染，以及腹腔感染、盆腔感染、皮肤软组织感染、骨和关节感染、败血症、脑膜炎等及手术期感染预防。

用法用量　成人常用量：肌内、静注或静滴，24h 1～2g 或 12h 0.5～1g。最大剂量一日 4g。治疗单纯性淋病及软下疳均为 250mg，单剂肌注。

适宜溶剂　肌注：1g 溶于注射用水或 1%利多卡因注射液 3.6mL 深部肌注；静注：1g 溶于注射用水或 0.9%氯化钠注射液 10mL，缓慢静注；静滴：1g 溶于 5%葡萄糖注射液或氯化钠或右旋糖酐注射液 40～100mL。

给药速度　静注：2～4min；静滴：0.4～0.5h。

稳定性　溶液颜色呈淡黄色至琥珀色。配制好的浓度为 250mg/mL 的注射液在室温下 24h 内保持稳定。大多数稀释溶液配制成的浓度为 100mg/mL 的注射液在室温下 3d 内保持稳定。

不良反应　不良反应与治疗的剂量、疗程有关。局部反应有静脉炎、过敏反应、消化道反应；血液学检查有嗜酸性粒细胞增多、血小板增多或减少和白细胞减少；偶有肝肾功能异常。

禁忌/慎用证　对头孢菌素类抗生素过敏者禁用。黄疸及早产儿慎用或避免使用。

药物相互作用　本品不能加入哈特曼液及林格液等含有钙的溶液中使用，与含钙剂或含钙产品合并用药有可能致死；与呋塞米同用增加肾毒性；与华法林同用增加华法林抗血凝作用。

注意事项　慢性肝脏疾病、营养不良等患者，应监测凝血酶原时间，适当补充维生素 K；应用本品期间饮酒或服用含酒精药物时，个别患者可出现双硫仑样反应；由于本品的配伍禁忌药物甚多，故建议单独给药。属妊娠 B 类。其余参阅头孢噻吩钠。

配伍表

头孢曲松钠加入以下药品	配伍结果	备 注
A 阿米卡星（硫酸盐） Amikacin（Sulfate）	忌配	
阿昔洛韦钠 Aciclovir Sodium	忌配	Y_2
氨茶碱 Aminophylline	忌配	
D 大观霉素（盐酸盐） Spectinomycin（Hydrochloride）	忌配	

头孢曲松钠加入以下药品（续）	配伍结果	备 注
地尔硫草（盐酸盐） Diltiazem（Hydrochloride）	忌配	Y_1
F 复方氨基酸 Amino Acid Compound	可配	
G 甘露醇 Mannitol	可配	
肝素钠 Heparin Sodium	忌配	Y_2
谷氨酸钙（5%） Calcium Glutamate（5%）	忌配	
H 华法林钠 Warfarin Sodium	忌配	Y_1
J 甲氨蝶呤 Methotrexate	忌配	Y_1
甲硝唑 Metronidazole	可配	
K 卡那霉素（硫酸盐） Kanamycin（Sulfate）	忌配	Y_1
克林霉素（磷酸盐） Clindamycin（Phosphate）	忌配	
L 链霉素（硫酸盐） Streptomycin（Sulfate）	忌配	
林格液 Sodium Chloride Compound	忌配	
氯化钙（3%，5%） Calcium Chloride（3%，5%）	忌配	
氯化钠（0.9%） Sodium Chloride（0.9%）	可配	
氯霉素 Chloramphenicol	忌配	
氯霉素琥珀酸酯钠 Chloramphenicol Succinate Sodium	忌配	
M 吗啡（盐酸盐） Morphine（Hydrochloride）	忌配	Y_2
N 奈替米星（硫酸盐） Netilmicin（Sulfate）	忌配	
P 哌替啶（盐酸盐） Pethidine（Hydrochloride）	忌配	Y_2
葡萄糖（5%，10%） Glucose（5%，10%）	可配	
葡萄糖氯化钠 Glucose and Sodium Chloride	可配	
葡萄糖酸钙（10%） Calcium Gluconate（10%）	忌配	
Q 庆大霉素（硫酸盐）@ Gentamycin（Sulfate）	忌配	
R 乳酸钠（11.2%） Sodium Lactate（11.2%）	稀释	
S 塞替派 Thiotepa	忌配	Y_2
T 妥布霉素（硫酸盐）@ Tobramycin（Sulfate）	忌配	
W 万古霉素（盐酸盐） Vancomycin（Hydrochloride）	忌配	
X 溴化钙（5%） Calcium Bromide（5%）	忌配	
Y 亚叶酸钙 Calcium Folinate	忌配	
Z 紫霉素（硫酸盐） Viomycini（Sulfate）	忌配	

头孢他啶

Ceftazidime

制剂规格与 pH 值 粉针剂：每支 0.5g，1g，2g。pH（100～280mg/mL）：5.0～8.0。

药理作用及应用 为第三代头孢菌素类抗生素，对 G⁺菌的作用与第一代头孢菌素近似或较弱，对 G⁻菌的作用突出，对铜绿假单胞菌的作用强。用于绿脓假单胞菌和其他 G⁻需氧菌等所致的严重感染，如下呼吸道、皮肤和软组织、骨关节和复杂尿路等部位感染也用于烧伤及败血症等。

对于由多种耐药 G⁻杆菌引起的免疫缺陷者感染、医院内感染，以及 G⁻杆菌或铜绿假单胞菌所致中枢神经系统感染尤为适用。

用法用量 剂量范围是一日 1～6g，分 2～3 次，即 8h 或 12h 静注或肌注给药。

适宜溶剂 肌注：1g 溶于注射用水或 0.9%氯化钠或 0.5%利多卡因注射液 4～6mL；静注：1g 溶于注射用水或 0.9%氯化钠或 10%葡萄糖注射液 10mL；静滴：1～2g 溶于注射用水 4mL，稀释于 5%葡萄糖或 0.9%氯化钠或右旋糖酐注射液 100mL。

给药速度 静注：3～5min；静滴：0.5～1h。

稳定性 在不同存放条件下，本药粉末的颜色可变暗，但不影响其活性。以 0.9%氯化钠或 5%葡萄糖注射液或 1/6 mol/L 乳酸钠稀释而成的静注液（含本药 20mg/mL），在室温下存放不宜超过 24h。

不良反应 少数可发生皮疹、皮肤瘙痒、药物热、恶心、腹泻、腹痛、注射部位轻度静脉炎；偶可发生一过性血清氨基转移酶、BUN、Cr 的轻度升高；白细胞、血小板减少及嗜酸性粒细胞增多等。

禁忌/慎用证 对头孢菌素类过敏及有青霉素过敏性休克和即刻反应史者禁用本品。孕妇慎用。

药物相互作用 与氯霉素联合应用有拮抗作用；与呋塞米同用增加肾毒性。

注意事项 在碳酸氢钠溶液中的稳定性较在其他溶液中为差。哺乳期妇女用药期间暂停哺乳。

配伍表

头孢他啶加入以下药品	配伍结果	备 注
2：3：1 注射液 2：3：1 Injection	可配	
A 阿米卡星（硫酸盐）Amikacin（Sulfate）	**忌配**	
阿昔洛韦钠 Aciclovir Sodium	**忌配**	Y₂
艾司洛尔（盐酸盐）Esmolol（Hydrochloride）	**忌配**	Y₂
氨茶碱 Aminophylline	**忌配**	Y₂
D 地尔硫䓬（盐酸盐）Diltiazem（Hydrochloride）	**忌配**	Y₁
F 氟康唑 Fluconazole	**忌配**	
复方氨基酸 Amino Acid Compound	可配	
G 肝素钠 Heparin Sodium	**忌配**	Y₂
H 华法林钠 Warfarin Sodium	**忌配**	
环丙沙星 Ciprofloxacin	稀释	
J 甲硝唑 Metronidazole	可配	
K 卡那霉素（硫酸盐）Kanamycin（Sulfate）	**忌配**	
克林霉素（磷酸盐）Clindamycin（Phosphate）	稀释	
L 雷尼替丁（盐酸盐）Ranitidine（Hydrochloride）	**忌配**	Y₂
链霉素（硫酸盐）Streptomycin（Sulfate）	**忌配**	
林格液 Sodium Chloride Compound	可配	
氯化钠（0.9%）Sodium Chloride（0.9%）	可配	
氯霉素 Chloramphenicol	**忌配**	
氯霉素琥珀酸酯钠 Chloramphenicol Succinate Sodium	**忌配**	

头孢他啶加入以下药品（续）	配伍结果	备　注
M 吗啡（盐酸盐）　Morphine（Hydrochloride）	**忌配**	Y_2
N 奈替米星（硫酸盐）　Netilmicin（Sulfate）	**忌配**	
P 哌替啶（盐酸盐）　Pethidine（Hydrochloride）	**忌配**	Y_2
葡萄糖（5%，10%）　Glucose（5%，10%）	可配	
葡萄糖氯化钠 Glucose and Sodium Chloride	可配	
Q 庆大霉素（硫酸盐）@ Gentamycin（Sulfate）	**忌配**	
R 乳酸钠（11.2%）　Sodium Lactate（11.2%）	稀释	
S 塞替派 Thiotepa	**忌配**	Y_2
T 碳酸氢钠（5%）　Sodium Bicarbonate（5%）	**忌配**	
妥布霉素（硫酸盐）@ Tobramycin（Sulfate）	**忌配**	
W 万古霉素（盐酸盐）　Vancomycin（Hydrochloride）	**忌配**	
Y 氧氟沙星 Ofloxacin	稀释	

头孢哌酮钠

（头孢氧哌唑钠）

Cefoperazone Sodium

制剂规格与 pH 值　粉针剂：每支 0.5g，1g，2g。pH（125mg/mL）：3.5～6.5。

药理作用及应用　为第三代头孢菌素，抗菌性能与头孢噻肟相似。对 G^+ 菌的作用较弱，仅溶血性链球菌和肺炎链球菌较为敏感。对大多数的 G^- 菌，本品的作用略次于头孢噻肟，对铜绿假单胞菌的作用较强。头孢哌酮对多数 β 内酰胺酶的稳定性较差。临床用于敏感菌引起的呼吸道、泌尿道、腹膜、皮肤和软组织、骨和关节、五官等部位的感染，还可用于败血症和脑膜炎等。

用法用量　常用量：一般感染，每次 1～2g，12h 1 次；严重感染，每次 2～3g，8h 1 次，接受血液透析者，透析后应补给 1 次剂量。一日剂量不超过 9g，但在免疫缺陷患者有严重感染时，剂量可加大至一日 12g。

适宜溶剂　肌注：1g 溶于注射用水或 0.9%氯化钠或 0.5%利多卡因注射液 3mL；静注：1g 溶于注射用水或 0.9%氯化钠或 10%葡萄糖注射液 10mL；静滴：1～2g 溶于 5%葡萄糖注射液或 0.9%氯化钠注射液 100～200mL。

给药速度　静注：6～10min，不宜做快速静注；静滴：0.5～1h。

稳定性　本品宜新鲜配制，溶解后置于冷处可保存 24h。

不良反应　皮疹多见。长期应用可能引起二重感染。部分患者用本品治疗可引起维生素 K 缺乏和低凝血酶原血症，用药期间应进行出血时间、凝血酶原时间监测。同时应用维生素 K_1 可防止出血。

禁忌/慎用证　对头孢菌素类过敏及有青霉素过敏性休克和即刻反应史者禁用本品。孕妇、哺乳期妇女、早产儿和新生儿慎用。

药物相互作用　与能产生低凝血酶原血症、血小板减少症或胃肠道溃疡出血的药物同时应用，要考虑到抗凝药、磺吡酮、非甾体类抗炎药特别是阿司匹林、二氟尼柳或其他水杨酸制剂对凝血功能的影响和出血危险性增加；与氨基糖苷类抗生素直接混合后，两者的抗菌活性将相互影响而减弱；与氨基糖苷类抗生素联合应用时，对肠杆菌科细菌和铜绿假单胞菌的某些敏感菌株有协同作用。但应分别注射勿混合给药。

注意事项 肝病和（或）胆道梗阻患者每日给药剂量不应超过 2g。在用药期间和停药后 5d 内，避免饮酒和含酒精饮料。其余参阅头孢噻吩钠。

配伍表

头孢哌酮钠加入以下药品	配伍结果	备注
A 阿米卡星（硫酸盐） Amikacin（Sulfate）	忌配	
阿昔洛韦钠 Aciclovir Sodium	忌配	Y_2
艾司洛尔（盐酸盐） Esmolol（Hydrochloride）	忌配	Y_1
D 地尔硫䓬（盐酸盐） Diltiazem（Hydrochloride）	忌配	
F 奋乃静（盐酸盐） Perphenazine（Hydrochloride）	忌配	
呋塞米 Furosemide	稀释	
H 环磷酰胺 Cyclophosphamide	忌配	Y_1
K 卡那霉素（硫酸盐） Kanamycin（Sulfate）	忌配	
克林霉素（磷酸盐） Clindamycin（Phosphate）	稀释	
L 利多卡因（盐酸盐） Lidocaine（Hydrochloride）	可配	
链霉素（硫酸盐） Streptomycin（Sulfate）	忌配	
林格液 Sodium Chloride Compound	可配	
硫酸镁（10%，25%） Magnesium Sulfate（10%，25%）	忌配	Y_1
氯化钠（0.9%） Sodium Chloride（0.9%）	可配	
M 吗啡（盐酸盐） Morphine（Hydrochloride）	忌配	Y_2
N 奈替米星（硫酸盐） Netilmicin（Sulfate）	忌配	
P 哌替啶（盐酸盐） Pethidine（Hydrochloride）	忌配	
葡萄糖（5%，10%） Glucose（5%，10%）	可配	
葡萄糖氯化钠 Glucose and Sodium Chloride	可配	
Q 羟乙基淀粉 Hydroxyethyl Starch	忌配	
庆大霉素（硫酸盐）@ Gentamycin（Sulfate）	忌配	
S 塞替派 Thiotepa	忌配	Y_1
T 妥布霉素（硫酸盐）@ Tobramycin（Sulfate）	忌配	
X 西咪替丁（盐酸盐） Cimetidine（Hydrochloride）	稀释	
Y 异丙嗪（盐酸盐） Promethazine（Hydrochloride）	忌配	

头孢哌酮钠-舒巴坦钠

Cefoperazone Sodium-Sulbactam Sodium

制剂规格与 pH 值 粉针剂：每支 2g（含头孢哌酮钠及舒巴坦钠各 1g）。pH（125mg/mL）：3.5～6.5。

药理作用及应用 舒巴坦是一种竞争性、不可逆的 β 内酰胺酶抑制药，与头孢哌酮联合应用后，可增加头孢哌酮抵抗多种 β 内酰胺酶的降解能力，对头孢哌酮产生明显的增效作用。用于敏感菌引起的泌尿系统感染、呼吸系统感染、腹膜炎、胆囊炎、菌血症、骨和关节感染、皮肤及软组织感染、盆腔炎、子宫内膜炎、淋病等。

用法用量 肌注或静滴：按复方总量计，一日 2～4g，12h 1 次；严重感染或难治性感染，一日剂量可增至 8g，分次滴注。

适宜溶剂 肌注：1g 溶于注射用水或 0.5%利多卡因注射液 2～4mL；静滴：溶于注射用水 4mL，稀释于葡萄糖氯化钠注射液 100～200mL。与 5%～10%葡萄糖或 0.9%氯化钠注射液可否配伍，报道不一致。

给药速度 静滴：0.5～2h。

稳定性、不良反应、禁忌/慎用证、药物相互作用、注意事项 同头孢哌酮钠。

配伍表

头孢哌酮钠-舒巴坦钠加入以下药品	配伍结果	备注
A 阿米卡星 Amikacin	忌配	
阿托品（硫酸盐） Atropine（Sulfate）	可配	
氨苄西林钠@ Ampicillin Sodium	忌配	
氨甲苯酸 Aminomethylbenzoic Acid	忌配	
氨甲环酸 Tranexamic Acid	忌配	
C 穿琥宁 Chuan Hu Ning	★	
D 地贝卡星（硫酸盐） Dibekacin（Sulfate）	忌配	
地西泮® Diazepam	忌配	
东莨菪碱（氢溴酸盐） Scopolamine（Hydrobromide）	可配	
F 酚磺乙胺 Etamsylate	可配	
奋乃静 Perphenazine	忌配	
呋塞米 Furosemide	可配	
H 核糖霉素（硫酸盐） Ribostamycin（Sulfate）	忌配	
环丙沙星 Ciprofloxacin	忌配	
J 加替沙星 Gatifloxacin	忌配	
甲氧氯普胺（盐酸盐） Metoclopramide（Hydrochloride）	忌配	
K 克林霉素（磷酸盐） Clindamycin（Phosphate）	可配	
L 林格液 Sodium Chloride Compound	忌配	
氯化钠（0.9%） Sodium Chloride（0.9%）	可配	△
N 奈替米星（硫酸盐） Netilmicin（Sulfate）	忌配	
P 哌替啶（盐酸盐） Pethidine（Hydrochloride）	忌配	
葡醛内酯 Glucurolactone	可配	
葡萄糖（5%） Glucose（5%）	可配	△
葡萄糖（10%） Glucose（10%）	忌配	△
葡萄糖氯化钠 Glucose and Sodium Chloride	可配	
Q 青霉素钾@ Benzylpenicillin sotassium	忌配	

头孢哌酮钠-舒巴坦钠加入以下药品（续）	配伍结果	备 注
青霉素钠@ Benzylpenicillin Sodium	忌配	
庆大霉素（硫酸盐）@ Gentamycin（Sulfate）	忌配	
T 妥布霉素（硫酸盐）@ Tobramycin（Sulfate）	忌配	
X 西索米星（硫酸盐） Sisomycin（Sulfate）	忌配	
硝酸甘油® Nitroglycerin	可配	
小诺米星（硫酸盐） Micronomicin（Sulfate）	忌配	
Y 异丙嗪（盐酸盐） Promethazine（Hydrochloride）	忌配	

<h1 style="text-align:center">头孢唑肟钠</h1>

（头孢去甲噻肟钠）

Ceftizoxime Sodium

制剂规格与 pH 值　粉针剂：每支 1g，2g。pH（125mg/mL）：6.0～8.0。

药理作用及应用　属第三代头孢菌素，对多种 G^+ 菌和 G^- 菌产生的广谱内酰胺酶稳定；对大肠埃希菌、肺炎克雷伯菌、奇异变形杆菌等肠杆菌科细菌有强大抗菌作用，铜绿假单胞菌等假单胞菌属和不动杆菌属对本品敏感性差；对流感嗜血杆菌和淋病奈瑟球菌有良好抗菌作用；对金葡菌和表皮葡萄球菌的作用较第一、第二代头孢菌素为差，耐甲氧西林金葡菌和肠球菌属对本品耐药，各种链球菌对本品均高度敏感。消化球菌、消化链球菌和部分拟杆菌属等厌氧菌对本品多呈敏感，艰难梭菌对本品耐药。临床用于敏感菌所致的下呼吸道感染、尿路感染、腹腔感染、盆腔感染、败血症、皮肤软组织感染、骨和关节感染、肺炎链球菌或流感嗜血杆菌所致脑膜炎和单纯性淋病。

用法用量　常用量：每次 1～2g，8～12h 1 次；危及生命的感染剂量可增至每次 3～4g，8h 1 次。治疗非复杂性尿路感染时，每次 0.5g，8～12h 1 次。

适宜溶剂　肌注：1g 溶于注射用水或 0.9%氯化钠或 0.5%利多卡因注射液 4～6mL；静注：1g 溶于注射用水或 0.9%氯化钠或 10%葡萄糖注射液 10mL；静滴：1～2g 溶于注射用水 4mL，稀释于 5%葡萄糖注射液或 0.9%氯化钠注射液 100～200mL。

给药速度　静注：3～5min；静滴：0.5～1h。

稳定性　配制好的注射液颜色呈无色到琥珀色，避光贮存。用相溶的溶液稀释成的静滴液在室温下 24h 内保持稳定。

不良反应　过敏反应、腹泻、恶心、呕吐、食欲不振、贫血等，可引起碱性磷酸酶、血清氨基转移酶轻度升高、暂时性血胆红素、BUN 和 Cr 升高等。偶见头痛、麻木、眩晕、维生素 K 和维生素 B 缺乏症、过敏性休克。

禁忌/慎用证　对头孢菌素类过敏及有青霉素过敏性休克和即刻反应史者禁用本品。有胃肠道疾病病史者，特别是结肠炎患者应慎用。

药物相互作用　本品体内相互作用资料缺乏。但有其他头孢菌素与氨基糖苷类抗生素联合应用时出现肾毒性的报道。

注意事项 本品肌注制剂与静注制剂不能混用；孕妇应仅在确有必要时使用本品；哺乳期妇女用药期间暂停哺乳；6个月以下小儿使用本品的安全性和有效性尚未确定。其余参阅头孢噻吩钠。

配伍表

头孢唑肟钠加入以下药品	配伍结果	备注
A 阿米卡星（硫酸盐） Amikacin（Sulfate）	忌配	
氨力农（乳酸盐） Amrinone（Lactate）	忌配	
B 倍他司汀（盐酸盐） Betahistine（Hydrochloride）	可配	
C 长春瑞滨（重酒石酸盐） Vinorelbine（Bitartrate）	可配	
D 地贝卡星（硫酸盐） Dibekacin（Sulfate）	忌配	
多沙普仑（盐酸盐） Doxapram（Hydrochloride）	忌配	
F 非格司亭 Filgrastim	忌配	
呋塞米 Furosemide	忌配	
氟达拉滨（磷酸盐） Fludarabine（Phosphate）	可配	
G 格拉司琼（盐酸盐） Granisetron（Hydrochloride）	可配	
H 核糖霉素（硫酸盐） Ribostamycin（Sulfate）	忌配	
L 拉贝洛尔（盐酸盐） Labetalol（Hydrochloride）	可配	
林格液 Sodium Chloride Compound	可配	
氯化钠（0.9%） Sodium Chloride（0.9%）	可配	
N 奈替米星（硫酸盐） Netilmicin（Sulfate）	忌配	
P 葡萄糖（5%，10%） Glucose（5%，10%）	可配	
葡萄糖氯化钠 Glucose and Sodium Chloride	可配	
Q 庆大霉素（硫酸盐）@ Gentamycin（Sulfate）	忌配	
S 塞替派 Thiotepa	可配	
双黄连 Shuang Huang Lian	★	
T 替尼泊苷® Teniposide	可配	
妥布霉素（硫酸盐）@ Tobramycin（Sulfate）	忌配	
X 西索米星（硫酸盐） Sisomycin（Sulfate）	忌配	
小诺米星（硫酸盐） Micronomicin（Sulfate）	忌配	
Y 依那普利拉 Enalaprilat	可配	
依他尼酸钠 Sodium Etacrynate	忌配	
异丙嗪（盐酸盐） Promethazine（Hydrochloride）	忌配	
异帕米星（硫酸盐） Isepamicin（Sulfate）	忌配	

头孢匹胺钠

（头孢吡兰钠，先福吡兰钠，头孢吡胺钠）

Cefpiramide Sodium

制剂规格与pH值 注射剂（粉针）：每支1g（效价），并含苯甲酸钠75mg。pH（100mg/mL）：

6.0～8.0。

药理作用及应用　为第三代头孢菌素，其抗菌活性与头孢哌酮钠相似，对金葡菌、表皮葡萄球菌、肺炎链球菌、溶血性链球菌等 G$^+$菌敏感。适用于敏感肠杆菌科细菌等 G$^-$杆菌所致严重感染。治疗腹腔、盆腔感染时需与抗厌氧菌药如甲硝唑合用。尚可用于铜绿假单胞菌所致的各种感染。

用法用量　静注：一日 1 000～2 000mg，分 2 次给予；用于严重感染可增加至一日 4 000mg，分 2～3 次给予。儿童 30～80mg/(kg·d)，分 2 次给予；用于严重或难治感染可增加至 150mg/(kg·d)，分 2～3 次给予。

适宜溶剂　静注：1g 溶于 0.9%氯化钠或 10%葡萄糖注射液 10mL；静滴：1～2g 溶于注射用水 4mL，稀释于 5%葡萄糖或 0.9%氯化钠注射液 200～250mL。

给药速度　静注：3～5min；静滴：0.5～1h。

不良反应　常见有腹泻、恶心、呕吐、软便、食欲减退、腹痛、口腔炎、头痛、发热、眩晕、皮疹、瘙痒、全身疲倦等反应。

禁忌/慎用证　对皮肤过敏试验应阳性者禁用。曾对青霉素或头孢菌素过敏者、孕妇及哺乳期妇女、严重肝功能或肾功能障碍、老年人和全身状态恶劣者慎用。

药物相互作用　可影响乙醇的代谢，导致体内乙醛浓度升高，不宜与乙醇同时应用；与呋塞米联合应用可能加重患者肾功能障碍。

注意事项　注射前须做皮肤敏感试验。在用药 1 周内不宜饮酒。大剂量给药或漏液可引起静脉刺激、血管疼痛或血栓性静脉炎，注意注射速度应慢并选择适宜的给药部位。本品可能干扰尿糖监测或直接血清抗球蛋白检验。

配伍表

头孢匹胺钠加入以下药品	配伍结果	备 注
A 阿米卡星（硫酸盐）　Amikacin（Sulfate）	**忌配**	
阿托品（硫酸盐）　Atropine（Sulfate）	可配	
氨苄西林钠@ Ampicillin Sodium	可配	
氨茶碱　Aminophylline	可配	
氨甲苯酸　Aminomethylbenzoic Acid	可配	
氨甲环酸　Tranexamic Acid	可配	
B 胞磷胆碱　Citicoline	可配	
D 地贝卡星（硫酸盐）　Dibekacin（Sulfate）	**忌配**	
地塞米松（磷酸盐）　Dexamethasone（Phosphate）	可配	
东莨菪碱（氢溴酸盐）　Scopolamine（Hydrobromide）	可配	
F 酚磺乙胺　Etamsylate	可配	
呋塞米　Furosemide	**忌配**	
氟哌利多　Droperidol	**忌配**	
辅酶 A　Coenzyme A	可配	
G 肝素钠　Heparin Sodium	可配	
H 核糖霉素（硫酸盐）　Ribostamycin（Sulfate）	**忌配**	
红霉素（乳糖酸盐）　Erythromycin（Lactobionate）	**忌配**	
磺胺嘧啶钠　Sulfadiazine Sodium	**忌配**	

头孢匹胺钠加入以下药品（续）	配伍结果	备 注
J 肌苷 Inosine	可配	
甲氯芬酯（盐酸盐） Meclofenoxate（Hydrochloride）	**忌配**	
甲氧氯普胺（盐酸盐） Metoclopramide（Hydrochloride）	可配	
K 克林霉素（磷酸盐） Clindamycin（Phosphate）	可配	
L 氯化钠（0.9%） Sodium Chloride（0.9%）	可配	
N 奈替米星（硫酸盐） Netilmicin（Sulfate）	**忌配**	
P 哌拉西林-他唑巴坦钠 Piperacillin-Tazobactam Sodium	可配	
葡醛内酯 Glucurolactone	**忌配**	
葡萄糖（5%，10%） Glucose（5%，10%）	可配	
葡萄糖氯化钠 Glucose and Sodium Chloride	可配	
普罗帕酮（盐酸盐） Propafenone（Hydrochloride）	**忌配**	
Q 庆大霉素（硫酸盐）@ Gentamycin（Sulfate）	**忌配**	
S 羧苄西林钠 Carbenicillin Sodium	**忌配**	
T 妥布霉素（硫酸盐）@ Tobramycin（Sulfate）	**忌配**	
X 西索米星（硫酸盐） Sisomycin（Sulfate）	**忌配**	
硝酸甘油® Nitroglycerin	**忌配**	
小诺米星（硫酸盐） Micronomicin（Sulfate）	**忌配**	
Y 依他尼酸钠 Sodium Etacrynate	**忌配**	
异帕米星（硫酸盐） Isepamicin（Sulfate）	**忌配**	

头孢米诺钠

Cefminox Sodium

制剂规格与 pH 值 粉针剂：每支 1g。pH（50mg/mL）：4.5～6.0。

药理作用及应用 本品为头霉素衍生物，其作用与第三代头孢菌素相近；有较强的抗 β 内酰胺酶性能；对大肠杆菌、链球菌、克雷伯杆菌、流感嗜血杆菌、拟杆菌等有抗菌作用，特别是对厌氧菌有较强作用。本品对 G⁻菌的作用较其他同类药物为强。适用于敏感菌所致的扁桃体、呼吸道、泌尿道、胆道、腹腔、子宫等部位感染，也可用于败血症。

用法用量 静注或静滴，每次 1g，一日 2 次。败血症时，一日可用到 6g，分 3～4 次给予。

适宜溶剂 静注：1g 溶于注射用水 2mL，稀释于注射用水或 0.9%氯化钠注射液 20mL；静滴：1g 溶于注射用水 4mL，稀释于 5%葡萄糖或 0.9%氯化钠注射液 100～500mL。

给药速度 静注：5min；静滴：0.5～1h。

稳定性 本品溶解后宜在 24h 内使用，置于冰箱内不得超过 24h。

不良反应 偶可致过敏、皮疹、发热等，也可致休克。

禁忌/慎用证 对头孢菌素类过敏及有青霉素过敏性休克和即刻反应史者禁用本品。

药物相互作用 同头孢匹胺钠。

注意事项 给药期间及给药后至少 1 周内应避免饮酒。孕妇和哺乳期妇女应仅在确有必要时才使用本品。早产儿、新生儿的用药安全性尚未确立。其余参阅头孢噻吩钠。

配伍表

头孢米诺钠加入以下药品	配伍结果	备 注
A 阿米卡星（硫酸盐） Amikacin（Sulfate）	可配	
阿糖胞苷（盐酸盐） Cytarabine（Hydrochloride）	可配	
阿托品（硫酸盐） Atropine（Sulfate）	可配	
氨苄西林钠@ Ampicillin Sodium	可配	
氨茶碱 Aminophylline	**忌配**	
氨基己酸 Aminocaproic Acid	可配	
氨甲苯酸 Aminomethylbenzoic Acid	可配	
B 胞磷胆碱 Citicoline	可配	
贝美格 Bemegride	可配	
苯巴比妥钠 Phenobarbital Sodium	可配	
苯唑西林钠 Oxacillin Sodium	可配	
玻璃酸酶 Hyaluronidase	可配	
C 长春新碱（硫酸盐） Vincristine（Sulfate）	可配	
促皮质素 Corticotrophin	**忌配**	
D 地塞米松（磷酸盐） Dexamethasone（Phosphate）	可配	
东莨菪碱（氢溴酸盐） Scopolamine（Hydrobromide）	可配	
毒毛旋花子苷 K Strophanthin K	可配	
多巴胺（盐酸盐） Dopamine（Hydrochloride）	可配	
多巴酚丁胺（盐酸盐） Dobutamine（Hydrochloride）	可配	
多柔比星（盐酸盐） Doxorubicin（Hydrochloride）	可配	
E 二甲弗林 Dimefline	可配	
F 法莫替丁 Famotidine	**忌配**	
酚磺乙胺 Etamsylate	可配	
酚妥拉明（甲磺酸盐） Phentolamine（Mesylate）	可配	
呋塞米 Furosemide	**忌配**	
氟尿嘧啶 Fluorouracil	可配	
氟哌啶醇（乳酸盐） Haloperidol（Lactate）	可配	
辅酶 A Coenzyme A	可配	
复方氨基酸 Amino Acid Compound	可配	
G 肝素钠 Heparin Sodium	可配	
谷氨酸钾（31.5%） Potassium Glutamate（31.5%）	可配	
谷氨酸钠（28.75%） Sodium Glutamate（28.75%）	可配	
H 红霉素（乳糖酸盐） Erythromycin（Lactobionate）	可配	
环丙沙星 Ciprofloxacin	可配	
环磷酰胺 Cyclophosphamide	可配	
磺胺嘧啶钠 Sulfadiazine Sodium	可配	
J 肌苷 Inosine	可配	
甲氨蝶呤 Methotrexate	可配	

头孢米诺钠加入以下药品（续）	配伍结果	备 注
甲硝唑 Metronidazole	可配	
间羟胺（重酒石酸盐） Metaraminol（Bitartrate）	可配	
K 克林霉素（磷酸盐） Clindamycin（Phosphate）	可配	
L 雷尼替丁（盐酸盐） Ranitidine（Hydrochloride）	可配	
利巴韦林 Ribavirin	可配	
利多卡因（盐酸盐） Lidocaine（Hydrochloride）	可配	
林格液 Sodium Chloride Compound	可配	
硫酸镁（10%，25%） Magnesium Sulfate（10%，25%）	可配	
氯胺酮（盐酸盐） Ketamine（Hydrochloride）	可配	
氯丙嗪（盐酸盐） Chlorpromazine（Hydrochloride）	可配	
氯化钾（10%） Potassium Chloride（10%）	可配	
氯化钠（0.9%） Sodium Chloride（0.9%）	可配	
氯化筒箭毒碱 Tubocurarine Chloride	可配	
氯霉素 Chloramphenicol	**忌配**	
氯霉素琥珀酸酯钠 Chloramphenicol Succinate Sodium	**忌配**	
洛贝林（盐酸盐） Lobeline（Hydrochloride）	可配	
M 吗啡（盐酸盐） Morphine（Hydrochloride）	可配	
麦角新碱（马来酸盐） Ergometrine（Maleate）	可配	
毛花苷丙 Lanatoside C	可配	
美芬丁胺（硫酸盐） Mephentermine（Sulfate）	可配	
N 脑垂体后叶素® Pituitrin	可配	
脑蛋白水解物 Cerebrolysin	可配	
尼可刹米 Nikethamide	可配	
尿激酶 Urokinase	可配	
P 哌拉西林钠 Piperacillin Sodium	可配	
哌替啶（盐酸盐） Pethidine（Hydrochloride）	可配	
培氟沙星（甲磺酸盐） Pefloxacin（Mesylate）	可配	
葡萄糖（5%，10%） Glucose（5%，10%）	可配	
葡萄糖氯化钠 Glucose and Sodium Chloride	可配	
普鲁卡因（盐酸盐） Procaine（Hydrochloride）	可配	
Q 青霉素钠@ Benzylpenicillin Sodium	可配	
氢化可的松 Hydrocortisone	可配	
氢化可的松琥珀酸钠 Hydrocortisone Sodium Succinate	可配	
庆大霉素（硫酸盐）@ Gentamycin（Sulfate）	可配	
去甲肾上腺素（重酒石酸盐） Norepinephrine（Bitartrate）	可配	
去氧肾上腺素（盐酸盐） Phenylephrine（Hydrochloride）	可配	
R 柔红霉素 Daunorubicin	可配	
乳酸钠（11.2%） Sodium Lactate（11.2%）	可配	
S 三磷腺苷 Adenosine Triphosphate	可配	
顺铂 Cisplatin	可配	

头孢米诺钠加入以下药品（续）	配伍结果	备 注
丝裂霉素 Mitomycin	可配	
司可巴比妥钠 Secobarbital Sodium	**忌配**	
四环素（盐酸盐） Tetracycline（Hydrochloride）	可配	
羧苄西林钠 Carbenicillin Sodium	可配	
缩宫素 Oxytocin	可配	
T 碳酸氢钠（5%） Sodium Bicarbonate（5%）	可配	
头孢呋辛钠 Cefuroxime Sodium	可配	
头孢美唑钠 Cefmetazole Sodium	可配	
头孢哌酮钠 Cefoperazone Sodium	可配	
头孢噻肟钠 Cefotaxime Sodium	可配	
头孢唑林钠 Cefazolin Sodium	可配	
妥拉唑林（盐酸盐）@ Tolazoline（Hydrochloride）	可配	
W 万古霉素（盐酸盐） Vancomycin（Hydrochloride）	**忌配**	
维拉帕米 Verapamil	可配	
维生素 B_6 Vitamin B_6	可配	
维生素 C Vitamin C	可配	
维生素 K_1 Vitamin K_1	可配	
X 西咪替丁（盐酸盐） Cimetidine（Hydrochloride）	可配	
细胞色素 C Cytochrome C	可配	
硝普钠 Sodium Nitroprusside	可配	
Y 氧氟沙星 Ofloxacin	可配	
依他尼酸钠 Sodium Etacrynate	**忌配**	
胰岛素（正规）® Insulin（Regular）	可配	
异丙嗪（盐酸盐） Promethazine（Hydrochloride）	可配	
异丙肾上腺素（盐酸盐） Isoprenaline（Hydrochloride）	可配	
异帕米星（硫酸盐） Isepamicin（Sulfate）	**忌配**	
异烟肼 Isoniazid	可配	
罂粟碱（盐酸盐） Papaverine（Hydrochloride）	可配	
右旋糖酐 40（含盐） Dextran 40（Sodium Chloride）	可配	
鱼精蛋白（硫酸盐） Protamine（Sulfate）	可配	

头孢地嗪

Cefodizime

制剂规格与 pH 值　粉针剂：每支 0.25g，1.0g，2.0g。pH（0.1g/mL）：5.5～7.5。

药理作用及应用　抗菌谱广，对许多 G^+菌和 G^-菌如金葡菌、链球菌属、奈瑟淋球菌和脑膜炎球菌、大肠杆菌、志贺菌属、沙门菌属、克雷伯菌属、流感嗜血杆菌等有效。对 β 内酰胺酶较稳定，对耐甲氧西林金葡菌无效。本品尚有免疫功能调节作用，用于敏感菌所致的下呼吸道、泌尿系统感染。

用法用量　静注或静滴：每次 1～2g，一日 2 次。严重感染时可增加一日 4～6g，分 2～4 次给予；肌注：一日 0.02～0.1g/kg，分 3～4 次给予，以 0.5%～1% 利多卡因溶解可减轻注射部位疼痛。

适宜溶剂　静注：1g 溶于 0.9% 氯化钠或 10% 葡萄糖注射液 10mL；静滴：1～2g 溶于注射用水 4mL，稀释于 5% 葡萄糖或 0.9% 氯化钠注射液 200～250mL。

给药速度　静注：5min；静滴：0.5～1h。

稳定性　本品溶解后立即应用，不宜存放。

不良反应　本品可干扰体内维生素 K 的代谢，个别病例用药后可致维生素 K 缺乏，造成出血倾向，大剂量应用时应予注意适当补充维生素 K。

禁忌/慎用证　皮肤过敏试验反应阳性、对头孢菌素类过敏者禁用。家族成员对 β 内酰胺类过敏者慎用。早产儿和新生儿，孕妇及哺乳期妇女，患有哮喘、皮疹或变态反应者慎用。

药物相互作用　丙磺舒可延缓本品自肾脏的排泄，与有肾毒性药物联合应用宜注意观察肾脏功能。

注意事项　注射前须做皮肤敏感试验。用药期间及其后 5d 内避免饮用含酒精饮料。

配伍表

头孢地嗪加入以下药品	配伍结果	备　注
L 利多卡因（盐酸盐）　Lidocaine（Hydrochloride）	可配	
林格液 Sodium Chloride Compound	可配	
氯化钠（0.9%）　Sodium Chloride（0.9%）	可配	
P 葡萄糖（5%，10%）　Glucose（5%，10%）	可配	
葡萄糖氯化钠 Glucose and Sodium Chloride	可配	
Q 其他抗生素 Other Autibictic	**忌配**	
R 乳酸钠（11.2%）　Sodium Lactate（11.2%）	**忌配**	

头孢吡肟

Cefepime

制剂规格与 pH 值　盐酸盐粉针剂：每支 0.5g，1.0g。pH（10%）：5.0。

药理作用及应用　为第四代头孢菌素类抗生素，其抗菌谱广，对大多数 G$^+$菌和 G$^-$菌，包括多数耐氨基糖苷类或第三代头孢菌素的菌株均有效。高度耐受多数 β 内酰胺酶的水解，对染色体编码的 β 内酰胺酶亲和力低，并能快速渗入 G$^-$菌胞体内，对各种细菌均呈杀菌作用。本品可用于治疗成人和 2 个月至 16 岁儿童敏感细菌引起的中重度感染，包括下呼吸道、皮肤和骨组织、泌尿系统、妇科和腹腔感染及败血症等。

用法用量　成人和 16 岁以上青少年或体重≥40kg 患者，每次 1～2g，12 h 1 次，静滴、静注或肌注。剂量、用药途径和疗程，应根据病原菌的敏感程度、感染严重程度、患者的病情和肾功能状况而定。中性粒细胞减少的发热患者及危重感染者每次 2g，8h 1 次。

适宜溶剂　肌注：1g 溶于注射用水或 0.9% 氯化钠或 0.5% 利多卡因注射液 2～4mL；静注：1g

溶于注射用水或 0.9%氯化钠或 10%葡萄糖注射液 10mL；静滴：1～2g 溶于注射用水 4mL，稀释于 5%葡萄糖或 0.9%氯化钠或右旋糖酐注射液 100～250mL。

给药速度 静注：5min；静滴：0.5～1h。

稳定性 在室温下避光贮存。配制好的溶液呈无色到琥珀色，在室温下 24h 内或冷藏 7d 内保持稳定。

不良反应 主要是腹泻、皮疹和注射局部反应。

禁忌/慎用证 对头孢菌素类过敏及有青霉素过敏性休克和即刻反应史者禁用本品。孕妇及哺乳期妇女慎用。

药物相互作用 与氨基糖苷类或袢利尿剂联合应用可能增加肾毒性，需监测肾功能。

注意事项 小于 2 个月的婴儿、体重<40kg 患儿应控制剂量，每次≤50mg/kg，一日 2 次。其余参阅头孢噻吩钠。

配伍表

头孢吡肟（盐酸盐）加入以下药品	配伍结果	备 注
2∶3∶1 注射液　2∶3∶1 Injection	可配	
A 阿米卡星（硫酸盐）　Amikacin（Sulfate）	**忌配**	
阿糖胞苷（盐酸盐）　Cytarabine（Hydrochloride）	可配	
阿昔洛韦钠　Aciclovir Sodium	**忌配**	
氨苄西林钠@ Ampicillin Sodium	**忌配**	
氨曲南@ Aztreonam	可配	
昂丹司琼（盐酸盐）@　Ondansetron（Hydrochloride）	**忌配**	
B 博来霉素　Bleomycin	可配	
布美他尼　Bumetanide	可配	
C 长春碱（硫酸盐）　Vinblastine（Sulfate）	**忌配**	
长春新碱（硫酸盐）　Vincristine（Sulfate）	**忌配**	
D 地贝卡星（硫酸盐）　Dibekacin（Sulfate）	**忌配**	
地西泮® Diazepam	**忌配**	
多巴胺（盐酸盐）　Dopamine（Hydrochloride）	**忌配**	
F 法莫替丁　Famotidine	**忌配**	
放线菌素 D　Dactinomycin D	可配	
呋塞米　Furosemide	可配	
氟达拉滨（磷酸盐）　Fludarabine（Phosphate）	可配	
氟哌啶醇（乳酸盐）　Haloperidol（Lactate）	**忌配**	
氟哌利多　Droperidol	**忌配**	
G 甘露醇　Mannitol	**忌配**	
格拉司琼（盐酸盐）　Granisetron（Hydrochloride）	可配	
H 核糖霉素（硫酸盐）　Ribostamycin（Sulfate）	**忌配**	
环丙沙星　Ciprofloxacin	**忌配**	
J 甲硝唑　Metronidazole	**忌配**	
甲氧氯普胺（盐酸盐）　Metoclopramide（Hydrochloride）	**忌配**	
K 卡铂　Carboplatin	可配	

头孢吡肟（盐酸盐）加入以下药品（续）	配伍结果	备 注
克林霉素（磷酸盐）Clindamycin（Phosphate）	可配	
L 劳拉西泮 Lorazepam	可配	
利多卡因（盐酸盐）Lidocaine（Hydrochloride）	可配	
氯化钠（0.9%）Sodium Chloride（0.9%）	可配	
M 美司钠 Mesna	可配	
N 奈替米星（硫酸盐）Netilmicin（Sulfate）	**忌配**	
P 哌拉西林-他唑巴坦钠 Piperacillin-Tazobactam Sodium	可配	
葡萄糖（5%，10%）Glucose（5%，10%）	可配	
葡萄糖氯化钠 Glucose and Sodium Chloride	可配	
Q 齐多夫定 Zidovudine	可配	
庆大霉素（硫酸盐）@ Gentamycin（Sulfate）	**忌配**	
R 乳酸钠（11.2%）Sodium Lactate（11.2%）	可配	
S 塞替派 Thiotepa	可配	
T 替卡西林-克拉维酸钾 Ticarcillin Sodium-Clavulanate Potassium	可配	
妥布霉素（硫酸盐）@ Tobramycin（Sulfate）	**忌配**	
W 万古霉素（盐酸盐）Vancomycin（Hydrochloride）	**忌配**	
X 西索米星（硫酸盐）Sisomycin（Sulfate）	**忌配**	
小诺米星（硫酸盐）Micronomicin（Sulfate）	**忌配**	
Y 伊达比星（盐酸盐）Idarubicin（Hydrochloride）	**忌配**	
依那普利拉 Enalaprilat	**忌配**	
异环磷酰胺 Ifosfamide	**忌配**	
异帕米星（硫酸盐）Isepamicin（Sulfate）	**忌配**	
Z 紫杉醇® Paclitaxel	可配	

头孢尼西
（头孢羟苄磺唑钠）
Cefonicid
（Cefonicid Sodium，Monocid）

制剂规格 粉针剂，每瓶含主药 0.5g，1.0g，10g。

药理作用及应用 属第二代头孢类，具有广谱长效特色，作用于细菌细胞壁的青霉素结合蛋白，使细胞壁受损破坏。对常见葡萄球菌、链球菌、大肠杆菌、变性杆菌、嗜血杆菌、克雷伯菌属、产气荚膜梭状芽孢菌等多种厌氧球菌与杆菌敏感。对假单胞菌、沙雷菌、肠球菌、不动杆菌属、脆弱类杆菌属不敏感。对甲氧西林耐药的表皮葡萄球菌对本品也耐药。同其他头孢类一样，对耐甲氧西林的葡萄球菌感染无效。临床常用于敏感菌所致骨、关节炎症，预防手术感染，治疗败血症及尿路感染。用药（肌注、静注）1g 可维持 24h 有效血药浓度。

用法用量 供肌注、静注或静滴。成人量轻中度感染每次 1g，一日 1 次；重症每次 2g，一日 1

次；单纯尿路感染每次 0.5g，一日 1 次。单纯性淋球菌尿道炎仅需一次肌注 1g，必要时与丙磺舒 1g 合用。老年人按 15mg/(kg·d)，小儿可按 50mg/(kg·d)，一日 1 次。肾功能不全患者按肌酐清除率、体重、感染程度计算每次剂量及注射间隔时间，如下表所示。

肌酐清除率 (mL/min)	轻中度感染		重度感染	
	每次剂量 (mg/kg)	给药间隔	每次剂量 (mg/kg)	给药间隔
79～60	10	24h	25	24h
59～40	8	24h	20	24h
39～20	4	24h	15	24h
19～10	4	48h	15	48h
9～5	4	3～5d	15	3～5d
<5	3	3～5d	4	3～5d

适宜溶剂 0.9%氯化钠、5%或 10%葡萄糖、乳酸钠林格液供静脉给药；注射用水、1%利多卡因供肌注，浓度为 1g/2.5mL，2g/5mL。

给药速度 静脉给药稀释液不少于 50mL，通常成人为 100～250mL，静滴 15～30min；静注时间不得短于 3min。

稳定性 为白色或类白色结晶性粉末，无嗅，易受潮，易溶于水。配制后的药液稳定性差，应随配随用。

不良反应 过敏及头孢类交叉过敏的速发反应，引起发热、皮疹、瘙痒、重症多形性红斑、肌痛；骨骼关节疼痛，头痛、抽搐、精神紧张，肾功能不全，肝转移酶上升，恶心呕吐、腹胀、腹泻，血细胞减少、溶血性贫血、二重感染，肌注或静注部位疼痛、红肿。

禁忌/慎用证 对本品及头孢类过敏禁用；肝肾功能不全及青霉素过敏者慎用；过敏性体质慎用；老年人、小儿、哺乳期妇女慎用。

药物相互作用 本药为杀菌抗生素，与抑菌抗生素合用会降效，因抑菌剂使细菌生产受抑制，引起细菌死亡的胞壁破坏延迟发生，但也有临床经验不支持这种理论的报道。若与杀菌抗生素（其他头孢类）或氨基糖苷类或强效利尿剂合用，会加剧肾损害。用药期间会削减接种活疫苗或口服避孕药的效果。丙磺舒减少本品的肾排泄，提高血药水平与半衰期，可加剧其不良反应。

注意事项 与其他头孢类存在交叉过敏的可能；新生儿用药可致胆红素脑病的风险上升；可致 Coombs 试验呈假阳性。

配伍表

头孢尼西加入以下药品	配伍结果	备 注
A 氨基糖苷类抗生素 Aminoglycoside Antibiotics	**忌配**	肾毒性
F 非格司亭 Filgrastim	**忌配**	
H 红霉素（乳糖酸盐）Erythromycin（Lactobionate）	**忌配**	降效
L 利多卡因（1%）Lidocaine（1%）	可配	
利尿酸 Etacrynic Acid	**忌配**	肾毒性

头孢尼西加入以下药品（续）	配伍结果	备　注
氯霉素　Chloramphenicol	**忌配**	降效
氯化钠（0.9%）Sodium Chloride （0.9%）	可配	
P　葡萄糖（5%，10%）Glucose （5%，10%）	可配	
Q　羟乙基淀粉 Hydroxyethyl Starch	**忌配**	
R　乳酸钠（1/6M）Sodium lactate （1/6M）	可配	
乳酸钠林格液 Ringer's Injection，Lactated	可配	
T　头孢菌素类 Cephalosporins Antibiotics	**忌配**	肾毒性

（三）碳青霉烯类和单环 β 内酰胺类

拉氧头孢钠

Latamoxef Disodium

制剂规格与 pH 值　注射粉针剂，每支 0.25g，0.5g，1g。pH（10%）：4.0～5.5。

药理作用及应用　为氧头孢烯类抗生素，其抗菌性能与第三代头孢菌素相近。抗菌谱广、抗菌活性强、作用与头孢噻肟及氨基糖苷类抗生素相仿，对 β 内酰胺酶稳定。适应证同头孢噻肟钠，对中枢神经系统感染尤为适用。

用法用量　肌注、静注或静滴：一日 1～2g，分 2 次给予，病情严重者剂量至一日 4～6g。

适宜溶剂　肌注：1g 溶于注射用水或 1%利多卡因注射液 2～4mL；静注：1g 溶于注射用水或 0.9%氯化钠注射液 10～20mL；静滴：1g 溶于注射用水 4mL，稀释于 0.9%氯化钠或 5%～10% 葡萄糖注射液 100～250mL。

给药速度　静注：5～10min；静滴：0.5～1h。

稳定性　溶解后应立即使用，未用完的药液必须在冰箱中保存，配后 24h 内用毕。

不良反应　本品与青霉素之间存在交叉过敏，偶可致过敏性休克或其他过敏症状。其他反应有肾脏损害、血象改变、肝功能受损、胃肠道反应、菌群失调等。

禁忌/慎用证　孕妇、哺乳期妇女、早产儿、新生儿、严重肾衰、胆道阻塞者慎用；过敏者禁用。

药物相互作用　本品与呋塞米合用可造成肾损害；不宜与抗凝血药联合应用，以避免引起出血。

注意事项　应用前应仔细询问患者的过敏史并做皮肤过敏试验。静注速度宜缓慢。应控制配伍液量，成人一般为 100mL，并在短时间（20～30min）输注完毕，不宜加过多液体长时间点滴。用药期间禁止饮酒。长期大剂量用药，须定期检查肝肾功能及血液学参数。为预防出血应同时服用维生素 K$_3$，每次 10mg，一日 3 次。

配伍表

拉氧头孢钠加入以下药品	配伍结果	备　注
A　阿米卡星（硫酸盐）Amikacin（Sulfate）	**忌配**	
F　复方氨基酸 Amino Acid Compound	可配	

拉氧头孢钠加入以下药品（续）	配伍结果	备 注
L 拉贝洛尔（盐酸盐） Labetalol（Hydrochloride）	忌配	
氯化钠（0.9%） Sodium Chloride（0.9%）	可配	
氯霉素 Chloramphenicol	忌配	
P 哌拉西林钠 Piperacillin Sodium	忌配	
葡萄糖（5%，10%） Glucose（5%，10%）	可配	
Q 庆大霉素（硫酸盐）@ Gentamycin（Sulfate）	忌配	
S 双黄连 Shuang Huang Lian	★	
双黄连粉针 Shuang Huang Lian Feng Zhen	★	
T 妥布霉素（硫酸盐）@ Tobramycin（Sulfate）	可配	
Y 氧氟沙星 Ofloxacin	可配	
右旋糖酐 40（含盐） Dextran 40（Sodium Chloride）	可配	

氟氧头孢钠

Flomoxef Sodium

制剂规格与 pH 值 粉针剂：每支 0.5g，1g。pH（10%）：4.0～5.5。

药理作用及应用 为第四代头孢菌素，有良好的抗葡萄球菌、肺炎链球菌、除肠球菌以外的链球菌、淋球菌、克雷伯杆菌、大肠杆菌、变形杆菌、拟杆菌等感染疗效较好。对病毒、衣原体、支原体、真菌、绿脓杆菌感染无效。

用法用量 静注或静滴。成人量一日 1～2g，分 2 次给药；小儿量 60～80mg/(kg·d)，分 3～4 次给予。危重感染时剂量可加倍。

适宜溶剂 0.9%氯化钠或 5%葡萄糖。静注：配成 5%～10%溶液 10mL；静滴：配成 0.5%～1%溶液 100mL。

给药速度 静注：2～3min；静滴：30～50min 输注完毕。

稳定性 注射液配制后勿在常温下久置，应随配随用，室温贮存>6h、冷藏>24h 不宜使用。

不良反应 注射剂对组织有较强刺激性，可致静脉穿刺部位炎症。不可局部注射。全身反应可见菌群失调、假膜性肠炎、中性粒细胞减少、转氨酶上升、黄疸、肾功能不全、各种过敏表现，原有头孢类、青霉素类过敏者较易发生。

禁忌/慎用证 严重肾功能不全者、新生儿及对本品过敏者禁用；过敏性体质、对抗生素类有过敏史、老年人、体质衰弱者及孕妇慎用。

药物相互作用 与氨基糖苷类、强效利尿药合用可致肾毒性增加。

注意事项 以本品 0.5mg/mL 的 0.9%氯化钠注射液做皮肤过敏试验，无过敏反应方可用药，用药前后应查询患者有无过敏史。

配伍表

氟氧头孢钠加入以下药品	配伍结果	备 注
L 氯化钠（0.9%）Sodium Chloride （0.9%）	可配	
P 葡萄糖（5%，10%）Glucose （5%，10%）	可配	

氟氧头孢钠加入以下药品（续）	配伍结果	备 注
P 葡萄糖氯化钠 Glucose and Sodium Chloride	可配	
Q 其他注射液 Other Injections	忌配	

亚胺培南-西司他丁钠

Imipenem-Cilastatin Sodium

制剂规格与 pH 值 粉针剂：每支 0.25g，0.5g，1g（以亚胺培南计）。pH（2.5～5mg/mL）：6.5～7.5。

药理作用及应用 对 G^+、G^- 的需氧和厌氧菌具有抗菌作用，对肺炎链球菌、化脓性链球菌、金葡菌、大肠杆菌、克雷伯杆菌、不动杆菌部分菌株、脆弱拟杆菌及其他拟杆菌、消化球菌和消化链球菌的部分菌株很敏感。本品有较好的耐酶性能，与其他 β 内酰胺类药物间较少出现交叉耐药性。临床上应用于敏感菌所致的腹膜炎、肝胆感染、腹腔内脓肿、阑尾炎、妇科感染、下呼吸道感染、皮肤和软组织感染、尿路感染、骨和关节感染及败血症等。不用于中枢神经系统感染的治疗。

用法用量 静滴（不可静注）：对大多数感染的推荐治疗剂量为一日 1～2g，分 3～4 次。对不敏感病原菌引起的感染，本品静滴的剂量最多可以增至一日 4g，或一日 50 mg/kg，两者中择较低剂量使用。

适宜溶剂 肌注：1g 溶于 1%利多卡因注射液 4mL；静滴：1g 溶于注射用水 4mL，稀释于 5%葡萄糖或 0.9%氯化钠注射液 100～250mL。

给药速度 当每次本品静滴的剂量低于或等于 500mg 时，静滴时间应不少于 20～30min；如剂量大于 500mg 时，静滴时间应不少于 40～60min。如患者在静滴时出现恶心症状，应减慢滴注速度。

稳定性 注射溶液应在使用前配制，溶液配制后不宜久置。用生理盐水溶解的药液在室温下只能存放 10h，含葡萄糖的药液只能存放 4h。

不良反应 有局部反应、过敏反应、胃肠道反应、血液系统反应、精神/神经系统反应，对肾功能有影响。

禁忌/慎用证 对本品任何成分过敏的患者，对青霉素类、头孢菌素类、其他 β 内酰胺类抗生素有过敏性休克史、严重休克或心脏传导阻滞者禁用。对利多卡因过敏者，或合并休克、房室传导阻滞等其他利多卡因禁忌证的患者禁用肌注。对过敏反应但不属过敏性休克，而又有明确指征需用本品的患者则在严密观察下慎用。

注意事项 应用本品前应仔细询问患者对青霉素类、头孢菌素类及其他 β 内酰胺类药物的过敏史。一般为静滴，亦可肌注，严禁静注。做肌注时，以利多卡因稀释，此肌注液不可用作静滴。该药属妊娠期间用药 C 类。哺乳期妇女如必须使用本品时，应暂停授乳。体重<30kg 的肾功能不全患儿不推荐使用本品。使用本品期间可出现 Coombs（抗人球蛋白）试验阳性。

配伍表

亚胺培南-西司他丁钠加入以下药品	配伍结果	备注
A 阿昔洛韦钠 Aciclovir Sodium	忌配	Y₂
D 地尔硫草（盐酸盐） Diltiazem (Hydrochloride)	忌配	Y₂
F 氟康唑 Fluconazole	忌配	
G 甘露醇 Mannitol	稀释	
J 甲氨蝶呤 Methotrexate	忌配	Y₂
L 氯化钾（10%） Potassium Chloride (10%)	稀释	
氯化钠（0.9%） Sodium Chloride (0.9%)	可配	
P 哌替啶（盐酸盐） Pethidine (Hydrochloride)	忌配	
葡萄糖（5%，10%） Glucose (5%, 10%)	可配	
葡萄糖氯化钠 Glucose and Sodium Chloride	可配	
R 乳酸钠（11.2%） Sodium Lactate (11.2%)	忌配	
S 塞替派 Thiotepa	忌配	Y₂
T 碳酸氢钠（5%） Sodium Bicarbonate (5%)	忌配	
Y 胰岛素（正规）® Insulin (Regular)	忌配	Y₂

美罗培南

Meropenem

制剂规格与 pH 值　粉针剂：每支 0.25g，0.5g。pH（50mg/mL）：7.3～8.3。

药理作用及应用　为人工合成碳青酶烯类抗生素，活性近似亚胺培南，对 G⁺菌、G⁻菌均敏感，尤其对 G⁻菌有很强的抗菌活性。抗菌谱与亚胺培南近似。淋球菌对本品也高度敏感，其活性强于亚胺培南 15 倍；厌氧菌如消化链球菌属、丙酸杆菌属、放线菌属等也对本品敏感。临床应用于敏感菌所致的呼吸道、尿路、肝胆、外科、骨科、妇科、五官科感染，以及腹膜炎、皮肤化脓性疾病等。可适用于敏感菌所致脑膜炎。

用法用量　静脉或肌注：常规剂量一日 0.5～1g，分为 2～3 次，稀释后静滴每次 30min。重症一日剂量可增至 2g。连续应用不超过 2 周。

适宜溶剂　肌注：1g 溶于 1%利多卡因注射液或注射用水 4mL；静注：1g 溶于 0.9%氯化钠注射液 20mL；静滴：1g 溶于注射用水 4mL，稀释于 0.9%氯化钠或 5%～10%葡萄糖注射液 100～200mL。

给药速度　静注：5～10min；静滴：0.25～0.5h。

稳定性　未开启的注射液可在室温下贮存。用 0.9%氯化钠溶液制备的浓度为 2.5～50mg/mL 的溶液，在室温下 2h 内保持稳定，在冷藏条件下 18h 内保持稳定。用 5%葡萄糖溶液制备的浓度为 2.5～50mg/mL 的溶液，在室温下 1h 内保持稳定，在冷藏条件下 8h 内保持稳定。

不良反应　主要为过敏反应、消化系统反应，对肝脏、肾脏偶有严重损害。

禁忌/慎用证　对本品及其他碳青霉烯类药物过敏患者禁用。对 β 内酰胺抗生素过敏患者，严重肝肾功能障碍者，支气管哮喘、皮疹、荨麻疹等过敏性体质患者，癫痫、潜在神经疾患患者，孕妇及哺乳期妇女慎用。3 个月以下婴儿暂不推荐使用。

药物相互作用　本品与伤寒活疫苗同用，可能会干扰伤寒活疫苗的免疫反应。

注意事项　丙磺舒可延长本品血清半衰期、提高其血药浓度；本品可促进丙戊酸代谢，降低后者的浓度而导致癫痫发作。加入庆大霉素即不可静注并易损害肾脏。

配伍表

	美罗培南加入以下药品	配伍结果	备　注
A	阿米卡星（硫酸盐）　Amikacin（Sulfate）	**忌配**	
	阿托品（硫酸盐）　Atropine（Sulfate）	可配	
	阿昔洛韦钠　Aciclovir Sodium	**忌配**	
	氨茶碱　Aminophylline	可配	
D	大观霉素（盐酸盐）　Spectinomycin（Hydrochloride）	**忌配**	
	地贝卡星（硫酸盐）　Dibekacin（Sulfate）	**忌配**	
	地高辛　Digoxin	可配	
	地塞米松（磷酸盐）　Dexamethasone（Phosphate）	可配	
	地西泮®　Diazepam	**忌配**	
	多巴胺（盐酸盐）　Dopamine（Hydrochloride）	可配	
	多巴酚丁胺（盐酸盐）　Dobutamine（Hydrochloride）	可配	
F	呋塞米　Furosemide	可配	
	氟康唑　Fluconazole	可配	
G	肝素钠　Heparin Sodium	可配	
H	核糖霉素（硫酸盐）　Ribostamycin（Sulfate）	**忌配**	
J	甲氧氯普胺（盐酸盐）　Metoclopramide（Hydrochloride）	可配	
L	雷尼替丁（盐酸盐）　Ranitidine（Hydrochloride）	可配	
	两性霉素 B　Amphotericin B	**忌配**	
	硫酸镁（10%，25%）　Magnesium Sulfate（10%，25%）	可配	
	氯化钠（0.9%）　Sodium Chloride（0.9%）	可配	
M	吗啡（盐酸盐）　Morphine（Hydrochloride）	可配	
P	葡萄糖（5%，10%）　Glucose（5%，10%）	可配	
	葡萄糖酸钙（10%）　Calcium Gluconate（10%）	**忌配**	
Q	庆大霉素（硫酸盐）®　Gentamycin（Sulfate）	**忌配**	
	去甲肾上腺素（重酒石酸盐）　Norepinephrine（Bitartrate）	可配	
R	柔红霉素　Daunorubicin	可配	
T	妥布霉素（硫酸盐）®　Tobramycin（Sulfate）	**忌配**	
W	万古霉素（盐酸盐）　Vancomycin（Hydrochloride）	可配	
X	西咪替丁（盐酸盐）　Cimetidine（Hydrochloride）	可配	
Y	依那普利拉　Enalaprilat	可配	
	胰岛素（正规）®　Insulin（Regular）	可配	
	异帕米星（硫酸盐）　Isepamicin（Sulfate）	**忌配**	
	罂粟碱（盐酸盐）　Papaverine（Hydrochloride）	可配	
Z	紫杉醇®　Paclitaxel	**忌配**	

厄他培南
Ertapenam

制剂规格与 pH 值　注射用粉针剂：每支 1g。pH（10%）：7.5。

药理作用及应用　一种新型长效注射用 Ⅰ 类碳青霉烯类抗生素，对需氧菌、厌氧菌尤其是肠杆菌属细菌有很好的抗菌活性。主要用于治疗中重度社区获得性感染。

用法用量　静滴或肌注：成人每次 1g，一日 1 次，连续 5～14d。

适宜溶剂　肌注：1g 溶于 0.9%氯化钠或 1%盐酸利多卡因注射液 5～10mL；静滴：1g 溶于注射用水 4mL，稀释于 0.9%氯化钠注射液 100～200mL。

给药速度　静滴：0.5h 以上。

稳定性　用于肌注的药液须在 1h 内使用。用于静滴时，稀释的药液在室温下可在 6h 内贮存和使用。

不良反应　常见有过敏、皮肤瘙痒、皮疹、荨麻疹、药物热、多汗、休克等。

禁忌/慎用证　对本品过敏者禁用，溶于利多卡因肌注时对有利多卡因过敏史者禁用。婴儿及儿童不宜使用。对其他 β 内酰胺类抗生素过敏者、肾功能不全者、孕妇及哺乳期妇女慎用。

药物相互作用　静滴时不宜与其他抗生素混合或直接加入其他抗生素中使用。不宜与丙戊酸钠、戊酸甘油酯（复方硝酸甘油）联合应用。

注意事项　应用前仔细询问过敏史。有癫痫的患者在用本品时应继续采用抗惊厥疗法，一旦出现局灶性震颤、肌痉挛或癫痫发作，本品应减量或停药。静滴过量，可能出现腹泻、眩晕，宜立即停药并进行一般的支持治疗或血液透析。

配伍表

厄他培南加入以下药品	配伍结果	备 注
G 甘露醇 Mannitol	忌配	
肝素钠 Heparin	可配	
L 氯化钾（10%） Potassium Chloride（10%）	可配	
氯化钠（0.9%） Sodium Chloride（0.9%）	忌配	
P 葡萄糖（5%，10%） Glucose（5%，10%）	忌配	
葡萄糖氯化钠 Glucose and Sodium Chloride	忌配	
R 乳酸钠（11.2%） Sodium Lactate（11.2%）	忌配	
T 碳酸氢钠（5%） Sodium Bicarbonate（5%）	忌配	
Y 右旋糖酐40（含盐） Dextran 40（Sodium Chloride）	可配	
右旋糖酐70 Dextran 70	可配	

达托霉素
Daptomycin

制剂规格与 pH 值　粉针剂：每支 250mg，500mg。pH（10%）：5.8。

药理作用及应用 本品是具有新颖结构的环脂肽类抗生素，仅对 G$^+$ 菌敏感，对单核细胞增多性李斯特杆菌效果较差，对 G$^-$ 病原体基本无效。对甲氧西林耐药的葡萄球菌和万古霉素耐药的肠球菌，抗菌效果大于万古霉素或替考拉宁。用于复杂性皮肤组织感染。与庆大霉素有协同作用。

用法用量 静滴：一般剂量为 4mg/（kg·d），一日 1 次，连续 10～14d。

适宜溶剂 静滴：200mg 溶于 0.9%氯化钠注射液 100～250mL。

给药速度 静滴：0.5h。

稳定性 按要求配制的溶液在室温下 12h 内保持稳定，冷藏 48h 内保持稳定。

不良反应 常见有注射部位疼痛；罕见二重感染、泌尿系统感染、低血压；若一日给药多于 1 次，则易导致血清肌酸磷酸激酶（CPK）升高。

禁忌/慎用证 对本品过敏者禁用。发生肌肉疼痛、出现肌病或 CPK 水平高于 1000u/L 者忌用。重症肌无力、帕金森病、肾功能不全者慎用。

注意事项 本品不宜用葡萄糖注射液稀释。

配伍表

达托霉素加入以下药品	配伍结果	备 注
A 氨曲南@ Aztreonam	可配	
D 多巴胺（盐酸盐） Dopamine（Hydrochloride）	可配	
F 氟康唑 Fluconazole	可配	
G 肝素钠 Heparin Sodium	可配	
L 利多卡因（盐酸盐） Lidocaine（Hydrochtoride）	可配	
氯化钠（0.9%） Sodium Chloride（0.9%）	可配	
P 葡萄糖（5%，10%） Glucose（5%，10%）	**忌配**	
Q 庆大霉素（硫酸盐）@ Gentamicin（Sulfate）	可配	
T 头孢曲松钠 Ceftriaxone Sodium	可配	
头孢他啶 Ceftazidime	可配	
Z 左氧氟沙星（盐酸盐） Levofloxacin（Hydrochloride）	可配	

氨曲南
(氨噻酸单胺菌素)
Aztreonam

制剂规格与 pH 值 粉针剂：每支 0.5g，1g，2g。注射液：50mL：1.0g，50mL：2.0g。pH（100mg/mL）：4.5～7.5。

药理作用及应用 对大多数 G$^-$ 需氧菌具有高度的抗菌活性，对铜绿假单胞菌也具有良好的抗菌作用，对某些除铜绿假单胞菌以外的假单胞菌属和不动杆菌属的抗菌作用较差，对葡萄球菌属、链球菌属等 G$^+$ 需氧菌及厌氧菌无抗菌活性。对细菌产生的大多数 β 内酰胺酶高度稳定。适用于治疗敏感 G$^-$ 需氧菌所致的各种感染。由于有较好的耐酶性能，当对其他抗生素不敏感时可试用本品。

用法用量 静注或静滴或深部肌注。一般感染：一日 3～4g，分 2～3 次给予。严重感染：每次 2g，一日 3～4 次。一日最大量为 8g。无其他并发症的尿路感染，只需用 1g，分 1～2 次给予。

适宜溶剂 肌注：1g 溶于注射用水或 0.9%氯化钠注射液 3～4mL；静注：1g 溶于 0.9%氯化钠注射液 6～10mL；静滴：1g 氨曲南至少用注射用水 3mL 溶解，再用 0.9%氯化钠注射液或 5%或 10%葡萄糖注射液或林格液稀释（浓度不超过 2%）。

给药速度 静注：3～5min；静滴：0.4～1h。

稳定性 本品溶液颜色为无色至黄色。如出现淡粉红色，不影响疗效。2%及其以下浓度的氨曲南溶液可在室温下保存 48h。高浓度的氨曲南溶液应立即使用。用灭菌注射用水或 0.9%氯化钠注射液溶解稀释后在室温下保存 48h。

不良反应 常见的有静脉炎、注射部位肿胀或不适、腹泻、恶心、呕吐、皮疹及血清转氨酶升高等。

禁忌/慎用证 对氨曲南或其他单酰胺类药物过敏的患者禁用。婴幼儿、孕妇及哺乳期妇女慎用。

药物相互作用 头孢西丁、亚胺培南等药物在体外可诱导肠杆菌属、假单胞菌属等 G⁻菌产生高水平 β 内酰胺酶，从而与氨曲南等众多 β 内酰胺类药物发生拮抗作用。

注意事项 每瓶氨曲南粉剂中加入注射用水后必须立即用力震摇至完全溶解。肾功能衰竭时应调整剂量和给药间隔时间。

配伍表

氨曲南加入以下药品	配伍结果	备 注
A 阿米卡星（硫酸盐） Amikacin（Sulfate）	**忌配**	
阿昔洛韦钠 Aciclovir Sodium	**忌配**	
氨苄西林钠@ Ampicillin Sodium	可配	
氨茶碱 Aminophylline	可配	
氨力农（乳酸盐） Amrinone（Lactate）	**忌配**	
B 布美他尼 Bumetanide	可配	
C 长春瑞滨（重酒石酸盐） Vinorelbine（Bitartrate）	可配	
D 灯盏花素 Deng Zhan Hua Su	★	
地贝卡星（硫酸盐） Dibekacin（Sulfate）	**忌配**	
地尔硫䓬（盐酸盐） Diltiazem（Hydrochloride）	可配	
地塞米松（磷酸盐） Dexamethasone（Phosphate）	可配	
多巴胺（盐酸盐） Dopamine（Hydrochloride）	可配	
多巴酚丁胺（盐酸盐） Dobutamine（Hydrochloride）	可配	
F 法莫替丁 Famotidine	可配	
放线菌素 D Dactinomycin D	可配	
呋塞米 Furosemide	可配	
氟达拉滨（磷酸盐） Fludarabine（Phosphate）	可配	
氟康唑 Fluconazole	可配	
氟哌利多 Droperidol	可配	
G 甘露醇 Mannitol	可配	
肝素钠 Heparin Sodium	可配	
格拉司琼（盐酸盐） Granisetron（Hydrochloride）	可配	

氨曲南加入以下药品（续）	配伍结果	备　注
更昔洛韦钠 Ganciclovir Sodium	**忌配**	
H 核糖霉素（硫酸盐） Ribostamycin（Sulfate）	**忌配**	
环丙沙星 Ciprofloxacin	可配	
J 甲泼尼龙琥珀酸钠 Methylprednisolone Sodium Succinate	可配	
甲硝唑 Metronidazole	**忌配**	
甲氧氯普胺（盐酸盐） Metoclopramide（Hydrochloride）	可配	
K 卡铂 Carboplatin	可配	
克林霉素（磷酸盐） Clindamycin（Phosphate）	可配	
L 劳拉西泮 Lorazepam	**忌配**	
雷尼替丁（盐酸盐） Ranitidine（Hydrochloride）	可配	
林格液 Sodium Chloride Compound	可配	
膦甲酸钠 Foscarnet Sodium	可配	
硫酸镁（10%，25%） Magnesium Sulfate（10%，25%）	可配	
氯化钾（10%） Potassium Chloride（10%）	可配	
氯化钠（0.9%） Sodium Chloride（0.9%）	可配	
M 吗啡（盐酸盐） Morphine（Hydrochloride）	可配	
美司钠 Mesna	可配	
N 奈替米星（硫酸盐） Netilmicin（Sulfate）	**忌配**	
P 哌拉西林-他唑巴坦钠 Piperacillin-Tazobactam Sodium	可配	
葡萄糖（5%，10%） Glucose（5%，10%）	可配	
葡萄糖氯化钠 Glucose and Sodium Chloride	可配	
葡萄糖酸钙（10%） Calcium Gluconate（10%）	可配	
Q 齐多夫定 Zidovudine	可配	
庆大霉素（硫酸盐）@ Gentamycin（Sulfate）	**忌配**	
R 柔红霉素 Daunorubicin	**忌配**	
乳酸钠（11.2%） Sodium Lactate（11.2%）	可配	
S 塞替派 Thiotepa	可配	
顺铂 Cisplatin	可配	
T 替卡西林-克拉维酸钾 Ticarcillin Sodium-Clavulanate Potassium	可配	
替尼泊苷® Teniposide	可配	
头孢吡肟（盐酸盐） Cefepime（Hydrochloride）	可配	
头孢呋辛钠 Cefuroxime Sodium	可配	
头孢拉定 Cefradine	**忌配**	
头孢噻肟钠 Cefotaxime Sodium	可配	
头孢他啶 Ceftazidime	可配	
头孢西丁钠 Cefoxitin Sodium	**忌配**	
头孢唑林钠 Cefazolin Sodium	可配	
妥布霉素（硫酸盐）@ Tobramycin（Sulfate）	**忌配**	
X 西索米星（硫酸盐） Sisomycin（Sulfate）	**忌配**	
小诺米星（硫酸盐） Micronomicin（Sulfate）	**忌配**	

氨曲南加入以下药品（续）	配伍结果	备　注
Y 亚胺培南-西司他丁钠 Imipenem-Cilastatin Sodium	忌配	
亚叶酸钙 Calcium Folinate	可配	
伊达比星（盐酸盐） Idarubicin（Hydrochloride）	可配	
依那普利拉 Enalaprilat	可配	
胰岛素（正规）® Insulin（Regular）	可配	
异丙嗪（盐酸盐） Promethazine（Hydrochloride）	可配	
异环磷酰胺 Ifosfamide	可配	
Z 紫杉醇® Paclitaxel	可配	

第二节　氨基糖苷类抗生素

庆大霉素

Gentamicin

制剂规格与 pH 值　硫酸盐注射液：每支 40mg（4 万 u），80mg（8 万 u）。pH（2 万 u/mL）：6.0。

药理作用及应用　为氨基糖苷类抗生素，对各种 G^- 菌及 G^+ 菌都有良好抗菌作用。但由于滥用，对其耐药的病原菌已逐渐增多。用于 G^- 需氧杆菌所致下呼吸道感染、腹腔感染、骨和软组织感染、复杂尿路感染、菌血症和脑膜炎等。

用法用量　肌注或静滴：一日 3～5mg/kg，分 2～3 次给予。非说明书指定的用法不宜随意采用并注意其使用条件。对老弱及危重患者尤其如此。未充分排除发生内耳及肾毒性等疾病可能者，不宜轻易地采用一日剂量单次给药。因为庆大霉素毒性与剂量可呈正相关（在易感者尤其如此），是我国聋哑儿致病主要原因之一，一日剂量单次给药只能是有条件地采用（详见"注意事项"）。

适宜溶剂　肌注：直接抽取药液做深部肌注；静滴：80～160mg 稀释于 0.9%氯化钠注射液或 5%～10%葡萄糖注射液 500～1 000mL。

给药速度　静滴：2～3h。

稳定性　用 5%葡萄糖溶液或 0.9%氯化钠溶液稀释后的注射液，在室温下至少 24h 内保持稳定。可使用过滤器或 PVC 器具。美国药典不推荐在临时配制庆大霉素输液时加入其他药物。

不良反应　耳肾毒性，神经肌肉阻滞作用，偶见皮肤瘙痒、荨麻疹等。本品注射液中含亚硫酸钠，在某些敏感人群中可能引起过敏性休克或其他严重过敏反应。

禁忌/慎用证　对本品或其他氨基糖苷类过敏、有抗生素耳聋家族史的患者禁用。肾衰、脑神经损害、重症肌无力、震颤麻痹等患者慎用。

药物相互作用　与环孢素合用，增加肾毒性；与顺铂合用，增加肾毒性和可能的耳毒性；与新斯的明、吡斯的明呈拮抗作用；与万古霉素在体外可配伍，但合用可增加肾毒性及耳毒性。

治疗药物监测　本品的耳、肾毒性较大，有效血药浓度范围较窄，尤其是新生儿、老年和肾功能不全患者，易发生毒性反应并与血药浓度呈正相关，因此宜做血药浓度监测。通常维持其全血血药浓度为 4～10μg/mL，避免峰浓度持续>12μg/mL。影响因素如下：

1. 血药浓度升高：①疾病：肾功能不全、脱水。②药物：其他有肾毒性的药物。

2. 血药浓度下降：①疾病：肥胖、面积较大的烧伤患者、囊性纤维化患者。②药物：某些高浓度的青霉素类（如羧苄青霉素）可在体内或体外灭活氨基糖苷类，肾功能不全时尤其如此。③其他：代谢增强的外科患者。

此处所指的谷浓度是在下一剂给药前的血药浓度，相当于两次给药间隔中的最低的血药浓度。此指标有助于判别患者是否遵嘱用药。谷浓度过高可能是血药浓度过高的反映，若有必要可测峰浓度加以证实，必要时减量或延长给药间隔。（以上影响因素适用于下列各种氨基糖苷类药物）。

注意事项 ①不可静注或皮注。②疗程一般不超过 2 周，以减少耳、肾毒性的发生。③儿童、老年人、长期用药及肾脏功能减退患者用药应进行药物浓度、听力或前庭功能监测。④孕妇仅在确有必要时使用本品；哺乳期妇女用药期间暂停哺乳。⑤大量研究显示，一日剂量一次给予的方案可安全地用于肾功能正常的成人及儿童患者，但不宜用于孕妇和感染性心内膜炎、G 杆菌脑膜炎、骨髓炎、肾功能减退、大面积烧伤及肺囊性纤维化等患者。

配伍表

庆大霉素（硫酸盐）加入以下药品	配伍结果	备 注
2：3：1注射液 2：3：1 Injection	可配	
A 阿米卡星（硫酸盐） Amikacin（Sulfate）	**忌配**	
阿糖胞苷（盐酸盐） Cytarabine（Hydrochloride）	**忌配**	
阿托品（硫酸盐） Atropine（Sulfate）	可配	
氨苄西林钠@ Ampicillin Sodium	**忌配**	
氨茶碱 Aminophylline	**忌配**	
氨基丁三醇（7.28%） Trometamol（7.28%）	可配	
氨基丁酸 Aminobutyric Acid	可配	
氨基己酸 Aminocaproic Acid	可配	
氨甲苯酸 Aminomethylbenzoic Acid	可配	
B 苯巴比妥钠 Phenobarbital Sodium	稀释	
苯海拉明（盐酸盐） Diphenhydramine（Hydrochloride）	**忌配**	
博来霉素 Bleomycin	可配	
C 长春新碱（硫酸盐） Vincristine（Sulfate）	**忌配**	
促皮质素 Corticotrophin	**忌配**	
D 地塞米松（磷酸盐） Dexamethasone（Phosphate）	**忌配**	
地西泮® Diazepam	**忌配**	
丁卡因（盐酸盐） Tetracaine（Hydrochloride）	**忌配**	
东莨菪碱（氢溴酸盐） Scopolamine（Hydrobromide）	可配	
毒毛旋花子苷 K Strophanthin K	可配	
对氨基水杨酸钠 Sodium Aminosalicylate	可配	
多巴胺（盐酸盐） Dopamine（Hydrochloride）	稀释	

庆大霉素（硫酸盐）加入以下药品（续）	配伍结果	备　注
多粘菌素 B（硫酸盐）　Polymyxin B（Sulfate）	忌配	
E　二甲弗林　Dimefline	可配	
F　放线菌素 D　Dactinomycin D	可配	
酚磺乙胺　Etamsylate	可配	
酚妥拉明（甲磺酸盐）　Phentolamine（Mesylate）	可配	
呋塞米　Furosemide	忌配	
氟尿嘧啶　Fluorouracil	可配	
辅酶 A　Coenzyme A	可配	
复方氨基酸　Amino Acid Compound	忌配	
复方醋酸钠　Sodium Acetate Compound	可配	
G　肝素钠　Heparin Sodium	忌配	
谷氨酸钙（5%）　Calcium Glutamate（5%）	可配	
谷氨酸钠（28.75%）　Sodium Glutamate（28.75%）	可配	
H　红霉素（乳糖酸盐）　Erythromycin（Lactobionate）	可配	
环磷酰胺　Cyclophosphamide	可配	
磺胺嘧啶钠　Sulfadiazine Sodium	忌配	
磺胺异噁唑（二醇胺盐）　Sulfafurazole（Diolamine）	忌配	
J　肌醇　Inositol	可配	
肌苷　Inosine	可配	
加兰他敏（氢溴酸盐）　Galantamine（Hydrobromide）	可配	
甲氧苄胺嘧啶　Trimethoprim	稀释	
甲氧明（盐酸盐）　Methoxamine（Hydrochloride）	可配	
间羟胺（重酒石酸盐）　Metaraminol（Bitartrate）	可配	
精氨酸（25%，盐酸盐）　Arginine（25%，Hydrochloride）	可配	
K　卡那霉素（硫酸盐）　Kanamycin（Sulfate）	忌配	
克林霉素（磷酸盐）　Clindamycin（Phosphate）	忌配	增加毒性
L　利多卡因（盐酸盐）　Lidocaine（Hydrochloride）	可配	
利福霉素钠　Rifamycin Sodium	忌配	
利舍平　Reserpine	可配	
链霉素（硫酸盐）　Streptomycin（Sulfate）	忌配	
两性霉素 B　Amphotericin B	忌配	
林格液　Sodium Chloride Compound	可配	
硫喷妥钠　Thiopental Sodium	忌配	
硫酸镁（10%，25%）　Magnesium Sulfate（10%，25%）	忌配	
氯苯那敏　Chlorphenamine	可配	
氯丙嗪（盐酸盐）　Chlorpromazine（Hydrochloride）	可配	
氯化铵（2%）　Ammonium Chloride（2%）	忌配	
氯化钙（3%，5%）　Calcium Chloride（3%，5%）	稀释	
氯化琥珀胆碱　Suxamethonium Chloride	忌配	
氯化钾（10%）　Potassium Chloride（10%）	可配	

庆大霉素（硫酸盐）加入以下药品（续）	配伍结果	备 注
氯化钠（0.9%） Sodium Chloride（0.9%）	可配	
氯霉素 Chloramphenicol	忌配	
氯霉素琥珀酸酯钠 Chloramphenicol Succinate Sodium	忌配	
罗通定（硫酸盐） Rotundine（Sulfate）	可配	
洛贝林（盐酸盐） Lobeline（Hydrochloride）	可配	
M 麦角新碱（马来酸盐） Ergometrine（Maleate）	可配	
美芬丁胺（硫酸盐） Mephentermine（Sulfate）	可配	
N 脑垂体后叶素® Pituitrin	可配	
能量合剂 Energy Composite	忌配	
尼可刹米 Nikethamide	可配	
粘菌素（硫酸盐） Colymycin（Sulfate）	忌配	
P 哌替啶（盐酸盐） Pethidine（Hydrochloride）	可配	
葡醛内酯 Glucurolactone	可配	
葡萄糖（5%，10%） Glucose（5%，10%）	可配	
葡萄糖氯化钠 Glucose and Sodium Chloride	可配	
葡萄糖酸钙（10%） Calcium Gluconate（10%）	可配	
普鲁卡因（盐酸盐） Procaine（Hydrochloride）	可配	
普鲁卡因胺（盐酸盐） Procainamide（Hydrochloride）	忌配	
Q 青霉素钾® Benzylpenicillin Potassium	忌配	
青霉素钠® Benzylpenicillin Sodium	忌配	
氢化可的松 Hydrocortisone	稀释	
氢化可的松琥珀酸钠 Hydrocortisone Sodium Succinate	稀释	
氢化麦角碱 Dihydroergotoxine	可配	
去甲肾上腺素（重酒石酸盐）Norepinephrine（Bitartrate）	可配	
去氧肾上腺素（盐酸盐） Phenylephrine（Hydrochloride）	可配	
去乙酰毛花苷 Deslanoside	可配	
R 乳酸钠（11.2%） Sodium Lactate（11.2%）	可配	
S 三磷腺苷 Adenosine Triphosphate	可配	
山莨菪碱（氢溴酸盐） Anisodamine（Hydrobromide）	可配	
山梨醇 Sorbitol	可配	
肾上腺素（盐酸盐） Adrenaline（Hydrochloride）	可配	
司可巴比妥钠 Secobarbital Sodium	忌配	
四环素（盐酸盐） Tetracycline（Hydrochloride）	可配	
羧苄西林钠 Carbenicillin Sodium	忌配	
缩宫素 Oxytocin	可配	
T 碳酸氢钠（5%） Sodium Bicarbonate（5%）	可配	
头孢噻啶 Cefaloridine	忌配	
头孢噻吩钠 Cefalothine Sodium	忌配	
W 万古霉素（盐酸盐） Vancomycin（Hydrochloride）	可配	
维生素 B_6 Vitamin B_6	稀释	

庆大霉素（硫酸盐）加入以下药品（续）	配伍结果	备　注
维生素 C　Vitamin C	可配	
维生素 K₃　Vitamin K₃	可配	
X　西咪替丁（盐酸盐）　Cimetidine（Hydrochloride）	稀释	
细胞色素 C　Cytochrome C	可配	
溴化钙（5%）　Calcium Bromide（5%）	**忌配**	
Y　洋地黄毒苷　Digitoxin	**忌配**	
依他尼酸钠　Sodium Etacrynate	**忌配**	
异丙嗪（盐酸盐）　Promethazine（Hydrochloride）	可配	
异丙肾上腺素（盐酸盐）　Isoprenaline（Hydrochloride）	可配	
异戊巴比妥钠　Amobarbital Sodium	**忌配**	
异烟肼　Isoniazid	可配	
右旋糖酐 40（含盐）　Dextran 40（Sodium Chloride）	可配	

链霉素

Streptomycin

制剂规格与 pH 值　粉针剂：每支 1g（1g =100 万 u）。pH（5%）：5.0～7.0。

药理作用及应用　对结核分枝杆菌有强大抗菌作用，对多种 G⁻杆菌，均有杀菌作用。但长期滥用，耐药菌株亦比较常见。用于兔热症、鼠疫、严重布氏杆菌病和鼻疽的治疗（常与四环素或氯霉素合用）。也用于结核病的二线治疗，多与其他抗结核药合用。

用法用量　肌注：一日 1～2g，分 2 次给予。

适宜溶剂　肌注：1g 溶于注射用水或 0.9%氯化钠注射液 3～5mL；鞘内注射：0.1g 溶于 0.9%氯化钠注射液 20mL；腔内注射：用于脓胸或腹膜炎，0.5g 溶于 0.9%氯化钠注射液 10mL。

稳定性　本品溶解后一般置于室温下在 1 周内不致变色，但宜冷藏。在放置过程中，尤其光照后，色泽变为黄色或棕色，则毒性增加，不可使用。

不良反应　可出现血尿、排尿次数减少，少数可产生 BUN 及 Cr 增高；影响前庭及听神经出现听力减退、耳鸣、耳部饱满或眩晕感；部分患者可出现面部或四肢麻木、针刺感等周围神经炎症状；偶可发生视力减退（视神经炎）。与其他氨基糖苷类有交叉过敏反应。

禁忌/慎用证　对链霉素或其他氨基糖苷类过敏的患者、孕妇及哺乳期妇女禁用。儿童和失水、听神经损害、重症肌无力或帕金森病、肾功能损害患者应慎用。

药物相互作用　与其他氨基糖苷类同用或先后连续局部或全身应用，可增加耳、肾毒性及神经肌肉阻滞作用的可能性；与神经肌肉阻滞剂合用，可加重神经肌肉阻滞作用；与卷曲霉素、顺铂、利尿酸、呋塞米或万古霉素等合用，或先后连续局部或全身应用，可能增加耳毒性与肾毒性；与头孢噻吩局部或全身合用可能增加肾毒性；与多粘菌素类注射剂合用，或先后连续局部或全身应用，可增加肾毒性和神经肌肉阻滞作用；其他肾毒性药物及耳毒性药物均不宜与氨基糖苷类合用或先后应用，以免加重肾毒性或耳毒性。

注意事项 用药前须做皮肤过敏试验。肌注应经常更换注射部位。注意内耳功能障碍的及时发现。不宜静脉给药，以免引起呼吸抑制等毒性反应。

配伍表

链霉素加入以下药品	配伍结果	备 注
2：3：1 注射液 2：3：1 Injection	可配	
A 阿米卡星（硫酸盐） Amikacin（Sulfate）	**忌配**	
阿糖胞苷（盐酸盐） Cytarabine（Hydrochloride）	**忌配**	
阿托品（硫酸盐） Atropine（Sulfate）	可配	
氨苄西林钠@ Ampicillin Sodium	可配	
氨茶碱 Aminophylline	**忌配**	
氨基丁三醇（7.28%） Trometamol（7.28%）	可配	
氨基丁酸 Aminobutyric Acid	可配	
氨基己酸 Aminocaproic Acid	可配	
氨甲苯酸 Aminomethylbenzoic Acid	可配	
B 苯巴比妥钠 Phenobarbital Sodium	可配	
苯海拉明（盐酸盐） Diphenhydramine（Hydrochloride）	**忌配**	
博来霉素 Bleomycin	可配	
C 长春新碱（硫酸盐） Vincristine（Sulfate）	**忌配**	
促皮质素 Corticotrophin	**忌配**	
D 地塞米松（磷酸盐） Dexamethasone（Phosphate）	**忌配**	△
地西泮® Diazepam	**忌配**	
丁卡因（盐酸盐） Tetracaine（Hydrochloride）	**忌配**	
东莨菪碱（氢溴酸盐） Scopolamine（Hydrobromide）	可配	
毒毛旋花子苷 K Strophanthin K	可配	
对氨基水杨酸钠 Sodium Aminosalicylate	可配	
多巴胺（盐酸盐） Dopamine（Hydrochloride）	可配	
多粘菌素 B（硫酸盐） Polymyxin B（Sulfate）	**忌配**	
E 二甲弗林 Dimefline	可配	
F 放线菌素 D Dactinomycin D	**忌配**	△
酚磺乙胺 Etamsylate	可配	
呋塞米 Furosemide	**忌配**	
氟尿嘧啶 Fluorouracil	可配	
辅酶 A Coenzyme A	可配	
G 肝素钠 Heparin Sodium	**忌配**	
谷氨酸钙（5%） Calcium Glutamate（5%）	**忌配**	△
谷氨酸钾（31.50%） Potassium Glutamate（31.50%）	**忌配**	
谷氨酸钠（28.75%） Sodium Glutamate（28.75%）	**忌配**	
H 红霉素（乳糖酸盐） Erythromycin（Lactobionate）	**忌配**	
环磷酰胺 Cyclophosphamide	可配	
磺胺嘧啶钠 Sulfadiazine Sodium	**忌配**	
磺胺异噁唑（二醇胺盐） Sulfafurazole（Diolamine）	**忌配**	

链霉素加入以下药品（续）	配伍结果	备　注
J 肌醇　Inositol	可配	
肌苷　Inosine	可配	
加兰他敏（氢溴酸盐）　Galantamine（Hydrobromide）	可配	
甲氧明（盐酸盐）　Methoxamine（Hydrochloride）	可配	
间羟胺（重酒石酸盐）　Metaraminol（Bitartrate）	可配	仅供肌注
K 卡那霉素（硫酸盐）　Kanamycin（Sulfate）	**忌配**	
L 利多卡因（盐酸盐）　Lidocaine（Hydrochloride）	可配	
利舍平　Reserpine	可配	
两性霉素 B　Amphotericin B	**忌配**	
林格液　Sodium Chloride Compound	可配	仅供肌注
硫喷妥钠　Thiopental Sodium	**忌配**	
硫酸镁（10%，25%）　Magnesium Sulfate（10%，25%）	**忌配**	
氯苯那敏　Chlorphenamine	可配	
氯丙嗪（盐酸盐）　Chlorpromazine（Hydrochloride）	可配	
氯化铵（2%）　Ammonium Chloride（2%）	**忌配**	
氯化钙（3%，5%）　Calcium Chloride（3%，5%）	**忌配**	
氯化琥珀胆碱　Suxamethonium Chloride	**忌配**	
氯化钠（0.9%）　Sodium Chloride（0.9%）	可配	
氯霉素　Chloramphenicol	可配	
罗通定（硫酸盐）　Rotundine（Sulfate）	可配	
洛贝林（盐酸盐）　Lobeline（Hydrochloride）	可配	
M 麦角新碱（马来酸盐）　Ergometrine（Maleate）	可配	
美芬丁胺（硫酸盐）　Mephentermine（Sulfate）	可配	仅供肌注
N 脑垂体后叶素®　Pituitrin	可配	
能量合剂　Energy Composite	可配	
尼可刹米　Nikethamide	可配	
粘菌素（硫酸盐）　Colymycin（Sulfate）	**忌配**	
P 哌替啶（盐酸盐）　Pethidine（Hydrochloride）	可配	
葡醛内酯　Glucurolactone	可配	
葡萄糖（5%，10%）　Glucose（5%，10%）	可配	不可静注
葡萄糖氯化钠　Glucose and Sodium Chloride	可配	不可静注
葡萄糖酸钙（10%）　Calcium Gluconate（10%）	**忌配**	
普鲁卡因（盐酸盐）　Procaine（Hydrochloride）	稀释	
普鲁卡因胺（盐酸盐）　Procainamide（Hydrochloride）	**忌配**	
Q 青霉素钾@　Benzylpenicillin Potassium	**忌配**	
青霉素钠@　Benzylpenicillin Sodium	**忌配**	
氢化可的松　Hydrocortisone	**忌配**	
氢化可的松琥珀酸钠　Hydrocortisone Sodium Succinate	可配	
氢化麦角碱　Dihydroergotoxine	可配	
庆大霉素（硫酸盐）@　Gentamycin（Sulfate）	**忌配**	

链霉素加入以下药品（续）	配伍结果	备　注
去甲肾上腺素（重酒石酸盐）Norepinephrine（Bitartrate）	**忌配**	△
去氧肾上腺素（盐酸盐）Phenylephrine（Hydrochloride）	可配	仅供肌注
去乙酰毛花苷 Deslanoside	可配	
R 乳酸钠（11.2%）Sodium Lactate（11.2%）	可配	
S 三磷腺苷 Adenosine Triphosphate	可配	
山莨菪碱（氢溴酸盐）Anisodamine（Hydrobromide）	可配	
山梨醇 Sorbitol	可配	
肾上腺素（盐酸盐）Adrenaline（Hydrochloride）	可配	
司可巴比妥钠 Secobarbital Sodium	**忌配**	
四环素（盐酸盐）Tetracycline（Hydrochloride）	**忌配**	△
羧苄西林钠 Carbenicillin Sodium	**忌配**	
T 碳酸氢钠（5%）Sodium Bicarbonate（5%）	**忌配**	
头孢噻啶 Cefaloridine	**忌配**	
头孢噻吩钠 Cefalothine Sodium	**忌配**	
W 维生素 B_2 Vitamin B_2	**忌配**	
维生素 B_6 Vitamin B_6	可配	
维生素 C Vitamin C	可配	
维生素 K_3 Vitamin K_3	可配	
X 细胞色素 C Cytochrome C	可配	
新生霉素 Novobiocin	**忌配**	
溴化钙（5%）Calcium Bromide（5%）	**忌配**	
Y 洋地黄毒苷 Digitoxin	**忌配**	
依他尼酸钠 Sodium Etacrynate	**忌配**	
异丙嗪（盐酸盐）Promethazine（Hydrochloride）	可配	
异丙肾上腺素（盐酸盐）Isoprenaline（Hydrochloride）	可配	
异戊巴比妥钠 Amobarbital Sodium	**忌配**	
异烟肼 Isoniazid	可配	
右旋糖酐 40（含盐）Dextran 40（Sodium Chloride）	可配	仅供肌注

卡那霉素

Kanamycin

制剂规格与 pH 值　硫酸盐注射液（按卡那霉素计）：2mL：0.5g（50 万 u）；注射用粉针剂：每支 0.5g（50 万 u），1g（100 万 u）。pH（25 万 u/mL）：7.8。

药理作用及应用　对大肠杆菌、克雷伯杆菌、肠杆菌属、变形杆菌、结核杆菌和金葡菌的一些菌株敏感。铜绿假单胞菌、G^+菌（除金葡菌外）、厌氧菌、非典型性分枝杆菌、立克次体、真菌、病毒等对本品均耐药。适用于治疗敏感 G^-杆菌所致严重感染。卡那霉素对铜绿假单胞菌无效。

用法用量　肌注：每次 0.5g（按卡那霉素计），一日 2～3 次。静滴：同肌注用量。

适宜溶剂 肌注：0.5g 溶于注射用水 3mL；静滴：0.5g 溶于注射用水 4mL，稀释于 0.9%氯化钠或 5%～10%葡萄糖注射液 100～200mL；腹腔内注射：0.5g 溶于注射用水 20mL，通过保留的聚乙烯导管注入闭合的伤口内。

给药速度 静滴：0.5～1h。

稳定性 本品溶液置于室温下较稳定，效价可保持 12 个月，但也不宜久贮。

不良反应 参阅链霉素。

禁忌/慎用证 对本品或其他氨基糖苷类过敏的患者禁用本品。

药物相互作用 与青霉素类、头孢菌素类呈配伍禁忌，联用时不宜置于同一容器中。

注意事项 不宜皮注，也不宜直接静注。由于其毒性较大，不宜用于长疗程治疗。其余参阅链霉素。

配伍表

卡那霉素（硫酸盐）加入以下药品	配伍结果	备　注
2 : 3 : 1 注射液　2 : 3 : 1 Injection	可配	
A 阿米卡星（硫酸盐）　Amikacin（Sulfate）	**忌配**	
阿糖胞苷（盐酸盐）　Cytarabine（Hydrochloride）	**忌配**	
阿托品（硫酸盐）　Atropine（Sulfate）	可配	
氨苄西林钠@　Ampicillin Sodium	**忌配**	
氨茶碱　Aminophylline	**忌配**	
氨基丁三醇（7.28%）　Trometamol（7.28%）	可配	
氨基丁酸　Aminobutyric Acid	**忌配**	
氨基己酸　Aminocaproic Acid	**忌配**	
氨甲苯酸　Aminomethylbenzoic Acid	可配	
B 苯巴比妥钠　Phenobarbital Sodium	**忌配**	
苯海拉明（盐酸盐）　Diphenhydramine（Hydrochloride）	**忌配**	
博来霉素　Bleomycin	可配	
C 长春新碱（硫酸盐）　Vincristine（Sulfate）	**忌配**	
促皮质素　Corticotrophin	可配	
D 地塞米松（磷酸盐）　Dexamethasone（Phosphate）	可配	
丁卡因（盐酸盐）　Tetracaine（Hydrochloride）	**忌配**	
东莨菪碱（氢溴酸盐）　Scopolamine（Hydrobromide）	可配	
毒毛旋花子苷 K　Strophanthin K	可配	
对氨基水杨酸钠　Sodium Aminosalicylate	可配	
多巴胺（盐酸盐）　Dopamine（Hydrochloride）	**忌配**	
多粘菌素 B（硫酸盐）　Polymyxin B（Sulfate）	**忌配**	
E 二甲弗林　Dimefline	**忌配**	
F 放线菌素 D　Dactinomycin D	可配	
酚磺乙胺　Etamsylate	**忌配**	
酚妥拉明（甲磺酸盐）　Phentolamine（Mesylate）	可配	
呋塞米　Furosemide	**忌配**	
氟尿嘧啶　Fluorouracil	可配	

卡那霉素（硫酸盐）加入以下药品（续）	配伍结果	备 注
辅酶 A Coenzyme A	忌配	
复方氨基酸 Amino Acid Compound	忌配	
复方醋酸钠 Sodium Acetate Compound	可配	
G 肝素钠 Heparin Sodium	忌配	
谷氨酸钙（5%） Calcium Glutamate（5%）	可配	
谷氨酸钾（31.50%） Potassium Glutamate（31.50%）	可配	
谷氨酸钠（28.75%） Sodium Glutamate（28.75%）	忌配	
H 红霉素（乳糖酸盐） Erythromycin（Lactobionate）	稀释	
环磷酰胺 Cyclophosphamide	可配	
磺胺嘧啶钠 Sulfadiazine Sodium	忌配	
磺胺异噁唑（二醇胺盐） Sulfafurazole（Diolamine）	忌配	
J 肌醇 Inositol	忌配	
肌苷 Inosine	可配	
加兰他敏（氢溴酸盐） Galantamine（Hydrobromide）	可配	
甲氧苄胺嘧啶 Trimethoprim	稀释	
甲氧明（盐酸盐） Methoxamine（Hydrochloride）	可配	
间羟胺（重酒石酸盐） Metaraminol（Bitartrate）	可配	
精氨酸（25%，盐酸盐） Arginine（25%，Hydrochloride）	可配	
K 克林霉素（磷酸盐） Clindamycin（Phosphate）	可配	
L 利多卡因（盐酸盐） Lidocaine（Hydrochloride）	可配	
利福霉素钠 Rifamycin Sodium	稀释	
利舍平 Reserpine	可配	
链霉素（硫酸盐） Streptomycin（Sulfate）	忌配	
两性霉素 B Amphotericin B	忌配	
林格液 Sodium Chloride Compound	可配	
硫喷妥钠 Thiopental Sodium	忌配	
硫酸镁（10%，25%） Magnesium Sulfate（10%，25%）	忌配	
氯苯那敏 Chlorphenamine	稀释	
氯丙嗪（盐酸盐） Chlorpromazine（Hydrochloride）	忌配	
氯化铵（2%） Ammonium Chloride（2%）	忌配	
氯化钙（3%，5%） Calcium Chloride（3%，5%）	忌配	
氯化琥珀胆碱 Suxamethonium Chloride	忌配	
氯化钾（10%） Potassium Chloride（10%）	可配	
氯化钠（0.9%） Sodium Chloride（0.9%）	可配	
氯霉素 Chloramphenicol	稀释	
氯霉素琥珀酸酯钠 Chloramphenicol Succinate Sodium	可配	
罗通定（硫酸盐） Rotundine（Sulfate）	忌配	
洛贝林（盐酸盐） Lobeline（Hydrochloride）	可配	
M 麦角新碱（马来酸盐） Ergometrine（Maleate）	可配	
美芬丁胺（硫酸盐） Mephentermine（Sulfate）	可配	

卡那霉素（硫酸盐）加入以下药品（续）	配伍结果	备 注
N 脑垂体后叶素® Pituitrin	忌配	
能量合剂 Energy Composite	忌配	
尼可刹米 Nikethamide	可配	
粘菌素（硫酸盐） Colymycin（Sulfate）	忌配	
P 哌替啶（盐酸盐） Pethidine（Hydrochloride）	可配	
葡醛内酯 Glucurolactone	忌配	
葡萄糖（5%，10%） Glucose（5%，10%）	可配	
葡萄糖氯化钠 Glucose and Sodium Chloride	可配	
葡萄糖酸钙（10%） Calcium Gluconate（10%）	忌配	
普鲁卡因（盐酸盐） Procaine（Hydrochloride）	可配	
普鲁卡因胺（盐酸盐） Procainamide（Hydrochloride）	忌配	
Q 青霉素钾® Benzylpenicillin Potassium	忌配	
青霉素钠® Benzylpenicillin Sodium	忌配	
氢化可的松 Hydrocortisone	忌配	
氢化可的松琥珀酸钠 Hydrocortisone Sodium Succinate	忌配	
氢化麦角碱 Dihydroergotoxine	忌配	
庆大霉素（硫酸盐）® Gentamycin（Sulfate）	忌配	
去甲肾上腺素（重酒石酸盐） Norepinephrine（Bitartrate）	忌配	
去氧肾上腺素（盐酸盐） Phenylephrine（Hydrochloride）	可配	
去乙酰毛花苷 Deslanoside	可配	
R 乳酸钠（11.2%） Sodium Lactate（11.2%）	可配	
S 三磷腺苷 Adenosine Triphosphate	可配	
山莨菪碱（氢溴酸盐） Anisodamine（Hydrobromide）	可配	
山梨醇 Sorbitol	忌配	
肾上腺素（盐酸盐） Adrenaline（Hydrochloride）	可配	
司可巴比妥钠 Secobarbital Sodium	忌配	
四环素（盐酸盐） Tetracycline（Hydrochloride）	稀释	
羧苄西林钠 Carbenicillin Sodium	忌配	
缩宫素 Oxytocin	可配	
T 碳酸氢钠（5%） Sodium Bicarbonate（5%）	可配	
头孢噻啶 Cefaloridine	忌配	
头孢噻吩钠 Cefalothine Sodium	忌配	
W 万古霉素（盐酸盐） Vancomycin（Hydrochloride）	稀释	
维生素 B$_6$ Vitamin B$_6$	可配	
维生素 C Vitamin C	可配	
维生素 K$_3$ Vitamin K$_3$	可配	
X 细胞色素 C Cytochrome C	忌配	
新生霉素 Novobiocin	忌配	
溴化钙（5%） Calcium Bromide（5%）	忌配	
Y 烟酰胺 Nicotinamide	可配	

卡那霉素（硫酸盐）加入以下药品（续）	配伍结果	备　注
洋地黄毒苷 Digitoxin	忌配	
依他尼酸钠 Sodium Etacrynate	忌配	
胰岛素（正规）® Insulin（Regular）	忌配	
异丙嗪（盐酸盐） Promethazine（Hydrochloride）	忌配	
异丙肾上腺素（盐酸盐） Isoprenaline（Hydrochloride）	可配	
异戊巴比妥钠 Amobarbital Sodium	忌配	
异烟肼 Isoniazid	可配	
右旋糖酐 40（含盐） Dextran 40（Sodium Chloride）	可配	

阿米卡星

（丁胺卡那霉素）

Amikacin

制剂规格与 pH 值　注射剂：1mL∶100mg，2mL∶200mg；粉针剂：每支 200mg（10mg=1 万 u）。pH（0.25mg/mL）：3.5～5.5。

药理作用及应用　对多数肠杆菌科细菌具良好作用，G⁺球菌除对葡萄球菌属甲氧西林敏感株有良好抗菌作用外，肺炎链球菌、各组链球菌及肠球菌属对之大多耐药。对厌氧菌无效。适用于对卡那霉素、庆大霉素或妥布霉素耐药的 G⁻杆菌所致的尿路、下呼吸道、腹腔、软组织、骨和关节、生殖系统等部位的感染。

用法用量　肌注或静滴：单纯性尿路感染对常用抗菌药耐药者 12h 用 0.2g；其他全身感染 12h 用 7.5mg/kg，或 24h 用 15mg/kg。一日不超过 1.5g，1 个疗程不超过 10d。

适宜溶剂　肌注：0.2g 溶于注射用水或 0.9%氯化钠注射液 4mL；静滴：0.5g 溶于 5%葡萄糖注射液 100～200mL。

给药速度　静滴：0.5～1h，婴幼儿 1～2h。

稳定性　在室温下贮存。其溶液为无色或淡黄色溶液，放置后溶液颜色可能变深，但不影响其疗效。塑料制品对本品没有吸附作用。

不良反应、禁忌/慎用证、药物相互作用　同庆大霉素和链霉素。

注意事项　给药途径以肌注为主，也可用 100～200mL 输液稀释后静滴 30～60min；不宜与其他药物同瓶滴注。疗程中注意内耳及肾功能改变。

配伍表

阿米卡星加入以下药品	配伍结果	备　注
2∶3∶1 注射液 2∶3∶1 Injection	可配	
A 氨茶碱 Aminophylline	稀释	
D 地塞米松（磷酸盐） Dexamethasone（Phosphate）	稀释	
丁卡因（盐酸盐） Tetracaine（Hydrochloride）	忌配	
多粘菌素 B（硫酸盐） Polymyxin B（Sulfate）	忌配	
F 呋塞米 Furosemide	忌配	

阿米卡星加入以下药品（续）	配伍结果	备 注
复方醋酸钠 Sodium Acetate Compound	可配	
G 肝素钠 Heparin Sodium	忌配	
K 卡那霉素（硫酸盐） Kanamycin（Sulfate）	忌配	
克林霉素（磷酸盐） Clindamycin（Phosphate）	忌配	
L 链霉素（硫酸盐） Streptomycin（Sulfate）	忌配	
两性霉素 B Amphotericin B	忌配	
林格液 Sodium Chloride Compound	可配	
硫喷妥钠 Thiopental Sodium	忌配	
氯化铵（2%） Ammonium Chloride（2%）	忌配	
氯化琥珀胆碱 Suxamethonium Chloride	忌配	
氯化钠（0.9%） Sodium Chloride（0.9%）	可配	
N 粘菌素（硫酸盐） Colymycin（Sulfate）	忌配	
P 葡萄糖（5%，10%） Glucose（5%，10%）	可配	
葡萄糖氯化钠 Glucose and Sodium Chloride	可配	
Q 氢化可的松 Hydrocortisone	忌配	
庆大霉素（硫酸盐） Gentamycin（Sulfate）	忌配	
R 乳酸钠（11.2%） Sodium Lactate（11.2%）	可配	
S 山梨醇 Sorbitol	忌配	
司可巴比妥钠 Secobarbital Sodium	忌配	
羧苄西林钠 Carbenicillin Sodium	忌配	
T 头孢噻啶 Cefaloridine	忌配	
头孢噻吩钠 Cefalothine Sodium	忌配	
W 维生素 C Vitamin C	稀释	
维生素 K₁ Vitamin K₁	稀释	
X 西咪替丁（盐酸盐） Cimetidine（Hydrochloride）	稀释	
Y 烟酰胺 Nicotinamide	忌配	
依他尼酸钠 Sodium Etacrynate	忌配	
异丙嗪（盐酸盐） Promethazine（Hydrochloride）	忌配	
异戊巴比妥钠 Amobarbital Sodium	忌配	
右旋糖酐 40（含盐） Dextran 40（Sodium Chloride）	可配	

妥布霉素
(妥布拉霉素)
Tobramycin

制剂规格与 pH 值 硫酸盐注射液：1mL：20mg；1mL：40mg；2mL：80mg。pH（40mg/mL）：3.0～6.5。

药理作用及应用 抗菌谱与庆大霉素近似，对铜绿假单胞菌的抗菌作用较庆大霉素强 3～5 倍。

临床主要用于铜绿假单胞菌感染。对其他敏感 G⁻ 杆菌所致的感染也可应用。

用法用量 肌注或静滴。每次 1～1.7mg/kg，8h 1 次，1 个疗程 7～14d。

适宜溶剂 肌注：直接抽取药液或 80mg 溶于注射用水或 0.9%氯化钠注射液 3 mL；静滴：80mg 溶于 5%葡萄糖注射液 80mL，使药液浓度为 1mg/mL。

给药速度 静滴：0.5～1h，婴幼儿宜 1h。

稳定性 本品在溶液状态时非常稳定，高压灭菌不会影响其药效。对 PVC 输液袋、注射装置、过滤器和注射器没有吸附作用。

不良反应 同庆大霉素。

禁忌/慎用证 对本品或其他氨基糖苷类过敏者、肾衰竭者、本人或家族中有人因使用链霉素引起耳聋或其他耳聋者、孕妇及哺乳期妇女禁用。

药物相互作用 同阿米卡星。

治疗药物监测 本品与庆大霉素类似，有较大的耳、肾毒性，且有效血药浓度范围较窄，必要时可监测其血药浓度。治疗浓度范围为 2～12μg/mL。常规剂量（1.5mg/kg）可维持有效血药浓度约 6h，8h 后一般＜1.0μg/mL。其血药浓度影响因素可参阅庆大霉素。

注意事项 本品静滴时必须经充分稀释。不能静注，不宜皮下注射。其余参阅链霉素。

配伍表

妥布霉素（硫酸盐）加入以下药品	配伍结果	备 注
2∶3∶1注射液 2∶3∶1 Injection	可配	
A 阿昔洛韦钠 Aciclovir Sodium	**忌配**	Y₁
艾司洛尔（盐酸盐） Esmolol（Hydrochloride）	**忌配**	Y₁
D 地尔硫䓬（盐酸盐） Diltiazem（Hydrochloride）	**忌配**	Y₁
F 奋乃静（盐酸盐） Perphenazine（Hydrochloride）	**忌配**	Y₂
呋塞米 Furosemide	稀释	
氟康唑 Fluconazole	**忌配**	Y₁
复方氨基酸 Amino Acid Compound	可配	
G 甘露醇 Mannitol	可配	
肝素钠 Heparin Sodium	**忌配**	
H 环丙沙星 Ciprofloxacin	**忌配**	Y₁
环磷酰胺 Cyclophosphamide	**忌配**	Y₁
J 甲硝唑 Metronidazole	可配	
K 克林霉素（磷酸盐） Clindamycin（Phosphate）	稀释	
L 雷尼替丁（盐酸盐） Ranitidine（Hydrochloride）	稀释	
林格液 Sodium Chloride Compound	可配	
硫酸镁（10%，25%） Magnesium Sulfate（10%，25%）	**忌配**	Y₁
氯化钠（0.9%） Sodium Chloride（0.9%）	可配	
M 吗啡（盐酸盐） Morphine（Hydrochloride）	**忌配**	Y₂
P 哌替啶（盐酸盐） Pethidine（Hydrochloride）	**忌配**	Y₂
葡萄糖（5%，10%） Glucose（5%，10%）	可配	
葡萄糖氯化钠 Glucose and Sodium Chloride	可配	

妥布霉素（硫酸盐）加入以下药品（续）	配伍结果	备注
葡萄糖酸钙（10%） Calcium Gluconate（10%）	稀释	
Q 羟乙基淀粉 Hydroxyethyl Starch	**忌配**	
R 乳酸钠（11.2%） Sodium Lactate（11.2%）	稀释	
S 塞替派 Thiotepa	**忌配**	Y$_2$
T 头孢哌酮钠 Cefoperazone Sodium	**忌配**	
头孢羟唑 Cefamandole	**忌配**	
头孢西丁钠 Cefoxitin Sodium	稀释	
W 维拉帕米 Verapamil	稀释	
Y 氧氟沙星 Ofloxacin	稀释	
胰岛素（正规）® Insulin（Regular）	**忌配**	Y$_1$
右旋糖酐 40（含盐） Dextran 40（Sodium Chloride）	可配	

奈替米星

(乙基紫苏霉素，乙基西梭霉素)

Netilmicin

制剂规格与 pH 值 硫酸盐注射液：1mL∶50mg；2mL∶100mg。亦有 5%葡萄糖或 0.9%氯化钠注射液含奈替米星 100mg 的制剂。pH（100mg/mL）：3.5～6.0。

药理作用及应用 主要针对 G⁻杆菌属和少数 G⁺菌，能产生氨基糖苷乙酰转移酶而耐卡那霉素、庆大霉素、妥布霉素和西索米星等的菌株对本品敏感。用于 G⁻需氧杆菌所致呼吸道、消化道、泌尿生殖系、皮肤和软组织、骨和关节、腹腔、创伤等部位感染，也适用于败血症。

用法用量 肌注或稀释后静滴。8h 1.3～2.2mg/kg，或 12h 2～3.25 mg/kg，1 个疗程 7～14d。成人一日最大剂量不超过 7.5mg/kg。也有采用一日剂量一次给药的方法。

适宜溶剂 肌注：直接抽取药液或 200mg 溶于注射用水或 0.9%氯化钠注射液 3mL；静注：200～300mg 于 2mL 注射用水或氯化钠注射液溶解，再稀释于 0.9%氯化钠注射液或 5%～10%葡萄糖注射液 50～200mL。

给药速度 静滴：0.5～2h。

不良反应 耳毒性较庆大霉素和妥布霉素低，肾毒性比庆大霉素低。其余同庆大霉素。

禁忌/慎用证 肝、肾、脑神经及肌损害、脱水、震颤麻痹等患者慎用。对本药过敏者禁用。

药物相互作用 同链霉素。

注意事项 儿童使用本品易中毒，应分析利弊。老年人应用本品时按轻度肾功能减退减量用药。其余参阅庆大霉素和链霉素。

配伍表

奈替米星（硫酸盐）加入以下药品	配伍结果	备注
2∶3∶1 注射液 2∶3∶1 Injection	可配	
A 阿托品（硫酸盐） Atropine（Sulfate）	稀释	
氨茶碱 Aminophylline	**忌配**	Y$_2$
氨基己酸 Aminocaproic Acid	稀释	

奈替米星（硫酸盐）加入以下药品（续）	配伍结果	备　注
B 苯海拉明（盐酸盐）Diphenhydramine（Hydrochloride）	稀释	
D 地塞米松（磷酸盐）Dexamethasone（Phosphate）	稀释	
地西泮®Diazepam	稀释	
F 呋塞米 Furosemide	**忌配**	
复方氨基酸 Amino Acid Compound	可配	
G 甘露醇 Mannitol	可配	
肝素钠 Heparin Sodium	**忌配**	
H 环丙沙星 Ciprofloxacin	稀释	
J 甲基多巴 Methyldopa	稀释	
甲硝唑 Metronidazole	可配	
K 克林霉素（磷酸盐）Clindamycin（Phosphate）	稀释	
L 林格液 Sodium Chloride Compound	可配	
氯丙嗪（盐酸盐）Chlorpromazine（Hydrochloride）	稀释	
氯化钾（10%）Potassium Chloride（10%）	稀释	
氯化钠（0.9%）Sodium Chloride（0.9%）	可配	
P 葡萄糖（5%，10%）Glucose（5%，10%）	可配	
葡萄糖氯化钠 Glucose and Sodium Chloride	可配	
葡萄糖酸钙（10%）Calcium Gluconate（10%）	**忌配**	Y_2
普鲁卡因胺（盐酸盐）Procainamide（Hydrochloride）	稀释	
Q 氢化可的松琥珀酸钠 Hydrocortisone Sodium Succinate	稀释	
去甲肾上腺素（重酒石酸盐）Norepinephrine（Bitartrate）	稀释	
S 塞替派 Thiotepa	**忌配**	Y_2
缩宫素 Oxytocin	稀释	
T 碳酸氢钠（5%）Sodium Bicarbonate（5%）	可配	
W 维生素 K_1 Vitamin K_1	稀释	
X 新斯的明（甲基硫酸盐）Neostigmine（Methylsulfate）	稀释	
Y 异丙嗪（盐酸盐）Promethazine（Hydrochloride）	稀释	
异丙肾上腺素（盐酸盐）Isoprenaline（Hydrochloride）	稀释	
右旋糖酐 40（含盐）Dextran 40（Sodium Chloride）	可配	

依替米星

Etimicin

制剂规格与 pH 值　注射液：1mL：50mg；2mL：100mg。氯化钠注射液：100mL：50mg；100mL：100mg；粉针剂：每支 50mg（5 万 u），100mg（10 万 u）。pH：5.0～7.0。

药理作用及应用　系半合成水溶性氨基糖苷类抗生素，为庆大霉素的半合成衍生物。临床主要用于敏感 G⁻杆菌所致的各种感染。

用法用量　成人量一日 200～400mg，分 1～2 次给予，连用 3～7d。

适宜溶剂　肌注：200mg 溶于注射用水或 0.9%氯化钠注射液 3mL；静滴：200～400mg 溶于 5%

葡萄糖注射液 250mL。

给药速度　静滴：1～2h。

稳定性　25℃条件下，在 0.9%氯化钠或 5%葡萄糖注射液中 6h 内稳定。

不良反应　耳毒性和前庭毒性主要发生于肾功能不全的患者、剂量过大或过量的患者，表现为眩晕、耳鸣等。其余同庆大霉素。

禁忌/慎用证　对本品及其他氨基糖苷类抗生素过敏者禁用。肾功能不全者、大面积烧伤患者、脱水患者慎用。

药物相互作用　应当避免与其他具有潜在耳、肾毒性药物，如多粘菌素、其他氨基糖苷类等抗生素、强利尿酸及呋塞米等联合使用，以免增加肾毒性和耳毒性。

注意事项　在使用本品治疗过程中应密切观察肾功能和听神经功能的变化，并尽可能进行血药浓度检测。孕妇用药须权衡利弊。

配伍表

依替米星加入以下药品	配伍结果	备　注
A　氨甲苯酸　Aminomethylbenzoic Acid	可配	
F　酚磺乙胺　Etamsylate	可配	
K　卡络柳钠　Carbazochrome	可配	
L　林格液　Sodium Chloride Compound	可配	在 35℃时应于 2～4 h 用完
氯化钠（0.9%）　Sodium Chloride（0.9%）	可配	
P　葡萄糖（5%，10%）　Glucose（5%，10%）	可配	
葡萄糖氯化钠　Glucose and Sodium Chloride	可配	
W　维生素 K_1　Vitamin K_1	可配	

西索米星

Sisomycin

制剂规格与 pH 值　盐酸盐注射液：1mL：50mg；2mL：100mg。pH（5mg/mL）：3.0～5.5。

药理作用及应用　对各种肠杆菌科细菌如大肠埃希菌、克雷伯菌属、变形杆菌属、肠杆菌属、沙门菌属、志贺菌属、沙雷菌属、铜绿假单胞菌及甲氧西林敏感葡萄球菌均有良好作用。主要适用于敏感 G^-杆菌所致的重症感染。临床上大多与其他抗菌药联合应用。

用法用量　一日 3～6mg/kg，分 2～3 次肌注或静滴。不可静注。

适宜溶剂　肌注：直接抽取药液做深部肌注；静滴：每次剂量加入 50～200mL 的 0.9%氯化钠注射液或 5%葡萄糖注射液。

给药速度　静滴：0.5～1h。

不良反应　同庆大霉素。

禁忌/慎用证　对本品和其他氨基糖苷类过敏患者禁用。

药物相互作用、注意事项　同庆大霉素。

配伍表

西索米星（盐酸盐）加入以下药品	配伍结果	备 注
A 阿莫西林-克拉维酸钾 Amoxicillin-Clavulanate Potassium	忌配	
氨苄西林钠@ Ampicillin Sodium	忌配	
氨苄西林-舒巴坦钠 Ampicillin-Sulbactam Sodium	忌配	
B 苯唑西林钠 Oxacillin Sodium	忌配	
C 穿琥宁 Chuan Hu Ning	忌配	
D 多粘菌素 B（硫酸盐） Polymyxin B（Sulfate）	忌配	
K 卡铂 Carboplatin	忌配	
L 两性霉素 B Amphotericin B	忌配	
林可霉素（盐酸盐） Lincomycin（Hydrochloride）	忌配	
氯化琥珀胆碱 Suxamethonium Chloride	忌配	
氯化钠（0.9%） Sodium Chloride（0.9%）	可配	
氯化筒箭毒碱 Tubocurarine Chloride	忌配	
氯唑西林钠 Cloxacillin Sodium	忌配	
M 美洛西林钠 Mezlocillin Sodium	忌配	
N 粘菌素（硫酸盐） Colymycin（Sulfate）	忌配	
P 葡萄糖（5%，10%） Glucose（5%，10%）	可配	
葡萄糖氯化钠 Glucose and Sodium Chloride	可配	
Q 青霉素钾@ Benzylpenicillin Potassium	忌配	
青霉素钠@ Benzylpenicillin Sodium	忌配	
S 顺铂 Cisplatin	忌配	
羧苄西林钠 Carbenicillin Sodium	忌配	
T 替卡西林钠 Ticarcillin Sodium	忌配	
头孢吡肟（盐酸盐） Cefepime（Hydrochloride）	忌配	
头孢哌酮钠 Cefoperazone Sodium	忌配	
头孢哌酮钠-舒巴坦钠 Cefoperazone Sodium-Sulbactam Sodium	忌配	
头孢匹胺钠 Cefpiramide Sodium	忌配	
头孢曲松钠 Ceftriaxone Sodium	忌配	
头孢噻肟钠 Cefotaxime Sodium	忌配	
头孢唑林钠 Cefazolin Sodium	忌配	
头孢唑肟钠 Ceftizoxime Sodium	忌配	
X 血管紧张素胺 Angiotensinamide	忌配	
Y 异帕米星（硫酸盐） Isepamicin（Sulfate）	忌配	

异帕米星

Isepamicin

制剂规格与 pH 值 硫酸盐注射液：2mL：200mg；2mL：400mg。pH（10%）：5.5～7.5。

药理作用及应用 具有广谱抗菌作用，对沙雷菌属作用优于阿米卡星，对葡萄球菌属甲氧西林敏感株及某些甲氧西林耐药株均有良好作用，对庆大霉素、妥布霉素耐药的菌株有效，对铜绿假单胞菌的作用与阿米卡星相同或略差，对链球菌属及肠球菌属无活性。适用于对庆大霉素和其他氨基糖苷类耐药的 G⁻杆菌所致的严重感染。

用法用量 尿路感染或较轻感染一日 8mg/kg，较重感染一日 15mg/kg，分 1～2 次肌注或静滴。

适宜溶剂 肌注：200～400mg 溶于注射用水或 0.9%氯化钠注射液 2～4mL 中。静滴溶剂同肌注。

不良反应 有轻度或中度眩晕、静脉炎、皮疹、胃部不适。耳毒性比阿米卡星低。

禁忌/慎用证 对氨基糖苷类及本品过敏的患者禁用。

药物相互作用 同链霉素。

注意事项 本品不宜与其他药物同瓶滴注。

配伍表

异帕米星（硫酸盐）加入以下药品	配伍结果	备 注
A 氨苄西林钠@ Ampicillin Sodium	忌配	
B 苯唑西林钠 Oxacillin Sodium	忌配	
布美他尼 Bumetanide	忌配	
F 呋塞米 Furosemide	忌配	
L 林格液 Sodium Chloride Compound	可配	
氯化钠（0.9%） Sodium Chloride（0.9%）	可配	
氯化筒箭毒碱 Tubocurarine Chloride	忌配	
氯唑西林钠 Cloxacillin Sodium	忌配	
M 美洛西林钠 Mezlocillin Sodium	忌配	
P 哌拉西林钠 Piperacillin Sodium	忌配	
葡萄糖（5%，10%） Glucose（5%，10%）	可配	
葡萄糖氯化钠 Glucose and Sodium Chloride	可配	
Q 青霉素钾@ Benzylpenicillin Potassium	忌配	
青霉素钠@ Benzylpenicillin Sodium	忌配	
S 羧苄西林钠 Carbenicillin Sodium	忌配	
T 碳酸氢钠（5%） Sodium Bicarbonate（5%）	忌配	
替卡西林钠 Ticarcillin Sodium	忌配	
头孢吡肟（盐酸盐） Cefepime（Hydrochloride）	忌配	
头孢呋辛钠 Cefuroxime Sodium	忌配	
头孢甲肟 Cefmenoxime	忌配	
头孢拉定 Cefradine	忌配	
头孢美唑钠 Cefmetazole Sodium	忌配	
头孢米诺钠 Cefminox Sodium	忌配	
头孢哌酮钠 Cefoperazone Sodium	忌配	
头孢匹胺钠 Cefpiramide Sodium	忌配	
头孢羟唑 Cefamandole	忌配	
头孢曲松钠 Ceftriaxone Sodium	忌配	
头孢噻肟钠 Cefotaxime Sodium	忌配	

异帕米星（硫酸盐）加入以下药品（续）	配伍结果	备 注
头孢他啶 Ceftazidime	忌配	
头孢西丁钠 Cefoxitin Sodium	忌配	
头孢唑林钠 Cefazolin Sodium	忌配	
头孢唑肟钠 Ceftizoxime Sodium	忌配	
W 维生素 C Vitamin C	忌配	
Y 右旋糖酐 40（含盐） Dextran 40（Sodium Chloride）	忌配	

地贝卡星
（双去氧卡那霉素、达苄霉素）
Dibekacin

制剂规格与 pH 值 注射用粉针剂：每支 100mg。pH（4%）：3.5～5.5。

药理作用及应用 抗菌谱与庆大霉素基本相似，对多数 G^+ 菌和 G^- 菌的抗菌活性较庆大霉素弱，但对绿脓杆菌作用较强。用于中、重度肠杆菌科细菌等 G^- 杆菌感染；与具有抗铜绿假单胞菌作用的 β 内酰胺类或其他抗生素联用于中、重度铜绿假单胞菌感染的治疗；也为严重葡萄球菌或肠球菌感染治疗的联合用药之一。

用法用量 肌注：每次 50～100mg，一日 2 次。静滴：每次 100mg，一日 2 次。

适宜溶剂 肌注：50～100mg 溶于注射用水或 0.9%氯化钠注射液 2mL；静滴：50～100mg 溶于 5%葡萄糖或 0.9%氯化钠注射液 100～300mL。

给药速度 静滴：0.5～1h。

稳定性 宜新鲜配制，溶解后置于室温下在 24h 内用毕。

不良反应 偶见有过敏、肾功能障碍、蛋白尿、血尿、皮疹、荨麻疹、瘙痒、红斑、发热、头痛、眩晕、麻木、耳鸣、听力减退、口炎等；少见有恶心、呕吐、腹泻、腹痛、食欲减退、肌注部位疼痛、肝损害、AST 及 ALT 一过性升高、白细胞减少、血浆胆红素升高等异常；罕见导致维生素 B、维生素 K 缺乏。

禁忌/慎用证 对本品或其他氨基糖苷类抗生素过敏者禁用。早产儿、新生儿、老年人、孕妇及哺乳期妇女、听力下降者，以及重症肌无力、震颤麻痹、严重肝肾功能不全和严重虚弱者慎用。

药物相互作用 与血浆代用品联合应用可增加肾毒性，避免联合应用。

注意事项 遇有 AST 及 ALT、血浆胆红素升高等异常时，应停药。连续应用超过 14d 者，应监测肝肾功能和听力。应用期间应监测血浆浓度。

配伍表

地贝卡星加入以下药品	配伍结果	备 注
A 阿莫西林-克拉维酸钾 Amoxicillin-Clavulanate Potassium	忌配	
氨苄西林-舒巴坦钠 Ampicillin-Sulbactam Sodium	忌配	
B 苯唑西林钠 Oxacillin Sodium	忌配	
D 多巴酚丁胺（盐酸盐） Dobutamine（Hydrochloride）	忌配	

地贝卡星加入以下药品（续）	配伍结果	备 注
F 呋塞米 Furosemide	忌配	
G 肝素钠 Heparin Sodium	忌配	
K 卡铂 Carboplatin	忌配	
L 两性霉素 B Amphotericin B	忌配	
硫喷妥钠 Thiopental Sodium	忌配	
氯化琥珀胆碱 Suxamethonium Chloride	忌配	
氯化钠（0.9%） Sodium Chloride（0.9%）	可配	
氯化筒箭毒碱 Tubocurarine Chloride	忌配	
氯唑西林钠 Cloxacillin Sodium	忌配	
M 美洛西林钠 Mezlocillin Sodium	忌配	
N 奈替米星（硫酸盐） Netilmicin（Sulfate）	忌配	
P 哌拉西林钠 Piperacillin Sodium	忌配	
泮库溴铵 Pancuronium Bromide	忌配	
葡萄糖（5%，10%） Glucose（5%，10%）	可配	
Q 青霉素钾@ Benzylpenicillin Potassium	忌配	
青霉素钠@ Benzylpenicillin Sodium	忌配	
S 顺铂 Cisplatin	忌配	
羧苄西林钠 Carbenicillin Sodium	忌配	
T 替卡西林钠 Ticarcillin Sodium	忌配	
头孢吡肟（盐酸盐） Cefepime（Hydrochloride）	忌配	
头孢呋辛钠 Cefuroxime Sodium	忌配	
头孢哌酮钠 Cefoperazone Sodium	忌配	
头孢哌酮钠-舒巴坦钠 Cefoperazone Sodium-Sulbactam Sodium	忌配	
头孢匹胺钠 Cefpiramide Sodium	忌配	
头孢羟唑 Cefamandole	忌配	
头孢曲松钠 Ceftriaxone Sodium	忌配	
头孢噻肟钠 Cefotaxime Sodium	忌配	
头孢唑林钠 Cefazolin Sodium	忌配	
头孢唑肟钠 Ceftizoxime Sodium	忌配	
Y 依他尼酸钠 Sodium Etacrynate	忌配	
右旋糖酐 40（含盐） Dextran 40（Sodium Chloride）	忌配	

核糖霉素

Ribostamycin

制剂规格与 pH 值 注射用硫酸核糖霉素（按核糖霉素计）：每支 0.2g，0.5g，1.0g（0.1g＝10 万 u）。pH（50mg/mL）：6.0～8.0。

药理作用及应用 对大肠埃希菌、肺炎克雷伯菌、普通变形杆菌、志贺菌属、沙门菌属有良好抗菌作用，其活性较卡那霉素稍差，对部分葡萄球菌属、淋病奈瑟球菌、脑膜炎奈瑟球菌亦有较好作用。适用于治疗由敏感大肠埃希菌、变形杆菌属、肺炎克雷伯菌、流感嗜血杆菌、肠杆菌属所致呼吸道感染、尿路感染、胆道感染等。

用法用量 每瓶含量为 0.2g、0.5g、1.0g 的本品分别加入灭菌注射用水或氯化钠注射液 2mL、3mL、4mL，完全溶解后肌注。一日 1～1.5g，分 2 次给予。勿静脉给药。

适宜溶剂 肌注：0.2～1g 溶于注射用水或 0.9%氯化钠注射液 2～4mL。

不良反应 同卡那霉素。

禁忌/慎用证 对本品或其他氨基糖苷类抗生素过敏者禁用本品。

药物相互作用 同链霉素。

注意事项 本品仅用于肌注。通常疗程不宜超过 14d。孕妇用药前应充分权衡利弊。

配伍表

核糖霉素（硫酸盐）加入以下药品	配伍结果	备 注
D 多粘菌素 B（硫酸盐） Polymyxin B（Sulfate）	忌配	
F 呋塞米 Furosemide	忌配	
K 卡铂 Carboplatin	忌配	
L 林格液 Sodium Chloride Compound	可配	
氯化钠（0.9%） Sodium Chloride（0.9%）	可配	
M 美洛西林钠 Mezlocillin Sodium	忌配	
N 粘菌素（硫酸盐） Colymycin（Sulfate）	忌配	
P 哌拉西林-他唑巴坦钠 Piperacillin-Tazobactam Sodium	忌配	
葡萄糖（5%，10%） Glucose（5%，10%）	忌配	
葡萄糖氯化钠 Glucose and Sodium Chloride	忌配	
S 顺铂 Cisplatin	忌配	
T 头孢吡肟（盐酸盐） Cefepime（Hydrochloride）	忌配	
头孢哌酮钠-舒巴坦钠 Cefoperazone Sodium-Sulbactam Sodium	忌配	
头孢匹胺钠 Cefpiramide Sodium	忌配	
头孢曲松钠 Ceftriaxone Sodium	忌配	
头孢唑肟钠 Ceftizoxime Sodium	忌配	
W 万古霉素（盐酸盐） Vancomycin（Hydrochloride）	忌配	
Y 依他尼酸钠 Sodium Etacrynate	忌配	
异帕米星（硫酸盐） Isepamicin（Sulfate）	忌配	
右旋糖酐 40（含盐） Dextran 40（Sodium Chloride）	忌配	

大观霉素

（壮观霉素，奇放线菌素）

Spectinomycin

制剂规格与 pH 值 粉针剂：每支 2g。pH：3.8～5.6。

药理作用及应用　本品为链霉菌产生的氨基糖苷类抗生素。主要对淋病奈瑟菌有高度抗菌活性。应用于淋球菌所引起的泌尿系统感染，适用于对青霉素、四环素等耐药的病例。

用法用量　仅供肌注。成人用于宫颈、直肠或尿道淋病奈瑟菌感染，单剂一次肌注 2g；用于播散性淋病，每次肌注 2g，12h 1 次，共 3d。一次最大剂量 4g，于左右两侧臀部肌注。勿静脉给药。

适宜溶剂　肌注：2～4g 溶于注射用水或 1%利多卡因。

稳定性　配制后的混悬液可置室温保存，但 24h 内必须用完。

不良反应　偶可出现注射部位疼痛、短暂眩晕、恶心、呕吐及失眠等。

禁忌/慎用证　新生儿、对本药或其他氨基糖苷类药过敏者禁用。肾功能不全和年老体弱者慎用。

药物相互作用　与喹诺酮类药物联合应用，可增强疗效；与强利尿药呋塞米、依他尼酸及右旋糖酐合用增加肾毒性；与碱性药如碳酸氢钠、氨茶碱合用增强抗菌活性。

注意事项　不得静脉给药。疗程中注意肾功能及内耳功能改变。

配伍表

大观霉素加入以下药品	配伍结果	备　注
Q　其他注射液 Other Injections	忌配	

小诺米星

（小单孢菌素）

Micronomicin

制剂规格与 pH 值　硫酸盐注射液：2mL∶60mg；2mL∶80mg。pH（0.3%）：6.5。

药理作用及应用　抗菌谱近似庆大霉素，与其他的氨基糖苷的交叉耐药性较轻。对氨基糖苷乙酰转移酶稳定，故对产生该酶的耐药菌仍有效。用于 G⁻杆菌如大肠杆菌、变形杆菌、克雷伯杆菌、肠杆菌属、沙雷杆菌、铜绿假单胞菌等，引起的呼吸道、泌尿道、腹腔及外伤感染，也可用于败血症。

用法用量　肌注：泌尿道感染，每次 0.12g，一日 2 次；其他感染，每次 0.06g，一日 2～3 次，1 个疗程不宜超过 2 周。勿静注给药。静滴：成人每次 60mg，以 0.9%氯化钠注射液 100mL 稀释，1h 内滴完，一日 2 次。儿童用量按 3～4mg/(kg·d)，分 2～3 次，肌注或静滴。

适宜溶剂　肌注：直接抽取药液或 0.12g 溶于注射用水或 0.9%氯化钠注射液 2mL。

不良反应　本品所致的耳、肾毒性约为庆大霉素的 1/4，不良反应相对较少。偶见有皮疹、水肿、瘙痒、红斑、发热、耳痛、耳闭、眩晕、耳鸣、头痛、头重、口唇麻木、四肢麻木、神经肌肉阻滞、血象变化、肝功能改变、消化道等反应。

禁忌/慎用证　对本药或其他氨基糖苷类药过敏、对杆菌肽类药过敏、本人或家族中有人因使用链霉素所致耳聋或其他原因所致耳聋、肾衰竭者禁用。早产儿、新生儿、妊娠及哺乳期妇女，以及重症肌无力、震颤麻痹、严重肝肾功能不全、听力不佳、高龄和严重虚弱者慎用。

药物相互作用　与强利尿药合用可致耳、肾毒性；与右旋糖酐类血浆代用品联合应用可加强肾损害；与肌松药联合应用加强神经肌肉阻滞，甚至引起呼吸骤停；与羧苄西林、哌拉西林、头孢哌酮有协同作用。

注意事项 一般只供肌注，不静注，也有不推荐静滴的意见。为避免出现耳、肾毒性，疗程不超过 14d。老年人应减量给药。

配伍表

小诺米星（硫酸盐）加入以下药品	配伍结果	备 注
A 阿米卡星（硫酸盐） Amikacin（Sulfate）	忌配	
阿莫西林-克拉维酸钾 Amoxicillin-Clavulanate Potassium	忌配	
氨苄西林钠@ Ampicillin Sodium	忌配	
氨苄西林-舒巴坦钠 Ampicillin-Sulbactam Sodium	忌配	
B 倍他司汀（盐酸盐） Betahistine（Hydrochloride）	可配	
苯唑西林钠 Oxacillin Sodium	忌配	
D 多粘菌素 B（硫酸盐） Polymyxin B（Sulfate）	忌配	
E 莪术油葡萄糖 E Zhu You Pu Tao Tang	★	
F 呋塞米 Furosemide	忌配	
L 林格液 Sodium Chloride Compound	可配	
氯化琥珀胆碱 Suxamethonium Chloride	忌配	
氯化钠（0.9%） Sodium Chloride（0.9%）	可配	
氯化筒箭毒碱 Tubocurarine Chloride	忌配	
M 美洛西林钠 Mezlocillin Sodium	忌配	
N 粘菌素（硫酸盐） Colymycin（Sulfate）	忌配	
P 哌拉西林-他唑巴坦钠 Piperacillin-Tazobactam Sodium	忌配	
泮库溴铵 Pancuronium Bromide	忌配	
葡萄糖（5%，10%） Glucose（5%，10%）	可配	
葡萄糖氯化钠 Glucose and Sodium Chloride	可配	
Q 青霉素钾@ Benzylpenicillin Potassium	忌配	
青霉素钠@ Benzylpenicillin Sodium	忌配	
庆大霉素（硫酸盐）@ Gentamycin（Sulfate）	忌配	
S 山莨菪碱（盐酸盐） Anisodamine（Hydrochloride）	忌配	
顺铂 Cisplatin	忌配	
羧苄西林钠 Carbenicillin Sodium	忌配	
T 碳酸氢钠（5%） Sodium Bicarbonate（5%）	可配	
替卡西林钠 Ticarcillin Sodium	忌配	
替卡西林-克拉维酸钾 Ticarcillin Sodium-Clavulanate Potassium	忌配	
头孢吡肟（盐酸盐） Cefepime（Hydrochloride）	忌配	
头孢哌酮钠-舒巴坦钠 Cefoperazone Sodium-Sulbactam Sodium	忌配	
头孢匹胺钠 Cefpiramide Sodium	忌配	
头孢曲松钠 Ceftriaxone Sodium	忌配	
头孢唑肟钠 Ceftizoxime Sodium	忌配	
W 万古霉素（盐酸盐） Vancomycin（Hydrochloride）	忌配	

小诺米星（硫酸盐）加入以下药品（续）	配伍结果	备　注
Y 依他尼酸钠 Sodium Etacrynate	忌配	
异帕米星（硫酸盐） Isepamicin（Sulfate）	忌配	
右旋糖酐 40（含盐） Dextran 40（Sodium Chloride）	忌配	

第三节　大环内酯类抗生素

红霉素
Erythromycin Lactobionate

制剂规格与 pH 值　乳糖酸盐粉针剂：每支 0.25g，0.3g（10mg=1 万 u）。pH（50mg/mL）：6.5。

药理作用及应用　对葡萄球菌属、各组链球菌和 G⁺杆菌均具抗菌活性。奈瑟菌属、流感嗜血杆菌、百日咳鲍特菌等也可对本品呈现敏感。主要应用于链球菌引起的扁桃体炎、猩红热、白喉及带菌者、淋病、李斯特菌病、肺炎链球菌下呼吸道感染（以上适用于不耐青霉素的患者）。对于军团菌肺炎，本品可作为首选药应用。

用法用量　静滴：一日 1～2g，分 2～4 次给予，成人每次量不超过 4g。

适宜溶剂　静注：0.3～0.6g 溶于注射用水 6～12mL，稀释于 5%葡萄糖或 0.9%氯化钠注射液 30mL；静滴：0.3～0.6g 溶于注射用水 6～12mL，稀释于 5%葡萄糖或葡萄糖氯化钠注射液 300～500mL。不能直接用 0.9%氯化钠溶液和其他含无机离子的溶液溶解，以免产生沉淀。

给药速度　静注：10～15min；静滴：1.5～2h。

稳定性　稀释的注射液在室温下 24h 内可保持稳定。

不良反应　以胃肠道反应多见。偶有肝损害、过敏、心律失常、血栓性静脉炎。

禁忌/慎用证　对本品及其他大环内酯类药物过敏者禁用。

药物相互作用　与华法林合用时，华法林的剂量宜适当调整，并严密观察凝血酶原时间；本品可抑制卡马西平和丙戊酸等抗癫痫药的代谢，导致后者血药浓度增高而发生毒性反应；与阿司咪唑或特非那定等抗组胺药合用可增加心脏毒性；与环孢菌素合用可使后者血药浓度增加而产生肾毒性；禁止与抗组胺药苯海拉明、氯苯那敏、特非那丁、阿司咪唑及促胃动力药西沙比利合用。

注意事项　局部注射刺激性较强，不宜肌注。孕妇应仅在确有必要时使用本品；哺乳期妇女用药期间暂停哺乳。本品在酸性强的溶液中活力很快消失，注射液的 pH 值宜维持在 5.5 以上，浓度不超过 1mg/mL。乳糖酸红霉素滴注液的配制，先加灭菌注射用水 10mL 至 0.5g 乳糖酸红霉素粉针瓶中，用力振摇至溶解。然后加入 0.9%氯化钠注射液或其他电解质溶液中稀释，缓慢静滴，浓度不宜超过 1mg/mL。溶解后也可加入含葡萄糖的溶液稀释，但葡萄糖溶液偏酸性，可在每 100mL 溶液中加入 4%碳酸氢钠 1mL。用药期间定期监测肝功能。

配伍表

红霉素（乳糖酸盐）加入以下药品	配伍结果	备注
2∶3∶1注射液　2∶3∶1 Injection	忌配	
A 阿糖胞苷（盐酸盐）　Cytarabine（Hydrochloride）	忌配	
阿托品（硫酸盐）　Atropine（Sulfate）	可配	
氨苄西林钠@　Ampicillin Sodium	忌配	
氨茶碱　Aminophylline	忌配	
氨基丁三醇（7.28%）　Trometamol（7.28%）	忌配	
氨基丁酸　Aminobutyric Acid	可配	
氨基己酸　Aminocaproic Acid	可配	
氨甲苯酸　Aminomethylbenzoic Acid	忌配	
B 苯巴比妥钠　Phenobarbital Sodium	忌配	
苯海拉明（盐酸盐）　Diphenhydramine（Hydrochloride）	忌配	△
博来霉素　Bleomycin	可配	
C 长春新碱（硫酸盐）　Vincristine（Sulfate）	忌配	
促皮质素　Corticotrophin	稀释	
D 地塞米松（磷酸盐）　Dexamethasone（Phosphate）	忌配	
地西泮®　Diazepam	忌配	
丁卡因（盐酸盐）　Tetracaine（Hydrochloride）	忌配	
东莨菪碱（氢溴酸盐）　Scopolamine（Hydrobromide）	可配	
毒毛旋花子苷K　Strophanthin K	可配	
对氨基水杨酸钠　Sodium Aminosalicylate	可配	
多巴胺（盐酸盐）　Dopamine（Hydrochloride）	稀释	
多粘菌素B（硫酸盐）　Polymyxin B（Sulfate）	忌配	
多西环素（盐酸盐）　Doxycycline（Hydrochloride）	忌配	
E 二甲弗林　Dimefline	可配	
F 放线菌素D　Dactinomycin D	可配	
酚磺乙胺　Etamsylate	忌配	
酚妥拉明（甲磺酸盐）　Phentolamine（Mesylate）	可配	
呋塞米　Furosemide	忌配	
氟尿嘧啶　Fluorouracil	可配	
辅酶A　Coenzyme A	忌配	
复方氨基酸　Amino Acid Compound	忌配	
复方醋酸钠　Sodium Acetate Compound	可配	
G 肝素钠　Heparin Sodium	忌配	
谷氨酸钙（5%）　Calcium Glutamate（5%）	忌配	
谷氨酸钾（31.50%）　Potassium Glutamate（31.50%）	可配	
谷氨酸钠（28.75%）　Sodium Glutamate（28.75%）	稀释	
H 环磷酰胺　Cyclophosphamide	可配	
磺胺嘧啶钠　Sulfadiazine Sodium	忌配	

红霉素（乳糖酸盐）加入以下药品（续）	配伍结果	备　注
磺胺异噁唑（二醇胺盐） Sulfafurazole（Diolamine）	可配	
J 肌醇 Inositol	可配	
肌苷 Inosine	可配	
加兰他敏（氢溴酸盐） Galantamine（Hydrobromide）	可配	
甲氧苄胺嘧啶 Trimethoprim	稀释	
甲氧明（盐酸盐） Methoxamine（Hydrochloride）	可配	
间羟胺（重酒石酸盐） Metaraminol（Bitartrate）	**忌配**	
精氨酸（25%，盐酸盐） Arginine（25%，Hydrochloride）	可配	
K 卡那霉素（硫酸盐） Kanamycin（Sulfate）	稀释	
克林霉素（磷酸盐） Clindamycin（Phosphate）	**忌配**	
L 利多卡因（盐酸盐） Lidocaine（Hydrochloride）	可配	
利福霉素钠 Rifamycin Sodium	**忌配**	
利舍平 Reserpine	可配	
链霉素（硫酸盐） Streptomycin（Sulfate）	**忌配**	
两性霉素 B Amphotericin B	**忌配**	
林格液 Sodium Chloride Compound	**忌配**	
硫喷妥钠 Thiopental Sodium	**忌配**	
硫酸镁（10%，25%） Magnesium Sulfate（10%，25%）	稀释	
氯苯那敏 Chlorphenamine	**忌配**	△
氯丙嗪（盐酸盐） Chlorpromazine（Hydrochloride）	可配	
氯化钙（3%，5%） Calcium Chloride（3%，5%）	稀释	
氯化钾（10%） Potassium Chloride（10%）	稀释	
氯化钠（0.9%） Sodium Chloride（0.9%）	稀释	
氯霉素 Chloramphenicol	**忌配**	
氯霉素琥珀酸酯钠 Chloramphenicol Succinate Sodium	**忌配**	
罗通定（硫酸盐） Rotundine（Sulfate）	可配	
洛贝林（盐酸盐） Lobeline（Hydrochloride）	稀释	
M 麦角新碱（马来酸盐） Ergometrine（Maleate）	可配	
美芬丁胺（硫酸盐） Mephentermine（Sulfate）	可配	
N 脑垂体后叶素® Pituitrin	稀释	
能量合剂 Energy Composite	**忌配**	
尼可刹米 Nikethamide	可配	
粘菌素（硫酸盐） Colymycin（Sulfate）	**忌配**	
P 哌替啶（盐酸盐） Pethidine（Hydrochloride）	可配	
葡醛内酯 Glucurolactone	可配	
葡萄糖（5%，10%） Glucose（5%，10%）	稀释	
葡萄糖氯化钠 Glucose and Sodium Chloride	稀释	
葡萄糖酸钙（10%） Calcium Gluconate（10%）	稀释	
普鲁卡因（盐酸盐） Procaine（Hydrochloride）	可配	
普鲁卡因胺（盐酸盐） Procainamide（Hydrochloride）	可配	

红霉素（乳糖酸盐）加入以下药品（续）	配伍结果	备　注
Q 青霉素钾@ Benzylpenicillin Potassium	忌配	
青霉素钠@ Benzylpenicillin Sodium	忌配	
氢化可的松 Hydrocortisone	可配	
氢化可的松琥珀酸钠 Hydrocortisone Sodium Succinate	可配	
氢化麦角碱 Dihydroergotoxine	可配	
庆大霉素（硫酸盐）@ Gentamycin（Sulfate）	可配	
去甲肾上腺素（重酒石酸盐） Norepinephrine（Bitartrate）	忌配	
去氧肾上腺素（盐酸盐） Phenylephrine（Hydrochloride）	可配	
去乙酰毛花苷 Deslanoside	可配	
R 乳酸钠（11.2%） Sodium Lactate（11.2%）	稀释	
S 三磷腺苷 Adenosine Triphosphate	可配	
山莨菪碱（氢溴酸盐） Anisodamine（Hydrobromide）	可配	
山梨醇 Sorbitol	可配	
肾上腺素（盐酸盐） Adrenaline（Hydrochloride）	可配	
司可巴比妥钠 Secobarbital Sodium	忌配	
四环素（盐酸盐） Tetracycline（Hydrochloride）	忌配	
羧苄西林钠 Carbenicillin Sodium	忌配	
缩宫素 Oxytocin	可配	
T 碳酸氢钠（5%） Sodium Bicarbonate（5%）	忌配	
头孢噻啶 Cefaloridine	忌配	
头孢噻吩钠 Cefalothine Sodium	忌配	
W 万古霉素（盐酸盐） Vancomycin（Hydrochloride）	忌配	
维生素 B₂ Vitamin B₂	忌配	
维生素 B₆ Vitamin B₆	忌配	
维生素 C Vitamin C	稀释	
维生素 K₃ Vitamin K₃	可配	
X 西咪替丁（盐酸盐） Cimetidine（Hydrochloride）	稀释	
细胞色素 C Cytochrome C	忌配	
新生霉素 Novobiocin	忌配	
溴化钙（5%） Calcium Bromide（5%）	忌配	
Y 洋地黄毒苷 Digitoxin	忌配	
依他尼酸钠 Sodium Etacrynate	忌配	
异丙嗪（盐酸盐） Promethazine（Hydrochloride）	可配	
异丙肾上腺素（盐酸盐） Isoprenaline（Hydrochloride）	可配	
异戊巴比妥钠 Amobarbital Sodium	忌配	
异烟肼 Isoniazid	可配	
右旋糖酐 40（含盐） Dextran 40（Sodium Chloride）	可配	

阿奇霉素

(阿齐红霉素)

Azithromycin

制剂规格与 pH 值 注射用乳糖酸盐：每支 0.125g, 0.25g。pH（50mg/mL）：5.5～7.5。

药理作用及应用 抗菌谱与红霉素相近，作用较强，对流感嗜血杆菌、淋球菌的作用比红霉素强 4 倍，对少数大肠埃希菌、沙门菌属、志贺菌属也具抑菌作用。对消化链球菌属等厌氧菌、肺炎支原体及沙眼衣原体等也具有良好抗微生物作用。临床应用于敏感菌所致的呼吸道感染、皮肤和软组织感染。

用法用量 重症可注射给药，一日 1 次，每次 0.5g，约 2d 症状控制后改成口服巩固疗效。

适宜溶剂 静滴：0.25～0.5g 以注射用水 5mL 溶解后稀释于 5%～10%葡萄糖或 0.9%氯化钠注射液 250～500mL，静滴液浓度不得高于 2mg/mL。

给药速度 静滴：1～3h。每次滴注时间不得少于 1h。

稳定性 稀释后浓度为 1～2mg/mL 的静滴液可在室温下保存 24h，在冰箱内贮存 7d。

不良反应 同红霉素。

禁忌/慎用证 肝功能不全者慎用，严重肝病患者禁止使用。

药物相互作用 与地高辛合用，增加地高辛的效果；增加麦角胺毒性，避免合用。

注意事项 轻度肾功能不全（肌酐清除率>40mL/min）不需做剂量调整，但对较严重肾功能不全的使用尚无资料。16 岁以下患者使用的安全性尚不清楚。孕妇应仅在确有必要时使用本品。哺乳期妇女用药期间暂停哺乳。用药期间定期监测肝功能。阿奇霉素还有硫酸盐、盐酸盐、马来酸盐、磷酸盐、门冬氨酸盐等注射剂，注意鉴别。

配伍表

阿奇霉素（乳糖酸盐）加入以下药品	配伍结果	备 注
H 红霉素（乳糖酸盐） Erythromycin（Lactobionate）	忌配	
L 林格液 Sodium Chloride Compound	可配	
氯化钠（0.9%） Sodium Chloride（0.9%）	可配	
M 麦角新碱（马来酸盐） Ergometrine（Maleate）	忌配	
N 尼莫地平® Nimodipine	忌配	
P 葡萄糖（5%，10%） Glucose（5%，10%）	可配	
葡萄糖氯化钠 Glucose and Sodium Chloride	可配	

吉他霉素

（白霉素）

Kitasamycin

制剂规格与 pH 值 注射用酒石酸盐：每支 100mg, 200mg。 pH（25mg/mL）：6.0～8.0。

药理作用及应用 作用机制同红霉素，抗菌谱与红霉素也相近，但对大多数 G$^+$菌的抗菌活性略差，部分耐红霉素的金葡菌仍对吉他霉素敏感。本品对白喉棒状杆菌、破伤风杆菌、淋球菌、百日咳杆菌、立克次体属和沙眼衣原体也具相当活性。主要用于敏感 G^+ 菌所致的皮肤软组织感染、呼吸道感染、链球菌咽峡炎、猩红热、白喉、百日咳等，以及淋病、非淋病性尿道炎、痤疮等。

用法用量　静注或静滴：成人每次 200～400mg，儿童 7.5～25mg/kg，一日 2～3 次。

适宜溶剂　静注：200～400mg 溶于注射用水或 0.9%氯化钠或 5%葡萄糖注射液 10～20mL；静滴：200～400mg 溶于 0.9%氯化钠注射液 2～4mL，稀释于 5%葡萄糖或葡萄糖氯化钠注射液 500mL。

给药速度　静注：5～10min；静滴：1～2h。

不良反应　胃肠道反应发生率较红霉素低。偶可引起一过性血清氨基转移酶增高。

禁忌/慎用证　肝功能不全者慎用。

药物相互作用、注意事项　同红霉素。

配伍表

吉他霉素（酒石酸盐）加入以下药品	配伍结果	备　注
2∶3∶1 注射液　2∶3∶1 Injection	可配	
A 阿米卡星（硫酸盐）　Amikacin（Sulfate）	可配	
阿糖胞苷（盐酸盐）　Cytarabine（Hydrochloride）	可配	
阿托品（硫酸盐）　Atropine（Sulfate）	可配	
氨苄西林钠@　Ampicillin Sodium	**忌配**	
氨苄西林-舒巴坦钠　Ampicillin-Sulbactam Sodium	**忌配**	
氨茶碱　Aminophylline	**忌配**	
氨基丁三醇（7.28%）　Trometamol（7.28%）	**忌配**	
氨基丁酸　Aminobutyric Acid	**忌配**	
氨基己酸　Aminocaproic Acid	可配	
氨甲苯酸　Aminomethylbenzoic Acid	可配	
氨甲环酸　Tranexamic Acid	可配	
氨乙异硫脲　Antiradon	**忌配**	
B 胞磷胆碱　Citicoline	可配	
贝美格　Bemegride	可配	
倍他司汀（盐酸盐）　Betahistine（Hydrochloride）	可配	
苯巴比妥钠　Phenobarbital Sodium	**忌配**	
苯妥英钠　Phenytoin Sodium	可配	
苯唑西林钠　Oxacillin Sodium	**忌配**	
玻璃酸酶　Hyaluronidase	可配	
博来霉素　Bleomycin	可配	
C 长春新碱（硫酸盐）　Vincristine（Sulfate）	**忌配**	
穿琥宁　Chuan Hu Ning	**忌配**	
促皮质素　Corticotrophin	可配	
D 地塞米松（磷酸盐）　Dexamethasone（Phosphate）	**忌配**	
地西泮®　Diazepam	可配	

吉他霉素（酒石酸盐）加入以下药品（续）	配伍结果	备 注
碘解磷定 Pyraloxime Iodide	忌配	
东莨菪碱（氢溴酸盐） Scopolamine（Hydrobromide）	可配	
毒毛旋花子苷 K Strophanthin K	可配	
对氨基水杨酸钠 Sodium Aminosalicylate	忌配	
多巴胺（盐酸盐） Dopamine（Hydrochloride）	可配	
多巴酚丁胺（盐酸盐） Dobutamine（Hydrochloride）	可配	
多柔比星（盐酸盐） Doxorubicin（Hydrochloride）	忌配	
多粘菌素 B（硫酸盐） Polymyxin B（Sulfate）	可配	
E 莪术油葡萄糖 E Zhu You Pu Tao Tang	★	
二甲弗林 Dimefline	可配	
二氢麦角碱（甲磺酸盐） Dihydroergotamine（Mesylate）	可配	
F 放线菌素 D Dactinomycin D	可配	
酚磺乙胺 Etamsylate	可配	
酚妥拉明（甲磺酸盐） Phentolamine（Mesylate）	可配	
呋塞米 Furosemide	忌配	
氟尿嘧啶 Fluorouracil	忌配	
氟哌啶醇（乳酸盐） Haloperidol（Lactate）	可配	
复方氨基酸 Amino Acid Compound	可配	
G 甘露醇 Mannitol	可配	
肝素钠 Heparin Sodium	忌配	
高三尖杉酯碱 Homoharringtonine	可配	
谷氨酸钙（5%） Calcium Glutamate（5%）	可配	
谷氨酸钾（31.5%） Potassium Glutamate（31.5%）	忌配	
谷氨酸钠（28.75%） Sodium Glutamate（28.75%）	可配	
H 红霉素（乳糖酸盐） Erythromycin（Lactobionate）	可配	
环磷酰胺 Cyclophosphamide	可配	
磺胺嘧啶钠 Sulfadiazine Sodium	可配	
J 肌苷 Inosine	忌配	
甲氨蝶呤 Methotrexate	可配	
甲氯芬酯（盐酸盐） Meclofenoxate（Hydrochloride）	可配	
甲泼尼龙琥珀酸钠 Methylprednisolone Sodium Succinate	可配	
甲硝唑 Metronidazole	可配	
甲氧明（盐酸盐） Methoxamine（Hydrochloride）	可配	
间羟胺（重酒石酸盐） Metaraminol（Bitartrate）	可配	
精氨酸（25%，盐酸盐） Arginine（25%，Hydrochloride）	可配	
K 卡铂 Carboplatin	可配	
卡络柳钠 Carbazochrome Salicylate	忌配	
L 雷尼替丁（盐酸盐） Ranitidine（Hydrochloride）	忌配	
利巴韦林 Ribavirin	可配	
利多卡因（盐酸盐） Lidocaine（Hydrochloride）	可配	

吉他霉素（酒石酸盐）加入以下药品（续）	配伍结果	备　注
利舍平　Reserpine	可配	
两性霉素 B　Amphotericin B	可配	
林格液　Sodium Chloride Compound	可配	
林可霉素（盐酸盐）　Lincomycin（Hydrochloride）	可配	
硫酸镁（10%，25%）　Magnesium Sulfate（10%，25%）	可配	
氯丙嗪（盐酸盐）　Chlorpromazine（Hydrochloride）	可配	
氯化钙（3%，5%）　Calcium Chloride（3%，5%）	可配	
氯化琥珀胆碱　Suxamethonium Chloride	可配	
氯化钾（10%）　Potassium Chloride（10%）	可配	
氯化钠（0.9%）　Sodium Chloride（0.9%）	可配	
氯化筒箭毒碱　Tubocurarine Chloride	可配	
氯霉素　Chloramphenicol	可配	
氯霉素琥珀酸酯钠　Chloramphenicol Succinate Sodium	**忌配**	
氯唑西林钠　Cloxacillin Sodium	**忌配**	
洛贝林（盐酸盐）　Lobeline（Hydrochloride）	可配	
M 吗啡（盐酸盐）　Morphine（Hydrochloride）	可配	
麦角新碱（马来酸盐）　Ergometrine（Maleate）	可配	
毛花苷丙　Lanatoside C	可配	
美芬丁胺（硫酸盐）　Mephentermine（Sulfate）	可配	
美西律　Mexiletine	可配	
门冬氨酸钾镁　Potassium Magnesium Aspartate	可配	
门冬酰胺酶　Asparaginase	可配	
N 脑垂体后叶素®　Pituitrin	可配	
脑蛋白水解物　Cerebrolysin	可配	
能量合剂　Energy Composite	可配	
尼可刹米　Nikethamide	可配	
粘菌素（硫酸盐）　Colymycin（Sulfate）	可配	
尿激酶　Urokinase	**忌配**	
P 哌甲酯　Methylphenidate	可配	
哌替啶（盐酸盐）　Pethidine（Hydrochloride）	可配	
葡萄糖（5%，10%）　Glucose（5%，10%）	可配	
葡萄糖氯化钠　Glucose and Sodium Chloride	可配	
葡萄糖酸钙（10%）　Calcium Gluconate（10%）	可配	
普鲁卡因（盐酸盐）　Procaine（Hydrochloride）	可配	
普鲁卡因胺（盐酸盐）　Procainamide（Hydrochloride）	可配	
普萘洛尔　Propranolol	可配	
Q 青霉素钾@　Benzylpenicillin Potassium	**忌配**	
青霉素钠@　Benzylpenicillin Sodium	**忌配**	
氢化可的松　Hydrocortisone	可配	
氢化可的松琥珀酸钠　Hydrocortisone Sodium Succinate	**忌配**	

吉他霉素（酒石酸盐）加入以下药品（续）	配伍结果	备 注
庆大霉素（硫酸盐）@ Gentamycin（Sulfate）	可配	
去甲肾上腺素（重酒石酸盐） Norepinephrine（Bitartrate）	可配	
去氧肾上腺素（盐酸盐） Phenylephrine（Hydrochloride）	可配	
去乙酰毛花苷 Deslanoside	可配	
R 乳酸钠（11.2%） Sodium Lactate（11.2%）	可配	
S 塞替派 Thiotepa	可配	
三磷腺苷 Adenosine Triphosphate	可配	
山莨菪碱（氢溴酸盐） Anisodamine（Hydrobromide）	可配	
山莨菪碱（盐酸盐） Anisodamine（Hydrochloride）	可配	
山梨醇 Sorbitol	可配	
肾上腺素（盐酸盐） Adrenaline（Hydrochloride）	可配	
双黄连 Shuang Huang Lian	**忌配**	
顺铂 Cisplatin	可配	
丝裂霉素 Mitomycin	**忌配**	
四环素（盐酸盐） Tetracycline（Hydrochloride）	可配	
羧苄西林钠 Carbenicillin Sodium	**忌配**	
缩宫素 Oxytocin	可配	
T 碳酸氢钠（5%） Sodium Bicarbonate（5%）	可配	
头孢呋辛钠 Cefuroxime Sodium	可配	
头孢拉定 Cefradine	**忌配**	
头孢美唑钠 Cefmetazole Sodium	**忌配**	
头孢哌酮钠 Cefoperazone Sodium	**忌配**	
头孢噻肟钠 Cefotaxime Sodium	**忌配**	
头孢他啶 Ceftazidime	**忌配**	
头孢唑林钠 Cefazolin Sodium	**忌配**	
托西溴苄铵 Bretylium Tosilate	可配	
妥布霉素（硫酸盐）@ Tobramycin（Sulfate）	可配	
妥拉唑林（盐酸盐） Tolazoline（Hydrochloride）	可配	
W 万古霉素（盐酸盐） Vancomycin（Hydrochloride）	可配	
维拉帕米 Verapamil	可配	
维生素 B_6 Vitamin B_6	可配	
维生素 C Vitamin C	可配	
维生素 K_1 Vitamin K_1	可配	
戊巴比妥钠 Pentobarbital Sodium	可配	
X 西咪替丁（盐酸盐） Cimetidine（Hydrochloride）	可配	
细胞色素 C Cytochrome C	可配	
硝普钠 Sodium Nitroprusside	**忌配**	
血管紧张素胺 Angiotensinamide	可配	
Y 伊达比星（盐酸盐） Idarubicin（Hydrochloride）	可配	
依他尼酸钠 Sodium Etacrynate	**忌配**	

吉他霉素（酒石酸盐）加入以下药品（续）	配伍结果	备 注
依他酸钙钠 Calcium Disodium Edetate	可配	
胰岛素（正规）® Insulin（Regular）	可配	
异丙嗪（盐酸盐） Promethazine（Hydrochloride）	可配	
异丙肾上腺素（盐酸盐） Isoprenaline（Hydrochloride）	可配	
异戊巴比妥钠 Amobarbital Sodium	**忌配**	
异烟肼 Isoniazid	可配	
罂粟碱（盐酸盐） Papaverine（Hydrochloride）	可配	
右旋糖酐 40（含盐） Dextran 40（Sodium Chloride）	可配	
鱼精蛋白（硫酸盐） Protamine（Sulfate）	**忌配**	
Z 左旋多巴 Levodopa	可配	

竹桃霉素

Oleandomycin

制剂规格与 pH 值 注射液：每支 0.2g。pH（5%）：3.0～4.0。

药理作用及应用 与红霉素同，抗菌活力较低。与红霉素有不完全的交叉耐药性，有时可对耐红霉素的菌株有效。

用法用量 肌注：每次 0.2g，一日 4 次；静滴：每次 0.4g，一日 2 次。

不良反应、禁忌/慎用证、药物相互作用、注意事项 同红霉素。

配伍表

竹桃霉素加入以下药品	配伍结果	备 注
P 葡萄糖（5%，10%） Glucose（5%，10%）	可配	
普鲁卡因（盐酸盐） Procaine（Hydrochloride）	可配	
Q 其他注射液 Other Injections	**忌配**	

第四节 四环素类抗生素

四环素

Tetracycline

制剂规格与 pH 值 盐酸盐粉针剂：每支 0.125g，0.25g，0.5g。pH（50mg/mL）：2.0。

药理作用及应用 为广谱抑菌剂，高浓度时具杀菌作用。除了常见的 G^+ 菌、G^- 菌及厌氧菌外，多数立克次体属、支原体属、衣原体属、非典型分枝杆菌属、螺旋体对本品敏感。主要用于立克次体病、布氏杆菌病、淋巴肉芽肿、支原体肺炎、衣原体病、螺旋体病，也可用于敏感的 G^+ 球菌或 G^- 杆菌所引起的轻症感染。

用法用量 静滴：每次 0.5g，一日 2～3 次。

适宜溶剂 静滴：500～1 000mg 溶于 0.9%氯化钠注射液或灭菌注射用水 2～4mL，稀释于 5%葡萄糖或葡萄糖氯化钠注射液 500～1 000mL。

给药速度 静滴：2～4h。

稳定性 稀释液在 12h 内稳定，室温下宜在 24h 内用毕。

不良反应 可致胃肠道症状、肝肾毒性、二重感染、过敏反应，偶可引起溶血性贫血、血小板减少、中性粒细胞减少和嗜酸粒细胞减少等血液系统症状；致恒齿黄染、牙釉质发育不良和骨生长抑制。

禁忌/慎用证 对四环素类药物过敏者、孕妇、哺乳期妇女及 8 岁以下儿童禁用。

药物相互作用 与其他具有肝毒性的药物（如抗肿瘤化疗药物）合用时可加重肝损害；与全麻药甲氧氟烷合用时加剧肾毒性。

注意事项 本品可抑制血浆凝血酶原的活性，所以接受抗凝治疗的患者需要调整抗凝药的剂量。长期用药应定期随访检查血常规及肝肾功能。

配伍表

四环素（盐酸盐）加入以下药品	配伍结果	备 注
2∶3∶1 注射液　2∶3∶1 Injection	稀释	
A 阿糖胞苷（盐酸盐）　Cytarabine（Hydrochloride）	**忌配**	
阿托品（硫酸盐）　Atropine（Sulfate）	可配	
氨苄西林钠@　Ampicillin Sodium	**忌配**	
氨茶碱　Aminophylline	稀释	
氨基丁三醇（7.28%）　Trometamol（7.28%）	**忌配**	
氨基丁酸　Aminobutyric Acid	可配	
氨基己酸　Aminocaproic Acid	**忌配**	
氨甲苯酸　Aminomethylbenzoic Acid	**忌配**	
B 苯巴比妥钠　Phenobarbital Sodium	**忌配**	
苯海拉明（盐酸盐）　Diphenhydramine（Hydrochloride）	**忌配**	△
博来霉素　Bleomycin	可配	
C 长春新碱（硫酸盐）　Vincristine（Sulfate）	**忌配**	
促皮质素　Corticotrophin	可配	
D 地塞米松（磷酸盐）　Dexamethasone（Phosphate）	稀释	
地西泮®　Diazepam	**忌配**	
丁卡因（盐酸盐）　Tetracaine（Hydrochloride）	**忌配**	
东莨菪碱（氢溴酸盐）　Scopolamine（Hydrobromide）	可配	
毒毛旋花子苷 K　Strophanthin K	可配	
对氨基水杨酸钠 Sodium Aminosalicylate	**忌配**	
多巴胺（盐酸盐）　Dopamine（Hydrochloride）	可配	
多粘菌素 B（硫酸盐）　Polymyxin B（Sulfate）	**忌配**	
E 二甲弗林　Dimefline	可配	
F 放线菌素 D　Dactinomycin D	可配	

四环素（盐酸盐）加入以下药品（续）	配伍结果	备 注
酚磺乙胺 Etamsylate	可配	
酚妥拉明（甲磺酸盐） Phentolamine（Mesylate）	可配	
呋塞米 Furosemide	**忌配**	
氟尿嘧啶 Fluorouracil	**忌配**	
辅酶 A Coenzyme A	**忌配**	
复方氨基酸 Amino Acid Compound	可配	
复方醋酸钠 Sodium Acetate Compound	可配	
G 肝素钠 Heparin Sodium	**忌配**	
谷氨酸钙（5%） Calcium Glutamate（5%）	**忌配**	
谷氨酸钾（31.50%） Potassium Glutamate（31.50%）	稀释	
谷氨酸钠（28.75%） Sodium Glutamate（28.75%）	**忌配**	
H 红霉素（乳糖酸盐） Erythromycin（Lactobionate）	**忌配**	
环磷酰胺 Cyclophosphamide	可配	
磺胺嘧啶钠 Sulfadiazine Sodium	**忌配**	
J 肌醇 Inositol	可配	
肌苷 Inosine	**忌配**	
加兰他敏（氢溴酸盐） Galantamine（Hydrobromide）	可配	
甲基多巴 Methyldopa	**忌配**	
甲氧苄胺嘧啶 Trimethoprim	稀释	
甲氧明（盐酸盐） Methoxamine（Hydrochloride）	可配	
间羟胺（重酒石酸盐） Metaraminol（Bitartrate）	可配	
精氨酸（25%，盐酸盐） Arginine（25%，Hydrochloride）	可配	
K 卡那霉素（硫酸盐） Kanamycin（Sulfate）	稀释	
L 利多卡因（盐酸盐） Lidocaine（Hydrochloride）	可配	
利福霉素钠 Rifamycin Sodium	**忌配**	
利舍平 Reserpine	可配	
链霉素（硫酸盐） Streptomycin（Sulfate）	**忌配**	△
两性霉素 B Amphotericin B	**忌配**	
林格液 Sodium Chloride Compound	可配	
硫喷妥钠 Thiopental Sodium	**忌配**	
硫酸镁（10%，25%） Magnesium Sulfate（10%，25%）	**忌配**	
氯苯那敏 Chlorphenamine	**忌配**	△
氯丙嗪（盐酸盐） Chlorpromazine（Hydrochloride）	**忌配**	
氯化钙（3%，5%） Calcium Chloride（3%，5%）	可配	
氯化琥珀胆碱 Suxamethonium Chloride	**忌配**	
氯化钾（10%） Potassium Chloride（10%）	稀释	
氯化钠（0.9%） Sodium Chloride（0.9%）	可配	
氯霉素 Chloramphenicol	**忌配**	
氯霉素琥珀酸酯钠 Chloramphenicol Succinate Sodium	**忌配**	
罗通定（硫酸盐） Rotundine（Sulfate）	可配	

四环素（盐酸盐）加入以下药品（续）	配伍结果	备 注
洛贝林（盐酸盐） Lobeline（Hydrochloride）	可配	
M 麻黄碱（盐酸盐） Ephedrine（Hydrochloride）	可配	
麦角新碱（马来酸盐） Ergometrine（Maleate）	可配	
美芬丁胺（硫酸盐） Mephentermine（Sulfate）	可配	
N 脑垂体后叶素® Pituitrin	可配	
能量合剂 Energy Composite	**忌配**	
尼可刹米 Nikethamide	可配	
粘菌素（硫酸盐） Colymycin（Sulfate）	**忌配**	
P 哌替啶（盐酸盐） Pethidine（Hydrochloride）	可配	
葡醛内酯 Glucurolactone	**忌配**	
葡萄糖（5%，10%） Glucose（5%，10%）	可配	
葡萄糖氯化钠 Glucose and Sodium Chloride	可配	
葡萄糖酸钙（10%） Calcium Gluconate（10%）	**忌配**	
普鲁卡因（盐酸盐） Procaine（Hydrochloride）	可配	
普鲁卡因胺（盐酸盐） Procainamide（Hydrochloride）	可配	
Q 青霉素钾@ Benzylpenicillin Potassium	**忌配**	
青霉素钠@ Benzylpenicillin Sodium	**忌配**	
氢化可的松 Hydrocortisone	稀释	
氢化可的松琥珀酸钠 Hydrocortisone Sodium Succinate	**忌配**	
氢化麦角碱 Dihydroergotoxine	可配	
庆大霉素（硫酸盐）@ Gentamycin（Sulfate）	可配	
去甲肾上腺素（重酒石酸盐） Norepinephrine（Bitartrate）	可配	
去氧肾上腺素（盐酸盐） Phenylephrine（Hydrochloride）	稀释	
去乙酰毛花苷 Deslanoside	可配	
R 乳酸钠（11.2%） Sodium Lactate（11.2%）	稀释	
S 三磷腺苷 Adenosine Triphosphate	可配	
山莨菪碱（氢溴酸盐） Anisodamine（Hydrobromide）	可配	
山梨醇 Sorbitol	可配	
肾上腺素（盐酸盐） Adrenaline（Hydrochloride）	可配	
司可巴比妥钠 Secobarbital Sodium	**忌配**	
羧苄西林钠 Carbenicillin Sodium	**忌配**	
缩宫素 Oxytocin	可配	
T 碳酸氢钠（5%） Sodium Bicarbonate（5%）	**忌配**	
头孢噻啶 Cefaloridine	**忌配**	
头孢噻吩钠 Cefalothine Sodium	**忌配**	
W 万古霉素（盐酸盐） Vancomycin（Hydrochloride）	可配	
维生素 B_2 Vitamin B_2	**忌配**	
维生素 B_6 Vitamin B_6	可配	
维生素 C Vitamin C	稀释	
维生素 K_1 Vitamin K_1	**忌配**	

四环素（盐酸盐）加入以下药品（续）	配伍结果	备 注
维生素 K₃ Vitamin K₃	可配	
X 西咪替丁（盐酸盐）Cimetidine（Hydrochloride）	稀释	
细胞色素 C Cytochrome C	忌配	
新生霉素 Novobiocin	忌配	
溴化钙（5%）Calcium Bromide（5%）	稀释	
Y 洋地黄毒苷 Digitoxin	忌配	
依他尼酸钠 Sodium Etacrynate	忌配	
异丙嗪（盐酸盐）Promethazine（Hydrochloride）	可配	
异丙肾上腺素（盐酸盐）Isoprenaline（Hydrochloride）	可配	
异戊巴比妥钠 Amobarbital Sodium	忌配	
异烟肼 Isoniazid	忌配	
右旋糖酐 40（含盐）Dextran 40（Sodium Chloride）	可配	

多西环素

（脱氧土霉素）

Doxycycline

制剂规格与 pH 值 注射用盐酸盐：每支 0.1g，0.2g（10mg＝1 万 u）。 pH（10mg/mL）：2.6。

药理作用及应用 作用同盐酸四环素。由于无明显肾脏毒性，可用于有应用四环素适应证而合并肾功能不全的感染患者。

用法用量 静滴：首日 200mg，分 1～2 次给予，以后一日 100～200mg。

适宜溶剂 静滴：0.1～0.2g 溶于注射用水 3～4mL，稀释于 0.9%氯化钠或 5%葡萄糖注射液 250mL。

给药速度 静滴：1～2h。

稳定性 溶后宜立即应用，置于室温下宜在 12h 内用毕。

不良反应 同四环素。

禁忌/慎用证 对四环素类药物过敏者、8 岁以下儿童、孕妇及哺乳期妇女禁用。

药物相互作用 与巴比妥类、苯妥英或卡马西平合用致本品血药浓度降低；与环孢素合用可能增加其浓度；与麦角胺合用，增加麦角中毒的危险。

注意事项 肾功能减退患者可应用本品，不必调整剂量，应用本品时通常亦不引起 BUN 升高。

配伍表

多西环素（盐酸盐）加入以下药品	配伍结果	备 注
A 阿糖胞苷（盐酸盐）Cytarabine（Hydrochloride）	忌配	
C 长春新碱（硫酸盐）Vincristine（Sulfate）	忌配	
D 丁卡因（盐酸盐）Tetracaine（Hydrochloride）	忌配	
F 酚妥拉明（甲磺酸盐）Phentolamine（Mesylate）	稀释	
呋塞米 Furosemide	忌配	

多西环素（盐酸盐）加入以下药品（续）	配伍结果	备 注
复方醋酸钠 Sodium Acetate Compound	可配	
H 红霉素（乳糖酸盐） Erythromycin（Lactobionate）	**忌配**	
J 甲氧苄胺嘧啶 Trimethoprim	稀释	
L 利福霉素钠 Rifamycin Sodium	**忌配**	
林格液 Sodium Chloride Compound	**忌配**	
氯化钠（0.9%） Sodium Chloride（0.9%）	**忌配**	
P 葡萄糖（5%，10%） Glucose（5%，10%）	可配	
葡萄糖氯化钠 Glucose and Sodium Chloride	可配	
Q 青霉素钾@ Benzylpenicillin Potassium	**忌配**	
青霉素钠@ Benzylpenicillin Sodium	**忌配**	
R 乳酸钠（11.2%） Sodium Lactate（11.2%）	**忌配**	
T 碳酸氢钠（5%） Sodium Bicarbonate（5%）	**忌配**	
头孢噻啶 Cefaloridine	**忌配**	
W 维生素 B_2 Vitamin B_2	**忌配**	
Y 依他尼酸钠 Sodium Etacrynate	**忌配**	

替加环素

（替格环素，替吉环素）

Tigecycline

（Tygacil）

制剂规格与 pH 值 冻干块状针剂：每支 50mg。pH（1mg/mL）：3.2～4.2。

药理作用及应用 属四环素类抑菌药。对肠杆菌的活性是四环素的 2～16 倍，通过与细菌核糖体 30 亚基结合，抑制肽链延伸而抗菌。抗菌范围包括：肠杆菌、肺炎克雷伯菌属、变性菌、沙雷菌、铜绿假单胞菌、金葡菌（包括甲氧西林耐药菌株）、粪链球菌、链球菌（不包括肺炎链球菌）、大多数脆弱拟杆菌、产气荚膜杆菌、艰难梭菌、消化链球菌。静滴后，经胆汁与肾脏排泄占 59% 与 33%，约 1/5 由肾以原形排出。主要用于复杂性皮肤与皮下组织感染及复杂性腹腔感染。

用法用量 静滴：成人量首剂 100mg，以后 12h 滴注 50mg，5～14d 1 个疗程。严重肾功能不全者剂量减半。不满 18 岁者不推荐使用，因其安全性与有效性尚未明确。

适宜溶剂 0.9%氯化钠、5%葡萄糖注射液、乳酸钠林格液，用量 50～200mL/次。

给药速度 滴注：30～60min。

稳定性 本品应避光、阴凉除贮存。水溶液配制后随时使用，勿久置。

不良反应 恶心、呕吐较常见（1%～1.3%），60min 内静滴＞300mg 时更为常见。口干、厌食、异味、便秘也可发生；实验室检查可见肌酐及转氨酶上升，血钙、血糖、血钠下降，凝血时间延长、念珠菌感染。

禁忌/慎用证 对本品过敏者禁用，对四环素类过敏者慎用，未成年人不推荐使用。孕妇及哺乳期妇女慎用。

药物相互作用 本品使华法林血药浓度上升、抗凝增强；使避孕药代谢灭活所需的肝肠循环减弱而致避孕失败。

注意事项 ①用本品前须做皮肤过敏试验，防止药物过敏。②小儿用药有牙齿变色风险，应慎用。③本品可进入乳汁，使乳儿牙齿发育异常。④用药前后应先做感染部位的病原菌培养，确定有无用药适应证。

配伍表

替加环素加入以下药品	配伍结果	备注
D 多巴胺（盐酸盐） Dopamine Hydrochloride	稀释	Y_1
多巴酚丁胺（盐酸盐） Dobutamine Hydrochloride	稀释	Y_1
J 甲泼尼龙 Methylprednisolone Sodium Succinate	**忌配**	
L 利多卡因（盐酸盐） Lidocaine Hydrochloride	稀释	Y_1
两性霉素 B Amphotericin B	**忌配**	
氯丙嗪（盐酸盐） Chlorpromazine Hydrochloride	**忌配**	
氯化钾（10%） Potassium Chloride（10%）	稀释	Y_1
氯化钠（0.9%） Sodium Chloride（0.9%）	可配	
P 葡萄糖（5%，10%） Glucose（5%，10%）	可配	

第五节 酰胺醇类抗生素

氯霉素

Chloramphenicol

制剂规格与 pH 值 注射液：1mL：0.125g；2mL：0.25g。pH（125mg/mL）：5.5。

药理作用及应用 在体外具广谱抗微生物作用，包括需氧 G⁻ 菌及 G⁺ 菌、厌氧菌、立克次体属、螺旋体和衣原体属。临床主要用于伤寒、副伤寒和其他沙门菌、脆弱拟杆菌感染。与氨苄西林合用于流感嗜血杆菌性脑膜炎。由脑膜炎球菌或肺炎链球菌引起的脑膜炎，在患者不宜用青霉素时，也可用本品。

用法用量 静滴：成人一日量为 1～2g，分 2 次给予。以输液稀释，1 支氯霉素（250mg）至少用稀释液 100mL。

适宜溶剂 静滴：0.5～1.5g 溶于注射用水或 0.9%氯化钠注射液 4～8mL，稀释于 5%葡萄糖或葡萄糖氯化钠注射液 250～750mL。

给药速度 静滴：1～2h。

稳定性 配制好的注射液在室温下 30d 内保持稳定。注射液颜色的轻微变化，不表明有药效丢失，但混浊的注射液不能使用。PVC 输液袋、导管、注射器等对本品没有吸附作用。

不良反应 最严重的不良反应为对造血系统的毒性反应。长期应用可致二重感染和维生素 K 缺乏，故宜补充维生素 K。

禁忌/慎用证　对氯霉素或甲砜霉素有过敏史、肝功能障碍、精神病患者，以及孕妇、哺乳期妇女、新生儿患者禁用。对患有肝损伤史者或肝肾同时有损伤者应避免应用本品。老年人慎用。

药物相互作用　本品可拮抗维生素 B_{12} 的造血作用；林可霉素和本品合用可发生拮抗作用；与环孢素合用增加环孢素血浆浓度；与格列本脲同用增加格列本脲效果；与苯妥因合用增加苯妥因血浆浓度增加毒性；与华法林同用增加华法林抗血凝作用。

注意事项　稀释时宜用干燥的注射器抽取，边稀释边振摇，以防析出结晶。一般不宜肌注，以免导致吸收不良或坐骨神经麻痹，氯霉素琥珀酸酯钠则可肌注。对肝功能不全者，可诱发对血液系统的毒性反应。长期使用应定期监测血象，必要时实行骨髓监测。

配伍表

氯霉素加入以下药品	配伍结果	备　注
2：3：1 注射液　2：3：1 Injection	可配	
A 阿糖胞苷（盐酸盐）Cytarabine（Hydrochloride）	**忌配**	
阿托品（硫酸盐）Atropine（Sulfate）	可配	
氨苄西林钠@ Ampicillin Sodium	**忌配**	
氨茶碱 Aminophylline	**忌配**	
氨基丁三醇（7.28%）Trometamol（7.28%）	可配	
氨基丁酸 Aminobutyric Acid	稀释	
氨基己酸 Aminocaproic Acid	稀释	
氨甲苯酸 Aminomethylbenzoic Acid	稀释	
B 苯巴比妥钠 Phenobarbital Sodium	**忌配**	
苯海拉明（盐酸盐）Diphenhydramine（Hydrochloride）	可配	
博来霉素 Bleomycin	可配	
C 长春新碱（硫酸盐）Vincristine（Sulfate）	**忌配**	
促皮质素 Corticotrophin	可配	
D 地塞米松（磷酸盐）Dexamethasone（Phosphate）	稀释	
地西泮® Diazepam	**忌配**	
丁卡因（盐酸盐）Tetracaine（Hydrochloride）	**忌配**	
东莨菪碱（氢溴酸盐）Scopolamine（Hydrobromide）	可配	
毒毛旋花子苷 K Strophanthin K	可配	
对氨基水杨酸钠 Sodium Aminosalicylate	可配	
多巴胺（盐酸盐）Dopamine（Hydrochloride）	稀释	
多粘菌素 B（硫酸盐）Polymyxin B（Sulfate）	**忌配**	
E 二甲弗林 Dimefline	可配	
F 放线菌素 D Dactinomycin D	**忌配**	
酚磺乙胺 Etamsylate	稀释	
酚妥拉明（甲磺酸盐）Phentolamine（Mesylate）	**忌配**	
呋塞米 Furosemide	**忌配**	
氟尿嘧啶 Fluorouracil	**忌配**	
辅酶 A Coenzyme A	稀释	
复方醋酸钠 Sodium Acetate Compound	可配	

氯霉素加入以下药品（续）	配伍结果	备　注
G 肝素钠 Heparin Sodium	**忌配**	
谷氨酸钙（5%） Calcium Glutamate（5%）	可配	
谷氨酸钾（31.50%） Potassium Glutamate（31.50%）	稀释	
谷氨酸钠（28.75%） Sodium Glutamate（28.75%）	稀释	
H 红霉素（乳糖酸盐） Erythromycin（Lactobionate）	**忌配**	
环磷酰胺 Cyclophosphamide	可配	
磺胺嘧啶钠 Sulfadiazine Sodium	稀释	
磺胺异噁唑（二醇胺盐） Sulfafurazole（Diolamine）	**忌配**	
J 肌醇 Inositol	可配	
肌苷 Inosine	**忌配**	
加兰他敏（氢溴酸盐） Galantamine（Hydrobromide）	可配	
甲氧苄胺嘧啶 Trimethoprim	稀释	
甲氧明（盐酸盐） Methoxamine（Hydrochloride）	可配	
间羟胺（重酒石酸盐） Metaraminol（Bitartrate）	稀释	
精氨酸（25%，盐酸盐） Arginine（25%，Hydrochloride）	稀释	
K 卡那霉素（硫酸盐） Kanamycin（Sulfate）	稀释	
L 利多卡因（盐酸盐） Lidocaine（Hydrochloride）	可配	
利福霉素钠 Rifamycin Sodium	**忌配**	
利舍平 Reserpine	可配	
链霉素（硫酸盐） Streptomycin（Sulfate）	可配	
两性霉素 B Amphotericin B	**忌配**	
林格液 Sodium Chloride Compound	可配	
硫喷妥钠 Thiopental Sodium	稀释	
硫酸镁（10%，25%） Magnesium Sulfate（10%，25%）	稀释	
氯苯那敏 Chlorphenamine	可配	
氯丙嗪（盐酸盐） Chlorpromazine（Hydrochloride）	可配	
氯化钙（3%，5%） Calcium Chloride（3%，5%）	稀释	
氯化钾（10%） Potassium Chloride（10%）	稀释	
氯化钠（0.9%） Sodium Chloride（0.9%）	可配	
罗通定（硫酸盐） Rotundine（Sulfate）	**忌配**	
洛贝林（盐酸盐） Lobeline（Hydrochloride）	稀释	
M 麦角新碱（马来酸盐） Ergometrine（Maleate）	稀释	
美芬丁胺（硫酸盐） Mephentermine（Sulfate）	可配	
N 脑垂体后叶素® Pituitrin	稀释	
能量合剂 Energy Composite	**忌配**	
尼可刹米 Nikethamide	稀释	
粘菌素（硫酸盐） Colymycin（Sulfate）	稀释	
P 哌替啶（盐酸盐） Pethidine（Hydrochloride）	可配	
葡醛内酯 Glucurolactone	可配	
葡萄糖（5%，10%） Glucose（5%，10%）	可配	

氯霉素加入以下药品（续）	配伍结果	备注
葡萄糖氯化钠 Glucose and Sodium Chloride	可配	
葡萄糖酸钙（10%） Calcium Gluconate（10%）	稀释	
普鲁卡因（盐酸盐） Procaine（Hydrochloride）	可配	
普鲁卡因胺（盐酸盐） Procainamide（Hydrochloride）	可配	
Q 青霉素钾@ Benzylpenicillin Potassium	**忌配**	
青霉素钠@ Benzylpenicillin Sodium	**忌配**	
氢化可的松 Hydrocortisone	稀释	
氢化可的松琥珀酸钠 Hydrocortisone Sodium Succinate	**忌配**	
氢化麦角碱 Dihydroergotoxine	可配	
庆大霉素（硫酸盐）@ Gentamycin（Sulfate）	**忌配**	
去甲肾上腺素（重酒石酸盐）Norepinephrine（Bitartrate）	稀释	
去氧肾上腺素（盐酸盐） Phenylephrine（Hydrochloride）	稀释	
去乙酰毛花苷 Deslanoside	可配	
R 乳酸钠（11.2%） Sodium Lactate（11.2%）	稀释	
S 三磷腺苷 Adenosine Triphosphate	可配	
山莨菪碱（氢溴酸盐） Anisodamine（Hydrobromide）	稀释	
山梨醇 Sorbitol	可配	
肾上腺素（盐酸盐） Adrenaline（Hydrochloride）	可配	
四环素（盐酸盐） Tetracycline（Hydrochloride）	**忌配**	
羧苄西林钠 Carbenicillin Sodium	**忌配**	
缩宫素 Oxytocin	可配	
T 碳酸氢钠（5%） Sodium Bicarbonate（5%）	稀释	
头孢噻啶 Cefaloridine	**忌配**	
头孢噻吩钠 Cefalothine Sodium	**忌配**	
W 万古霉素（盐酸盐） Vancomycin（Hydrochloride）	稀释	
维生素 B$_2$ Vitamin B$_2$	可配	
维生素 B$_6$ Vitamin B$_6$	可配	
维生素 C Vitamin C	**忌配**	
维生素 K$_3$ Vitamin K$_3$	稀释	
X 细胞色素 C Cytochrome C	稀释	
新生霉素 Novobiocin	**忌配**	
溴化钙（5%） Calcium Bromide（5%）	可配	
Y 洋地黄毒苷 Digitoxin	**忌配**	
叶酸 Folic Acid	**忌配**	
依他尼酸钠 Sodium Etacrynate	**忌配**	
异丙嗪（盐酸盐） Promethazine（Hydrochloride）	可配	
异丙肾上腺素（盐酸盐） Isoprenaline（Hydrochloride）	可配	
异戊巴比妥钠 Amobarbital Sodium	可配	
异烟肼 Isoniazid	可配	
右旋糖酐 40（含盐） Dextran 40（Sodium Chloride）	可配	

氯霉素琥珀酸酯钠
Chloramphenicol Succinate Sodium

制剂规格与 pH 值 粉针剂：每支 0.125g，0.25g，0.5g。pH（0.2g/mL）：6.5～8.5。

药理作用及应用 本品为氯霉素的琥珀酸酯，在体外无抗菌作用，静注后在肝脏水解游离出氯霉素而发挥抗菌作用，但其水解率极不稳定，故其血药浓度差异很大。应用同氯霉素。

用法用量 肌注、静注或静滴：成人每次 0.5～1g（按氯霉素计算），一日 2 次。

适宜溶剂 肌注：用灭菌注射用水溶解成 25%溶液，深部肌注；静注：0.5～1.0g 以 10～20mL 的注射用水溶解后缓慢推注（约 3min）；静滴：一次剂量加 2～3mL 灭菌注射用水溶解后，加入 5%或 10%葡萄糖 200mL 稀释。

给药速度 静滴：0.5～1h。

不良反应、禁忌/慎用证、药物相互作用、注意事项 同氯霉素。

配伍表

氯霉素琥珀酸酯钠加入以下药品	配伍结果	备　注
2∶3∶1 注射液　2∶3∶1 Injection	可配	
A 氨苄西林钠@ Ampicillin Sodium	**忌配**	
氨茶碱 Aminophylline	可配	
B 苯巴比妥钠 Phenobarbital Sodium	**忌配**	
D 丁卡因（盐酸盐）Tetracaine（Hydrochloride）	**忌配**	
毒毛旋花子苷 K Strophanthin K	可配	
多巴胺（盐酸盐）Dopamine（Hydrochloride）	可配	
多粘菌素 B（硫酸盐）Polymyxin B（Sulfate）	**忌配**	
E 二甲弗林 Dimefline	**忌配**	
F 复方醋酸钠 Sodium Acetate Compound	可配	
G 肝素钠 Heparin Sodium	可配	
H 红霉素（乳糖酸盐）Erythromycin（Lactobionate）	**忌配**	
磺胺嘧啶钠 Sulfadiazine Sodium	**忌配**	
磺胺异噁唑（二醇胺盐）Sulfafurazole（Diolamine）	**忌配**	
J 甲基多巴 Methyldopa	可配	
间羟胺（重酒石酸盐）Metaraminol（Bitartrate）	可配	
K 卡那霉素（硫酸盐）Kanamycin（Sulfate）	可配	
L 利多卡因（盐酸盐）Lidocaine（Hydrochloride）	**忌配**	
利舍平 Reserpine	**忌配**	
两性霉素 B Amphotericin B	**忌配**	
林格液 Sodium Chloride Compound	可配	
硫喷妥钠 Thiopental Sodium	可配	
硫酸镁（10%，25%）Magnesium Sulfate（10%，25%）	可配	
氯丙嗪（盐酸盐）Chlorpromazine（Hydrochloride）	**忌配**	
氯化钙（3%，5%）Calcium Chloride（3%，5%）	可配	
氯化钾（10%）Potassium Chloride（10%）	可配	

氯霉素琥珀酸酯钠加入以下药品（续）	配伍结果	备注
氯化钠（0.9%） Sodium Chloride（0.9%）	可配	
洛贝林（盐酸盐） Lobeline（Hydrochloride）	**忌配**	
M 麻黄碱（盐酸盐） Ephedrine（Hydrochloride）	可配	
美芬丁胺（硫酸盐） Mephentermine（Sulfate）	**忌配**	
N 脑垂体后叶素® Pituitrin	**忌配**	
粘菌素（硫酸盐） Colymycin（Sulfate）	可配	
P 哌替啶（盐酸盐） Pethidine（Hydrochloride）	**忌配**	
葡萄糖（5%，10%） Glucose（5%，10%）	可配	
葡萄糖氯化钠 Glucose and Sodium Chloride	可配	
葡萄糖酸钙（10%） Calcium Gluconate（10%）	可配	
普鲁卡因（盐酸盐） Procaine（Hydrochloride）	**忌配**	
Q 青霉素钾® Benzylpenicillin Potassium	**忌配**	
青霉素钠® Benzylpenicillin Sodium	**忌配**	
氢化可的松 Hydrocortisone	可配	
氢化可的松琥珀酸钠 Hydrocortisone Sodium Succinate	可配	
庆大霉素（硫酸盐）® Gentamycin（Sulfate）	**忌配**	
去甲肾上腺素（重酒石酸盐） Norepinephrine（Bitartrate）	可配	
去氧肾上腺素（盐酸盐） Phenylephrine（Hydrochloride）	可配	
S 四环素（盐酸盐） Tetracycline（Hydrochloride）	**忌配**	
羧苄西林钠 Carbenicillin Sodium	**忌配**	
缩宫素 Oxytocin	可配	
T 碳酸氢钠（5%） Sodium Bicarbonate（5%）	可配	
头孢噻啶 Cefaloridine	**忌配**	
头孢噻吩钠 Cefalothine Sodium	**忌配**	
W 万古霉素（盐酸盐） Vancomycin（Hydrochloride）	**忌配**	
维生素 B_2 Vitamin B_2	可配	
维生素 B_6 Vitamin B_6	**忌配**	
维生素 C Vitamin C	**忌配**	
维生素 K_1 Vitamin K_1	稀释	
X 新生霉素 Novobiocin	**忌配**	
Y 烟酰胺 Nicotinamide	稀释	
依他尼酸钠 Sodium Etacrynate	**忌配**	
异丙嗪（盐酸盐） Promethazine（Hydrochloride）	**忌配**	

新生霉素钠

（硫霉素钠，甲砜氯霉素钠）

Novobiocin Sodium

制剂规格与 pH 值　注射液：每支 0.25g，0.5g。pH（2.5%）：7.9～8.5。

药理作用及应用　抗菌谱与青霉素相似，主要用于耐药性金葡菌引起的感染，如肺炎、败血症等，对严重感染疗效较差。易引起细菌耐药性，故宜和其他抗菌药物配伍应用。

用法用量　静注或静滴：每次 500～1 000mg，一日 2 次。

适宜溶剂　静注：溶于注射用水 5mL，稀释于 0.9%氯化钠注射液 20～40mL；静滴：溶于注射用水 5mL，稀释于 0.9%氯化钠注射液 500～1 000mL。不宜使用葡萄糖注射液溶解。

给药速度　静注：5～10min；静滴：2～3h。

稳定性　滴注溶液宜临时配制。

不良反应　常见的有腹痛、腹泻、胃灼热、恶心、呕吐、畏食、便秘等。

禁忌/慎用证　妊娠期尤其是妊娠末期妇女及新生儿尽量避免应用。肾功能不全者慎用。

药物相互作用　丙磺舒可使本品排泄减慢，血药浓度增高。

注意事项　在治疗过程中应定期监测血象，长期治疗者尚需监测网织红细胞计数，以及时发现血液系统不良反应的发生。如白细胞计数有下降倾向时，应立即停药。

配伍表

新生霉素钠加入以下药品	配伍结果	备　注
A 阿糖胞苷（盐酸盐）Cytarabine（Hydrochloride）	**忌配**	
氨茶碱 Aminophylline	可配	
C 长春新碱（硫酸盐）Vincristine（Sulfate）	**忌配**	
促皮质素 Corticotrophin	**忌配**	
D 丁卡因（盐酸盐）Tetracaine（Hydrochloride）	**忌配**	
多巴胺（盐酸盐）Dopamine（Hydrochloride）	稀释	
F 酚妥拉明（甲磺酸盐）Phentolamine（Mesylate）	稀释	
呋塞米 Furosemide	**忌配**	
G 肝素钠 Heparin Sodium	**忌配**	
谷氨酸钙（5%）Calcium Glutamate（5%）	**忌配**	
H 红霉素（乳糖酸盐）Erythromycin（Lactobionate）	**忌配**	
磺胺嘧啶钠 Sulfadiazine Sodium	可配	
磺胺异噁唑（二醇胺盐）Sulfafurazole（Diolamine）	可配	
J 甲氧苄胺嘧啶 Trimethoprim	**忌配**	
K 卡那霉素（硫酸盐）Kanamycin（Sulfate）	**忌配**	
克林霉素（磷酸盐）Clindamycin（Phosphate）	**忌配**	
L 利多卡因（盐酸盐）Lidocaine（Hydrochloride）	可配	
利福霉素钠 Rifamycin Sodium	稀释	
链霉素（硫酸盐）Streptomycin（Sulfate）	**忌配**	
两性霉素 B Amphotericin B	**忌配**	
林格液 Sodium Chloride Compound	**忌配**	
硫酸镁（10%，25%）Magnesium Sulfate（10%，25%）	**忌配**	
氯化琥珀胆碱 Suxamethonium Chloride	**忌配**	
氯化钾（10%）Potassium Chloride（10%）	可配	
氯化钠（0.9%）Sodium Chloride（0.9%）	可配	
氯霉素 Chloramphenicol	**忌配**	
氯霉素琥珀酸酯钠 Chloramphenicol Succinate Sodium	**忌配**	

新生霉素钠加入以下药品（续）	配伍结果	备注
M 吗啡（盐酸盐）Morphine（Hydrochloride）	忌配	
P 哌替啶（盐酸盐）Pethidine（Hydrochloride）	忌配	
葡萄糖（5%，10%）Glucose（5%，10%）	忌配	
葡萄糖氯化钠 Glucose and Sodium Chloride	忌配	
葡萄糖酸钙（10%）Calcium Gluconate（10%）	忌配	
普鲁卡因（盐酸盐）Procaine（Hydrochloride）	忌配	
Q 青霉素钾[@] Benzylpenicillin Potassium	可配	
氢化可的松 Hydrocortisone	忌配	
氢化可的松琥珀酸钠 Hydrocortisone Sodium Succinate	忌配	
去甲肾上腺素（重酒石酸盐）Norepinephrine（Bitartrate）	忌配	
R 乳酸钠（11.2%）Sodium Lactate（11.2%）	忌配	
S 肾上腺素（盐酸盐）Adrenaline（Hydrochloride）	忌配	
四环素（盐酸盐）Tetracycline（Hydrochloride）	忌配	
T 头孢噻啶 Cefaloridine	忌配	
W 万古霉素（盐酸盐）Vancomycin（Hydrochloride）	忌配	
Y 依他尼酸钠 Sodium Etacrynate	忌配	
胰岛素（正规）® Insulin（Regular）	忌配	
右旋糖酐 40（含盐）Dextran 40（Sodium Chloride）	忌配	

第六节　林可酰胺类抗生素

林可霉素

（洁霉素）

Lincomycin

制剂规格与 pH 值　盐酸盐注射液：2mL：0.6g。pH（100mg/mL）：3.0～5.5。

药理作用及应用　对大多数 G⁺菌和某些厌氧的 G⁻菌有抗菌作用。对 G⁺菌的抗菌作用类似红霉素。主要用于葡萄球菌、链球菌、肺炎链球菌引起的呼吸道、骨髓炎、关节和软组织及胆道等部位感染。厌氧菌感染也可应用。

用法用量　肌注：成人一般为 8～12h 0.6g；静滴：成人每次 0.6g，8h 或 12h 1 次。

适宜溶剂　肌注：直接吸取药液或 0.6g 溶于注射用水或 0.9%氯化钠注射液 2～4mL；静滴：0.6～1g 溶于 5%葡萄糖或葡萄糖氯化钠注射液 100～200mL。

给药速度　静滴：1～2h。

不良反应　常见胃肠道反应。

禁忌/慎用证　对林可霉素和克林霉素有过敏史、深部真菌感染者及新生儿禁用。肠道疾病或有既往史、肝功能减退、肾功能严重减退患者慎用。

药物相互作用 忌与新生霉素、卡那霉素配伍。合用阿片类、肌松药可延长呼吸抑制。

注意事项 静脉制剂应缓慢滴注，不可静注。2g 本品至少用 250mL 液体稀释，每小时滴入量不宜超过 100mL。与克林霉素之间可出现交叉耐药性。为防止急性风湿热的发生，用本类药物治疗溶血性链球菌感染时的疗程，至少为 10d。孕妇应仅在确有必要时使用本品。哺乳期妇女用药期间暂停哺乳。

配伍表

林可霉素（盐酸盐）加入以下药品	配伍结果	备 注
2∶3∶1 注射液　2∶3∶1 Injection	可配	
A 阿米卡星（硫酸盐）　Amikacin（Sulfate）	**忌配**	
阿托品（硫酸盐）　Atropine（Sulfate）	可配	
氨苄西林钠@　Ampicillin Sodium	**忌配**	
氨苄西林-舒巴坦钠　Ampicillin-Sulbactam Sodium	可配	
氨茶碱　Aminophylline	**忌配**	
氨基丁三醇（7.28%）　Trometamol（7.28%）	可配	
氨基丁酸　Aminobutyric Acid	可配	
氨基己酸　Aminocaproic Acid	可配	
氨甲苯酸　Aminomethylbenzoic Acid	可配	
氨甲环酸　Tranexamic Acid	可配	
氨乙异硫脲　Antiradon	**忌配**	
B 胞磷胆碱　Citicoline	可配	
贝美格　Bemegride	可配	
倍他司汀（盐酸盐）　Betahistine（Hydrochloride）	可配	
苯巴比妥钠　Phenobarbital Sodium	可配	
苯妥英钠　Phenytoin Sodium	**忌配**	
苯唑西林钠　Oxacillin Sodium	可配	
博来霉素　Bleomycin	可配	
C 穿琥宁　Chuan Hu Ning	★	
促皮质素　Corticotrophin	可配	
醋谷胺　Aceglutamide	可配	
D 大观霉素（盐酸盐）　Spectinomycin（Hydrochloride）	**忌配**	
丹参　Dan Shen	★	
地塞米松（磷酸盐）　Dexamethasone（Phosphate）	可配	
地西泮®　Diazepam	可配	
东莨菪碱（氢溴酸盐）　Scopolamine（Hydrobromide）	可配	
毒毛旋花子苷 K　Strophanthin K	可配	
对氨基水杨酸钠　Sodium Aminosalicylate	可配	
多巴胺（盐酸盐）　Dopamine（Hydrochloride）	可配	
多巴酚丁胺（盐酸盐）　Dobutamine（Hydrochloride）	可配	
多粘菌素 B（硫酸盐）　Polymyxin B（Sulfate）	可配	
多沙普仑（盐酸盐）　Doxapram（Hydrochloride）	可配	

林可霉素（盐酸盐）加入以下药品（续）	配伍结果	备注
E 二甲弗林 Dimefline	可配	
二羟丙茶碱 Diprophylline	可配	
二氢麦角碱（甲磺酸盐） Dihydroergotamine（Mesylate）	可配	
F 放线菌素 D Actinomycin D	可配	
酚磺乙胺 Etamsylate	可配	
酚妥拉明（甲磺酸盐） Phentolamine（Mesylate）	可配	
呋塞米 Furosemide	可配	
氟尿嘧啶 Fluorouracil	可配	
氟哌啶醇（乳酸盐） Haloperidol（Lactate）	可配	
辅酶 A Coenzyme A	可配	
复方氨基酸 Amino Acid Compound	可配	
复合维生素 B Compound Vitamin B	忌配	
G 肝素钠 Heparin Sodium	可配	
高三尖杉酯碱 Homoharringtonine	可配	
更昔洛韦钠 Ganciclovir Sodium	可配	
谷氨酸钙（5%） Calcium Glutamate（5%）	可配	
谷氨酸钾（31.5%） Potassium Glutamate（31.5%）	可配	
谷氨酸钠（28.75%） Sodium Glutamate（28.75%）	可配	
谷胱甘肽 Glutathion	可配	
H 红霉素（乳糖酸盐） Erythromycin（Lactobionate）	忌配	
环磷酰胺 Cyclophosphamide	可配	
环磷腺苷 Adenosine Cyclophosphate	可配	
磺胺嘧啶钠 Sulfadiazine Sodium	忌配	
J 肌醇 Inositol	可配	
吉他霉素（酒石酸盐） Kitasamycin Tartrate	可配	
加替沙星 Gatifloxacin	可配	
甲氯芬酯（盐酸盐） Meclofenoxate（Hydrochloride）	可配	
甲泼尼龙琥珀酸钠 Methylprednisolone Sodium Succinate	可配	
甲硝唑 Metronidazole	可配	
甲氧明（盐酸盐） Methoxamine（Hydrochloride）	可配	
间羟胺（重酒石酸盐） Metaraminol（Bitartrate）	可配	
精氨酸（25%，盐酸盐） Arginine（25%，Hydrochloride）	可配	
K 卡络柳钠 Carbazochrome Salicylate	可配	
L 雷尼替丁（盐酸盐） Ranitidine（Hydrochloride）	可配	
利巴韦林 Ribavirin	可配	
利多卡因（盐酸盐） Lidocaine（Hydrochloride）	可配	
利舍平 Reserpine	可配	
两性霉素 B Amphotericin B	忌配	
林格液 Sodium Chloride Compound	可配	
硫酸镁（10%，25%） Magnesium Sulfate（10%，25%）	可配	

林可霉素（盐酸盐）加入以下药品（续）	配伍结果	备　注
氯化钙（3%，5%）　Calcium Chloride（3%，5%）	可配	
氯化琥珀胆碱　Suxamethonium Chloride	可配	
氯化钾（10%）　Potassium Chloride（10%）	可配	
氯化钠（0.9%）　Sodium Chloride（0.9%）	可配	
氯化筒箭毒碱　Tubocurarine Chloride	可配	
氯霉素　Chloramphenicol	可配	
氯霉素琥珀酸酯钠　Chloramphenicol Succinate Sodium	可配	
氯唑西林钠　Cloxacillin Sodium	**忌配**	
洛贝林（盐酸盐）　Lobeline（Hydrochloride）	可配	
洛美沙星（盐酸盐）　Lomefloxacin（Hydrochloride）	**忌配**	
M 吗啡（盐酸盐）　Morphine（Hydrochloride）	可配	
麦角新碱（马来酸盐）　Ergometrine（Maleate）	可配	
毛花苷丙　Lanatoside C	可配	
美芬丁胺（硫酸盐）　Mephentermine（Sulfate）	可配	
门冬氨酸钾镁　Potassium Magnesium Aspartate	可配	
门冬酰胺酶　Asparaginase	可配	
N 脑垂体后叶素®　Pituitrin	可配	
脑蛋白水解物　Cerebrolysin	可配	
能量合剂　Energy Composite	可配	
尼可刹米　Nikethamide	可配	
粘菌素（硫酸盐）　Colymycin（Sulfate）	可配	
尿激酶　Urokinase	可配	
P 哌甲酯　Methylphenidate	可配	
哌替啶（盐酸盐）　Pethidine（Hydrochloride）	可配	
葡萄糖（5%，10%）　Glucose（5%，10%）	可配	
葡萄糖氯化钠　Glucose and Sodium Chloride	可配	
葡萄糖酸钙（10%）　Calcium Gluconate（10%）	可配	
普鲁卡因（盐酸盐）　Procaine（Hydrochloride）	可配	
普鲁卡因胺（盐酸盐）　Procainamide（Hydrochloride）	可配	
普罗帕酮（盐酸盐）　Propafenone（Hydrochloride）	可配	
普萘洛尔　Propranolol	可配	
Q 青霉素钾®　Benzylpenicillin Potassium	**忌配**	
青霉素钠®　Benzylpenicillin Sodium	**忌配**	
氢化可的松琥珀酸钠　Hydrocortisone Sodium Succinate	可配	
庆大霉素（硫酸盐）®　Gentamycin（Sulfate）	**忌配**	
去甲肾上腺素（重酒石酸盐）　Norepinephrine（Bitartrate）	可配	
去氧肾上腺素（盐酸盐）　Phenylephrine（Hydrochloride）	可配	
去乙酰毛花苷　Deslanoside	可配	
R 乳酸钠（11.2%）　Sodium Lactate（11.2%）	可配	
S 三磷腺苷　Adenosine Triphosphate	可配	

林可霉素（盐酸盐）加入以下药品（续）	配伍结果	备 注
山莨菪碱（氢溴酸盐） Anisodamine（Hydrobromide）	可配	
山莨菪碱（盐酸盐） Anisodamine（Hydrochloride）	可配	
山梨醇 Sorbitol	可配	
肾上腺素（盐酸盐） Adrenaline（Hydrochloride）	可配	
双黄连 Shuang Huang Lian	★	
顺铂 Cisplatin	可配	
四环素（盐酸盐） Tetracycline（Hydrochloride）	可配	
羧苄西林钠 Carbenicillin Sodium	可配	
缩宫素 Oxytocin	可配	
T 碳酸氢钠（5%） Sodium Bicarbonate（5%）	可配	
头孢呋辛钠 Cefuroxime Sodium	可配	
头孢拉定 Cefradine	可配	
头孢美唑钠 Cefmetazole Sodium	可配	
头孢哌酮钠 Cefoperazone Sodium	可配	
头孢他啶 Ceftazidime	可配	
托西溴苄铵 Bretylium Tosilate	可配	
妥布霉素（硫酸盐） Tobramycin（Sulfate）	忌配	
妥拉唑林（盐酸盐）@ Tolazoline（Hydrochloride）	可配	
W 万古霉素（盐酸盐） Vancomycin（Hydrochloride）	可配	
维拉帕米 Verapamil	可配	
维脑路通 Troxerutin	可配	
维生素 B6 Vitamin B6	可配	
维生素 C Vitamin C	可配	
维生素 K1 Vitamin K1	可配	
X 西咪替丁（盐酸盐） Cimetidine（Hydrochloride）	可配	
西索米星（硫酸盐） Sisomycin（Sulfate）	忌配	
细胞色素 C Cytochrome C	可配	
血管紧张素胺 Angiotensinamide	可配	
Y 伊达比星（盐酸盐） Idarubicin（Hydrochloride）	可配	
依地酸钙钠 Calcium Disodium Edetate	可配	
依他尼酸钠 Sodium Etacrynate	可配	
胰岛素（正规）℗ Insulin（Regular）	可配	
异丙嗪（盐酸盐） Promethazine（Hydrochloride）	可配	
异丙肾上腺素（盐酸盐） Isoprenaline（Hydrochloride）	可配	
异帕米星（硫酸盐） Isepamicin（Sulfate）	忌配	
异烟肼 Isoniazid	可配	
罂粟碱（盐酸盐） Papaverine（Hydrochloride）	可配	
右旋糖酐 40（含盐） Dextran 40（Sodium Chloride）	可配	
Z 左旋多巴 Levodopa	可配	

克林霉素
（氯林可霉素，氯洁霉素）
Clindamycin

制剂规格与 pH 值　盐酸盐注射液：2mL : 0.3g；4mL : 0.6g。注射用克林霉素磷酸酯：每支 0.3g，0.6g。pH（10%）：3.5～5.5。

药理作用及应用　抗菌谱与林可霉素相同，抗菌活性较林可霉素强 4～8 倍。主要用于厌氧菌（包括脆弱拟杆菌、产气荚膜杆菌、放线菌等）引起的腹腔和妇科感染（常需与氨基糖苷类联合应用以消除需氧病原菌）。还用于敏感的 G^+ 菌引起的呼吸道、关节和软组织、骨组织、胆道等感染及败血症、心内膜炎等。本品是金葡菌骨髓炎的首选治疗药物。

用法用量　肌注或静滴：常用量，一日 0.6～1.2g，分 2～4 次应用；严重感染，一日 1.2～2.4g，分 2～4 次静滴。肌注的容量 1 次不能超过 600mg，超过此容量应改为静脉给药。静脉给药速度不宜过快，600mg 的本品应加入不少于 100mL 的输液中，至少滴注 30min。1h 内输入的药量不能超过 1 200mg。

适宜溶剂　肌注：直接吸取药液或 0.6g 溶于注射用水或 0.9%氯化钠注射液 2～4mL；静滴：0.6～1.2g 溶于 5%葡萄糖注射液 100～250mL。

给药速度　静滴：1～3h。

稳定性　未开启的注射液在室温下贮存。冷藏会引起结晶，恢复到室温时结晶消失。塑料静滴袋对本品没有吸附作用。

不良反应　常见的有恶心、呕吐、腹痛、腹泻。此外有皮疹、皮肤瘙痒，偶有剥脱性皮炎及呼吸抑制。实验室检查可有肝肾功能异常、一过性中性粒细胞减少等。

禁忌/慎用证　对本药或其他林可霉素类药物过敏者、新生儿禁用。小于 1 个月的婴儿不宜应用。孕妇及哺乳期妇女、严重肝肾功能不全患者慎用。

药物相互作用　本品可增强骨骼肌松弛药、氨基糖苷类抗生素的神经肌肉阻滞作用，应避免合用。阿片类加剧本品的呼吸抑制。

注意事项　对有腹泻的老年患者应用本品应加以严密的监护，警惕假膜性肠炎。

配伍表

1. 克林霉素（盐酸盐）加入以下药品	配伍结果	备　注
A 阿米卡星（硫酸盐）　Amikacin（Sulfate）	可配	
阿莫西林-克拉维酸钾@　Amoxicillin-Clavulanate Potassium	可配	
阿糖胞苷（盐酸盐）　Cytarabine（Hydrochloride）	可配	
阿托品（硫酸盐）　Atropine（Sulfate）	可配	
阿昔洛韦钠　Aciclovir Sodium	可配	
艾司洛尔（盐酸盐）　Esmolol（Hydrochloride）	可配	
氨茶碱　Aminophylline	**忌配**	
氨基己酸　Aminocaproic Acid	可配	
氨甲苯酸　Aminomethylbenzoic Acid	可配	
胺碘酮（盐酸盐）®　Amiodarone（Hydrochloride）	可配	

1. 克林霉素（盐酸盐）加入以下药品（续）	配伍结果	备 注
B 胞磷胆碱 Citicoline	可配	
贝美格 Bemegride	可配	
苯巴比妥钠 Phenobarbital Sodium	**忌配**	
苯妥英钠 Phenytoin Sodium	**忌配**	
C 长春瑞滨（重酒石酸盐） Vinorelbine（Bitartrate）	可配	
长春新碱（硫酸盐） Vincristine（Sulfate）	可配	
穿琥宁 Chuan Hu Ning	★	
促皮质素 Corticotrophin	可配	
醋谷胺 Aceglutamide	可配	
D 地尔硫䓬（盐酸盐） Diltiazem（Hydrochloride）	可配	
地塞米松（磷酸盐） Dexamethasone（Phosphate）	可配	
地西泮® Diazepam	可配	
东莨菪碱（氢溴酸盐） Scopolamine（Hydrobromide）	可配	
毒毛旋花子苷 K Strophanthin K	可配	
对氨基水杨酸钠 Sodium Aminosalicylate	可配	
多巴胺（盐酸盐） Dopamine（Hydrochloride）	稀释	
多巴酚丁胺（盐酸盐） Dobutamine（Hydrochloride）	可配	
E 莪术油葡萄糖 E Zhu You Pu Tao Tang	★	
二甲弗林 Dimefline	可配	
二羟丙茶碱 Diprophylline	可配	
F 法莫替丁 Famotidine	可配	
酚磺乙胺 Etamsylate	可配	
酚妥拉明（甲磺酸盐） Phentolamine（Mesylate）	**忌配**	
呋塞米 Furosemide	可配	
氟康唑 Fluconazole	**忌配**	
氟尿嘧啶 Fluorouracil	可配	
氟哌啶醇（乳酸盐） Haloperidol（Lactate）	**忌配**	
辅酶 A Coenzyme A	可配	
复方氨基酸 Amino Acid Compound	可配	
G 甘露醇 Mannitol	可配	
肝素钠 Heparin Sodium	可配	
更昔洛韦钠 Ganciclovir Sodium	可配	
谷氨酸钾（31.5%） Potassium Glutamate（31.5%）	可配	
谷氨酸钠（28.75%） Sodium Glutamate（28.75%）	可配	
谷胱甘肽 Glutathion	可配	
H 红霉素（乳糖酸盐） Erythromycin（Lactobionate）	**忌配**	
环丙沙星 Ciprofloxacin	**忌配**	
环磷酰胺 Cyclophosphamide	可配	
环磷腺苷 Adenosine Cyclophosphate	可配	
磺胺嘧啶钠 Sulfadiazine Sodium	**忌配**	

1. 克林霉素（盐酸盐）加入以下药品（续）	配伍结果	备　注
J 肌苷 Inosine	可配	
加替沙星 Gatifloxacin	可配	
甲硝唑 Metronidazole	可配	
间羟胺（重酒石酸盐） Metaraminol（Bitartrate）	可配	
精氨酸（25%，盐酸盐） Arginine（25%，Hydrochloride）	可配	
K 克林霉素（磷酸盐） Clindamycin（Phosphate）	**忌配**	
L 拉贝洛尔（盐酸盐） Labetalol（Hydrochloride）	可配	
雷尼替丁（盐酸盐） Ranitidine（Hydrochloride）	**忌配**	
利巴韦林 Ribavirin	可配	
利多卡因（盐酸盐） Lidocaine（Hydrochloride）	可配	
林格液 Sodium Chloride Compound	可配	
林可霉素（盐酸盐） Lincomycin（Hydrochloride）	**忌配**	
膦甲酸钠 Foscarnet Sodium	可配	
硫酸镁（10%，25%） Magnesium Sulfate（10%，25%）	**忌配**	
氯胺酮（盐酸盐） Ketamine（Hydrochloride）	可配	
氯丙嗪（盐酸盐） Chlorpromazine（Hydrochloride）	**忌配**	
氯化钙（3%，5%） Calcium Chloride（3%，5%）	可配	
氯化琥珀胆碱 Suxamethonium Chloride	可配	
氯化钾（10%） Potassium Chloride（10%）	可配	
氯化钠（0.9%） Sodium Chloride（0.9%）	可配	
氯化筒箭毒碱 Tubocurarine Chloride	可配	
氯霉素 Chloramphenicol	可配	
氯唑西林钠 Cloxacillin Sodium	**忌配**	
洛贝林（盐酸盐） Lobeline（Hydrochloride）	可配	
洛美沙星（盐酸盐） Lomefloxacin（Hydrochloride）	可配	
M 吗啡（盐酸盐） Morphine（Hydrochloride）	可配	
毛花苷丙 Lanatoside C	可配	
美芬丁胺（硫酸盐） Mephentermine（Sulfate）	可配	
美西律 Mexiletine	可配	
咪达唑仑（盐酸盐） Midazolam（Hydrochloride）	可配	
N 脑垂体后叶素® Pituitrin	可配	
脑蛋白水解物 Cerebrolysin	可配	
尼可刹米 Nikethamide	可配	
尿激酶 Urokinase	可配	
P 哌拉西林钠 Piperacillin Sodium	可配	
哌替啶（盐酸盐） Pethidine（Hydrochloride）	可配	
培氟沙星（甲磺酸盐） Pefloxacin（Mesylate）	可配	
葡萄糖（5%，10%） Glucose（5%，10%）	可配	
葡萄糖氯化钠 Glucose and Sodium Chloride	可配	
葡萄糖酸钙（10%） Calcium Gluconate（10%）	**忌配**	

1.克林霉素（盐酸盐）加入以下药品（续）	配伍结果	备 注
普鲁卡因（盐酸盐） Procaine（Hydrochloride）	可配	
Q 齐多夫定 Zidovudine	可配	
青霉素钾@ Benzylpenicillin Potassium	**忌配**	
青霉素钠@ Benzylpenicillin Sodium	**忌配**	
氢化可的松 Hydrocortisone	**忌配**	
氢化可的松琥珀酸钠 Hydrocortisone Sodium Succinate	可配	
庆大霉素（硫酸盐）@ Gentamycin（Sulfate）	**忌配**	增加毒性
去甲肾上腺素（重酒石酸盐） Norepinephrine（Bitartrate）	可配	
去氧肾上腺素（盐酸盐） Phenylephrine（Hydrochloride）	可配	
R 柔红霉素 Daunorubicin	可配	
乳酸钠（11.2%） Sodium Lactate（11.2%）	可配	
S 三磷腺苷 Adenosine Triphosphate	可配	
山莨菪碱（氢溴酸盐） Anisodamine（Hydrobromide）	可配	
四环素（盐酸盐） Tetracycline（Hydrochloride）	可配	
羧苄西林钠 Carbenicillin Sodium	可配	
缩宫素 Oxytocin	可配	
T 碳酸氢钠（5%） Sodium Bicarbonate（5%）	可配	
头孢吡肟（盐酸盐） Cefepime（Hydrochloride）	可配	
头孢呋辛钠 Cefuroxime Sodium	可配	
头孢美唑钠 Cefmetazole Sodium	可配	
头孢米诺钠 Cefminox Sodium	可配	
头孢哌酮钠 Cefoperazone Sodium	可配	
头孢哌酮钠-舒巴坦钠 Cefoperazone Sodium-Sulbactam Sodium	可配	
头孢匹胺钠 Cefpiramide Sodium	可配	
头孢噻肟钠 Cefotaxime Sodium	可配	
头孢他啶 Ceftazidime	可配	
头孢西丁钠 Cefoxitin Sodium	可配	
妥布霉素（硫酸盐）@ Tobramycin（Sulfate）	**忌配**	
妥拉唑林（盐酸盐） Tolazoline（Hydrochloride）	可配	
W 万古霉素（盐酸盐） Vancomycin（Hydrochloride）	**忌配**	
维拉帕米 Verapamil	可配	
维生素 B_6 Vitamin B_6	可配	
维生素 C Vitamin C	可配	
维生素 K_1 Vitamin K_1	可配	
戊巴比妥钠 Pentobarbital Sodium	**忌配**	
X 西咪替丁（盐酸盐） Cimetidine（Hydrochloride）	可配	
细胞色素 C Cytochrome C	可配	
硝普钠 Sodium Nitroprusside	可配	
Y 烟酰胺 Nicotinamide	稀释	
氧氟沙星 Ofloxacin	可配	

1. 克林霉素（盐酸盐）加入以下药品（续）	配伍结果	备 注
依那普利拉 Enalaprilat	可配	
异丙嗪（盐酸盐） Promethazine（Hydrochloride）	**忌配**	
异丙肾上腺素（盐酸盐） Isoprenaline（Hydrochloride）	稀释	
异帕米星（硫酸盐） Isepamicin（Sulfate）	可配	
异戊巴比妥钠 Amobarbital Sodium	**忌配**	
异烟肼 Isoniazid	可配	
右旋糖酐 40（含盐） Dextran 40（Sodium Chloride）	可配	
鱼精蛋白（硫酸盐） Protamine（Sulfate）	可配	
Z 紫杉醇® Paclitaxel	可配	
左氧氟沙星（盐酸盐） Levofloxacin （Hydrochloride）	可配	

2. 克林霉素磷酸酯加入以下药品	配伍结果	备 注
2：3：1 注射液 2：3：1 Injection	可配	
A 阿米卡星（硫酸盐） Amikacin（Sulfate）	**忌配**	
阿糖胞苷（盐酸盐） Cytarabine（Hydrochloride）	**忌配**	
氨苄西林钠@ Ampicillin Sodium	**忌配**	
氨茶碱 Aminophylline	稀释	
氨基丁三醇（7.28%） Trometamol（7.28%）	**忌配**	
氨基丁酸 Aminobutyric Acid	**忌配**	
氨基己酸 Aminocaproic Acid	**忌配**	
氨甲苯酸 Aminomethylbenzoic Acid	**忌配**	
F 酚磺乙胺 Etamsylate	**忌配**	
呋塞米 Furosemide	**忌配**	
辅酶 A Coenzyme A	**忌配**	
复方氨基酸 Amino Acid Compound	可配	
复方醋酸钠 Sodium Acetate Compound	可配	
G 肝素钠 Heparin Sodium	可配	
谷氨酸钙（5%） Calcium Glutamate（5%）	**忌配**	
谷氨酸钾（31.50%） Potassium Glutamate（31.50%）	**忌配**	
谷氨酸钠（28.75%） Sodium Glutamate（28.75%）	**忌配**	
H 红霉素（乳糖酸盐） Erythromycin（Lactobionate）	**忌配**	
磺胺嘧啶钠 Sulfadiazine Sodium	**忌配**	
磺胺异噁唑（二醇胺盐） Sulfafurazole（Diolamine）	**忌配**	
J 肌醇 Inositol	**忌配**	
肌苷 Inosine	**忌配**	
精氨酸（25%，盐酸盐） Arginine（25%，Hydrochloride）	**忌配**	
肼屈嗪（盐酸盐） Hydralazine（Hydrochloride）	**忌配**	
K 卡那霉素（硫酸盐） Kanamycin（Sulfate）	**忌配**	
可乐定（盐酸盐） Clonidine（Hydrochloride）	**忌配**	
L 利多卡因（盐酸盐） Lidocaine（Hydrochloride）	**忌配**	

2. 克林霉素磷酸酯加入以下药品（续）	配伍结果	备注
利舍平 Reserpine	忌配	
两性霉素 B Amphotericin B	忌配	
林格液 Sodium Chloride Compound	可配	
硫喷妥钠 Thiopental Sodium	忌配	
硫酸镁（10%，25%） Magnesium Sulfate（10%，25%）	忌配	
氯化钙（3%，5%） Calcium Chloride（3%，5%）	忌配	
氯化钾（10%） Potassium Chloride（10%）	可配	
氯化钠（0.9%） Sodium Chloride（0.9%）	可配	
M 麦角新碱（马来酸盐） Ergometrine（Maleate）	忌配	
N 脑垂体后叶素® Pituitrin	忌配	
能量合剂 Energy Composite	忌配	
粘菌素（硫酸盐） Colymycin（Sulfate）	忌配	
P 葡醛内酯 Glucurolactone	忌配	
葡萄糖（5%，10%） Glucose（5%，10%）	可配	
葡萄糖氯化钠 Glucose and Sodium Chloride	可配	
葡萄糖酸钙（10%） Calcium Gluconate（10%）	忌配	
普鲁卡因胺（盐酸盐） Procainamide（Hydrochloride）	忌配	
Q 青霉素钾@ Benzylpenicillin Potassium	可配	
青霉素钠@ Benzylpenicillin Sodium	可配	
氢化可的松 Hydrocortisone	忌配	
氢化可的松琥珀酸钠 Hydrocortisone Sodium Succinate	可配	
氢化麦角碱 Dihydroergotoxine	忌配	
庆大霉素（硫酸盐） Gentamycin（Sulfate）	可配	
R 乳酸钠（11.2%） Sodium Lactate（11.2%）	忌配	
S 三磷腺苷 Adenosine Triphosphate	忌配	
山梨醇 Sorbitol	忌配	
司可巴比妥钠 Secobarbital Sodium	忌配	
羧苄西林钠 Carbenicillin Sodium	可配	
缩宫素 Oxytocin	忌配	
T 碳酸氢钠（5%） Sodium Bicarbonate（5%）	可配	
头孢噻吩钠 Cefalothine Sodium	可配	
托西溴苄铵 Bretylium Tosilate	忌配	
W 维生素 B_2 Vitamin B_2	忌配	
维生素 B_6 Vitamin B_6	忌配	
维生素 C Vitamin C	忌配	
维生素 K_3 Vitamin K_3	忌配	
X 西咪替丁（盐酸盐） Cimetidine（Hydrochloride）	稀释	
细胞色素 C Cytochrome C	忌配	
新生霉素 Novobiocin	忌配	
Y 烟酰胺 Nicotinamide	稀释	

2. 克林霉素磷酸酯加入以下药品（续）	配伍结果	备　注
依他尼酸钠　Sodium Etacrynate	忌配	
胰岛素（正规）®　Insulin（Regular）	忌配	
异戊巴比妥钠　Amobarbital Sodium	忌配	
右旋糖酐 40（含盐）　Dextran 40（Sodium Chloride）	忌配	

第七节　其他抗生素

磷霉素

Fosfomycin

(Phosphonomycin)

制剂规格与 pH 值　钠盐粉针剂：每支 1g，2g，4g。pH（10%）：5.5～7.5。

药理作用及应用　对金葡菌、表皮葡萄球菌等 G$^+$球菌具抗菌作用。对大肠埃希菌、沙雷菌属、志贺菌属、耶尔森菌、铜绿假单胞菌、肺炎克雷伯菌、产气肠杆菌、弧菌和气单胞菌属等 G$^-$菌也具有较强的抗菌活性。主要用于敏感菌引起的尿路、皮肤及软组织、肠道等部位感染。对肺部、脑膜感染和败血症也可考虑应用。与其他抗生素间不存在交叉耐药性。可与其他抗菌药联合应用治疗由敏感菌所致的重症感染。

用法用量　静注或滴注：用于中度或重度系统感染，成人，一日 4～12g，重症可用到 16g，分 3～4 次给药。

适宜溶剂　静注：2～4g 溶于注射用水 10～20mL；静滴：稀释于 5%葡萄糖或葡萄糖氯化钠注射液 250～500mL。

给药速度　静注：2～5min，缓慢注射；静滴：1～2h。

稳定性　在 5%葡萄糖注射液中稳定，在碱性溶液中不稳定。

不良反应　主要为轻度的胃肠道反应。

禁忌/慎用证　5 岁以下小儿应禁用。孕妇及哺乳期妇女、肝肾功能减退者慎用。

药物相互作用　不宜与胃肠动力药（甲氧氯普胺等）同用，可使磷霉素血药浓度降低；本品与钙镁等金属盐及抗酸药呈配伍禁忌。

注意事项　一般不肌注给药，以免引起局部剧痛。

配伍表

磷霉素加入以下药品	配伍结果	备　注
D 大观霉素（盐酸盐）　Spectinomycin（Hydrochloride）	忌配	
E 二氮嗪　Diazoxide	忌配	
G 谷氨酸钠（28.75%）　Sodium Glutamate（28.75%）	忌配	
H 磺胺嘧啶钠　Sulfadiazine Sodium	忌配	
L 林格液　Sodium Chloride Compound	忌配	

磷霉素加入以下药品(续)	配伍结果	备 注
氯氮草 Chlordiazepoxide	忌配	
氯化钠（0.9%） Sodium Chloride（0.9%）	忌配	
P 葡萄糖（5%，10%） Glucose（5%，10%）	可配	
葡萄糖氯化钠 Glucose and Sodium Chloride	忌配	
Q 全血 Whole Blood	忌配	
R 乳酸钠（11.2%） Sodium Lactate（11.2%）	忌配	
T 碳酸氢钠（5%） Sodium Bicarbonate（5%）	忌配	
X 血浆 Blood Plasma	忌配	

万古霉素

Vancomycin

制剂规格与 pH 值　粉针剂：每支 0.5g，1g。pH（50mg/mL）：3.5～4.0。

药理作用及应用　本品是由东方链霉菌菌株产生的一种糖肽类窄谱抗生素。对 G^+ 菌有较强的杀菌作用，对多数 G^- 菌、分枝杆菌属、立克次体属、衣原体属或真菌均无效。用于 G^+ 菌严重感染，特别是甲氧西林耐药葡萄球菌属（MRSA 及 MRCNS）、肠球菌属及青霉素耐药肺炎链球菌所致的败血症、心内膜炎、脑膜炎、肺炎、骨髓炎等。

用法用量　静滴：全身感染成人 6h 7.5mg/kg，或 12h 15mg/kg。严重感染，可一日 3～4g 短期应用。

适宜溶剂　静滴：0.5～1g 溶于注射用水 10mL，稀释于 5%葡萄糖注射液 100～200mL。

给药速度　静滴：1～2h。

稳定性　配制好的注射液在室温和冷藏条件下 14d 内保持稳定。PVC 输液袋、注射器和过滤器对本品没有吸附作用。

不良反应　快速推注或短时内静滴本药可使组胺释放出现红人综合征（面部、颈躯干发生红斑充血、瘙痒等）、低血压等，所以每次静滴应在 60min 以上。肾功能损害及老年患者应调节用药量和用药间隔，监测血药浓度。

禁忌/慎用证　严重肝肾功能不全者、孕妇及哺乳期妇女禁用。听力减退或有耳聋病史者慎用。

药物相互作用　本品与碱性溶液有配伍禁忌，遇重金属可发生沉淀；与环孢素合用增加肾毒性；与顺铂或庆大霉素合用，增加肾毒性和耳毒性；与氯胺酮同时注射，可发生超敏反应。

治疗药物监测　本品的药理作用和不良反应与血药浓度有一定的正相关，常用剂量可因患者的药动学个体差异，使血药浓度差别较大，且肾功能对本品的代谢影响显著，因此需对本品进行血药浓度监测。有效浓度参考范围：谷浓度：5~10μg/mL，峰浓度：25~40μg/mL。谷浓度高于 10mg/L，峰浓度高于 50mg/L 者为中毒范围。肾脏疾病会增加本品的血浆药物浓度。

注意事项　不宜肌注或静注；静滴时应尽量避免药液渗漏造成局部刺激。

配伍表

万古霉素加入以下药品	配伍结果	备注
2∶3∶1注射液　2∶3∶1 Injection	忌配	
A　阿糖胞苷（盐酸盐）　Cytarabine（Hydrochloride）	忌配	
阿托品（硫酸盐）　Atropine（Sulfate）	可配	
氨苄西林钠＠　Ampicillin Sodium	忌配	
氨茶碱　Aminophylline	忌配	
氨基丁三醇（7.28%）　Trometamol（7.28%）	忌配	
氨基丁酸　Aminobutyric Acid	可配	
氨基己酸　Aminocaproic Acid	可配	
氨甲苯酸　Aminomethylbenzoic Acid	可配	
B　苯巴比妥钠　Phenobarbital Sodium	忌配	
苯海拉明（盐酸盐）　Diphenhydramine（Hydrochloride）	可配	
博来霉素　Bleomycin	可配	
C　长春新碱（硫酸盐）　Vincristine（Sulfate）	忌配	
促皮质素　Corticotrophin	可配	
D　地塞米松（磷酸盐）　Dexamethasone（Phosphate）	忌配	
丁卡因（盐酸盐）　Tetracaine（Hydrochloride）	忌配	
东莨菪碱（氢溴酸盐）　Scopolamine（Hydrobromide）	可配	
毒毛旋花子苷K　Strophanthin K	可配	
对氨基水杨酸钠　Sodium Aminosalicylate	忌配	
多粘菌素B（硫酸盐）　Polymyxin B（Sulfate）	忌配	
E　二甲弗林　Dimefline	可配	
F　放线菌素D　Dactinomycin D	可配	
酚磺乙胺　Etamsylate	忌配	
酚妥拉明（甲磺酸盐）　Phentolamine（Mesylate）	可配	
呋塞米　Furosemide	忌配	
氟尿嘧啶　Fluorouracil	忌配	
辅酶A　Coenzyme A	忌配	
复方醋酸钠　Sodium Acetate Compound	可配	
G　肝素钠　Heparin Sodium	忌配	
谷氨酸钙（5%）　Calcium Glutamate（5%）	可配	
谷氨酸钾（31.50%）　Potassium Glutamate（31.50%）	忌配	
谷氨酸钠（28.75%）　Sodium Glutamate（28.75%）	忌配	
H　红霉素（乳糖酸盐）　Erythromycin（Lactobionate）	忌配	
环磷酰胺　Cyclophosphamide	可配	
磺胺嘧啶钠　Sulfadiazine Sodium	忌配	
磺胺异噁唑（二醇胺盐）　Sulfafurazole（Diolamine）	忌配	
J　肌醇　Inositol	可配	
肌苷　Inosine	忌配	
加兰他敏（氢溴酸盐）　Galantamine（Hydrobromide）	可配	
甲氧明（盐酸盐）　Methoxamine（Hydrochloride）	可配	

万古霉素加入以下药品（续）	配伍结果	备注
间羟胺（重酒石酸盐）　Metaraminol（Bitartrate）	可配	
精氨酸（25%，盐酸盐）　Arginine（25%，Hydrochloride）	可配	
K 卡那霉素（硫酸盐）　Kanamycin（Sulfate）	稀释	
L 利舍平　Reserpine	可配	
两性霉素 B　Amphotericin B	忌配	
林格液　Sodium Chloride Compound	可配	
硫喷妥钠　Thiopental Sodium	忌配	
氯苯那敏　Chlorphenamine	可配	
氯丙嗪（盐酸盐）　Chlorpromazine（Hydrochloride）	可配	
氯化铵（2%）　Ammonium Chloride（2%）	忌配	
氯化钙（3%，5%）　Calcium Chloride（3%，5%）	忌配	
氯化琥珀胆碱　Suxamethonium Chloride	忌配	
氯化钾（10%）　Potassium Chloride（10%）	忌配	
氯化钠（0.9%）　Sodium Chloride（0.9%）	可配	
氯霉素　Chloramphenicol	稀释	
氯霉素琥珀酸酯钠　Chloramphenicol Succinate Sodium	忌配	
罗通定（硫酸盐）　Rotundine（Sulfate）	可配	
洛贝林（盐酸盐）　Lobeline（Hydrochloride）	可配	
M 麦角新碱（马来酸盐）　Ergometrine（Maleate）	可配	
美芬丁胺（硫酸盐）　Mephentermine（Sulfate）	可配	
N 脑垂体后叶素®　Pituitrin	可配	
能量合剂　Energy Composite	忌配	
尼可刹米　Nikethamide	可配	
粘菌素（硫酸盐）　Colymycin（Sulfate）	忌配	
P 哌替啶（盐酸盐）　Pethidine（Hydrochloride）	可配	
葡醛内酯　Glucurolactone	可配	
葡萄糖（5%，10%）　Glucose（5%，10%）	可配	
葡萄糖氯化钠　Glucose and Sodium Chloride	可配	
葡萄糖酸钙（10%）　Calcium Gluconate（10%）	可配	
普鲁卡因（盐酸盐）　Procaine（Hydrochloride）	可配	
普鲁卡因胺（盐酸盐）　Procainamide（Hydrochloride）	忌配	
Q 青霉素钾@　Benzylpenicillin Potassium	忌配	
青霉素钠@　Benzylpenicillin Sodium	忌配	
氢化可的松　Hydrocortisone	可配	
氢化可的松琥珀酸钠　Hydrocortisone Sodium Succinate	忌配	
氢化麦角碱　Dihydroergotoxine	可配	
庆大霉素（硫酸盐）@　Gentamycin（Sulfate）	可配	
去甲肾上腺素（重酒石酸盐）　Norepinephrine（Bitartrate）	可配	
去氧肾上腺素（盐酸盐）　Phenylephrine（Hydrochloride）	可配	
去乙酰毛花苷　Deslanoside	可配	

万古霉素加入以下药品（续）	配伍结果	备　注
R 乳酸钠（11.2%）　Sodium Lactate（11.2%）	忌配	
S 三磷腺苷　Adenosine Triphosphate	**忌配**	
山莨菪碱（氢溴酸盐）　Anisodamine（Hydrobromide）	可配	
山梨醇　Sorbitol	可配	
司可巴比妥钠　Secobarbital Sodium	**忌配**	
四环素（盐酸盐）　Tetracycline（Hydrochloride）	可配	
羧苄西林钠　Carbenicillin Sodium	**忌配**	
缩宫素　Oxytocin	可配	
T 碳酸氢钠（5%）　Sodium Bicarbonate（5%）	**忌配**	
头孢噻吩钠　Cefalothine Sodium	**忌配**	
W 维生素 B_6　Vitamin B_6	可配	
维生素 C　Vitamin C	**忌配**	
维生素 K_3　Vitamin K_3	**忌配**	
X 西咪替丁（盐酸盐）　Cimetidine（Hydrochloride）	稀释	
细胞色素 C　Cytochrome C	**忌配**	
新生霉素　Novobiocin	**忌配**	
溴化钙（5%）　Calcium Bromide（5%）	**忌配**	
Y 洋地黄毒苷　Digitoxin	**忌配**	
依他尼酸钠　Sodium Etacrynate	**忌配**	
异丙嗪（盐酸盐）　Promethazine（Hydrochloride）	可配	
异丙肾上腺素（盐酸盐）　Isoprenaline（Hydrochloride）	可配	
异戊巴比妥钠　Amobarbital Sodium	**忌配**	
右旋糖酐 40（含盐）　Dextran 40（Sodium Chloride）	可配	

去甲万古霉素

Norvancomycin

制剂规格与 pH 值　粉针剂：每支 0.4g（40 万 u）。pH（50mg/mL）：3.0～4.5。

药理作用及应用　同万古霉素。

用法用量　成人一日 0.8～1.6g（80 万～160 万 u），分 2～3 次静滴。

适宜溶剂　静滴：0.4～0.8g 溶于注射用水 10mL，稀释于 5%葡萄糖或 0.9%氯化钠注射液 100～200mL。

给药速度　静滴：1～2h。

不良反应、禁忌/慎用证、药物相互作用、注意事项　同万古霉素。

配伍表

去甲万古霉素加入以下药品	配伍结果	备　注
2：3：1 注射液　2：3：1 Injection	忌配	
A 阿米卡星（硫酸盐）　Amikacin（Sulfate）	忌配	

去甲万古霉素加入以下药品（续）	配伍结果	备　注
氨苄西林钠@ Ampicillin Sodium	忌配	
氨茶碱 Aminophylline	忌配	
氨基丁三醇（7.28%） Trometamol（7.28%）	忌配	
B 苯巴比妥钠 Phenobarbital Sodium	忌配	
布美他尼 Bumetanide	忌配	
C 长春新碱（硫酸盐） Vincristine（Sulfate）	忌配	
D 地塞米松（磷酸盐） Dexamethasone（Phosphate）	忌配	
对氨基水杨酸钠 Sodium Aminosalicylate	忌配	
多粘菌素B（硫酸盐） Polymyxin B（Sulfate）	忌配	
F 呋塞米 Furosemide	忌配	
G 肝素钠 Heparin Sodium	忌配	
高三尖杉酯碱 Homoharringtonine	忌配	
H 红霉素（乳糖酸盐） Erythromycin（Lactobionate）	忌配	
J 甲泼尼龙琥珀酸钠 Methylprednisolone Sodium Succinate	忌配	
K 卡那霉素（硫酸盐） Kanamycin（Sulfate）	忌配	
L 利福霉素钠 Rifamycin Sodium	忌配	
两性霉素B Amphotericin B	忌配	
林格液 Sodium Chloride Compound	可配	
硫喷妥钠 Thiopental Sodium	忌配	
氯化钙（3%，5%） Calcium Chloride（3%，5%）	忌配	
氯化钾（10%） Potassium Chloride（10%）	忌配	
氯化钠（0.9%） Sodium Chloride（0.9%）	可配	
氯霉素 Chloramphenicol	忌配	
氯霉素琥珀酸酯钠 Chloramphenicol Succinate Sodium	忌配	
N 粘菌素（硫酸盐） Colymycin（Sulfate）	忌配	
P 葡萄糖（5%，10%） Glucose（5%，10%）	可配	
葡萄糖氯化钠 Glucose and Sodium Chloride	可配	
Q 青霉素钾@ Benzylpenicillin Potassium	忌配	
青霉素钠@ Benzylpenicillin Sodium	忌配	
氢化可的松 Hydrocortisone	忌配	
氢化可的松琥珀酸钠 Hydrocortisone Sodium Succinate	忌配	
庆大霉素（硫酸盐）@ Gentamycin（Sulfate）	忌配	
R 乳酸钠（11.2%） Sodium Lactate（11.2%）	忌配	
S 顺铂 Cisplatin	忌配	
司可巴比妥钠 Secobarbital Sodium	忌配	
羧苄西林钠 Carbenicillin Sodium	忌配	
T 碳酸氢钠（5%） Sodium Bicarbonate（5%）	忌配	
头孢噻吩钠 Cefalothine Sodium	忌配	
Y 依他尼酸钠 Sodium Etacrynate	忌配	
异戊巴比妥钠 Amobarbital Sodium	忌配	

多粘菌素B

Polymyxin B

制剂规格与pH值　硫酸盐粉针剂：每支50万u（50mg）。pH（0.5%）：6.4。

药理作用及应用　属慢效杀菌剂，细菌对本品不易产生耐药性，对绝大多数肠道内的寄居菌群具强大抗菌作用。目前已很少全身用药，主要为局部应用。适用于：①对其他药物均耐药的铜绿假单胞菌感染所致严重感染。②用于多重耐药的大肠埃希菌、肺炎克雷伯菌等G⁻菌严重感染。无其他有效抗生素可选用时，可选用本品治疗。

用法用量　静注或肌注：成人一日50万～100万u，分2～3次给予，疗程不宜超过14d。鞘内注射：用于铜绿假单胞菌所致的脑膜炎，成人及2岁以上儿童一日5万u（5mg），连续3d，改为隔日1次，连续至少2周，至脑脊液培养正常。

适宜溶剂　肌注：50万u溶于1%普鲁卡因注射液或注射用水或0.9%氯化钠注射液5mL；静滴：50万u溶于0.9%氯化钠或5%葡萄糖或葡萄糖氯化钠注射液300～500mL。鞘内注射：50万u溶于0.9%氯化钠注射液100mL。

给药速度　静滴：1～2h。

稳定性　配制好的注射液在冷暗处较稳定，可保存14d。

不良反应　常见肾脏或肝脏毒性；另可见白细胞及粒细胞减少、过敏、精神失常、周围神经炎、意识混乱、共济失调等，严重者可发生昏迷、抽搐，或致神经肌肉接头阻滞，使呼吸麻痹。静注可能发生呼吸抑制，注射剂量不宜过大和疗程不宜过长，另有引起肾小管、肾小球坏死的报道，应注意监测肾脏功能和尿常规。

药物相互作用　磺胺药和甲氧苄嘧啶可增强本品抗菌作用；本品可增强两性霉素B对球孢子菌属的抗菌作用。

注意事项　鞘内注射1次不宜超过5万u，以防引起对脑膜或神经组织的刺激。

配伍表

多粘菌素B（硫酸盐）加入以下药品	配伍结果	备　注
2:3:1注射液　2:3:1 Injection	稀释	
A 阿米卡星（硫酸盐）　Amikacin（Sulfate）	**忌配**	
阿糖胞苷（盐酸盐）　Cytarabine（Hydrochloride）	**忌配**	
阿托品（硫酸盐）　Atropine（Sulfate）	可配	
氨苄西林钠@　Ampicillin Sodium	**忌配**	
氨茶碱　Aminophylline	可配	
氨基丁三醇（7.28%）　Trometamol（7.28%）	**忌配**	
氨基丁酸　Aminobutyric Acid	可配	
氨基己酸　Aminocaproic Acid	可配	
氨甲苯酸　Aminomethylbenzoic Acid	可配	
B 苯巴比妥钠　Phenobarbital Sodium	可配	
苯海拉明（盐酸盐）　Diphenhydramine（Hydrochloride）	可配	
博来霉素　Bleomycin	可配	

多粘菌素 B（硫酸盐）加入以下药品（续）	配伍结果	备 注
C 长春新碱（硫酸盐） Vincristine（Sulfate）	忌配	
促皮质素 Corticotrophin	忌配	
D 地塞米松（磷酸盐） Dexamethasone（Phosphate）	忌配	
地西泮® Diazepam	忌配	
丁卡因（盐酸盐） Tetracaine（Hydrochloride）	忌配	
东莨菪碱（氢溴酸盐） Scopolamine（Hydrobromide）	可配	
对氨基水杨酸钠 Sodium Aminosalicylate	可配	
多巴胺（盐酸盐） Dopamine（Hydrochloride）	稀释	
E 二甲弗林 Dimefline	可配	
F 放线菌素 D Dactinomycin D	可配	
酚磺乙胺 Etamsylate	可配	
酚妥拉明（甲磺酸盐） Phentolamine（Mesylate）	稀释	
呋塞米 Furosemide	忌配	
氟尿嘧啶 Fluorouracil	可配	
辅酶 A Coenzyme A	可配	
复方醋酸钠 Sodium Acetate Compound	可配	
G 肝素钠 Heparin Sodium	忌配	
谷氨酸钙（5%） Calcium Glutamate（5%）	可配	
谷氨酸钾（31.50%） Potassium Glutamate（31.50%）	可配	
谷氨酸钠（28.75%） Sodium Glutamate（28.75%）	可配	
H 红霉素（乳糖酸盐） Erythromycin（Lactobionate）	忌配	
环磷酰胺 Cyclophosphamide	可配	
磺胺嘧啶钠 Sulfadiazine Sodium	忌配	
磺胺异噁唑（二醇胺盐） Sulfafurazole（Diolamine）	忌配	
J 肌醇 Inositol	可配	
肌苷 Inosine	可配	
加兰他敏（氢溴酸盐） Galantamine（Hydrobromide）	忌配	
甲氧明（盐酸盐） Methoxamine（Hydrochloride）	可配	
间羟胺（重酒石酸盐） Metaraminol（Bitartrate）	可配	
精氨酸（25%,盐酸盐） Arginine（25%, Hydrochloride）	忌配	
K 卡那霉素（硫酸盐） Kanamycin（Sulfate）	忌配	
L 利多卡因（盐酸盐） Lidocaine（Hydrochloride）	可配	
利舍平 Reserpine	可配	
链霉素（硫酸盐） Streptomycin（Sulfate）	忌配	
两性霉素 B Amphotericin B	忌配	
林格液 Sodium Chloride Compound	可配	
硫喷妥钠 Thiopental Sodium	忌配	
硫酸镁（10%，25%） Magnesium Sulfate（10%，25%）	忌配	
氯苯那敏 Chlorphenamine	可配	
氯丙嗪（盐酸盐） Chlorpromazine（Hydrochloride）	可配	

多粘菌素B（硫酸盐）加入以下药品（续）	配伍结果	备　注
氯化钙（3%，5%）　Calcium Chloride（3%，5%）	可配	
氯化琥珀胆碱　Suxamethonium Chloride	忌配	
氯化钾（10%）　Potassium Chloride（10%）	可配	
氯化钠（0.9%）　Sodium Chloride（0.9%）	可配	
氯霉素　Chloramphenicol	忌配	
氯霉素琥珀酸酯钠　Chloramphenicol Succinate Sodium	忌配	
洛贝林（盐酸盐）　Lobeline（Hydrochloride）	可配	
M 麦角新碱（马来酸盐）　Ergometrine（Maleate）	可配	
美芬丁胺（硫酸盐）　Mephentermine（Sulfate）	可配	
N 脑垂体后叶素®　Pituitrin	可配	
能量合剂　Energy Composite	忌配	
尼可刹米　Nikethamide	可配	
P 哌替啶（盐酸盐）　Pethidine（Hydrochloride）	可配	
葡醛内酯　Glucurolactone	可配	
葡萄糖（5%，10%）　Glucose（5%，10%）	可配	
葡萄糖氯化钠　Glucose and Sodium Chloride	可配	
葡萄糖酸钙（10%）　Calcium Gluconate（10%）	可配	
普鲁卡因（盐酸盐）　Procaine（Hydrochloride）	可配	
普鲁卡因胺（盐酸盐）　Procainamide（Hydrochloride）	可配	
Q 青霉素钾®　Benzylpenicillin Potassium	忌配	
青霉素钠®　Benzylpenicillin Sodium	忌配	
氢化可的松　Hydrocortisone	忌配	
氢化可的松琥珀酸钠　Hydrocortisone Sodium Succinate	忌配	
氢化麦角碱　Dihydroergotoxine	可配	
庆大霉素（硫酸盐）®　Gentamycin（Sulfate）	忌配	
去甲肾上腺素（重酒石酸盐）　Norepinephrine（Bitartrate）	可配	
去氧肾上腺素（盐酸盐）　Phenylephrine（Hydrochloride）	可配	
去乙酰毛花苷　Deslanoside	可配	
R 乳酸钠（11.2%）　Sodium Lactate（11.2%）	忌配	
S 三磷腺苷　Adenosine Triphosphate	可配	
山梨醇　Sorbitol	忌配	
肾上腺素（盐酸盐）　Adrenaline（Hydrochloride）	可配	
司可巴比妥钠　Secobarbital Sodium	忌配	
四环素（盐酸盐）　Tetracycline（Hydrochloride）	忌配	
羧苄西林钠　Carbenicillin Sodium	忌配	
缩宫素　Oxytocin	可配	
T 碳酸氢钠（5%）　Sodium Bicarbonate（5%）	忌配	
头孢噻啶　Cefaloridine	忌配	
头孢噻吩钠　Cefalothine Sodium	忌配	
W 万古霉素（盐酸盐）　Vancomycin（Hydrochloride）	忌配	

多粘菌素 B（硫酸盐）加入以下药品（续）	配伍结果	备　注
维生素 B$_6$　Vitamin B$_6$	可配	
维生素 C　Vitamin C	可配	
维生素 K$_3$　Vitamin K$_3$	可配	
X 西咪替丁（盐酸盐）　Cimetidine（Hydrochloride）	稀释	
细胞色素 C　Cytochrome C	可配	
溴化钙（5%）　Calcium Bromide（5%）	可配	
Y 洋地黄毒苷　Digitoxin	忌配	
依他尼酸钠　Sodium Etacrynate	忌配	
异丙嗪（盐酸盐）　Promethazine（Hydrochloride）	可配	
异丙肾上腺素（盐酸盐）　Isoprenaline（Hydrochloride）	可配	
异戊巴比妥钠　Amobarbital Sodium	忌配	
异烟肼　Isoniazid	可配	
右旋糖酐 40（含盐）　Dextran 40（Sodium Chloride）	可配	

粘菌素

（多粘菌素 E）

Colymycin

制剂规格与 pH 值　硫酸盐粉针剂：每支 100 万 u。pH（10 万 u/mL）：6.0。

药理作用及应用　为慢效杀菌剂，对大肠埃希菌、克雷伯菌属、肠杆菌属及铜绿假单胞菌等 G$^-$ 需氧杆菌具强大抗菌活性；对所有 G$^+$ 菌无抗菌活性。适用于治疗对其他抗生素耐药的铜绿假单孢菌和其他 G$^-$ 杆菌（变形杆菌除外）引起的严重感染。

用法用量　静滴或肌注：成人一日 100 万～150 万 u［2 万～3 万 u/(kg·d)］，分 2～3 次给予，疗程不宜超过 14d。

适宜溶剂　肌注：50 万 u 溶于 1%普鲁卡因或注射用水或 0.9%氯化钠注射液 5mL；静滴：50 万 u 溶于 0.9%氯化钠或 5%葡萄糖或葡萄糖氯化钠注射液 300～500mL。

给药速度　静滴：1～2h；静注：2～5min，缓慢推注。

不良反应　可发生恶心、呕吐、消化不良、腹泻、皮疹、瘙痒等。

禁忌/慎用证　对粘菌素过敏患者禁用。孕妇宜避免应用。肾功能不全者慎用。

药物相互作用　与磺胺药、TMP、利福平联合应用时具协同抗菌作用。

注意事项　不可一次性迅速推注，以免发生广泛性神经肌肉阻滞。

配伍表

粘菌素（硫酸盐）加入以下药品	配伍结果	备　注
2∶3∶1 注射液　2∶3∶1 Injection	可配	
A 阿米卡星（硫酸盐）　Amikacin（Sulfate）	忌配	
阿糖胞苷（盐酸盐）　Cytarabine（Hydrochloride）	忌配	
阿托品（硫酸盐）　Atropine（Sulfate）	可配	
氨苄西林钠@　Ampicillin Sodium	忌配	

粘菌素（硫酸盐）加入以下药品（续）	配伍结果	备　注
氨茶碱 Aminophylline	忌配	
氨基丁三醇（7.28%） Trometamol（7.28%）	忌配	
氨基丁酸 Aminobutyric Acid	可配	
氨基己酸 Aminocaproic Acid	可配	
氨甲苯酸 Aminomethylbenzoic Acid	可配	
B 苯海拉明（盐酸盐） Diphenhydramine（Hydrochloride）	可配	
博来霉素 Bleomycin	可配	
C 长春新碱（硫酸盐） Vincristine（Sulfate）	忌配	
D 地塞米松（磷酸盐） Dexamethasone（Phosphate）	忌配	
地西泮® Diazepam	忌配	
丁卡因（盐酸盐） Tetracaine（Hydrochloride）	忌配	
东莨菪碱（氢溴酸盐） Scopolamine（Hydrobromide）	可配	
毒毛旋花子苷 K Strophanthin K	可配	
对氨基水杨酸钠 Sodium Aminosalicylate	忌配	
E 二甲弗林 Dimefline	可配	
F 放线菌素 D Dactinomycin D	可配	
酚磺乙胺 Etamsylate	可配	
酚妥拉明（甲磺酸盐） Phentolamine（Mesylate）	可配	
呋塞米 Furosemide	忌配	
辅酶 A Coenzyme A	可配	
G 肝素钠 Heparin Sodium	忌配	
谷氨酸钙（5%） Calcium Glutamate（5%）	可配	
谷氨酸钠（28.75%） Sodium Glutamate（28.75%）	可配	
H 红霉素（乳糖酸盐） Erythromycin（Lactobionate）	忌配	
磺胺嘧啶钠 Sulfadiazine Sodium	忌配	
磺胺异噁唑（二醇胺盐） Sulfafurazole（Diolamine）	忌配	
J 肌醇 Inositol	可配	
加兰他敏（氢溴酸盐） Galantamine（Hydrobromide）	可配	
甲氧苄胺嘧啶 Trimethoprim	忌配	
甲氧明（盐酸盐） Methoxamine（Hydrochloride）	可配	
间羟胺（重酒石酸盐） Metaraminol（Bitartrate）	可配	
精氨酸（25%，盐酸盐） Arginine（25%，Hydrochloride）	可配	
K 卡那霉素（硫酸盐） Kanamycin（Sulfate）	忌配	
克林霉素（磷酸盐） Clindamycin（Phosphate）	忌配	
L 利多卡因（盐酸盐） Lidocaine（Hydrochloride）	可配	
利福霉素钠 Rifamycin Sodium	忌配	
利舍平 Reserpine	可配	
链霉素（硫酸盐） Streptomycin（Sulfate）	忌配	
两性霉素 B Amphotericin B	忌配	
林格液 Sodium Chloride Compound	忌配	

粘菌素（硫酸盐）加入以下药品（续）	配伍结果	备　注
硫喷妥钠 Thiopental Sodium	忌配	
氯苯那敏 Chlorphenamine	可配	
氯丙嗪（盐酸盐） Chlorpromazine（Hydrochloride）	可配	
氯化钙（3%，5%） Calcium Chloride（3%，5%）	稀释	
氯化琥珀胆碱 Suxamethonium Chloride	忌配	
氯化钾（10%） Potassium Chloride（10%）	可配	
氯化钠（0.9%） Sodium Chloride（0.9%）	可配	
氯霉素 Chloramphenicol	稀释	
氯霉素琥珀酸酯钠 Chloramphenicol Succinate Sodium	可配	
洛贝林（盐酸盐） Lobeline（Hydrochloride）	可配	
M 麦角新碱（马来酸盐） Ergometrine（Maleate）	可配	
美芬丁胺（硫酸盐） Mephentermine（Sulfate）	可配	
N 脑垂体后叶素® Pituitrin	可配	
能量合剂 Energy Composite	忌配	
尼可刹米 Nikethamide	可配	
P 哌替啶（盐酸盐） Pethidine（Hydrochloride）	可配	
葡醛内酯 Glucurolactone	可配	
葡萄糖（5%，10%） Glucose（5%，10%）	可配	
葡萄糖氯化钠 Glucose and Sodium Chloride	可配	
葡萄糖酸钙（10%） Calcium Gluconate（10%）	可配	
普鲁卡因（盐酸盐） Procaine（Hydrochloride）	可配	
普鲁卡因胺（盐酸盐） Procainamide（Hydrochloride）	可配	
Q 青霉素钾® Benzylpenicillin Potassium	忌配	
青霉素钠® Benzylpenicillin Sodium	忌配	
氢化可的松 Hydrocortisone	忌配	
氢化可的松琥珀酸钠 Hydrocortisone Sodium Succinate	忌配	
氢化麦角碱 Dihydroergotoxine	可配	
庆大霉素（硫酸盐）® Gentamycin（Sulfate）	忌配	
去甲肾上腺素（重酒石酸盐）Norepinephrine（Bitartrate）	可配	
去氧肾上腺素（盐酸盐） Phenylephrine（Hydrochloride）	可配	
R 乳酸钠（11.2%） Sodium Lactate（11.2%）	可配	
S 三磷腺苷 Adenosine Triphosphate	可配	
山莨菪碱（氢溴酸盐） Anisodamine（Hydrobromide）	可配	
山梨醇 Sorbitol	忌配	
肾上腺素（盐酸盐） Adrenaline（Hydrochloride）	可配	
司可巴比妥钠 Secobarbital Sodium	忌配	
四环素（盐酸盐） Tetracycline（Hydrochloride）	忌配	
羧苄西林钠 Carbenicillin Sodium	忌配	
缩宫素 Oxytocin	可配	
T 碳酸氢钠（5%） Sodium Bicarbonate（5%）	忌配	

粘菌素（硫酸盐）加入以下药品（续）	配伍结果	备　注
头孢噻啶 Cefaloridine	忌配	
头孢噻吩钠 Cefalothine Sodium	忌配	
W 万古霉素（盐酸盐）Vancomycin（Hydrochloride）	忌配	
维生素 B$_6$　Vitamin B$_6$	可配	
维生素 C　Vitamin C	可配	
维生素 K$_3$　Vitamin K$_3$	可配	
X 西咪替丁（盐酸盐）Cimetidine（Hydrochloride）	稀释	
细胞色素 C　Cytochrome C	忌配	
溴化钙（5%）Calcium Bromide（5%）	可配	
Y 依他尼酸钠 Sodium Etacrynate	忌配	
异丙嗪（盐酸盐）Promethazine（Hydrochloride）	可配	
异丙肾上腺素（盐酸盐）Isoprenaline（Hydrochloride）	可配	
异戊巴比妥钠 Amobarbital Sodium	忌配	
右旋糖酐 40（含盐）Dextran 40（Sodium Chloride）	可配	

第八节　喹诺酮类与相关药物

诺氟沙星
Norfloxacin

制剂规格与 pH 值　盐酸盐粉针：每支 250mg。注射液：100mL∶0.2g；pH（10%）：3.5～4.5。

药理作用及应用　为第三代喹诺酮类药物，具有抗菌谱广、作用强的特点，尤其对 G$^-$菌有较强的杀菌作用。对金葡菌的作用也较庆大霉素为强。应用于敏感菌所致泌尿道、肠道、耳鼻喉科、妇科、外科和皮肤科等感染性疾病。

用法用量　静滴：成人一般用量为每次 0.2～0.4g，一日 2 次，连续 7～14d 为 1 个疗程。用于慢性泌尿道感染，可先用一般量 2 周，再减量为一日 200mg。

适宜溶剂　静滴：0.2～0.4g 稀释于 5%～10%葡萄糖注射液 150～250mL。

给药速度　静滴：1～2h。

稳定性　在 5%～10%葡萄糖注射液中 8h 内稳定。与乳酸钠注射液配伍不稳定。

不良反应　主要有胃肠道反应、中枢神经系统反应、过敏反应，少数患者有光敏反应。可致重症肌无力症状加重、呼吸肌无力而危及生命。

禁忌/慎用证　对本品及氟喹诺酮类药过敏、糖尿病患者，以及孕妇、哺乳期妇女、18 岁以下的患者禁用。原有中枢神经系统疾病患者应避免应用，有指征时需仔细权衡利弊后应用。肝功能减退时慎用。

药物相互作用　与茶碱类、环孢素合用时应测定患者的血药浓度和调整剂量；与华法林同用应严密监测患者的凝血酶原时间；不能与西沙必利、三环类抗抑郁药合用。

注意事项 注射液不可直接推注，只宜静滴，速度不宜过快。肾功能减退者，需根据肾功能调整给药剂量。

配伍表

诺氟沙星（盐酸盐）加入以下药品	配伍结果	备 注
A 氨苄西林钠@ Ampicillin Sodium	**忌配**	
氨茶碱 Aminophylline	**忌配**	
氨基己酸 Aminocaproic Acid	可配	
B 苯唑西林钠 Oxacillin Sodium	**忌配**	
D 地塞米松（磷酸盐） Dexamethasone（Phosphate）	可配	
E 二羟丙茶碱 Diprophylline	**忌配**	
H 红霉素（乳糖酸盐） Erythromycin（Lactobionate）	**忌配**	
华法林钠 Warfarin Sodium	**忌配**	
J 肌苷 Inosine	可配	
甲硝唑 Metronidazole	可配	
L 利福霉素钠 Rifamycin Sodium	**忌配**	
氯霉素 Chloramphenicol	**忌配**	
氯霉素琥珀酸酯钠 Chloramphenicol Succinate Sodium	**忌配**	
P 葡萄糖（5%，10%） Glucose（5%，10%）	可配	
Q 七叶皂苷钠 Qi Ye Zao Gan Na	★	
清开灵 Qing Kai Ling	**忌配**	
庆大霉素（硫酸盐）@ Gentamycin（Sulfate）	可配	
R 乳酸钠（11.2%） Sodium Lactate（11.2%）	**忌配**	
S 三磷腺苷 Adenosine Triphosphate	可配	
双黄连 Shuang Huang Lian	**忌配**	
T 头孢唑林钠 Cefazolin Sodium	**忌配**	
W 维生素 B_6 Vitamin B_6	可配	
维生素 C Vitamin C	可配	
X 西咪替丁（盐酸盐） Cimetidine（Hydrochloride）	**忌配**	

培氟沙星

（甲氟哌酸）

Pefloxacin

制剂规格与 pH 值 甲磺酸盐注射液：2mL∶200mg，5mL∶400mg。pH（10mg/mL）：3.5～4.5。

药理作用及应用 本品的抗菌谱和抗菌作用与环丙沙星大致相仿，但抗菌活性略低于环丙沙星。用于治疗 G$^-$菌和金葡菌引起的中度或重度感染。

用法用量 静滴：成人常用量每次 400mg，加入 5%葡萄糖注射液 250mL 中缓慢静滴，12h 1 次。

适宜溶剂　静滴：400mg 稀释于 5%～10%葡萄糖注射液 150～250mL。

给药速度　静滴：0.5～1h，400mg 滴注时间应大于 1h。

稳定性　在 5%葡萄糖注射液中室温下放置 2h 内稳定。

不良反应　所致光毒性或光敏反应、胃肠道反应、中枢神经系统反应均较环丙沙星明显多见。其余同诺氟沙星。

禁忌/慎用证　对本品及氟喹诺酮类药过敏的患者、孕妇、哺乳期妇女、18 岁以下的患者禁用。

药物相互作用　可使茶碱类药物、环孢素血浓度轻度升高；西咪替丁可延缓本品的排泄；与双香豆素、华法林合用可延长凝血酶原时间。余同环丙沙星。

注意事项　静脉给药时不宜使用氯化钠溶液或其他含氯离子的溶液稀释。其余参阅诺氟沙星。

配伍表

培氟沙星（甲磺酸盐）加入以下药品	配伍结果	备　注
2∶3∶1注射液　2∶3∶1 Injection	**忌配**	
A 阿米卡星（硫酸盐）　Amikacin（Sulfate）	可配	
阿糖胞苷（盐酸盐）　Cytarabine（Hydrochloride）	可配	
阿托品（硫酸盐）　Atropine（Sulfate）	可配	
氨苄西林钠@　Ampicillin Sodium	**忌配**	
氨茶碱　Aminophylline	**忌配**	
氨基己酸　Aminocaproic Acid	**忌配**	
氨甲苯酸　Aminomethylbenzoic Acid	**忌配**	
B 胞磷胆碱　Citicoline	可配	
贝美格　Bemegride	可配	
苯巴比妥钠　Phenobarbital Sodium	可配	
苯唑西林钠　Oxacillin Sodium	**忌配**	
玻璃酸酶　Hyaluronidase	可配	
C 长春新碱（硫酸盐）　Vincristine（Sulfate）	可配	
促皮质素　Corticotrophin	可配	
D 大蒜素　Da Suan Su	可配	
地塞米松（磷酸盐）　Dexamethasone（Phosphate）	可配	
地西泮®　Diazepam	可配	
东莨菪碱（氢溴酸盐）　Scopolamine（Hydrobromide）	可配	
毒毛旋花子苷 K　Strophanthin K	可配	
多巴胺（盐酸盐）　Dopamine（Hydrochloride）	可配	
多柔比星（盐酸盐）　Doxorubicin（Hydrochloride）	可配	
E 二甲弗林　Dimefline	可配	
二羟丙茶碱　Diprophylline	**忌配**	
F 法莫替丁　Famotidine	可配	
酚磺乙胺　Etamsylate	可配	
酚妥拉明（甲磺酸盐）　Phentolamine（Mesylate）	**忌配**	
呋塞米　Furosemide	**忌配**	

培氟沙星（甲磺酸盐）加入以下药品（续）	配伍结果	备 注
氟康唑 Fluconazole	可配	
氟尿嘧啶 Fluorouracil	可配	
氟哌啶醇（乳酸盐） Haloperidol（Lactate）	可配	
辅酶 A Coenzyme A	可配	
复方氨基酸 Amino Acid Compound	可配	
G 肝素钠 Heparin Sodium	**忌配**	
谷氨酸钙（5%） Calcium Glutamate（5%）	**忌配**	
谷氨酸钾（31.50%） Potassium Glutamate（31.50%）	**忌配**	
谷氨酸钠（28.75%） Sodium Glutamate（28.75%）	可配	
H 红霉素（乳糖酸盐） Erythromycin（Lactobionate）	可配	
环丙沙星 Ciprofloxacin	可配	
环磷酰胺 Cyclophosphamide	可配	
磺胺嘧啶钠 Sulfadiazine Sodium	**忌配**	
J 肌苷 Inosine	**忌配**	
加兰他敏（氢溴酸盐） Galantamine（Hydrobromide）	可配	
甲硝唑 Metronidazole	可配	
间羟胺（重酒石酸盐） Metaraminol（Bitartrate）	可配	
精氨酸（25%，盐酸盐） Arginine（25%，Hydrochloride）	可配	
K 克林霉素（磷酸盐） Clindamycin（Phosphate）	可配	
L 利巴韦林 Ribavirin	可配	
利多卡因（盐酸盐） Lidocaine（Hydrochloride）	可配	
利福霉素钠 Rifamycin Sodium	**忌配**	
莲必治 Lian Bi Zhi	★	
林格液 Sodium Chloride Compound	**忌配**	
硫酸镁（10%，25%） Magnesium Sulfate（10%，25%）	可配	
氯胺酮（盐酸盐） Ketamine（Hydrochloride）	**忌配**	
氯丙嗪（盐酸盐） Chlorpromazine（Hydrochloride）	**忌配**	
氯化钙（3%，5%） Calcium Chloride（3%，5%）	**忌配**	
氯化钾（10%） Potassium Chloride（10%）	**忌配**	
氯化钠（0.9%） Sodium Chloride（0.9%）	**忌配**	
氯化筒箭毒碱 Tubocurarine Chloride	可配	
氯霉素 Chloramphenicol	**忌配**	
氯霉素琥珀酸酯钠 Chloramphenicol Succinate Sodium	**忌配**	
洛贝林（盐酸盐） Lobeline（Hydrochloride）	**忌配**	
M 吗啡（盐酸盐） Morphine（Hydrochloride）	可配	
麦角新碱（马来酸盐） Ergometrine（Maleate）	可配	
毛花苷丙 Lanatoside C	可配	
美芬丁胺（硫酸盐） Mephentermine（Sulfate）	可配	
门冬酰胺酶 Asparaginase	可配	
N 脑垂体后叶素® Pituitrin	可配	

培氟沙星（甲磺酸盐）加入以下药品（续）	配伍结果	备 注
脑蛋白水解物 Cerebrolysin	可配	
尼可刹米 Nikethamide	可配	
尿激酶 Urokinase	可配	
P 哌拉西林钠 Piperacillin Sodium	可配	
哌替啶（盐酸盐）Pethidine（Hydrochloride）	可配	
葡萄糖（5%，10%）Glucose（5%，10%）	可配	
葡萄糖氯化钠 Glucose and Sodium Chloride	忌配	
葡萄糖酸钙（10%）Calcium Gluconate（10%）	忌配	
普鲁卡因（盐酸盐）Procaine（Hydrochloride）	可配	
Q 青霉素钠@ Benzylpenicillin Sodium	可配	
氢化可的松 Hydrocortisone	可配	
氢化可的松琥珀酸钠 Hydrocortisone Sodium Succinate	忌配	
庆大霉素（硫酸盐）@ Gentamycin（Sulfate）	可配	
去甲肾上腺素（重酒石酸盐）Norepinephrine（Bitartrate）	可配	
去氧肾上腺素（盐酸盐）Phenylephrine（Hydrochloride）	可配	
R 柔红霉素 Daunorubicin	可配	
乳酸钠（11.2%）Sodium Lactate（11.2%）	可配	
S 三磷腺苷 Adenosine Triphosphate	可配	
双黄连 Shuang Huang Lian	★	
顺铂 Cisplatin	可配	
丝裂霉素 Mitomycin	可配	
四环素（盐酸盐）Tetracycline（Hydrochloride）	可配	
羧苄西林钠 Carbenicillin Sodium	可配	
缩宫素 Oxytocin	可配	
T 碳酸氢钠（5%）Sodium Bicarbonate（5%）	可配	
头孢呋辛钠 Cefuroxime Sodium	忌配	
头孢拉定 Cefradine	忌配	
头孢美唑钠 Cefmetazole Sodium	忌配	
头孢米诺钠 Cefminox Sodium	可配	
头孢哌酮钠 Cefoperazone Sodium	忌配	
头孢噻肟钠 Cefotaxime Sodium	可配	
头孢唑林钠 Cefazolin Sodium	忌配	
妥拉唑林（盐酸盐）Tolazoline（Hydrochloride）	可配	
W 万古霉素（盐酸盐）Vancomycin（Hydrochloride）	可配	
维拉帕米 Verapamil	可配	
维生素 B_6 Vitamin B_6	可配	
维生素 C Vitamin C	忌配	
维生素 K_1 Vitamin K_1	忌配	
X 西咪替丁（盐酸盐）Cimetidine（Hydrochloride）	可配	
细胞色素 C Cytochrome C	可配	

培氟沙星（甲磺酸盐）加入以下药品（续）	配伍结果	备 注
硝普钠 Sodium Nitroprusside	忌配	
Y 氧氟沙星 Ofloxacin	忌配	
依他酸钙钠 Calcium Disodium Edetate	忌配	
胰岛素（正规）® Insulin（Regular）	可配	
异丙嗪（盐酸盐） Promethazine（Hydrochloride）	可配	
异丙肾上腺素（盐酸盐） Isoprenaline（Hydrochloride）	可配	
异烟肼 Isoniazid	可配	
罂粟碱（盐酸盐） Papaverine（Hydrochloride）	可配	
右旋糖酐 40（含盐） Dextran 40（Sodium Chloride）	忌配	
鱼精蛋白（硫酸盐） Protamine（Sulfate）	可配	

环丙沙星
Ciprofloxacin

制剂规格与 pH 值 乳酸盐注射液：2mL : 0.1g；50mL : 0.1g；100mL : 0.2g。pH（1～2mg/mL）：3.3～3.9。

药理作用及应用 抗菌谱与诺氟沙星相似，尤其对 G⁻需氧杆菌抗菌活性高，对沙眼衣原体、支原体、军团菌具良好抗微生物作用，对结核杆菌和非典型分枝杆菌也有抗菌活性。对厌氧菌的抗菌活性差。用于敏感菌所致的呼吸道、尿道、消化道、胆道、皮肤和软组织、盆腔、眼、耳、鼻、咽喉等部位的感染。

用法用量 静滴：每次 0.1～0.2g，一日 2 次，共 7～14d。

适宜溶剂 静滴：0.1～0.2g 直接静滴或稀释于 5%～10%葡萄糖注射液 150～250mL。

给药速度 静滴：0.5～1h。

稳定性 避免高温和冷冻。塑料静滴袋或注射设备等对本品没有吸附作用。

不良反应 同诺氟沙星。

禁忌/慎用证 对本品及氟喹诺酮类药过敏者、孕妇、哺乳期妇女、18 岁以下的患者禁用。

药物相互作用 使用环丙沙星，应避免手术麻醉前使用吗啡；与布洛芬合用，可能增加抽搐的危险；苯妥因可能改变环丙沙星的血浆浓度。

注意事项 本品仅用于缓慢静滴，每 0.2g 静滴时间不少于 30min。

配伍表

环丙沙星加入以下药品	配伍结果	备 注
A 阿米卡星（硫酸盐） Amikacin（Sulfate）	稀释	
氨茶碱 Aminophylline	忌配	
B 苯妥英钠 Phenytoin Sodium	忌配	
D 地尔硫䓬（盐酸盐） Diltiazem（Hydrochloride）	可配	
地高辛 Digoxin	忌配	Y₁
地塞米松（磷酸盐） Dexamethasone（Phosphate）	忌配	

环丙沙星加入以下药品（续）	配伍结果	备 注
多巴胺（盐酸盐） Dopamine（Hydrochloride）	忌配	Y₁
多巴酚丁胺（盐酸盐） Dobutamine（Hydrochloride）	忌配	Y₂
F 呋塞米 Furosemide	忌配	
复方氨基酸 Amino Acid Compound	忌配	Y₁
G 肝素钠 Heparin Sodium	忌配	
H 华法林钠 Warfarin Sodium	忌配	
J 甲硝唑 Metronidazole	可配	
甲氧氯普胺（盐酸盐） Metoclopramide（Hydrochloride）	忌配	Y₁
K 克林霉素（磷酸盐） Clindamycin（Phosphate）	忌配	
L 雷尼替丁（盐酸盐） Ranitidine（Hydrochloride）	稀释	
利巴韦林 Ribavirin	忌配	
利多卡因（盐酸盐） Lidocaine（Hydrochloride）	忌配	Y₁
林格液 Sodium Chloride Compound	忌配	Y₁
硫酸镁（10%，25%） Magnesium Sulfate（10%，25%）	忌配	
氯化钾（10%） Potassium Chloride（10%）	稀释	
氯化钠（0.9%） Sodium Chloride（0.9%）	可配	
N 奈替米星（硫酸盐） Netilmicin（Sulfate）	稀释	
P 泼尼松龙磷酸钠 Prednisolone Phosphate Sodium	忌配	
葡萄糖（5%，10%） Glucose（5%，10%）	可配	
葡萄糖氯化钠 Glucose and Sodium Chloride	可配	
葡萄糖酸钙（10%） Calcium Gluconate（10%）	忌配	Y₂
Q 氢化可的松琥珀酸钠 Hydrocortisone Sodium Succinate	忌配	
庆大霉素（硫酸盐）@ Gentamycin（Sulfate）	稀释	
S 塞替派 Thiotepa	可配	
T 碳酸氢钠（5%） Sodium Bicarbonate（5%）	忌配	
头孢他啶 Ceftazidime	可配	
妥布霉素（硫酸盐）@ Tobramycin（Sulfate）	稀释	
W 维拉帕米 Verapamil	忌配	Y₁
Y 异丙嗪（盐酸盐） Promethazine（Hydrochloride）	忌配	Y₁

氧氟沙星

Ofloxacin

制剂规格与 pH 值 注射液：100mL∶200mg；2mL∶0.1g；2mL∶0.2g。pH（40mg/mL）：3.5～5.5。

药理作用及应用 具有第三代喹诺酮类抗菌活性，对葡萄球菌、链球菌、肺炎链球菌、淋球菌、大肠杆菌、枸橼酸杆菌、志贺杆菌、肺炎克雷伯杆菌、肠杆菌属、沙雷杆菌属、变形杆菌、流感嗜血杆菌、不动杆菌、螺旋杆菌等有较好的抗菌作用，对铜绿假单胞菌和沙眼衣原体也有一定的抗菌作用。尚有抗结核杆菌作用，可与异烟肼、利福平并用于治疗结核病。主要用于敏感 G⁻菌所致的呼吸道、咽喉、扁桃体、泌尿道（包括前列腺）、皮肤及软组织、胆囊及胆管、中耳、鼻窦、泪囊、肠道等部位的急性和慢性感染。

用法用量　静滴：每次 0.4g，12h 1 次，共 7～14d。

适宜溶剂　0.2～0.4g 直接静滴或稀释于 5%～10%葡萄糖注射液 150～250mL。

给药速度　静滴：1～2h。

稳定性　本品应在室温下避光贮存。防止冷冻和过热。用相容稀释溶液稀释后浓度为 5mg/mL 的溶液，在室温下 72h 内保持稳定。

不良反应　同诺氟沙星。

禁忌/慎用证　对本品及氟喹诺酮类药过敏者、孕妇、哺乳期妇女、18 岁以下的患者禁用。

药物相互作用　与布洛芬、茶碱联用，可能增加惊厥的危险。

注意事项　同诺氟沙星。

配伍表

氧氟沙星加入以下药品	配伍结果	备　注
A 阿米卡星（硫酸盐）　Amikacin（Sulfate）	**忌配**	
氨苄西林钠@　Ampicillin Sodium	**忌配**	Y_2（0.9%氯化钠注射液稀释）
D 地塞米松（磷酸盐）　Dexamethasone（Phosphate）	**忌配**	
G 甘露醇　Mannitol	可配	
K 克林霉素（磷酸盐）　Clindamycin（Phosphate）	稀释	
L 利巴韦林　Ribavirin	**忌配**	
两性霉素 B　Amphotericin B	**忌配**	
林格液　Sodium Chloride Compound	可配	
氯化钾（10%）　Potassium Chloride（10%）	稀释	
氯化钠（0.9%）　Sodium Chloride（0.9%）	可配	
P 葡萄糖（5%，10%）　Glucose（5%，10%）	可配	
葡萄糖氯化钠　Glucose and Sodium Chloride	可配	
Q 庆大霉素（硫酸盐）@　Gentamycin（Sulfate）	稀释	
R 乳酸钠（11.2%）　Sodium Lactate（11.2%）	稀释	
S 塞替派　Thiotepa	稀释	
T 碳酸氢钠（5%）　Sodium Bicarbonate（5%）	可配	
头孢他啶　Ceftazidime	稀释	
妥布霉素（硫酸盐）@　Tobramycin（Sulfate）	稀释	
W 万古霉素（盐酸盐）　Vancomycin（Hydrochloride）	稀释	

左氧氟沙星

Levofloxacin

制剂规格与 pH 值　盐酸盐注射液：1mL∶0.1g；2mL∶0.1g；2mL∶0.2g；3mL∶0.3g；5mL∶0.1g；5mL∶0.3g；5mL∶0.5g；10mL∶0.1g；10mL∶0.3g；100mL∶0.1g；100mL∶0.2g；100mL∶0.5g；200mL∶0.2g。pH（5mg/mL）：3.8～5.8。

药理作用及应用　本品为氧氟沙星的左旋体，其体外抗菌活性约为氧氟沙星的两倍。其余同氧氟沙星。

用法用量 静滴：成人每次 0.1～0.2g，一日 2 次，共 7～14d，或遵医嘱。

适宜溶剂 静滴：0.2～0.3g 稀释于 5%～10%葡萄糖注射液 150～250mL。

给药速度 静滴：1.5～2.5h。

稳定性 同氧氟沙星。

不良反应 偶见纳差、恶心、呕吐、腹泻、失眠、头晕、头痛、皮疹及血清谷丙转氨酶升高及注射局部刺激症状等，一般均能耐受，疗程结束后即可消失。其他同氧氟沙星。

禁忌/慎用证 对喹诺酮类药物过敏、癫痫、孕妇及哺乳期妇女、18 岁以下患者禁用。中枢神经系统疾患、脑动脉硬化者慎用。

药物相互作用 同诺氟沙星。

注意事项 静滴速度每 100mL 至少 60min，滴速过快易引起静脉刺激症状或中枢神经系统反应。

配伍表

左氧氟沙星（盐酸盐）加入以下药品	配伍结果	备 注
A 阿米卡星（硫酸盐） Amikacin（Sulfate）	忌配	
阿莫西林-克拉维酸钾@ Amoxicillin-Clavulanate Potassium	可配	
阿托品（硫酸盐） Atropine（Sulfate）	可配	
氨苄西林钠@ Ampicillin Sodium	可配	
氨茶碱 Aminophylline	可配	
氨甲苯酸 Aminomethylbenzoic Acid	可配	
氨甲环酸 Tranexamic Acid	可配	
B 胞磷胆碱 Citicoline	可配	
苯巴比妥钠 Phenobarbital Sodium	可配	
D 大蒜素 Da Suan Su	★	
地塞米松（磷酸盐） Dexamethasone（Phosphate）	可配	
地西泮® Diazepam	忌配	
东莨菪碱（氢溴酸盐） Scopolamine（Hydrobromide）	可配	
F 酚磺乙胺 Etamsylate	可配	
呋塞米 Furosemide	可配	
氟康唑 Fluconazole	忌配	
G 肝素钠 Heparin Sodium	可配	
H 红霉素（乳糖酸盐） Erythromycin（Lactobionate）	忌配	
磺胺嘧啶钠 Sulfadiazine Sodium	可配	
J 肌苷 Inosine	可配	
甲氧氯普胺（盐酸盐） Metoclopramide（Hydrochloride）	可配	
K 克林霉素（磷酸盐） Clindamycin（Phosphate）	可配	
L 利巴韦林 Ribavirin	可配	
利舍平 Reserpine	可配	
林可霉素（盐酸盐） Lincomycin（Hydrochloride）	忌配	
磷霉素 Fosfomycin	可配	
硫酸镁（10%，25%） Magnesium Sulfate（10%，25%）	可配	

左氧氟沙星（盐酸盐）加入以下药品（续）	配伍结果	备 注
氯丙嗪（盐酸盐） Chlorpromazine（Hydrochloride）	可配	
氯化钙（3%，5%） Calcium Chloride（3%，5%）	可配	
氯化钠（0.9%） Sodium Chloride（0.9%）	可配	
氯唑西林钠 Cloxacillin Sodium	可配	
M 美西律 Mexiletine	可配	
N 纳洛酮（盐酸盐） Naloxone（Hydrochloride）	可配	
P 葡醛内酯 Glucurolactone	可配	
葡萄糖（5%，10%） Glucose（5%，10%）	可配	
葡萄糖氯化钠 Glucose and Sodium Chloride	可配	
葡萄糖酸钙（10%） Calcium Gluconate（10%）	可配	
Q 青霉素钠@ Benzylpenicillin Sodium	可配	
氢化可的松琥珀酸钠 Hydrocortisone Sodium Succinate	可配	
庆大霉素（硫酸盐）@ Gentamycin（Sulfate）	可配	
R 乳酸钠（11.2%） Sodium Lactate（11.2%）	可配	
S 三磷腺苷 Adenosine Triphosphate	可配	
T 碳酸氢钠（5%） Sodium Bicarbonate（5%）	可配	
头孢呋辛钠 Cefuroxime Sodium	可配	
头孢美唑钠 Cefmetazole Sodium	**忌配**	
头孢哌酮钠 Cefoperazone Sodium	可配	
头孢曲松钠 Ceftriaxone Sodium	可配	
头孢噻肟钠 Cefotaxime Sodium	可配	
头孢他啶 Ceftazidime	可配	
头孢唑林钠 Cefazolin Sodium	可配	
W 维脑路通 Troxerutin	可配	
维生素 B_6 Vitamin B_6	可配	
维生素 C Vitamin C	可配	
维生素 K_1 Vitamin K_1	可配	
X 西咪替丁（盐酸盐） Cimetidine（Hydrochloride）	可配	
硝酸甘油® Nitroglycerin	可配	
Y 亚叶酸钙 Calcium Folinate	可配	
烟酸 Nicotinic Acid	可配	
异丙嗪（盐酸盐） Promethazine（Hydrochloride）	可配	
罂粟碱（盐酸盐） Papaverine（Hydrochloride）	可配	
右旋糖酐 40（含盐） Dextran 40（Sodium Chloride）	可配	

洛美沙星

Lomefloxacin

制剂规格与 pH 值　盐酸盐注射液：2mL：100mg；100mL：200mg；250mL：400mg。pH（10mg/mL）：

4.22。

药理作用及应用 抗菌谱类似氧氟沙星，用于敏感菌（肠杆菌、奈瑟菌、军团菌、假单胞菌、葡萄球菌）所致的慢性支气管炎急性细菌性感染、单纯性和复杂性尿路感染。对链球菌、肺炎链球菌、洋葱假单胞菌、支原体和厌氧菌无效。

用法用量 静滴：每次 200mg，一日 2 次，共 7～14d。

适宜溶剂 静滴：200mg 直接静滴或稀释于 5%～10%葡萄糖注射液 250mL。

给药速度 静滴：1～2h。

稳定性 pH 值小于 3.5 或强光照射或加热时间较长，注射液色泽加深，并有微量沉淀物产生。

不良反应 以恶心、头痛、光敏、眩晕、腹泻为多见，其他参见诺氟沙星。

禁忌/慎用证 对本品及氟喹诺酮类药过敏者、孕妇、哺乳期妇女、18 岁以下的患者禁用。

药物相互作用 本品对茶碱类药物和咖啡因等药物肝内代谢影响较小。

注意事项 该药主要经肾排出，肾功能减退者及老年患者应用本品时需减量。

配伍表

洛美沙星（盐酸盐）加入以下药品	配伍结果	备 注
A 阿米卡星（硫酸盐） Amikacin（Sulfate）	**忌配**	
阿托品（硫酸盐） Atropine（Sulfate）	可配	
氨苄西林钠@ Ampicillin Sodium	可配	
氨茶碱 Aminophylline	**忌配**	
氨甲苯酸 Aminomethylbenzoic Acid	可配	
氨甲环酸 Tranexamic Acid	可配	
B 胞磷胆碱 Citicoline	可配	
苯巴比妥钠 Phenobarbital Sodium	可配	
D 地塞米松（磷酸盐） Dexamethasone（Phosphate）	可配	
地西泮® Diazepam	**忌配**	
东莨菪碱（氢溴酸盐） Scopolamine（Hydrobromide）	可配	
F 酚磺乙胺 Etamsylate	可配	
呋塞米 Furosemide	**忌配**	
G 肝素钠 Heparin Sodium	**忌配**	
H 红霉素（乳糖酸盐） Erythromycin（Lactobionate）	**忌配**	
磺胺嘧啶钠 Sulfadiazine Sodium	可配	
J 肌苷 Inosine	可配	
甲氧氯普胺（盐酸盐） Metoclopramide（Hydrochloride）	可配	
K 克林霉素（磷酸盐） Clindamycin（Phosphate）	可配	
L 利巴韦林 Ribavirin	可配	
利舍平 Reserpine	可配	
林可霉素（盐酸盐） Lincomycin（Hydrochloride）	**忌配**	
磷霉素 Fosfomycin	可配	
硫酸镁（10%，25%） Magnesium Sulfate（10%，25%）	可配	
氯丙嗪（盐酸盐） Chlorpromazine（Hydrochloride）	可配	

洛美沙星（盐酸盐）加入以下药品（续）	配伍结果	备注
氯化钾（10%） Potassium Chloride（10%）	可配	
氯化钠（0.9%） Sodium Chloride（0.9%）	可配	
氯唑西林钠 Cloxacillin Sodium	**忌配**	
M 美西律 Mexiletine	可配	
N 纳洛酮（盐酸盐） Naloxone（Hydrochloride）	可配	
P 哌拉西林钠 Piperacillin Sodium	可配	
葡醛内酯 Glucurolactone	可配	
葡萄糖（5%，10%） Glucose（5%，10%）	可配	
葡萄糖氯化钠 Glucose and Sodium Chloride	可配	
葡萄糖酸钙（10%） Calcium Gluconate（10%）	可配	
Q 青霉素钠@ Benzylpenicillin Sodium	可配	
氢化可的松 Hydrocortisone	可配	
氢化可的松琥珀酸钠 Hydrocortisone Sodium Succinate	**忌配**	
R 乳酸钠（11.2%） Sodium Lactate（11.2%）	可配	
S 三磷腺苷 Adenosine Triphosphate	可配	
山莨菪碱（盐酸盐） Anisodamine（Hydrochloride）	可配	
T 碳酸氢钠（5%） Sodium Bicarbonate（5%）	可配	
头孢呋辛钠 Cefuroxime Sodium	可配	
头孢美唑钠 Cefmetazole Sodium	可配	
头孢哌酮钠 Cefoperazone Sodium	**忌配**	
头孢曲松钠 Ceftriaxone Sodium	可配	
头孢噻肟钠 Cefotaxime Sodium	可配	
头孢他啶 Ceftazidime	可配	
头孢唑林钠 Cefazolin Sodium	可配	
W 维拉帕米 Verapamil	可配	
维生素 B$_6$ Vitamin B$_6$	可配	
维生素 K$_1$ Vitamin K$_1$	可配	
X 西咪替丁（盐酸盐） Cimetidine（Hydrochloride）	可配	
硝酸甘油® Nitroglycerin	**忌配**	
Y 亚叶酸钙 Calcium Folinate	可配	
异丙嗪（盐酸盐） Promethazine（Hydrochloride）	可配	
罂粟碱（盐酸盐） Papaverine（Hydrochloride）	可配	
右旋糖酐 40（含盐） Dextran 40（Sodium Chloride）	可配	

加替沙星

Gatifloxacin

制剂规格与 pH 值 注射液：5mL∶100 mg；10mL∶100 mg；100mL∶200mg；200mL∶400mg。
pH（20mg/mL）：3.5～5.0。

药理作用及应用 属新一代氟喹诺酮类，对需氧 G⁺球菌、厌氧菌及肺炎支原体、肺炎衣原体等非典型病原的作用较此前氟喹诺酮类增强。对嗜麦芽窄食单胞菌的作用优于环丙沙星。用于敏感细菌或其他病原微生物所致的感染。

用法用量 静滴：常用量每次 200mg，一日 2 次，共 7～10d。

适宜溶剂 静滴：400mg 稀释于 5%～10%葡萄糖注射液 150～250mL。

给药速度 静滴：1～2h，不应少于 1h，严禁快速静滴。

稳定性 室温下贮存。供直接注射的溶液应防止冷冻。浓度为 2mg/mL 的配制溶液在室温或冷藏条件下至少 14d 内保持稳定，在冷冻条件下可在 6 个月内保持稳定。

不良反应 主要见于静脉炎、恶心、呕吐、腹泻、头痛和眩晕等。其他少见的临床相关不良事件包括：全身反应、心血管系统、消化系统、代谢营养系统、神经系统、皮肤及附件、泌尿生殖系、特殊感官反应。有报道可导致血糖异常严重不良反应。

禁忌/慎用证 对加替沙星有过敏史者及对其他任何一种喹诺酮类药物有过敏史者均禁用该药。儿童禁用。

药物相互作用 同时口服降血糖药或注射胰岛素者，应注意监测血糖浓度，如有异常立即停药。

注意事项 禁止肌内、鞘内、腹腔内或皮注给药。为减少不良反应，静滴速度不宜超过 6mg/min。有报道指出本品禁与其他药物混合静滴。

配伍表

加替沙星加入以下药品	配伍结果	备注
A 阿米卡星（硫酸盐） Amikacin（Sulfate）	**忌配**	
氨苄西林钠@ Ampicillin Sodium	可配	
D 地高辛 Digoxin	**忌配**	
地塞米松（磷酸盐） Dexamethasone（Phosphate）	可配	
地西泮® Diazepam	**忌配**	
东莨菪碱（氢溴酸盐） Scopolamine（Hydrobromide）	可配	
F 奋乃静（盐酸盐） Perphenazine（Hydrochloride）	**忌配**	
呋塞米 Furosemide	**忌配**	
辅酶 A Coenzyme A	可配	
G 肝素钠 Heparin Sodium	**忌配**	
H 红霉素（乳糖酸盐） Erythromycin（Lactobionate）	**忌配**	
磺胺嘧啶钠 Sulfadiazine Sodium	**忌配**	
J 肌苷 Inosine	可配	
甲氧氯普胺（盐酸盐） Metoclopramide（Hydrochloride）	可配	
K 克林霉素（磷酸盐） Clindamycin（Phosphate）	可配	
L 利巴韦林 Ribavirin	可配	
利多卡因（盐酸盐） Lidocaine（Hydrochloride）	可配	
林格液 Sodium Chloride Compound	可配	
氯丙嗪（盐酸盐） Chlorpromazine（Hydrochloride）	**忌配**	
氯化钠（0.9%） Sodium Chloride（0.9%）	可配	

加替沙星加入以下药品（续）	配伍结果	备　注
氯唑西林钠　Cloxacillin Sodium	忌配	
N　纳洛酮（盐酸盐）　Naloxone（Hydrochloride）	可配	
P　哌拉西林钠　Piperacillin Sodium	可配	
Q　青霉素钠@　Benzylpenicillin Sodium	可配	
氢化可的松　Hydrocortisone	可配	
庆大霉素（硫酸盐）@　Gentamycin（Sulfate）	可配	
S　三磷腺苷　Adenosine Triphosphate	可配	
T　碳酸氢钠（5%）　Sodium Bicarbonate（5%）	忌配	
头孢呋辛钠　Cefuroxime Sodium	可配	
头孢哌酮钠　Cefoperazone Sodium	忌配	
头孢哌酮钠-舒巴坦钠　Cefoperazone Sodium-Sulbactam Sodium	忌配	
头孢曲松钠　Ceftriaxone Sodium	可配	
头孢噻肟钠　Cefotaxime Sodium	可配	
头孢他啶　Ceftazidime	可配	
W　维生素 B_1　Vitamin B_1	可配	
维生素 C　Vitamin C	可配	
X　西咪替丁（盐酸盐）　Cimetidine（Hydrochloride）	可配	
Y　异丙嗪（盐酸盐）　Promethazine（Hydrochloride）	忌配	

依诺沙星

Enoxacin

制剂规格与 pH 值　葡萄糖酸依诺沙星注射液：5mL：0.2g。pH：4.0～5.5。

药理作用及应用　抗菌谱与诺氟沙星相似，对需氧菌的作用不及环丙沙星，其中对需氧 G^+ 球菌作用差于环丙沙星和氧氟沙星。对支原体、衣原体、分枝杆菌等的作用亦较环丙沙星和氧氟沙星为弱。用于敏感菌所致的咽喉、支气管、肺、尿路、前列腺、胆囊、肠道、中耳、副鼻窦等部位感染，也可用于脓皮病及软组织感染。

用法用量　避光静滴。成人每次 0.2g，一日 2 次。重症患者最大剂量一日不超过 0.6g，1 个疗程 7～10d，病情显著好转后可改用口服制剂。

适宜溶剂　静滴：0.2g 加入 5%葡萄糖注射液 100mL。

不良反应　同诺氟沙星。光毒性反应较环丙沙星、氧氟沙星多见。可致跟腱损害。

禁忌/慎用证　同诺氟沙星。

药物相互作用　本品与非甾体类抗炎药芬布芬合用时，偶有抽搐发生，因此不宜合用。

注意事项　同诺氟沙星。

配伍表

依诺沙星加入以下药品	配伍结果	备　注
A　氨茶碱　Aminophylline	忌配	
D　地塞米松（磷酸盐）　Dexamethasone（Phosphate）	忌配	

依诺沙星加入以下药品（续）	配伍结果	备 注
L 利巴韦林 Ribavirin	可配	
氯化钠（0.9%） Sodium Chloride（0.9%）	可配	
P 葡萄糖（5%，10%） Glucose（5%，10%）	可配	
葡萄糖氯化钠 Glucose and Sodium Chloride	可配	

氟罗沙星

Fleroxacin

制剂规格与 pH 值 注射液：10mL：0.2g，0.4g。pH（0.1g/mL）：3.5～5.5。

药理作用及应用 为喹诺酮类抗菌药，对 G⁻菌有较强的抗菌作用。对葡萄球菌属、溶血链球菌等 G⁺球菌亦具有中等抗菌作用。用于对本品敏感细菌引起呼吸系统感染、泌尿生殖系统感染、消化系统感染、皮肤软组织感染、骨感染、腹腔感染及盆腔感染。

用法用量 静滴：一日 0.2～0.4g，一日 1 次，共 7～10d。尿路感染单剂 0.4g 有效。

适宜溶剂 静滴：0.2～0.4g 稀释于 5%葡萄糖 250～500mL。

给药速度 静滴时间不宜过快，每 100mL 滴注时间至少为 45～60min。

稳定性 在葡萄糖氯化钠注射液和氯化钠注射液中有沉淀产生。

不良反应 同诺氟沙星。

禁忌/慎用证 同诺氟沙星。

药物相互作用 去羟肌苷（DDI）制剂中含有铝及镁，可与氟喹诺酮类螯合，不宜合用；丙磺舒可使本品血浓度增高而产生毒性；与华法林或其衍生物同时应用，应检查凝血酶原时间及其他凝血试验；与非甾体抗炎药物合用有引发抽搐的可能；与口服降糖药合用可能引起高血糖或低血糖；应避免与茶碱同时使用。

注意事项 本品忌与氯化钠注射液和葡萄糖氯化钠注射液合用；也不宜与其他药物混合静滴使用。余参见诺氟沙星。

配伍表

氟罗沙星加入以下药品	配伍结果	备 注
A 阿米卡星（硫酸盐） Amikacin（Sulfate）	可配	
阿昔洛韦钠 Aciclovir Sodium	**忌配**	
氨苄西林钠@ Ampicillin Sodium	**忌配**	
氨基己酸 Aminocaproic Acid	**忌配**	
氨甲苯酸 Aminomethylbenzoic Acid	可配	避光使用
C 穿琥宁 Chuan Hu Ning	**忌配**	
D 丹参 Dan Shen	**忌配**	
地塞米松（磷酸盐） Dexamethasone（Phosphate）	可配	
F 酚磺乙胺 Etamsylate	**忌配**	
辅酶 A Coenzyme A	可配	
G 果糖二磷酸钠 Fructose Diphosphate Sodium	**忌配**	

氟罗沙星加入以下药品（续）	配伍结果	备　注
H 红霉素（乳糖酸盐）　Erythromycin（Lactobionate）	可配	
J 肌苷　Inosine	可配	
K 卡络柳钠　Carbazochrome	忌配	
L 雷尼替丁（盐酸盐）　Ranitidine（Hydrochloride）	可配	
利巴韦林　Ribavirin	可配	
链霉素（硫酸盐）　Streptomycin（Sulfate）	可配	
林格液　Sodium Chloride Compound	忌配	
磷霉素钠　Fosfomycin Sodium	忌配	
氯化钠（0.9%）　Sodium Chloride（0.9%）	忌配	
P 葡萄糖（5%，10%）　Glucose（5%，10%）	可配	
葡萄糖氯化钠　Glucose and Sodium Chloride	忌配	
葡萄糖酸钙（10%）　Calcium Gluconate（10%）	可配	
Q 青霉素钾@　Benzylpenicillin Potassium	可配	
青霉素钠@　Benzylpenicillin Sodium	可配	
庆大霉素（硫酸盐）@　Gentamycin（Sulfate）	可配	
S 三磷腺苷　Adenosine Triphosphate	可配	
双黄连　Shuang Huang Lian	忌配	
T 碳酸氢钠（5%）　Sodium Bicarbonate（5%）	可配	
头孢拉定　Cefradine	忌配	
头孢哌酮钠　Cefoperazone Sodium	忌配	
头孢哌酮钠-舒巴坦钠　Cefoperazone Sodium-Sulbactam Sodium	忌配	
头孢匹胺钠　Cefpiramide Sodium	忌配	
头孢唑林钠　Cefazolin Sodium	忌配	
妥布霉素（硫酸盐）@　Tobramycin（Sulfate）	可配	
W 维生素 B$_6$　Vitamin B$_6$	可配	
维生素 C　Vitamin C	可配	
X 西咪替丁（盐酸盐）　Cimetidine（Hydrochloride）	可配	
香丹　Xiang Dan	忌配	
Y 右旋糖酐 40（含盐）　Dextran 40（Sodium Chloride）	可配	

利奈唑胺

Linezolid

制剂规格与 pH 值　0.2%注射液：每瓶 100mL，200mL，300mL；塑料容器包装，浓度为 2mg/mL。pH：4.8。

药理作用及应用　新一代噁唑烷酮类人工合成药物，抑制细菌蛋白合成。对甲氧西林敏感或耐药葡萄球菌、万古霉素敏感或耐药肠球菌、青霉素敏感或耐药肺炎链球菌有良好的抗菌作用，对厌氧菌亦具抗菌活性。用于耐药 G$^+$球菌所致的血行感染、由已知或者是怀疑由 G$^+$菌导致的医院或社区获得性肺炎、复杂性皮肤软组织感染（对于此类感染时只有在微生物实验室检查显示敏感性 G⁺菌感染时才能使用）等。

用法用量 可直接使用 0.2%静滴注射液，剂量按 600mg/次，儿童每次按 10mg/kg，12h 1 次，滴注时间为 30～120min，疗程 10～14d。

不良反应 主要有腹泻、恶心、头痛、呕吐、口腔念珠菌病、阴道念珠菌病、味觉改变、肝功能异常等。

禁忌/慎用证 对本品致变态反应者禁用。孕妇与哺乳期妇女慎用。

药物相互作用 本品具有单胺氧化酶抑制剂之作用，与肾上腺素神经药物同服，可引起可逆性血压增高；与 5-HT 神经药联合应用，应注意发生 5-HT 综合征。

注意事项 本品可能引起血小板减少症，对于易出血者、有血小板减少症、同服减少血小板药物或使用本品大于 2 周的患者，均应监测血小板计数。本品可引起假膜性结肠炎，轻者停药，中度和重度的患者应补充电解质、蛋白质并使用对难辨梭状芽孢杆菌有效的抗菌药。

配伍表

利奈唑胺加入以下药品	配伍结果	备 注
A 阿米卡星（硫酸盐） Amikacin（Sulfate）	可配	
阿糖胞苷 Cytarabine	可配	
阿昔洛韦钠 Acyclovir Sodium	可配	
艾司洛尔（盐酸盐） Esmolol（Hydrochloride）	可配	
氨苄西林钠@ Ampicillin Sodium	可配	
氨苄西林-舒巴坦钠 Ampicillin-Sulbactam Sodium	可配	
氨茶碱 Aminophylline	可配	
氨曲南@ Aztreonam	可配	
昂丹司琼（盐酸盐）@ Ondansetron（Hydrochloride）	可配	
B 苯巴比妥钠 Phenobarbital Sodium	可配	
苯海拉明（盐酸盐） Diphenhydramine（Hydrochloride）	**忌配**	△
苯妥英钠 Phenytoin Sodium	**忌配**	
C 茶碱 Theophylline	可配	
长春新碱（硫酸盐） Vincristine（Sulfate）	可配	
D 地高辛 Digoxin	可配	
地塞米松（磷酸盐） Dexamethasone（Phosphate）	可配	
地西泮® Diazepam	**忌配**	
多巴胺（盐酸盐） Dopamine（Hydrochloride）	可配	
多巴酚丁胺（盐酸盐） Dobutamine（Hydrochloride）	可配	
多西环素（盐酸盐） Doxycycline（Hydrochloride）	可配	
F 法莫替丁 Famotidine	可配	
芬太尼（枸橼酸盐） Fentanyl（Citrate）	可配	
呋塞米 Furosemide	可配	
氟康唑 Fluconazole	可配	
氟尿嘧啶 Fluorouracil	可配	

利奈唑胺加入以下药品（续）	配伍结果	备 注
氟哌啶醇（乳酸盐） Haloperidol（Lactate）	可配	
氟哌利多 Droperidol	可配	
G 甘露醇 Mannitol	可配	
肝素钠 Heparin Sodium	可配	
格拉司琼（盐酸盐） Granisetron（Hydrochloride）	可配	
更昔洛韦钠 Ganciclovir Sodium	可配	
H 红霉素（乳糖酸盐） Erythromycin（Lactobionate）	**忌配**	
环丙沙星 Ciprofloxacin	可配	
环磷酰胺 Cyclophosphamide	可配	
J 吉西他滨（盐酸盐） Gemcitabine（Hydrochloride）	可配	
甲氨蝶呤钠 Methotrexate Sodium	可配	
甲泼尼龙琥珀酸钠 Methylprednisolone Sodium Succinate	可配	
甲硝唑 Metronidazole	可配	
甲氧氯普胺（盐酸盐） Metoclopramide（Hydrochloride）	可配	
K 卡铂 Carboplatin	可配	
克林霉素（磷酸盐） Clindamycin（Phosphate）	可配	
L 拉贝洛尔（盐酸盐） Labetalol（Hydrochloride）	可配	
劳拉西泮 Lorazepam	可配	
雷尼替丁（盐酸盐） Ranitidine（Hydrochloride）	可配	
利多卡因（盐酸盐） Lidocaine（Hydrochloride）	可配	
两性霉素B AmphotericinB	**忌配**	
硫酸镁（10%，25%） Magnesium Sulfate（10%，25%）	可配	
氯丙嗪（盐酸盐） Chlorpromazine（Hydrochloride）	**忌配**	
氯化钾（10%） Potassium Chloride（10%）	可配	
氯化钠（0.9%） Sodium Chloride（0.9%）	可配	
M 吗啡（盐酸盐） Morphine（Hydrochloride）	可配	
美罗培南 Meropenem	可配	
美司钠 Mesna	可配	
N 纳洛酮（盐酸盐） Naloxone（Hydrochloride）	可配	
尼卡地平（盐酸盐） Nicardipine（Hydrochloride）	可配	
P 哌拉西林钠 Piperacillin Sodium	可配	
哌拉西林-他唑巴坦钠 Piperacillin-Tazobactam Sodium	可配	
哌替啶（盐酸盐） Pethidine（Hydrochloride）	可配	
葡萄糖（5%，10%） Glucose（5%，10%）	可配	
葡萄糖氯化钠 Glucose and Sodium Chloride	可配	
葡萄糖酸钙（10%） Calcium Gluconate（10%）	可配	
普萘洛尔（盐酸盐） Propranolol（Hydrochloride）	可配	
Q 齐多夫定 Zidovudine	可配	
羟嗪（盐酸盐） Hydroxyzine（Hydrochloride）	**忌配**	△
氢化可的松琥珀酸钠 Hydrocortisone Sodium Succinate	可配	

利奈唑胺加入以下药品（续）	配伍结果	备　注
庆大霉素（硫酸盐）@ Gentamicin（Sulfate）	可配	
S 顺铂 Cisplatin	可配	
T 碳酸氢钠（5%） Sodium Bicarbonate（5%）	可配	
头孢呋辛钠 Cefuroxime Sodium	可配	
头孢曲松钠 Ceftriaxone Sodium	可配	
头孢他啶 Ceftazidime	可配	
头孢西丁钠 Cefoxitin Sodium	可配	
头孢唑林钠 Cefazolin Sodium	可配	
头孢唑肟钠 Ceftizoxime Sodium	可配	
妥布霉素（硫酸盐）@ Tobramycin（Sulfate）	可配	
W 万古霉素（盐酸盐） Vancomycin（Hydrochloride）	可配	
维库溴铵 Vecuronium Bromide	可配	
维拉帕米 Verapamil	可配	
戊巴比妥钠 Pentobarbital Sodium	可配	
X 硝酸甘油® Nitroglycerin	可配	
Y 亚胺培南-西司他丁钠 Imipenem-Cilastatin Sodium	可配	
亚叶酸钙 Calcium Folinate	可配	
依那普利拉 Enalaprilat	可配	
依托泊苷磷酸酯 Etoposide Phosphate	可配	
异丙嗪（盐酸盐） Promethazine（Hydrochloride）	可配	
异环磷酰胺 Ifosfamide	可配	
Z 紫杉醇® Paclitaxel	可配	
左氧氟沙星（盐酸盐） Levofloxacin（Hydrochloride）	可配	

第九节　磺胺类及其他抗菌药物

磺胺嘧啶钠

Sulfadiazine Sodium

制剂规格与 pH 值　注射液：2mL : 0.4g；5mL : 1g。pH（20%）：9.0。

药理作用及应用　本品为中效磺胺类抗菌药，对许多 G^+ 菌和 G^- 菌均具抗菌作用。此外在体外对沙眼衣原体、星形奴卡菌、疟原虫和弓形虫也有活性。但近年来细菌对本品的耐药性增高，尤其是链球菌属、奈瑟菌属及肠杆菌科细菌。用于敏感脑膜炎奈瑟菌所致的脑膜炎，对其敏感的流感嗜血杆菌、肺炎链球菌和其他链球菌所致的急性支气管炎或轻症肺炎，星形奴卡菌病，以及对氯喹耐药的恶性疟疾治疗的辅助用药，与乙胺嘧啶联合用药治疗鼠弓形虫引起的弓形虫病。

用法用量　本品需用无菌注射用水或 0.9%氯化钠注射液稀释成 5%的溶液，缓慢静注；静滴浓度≤1%。治疗严重感染如流行性脑脊髓膜炎，成人静注剂量为首剂 50mg/kg，继以一日100mg/kg，分 3～4 次静滴或缓慢静注。病情好转后改为口服制剂。

不良反应 过敏反应较为常见，并与磺胺药有交叉过敏反应。所致的严重不良反应虽少见，但可致命，如渗出性多形红斑、剥脱性皮炎、大疱表皮松解萎缩性皮炎、暴发性肝坏死、粒细胞缺乏症、再生障碍性贫血等血液系统异常。

禁忌/慎用证 对磺胺类药物过敏者，孕妇、哺乳期妇女，小于 2 个月婴儿，严重肝肾功能不全者禁用。缺乏葡萄糖-6-磷酸脱氢酶、血卟啉症、失水、艾滋病、休克和老年患者慎用。

药物相互作用 最好避免与青霉素类药物同时应用；不能与对氨基苯甲酸同用；与肝毒性药物合用时可能引起肝毒性发生率的增高；不宜与乌洛托品合用，以免结晶尿。

注意事项 不宜皮下与鞘内注射。本品仅供重症患者应用，病情改善后应尽早改为口服给药。治疗时应严密观察，当皮疹或其他反应早期征兆出现时即应立即停药。应用磺胺药期间多饮水，保持高尿量，以防结晶尿的发生，必要时亦可服药碱化尿液。治疗中须注意检查全血象，定期检查尿液及肝肾功能。不可任意加大剂量、增加用药次数或延长疗程，以防蓄积中毒。使用本品超过 1 周以上者，应同时给予维生素 B 以预防其缺乏。

配伍表

磺胺嘧啶钠加入以下药品	配伍结果	备 注
2:3:1 注射液　2:3:1 Injection	忌配	
A 阿糖胞苷（盐酸盐）Cytarabine（Hydrochloride）	忌配	
阿托品（硫酸盐）Atropine（Sulfate）	忌配	
氨苄西林钠@ Ampicillin Sodium	忌配	
氨茶碱 Aminophylline	可配	
氨基丁三醇（7.28%）Trometamol（7.28%）	可配	
氨基丁酸 Aminobutyric Acid	忌配	
氨基己酸 Aminocaproic Acid	忌配	
氨甲苯酸 Aminomethylbenzoic Acid	忌配	
胺碘酮（盐酸盐）® Amiodarone（Hydrochloride）	忌配	
B 苯巴比妥钠 Phenobarbital Sodium	可配	
苯海拉明（盐酸盐）Diphenhydramine（Hydrochloride）	忌配	
博来霉素 Bleomycin	忌配	
C 长春新碱（硫酸盐）Vincristine（Sulfate）	忌配	
促皮质素 Corticotrophin	忌配	
D 地高辛 Digoxin	忌配	
地塞米松（磷酸盐）Dexamethasone（Phosphate）	忌配	
丁卡因（盐酸盐）Tetracaine（Hydrochloride）	忌配	
东莨菪碱（氢溴酸盐）Scopolamine（Hydrobromide）	忌配	
毒毛旋花子苷 K　Strophanthin K	忌配	
对氨基水杨酸钠 Sodium Aminosalicylate	可配	
多巴胺（盐酸盐）Dopamine（Hydrochloride）	忌配	
多粘菌素 B（硫酸盐）Polymyxin B（Sulfate）	忌配	

磺胺嘧啶钠加入以下药品（续）	配伍结果	备　注
E 二甲弗林　Dimefline	忌配	
F 放线菌素 D　Dactinomycin D	忌配	
酚磺乙胺　Etamsylate	忌配	
酚妥拉明（甲磺酸盐）　Phentolamine（Mesylate）	忌配	
呋塞米　Furosemide	忌配	
氟尿嘧啶　Fluorouracil	可配	
辅酶 A　Coenzyme A	忌配	
复方氨基酸　Amino Acid Compound	忌配	
G 肝素钠　Heparin Sodium	可配	
谷氨酸钙（5%）　Calcium Glutamate（5%）	忌配	
谷氨酸钾（31.50%）　Potassium Glutamate（31.50%）	忌配	
谷氨酸钠（28.75%）　Sodium Glutamate（28.75%）	稀释	
H 红霉素（乳糖酸盐）　Erythromycin（Lactobionate）	忌配	
环磷酰胺　Cyclophosphamide	可配	
磺胺异噁唑（二醇胺盐）　Sulfafurazole（Diolamine）	可配	
J 肌醇　Inositol	忌配	
肌苷　Inosine	可配	
加兰他敏（氢溴酸盐）　Galantamine（Hydrobromide）	忌配	
甲基多巴　Methyldopa	忌配	
甲氧苄胺嘧啶　Trimethoprim	忌配	
甲氧氯普胺（盐酸盐）　Metoclopramide（Hydrochloride）	忌配	
甲氧明（盐酸盐）　Methoxamine（Hydrochloride）	忌配	
间羟胺（重酒石酸盐）　Metaraminol（Bitartrate）	忌配	
精氨酸（25%，盐酸盐）　Arginine（25%，Hydrochloride）	忌配	
肼屈嗪（盐酸盐）　Hydralazine（Hydrochloride）	忌配	
K 卡那霉素（硫酸盐）　Kanamycin（Sulfate）	忌配	
克林霉素（磷酸盐）　Clindamycin（Phosphate）	忌配	
L 利多卡因（盐酸盐）　Lidocaine（Hydrochloride）	忌配	
利福霉素钠　Rifamycin Sodium	稀释	
利舍平　Reserpine	忌配	
链霉素（硫酸盐）　Streptomycin（Sulfate）	忌配	
林格液　Sodium Chloride Compound	可配	
硫喷妥钠　Thiopental Sodium	可配	
硫酸镁（10%，25%）　Magnesium Sulfate（10%，25%）	可配	
氯苯那敏　Chlorphenamine	忌配	
氯丙嗪（盐酸盐）　Chlorpromazine（Hydrochloride）	忌配	
氯化铵（2%）　Ammonium Chloride（2%）	忌配	
氯化钙（3%，5%）　Calcium Chloride（3%，5%）	忌配	
氯化琥珀胆碱　Suxamethonium Chloride	忌配	
氯化钾（10%）　Potassium Chloride（10%）	忌配	

磺胺嘧啶钠加入以下药品（续）	配伍结果	备　注
氯化钠（0.9%）　Sodium Chloride（0.9%）	可配	
氯霉素　Chloramphenicol	稀释	
氯霉素琥珀酸酯钠　Chloramphenicol Succinate Sodium	忌配	
罗通定（硫酸盐）　Rotundine（Sulfate）	忌配	
洛贝林（盐酸盐）　Lobeline（Hydrochloride）	忌配	
M 麻黄碱（盐酸盐）　Ephedrine（Hydrochloride）	忌配	
吗啡（盐酸盐）　Morphine（Hydrochloride）	忌配	
麦角新碱（马来酸盐）　Ergometrine（Maleate）	忌配	
美芬丁胺（硫酸盐）　Mephentermine（Sulfate）	忌配	
N 脑垂体后叶素®　Pituitrin	忌配	
能量合剂　Energy Composite	忌配	
尼可刹米　Nikethamide	忌配	
粘菌素（硫酸盐）　Colymycin（Sulfate）	忌配	
P 哌替啶（盐酸盐）　Pethidine（Hydrochloride）	忌配	
葡醛内酯　Glucurolactone	忌配	
葡萄糖（5%，10%）　Glucose（5%，10%）	稀释	
葡萄糖氯化钠　Glucose and Sodium Chloride	稀释	
葡萄糖酸钙（10%）　Calcium Gluconate（10%）	忌配	
普鲁卡因（盐酸盐）　Procaine（Hydrochloride）	忌配	
普鲁卡因胺（盐酸盐）　Procainamide（Hydrochloride）	忌配	
Q 青霉素钾@　Benzylpenicillin Potassium	忌配	
青霉素钠@　Benzylpenicillin Sodium	忌配	
氢化可的松　Hydrocortisone	忌配	
氢化可的松琥珀酸钠　Hydrocortisone Sodium Succinate	忌配	
氢化麦角碱　Dihydroergotoxine	忌配	
庆大霉素（硫酸盐）@　Gentamycin（Sulfate）	忌配	
去甲肾上腺素（重酒石酸盐）Norepinephrine（Bitartrate）	忌配	
去氧肾上腺素（盐酸盐）　Phenylephrine（Hydrochloride）	忌配	
去乙酰毛花苷　Deslanoside	忌配	
R 乳酸钠（11.2%）　Sodium Lactate（11.2%）	稀释	
S 三磷腺苷　Adenosine Triphosphate	忌配	
山莨菪碱（氢溴酸盐）　Anisodamine（Hydrobromide）	忌配	
山梨醇　Sorbitol	可配	
肾上腺素（盐酸盐）　Adrenaline（Hydrochloride）	忌配	
四环素（盐酸盐）　Tetracycline（Hydrochloride）	忌配	
羧苄西林钠　Carbenicillin Sodium	可配	
缩宫素　Oxytocin	忌配	
T 碳酸氢钠（5%）　Sodium Bicarbonate（5%）	稀释	
头孢噻吩钠　Cefalothine Sodium	忌配	
W 万古霉素（盐酸盐）　Vancomycin（Hydrochloride）	忌配	

磺胺嘧啶钠加入以下药品（续）	配伍结果	备 注
维生素 B₂ Vitamin B₂	忌配	
维生素 B₆ Vitamin B₆	忌配	
维生素 C Vitamin C	忌配	
维生素 K₃ Vitamin K₃	忌配	
X 细胞色素 C Cytochrome C	忌配	
新生霉素 Novobiocin	可配	
溴化钙（5%） Calcium Bromide（5%）	忌配	
Y 洋地黄毒苷 Digitoxin	忌配	
依他尼酸钠 Sodium Etacrynate	忌配	
胰岛素（正规）® Insulin（Regular）	忌配	
异丙嗪（盐酸盐） Promethazine（Hydrochloride）	忌配	
异丙肾上腺素（盐酸盐） Isoprenaline（Hydrochloride）	忌配	
异戊巴比妥钠 Amobarbital Sodium	可配	
异烟肼 Isoniazid	忌配	
右旋糖酐 40（含盐） Dextran 40（Sodium Chloride）	稀释	

磺胺异噁唑（二醇胺盐）

Sulfisoxazole（Diolamine）

制剂规格与 pH 值 5%水溶液注射剂：1mL：50mg；5mL：250mg。pH：7～8.4。

药理作用及应用 磺胺药的结构类似细菌代谢所必需的对氨基苯甲酸，从而与之竞争性结合细菌的二氢叶酸合成酶，阻止细菌必需的四氢叶酸的合成而起到抑菌作用。适用于治疗尿路感染或敏感药引起的胆道、前列腺、扁桃腺鼻窦炎。

用法用量 成人、儿童及≥2 个月婴儿首剂为 50mg/kg，继而按 100mg/(kg·d)，分 2～3 次肌注，每个肌注部位应<5mL；皮注可分 3 个部位给药。亦可静脉给药。

适宜溶剂 粉针剂临用时以注射用水稀释为 5%溶液，除注射用水之外，不推荐用其他注射剂稀释以防沉淀。

给药速度 静注或静滴：10～30min。

稳定性 当用三通把含其他注射液与本注射液的两个 PVC 输液袋连接，以 1：1 速度输注时，排出的混合液在 4h 内室温下未发现肉眼或显微镜下的物理学不相容性；这些注射液是：0.9%氯化钠注射液、林格液、葡萄糖盐水。

不良反应 以胃肠道反应为主，如恶心、呕吐、纳差、腹泻，偶见假膜性肠炎，或严重的过敏性皮肤损害、肝损害、骨髓抑制、甲状腺肿大与功能减退、光敏反应。

药物相互作用 除与甲氧苄啶联用可增强抗菌疗效之外，不宜与青霉素类、头孢类杀菌药联用，以免拮抗。华法林、口服磺酰脲类降糖药、甲氨蝶呤、苯妥英钠、保泰松可由于本药取代它们的蛋白结合部位以致作用时间延长（代谢减慢）及不良作用增加。其他会增剧不良反应的联用药物有骨髓抑制药、光敏感药、肝毒性药。勿与乌洛托平合用，以免尿液中形成难溶的结合物形成结晶尿。

注意事项　磺胺异噁唑的水溶性很差（1∶7 700），此种二醇胺盐（Diolamine salt）的水溶性为1∶2，供不便口服的患者注射用，能口服时尽量改用口服制剂。

配伍表

磺胺异噁唑（二醇胺盐）加入以下药品	配伍结果	备　注
2∶3∶1注射液　2∶3∶1 Injection	可配	
A 阿糖胞苷（盐酸盐）　Cytarabine（Hydrochloride）	忌配	
氨苄西林钠@　Ampicillin Sodium	忌配	
氨茶碱　Aminophylline	忌配	
氨基丁三醇（7.28%）　Trometamol（7.28%）	忌配	
氨基丁酸　Aminobutyric Acid	忌配	
氨基己酸　Aminocaproic Acid	忌配	
氨甲苯酸　Aminomethylbenzoic Acid	忌配	
B 博来霉素　Bleomycin	忌配	
C 长春新碱（硫酸盐）　Vincristine（Sulfate）	忌配	
促皮质素　Corticotrophin	忌配	
D 地塞米松（磷酸盐）　Dexamethasone（Phosphate）	忌配	
丁卡因（盐酸盐）　Tetracaine（Hydrochloride）	忌配	
对氨基水杨酸钠　Sodium Aminosalicylate	忌配	
多粘菌素B（硫酸盐）　Polymyxin B（Sulfate）	忌配	
F 放线菌素D　Dactinomycin D	忌配	
酚磺乙胺　Etamsylate	忌配	
呋塞米　Furosemide	忌配	
氟尿嘧啶　Fluorouracil	忌配	
辅酶A　Coenzyme A	忌配	
复方氨基酸　Amino Acid Compound	忌配	
复方醋酸钠　Sodium Acetate Compound	可配	
G 肝素钠　Heparin Sodium	忌配	
谷氨酸钙（5%）　Calcium Glutamate（5%）	忌配	
谷氨酸钠（28.75%）　Sodium Glutamate（28.75%）	忌配	
H 红霉素（乳糖酸盐）　Erythromycin（Lactobionate）	可配	
环磷酰胺　Cyclophosphamide	忌配	
磺胺嘧啶钠　Sulfadiazine Sodium	可配	
J 肌醇　Inositol	忌配	
肌苷　Inosine	忌配	
甲氧苄胺嘧啶　Trimethoprim	忌配	
间羟胺（重酒石酸盐）　Metaraminol（Bitartrate）	可配	
肼屈嗪（盐酸盐）　Hydralazine（Hydrochloride）	忌配	
K 卡那霉素（硫酸盐）　Kanamycin（Sulfate）	忌配	

磺胺异噁唑（二醇胺盐）加入以下药品（续）	配伍结果	备 注
可乐定（盐酸盐） Clonidine（Hydrochloride）	忌配	
克林霉素（磷酸盐） Clindamycin（Phosphate）	忌配	
L 利多卡因（盐酸盐） Lidocaine（Hydrochloride）	可配	
利福霉素钠 Rifamycin Sodium	忌配	
链霉素（硫酸盐） Streptomycin（Sulfate）	忌配	
两性霉素 B Amphotericin B	忌配	
林格液 Sodium Chloride Compound	可配	
硫喷妥钠 Thiopental Sodium	忌配	
硫酸镁（10%，25%） Magnesium Sulfate（10%，25%）	忌配	
氯化铵（2%） Ammonium Chloride（2%）	忌配	
氯化钙（3%，5%） Calcium Chloride（3%，5%）	忌配	
氯化钾（10%） Potassium Chloride（10%）	可配	
氯化钠（0.9%） Sodium Chloride（0.9%）	可配	
氯霉素 Chloramphenicol	忌配	
氯霉素琥珀酸酯钠 Chloramphenicol Succinate Sodium	忌配	
M 吗啡（盐酸盐） Morphine（Hydrochloride）	忌配	
麦角新碱（马来酸盐） Ergometrine（Maleate）	忌配	
N 脑垂体后叶素® Pituitrin	忌配	
能量合剂 Energy Composite	忌配	
粘菌素（硫酸盐） Colymycin（Sulfate）	忌配	
P 哌替啶（盐酸盐） Pethidine（Hydrochloride）	忌配	
葡醛内酯 Glucurolactone	忌配	
葡萄糖（5%，10%） Glucose（5%，10%）	可配	
葡萄糖氯化钠 Glucose and Sodium Chloride	可配	
葡萄糖酸钙（10%） Calcium Gluconate（10%）	可配	
普鲁卡因（盐酸盐） Procaine（Hydrochloride）	忌配	
普鲁卡因胺（盐酸盐） Procainamide（Hydrochloride）	忌配	
Q 青霉素钾@ Benzylpenicillin Potassium	忌配	
氢化可的松 Hydrocortisone	忌配	
氢化可的松琥珀酸钠 Hydrocortisone Sodium Succinate	可配	
氢化麦角碱 Dihydroergotoxine	忌配	
庆大霉素（硫酸盐）@ Gentamycin（Sulfate）	忌配	
去甲肾上腺素（重酒石酸盐） Norepinephrine（Bitartrate）	忌配	
R 乳酸钠（11.2%） Sodium Lactate（11.2%）	忌配	
S 三磷腺苷 Adenosine Triphosphate	忌配	
山梨醇 Sorbitol	忌配	
缩宫素 Oxytocin	忌配	
T 碳酸氢钠（5%） Sodium Bicarbonate（5%）	忌配	
头孢噻吩钠 Cefalothine Sodium	忌配	
托西溴苄铵 Bretylium Tosilate	忌配	

磺胺异噁唑（二醇胺盐）加入以下药品（续）	配伍结果	备　注
W 万古霉素（盐酸盐）　Vancomycin（Hydrochloride）	忌配	
维生素 B₂　Vitamin B₂	忌配	
维生素 B₆　Vitamin B₆	忌配	
维生素 C　Vitamin C	忌配	
维生素 K₃　Vitamin K₃	忌配	
X 细胞色素 C　Cytochrome C	忌配	
新生霉素　Novobiocin	可配	
Y 依他尼酸钠　Sodium Etacrynate	忌配	
胰岛素（正规）Ⓡ　Insulin（Regular）	忌配	
异丙嗪（盐酸盐）　Promethazine（Hydrochloride）	忌配	
异烟肼　Isoniazid	忌配	
右旋糖酐 40（含盐）　Dextran 40（Sodium Chloride）	忌配	

复方磺胺甲噁唑

Compound Sulfamethoxazole

（Bactrim，Septra，SMZ-TMP）

制剂规格与 pH 值　注射液：每支 5mL，10mL，20mL（含 TMP16mg/mL，SMZ80mg/mL）。pH：10.0。

药理作用及应用　SMZ 与 TMP 协同的不同环节的叶酸合成阻断作用，拮抗细菌的耐药，使抗感染作用明显加强。适用于大肠杆菌、肠杆菌、变形杆菌、嗜血杆菌、摩根杆菌、克雷伯菌属、肺炎链球菌、痢疾杆菌等导致的肠道、尿路、中耳炎症，旅行者腹泻及卡氏肺孢子虫肺炎。TMP 与呋喃类无此协同甚至呈拮抗。

用法用量　静滴给药。每 5mL 用 5%葡萄糖 75～125mL（10～25 倍）稀释后使用。成人量：一日 2 次，每次 10mL（含 SMZ 0.8g，TMP 0.16g）；小儿（2～3 岁）：每次 1.25mL（含 SMZ 0.1g，TMP 0.02g）；3～12 岁小儿每次 2.5～5mL，一日 2 次。

适宜溶剂　5%葡萄糖注射液，50～125mL。以 0.9%氯化钠注射液或 5%葡萄糖氯化钠注射液溶解时，若溶液 pH 值较低可出现沉淀。

给药速度　静滴：60～90min。

稳定性　室温贮存，不可冷藏。

不良反应　恶心、呕吐、腹痛、假膜性肠炎、肝损害、黄疸、粒细胞减少、溶血、肾功能损害、神经精神损害、过敏反应，以一般性胃肠反应较常见，偶见严重反应。

禁忌/慎用证　对本品过敏、对磺胺类或 TMP 过敏、严重肝肾功能不全者禁用，孕妇禁用，哺乳期妇女慎用，新生儿、早产儿避免使用。

药物相互作用　本品抑制肝酶活性使苯妥英代谢清除减少约 30%；本品拮抗叶酸，但不拮抗其抗炎疗效。

注意事项 加用碳酸氢钠无助于减少本品不良反应。

配伍表

复方磺胺甲噁唑加入以下药品	配伍结果	备 注
A 阿昔洛韦钠 Aciclovir Sodium	可配	
阿地白介素 Aldesleukin	可配	
艾司洛尔（盐酸盐） Esmolol（Hydrochloride）	可配	
氨曲南@ Aztreonam	可配	
氨磷汀 Amifostine	可配	
B 别嘌醇钠 Allopurinol Sodium	可配	
比伐卢定 Bivalirudin	可配	
苯磺阿曲库铵 Atracurine Besilate	可配	
苯磺顺阿曲库铵 Cisatracurium Besilate	可配	
C 茶苯海明 Dimenhydrinate	可配	
长春瑞滨（酒石酸盐） Vinorelbine Tartrate	**忌配**	
D 地尔硫䓬（盐酸盐） Diltiazem（Hydrochloride）	可配	
多西他赛 Docetaxel	可配	
F 非格司亭 Filgrastim	可配	
氟康唑 Fluconazole	**忌配**	
氟达拉滨（磷酸盐） Fludarabine（Phosphate）	可配	
非诺多泮（甲磺酸盐） Fenoldopam（Mesylate）	可配	
G 肝素钠 Heparin Sodium	可配	
H 环磷酰胺 Cyclophosphamide	可配	
J 吉西他滨（盐酸盐） Gemcitabine（Hydrochloride）	可配	
L 拉贝洛尔（盐酸盐） Labetalol（Hydrochloride）	可配	
兰索拉唑 Lansoprazole	可配	
利奈唑胺 Linezolid	**忌配**	
劳拉西泮 Lorazepam	可配	
膦甲酸钠 Foscarnet Sodium	**忌配**	
硫酸镁 Magnesium Sulfate	可配	
两性霉素 B-硫酸胆固醇酯复合物 Amphotericin B-Cholesteryl Sulfate Complex	可配	
M 吗啡（硫酸盐） Morphine（Sulfate）	可配	
美法仑（盐酸盐） Melphalan（Hydrochloride）	可配	
咪达唑仑（盐酸盐） Midazolam（Hydrochloride）	**忌配**	
N 尼卡地平（盐酸盐） Nicardipine（Hydrochloride）	可配	
P 哌拉西林钠 Piperacillin Sodium	可配	
泮库溴铵 Pancuronium Bromide	可配	
培美曲塞二钠 Pemetrexed Disodium	可配	
泮托拉唑钠 Pantoprazole Sodium	**忌配**	
葡萄糖（5%） Glucose（5%）	可配	
Q 齐多夫定 Zidovudine	可配	

复方磺胺甲噁唑加入以下药品（续）	配伍结果	备 注
R 瑞芬太尼（盐酸盐） Remifentanil （Hydrochloride）	可配	
S 沙格司亭 Sargramostim	可配	
塞替派 Thiotepa	可配	
T 他克莫司 Tacrolimus	可配	
替尼泊苷® Teniposide	可配	
他唑巴坦钠 Tazobactam Sodium	可配	
W 维拉帕米（盐酸盐） Verapamil （Hydrochloride）	**忌配**	
维库溴铵 Vecuronium Bromide	可配	
Y 依那普利拉 Enalaprilat	可配	
盐酸多柔比星脂质体 Doxorubicin Hydrochloride Liposome Injection	可配	

第十节 抗结核病药

对氨基水杨酸钠

Sodium Aminosalicylate

（PAS）

制剂规格与 pH 值 注射用粉针剂：每支 2g，4g，6g。pH（4%）：7.3。

药理作用及应用 本品只对结核分枝杆菌有抑菌作用。适用于结核分枝杆菌所致的肺及肺外结核病。单用时结核分枝杆菌对本品迅速产生耐药性，因此必须与其他抗结核药合用作二线抗结核药物。静滴用于结核性脑膜炎、急性血行播散型结核病。

用法用量 静滴：临用前加灭菌注射用水适量使溶解后再用 5%葡萄糖注射液稀释，成人一日 4～12g。

适宜溶剂 静滴：4～6g 以注射用水溶解加入到 0.9%氯化钠或 5%葡萄糖注射液 500mL；胸腔注射：1g 溶于 0.9%氯化钠注射液 10～20mL。

给药速度 静滴：1～2h。

稳定性 静滴溶液需新鲜配制。

不良反应 发生率较多有瘙痒皮疹、关节酸痛与发热、极度疲乏或软弱、嗜酸性粒细胞增多。

禁忌/慎用证 对孕妇、哺乳期妇女，以及充血性心力衰竭、胃溃疡、葡萄糖-6-磷酸脱氢酶缺乏症、严重肝肾功能损害者慎用。

药物相互作用 对氨基苯甲酸与本品有拮抗作用，不宜合用；可增强抗凝药的作用，因此剂量应适当调整；与乙硫异烟胺合用时可增加不良反应；丙磺舒或苯磺唑酮与氨基水杨酸类合用可减少后者从肾小管的分泌量，导致血浓度增高和持续时间延长及发生毒性反应。

注意事项 滴注时应避光，溶液变色即不得使用。对其他水杨酸类有交叉过敏反应。使用本品使硫酸铜法测定尿糖出现假阳性；使尿液中尿胆原测定呈假阳性反应；使 ALT 和 AST 的正常值增高。避免用于咯血的患者。

配伍表

对氨基水杨酸钠加入以下药品	配伍结果	备 注
2∶3∶1注射液 2∶3∶1 Injection	可配	
A 阿糖胞苷（盐酸盐）Cytarabine（Hydrochloride）	**忌配**	
阿托品（硫酸盐）Atropine（Sulfate）	可配	
氨苄西林钠@ Ampicillin Sodium	可配	
氨茶碱 Aminophylline	可配	
氨基丁三醇（7.28%）Trometamol（7.28%）	可配	
氨基丁酸 Aminobutyric Acid	可配	
氨基己酸 Aminocaproic Acid	可配	
氨甲苯酸 Aminomethylbenzoic Acid	**忌配**	
B 苯巴比妥钠 Phenobarbital Sodium	可配	
苯海拉明（盐酸盐）Diphenhydramine（Hydrochloride）	**忌配**	△
博来霉素 Bleomycin	可配	
C 长春新碱（硫酸盐）Vincristine（Sulfate）	**忌配**	
促皮质素 Corticotrophin	**忌配**	
D 地塞米松（磷酸盐）Dexamethasone（Phosphate）	可配	
丁卡因（盐酸盐）Tetracaine（Hydrochloride）	**忌配**	
东莨菪碱（氢溴酸盐）Scopolamine（Hydrobromide）	可配	
毒毛旋花子苷 K Strophanthin K	可配	
多巴胺（盐酸盐）Dopamine（Hydrochloride）	可配	
多粘菌素 B（硫酸盐）Polymyxin B（Sulfate）	可配	
E 二甲弗林 Dimefline	可配	
F 放线菌素 D Dactinomycin D	可配	
酚磺乙胺 Etamsylate	**忌配**	
呋塞米 Furosemide	**忌配**	
氟尿嘧啶 Fluorouracil	可配	
辅酶 A Coenzyme A	可配	
G 谷氨酸钙（5%）Calcium Glutamate（5%）	**忌配**	
谷氨酸钾（31.50%）Potassium Glutamate（31.50%）	**忌配**	
谷氨酸钠（28.75%）Sodium Glutamate（28.75%）	**忌配**	
H 红霉素（乳糖酸盐）Erythromycin（Lactobionate）	可配	
环磷酰胺 Cyclophosphamide	可配	
磺胺嘧啶钠 Sulfadiazine Sodium	可配	
磺胺异噁唑（二醇胺盐）Sulfafurazole（Diolamine）	**忌配**	
J 肌醇 Inositol	可配	
肌苷 Inosine	可配	
加兰他敏（氢溴酸盐）Galantamine（Hydrobromide）	可配	
甲氧明（盐酸盐）Methoxamine（Hydrochloride）	可配	

对氨基水杨酸钠加入以下药品（续）	配伍结果	备　注
间羟胺（重酒石酸盐）　Metaraminol（Bitartrate）	可配	
精氨酸（25%，盐酸盐）　Arginine（25%，Hydrochloride）	**忌配**	
K 卡那霉素（硫酸盐）　Kanamycin（Sulfate）	可配	
L 利多卡因（盐酸盐）　Lidocaine（Hydrochloride）	可配	
利福霉素钠　Rifamycin Sodium	**忌配**	
利舍平　Reserpine	可配	
链霉素（硫酸盐）　Streptomycin（Sulfate）	可配	
林格液　Sodium Chloride Compound	可配	
硫喷妥钠　Thiopental Sodium	可配	
硫酸镁（10%，25%）　Magnesium Sulfate（10%，25%）	可配	
氯苯那敏　Chlorphenamine	**忌配**	△
氯丙嗪（盐酸盐）　Chlorpromazine（Hydrochloride）	**忌配**	
氯化钙（3%，5%）　Calcium Chloride（3%，5%）	可配	
氯化钾（10%）　Potassium Chloride（10%）	可配	
氯化钠（0.9%）　Sodium Chloride（0.9%）	可配	
氯霉素　Chloramphenicol	可配	
洛贝林（盐酸盐）　Lobeline（Hydrochloride）	可配	
M 麦角新碱（马来酸盐）　Ergometrine（Maleate）	可配	
美芬丁胺（硫酸盐）　Mephentermine（Sulfate）	可配	
N 脑垂体后叶素®　Pituitrin	可配	
能量合剂　Energy Composite	可配	
尼可刹米　Nikethamide	可配	
粘菌素（硫酸盐）　Colymycin（Sulfate）	**忌配**	
P 哌替啶（盐酸盐）　Pethidine（Hydrochloride）	可配	
葡醛内酯　Glucurolactone	可配	
葡萄糖（5%，10%）　Glucose（5%，10%）	可配	
葡萄糖氯化钠　Glucose and Sodium Chloride	可配	
葡萄糖酸钙（10%）　Calcium Gluconate（10%）	**忌配**	
普鲁卡因（盐酸盐）　Procaine（Hydrochloride）	**忌配**	
普鲁卡因胺（盐酸盐）　Procainamide（Hydrochloride）	可配	
Q 青霉素钾®　Benzylpenicillin Potassium	可配	
青霉素钠®　Benzylpenicillin Sodium	可配	
氢化可的松　Hydrocortisone	可配	
氢化可的松琥珀酸钠　Hydrocortisone Sodium Succinate	可配	
氢化麦角碱　Dihydroergotoxine	可配	
庆大霉素（硫酸盐）®　Gentamycin（Sulfate）	可配	
去甲肾上腺素（重酒石酸盐）　Norepinephrine（Bitartrate）	可配	
去乙酰毛花苷　Deslanoside	可配	
R 乳酸钠（11.2%）　Sodium Lactate（11.2%）	可配	
S 三磷腺苷　Adenosine Triphosphate	可配	

对氨基水杨酸钠加入以下药品（续）	配伍结果	备 注
山莨菪碱（氢溴酸盐） Anisodamine（Hydrobromide）	忌配	
山梨醇 Sorbitol	可配	
肾上腺素（盐酸盐） Adrenaline（Hydrochloride）	可配	
四环素（盐酸盐） Tetracycline（Hydrochloride）	忌配	
羧苄西林钠 Carbenicillin Sodium	可配	
缩宫素 Oxytocin	可配	
T 碳酸氢钠（5%） Sodium Bicarbonate（5%）	可配	
W 万古霉素（盐酸盐） Vancomycin（Hydrochloride）	忌配	
维生素 B₆ Vitamin B6	忌配	
维生素 C Vitamin C	可配	
维生素 K₃ Vitamin K3	可配	
X 细胞色素 C Cytochrome C	可配	
溴化钙（5%） Calcium Bromide（5%）	可配	
Y 洋地黄毒苷 Digitoxin	忌配	
依他尼酸钠 Sodium Etacrynate	忌配	
胰岛素（正规）® Insulin（Regular）	忌配	
异丙嗪（盐酸盐） Promethazine（Hydrochloride）	可配	
异丙肾上腺素（盐酸盐） Isoprenaline（Hydrochloride）	可配	
异戊巴比妥钠 Amobarbital Sodium	可配	
异烟肼 Isoniazid	可配	
右旋糖酐 40（含盐） Dextran 40（Sodium Chloride）	可配	

异烟肼

(异烟酰肼)

Isoniazid

制剂规格与 pH 值 注射剂：2.5%，2mL∶50mg。pH（25mg/mL）：5.0～7.0。

药理作用及应用 异烟肼对各型结核分枝杆菌都有高度选择性抗菌作用，是目前抗结核药物中具有最强杀菌作用的合成抗菌药，对其他细菌几乎无作用。用于各型肺结核的进展期、溶解播散期、吸收好转期，尚可用于结核性脑膜炎和其他肺外结核等。本品常需和其他抗结核药联合应用，以增强疗效和克服耐药菌。

用法用量 静注或静滴：对较重度浸润结核、肺外活动结核等，每次 0.3～0.6g，加 5% 葡萄糖注射液或等渗氯化钠注射液 20～40mL，缓慢推注。或加入输液 250～500mL 静滴。

适宜溶剂 静注：直接抽取药液稀释于 0.9% 氯化钠注射液 20～40mL；静滴：0.3～0.6g 稀释于 0.9% 氯化钠注射液 250～500mL。

给药速度 静注：5～10min；静滴：1～2h。

不良反应 发生率较多者有步态不稳或麻木针刺感、烧灼感或手脚疼痛、深色尿、眼或皮肤黄染、食欲不佳、异常乏力或软弱、恶心或呕吐。偶可因神经毒性引起抽搐。新生儿用药时应密切观察不良反应。

禁忌/慎用证 由于疗程长，对肝功能不正常者，精神病患者和癫痫患者禁用。孕妇及哺乳期妇女用药时必须充分权衡利弊。

药物相互作用 本品可加强香豆素类抗凝血药、某些抗癫痫药、降压药、抗胆碱药、三环抗抑郁药等的作用，合用时须注意；本品为维生素 B_6 的拮抗剂，可增加后者经肾排出量；与卡马西平合用，增加卡马西平血浆浓度，也增加异烟肼肝毒性；氯胺酮可能增加本品的肝毒性。

注意事项 对乙硫异烟胺、吡嗪酰胺、烟酸或其他化学结构有关药物过敏反应者，也可能对本品过敏。用药期间应注意检查肝功能，并避免酒精饮料。50 岁以上患者用本品引起肝炎的发生率较高。如疗程中出现视神经炎症状，应立即进行眼部检查，并定期复查。如出现异烟肼中毒时，可用大剂量维生素 B_6 对抗。

配伍表

异烟肼加入以下药品	配伍结果	备 注
2：3：1 注射液　2：3：1 Injection	可配	
A 阿糖胞苷（盐酸盐）　Cytarabine（Hydrochloride）	**忌配**	
阿托品（硫酸盐）　Atropine（Sulfate）	**忌配**	
氨苄西林钠@ Ampicillin Sodium	可配	
氨茶碱 Aminophylline	**忌配**	
氨基丁三醇（7.28%）　Trometamol（7.28%）	可配	
氨基丁酸 Aminobutyric Acid	可配	
氨基己酸 Aminocaproic Acid	可配	
氨甲苯酸 Aminomethylbenzoic Acid	可配	
B 苯巴比妥钠 Phenobarbital Sodium	可配	
苯海拉明（盐酸盐）　Diphenhydramine（Hydrochloride）	可配	
博来霉素 Bleomycin	可配	
C 长春新碱（硫酸盐）　Vincristine（Sulfate）	**忌配**	
促皮质素 Corticotrophin	**忌配**	
D 地塞米松（磷酸盐）　Dexamethasone（Phosphate）	可配	
丁卡因（盐酸盐）　Tetracaine（Hydrochloride）	**忌配**	
东莨菪碱（氢溴酸盐）　Scopolamine（Hydrobromide）	可配	
毒毛旋花子苷 K　Strophanthin K	可配	
对氨基水杨酸钠 Sodium Aminosalicylate	可配	
多巴胺（盐酸盐）　Dopamine（Hydrochloride）	可配	
多粘菌素 B（硫酸盐）　Polymyxin B（Sulfate）	可配	
E 二甲弗林 Dimefline	可配	
F 放线菌素 D　Dactinomycin D	可配	
酚磺乙胺 Etamsylate	可配	
呋塞米 Furosemide	**忌配**	
氟尿嘧啶 Fluorouracil	可配	

异烟肼加入以下药品（续）	配伍结果	备 注
辅酶 A　Coenzyme A	可配	
谷氨酸钾（31.50%）　Potassium Glutamate（31.50%）	**忌配**	
谷氨酸钠（28.75%）　Sodium Glutamate（28.75%）	可配	
H 红霉素（乳糖酸盐）　Erythromycin（Lactobionate）	可配	
环磷酰胺 Cyclophosphamide	可配	
磺胺嘧啶钠 Sulfadiazine Sodium	**忌配**	
磺胺异噁唑（二醇胺盐）　Sulfafurazole（Diolamine）	**忌配**	
J 肌苷 Inosine	可配	
甲氧明（盐酸盐）　Methoxamine（Hydrochloride）	可配	
间羟胺（重酒石酸盐）　Metaraminol（Bitartrate）	可配	
K 卡那霉素（硫酸盐）　Kanamycin（Sulfate）	可配	
L 利多卡因（盐酸盐）　Lidocaine（Hydrochloride）	可配	
利舍平 Reserpine	可配	
链霉素（硫酸盐）　Streptomycin（Sulfate）	可配	
林格液 Sodium Chloride Compound	可配	
硫喷妥钠 Thiopental Sodium	**忌配**	
硫酸镁（10%，25%）　Magnesium Sulfate（10%，25%）	可配	
氯苯那敏 Chlorphenamine	可配	
氯丙嗪（盐酸盐）　Chlorpromazine（Hydrochloride）	可配	
氯化钙（3%，5%）　Calcium Chloride（3%，5%）	可配	
氯化钾（10%）　Potassium Chloride（10%）	可配	
氯化钠（0.9%）　Sodium Chloride（0.9%）	可配	
氯霉素 Chloramphenicol	可配	
M 麦角新碱（马来酸盐）　Ergometrine（Maleate）	可配	
美芬丁胺（硫酸盐）　Mephentermine（Sulfate）	可配	
N 脑垂体后叶素® Pituitrin	**忌配**	
能量合剂 Energy Composite	可配	
尼可刹米 Nikethamide	可配	
P 哌替啶（盐酸盐）　Pethidine（Hydrochloride）	**忌配**	
葡萄糖（5%，10%）　Glucose（5%，10%）	可配	
葡萄糖氯化钠 Glucose and Sodium Chloride	可配	
葡萄糖酸钙（10%）　Calcium Gluconate（10%）	可配	
普鲁卡因（盐酸盐）　Procaine（Hydrochloride）	可配	
普鲁卡因胺（盐酸盐）　Procainamide（Hydrochloride）	可配	
Q 青霉素钾@ Benzylpenicillin Potassium	可配	
青霉素钠@ Benzylpenicillin Sodium	可配	
氢化可的松 Hydrocortisone	可配	
氢化可的松琥珀酸钠 Hydrocortisone Sodium Succinate	可配	
氢化麦角碱 Dihydroergotoxine	可配	
庆大霉素（硫酸盐）@ Gentamycin（Sulfate）	可配	

异烟肼加入以下药品（续）	配伍结果	备 注
去甲肾上腺素（重酒石酸盐）Norepinephrine（Bitartrate）	可配	
去氧肾上腺素（盐酸盐）Phenylephrine（Hydrochloride）	可配	
去乙酰毛花苷 Deslanoside	可配	
R 乳酸钠（11.2%）Sodium Lactate（11.2%）	可配	
S 三磷腺苷 Adenosine Triphosphate	可配	
山莨菪碱（氢溴酸盐）Anisodamine（Hydrobromide）	可配	
山梨醇 Sorbitol	可配	
肾上腺素（盐酸盐）Adrenaline（Hydrochloride）	可配	
四环素（盐酸盐）Tetracycline（Hydrochloride）	**忌配**	
羧苄西林钠 Carbenicillin Sodium	可配	
缩宫素 Oxytocin	可配	
T 碳酸氢钠（5%）Sodium Bicarbonate（5%）	可配	
W 维生素 B₆ Vitamin B₆	可配	
维生素 C Vitamin C	**忌配**	
维生素 K₃ Vitamin K₃	可配	
X 细胞色素 C Cytochrome C	可配	
溴化钙（5%）Calcium Bromide（5%）	可配	
Y 洋地黄毒苷 Digitoxin	**忌配**	
依他尼酸钠 Sodium Etacrynate	**忌配**	
异丙嗪（盐酸盐）Promethazine（Hydrochloride）	可配	
异丙肾上腺素（盐酸盐）Isoprenaline（Hydrochloride）	可配	
异戊巴比妥钠 Amobarbital Sodium	可配	
右旋糖酐 40（含盐）Dextran 40（Sodium Chloride）	可配	

利福霉素钠

（苯噻唑力复霉素钠，羟基利福霉素钠，利福霉素 SV 钠）

Rifamicin Sodium

制剂规格与 pH 值 粉针剂：每支 250mg，500mg。pH（5%）：6.5～7.5。

药理作用及应用 为广谱抗生素。对金葡菌、结核杆菌有较强抗菌作用，对 G⁻菌作用弱。用于不能口服的结核病患者和耐药金葡菌所致的胆道、呼吸道、泌尿道等感染。

用法用量 肌注：每次 250mg，8～12h 1 次。静注：每次 500mg，一日 2～3 次。

适宜溶剂 肌注：250mg 溶于 0.9%氯化钠注射液 4mL；静注：500mg 溶于 0.9%氯化钠或 5%葡萄糖注射液 10～20mL；静滴：500mg 溶于 0.9%氯化钠注射液 4mL，稀释于 5%～10%葡萄糖注射液 250～500mL。

给药速度 静注：5～10min；静滴：2～3h。

稳定性 遇光易分解变色。

不良反应 常见有恶心、呕吐、食欲减退、腹泻、胃痛、腹胀、脱发、眩晕、白细胞减少、红细胞减少、嗜酸性粒细胞增多、血小板减少、头痛、倦怠、蛋白尿、血尿、心律失常、低血钙、药物热。

禁忌/慎用证 严重肝肾功能不全、胆道阻塞者及妊娠初期妇女禁用。哺乳期妇女，肝肾功能不全、酒精中毒者和婴儿慎用。

注意事项 本品宜深部肌注，静注后可出现巩膜和皮肤黄染。静滴或静注给药应选择供静注的注射剂，并于充分稀释后使用。本品已逐渐被利福平注射剂取代。

配伍表

利福霉素钠加入以下药品	配伍结果	备 注
A 阿糖胞苷（盐酸盐） Cytarabine（Hydrochloride）	忌配	
氨苄西林钠@ Ampicillin Sodium	稀释	
C 长春新碱（硫酸盐） Vincristine（Sulfate）	忌配	
D 地高辛 Digoxin	忌配	
地塞米松（磷酸盐） Dexamethasone（Phosphate）	稀释	
丁卡因（盐酸盐） Tetracaine（Hydrochloride）	忌配	
对氨基水杨酸钠 Sodium Aminosalicylate	忌配	
多巴胺（盐酸盐） Dopamine（Hydrochloride）	稀释	
多西环素（盐酸盐） Doxycycline（Hydrochloride）	忌配	
F 酚妥拉明（甲磺酸盐） Phentolamine（Mesylate）	忌配	
呋塞米 Furosemide	忌配	
H 红霉素（乳糖酸盐） Erythromycin（Lactobionate）	忌配	
磺胺嘧啶钠 Sulfadiazine Sodium	稀释	
磺胺异噁唑（二醇胺盐） Sulfafurazole（Diolamine）	忌配	
J 甲氧苄胺嘧啶 Trimethoprim	忌配	
间羟胺（重酒石酸盐） Metaraminol（Bitartrate）	忌配	
K 卡那霉素（硫酸盐） Kanamycin（Sulfate）	稀释	
L 利多卡因（盐酸盐） Lidocaine（Hydrochloride）	可配	
两性霉素 B Amphotericin B	忌配	
氯化钾（10%） Potassium Chloride（10%）	稀释	
氯化钠（0.9%） Sodium Chloride（0.9%）	可配	
氯霉素 Chloramphenicol	忌配	
M 美芬丁胺（硫酸盐） Mephentermine（Sulfate）	忌配	
N 能量合剂 Energy Composite	稀释	
粘菌素（硫酸盐） Colymycin（Sulfate）	忌配	
P 葡萄糖（5%，10%） Glucose（5%，10%）	可配	
葡萄糖氯化钠 Glucose and Sodium Chloride	可配	
Q 青霉素钾@ Benzylpenicillin Potassium	稀释	
庆大霉素（硫酸盐）@ Gentamycin（Sulfate）	忌配	
去甲肾上腺素（重酒石酸盐）Norepinephrine（Bitartrate）	稀释	
S 四环素（盐酸盐） Tetracycline（Hydrochloride）	忌配	
羧苄西林钠 Carbenicillin Sodium	稀释	

利福霉素钠加入以下药品（续）	配伍结果	备　注
T 碳酸氢钠（5%）　Sodium Bicarbonate（5%）	稀释	
头孢噻吩钠　Cefalothine Sodium	稀释	
W 维生素 C　Vitamin C	稀释	
X 新生霉素　Novobiocin	稀释	
Y 依他尼酸钠　Sodium Etacrynate	**忌配**	
异丙肾上腺素（盐酸盐）　Isoprenaline（Hydrochloride）	稀释	
右旋糖酐 40（含盐）　Dextran 40（Sodium Chloride）	稀释	

第十一节 硝咪唑类

甲硝唑

（甲硝哒唑，灭滴灵）

Metronidazole

制剂规格与 pH 值　注射液：20mL∶0.1g；100mL∶0.5g。pH（5mg/mL）：5.0～7.0。

药理作用及应用　对大多数厌氧菌具强大抗菌作用，但对需氧菌和兼性厌氧菌无作用。其杀菌浓度稍高于抑菌浓度。此外，对阿米巴原虫和滴虫也有较强的杀灭作用。用于阿米巴病、阴道滴虫及厌氧菌感染。

用法用量　厌氧菌感染：静滴，首剂 15mg/kg，继以 7.5mg/kg 维持，一次最大剂量不超过 1g，8～12h 1 次，静滴时间在 1h 以上。1 个疗程 7d 或更长。

适宜溶剂　静滴：按 15mg/kg 剂量，以 0.5%注射液直接静滴。

给药速度　静滴：静滴速度宜慢，每次滴注时间应超过 1h。

稳定性　室温下避光贮存。冷藏可能引起结晶析出。见光会引起注射液颜色变暗。

不良反应　以消化道反应最为常见，包括恶心、呕吐、食欲不振、腹部绞痛；神经系统症状有头痛、眩晕，偶有感觉异常、肢体麻木、共济失调、多发性神经炎等，大剂量可引起抽搐。少数病例发生荨麻疹、潮红、瘙痒、膀胱炎、排尿困难、口中金属味及白细胞减少等，动物实验或体外测定发现本品具致癌、致突变作用。

禁忌/慎用证　对本品或其他硝基咪唑类药物过敏、活动性中枢神经疾病、血液病患者，以及哺乳期妇女及妊娠 3 个月以内的妇女禁用。肝功能减退者慎用。

药物相互作用　本品抑制氟尿嘧啶的代谢，增加其毒性；有报道，本品增加锂剂的毒性；与苯巴比妥合用，加速甲硝唑代谢，降低血药浓度；抑制苯妥因的代谢；增加法华林的抗凝血作用。

注意事项　本品可干扰 ALT、乳酸脱氢酶、三酰甘油、己糖激酶等的检验结果，使其测定值降至零；用药期间勿饮用含酒精的饮料，以免乙醇代谢受阻产生乙醛聚积（双硫仑反应）。

配伍表

甲硝唑加入以下药品	配伍结果	备 注
A 阿米卡星（硫酸盐） Amikacin（Sulfate）	可配	
阿昔洛韦钠 Aciclovir Sodium	忌配	Y₁
艾司洛尔（盐酸盐） Esmolol（Hydrochloride）	忌配	Y₁
氨苄西林钠@ Ampicillin Sodium	忌配	
D 地尔硫䓬（盐酸盐） Diltiazem（Hydrochloride）	忌配	Y₁
多巴胺（盐酸盐） Dopamine（Hydrochloride）	忌配	Y₁
F 奋乃静（盐酸盐） Perphenazine（Hydrochloride）	忌配	Y₁
氟康唑 Fluconazole	可配	
G 肝素钠 Heparin Sodium	忌配	Y₁
H 环丙沙星 Ciprofloxacin	可配	
环磷酰胺 Cyclophosphamide	忌配	Y₁
K 克林霉素（磷酸盐） Clindamycin（Phosphate）	可配	
L 两性霉素 B Amphotericin B	忌配	
硫酸镁（10%，25%） Magnesium Sulfate（10%，25%）	忌配	Y₁
氯化钠（0.9%） Sodium Chloride（0.9%）	忌配	Y₁
氯霉素琥珀酸酯钠 Chloramphenicol Succinate Sodium	可配	
M 吗啡（盐酸盐） Morphine（Hydrochloride）	忌配	Y₁
N 奈替米星（硫酸盐） Netilmicin（Sulfate）	可配	
P 哌替啶（盐酸盐） Pethidine（Hydrochloride）	忌配	Y₁
泼尼松龙磷酸钠 Prednisolone Phosphate Sodium	忌配	Y₁
葡萄糖（5%，10%） Glucose（5%，10%）	忌配	Y₁
Q 青霉素钾@ Benzylpenicillin Potassium	忌配	
氢化可的松琥珀酸钠 Hydrocortisone Sodium Succinate	忌配	
庆大霉素（硫酸盐）@ Gentamycin（Sulfate）	可配	
S 塞替派 Thiotepa	忌配	Y₁
T 头孢羟唑 Cefamandole	忌配	
头孢曲松钠 Ceftriaxone Sodium	可配	
头孢他啶 Ceftazidime	可配	
头孢西丁钠 Cefoxitin Sodium	忌配	
头孢唑林钠 Cefazolin Sodium	可配	
妥布霉素（硫酸盐）@ Tobramycin（Sulfate）	可配	

替硝唑葡萄糖

Tinidazole and Glucose

制剂规格与 pH 值 0.2%及 0.4%注射液：100mL：0.2g；100mL：0.4g；200mL：0.4g；200mL：0.8g（含葡萄糖 5%）。pH（2mg/mL）：3.5～5.5。

药理作用及应用 本品的抗微生物作用及机制与甲硝唑基本相仿。用于各种厌氧菌感染，如败血症、骨髓炎、腹腔感染、盆腔感染、肺支气管感染、肺炎、鼻窦炎、皮肤蜂窝织炎、口腔感染及术后伤口感染；用于结肠直肠手术、妇产科手术及口腔手术等的术前预防用药。可用于肠道及肠道外阿米巴病、阴道滴虫病、贾第虫病、加得纳菌阴道炎等的治疗，也可作为甲硝唑的替代药用于幽门螺杆菌所致的胃窦炎及消化性溃疡的治疗。忌糖者可用不含葡萄糖的替硝唑注射液（0.2%，0.4%）。

用法用量　厌氧菌感染：成人每次 0.8g，一日 1 次，静脉缓慢滴注；外科预防用药总量 1.6g，1 次或分 2 次静滴，第一次于手术前 2～4h，第二次于手术期间或术后 12～24h 给予。

适宜溶剂　静滴：注射液直接静滴；或 0.8g 溶于 5%葡萄糖注射液 250mL。

给药速度　静滴：0.4～1h。

不良反应、禁忌/慎用证、药物相互作用、注意事项　参阅甲硝唑。

配伍表

替硝唑葡萄糖加入以下药品	配伍结果	备　注
A 阿米卡星（硫酸盐）　Amikacin（Sulfate）	可配	
阿昔洛韦钠　Aciclovir Sodium	可配	
氨苄西林钠@　Ampicillin Sodium	**忌配**	
氨苄西林-舒巴坦钠　Ampicillin-Sulbactam Sodium	**忌配**	
D 大观霉素（盐酸盐）　Spectinomycin（Hydrochloride）	**忌配**	
地塞米松（磷酸盐）　Dexamethasone（Phosphate）	可配	
E 二氮嗪　Diazoxide	**忌配**	
F 酚磺乙胺　Etamsylate	可配	
H 红霉素（乳糖酸盐）　Erythromycin（Lactobionate）	**忌配**	
L 拉氧头孢钠　Latamoxef	可配	
雷尼替丁（盐酸盐）　Ranitidine（Hydrochloride）	可配	
利巴韦林　Ribavirin	可配	
林格液　Sodium Chloride Compound	可配	
硫喷妥钠　Thiopental Sodium	**忌配**	
氯氮䓬　Chlordiazepoxide	**忌配**	
氯化钠（0.9%）　Sodium Chloride（0.9%）	可配	
P 葡萄糖（5%，10%）　Glucose（5%，10%）	可配	
葡萄糖氯化钠　Glucose and Sodium Chloride	可配	
Q 庆大霉素（硫酸盐）@　Gentamycin（Sulfate）	可配	
全血　Whole Blood	**忌配**	
S 司可巴比妥钠　Secobarbital Sodium	**忌配**	
T 碳酸氢钠（5%）　Sodium Bicarbonate（5%）	可配	
头孢呋辛钠　Cefuroxime Sodium	可配	
头孢甲肟　Cefmenoxime	可配	
头孢拉定　Cefradine	可配	
头孢哌酮钠　Cefoperazone Sodium	可配	
头孢曲松钠　Ceftriaxone Sodium	可配	
头孢噻肟钠　Cefotaxime Sodium	可配	

替硝唑葡萄糖加入以下药品（续）	配伍结果	备 注
头孢他啶 Ceftazidime	可配	
头孢唑林钠 Cefazolin Sodium	可配	
妥布霉素（硫酸盐）@ Tobramycin（Sulfate）	可配	
W 维生素 B$_6$ Vitamin B$_6$	可配	
维生素 C Vitamin C	可配	
X 西咪替丁（盐酸盐） Cimetidine（Hydrochloride）	可配	
新生霉素 Neomycin	**忌配**	
血浆 Blood Plasma	**忌配**	
Y 氧氟沙星 Ofloxacin	可配	
异戊巴比妥钠 Amobarbital Sodium	**忌配**	

奥硝唑

Ornidazole

制剂规格与 pH 值　注射液：0.5%，100mL∶0.5g。pH：4.0～5.0。

药理作用及应用　主要作用于厌氧菌、阿米巴虫、贾第鞭毛虫和毛滴虫细胞的 DNA，使其螺旋结构断裂或阻断其转录复制而致其死亡。用于治疗由厌氧菌感染引起的多种疾病；泌尿生殖道毛滴虫、贾第鞭毛虫感染引起的疾病（如阴道滴虫病等）；肠、肝阿米巴虫病（包括阿米巴痢疾、阿米巴肝脓肿），肠、肝变形虫感染引起的疾病；用于预防和治疗各科手术后厌氧菌感染。

用法用量　静滴：预防术后厌氧菌感染，术前 1～2h 1 000mg，术后 12h 500mg，24h 后 500mg。治疗厌氧菌感染，初始剂量为 500～1 000mg，以后 12h 500mg，1 个疗程 3～6d。

适宜溶剂　静滴：本品 100mL 直接静滴。

给药速度　静滴时间不应少于 30min。

不良反应　用药期间会出现消化系统反应、神经系统反应、过敏反应、局部反应及白细胞减少等。

禁忌/慎用证　对本品及其他硝基咪唑类药物过敏、脑和脊髓发生病变的、癫痫及各种器官硬化症、造血功能低下、慢性酒精中毒患者禁用。3 岁以下儿童不用。妊娠早期和哺乳期妇女慎用。

药物相互作用　同其他硝基咪唑类药物相比，本品对乙醛脱氢酶无抑制作用。其余同甲硝唑。

注意事项　肝损伤患者用药每次剂量与正常用量相同，但用药间隔时间要加倍，以免药物蓄积。

配伍表

奥硝唑加入以下药品	配伍结果	备 注
A 阿米卡星（硫酸盐） Amikacin（Sulfate）	可配	
阿奇霉素（乳糖酸盐） Azithromycin（Lactobionate）	可配	
阿昔洛韦钠 Aciclovir Sodium	可配	
氨甲环酸 Tranexamic Acid	可配	
B 苯巴比妥钠 Phenobarbital Sodium	**忌配**	
F 呋塞米 Furosemide	**忌配**	
J 肌苷 Inosine	可配	

奥硝唑加入以下药品（续）	配伍结果	备 注
加替沙星 Gatifloxacin	可配	
L 拉氧头孢钠 Latamoxef Sodium	可配	
雷尼替丁 Ranitidine	**忌配**	
利巴韦林 Ribavirin	可配	
氯化钠（0.9%） Sodium Chloride（0.9%）	可配	
洛美沙星（盐酸盐） Lomefloxacin（Hydrochloride）	可配	
P 哌拉西林-他唑巴坦钠 Piperacillin-Tazobactam Sodium	**忌配**	
培氟沙星（甲磺酸盐） Pefloxacin（Mesylate）	可配	
葡萄糖（5%，10%） Glucose（5%，10%）	可配	
葡萄糖氯化钠 Glucose and Sodium Chloride	可配	
S 司可巴比妥钠 Secobarbital Sodium	**忌配**	
T 头孢吡肟 Cefepime	可配	
头孢呋辛钠 Cefuroxime Sodium	可配	
头孢拉定 Cefradine	可配	
头孢哌酮钠 Cefoperazone Sodium	可配	
头孢匹胺钠 Cefpiramide Sodium	可配	
头孢曲松钠 Ceftriaxone Sodium	可配	
W 维生素 C Vitamin C	可配	
X 西咪替丁 Cimetidine	**忌配**	
Y 异戊巴比妥钠 Amobarbital Sodium	**忌配**	
Z 左氧氟沙星（盐酸盐） Levofloxacin（Hydrochloride）	可配	

第十二节　抗真菌药

咪康唑

Miconazole

制剂规格与 pH 值　硝酸盐注射液：20mL∶200mg。pH（0.5%）：3.7～5.7。

药理作用及应用　属于咪唑类广谱抗真菌药物。注射剂专用于深部真菌病。外用于治疗由皮肤癣菌所致的浅表皮肤真菌感染，如手癣、足癣、体癣、股癣、头癣及白色念珠菌等所致的皮肤感染和外阴阴道炎。

用法用量　静滴：用于深部真菌病，常用量为一日 0.6～1.8g 或一日 10～30mg/kg，分 2～3 次。①用于球孢子菌，一日 1.8～3.6g，1 个疗程 3～20 周。②用于白色念珠菌病，一日 0.6～1.8g，1 个疗程 1～20 周。③用于隐球菌病，一日 1.2～2.4g，1 个疗程 3～12 周。④用于芽生菌病，一日 0.2～1.2g，1 个疗程 2～16 周。⑤用于霉样真菌病，一日 0.6～3g，1 个疗程 2～20 周。开始先用小剂量（0.2g），以后根据患者耐受情况，加大剂量。

适宜溶剂　每次剂量至少用 0.9%氯化钠注射液或 5%葡萄糖注射液 200mL 以上稀释，使药液浓度小于 6mg/ mL。

给药速度 静滴：每次给药 200mg，滴注时间至少应在 2h 以上。

稳定性 药液稀释后，室温下可稳定 48h。

不良反应 个别患者可出现局部刺激，如红斑、烧灼感，偶见过敏反应。

禁忌/慎用证 对咪唑类药物过敏或对本药过敏者、孕妇及 1 岁以下儿童禁用。哺乳期妇女用药应权衡利弊。

药物相互作用 本品能使抗凝血药或降糖药作用增强，不宜与其并用。

注意事项 用药过程中一旦出现局部皮肤过敏、皮疹加重、瘙痒，应立即停用。

配伍表

咪康唑加入以下药品	配伍结果	备　注
A 阿米卡星（硫酸盐）　Amikacin（Sulfate）	可配	
阿糖胞苷（盐酸盐）　Cytarabine（Hydrochloride）	可配	
阿托品（硫酸盐）　Atropine（Sulfate）	可配	
氨苄西林钠@ Ampicillin Sodium	可配	
氨茶碱　Aminophylline	**忌配**	
氨基己酸　Aminocaproic Acid	可配	
氨甲苯酸　Aminomethylbenzoic Acid	可配	
B 胞磷胆碱　Citicoline	可配	
苯巴比妥钠　Phenobarbital Sodium	可配	
C 长春新碱（硫酸盐）　Vincristine（Sulfate）	可配	
促皮质素　Corticotrophin	可配	
D 大观霉素（盐酸盐）　Spectinomycin（Hydrochloride）	**忌配**	
地塞米松（磷酸盐）　Dexamethasone（Phosphate）	可配	
地西泮® Diazepam	可配	
东莨菪碱（氢溴酸盐）　Scopolamine（Hydrobromide）	可配	
毒毛旋花子苷 K　Strophanthin K	可配	
多巴胺（盐酸盐）　Dopamine（Hydrochloride）	可配	
多柔比星（盐酸盐）　Doxorubicin（Hydrochloride）	可配	
E 二氮嗪　Diazoxide	**忌配**	
二甲弗林　Dimefline	可配	
F 法莫替丁　Famotidine	可配	
酚磺乙胺　Etamsylate	可配	
酚妥拉明（甲磺酸盐）　Phentolamine（Mesylate）	可配	
呋塞米　Furosemide	可配	
氟康唑　Fluconazole	可配	
氟尿嘧啶　Fluorouracil	可配	
辅酶 A　Coenzyme A	可配	
复方氨基酸　Amino Acid Compound	可配	
G 甘露醇　Mannitol	可配	

咪康唑加入以下药品（续）	配伍结果	备　注
肝素钠 Heparin Sodium	可配	
谷氨酸钾（31.50%） Potassium Glutamate（31.50%）	**忌配**	
谷氨酸钠（28.75%） Sodium Glutamate（28.75%）	**忌配**	
H 红霉素（乳糖酸盐） Erythromycin（Lactobionate）	可配	
环丙沙星 Ciprofloxacin	稀释	
环磷酰胺 Cyclophosphamide	可配	
磺胺嘧啶钠 Sulfadiazine Sodium	可配	
J 肌醇 Inositol	**忌配**	
肌苷 Inosine	可配	
甲氨蝶呤 Methotrexate	可配	
甲硝唑 Metronidazole	可配	
甲氧氯普胺（盐酸盐） Metoclopramide（Hydrochloride）	**忌配**	
间羟胺（重酒石酸盐） Metaraminol（Bitartrate）	**忌配**	
精氨酸（25%，盐酸盐） Arginine（25%，Hydrochloride）	可配	
K 卡那霉素（硫酸盐） Kanamycin（Sulfate）	**忌配**	
克林霉素（磷酸盐） Clindamycin（Phosphate）	可配	
L 利巴韦林 Ribavirin	可配	
利多卡因（盐酸盐） Lidocaine（Hydrochloride）	可配	
林格液 Sodium Chloride Compound	可配	
硫喷妥钠 Thiopental Sodium	可配	
硫酸镁（10%，25%） Magnesium Sulfate（10%，25%）	**忌配**	
氯胺酮（盐酸盐） Ketamine（Hydrochloride）	可配	
氯丙嗪（盐酸盐） Chlorpromazine（Hydrochloride）	可配	
氯氮䓬 Chlordiazepoxide	**忌配**	
氯化钙（3%，5%） Calcium Chloride（3%，5%）	可配	
氯化钾（10%） Potassium Chloride（10%）	可配	
氯化钠（0.9%） Sodium Chloride（0.9%）	可配	
氯霉素 Chloramphenicol	**忌配**	
洛贝林（盐酸盐） Lobeline（Hydrochloride）	可配	
M 吗啡（盐酸盐） Morphine（Hydrochloride）	可配	
麦角新碱（马来酸盐） Ergometrine（Maleate）	可配	
美芬丁胺（硫酸盐） Mephentermine（Sulfate）	可配	
门冬酰胺酶 Asparaginase	可配	
N 脑垂体后叶素® Pituitrin	可配	
尼可刹米 Nikethamide	可配	
尿激酶 Urokinase	可配	
P 哌替啶（盐酸盐） Pethidine（Hydrochloride）	可配	
葡萄糖（5%，10%） Glucose（5%，10%）	可配	
葡萄糖氯化钠 Glucose and Sodium Chloride	可配	
葡萄糖酸钙（10%） Calcium Gluconate（10%）	可配	

咪康唑加入以下药品（续）	配伍结果	备 注
普鲁卡因（盐酸盐）Procaine（Hydrochloride）	可配	
Q 青霉素钾@ Benzylpenicillin Potassium	可配	
氢化可的松 Hydrocortisone	可配	
氢化可的松琥珀酸钠 Hydrocortisone Sodium Succinate	可配	
庆大霉素（硫酸盐）@ Gentamycin（Sulfate）	可配	
去甲肾上腺素（重酒石酸盐）Norepinephrine（Bitartrate）	可配	
去乙酰毛花苷 Deslanoside	可配	
全血 Whole Blood	忌配	
R 乳酸钠（11.2%）Sodium Lactate（11.2%）	可配	
S 三磷腺苷 Adenosine Triphosphate	可配	
山梨醇 Sorbitol	可配	
肾上腺素（盐酸盐）Adrenaline（Hydrochloride）	可配	
四环素（盐酸盐）Tetracycline（Hydrochloride）	可配	
羧苄西林钠 Carbenicillin Sodium	可配	
缩宫素 Oxytocin	可配	
T 碳酸氢钠（5%）Sodium Bicarbonate（5%）	可配	
头孢拉定 Cefradine	忌配	
头孢哌酮钠 Cefoperazone Sodium	忌配	
头孢他啶 Ceftazidime	可配	
妥拉唑林（盐酸盐）Tolazoline（Hydrochloride）	可配	
W 万古霉素（盐酸盐）Vancomycin（Hydrochloride）	可配	
维拉帕米 Verapamil	可配	
维生素 A Vitamin A	可配	
维生素 B_6 Vitamin B_6	忌配	
维生素 C Vitamin C	可配	
维生素 K_1 Vitamin K_1	可配	
X 西咪替丁（盐酸盐）Cimetidine（Hydrochloride）	可配	
细胞色素 C Cytochrome C	可配	
血浆 Blood Plasma	忌配	
Y 氧氟沙星 Ofloxacin	可配	
胰岛素（正规）® Insulin（Regular）	可配	
异丙嗪（盐酸盐）Promethazine（Hydrochloride）	可配	
异丙肾上腺素（盐酸盐）Isoprenaline（Hydrochloride）	可配	
异烟肼 Isoniazid	可配	
右旋糖酐 40（含盐）Dextran 40（Sodium Chloride）	可配	
鱼精蛋白（硫酸盐）Protamine（Sulfate）	可配	

氟康唑

Fluconazole

制剂规格与 pH 值 注射液：5mL：200mg；50mL：100mg；100mL：100mg；200mL：400mg。
氟康唑葡萄糖注射液：100mL 含氟康唑 200mg，葡萄糖 5g。pH（2mg/mL）：3.5～8.0。

药理作用及应用 属吡咯类抗真菌药。抗真菌谱较广。对人和各种动物真菌感染均有效。应用于敏感菌所致的各种真菌感染，如隐球菌性脑膜炎、复发性口咽念珠菌病等。

用法用量 ①念珠菌性口咽炎或食管炎，首日 200mg，以后一日 100mg，1 个疗程 2～3 周（症状消失仍需用药），以免复发。②念珠菌系统感染，首日 400mg，以后一日 200mg，1 个疗程 4 周或症状消失后再用 2 周。③隐球菌脑膜炎，首日 400mg，以后一日 200mg，如患者反应正常也可用一日 400mg，至脑脊髓细菌培养阴性后 10～12 周。

适宜溶剂 静滴：100～200mg 溶于葡萄糖、乳酸钠林格液或 0.9%氯化钠注射液 250mL。

给药速度 静滴：1～2h。速度约为 200mg/h，儿童静滴时间应超过 2h。

稳定性 室温或冷藏贮存，防止冷冻。不能使用已产生混浊或有沉淀的溶液。

不良反应 常见消化道反应、过敏反应、肝毒性、头晕、头痛。

禁忌/慎用证 对本品或其他吡咯类药物有过敏史者禁用。孕妇及儿童慎用。

药物相互作用 本品禁止与特非那丁、西沙必利合用；稀释后在体外可与两性霉素 B 配伍，但药效可能呈现拮抗；本品抑制环孢素代谢；与氢氯噻嗪合用，增加氟康唑血浆浓度；利福平加速氟康唑的代谢；增加法华林抗凝血作用；增加齐多夫定血浆浓度，同时增加其毒性。

注意事项 需要用本品 2 周以上者或接受了多于常量的氟康唑及其他具有潜在肝毒性或能引起肝坏死药物的患者，用本品前应先做肝功能检查，治疗期间每 2 周进行肝功能复查；使用中出现皮疹，应严密监视，若出现大疱损害或多形性红斑，必须停药；哺乳期妇女用药期间应暂时停乳；真菌感染治疗初期可静脉给药，病情稳定后改为口服；不推荐本药与其他药混合静滴。

配伍表

氟康唑加入以下药品	配伍结果	备 注
A 阿米卡星（硫酸盐） Amikacin（Sulfate）	稀释	
阿昔洛韦钠 Aciclovir Sodium	**忌配**	Y₁
氨苄西林钠@ Ampicillin Sodium	**忌配**	
氨茶碱 Aminophylline	**忌配**	Y₁
B 苯海拉明（盐酸盐） Diphenhydramine（Hydrochloride）	**忌配**	Y₁
苯妥英钠 Phenytoin Sodium	**忌配**	Y₁
D 地尔硫䓬（盐酸盐） Diltiazem（Hydrochloride）	**忌配**	Y₁
地高辛 Digoxin	**忌配**	
地塞米松（磷酸盐） Dexamethasone（Phosphate）	**忌配**	Y₁
地西泮® Diazepam	**忌配**	
多巴胺（盐酸盐） Dopamine（Hydrochloride）	**忌配**	Y₁
多巴酚丁胺（盐酸盐） Dobutamine（Hydrochloride）	**忌配**	Y₁
F 呋塞米 Furosemide	**忌配**	

氟康唑加入以下药品（续）	配伍结果	备 注
氟哌啶醇（乳酸盐）Haloperidol（Lactate）	忌配	
氟哌利多 Droperidol	忌配	Y_1
G 肝素钠 Heparin Sodium	忌配	Y_1
H 红霉素（乳糖酸盐）Erythromycin（Lactobionate）	忌配	
J 甲硝唑 Metronidazole	忌配	Y_1
甲氧氯普胺（盐酸盐）Metoclopramide（Hydrochloride）	忌配	Y_1
K 克林霉素（磷酸盐）Clindamycin（Phosphate）	稀释	
L 雷尼替丁（盐酸盐）Ranitidine（Hydrochloride）	稀释	
两性霉素 B Amphotericin B	稀释	
林格液 Sodium Chloride Compound	忌配	Y_1
氯丙嗪（盐酸盐）Chlorpromazine（Hydrochloride）	忌配	Y_1
氯化钾（10%）Potassium Chloride（10%）	稀释	
氯化钠（0.9%）Sodium Chloride（0.9%）	忌配	Y_1
氯霉素琥珀酸酯钠 Chloramphenicol Succinate Sodium	忌配	
M 吗啡（盐酸盐）Morphine（Hydrochloride）	稀释	
P 哌替啶（盐酸盐）Pethidine（Hydrochloride）	忌配	Y_1
葡萄糖（5%，10%）Glucose（5%，10%）	忌配	Y_1
葡萄糖氯化钠 Glucose and Sodium Chloride	忌配	Y_1
葡萄糖酸钙（10%）Calcium Gluconate（10%）	忌配	
Q 青霉素钾® Benzylpenicillin Potassium	忌配	Y_1
庆大霉素（硫酸盐）® Gentamycin（Sulfate）	稀释	
S 塞替派 Thiotepa	忌配	Y_2
T 头孢他啶 Ceftazidime	忌配	
头孢西丁钠 Cefoxitin Sodium	忌配	Y_1
头孢唑林钠 Cefazolin Sodium	稀释	
妥布霉素（硫酸盐）® Tobramycin（Sulfate）	忌配	Y_1
W 万古霉素（盐酸盐）Vancomycin（Hydrochloride）	忌配	Y_1
X 西咪替丁（盐酸盐）Cimetidine（Hydrochloride）	忌配	Y_1
硝酸甘油® Nitroglycerin	忌配	Y_1（勿用 PVC 器具，以免硝酸甘油被吸附）
Y 亚胺培南-西司他丁钠 Imipenem-Cilastatin Sodium	忌配	
亚叶酸钙 Calcium Folinate	忌配	Y_1
异丙嗪（盐酸盐）Promethazine（Hydrochloride）	忌配	Y_1

伊曲康唑

Itraconazole

制剂规格与 pH 值 注射液：1%，25mL∶250mg。pH（3.3mg/mL）：4.0～5.0。

药理作用及应用　本品是具有三唑环的合成唑类抗真菌药。抗菌谱与酮康唑相似，对深部真菌与浅部真菌都有抗菌作用。临床主要用于深部真菌所引起的系统感染，如芽生菌病、组织胞浆菌病、类球孢子菌病、着色真菌病、孢子丝菌病、球孢子菌病等。也可用于念珠菌病和曲菌病。

用法用量　静滴：推荐剂量为先予该药每次 200mg，一日 2 次，共 4 次，以后为每次 200mg，一日 1 次，共 5d，随后口服。

适宜溶剂　用包装中提供的 0.9%氯化钠将注射液稀释 3 倍，使药液浓度为 3.33mg/mL，忌用 5%葡萄糖液及含乳酸钠的溶液稀释。

给药速度　每次静滴时间需大于 1h。勿静注。

稳定性　本品为无色至微黄色溶液，应在室温下避光贮存，防止冷冻。使用前应检查是否有颗粒出现和是否变色。配制后溶液在室温或冷藏且避光的条件下可保存 48h。

不良反应　常见为胃肠道不适，较少见的不良反应包括头痛、可逆性氨基转移酶升高、月经紊乱、头晕和过敏反应；对肝酶的影响较酮康唑为轻，应警惕发生肝损害，已发现肝衰竭死亡病例。有一定的心脏毒性，已发现充血性心衰多例且死亡者。

禁忌/慎用证　孕妇和哺乳期妇女禁用。心脏病患者应慎用。

药物相互作用　①可使华法林、特非那定、阿司咪唑、茚地那韦、里托那韦、长春花生物碱、咪唑达仑、三唑仑、地西泮、二氢吡啶类钙拮抗药、洛伐他汀、辛伐他汀、西沙比利、环孢素、他克莫司、甲泼尼松、地高辛、奎尼丁、口服降血糖药等血药浓度增高。②苯妥英钠、苯巴比妥、卡马西平、异烟肼、利福平、利福布汀、制酸药等可以降低本品血药浓度。③大环内酯类抗生素可以增加本品血药浓度。④与特非那定、阿司咪唑、达莫齐特、奎尼丁、西沙必利等合用可能引起 QT 间期延长或导致严重心血管事件。

注意事项　不能静注；儿童和老年人应权衡利弊使用。

配伍表

伊曲康唑加入以下药品	配伍结果	备　注
L　氯化钠（0.9%）　Sodium Chloride（0.9%）	可配	
Q　其他注射液 Other Injections	忌配	

卡泊芬净

（科赛斯）

Caspofungin

制剂规格与 pH 值　本品醋酸盐冻干粉末每瓶 50mg 或 70mg。pH：6.6。

药理作用及应用　属棘白菌素类抗真菌药，是天然的环六肽，可抑制丝状真菌及念珠菌胞壁形成所必需的葡聚糖合成酶的产生而有杀灭孢子菌及耐氟康唑念珠菌属的作用和抑制曲霉菌的疗效。对念珠菌引起的菌血症、腹膜炎、腹腔脓肿、骨髓炎、脑膜炎、心内膜炎、胸腔感染有效；也适用于不耐受两性霉素 B 及对其他抗真菌耐药的曲霉药感染的治疗；还可与两性霉素 B 合用，治疗镰刀霉菌属感染有协同疗效。新生隐球菌对本药敏感性差。临床对考虑是真菌感染引起的发热、粒细胞减少，使用本品有效。本品的同位素标记样本于单次注射 70mg 后，36～46h 92% 的药物的放射活性分布于机体组织内，而红细胞内仅有很少分布。本药或其他代谢产物 35% 由粪排出，41% 由肾排出。血液透析是对清除本品无效。

用法用量 本品只能以稀释后静滴方式给药。成人量：首日静滴 70mg（负荷量），以后每日 50mg（维持量），疗程至少 14d；此方案适用于播散性念珠菌感染及腹腔脓肿、腹膜炎、胸腔感染，念珠菌食道炎，首日剂量及维持每日量可以都是 50mg。考虑是真菌引起的发热与中性粒细胞缺乏时，用量与播散性念珠菌感染相同，疗程至少 5d。中度肝功能不全的每日维持量应由 50mg 降为 35mg。成人用量不宜＞70mg/d。在安瓿由冰箱取出恢复至室温后，含冻干粉 70mg 的安瓿加 0.9% 氯化钠注射液 10.5mL（50mg 的安瓿加 0.9% 氯化钠注射液 10mL）溶解后注入含 0.9% 氯化钠注射液 250mL 的输液瓶（袋）。

适宜溶剂 0.9% 氯化钠注射液用于溶解与稀释。不可用含葡萄糖的输液或其他注射液。

给药速度 每次治疗以输液泵或静滴控制，＞60min（1.5～2.0h）完成治疗。

稳定性 稀释的配制液可在室温下放置 1h，在＜25℃时可放置 24h。溶液出现混浊或沉淀者不可使用。

不良反应 可致静脉炎、血栓性静脉炎、贫血、颜面水肿、血胆红素增高、低钾血症、高血钙、肾损害。

禁忌/慎用证 对本药或其辅料（冰醋酸、甘露醇、氢氧化钠、蔗糖）过敏者禁用。孕妇与哺乳期妇女慎重衡量利弊方可使用。

药物相互作用 与环孢素同用可致肝转移酶（ALT、AST）上升；与卡马西平、地塞米松、苯妥英、利福平、他克莫司、奈韦拉平、依非韦伦合用可致卡泊芬净血药浓度明显下降，可能要加量用药；他克莫司的剂量也可能要加大。

注意事项 治疗中出现肝功能恶化者必需评价继续用药的利弊，严重肝损害患者使用卡泊芬净还缺乏临床经验。除 0.9% 氯化钠注射液可用于本品的溶解、稀释外，忌与其他注射液混合。

配伍表

卡泊芬净加入以下药品	配伍结果	备 注
L 林格液 Sodiam Chloride Compoumd	忌配	△
氯化钠（0.9%）Sodium Chloride （0.9%）	可配	
P 葡萄糖（5%，10%）Glucose （5%，10%）	忌配	
葡萄糖氯化钠 Glucose and Sodium Chloride	忌配	
R 乳酸钠林格液 Sodium Lactated and Ringer's Injection	可配	
Q 其他注射液 Other Injections	忌配	

米卡芬净
Micafungin

制剂规格与 pH 值 冻干粉针剂：500mg，100mg。pH（0.5mg/mL）：5.0～7.0。

药理作用及应用　为半合成抗真菌脂肽的钠盐。可抑制念珠菌胞壁主要成分 1,3-β-D-葡聚糖的合成。在体内由细胞色素 CYP450 同工酶分解代谢，主要由粪排出。体外抑制白色念珠菌、克鲁斯念珠菌、副施洛斯念珠菌、热带念珠菌；体内试验对黏膜及播散性念珠菌病动物（鼠）模型有治疗效果。临床用于食道念珠菌以外的其他霉菌感染效果不明，不推荐使用本品。本品蛋白结合率高达 99% 以上，故不可能经血液透析清除。本品对老年人及儿童的安全性未查明。

用法用量　对预防实施造血干细胞移植术成人患者的念珠菌感染，每日静滴 50mg，疗程平均 19d（1~7 周）。治疗成人食道念珠菌病每日静滴 150mg，疗程平均 15d（10~30d）。

适宜溶剂　5% 葡萄糖或 0.9% 氯化钠注射液；配制时每支针剂用 5mL 溶剂（通常用 0.9% 氯化钠注射液），避免直接光照。溶解及稀释操作时勿用力振荡以免产生不易消除的泡沫。

给药速度　静滴：1~2h。

稳定性　粉针剂应在 25℃（15~30℃）保存。配制后在原装瓶的溶液在 25℃经 24h 尚稳定。

不良反应　不常见的有：肝功指标异常、低钾血症、低镁血症、低磷血症、白细胞减少及淋巴细胞或中性粒细胞减少所致相关症状（如少尿、口干）、性格改变、肌痛或肌痉挛、手足麻木、乏力、厌食、骨节痛、呼吸不畅、柏油便、胸痛、寒热、声嘶、咽喉痛、排尿困难、气促、口腔黏膜白斑点等。更少见的有贫血、高血压、低血钙、血小板减少、过敏性休克。肝肾损害及溶血性反应亦曾有报道，使肝功能指标 ALT、AST 及肾功能指标肌酐、尿素氮上升。

禁忌/慎用证　对本品过敏者禁用。中、重度肝功能不全者（米卡芬净血药浓度 AUC 峰浓度比正常低 22% 以上）应权衡利弊慎用，用药中加强肝肾功能检测。除非十分必要，对孕妇慎用。哺乳期妇女不宜使用。老年人、儿童慎用。

药物相互作用　使硝苯地平的血药浓度峰值可上升 42%，必要时考虑减少硝苯地平剂量或停药。使抗器官排斥反应药物西罗莫司（Sirolimus）血药浓度曲线下面积上升 21%，应酌情考虑减少西罗莫司剂量。

注意事项　治疗中应监测肝、肾、血象指标，尤其每日剂量加大的重症患者。

配伍表

米卡芬净加入以下药品	配伍结果	备　注
L 林格液 Sodium Chloride Compand	**忌配**	△
氯化钠（0.9%）Sodium Chloride（0.9%）	可配	
P 葡萄糖（5%）Glucose（5%）	可配	
葡萄糖（10%）Glucose（10%）	**忌配**	△
葡萄糖氯化钠 Glucose and Sodium Chloride	**忌配**	△
Q 其他注射液 Other Injections	**忌配**	*

* 据《美国药典用药须知（USP DI）2007》。

两性霉素 B
Amphotericin B
（Amphocin）

制剂规格与 pH 值 两性霉素 B 去氧胆酸钠粉针剂：每支 5mg，25mg，50mg。每 50mg 两性霉素 B，加有去氧胆酸钠 20.2mg。0.01%（5%葡萄糖溶液中）：pH=5.7。

药理作用及应用 本品为多烯类抗真菌药物。临床用于隐球菌、球孢子菌、夹膜组织胞浆菌、芽生菌、孢子丝菌、念珠菌、毛霉菌、烟曲菌等引起的内脏或全身感染。

用法用量 静脉用药：开始静滴时先试以 1～5mg 或按体重每次 0.02～0.1mg/kg 给药，以后根据患者耐受情况一日或隔日增加 5mg，当增至每次 0.6～0.7mg/kg 时即可暂停增加剂量，此为一般治疗量。成人最高一日剂量不超过 1mg/kg，一日或隔 1～2d 给药 1 次，累积总量 1.5～3.0g，1个疗程 1～3 个月，也可长至 6 个月，视病情及疾病种类而定。对敏感真菌感染宜采用较小剂量，即成人每次 20～30mg，1 个疗程在孢子丝菌病及曲菌病需长达 9～12 个月。

适宜溶剂 静滴：50mg 溶于注射用水 10mL，稀释于 5%～10%葡萄糖注射液 500mL。不可用氯化钠注射液溶解与稀释。

给药速度 静滴：滴注速度为 1～1.5mL/min，每剂滴注时间至少 6h。

稳定性 应避光贮存。配制好的注射溶液在室温下 24h 内保持稳定。

不良反应 毒性大，不良反应多见。静滴过程中或静滴后发生寒战、高热、严重头痛、食欲不振、恶心、呕吐，有时可出现血压下降、眩晕、肾功能损害、低钾血症、血液系统毒性反应、神经系统毒性反应、过敏性休克、血栓性静脉炎等不良反应；静滴过快时可引起心室颤动或心脏骤停。

禁忌/慎用证 对本品过敏及严重肝病的患者禁用。肝肾功能损害者及孕妇慎用。

药物相互作用 本品与吡咯类抗真菌药如酮康唑、氟康唑、伊曲康唑等在体外具拮抗作用；与环孢素合用，增加其肾毒性。

注意事项 治疗期间定期严密检查血、尿常规、肝肾功能、血钾、心电图等，如 BUN 或 Cr 明显升高时，则需减量或暂停治疗，直至肾功能恢复。

配伍表

两性霉素 B 加入以下药品	配伍结果	备 注
2∶3∶1 注射液　2∶3∶1 Injection	忌配	
A 阿米卡星（硫酸盐）　Amikacin（Sulfate）	忌配	
阿糖胞苷（盐酸盐）　Cytarabine（Hydrochloride）	忌配	
氨苄西林钠@　Ampicillin Sodium	忌配	
氨基丁三醇（7.28%）　Trometamol（7.28%）	忌配	
B 苯海拉明（盐酸盐）　Diphenhydramine（Hydrochloride）	忌配	
C 长春新碱（硫酸盐）　Vincristine（Sulfate）	忌配	
促皮质素 Corticotrophin	忌配	
D 地塞米松（磷酸盐）　Dexamethasone（Phosphate）	忌配	
丁卡因（盐酸盐）　Tetracaine（Hydrochloride）	忌配	

两性霉素 B 加入以下药品（续）	配伍结果	备 注
多巴胺（盐酸盐） Dopamine（Hydrochloride）	忌配	
多粘菌素 B（硫酸盐） Polymyxin B（Sulfate）	忌配	
F 呋塞米 Furosemide	忌配	
复方氨基酸 Amino Acid Compound	忌配	
复方醋酸钠 Sodium Acetate Compound	忌配	
G 肝素钠 Heparin Sodium	可配	
谷氨酸钙（5%） Calcium Glutamate（5%）	忌配	
谷氨酸钾（31.50%） Potassium Glutamate（31.50%）	忌配	
谷氨酸钠（28.75%） Sodium Glutamate（28.75%）	忌配	
H 红霉素（乳糖酸盐） Erythromycin（Lactobionate）	忌配	
磺胺异噁唑（二醇胺盐） Sulfafurazole（Diolamine）	忌配	
J 甲基多巴 Methyldopa	忌配	
甲氧明（盐酸盐） Methoxamine（Hydrochloride）	忌配	
间羟胺（重酒石酸盐） Metaraminol（Bitartrate）	忌配	
精氨酸（25%，盐酸盐） Arginine（25%，Hydrochloride）	忌配	
K 卡那霉素（硫酸盐） Kanamycin（Sulfate）	忌配	
克林霉素（磷酸盐） Clindamycin（Phosphate）	忌配	
L 利多卡因（盐酸盐） Lidocaine（Hydrochloride）	忌配	
利福霉素钠 Rifamycin Sodium	忌配	
利舍平 Reserpine	忌配	
链霉素（硫酸盐） Streptomycin（Sulfate）	忌配	
林格液 Sodium Chloride Compound	忌配	
氯苯那敏 Chlorphenamine	忌配	
氯丙嗪（盐酸盐） Chlorpromazine（Hydrochloride）	忌配	
氯化钙（3%，5%） Calcium Chloride（3%，5%）	忌配	
氯化钾（10%） Potassium Chloride（10%）	忌配	
氯化钠（0.9%） Sodium Chloride（0.9%）	忌配	
氯霉素 Chloramphenicol	忌配	
氯霉素琥珀酸酯钠 Chloramphenicol Succinate Sodium	忌配	
N 粘菌素（硫酸盐） Colymycin（Sulfate）	忌配	
P 葡萄糖（5%，10%） Glucose（5%，10%）	可配	
葡萄糖氯化钠 Glucose and Sodium Chloride	忌配	
葡萄糖酸钙（10%） Calcium Gluconate（10%）	忌配	
普鲁卡因（盐酸盐） Procaine（Hydrochloride）	忌配	
Q 青霉素钾@ Benzylpenicillin Potassium	忌配	
青霉素钠@ Benzylpenicillin Sodium	忌配	
氢化可的松 Hydrocortisone	忌配	
氢化可的松琥珀酸钠 Hydrocortisone Sodium Succinate	忌配	
庆大霉素（硫酸盐）@ Gentamycin（Sulfate）	忌配	
R 乳酸钠（11.2%） Sodium Lactate（11.2%）	忌配	

两性霉素 B 加入以下药品（续）	配伍结果	备　注
S 四环素（盐酸盐）　Tetracycline（Hydrochloride）	忌配	
羧苄西林钠　Carbenicillin Sodium	忌配	
T 碳酸氢钠（5%）　Sodium Bicarbonate（5%）	忌配	
W 万古霉素（盐酸盐）　Vancomycin（Hydrochloride）	忌配	
维生素 B_6　Vitamin B_6	忌配	
维生素 C　Vitamin C	忌配	
维生素 K_1　Vitamin K_1	忌配	
维生素 K_3　Vitamin K_3	忌配	
X 新生霉素　Novobiocin	忌配	
Y 依他尼酸钠　Sodium Etacrynate	忌配	
异丙嗪（盐酸盐）　Promethazine（Hydrochloride）	忌配	
右旋糖酐 40（含盐）　Dextran 40（Sodium Chloride）	忌配	

两性霉素 B-硫酸胆固醇酯复合物
Amphotericin B Cholesteryl Sulfate Complex
(Amphotec)

制剂规格　注射剂：每瓶 50mg，100mg。用前以注射用水溶解为 5mg/mL 乳白色或透明絮状悬浮液。

药理作用及应用　两性霉素 B 与硫酸胆固醇酯形成的脂质体能保留两性霉素 B 的抗真菌、抗利什曼原虫作用，而使得这种脂类制剂在体内主要分布在网状内皮系统如肝、脾、肺组织，减少其在肾组织的分布，降低两性霉素 B 的肾毒性。用药者的肾损害减轻、低钾血症较少见，毒性反应明显低于普通的两性霉素 B。适用于治疗隐球菌脑膜炎、球孢子菌播散性脑膜炎、慢性球孢子菌病、念珠菌病、组织胞浆菌病、皮炎芽生菌病、曲霉菌、内脏利什曼原虫病及普通两性霉素 B 治疗无效的或不良反应明显的真菌感染。

用法用量　每瓶 50mg 或 100mg 分别加入注射用水 10mL 及 20mL，轻微摇动溶解混匀。勿以 0.9%氯化钠注射液或含其他电解质、防腐剂的溶液为溶媒，以免发生沉淀。以静注或静滴给药时需将以注射用水溶解的溶液用 5%葡萄糖稀释成 0.16～0.83ng/mL 的浓度，对每个使用本品的病例用此种葡萄糖稀释后的药液 10mL（含本品 1.6～8.3ng/mL）做静脉给药试验，给药时间 15～30min，速度为 1mg/(kg·h)。若无不良反应出现可在 2h 内输注完毕。如患者有不良反应及不能耐受时，应延长滴注时间，必要时停药。成人静滴开始剂量为 0.1mg/(kg·d)，第二日增至 0.25～0.5mg/(kg·d)，然后逐日增至 1～3mg/(kg·d) 为维持量，对中枢神经系统感染的最大剂量为 1mg/(kg·d)；艾滋病患儿的隐球菌脑膜炎可用 6mg/(kg·d)。静滴浓度勿＞0.1mg/mL，速度勿＞30 滴/min。

适宜溶剂　注射用水用于溶解脂质复合物，5%葡萄糖用于稀释，供静脉给药。

稳定性　避光、密闭，于冰箱（2～10℃）内保存。静滴给药装置勿暴露于阳光下，输液瓶宜遮上黑布。葡萄糖稀释后的药液必须冷藏于冰箱，但不可冷冻成冰，并在 24h 内使用。

不良反应 本品反应较两性霉素 B 少见，程度也较轻，经对症处理后可解决。曾报道发生寒战、发热、腹胀、腹痛、恶心、呕吐、头痛、关节痛、胸闷、心悸、皮疹、血尿、血钾及血镁降低、肝肾功能生化指标异常、耳鸣、肢端疼痛及注射部静脉炎症、过敏。

禁忌/慎用证 对两性霉素 B 及本品过敏者、严重肝肾功能不全者禁用。电解质紊乱未纠正及轻中度肝肾功能不全者慎用。孕妇、哺乳期妇女及<10 岁儿童用药安全性资料不足。

药物相互作用 抗癌药、抑制骨髓药加剧贫血及肾损害；低钾加剧强心苷与肌松药毒性；皮质激素加剧低钾反应；氟胞嘧啶的抗菌作用与毒性均可因合用本品而增加；与胺碘酮合用可使得 QT 间期延长。

注意事项 ①用药剂量应从小逐渐增加。②本品不可用电解质溶液稀释、溶解。③血液透析对本品不能有效清除。④两性霉素 B 的脂质体除本品外，还有两种，即两性霉素 B 胶质分散体以及两性霉素 B 脂体，三者的配伍相容性不同，不可混淆。

配伍表

两性霉素 B-硫酸胆固醇酯复合物加入以下药品	配伍结果	备注
A 阿昔洛韦钠 Aciclovir Sodium	可配	
阿芬太尼（盐酸盐）Alfentanil（Hydrochloride）	**忌配**	
阿米卡星（硫酸盐）Amikacin（Sulfate）	**忌配**	
阿糖胞苷 Cytarabine	**忌配**	
阿替洛尔 Atenolol	**忌配**	
艾司洛尔（盐酸盐）Esmolol（Hydrochloride）	**忌配**	
氨苄西林钠@ Ampicillin Sodium	**忌配**	
氨苄西林-舒巴坦钠 Ampicillin Sodium-Sulbactam Sodium	**忌配**	
氨茶碱 Aminophylline	可配	
氨曲南@ Aztreonam	**忌配**	
昂丹司琼（盐酸盐）@ Ondansetron（Hydrochloride）	**忌配**	
B 苯巴比妥钠 Phenobarbital Sodium	**忌配**	
苯海拉明（盐酸盐）Diphenhydramine（Hydrochloride）	**忌配**	
苯妥英钠 Phenytoin sodium	**忌配**	
布托啡诺（酒石酸盐）Butorphanol（Tartrate）	**忌配**	
C 长春碱（硫酸盐）Vinblastine（Sulfate）	可配	
长春新碱（硫酸盐）Vincristine（Sulfate）	可配	
长春瑞滨（酒石酸盐）Vinorelbine（Tartrate）	**忌配**	
D 丁丙诺啡（盐酸盐）Buprenorphine（Hydrochloride）	**忌配**	
地塞米松（磷酸盐）Dexamethasone（Phosphate）	**忌配**	
地西泮® Diazepam	**忌配**	
地高辛 Digoxin	**忌配**	

两性霉素 B-硫酸胆固醇酯复合物加入以下药品（续）	配伍结果	备注
多巴酚丁胺（盐酸盐）Dobutamine（Hydrochloride）	忌配	
多巴胺（盐酸盐）Dopamine（Hydrochloride）	忌配	
多柔比星（盐酸盐）Doxorubicin（Hydrochloride）	忌配	
多柔比星（盐酸盐）脂质体注射液 Doxorubicin（Hydrochloride）Liposome Injection	忌配	
F 法莫替丁 Famotidine	忌配	
芬太尼（枸橼酸）Fentanyl（Citrate）	可配	
呋塞米 Furosemide	可配	
复方磺胺甲噁唑 Trimethoprim-Sulfamethoxazole	可配	
氟康唑 Fluconazole	忌配	
氟尿嘧啶 Fluorouracil	忌配	
氟哌利多 Droperidol	忌配	
氟哌啶醇（乳酸盐）Haloperidol（Lactate）	忌配	
G 甘露醇（20%）Mannitol（20%）	可配	
肝素钠 Heparin Sodium	忌配	
格拉司琼（盐酸盐）Granisetron（Hydrochloride）	可配	
更昔洛韦钠 Ganciclovir Sodium	可配	
H 环孢素 Cyclosporin	忌配	
环磷酰胺 Cyclophosphamide	忌配	
J 甲氨蝶呤钠 Methotrexate Sodium	可配	
甲泼尼龙（琥珀酸钠）Methylprednisolone Sodium（Succinate）	可配	
甲氧氯普胺（盐酸盐）Metoclopramide（Hydrochloride）	忌配	
甲硝唑 Metronidazole	忌配	
K 卡铂 Carboplatin	忌配	
克林霉素磷酸酯 Clindamycin Phosphate	可配	
L 拉贝洛尔（盐酸盐）Labetalol（Hydrochloride）	忌配	
劳拉西泮 Lorazepam	可配	
雷尼替丁（盐酸盐）Ranitidine（Hydrochloride）	忌配	
利多卡因（盐酸盐）Lidocaine（Hydrochloride）	忌配	
硫酸镁（10%，25%）Magnesium Sulfate（10%，25%）	忌配	
氯丙嗪（盐酸盐）Chlorpromazine（Hydrochloride）	忌配	
氯化钠（0.9%）Sodium Chloride（0.9%）	忌配	
M 吗啡（硫酸盐）Morphine（Sulfate）	忌配	
美司钠 Mesna	忌配	
美托洛尔（酒石酸盐）Metoprolol（Tartrate）	忌配	
咪达唑仑（盐酸盐）Midazolam（Hydrochloride）	忌配	
米托蒽醌（盐酸盐）Mitoxantrone（Hydrochloride）	忌配	
N 纳布啡（盐酸盐）Nalbuphine（Hydrochloride）	忌配	
纳洛酮（盐酸盐）Naloxone（Hydrochloride）	忌配	

两性霉素 B-硫酸胆固醇酯复合物加入以下药品（续）	配伍结果	备注
P 哌拉西林钠 Piperacillin Sodium	忌配	
哌拉西林-他唑巴坦钠 Piperacillin Sodium-Tazobactam Sodium	忌配	
葡萄糖（5%） Glucose（5%）	可配	
葡萄糖酸钙（10%） Calcium Gluconate（10%）	忌配	
普萘洛尔（盐酸盐） Propranolol（Hydrochloride）	忌配	
Q 齐多夫定 Zidovudine	可配	
氢化可的松琥珀酸钠 Hydrocortisone succinate sodium	可配	
氢吗啡酮（盐酸盐） Hydromorphone（Hydrochlorid）	忌配	
庆大霉素（硫酸盐）@ Gentamycin（Sulfate）	忌配	
羟嗪（盐酸盐）Hydroxyzine Hydrochloride	忌配	
R 瑞芬太尼（盐酸盐） Remifentanil（Hydrochloride）	忌配	
S 顺阿曲库铵(苯璜酸盐) Cisatracurium（Besylate）	忌配	
顺铂 Cisplatin	忌配	
舒芬太尼枸（橼酸盐）Sufentanil（Citrate）	可配	
T 头孢唑林钠 Cefazolin sodium	忌配	
头孢吡肟（盐酸盐） Cefepime（Hydrochloride）	忌配	
头孢西丁钠 Cefoxitin Sodium	可配	
头孢他啶 Ceftazidime	忌配	
头孢唑肟钠 Ceftizoxime Sodium	可配	
头孢曲松钠 Ceftriaxone Sodium	忌配	
碳酸氢钠（5%） Sodium Bicarbonate（5%）	忌配	
替卡西林-克拉维酸钾 Ticarcillin Disodium-Potassium Clavulanate	忌配	
妥布霉素（硫酸盐）@ Tobramycin（Sulfate）	忌配	
W 万古霉素（盐酸盐） Vancomycin（Hydrochloride）	忌配	
维拉帕米（盐酸盐） Verapamil（Hydrochloride）	忌配	
维库溴铵 Vecuronium Bromide	忌配	
X 西咪替丁（盐酸盐） Cimetidine（Hydrochloride）	忌配	
硝酸甘油® Nitroglycerin	可配	
Y 亚胺培南-西司他丁钠 Imipenem-Cilastatin Sodium	忌配	
亚叶酸钙 Calcium Folinate	忌配	
依那普利拉 Enalaprilat	忌配	
异丙嗪（盐酸盐） Promethazine（Hydrochloride）	忌配	
异环磷酰胺 Ifosfamide	可配	
乙二磺酸丙氯拉嗪 Prochlorperazine Edicylate	忌配	

第十三节　抗病毒药

利巴韦林
（三氮唑核苷）
Ribavirin

制剂规格与 pH 值　粉针剂：每支 100mg；注射液：1mL：0.1g；2mL：0.25g；100mL：0.2g（含 5%葡萄糖）。pH（2%）：5.0～6.9。

药理作用及应用　广谱抗病毒药。适用于婴幼儿呼吸道合胞病毒所致细支气管炎及肺炎的重症患者。也可用于治疗拉沙热或流行性出血热（具肾脏综合征或肺炎表现者）。

用法用量　静滴宜缓慢。重症病毒性呼吸系感染一日 0.5～1g，分 2 次给予；重症沙拉热、出血热 0.5～1g，8h 1 次，共 4～10d。用于早期出血热，一日 1g，连续 3～5d。肌注：10～15mg/(kg·d)，分 2 次使用。

适宜溶剂　静滴：直接滴注或 500～1 000mg 溶于注射用水 10mL，充分摇匀，稀释于 5%葡萄糖或 0.9%氯化钠注射液 100～500mL。

给药速度　静滴：0.5～2h。

不良反应　常见有溶血、血红蛋白下降及贫血、乏力等。同时关注生殖系统毒性。

禁忌/慎用证　有心脏病史或心脏病、自身免疫性肝炎、活动性结核、地中海贫血和镰状细胞贫血、胰腺炎患者及孕妇禁用。有严重贫血、肝功能异常者慎用。老年人慎用。

药物相互作用　与齐多夫定同用时有拮抗作用。

注意事项　老年人不推荐应用。不宜用于未经实验室确诊为呼吸道合胞病毒感染的患者。本品另有每支 6g 的粉剂，供配制气雾液作吸入治疗用。

配伍表

利巴韦林加入以下药品	配伍结果	备　注
A 阿米卡星（硫酸盐）　Amikacin（Sulfate）	可配	
阿糖胞苷（盐酸盐）　Cytarabine（Hydrochloride）	可配	
阿托品（硫酸盐）　Atropine（Sulfate）	可配	
氨苄西林钠[@] Ampicillin Sodium	可配	
氨苄西林-舒巴坦钠　Ampicillin-Sulbactam Sodium	可配	
氨茶碱　Aminophylline	可配	
氨基己酸　Aminocaproic Acid	可配	
氨甲苯酸　Aminomethylbenzoic Acid	可配	
氨甲环酸　Tranexamic Acid	可配	
B 胞磷胆碱　Citicoline	可配	
苯巴比妥钠　Phenobarbital Sodium	可配	
苯唑西林钠　Oxacillin Sodium	可配	
C 长春新碱（硫酸盐）　Vincristine（Sulfate）	可配	
D 大观霉素（盐酸盐）　Spectinomycin（Hydrochloride）	忌配	

利巴韦林加入以下药品（续）	配伍结果	备　注
地塞米松（磷酸盐）　Dexamethasone（Phosphate）	可配	
东莨菪碱（氢溴酸盐）　Scopolamine（Hydrobromide）	可配	
毒毛旋花子苷 K　Strophanthin K	可配	
多巴胺（盐酸盐）　Dopamine（Hydrochloride）	可配	
多巴酚丁胺（盐酸盐）　Dobutamine（Hydrochloride）	可配	
多粘菌素 B（硫酸盐）　Polymyxin B（Sulfate）	可配	
多柔比星（盐酸盐）　Doxorubicin（Hydrochloride）	可配	
E 二氮嗪 Diazoxide	**忌配**	
二甲弗林 Dimefline	可配	
F 法莫替丁 Famotidine	可配	
酚磺乙胺 Etamsylate	可配	
呋塞米 Furosemide	可配	
氟尿嘧啶 Fluorouracil	可配	
氟哌啶醇（乳酸盐）　Haloperidol（Lactate）	可配	
辅酶 A　Coenzyme A	可配	
复方氨基酸 Amino Acid Compound	可配	
G 甘露醇 Mannitol	可配	
谷氨酸钠（28.75%）　Sodium Glutamate（28.75%）	可配	
H 红霉素（乳糖酸盐）　Erythromycin（Lactobionate）	可配	
环丙沙星 Ciprofloxacin	可配	
环磷酰胺 Cyclophosphamide	可配	
磺胺嘧啶钠 Sulfadiazine Sodium	可配	
J 肌苷 Inosine	可配	
甲泼尼龙琥珀酸钠 Methylprednisolone Succinate	可配	
甲氧明（盐酸盐）　Methoxamine（Hydrochloride）	可配	
间羟胺（重酒石酸盐）　Metaraminol（Bitartrate）	可配	
精氨酸（25%，盐酸盐）　Arginine（25%，Hydrochloride）	可配	
K 卡那霉素（硫酸盐）　Kanamycin（Sulfate）	可配	
克林霉素（磷酸盐）　Clindamycin（Phosphate）	可配	
L 雷尼替丁（盐酸盐）　Ranitidine（Hydrochloride）	可配	
利多卡因（盐酸盐）　Lidocaine（Hydrochloride）	可配	
利舍平 Reserpine	可配	
硫酸镁（10%，25%）　Magnesium Sulfate（10%，25%）	可配	
氯丙嗪（盐酸盐）　Chlorpromazine（Hydrochloride）	可配	
氯氮䓬 Chlordiazepoxide	**忌配**	
氯化钙（3%，5%）　Calcium Chloride（3%，5%）	可配	
氯化钾（10%）　Potassium Chloride（10%）	可配	
氯化钠（0.9%）　Sodium Chloride（0.9%）	可配	
氯霉素 Chloramphenicol	可配	
M 麦角新碱（马来酸盐）　Ergometrine（Maleate）	可配	

利巴韦林加入以下药品（续）	配伍结果	备　注
毛花苷丙 Lanatoside C	可配	
美芬丁胺（硫酸盐） Mephentermine（Sulfate）	可配	
N 脑垂体后叶素® Pituitrin	可配	
能量合剂 Energy Composite	可配	
尼可刹米 Nikethamide	可配	
尿激酶 Urokinase	可配	
P 葡萄糖（5%，10%） Glucose（5%，10%）	可配	
葡萄糖氯化钠 Glucose and Sodium Chloride	可配	
葡萄糖酸钙（10%） Calcium Gluconate（10%）	可配	
Q 青霉素钾® Benzylpenicillin Potassium	忌配	
青霉素钠® Benzylpenicillin Sodium	忌配	
氢化可的松 Hydrocortisone	可配	
氢化可的松琥珀酸钠 Hydrocortisone Sodium Succinate	可配	
庆大霉素（硫酸盐）® Gentamycin（Sulfate）	可配	
去甲肾上腺素（重酒石酸盐） Norepinephrine（Bitartrate）	可配	
全血 Whole Blood	忌配	
R 柔红霉素 Daunorubicin	可配	
乳酸钠（11.2%） Sodium Lactate（11.2%）	可配	
S 三磷腺苷 Adenosine Triphosphate	可配	
肾上腺素（盐酸盐） Adrenaline（Hydrochloride）	可配	
顺铂 Cisplatin	可配	
丝裂霉素 Mitomycin	忌配	
羧苄西林钠 Carbenicillin Sodium	可配	
缩宫素 Oxytocin	可配	
T 碳酸氢钠（5%） Sodium Bicarbonate（5%）	可配	
头孢呋辛钠 Cefuroxime Sodium	可配	
头孢拉定 Cefradine	可配	
头孢美唑钠 Cefmetazole Sodium	可配	
头孢哌酮钠 Cefoperazone Sodium	可配	
头孢噻肟钠 Cefotaxime Sodium	可配	
头孢他啶 Ceftazidime	可配	
头孢唑林钠 Cefazolin Sodium	可配	
妥布霉素（硫酸盐）® Tobramycin（Sulfate）	可配	
W 维拉帕米 Verapamil	可配	
维生素 B_6 Vitamin B_6	可配	
维生素 C Vitamin C	可配	
维生素 K_1 Vitamin K_1	可配	
X 西咪替丁（盐酸盐） Cimetidine（Hydrochloride）	可配	
细胞色素 C Cytochrome C	可配	
硝普钠 Sodium Nitroprusside	可配	

利巴韦林加入以下药品（续）	配伍结果	备 注
小诺米星（硫酸盐） Micronomicin（Sulfate）	可配	
血浆 Blood Plasma	**忌配**	
Y 氧氟沙星 Ofloxacin	可配	
依他尼酸钠 Sodium Etacrynate	**忌配**	
异丙肾上腺素（盐酸盐） Isoprenaline（Hydrochloride）	可配	
异烟肼 Isoniazid	可配	
鱼精蛋白（硫酸盐） Protamine（Sulfate）	可配	

阿昔洛韦钠

(无环鸟苷钠)

Acyclovir Sodium

制剂规格与 pH 值　粉针剂：每支 0.25g, 0.5g。注射液：5mL：0.25g；10 mL：0.5 g；250 mL：0.25g（5%葡萄糖或 0.9%氯化钠注射液）。pH（50mg/mL）：10.5～11.6。

药理作用及应用　本品进入疱疹病毒感染的细胞后，与脱氧核苷竞争病毒胸苷激酶或细胞激酶，药物被磷酸化成活化型阿昔洛韦三磷酸酯，抑制病毒复制。用于单纯疱疹病毒感染、带状疱疹、免疫缺陷者水痘的治疗。

用法用量　重症生殖器疱疹初治，按 8h 5mg/kg，共 5d；带状疱疹治疗，用本品 500mg 静滴，8h 1 次，肌酐清除率下降时相应改变给药间隔；免疫缺陷者皮肤黏膜单纯疱疹或严重带状疱疹，8h 用药 5～10mg/kg，每次滴注时间在 1h 以上，共 7～10d；单纯疱疹性脑炎，8h 按 10mg/kg 给药 1 次，共 10d。成人一日最大剂量为 30mg/kg，或按体表面积为 1.5g/m²。

适宜溶剂　静滴：500mg 溶于注射用水 10mL，稀释于 5%葡萄糖或 0.9%氯化钠注射液 100～200mL，并预热至约 40℃。

给药速度　静滴：1～2h。

稳定性　粉针剂在室温下贮存。稀释的溶液在 12h 内使用，不宜冷藏。如发现析出结晶，使用时可采用水浴加热，完全溶解后仍可使用。在 10%或 10%以上浓度的葡萄糖溶液内，溶液可能呈黄色，但不影响其疗效。塑料、玻璃或人造橡胶的容器对本品没有吸附作用。

不良反应　常见为注射部位的炎症或静脉炎、皮肤瘙痒或荨麻疹、皮疹、发热、轻度头痛、恶心、呕吐、腹泻、蛋白尿、BUN 和 Cr 升高、肝功能异常等。

禁忌/慎用证　脱水、严重肝功能不全、对本品不能承受、精神异常或以往对细胞毒性药物出现精神反应者、2 岁以下儿童、孕妇及哺乳期妇女慎用。

药物相互作用　与齐多夫定合用可引起肾毒性，表现为深度昏睡和疲劳。

注意事项　专供静滴，不宜肌注或皮注，静滴时宜缓慢；对更昔洛韦过敏者也可能对本品过敏；急性或慢性肾功能不全者不宜用本品静滴，因为滴速过快时可引起肾功能衰竭；严重免疫功能缺陷者长期或多次应用本品治疗后可能引起单纯疱疹病毒和带状疱疹病毒对本品耐药；生殖器疱疹患者随访检查子宫颈癌，用药前或用药期间应检查肾功能；尽量避免与其他肾毒性药物配伍使用。

配伍表

阿昔洛韦钠加入以下药品	配伍结果	备 注
2∶3∶1注射液　2∶3∶1 Injection	可配	
A 阿米卡星（硫酸盐）　Amikacin（Sulfate）	忌配	Y₁
氨苄西林钠@　Ampicillin Sodium	忌配	Y₁
B 苯海拉明（盐酸盐）　Diphenhydramine（Hydrochloride）	忌配	Y₁
D 地尔硫䓬（盐酸盐）　Diltiazem（Hydrochloride）	忌配	
地塞米松（磷酸盐）　Dexamethasone（Phosphate）	忌配	Y₁
多巴胺（盐酸盐）　Dopamine（Hydrochloride）	忌配	
多巴酚丁胺（盐酸盐）　Dobutamine（Hydrochloride）	忌配	
F 奋乃静（盐酸盐）　Perphenazine（Hydrochloride）	忌配	Y₁
氟康唑　Fluconazole	忌配	Y₁
G 肝素钠　Heparin Sodium	忌配	Y₁
H 红霉素（乳糖酸盐）　Erythromycin（Lactobionate）	忌配	Y₁
J 甲硝唑　Metronidazole	忌配	Y₁
甲氧氯普胺（盐酸盐）　Metoclopramide（Hydrochloride）	忌配	Y₁
K 克林霉素（磷酸盐）　Clindamycin（Phosphate）	忌配	Y₁
L 雷尼替丁（盐酸盐）　Ranitidine（Hydrochloride）	忌配	Y₁
林格液　Sodium Chloride Compound	可配	
硫酸镁（10%，25%）　Magnesium Sulfate（10%，25%）	忌配	Y₁
氯化钠（0.9%）　Sodium Chloride（0.9%）	可配	
氯霉素琥珀酸酯钠　Chloramphenicol Succinate Sodium	忌配	Y₁
M 吗啡（盐酸盐）　Morphine（Hydrochloride）	忌配	
P 哌替啶（盐酸盐）　Pethidine（Hydrochloride）	忌配	
泼尼松龙磷酸钠　Prednisolone Phosphate Sodium	忌配	Y₁
葡萄糖（5%，10%）　Glucose（5%，10%）	可配	
葡萄糖氯化钠　Glucose and Sodium Chloride	可配	
Q 羟乙基淀粉　Hydroxyethyl Starch	忌配	
青霉素钾@　Benzylpenicillin Potassium	忌配	Y₁
氢化可的松琥珀酸钠　Hydrocortisone Sodium Succinate	忌配	Y₁
庆大霉素（硫酸盐）@　Gentamycin（Sulfate）	忌配	Y₁
S 塞替派　Thiotepa	忌配	Y₁
T 碳酸氢钠（5%）　Sodium Bicarbonate（5%）	忌配	Y₁
头孢哌酮钠　Cefoperazone Sodium	忌配	Y₁
头孢羟唑　Cefamandole	忌配	Y₁
头孢曲松钠　Ceftriaxone Sodium	忌配	Y₁
头孢他啶　Ceftazidime	忌配	Y₁
头孢西丁钠　Cefoxitin Sodium	忌配	Y₁
头孢唑林钠　Cefazolin sodium	忌配	Y₁
妥布霉素（硫酸盐）@　Tobramycin（Sulfate）	忌配	Y₁

阿昔洛韦钠加入以下药品（续）	配伍结果	备 注
W 万古霉素（盐酸盐）　Vancomycin（Hydrochloride）	忌配	Y_1
X 西咪替丁（盐酸盐）　Cimetidine（Hydrochloride）	忌配	Y_1
Y 亚胺培南–西司他丁钠　Imipenem-Cilastatin Sodium	忌配	Y_1

更昔洛韦钠

Ganciclovir Sodium

制剂规格与 pH 值　注射液：50%，1mL：500mg。含生理盐水注射液：100mL：100mg；250mL：250mg。粉针：每支 125mg，250mg，500mg。pH（50mg/mL）：11.0。

药理作用及应用　核苷类抗病毒药，鸟嘌呤核苷衍生物。对巨细胞病毒、人类疱疹病毒有很强的抑制作用。适用于免疫缺陷（艾滋病等）并发巨细胞病毒视网膜炎的诱导期和维持期治疗。亦用于器官移植患者预防巨细胞病毒感染及用于巨细胞病毒血清试验阳性的艾滋病患者预防巨细胞病毒疾病。

用法用量　诱导期：静滴按体重每次 5mg/kg，12h 1 次，每次静滴 1h 以上，1 个疗程 14～21d。维持期：静滴每次 5mg/kg，一日 1 次，静滴 1h 以上。预防用药：静滴每次 5mg/kg，滴注时间至少 1h 以上，12h 1 次，连续 7～14d；继以 5mg/kg，一日 1 次，共 7d。

适宜溶剂　静滴：500mg 溶于注射用水 10mL，稀释于 5%葡萄糖或 0.9%氯化钠或林格注射液100～200mL。

给药速度　滴注液浓度不得大于 10mg/mL；静滴：1～2h。

稳定性　室温下贮存，防止过热。配制供静滴用的溶液可以冷藏，但不能冷冻。尚未发现 PVC 容器有吸附此药的作用。

不良反应　常见为骨髓抑制、中性粒细胞数减低、血小板计数减低及贫血。

禁忌/慎用证　对本品或阿昔洛韦过敏、严重中性粒细胞减少或严重血小板减少患者禁用。

药物相互作用　与氨苯砜、喷他脒、氟胞嘧啶、长春新碱、SMZ-TMP 或核苷类似物合用可能增加不良反应；与齐多夫定合用时可增强对造血系统的毒性；与肾毒性药物同用可使本品经肾排出量减少而引起毒性反应；与丙磺舒或抑制肾小管分泌的药物合用可使本品的肾清除量减少约22%，易产生毒性反应。

注意事项　本品须充分溶解（最好在室温下）缓慢静滴给药，不可肌注，每次剂量至少滴注 1h 以上，患者需给予充足水分，以免增加毒性。孕妇及 12 岁以下小儿应充分权衡利弊后决定是否用药。哺乳期妇女用药期间应暂停哺乳。用药期间应经常检查血细胞数。育龄妇女应用本品时应注意采取有效避孕措施，育龄男性应采用避孕工具至停药后至少 3 个月。用药期间应每 2 周进行 Cr 或肌酐清除率的测定。艾滋病合并巨细胞病毒视网膜炎患者，在治疗期间应每 6 周进行一次眼科检查。

配伍表

更昔洛韦钠加入以下药品	配伍结果	备　注
A 阿糖胞苷（盐酸盐）　Cytarabine（Hydrochloride）	忌配	
艾司洛尔（盐酸盐）　Esmolol（Hydrochloride）	忌配	
昂丹司琼（盐酸盐）@　Ondansetron（Hydrochloride）	忌配	
C 长春瑞滨（重酒石酸盐）　Vinorelbine（Bitartrate）	忌配	
D 多粘菌素B（硫酸盐）　Polymyxin B（Sulfate）	忌配	
多柔比星（盐酸盐）　Doxorubicin（Hydrochloride）	忌配	
F 氟达拉滨（磷酸盐）　Fludarabine（Phosphate）	忌配·	
氟康唑　Fluconazole	可配	
G 格拉司琼（盐酸盐）　Granisetron（Hydrochloride）	可配	
J 甲氨蝶呤　Methotrexate	可配	
L 林格液　Sodium Chloride Compound	可配	
膦甲酸钠　Foscarnet Sodium	忌配	
氯化钠（0.9%）　Sodium Chloride（0.9%）	可配	
N 粘菌素（硫酸盐）　Colymycin（Sulfate）	忌配	
P 哌拉西林-他唑巴坦钠　Piperacillin-Tazobactam Sodium	忌配	
葡萄糖（5%，10%）　Glucose（5%，10%）	可配	
葡萄糖氯化钠　Glucose and Sodium Chloride	可配	
Q 齐多夫定　Zidovudine	忌配	
R 乳酸钠（11.2%）　Sodium Lactate（11.2%）	可配	
S 塞替派　Thiotepa	可配	
顺铂　Cisplatin	可配	
T 替尼泊苷®　Teniposide	可配	
Y 亚胺培南-西司他丁钠　Imipenem-Cilastatin Sodium	忌配	
依那普利拉　Enalaprilat	可配	
异帕米星（硫酸盐）　Isepamicin（Sulfate）	忌配	
Z 紫杉醇®　Paclitaxel	可配	

阿德福韦

Adefovir

制剂规格与 pH 值　注射用粉针剂：每支 50mg，100mg。pH（0.4mg/mL）：7.2；高浓度（19mg/mL）时 pH：2.0。

药理作用及应用　属腺嘌呤核苷酸类抗病毒药。可抑制艾滋病毒 HIV-1、HIV-2，单纯疱疹病毒 HSV-1、HSV-2，以及乙肝病毒 HBV，主要用于治疗艾滋病及乙型肝类。艾滋病患者同时感染 HBV 若使用阿德福韦，可产生耐药。为此，国外已停止阿德福韦治疗艾滋病的研究，主要用于乙肝治疗。本品口服吸收很差，生物利用度仅 12%，故只用于皮注或静滴给药，本品的衍生物阿德福韦酯的口服生物利用度为 59%，在体内脱酯成为阿德福韦起抗 HB 病毒作用，专供乙肝口服用药。

用法用量　静滴：每次 1～3mg/kg，一日 1 次或每周 3 次，皮下注射：每次 1～3mg/kg，一日 1 次或每周 3 次，视乙肝病毒 HBeAg 转阴情况及肝功能受损程度决定疗程。成人剂量 50～150mg/次静滴或皮下注射。

适宜溶剂　静滴：5%葡萄糖注射液 100～150mL。皮下注射：0.9%氯化钠注射液 3～5mL。

给药速度　静滴：30～60min。

稳定性　密封、干燥、<25℃贮存。溶解及稀释的注射液勿在室温下久置，随配随用，不可在冰箱冷冻。

不良反应　失眠、疲乏、头晕、皮疹、脱发、恶心、呕吐、腹痛、肝区痛、自发流产、肝功生化指标丙氨酸氨基转移酶（ALT）、碱性磷酸酶（ALP）、肌酸激酶（CPK）上升，淀粉酶及血糖上升、肾功能损害、酸中毒、粒细胞减少。呼吸系统可发生鼻咽炎、鼻窦炎、咳嗽等反应，瘙痒亦有报道。

禁忌/慎用证　肝功能生化指标提示代偿功能丧失，尤其是丙氨酸氨基转移酶（ALT 即 GPT）升高使用本品可导致病情恶化，禁用。肾功能不全及/或合并心血管病及老年患者应慎用；肌肝清除率<50mL/min 时应减量或<10mL/min 建议停药。避免合用对肾脏有毒性的药物。肥胖及长期使用核苷酸类抗病毒药易致高乳酸血症与肝肿大甚至死亡。孕妇、哺乳期妇女、儿童、老年人尽可能不用，用时必须权衡利弊，按肌酐清除率减量用药。

药物相互作用　环孢素、氨基糖苷类抗生素，万古霉素、非甾体抗炎止痛药可加剧本品的肾损害。

注意事项　用药期间应监测肝肾功能改变。血清肝炎抗原 HBeAg 在用药后应会逐步下降，疗程达半年确认疗效巩固可在 HBeAg 水平转阴或不再下降时停药观察，HBeAg 停药后上升或肝功能恶化可再予用药。血液透析对清除阿德福韦有效。

配伍表

阿德福韦加入以下药品	配伍结果	备注
A 胺碘酮® Amiodarone	忌配	
阿普唑仑 Alprazolam	忌配	
阿司咪唑 Astemizole	忌配	
B 苯巴比妥钠 Phenobarbital Sodium	忌配	
苯妥英钠 Phenytoin sodium	忌配	
F 氟康唑 Fluconazole	忌配	
H 红霉素（乳糖酸盐） Erythromycin（Lactobionate）	忌配	
K 卡马西平 Carbamazepine	忌配	
克林霉素 Clindamycin	忌配	
L 利福平 Rifampicin	忌配	
利福喷丁 Rifapentine	忌配	
氯化钠（0.9%） Sodium Chloride（0.9%）	可配	
M 咪达唑仑 Midazolam	忌配	
P 葡萄糖（5%） Glucose（5%）	可配	

阿德福韦加入以下药品（续）	配伍结果	备注
S 三唑仑 Triazolam	忌配	
T 特非那丁 Terfenadine	忌配	

膦甲酸钠
Foscarnet Sodium

制剂规格与 pH 值 注射液：250mL∶6g；500mL∶12g。pH（24mg/mL）：7.4。

药理作用及应用 非竞争性地阻断病毒 DNA 多聚酶的磷酸盐结合部位，抑制病毒 DNA 链的延长。与阿昔洛韦和更昔洛韦不同，本品在细胞内不需依靠病毒的胸腺嘧啶激酶激活，停用本品后病毒复制仍可恢复。主要适用于免疫缺陷患者（如艾滋病患者）发生的巨细胞病毒视网膜炎的治疗。亦可用于 HIV 感染者中耐阿昔洛韦单纯疱疹病毒所致皮肤黏膜感染。

用法用量 ①巨细胞病毒视网膜炎诱导期用药，8h 静滴 60mg/kg，用输液泵输注 1h 以上，连续 14～21d，视治疗后的效果而定，也可 12h 静滴 90mg/kg，滴注 1.5～2h。维持期间用药成人 90mg/(kg·d)，用输液泵输注 2h。②免疫缺陷患者合并耐阿昔洛韦单纯疱疹病毒感染，40mg/kg 静滴 1h 以上，8～12h 1 次，14～21d 或至疱疹愈合。

适宜溶剂 静滴：直接滴注或未经稀释的膦甲酸钠（24mg/mL）必须用 0.9%氯化钠注射液或 5% 葡萄糖注射液稀释成 12mg/mL。

给药速度 静滴：2～4h，滴速不宜大于 1mg/min。滴注时间不应少于 2h。

稳定性 膦甲酸钠注射液是澄明、无色溶液。室温下贮存，防止冷冻和过热。用相溶稀释溶液稀释后，在室温或冷藏条件下 24h 内保持稳定。

不良反应 可引起急性肾小管坏死、肾源性尿崩症及出现膦甲酸钠结晶尿等。可发生中枢神经系统症状、贫血，以及其他反应如恶心、呕吐、食欲减退、腹痛、发热、肝功能异常及静脉炎等。

禁忌/慎用证 对本品过敏的患者禁用。肝肾功能不全慎用。

药物相互作用 与喷他脒注射剂合用，可能发生贫血，并可引起低血钙、低血镁和肾毒性；与齐多夫定合用可能加重贫血，但未发现加重骨髓抑制的表现；与利托那韦及沙奎那韦合用可导致肾功能异常。

注意事项 不可静脉快速注射，必须用输液泵恒速输注；静滴本品应选择较粗血管，以减少静脉炎的发生；快速静注可导致血浓度过高和急性低钙血症或其他中毒症状。不可与其他药物同瓶滴注。肾功能损害的患者和老年患者应根据肾功能情况调整用量。疗程中应密切监测尿常规及肾功能，据以调整剂量。静脉制剂应避免与皮肤、眼睛接触，如不慎接触应立即用清水清洗。本品属妊娠期用药 C 类。哺乳期妇女必须应用本品时停止授乳。本品在患儿中应用的有效性和安全性尚未确立。疗程中应注意监测肝功能及血清钙、磷、镁、钾等，并密切观察可能出现电解质紊乱的症状，一旦出现上述症状立即予以相应处理。

配伍表

膦甲酸钠加入以下药品	配伍结果	备 注
A 阿米卡星（硫酸盐） Amikacin（Sulfate）	可配	
阿昔洛韦钠 Aciclovir Sodium	忌配	
艾司洛尔（盐酸盐） Esmolol（Hydrochloride）	忌配	
氨苄西林钠@ Ampicillin Sodium	可配	
氨茶碱 Aminophylline	可配	
B 苯妥英钠 Phenytoin Sodium	可配	
苯唑西林钠 Oxacillin Sodium	可配	
D 地高辛 Digoxin	忌配	
地塞米松（磷酸盐） Dexamethasone（Phosphate）	可配	
地西泮® Diazepam	忌配	
多巴胺（盐酸盐） Dopamine（Hydrochloride）	可配	
F 呋塞米 Furosemide	可配	
氟康唑 Fluconazole	可配	
氟哌啶醇（乳酸盐） Haloperidol（Lactate）	忌配	
氟哌利多 Droperidol	忌配	
G 肝素钠 Heparin Sodium	可配	
更昔洛韦钠 Ganciclovir Sodium	忌配	
H 红霉素（乳糖酸盐） Erythromycin（Lactobionate）	可配	
J 甲氧氯普胺（盐酸盐） Metoclopramide（Hydrochloride）	可配	
K 克林霉素（磷酸盐） Clindamycin（Phosphate）	可配	
L 劳拉西泮 Lorazepam	忌配	
雷尼替丁（盐酸盐） Ranitidine（Hydrochloride）	可配	
两性霉素 B Amphotericin B	忌配	
氯化钠（0.9%） Sodium Chloride（0.9%）	可配	
氯霉素琥珀酸酯钠 Chloramphenicol Succinate Sodium	可配	
M 吗啡（盐酸盐） Morphine（Hydrochloride）	可配	
咪达唑仑（盐酸盐） Midazolam（Hydrochloride）	忌配	
咪康唑（硝酸盐） Miconazole（Nitrate）	可配	
P 哌拉西林钠 Piperacillin Sodium	可配	
葡萄糖（5%，10%） Glucose（5%，10%）	可配	
Q 齐多夫定 Zidovudine	忌配	
氢化可的松琥珀酸钠 Hydrocortisone Sodium Succinate	可配	
庆大霉素（硫酸盐）@ Gentamycin（Sulfate）	可配	
T 替卡西林-克拉维酸钾 Ticarcillin Sodium-Clavulanate Potassium	可配	
头孢呋辛钠 Cefuroxime Sodium	可配	
头孢哌酮钠 Cefoperazone Sodium	可配	
头孢曲松钠 Ceftriaxone Sodium	可配	
头孢他啶 Ceftazidime	可配	
头孢西丁钠 Cefoxitin Sodium	可配	
头孢唑林钠 Cefazolin Sodium	可配	

膦甲酸钠加入以下药品（续）	配伍结果	备 注
妥布霉素（硫酸盐）[@] Tobramycin（Sulfate）	可配	
W 万古霉素（盐酸盐） Vancomycin（Hydrochloride）	**忌配**	
X 西咪替丁（盐酸盐） Cimetidine（Hydrochloride）	可配	
Y 亚胺培南-西司他丁钠 Imipenem-Cilastatin Sodium	可配	
亚叶酸钙 Calcium Folinate	**忌配**	
异丙嗪（盐酸盐） Promethazine（Hydrochloride）	**忌配**	
异帕米星（硫酸盐） Isepamicin（Sulfate）	可配	

齐多夫定

Zidovudine

制剂规格与 pH 值 粉针剂：每支 0.1g。注射液：20mL：200mg。pH（10mg/mL）：5.5。

药理作用及应用 为胸腺嘧啶核苷的合成类似物。在宿主细胞内，齐多夫定在酶的作用下转化为活性型三磷酸齐多夫定。后者通过竞争性抑制 HIV 反转录酶，抑制病毒 DNA 的合成及病毒复制。用于治疗人类免疫缺陷病毒（HIV）感染的成年人和儿童。齐多夫定可降低 HIV 的母婴传播率，故亦用于 HIV 阳性孕妇及其新生儿。

用法用量 在分娩过程中用齐多夫定 2mg/kg，静滴 1h 以上，继以每小时静滴 1mg/kg 直至脐带结扎。不能口服的婴儿应静滴齐多夫定 1.5mg/kg，6h 1 次，每次给药时间大于 30min。

适宜溶剂 用 5%葡萄糖注射液稀释。

给药速度 静滴：每次不少于 60min。

稳定性 应在控制室温下避光贮存。药液配制后宜贮存于 25℃以下，8h 内使用；或贮存于 2～8℃下，24h 内使用。

不良反应 有心血管反应、胃肠道反应、血液学异常、肝脏功能紊乱、非低氧血症性乳酸酸中毒、肌痛、肌病等。有骨髓抑制作用，可引起意外感染、疾病痊愈延缓和牙龈出血等；在用药期间要进行定期血液检查，嘱咐患者使用牙刷、牙签时要防止牙龈出血。

禁忌/慎用证 对齐多夫定过敏及中性粒细胞数计数异常低下（<0.75×10⁹/L）或血红蛋白水平异常低下（<7.5g/dL）者禁用。

药物相互作用 本品与有肾毒性、骨髓抑制作用的药物联用增加毒性；与布洛芬合用，增加血液系统毒性；与苯妥因合用，改变血浆浓度；氟康唑增加本品血浆浓度；利福平可使齐多夫定的 AUC 明显减少；利巴韦林可拮抗齐多夫定的抗病毒活性；避免与司他夫定（Stavudine）联用。

注意事项 切勿静注、肌注或快速静滴。肝功不全者易引起毒性反应。叶酸和维生素 B_{12} 缺乏者更易引起血象变化。本品有胚胎毒性，并可由乳汁分泌危害哺乳小儿，必须在用药期停止哺乳。

配伍表

齐多夫定加入以下药品	配伍结果	备 注
A 阿米卡星（硫酸盐） Amikacin（Sulfate）	可配	
阿昔洛韦钠 Aciclovir Sodium	**忌配**	

齐多夫定加入以下药品（续）	配伍结果	备注
昂丹司琼（盐酸盐）@ Ondansetron（Hydrochloride）	可配	
B 苯妥英钠 Phenytoin Sodium	**忌配**	
苯唑西林钠 Oxacillin Sodium	可配	
C 长春瑞滨（重酒石酸盐） Vinorelbine（Bitartrate）	可配	
D 地塞米松（磷酸盐） Dexamethasone（Phosphate）	可配	
地西泮® Diazepam	**忌配**	
多巴胺（盐酸盐） Dopamine（Hydrochloride）	可配	
多巴酚丁胺（盐酸盐） Dobutamine（Hydrochloride）	可配	
F 氟达拉滨（磷酸盐） Fludarabine（Phosphate）	可配	
氟康唑 Fluconazole	可配	
G 肝素钠 Heparin Sodium	可配	
格拉司琼（盐酸盐） Granisetron（Hydrochloride）	可配	
H 红霉素（乳糖酸盐） Erythromycin（Lactobionate）	可配	
磺胺嘧啶钠 Sulfadiazine Sodium	**忌配**	
磺胺异噁唑（二醇胺盐） Sulfafurazole（Diolamine）	**忌配**	
J 甲氧氯普胺（盐酸盐） Metoclopramide（Hydrochloride）	可配	
K 克林霉素（磷酸盐） Clindamycin（Phosphate）	可配	
L 劳拉西泮 Lorazepam	**忌配**	
雷尼替丁（盐酸盐） Ranitidine（Hydrochloride）	可配	
两性霉素 B Amphotericin B	可配	
膦甲酸钠 Foscarnet Sodium	**忌配**	
氯氮䓬 Chlordiazepoxide	**忌配**	
氯化钾（10%） Potassium Chloride（10%）	可配	
氯化钠（0.9%） Sodium Chloride（0.9%）	可配	
M 吗啡（盐酸盐） Morphine（Hydrochloride）	**忌配**	
美罗培南 Meropenem	**忌配**	
咪达唑仑（盐酸盐） Midazolam（Hydrochloride）	**忌配**	
P 哌拉西林钠 Piperacillin Sodium	可配	
哌拉西林-他唑巴坦钠 Piperacillin-Tazobactam Sodium	可配	
葡萄糖（5%，10%） Glucose（5%，10%）	可配	
Q 去氧肾上腺素（盐酸盐） Phenylephrine（Hydrochloride）	可配	
S 塞替派 Thiotepa	可配	
T 替尼泊苷® Teniposide	可配	
头孢吡肟（盐酸盐） Cefepime（Hydrochloride）	可配	
头孢曲松钠 Ceftriaxone Sodium	可配	
头孢他啶 Ceftazidime	可配	
妥布霉素（硫酸盐）@ Tobramycin（Sulfate）	可配	
W 万古霉素（盐酸盐） Vancomycin（Hydrochloride）	可配	
X 西咪替丁（盐酸盐） Cimetidine（Hydrochloride）	可配	
Y 亚胺培南-西司他丁钠 Imipenem-Cilastatin Sodium	可配	

齐多夫定加入以下药品（续）	配伍结果	备 注
异帕米星（硫酸盐）Isepamicin（Sulfate）	可配	
Z 紫杉醇® Paclitaxel	可配	

第十四节 抗寄生虫药

奎宁

Quinine

制剂规格与 pH 值 二盐酸盐注射液：1mL：0.25g；10mL：0.25g。pH（250mg/mL）：2.5～3.0。

药理作用及应用 奎宁是喹啉类衍生物，能与疟原虫的 DNA 结合，形成复合物，抑制 DNA 的复制和 RNA 的转录，从而抑制原虫的蛋白合成，作用较氯喹为弱。用于治疗脑型疟疾和其他严重的恶性疟。

用法用量 静滴。成人用量为 5～10mg/kg（最高量 500mg），12h 后重复 1 次，病情好转后改口服。勿静注。

适宜溶剂 每次用量加入氯化钠注射液 500mL。

给药速度 5～10mg/kg，4h 滴完。

不良反应 常致金鸡纳奎宁反应；24h 内剂量大于 4g 时，可直接损害神经组织并收缩视网膜血管，出现视野缩小、复视、弱视等；大剂量中毒时，除上述反应加重外，还可抑制心肌、扩张外周血管而致血压骤降、呼吸变慢变浅等，多死于呼吸麻痹；少数恶性疟患者使用小量奎宁可发生急性溶血（黑尿热）致死。

禁忌/慎用证 孕妇及心脏病患者禁用。对于哮喘、心房纤颤及其他严重心脏疾患、葡萄糖-6-磷酸脱氢酶缺乏患者和妇女月经期均应慎用。

药物相互作用 抗凝药与本品合用后，抗凝作用可增强；肌肉松弛药如琥珀胆碱、筒箭毒碱等与本品合用，可能会引起呼吸抑制；奎尼丁与奎宁合用，金鸡纳反应可增加；尿液碱化剂如碳酸氢钠等，可增加肾小管对奎宁的重吸收，导致奎宁血药浓度与毒性的增加；与维生素 K 合用可增加奎宁的吸收；与布克利嗪、赛克利嗪、美克利嗪、吩噻嗪类、噻吨类、曲美苄胺、氨基糖苷类抗生素合用可导致耳鸣、眩晕；与硝苯地平（硝苯啶）合用，游离的奎宁浓度增加。

注意事项 静注易致休克，所以严禁静注。静滴应密切观察血压变化。可干扰 17-羟类固醇的测定。

配伍表

奎宁（二盐酸盐）加入以下药品	配伍结果	备 注
2：3：1 注射液 2：3：1 Injection	可配	
A 安钠咖 Caffeine Sodium Benzoate	忌配	
氨苄西林钠@ Ampicillin Sodium	忌配	
氨基丁三醇（7.28%）Trometamol（7.28%）	忌配	

奎宁（二盐酸盐）加入以下药品（续）	配伍结果	备　注
氨基丁酸 Aminobutyric Acid	忌配	
B 苯巴比妥钠 Phenobarbital Sodium	忌配	
苯妥英钠 Phenytoin Sodium	忌配	
D 地西泮® Diazepam	忌配	
对氨基水杨酸钠 Sodium Aminosalicylate	忌配	
F 呋塞米 Furosemide	忌配	
复方醋酸钠 Sodium Acetate Compound	可配	
G 肝素钠 Heparin Sodium	忌配	
谷氨酸钾（31.50%） Potassium Glutamate（31.50%）	忌配	
谷氨酸钠（28.75%） Sodium Glutamate（28.75%）	忌配	
H 磺胺嘧啶钠 Sulfadiazine Sodium	忌配	
J 肌苷 Inosine	忌配	
L 两性霉素 B Amphotericin B	忌配	
林格液 Sodium Chloride Compound	可配	
硫喷妥钠 Thiopental Sodium	忌配	
氯化钠（0.9%） Sodium Chloride（0.9%）	可配	
氯霉素琥珀酸酯钠 Chloramphenicol Succinate Sodium	忌配	
P 葡萄糖（5%，10%） Glucose（5%，10%）	可配	
葡萄糖氯化钠 Glucose and Sodium Chloride	可配	
Q 青霉素钾® Benzylpenicillin Potassium	忌配	
氢化可的松琥珀酸钠 Hydrocortisone Sodium Succinate	忌配	
S 司可巴比妥钠 Secobarbital Sodium	忌配	
羧苄西林钠 Carbenicillin Sodium	忌配	
Y 异戊巴比妥钠 Amobarbital Sodium	忌配	

青蒿素

（黄蒿素）

Artemisinin

（Plasmotrim）

制剂规格　由黄花蒿全株提取内酯结构，为白色针状结晶，几乎不溶于水。注射剂为油剂，每支 2mL 含青蒿素 50mg，100mg，200mg。

药理作用及应用　适用于对氯喹耐药的间日疟与恶性疟病例，能快速控制症状，因为可杀灭红细胞内的疟原虫，但对红细胞外的疟原虫无效，以致不能根治疟疾，需与伯氨喹联用才以防复发。本品代谢途径以肾排泄及肠道清除为主，24h 可排出 84%，维持在内脏（肠、肝、肾、脑）的血浓度较高但有效血浓时间不长，难以彻底杀灭疟原虫，停药后易复发。主要用于耐化学合成抗疟药的病例。对重症恶性疟治疗应与本芴醇联用。

用法用量 仅供深部肌注。成人量：首剂 200mg，6～8h 再用 100mg，第 2、第 3 日各注射 100mg，总量 500mg。重症可在第 4 日追加 100mg。儿童量：总量 15mg/kg，分 3d，一日 1 次肌注，但剂量不应超过成人。

稳定性 宜保存于阴凉低温处或冰箱内。

不良反应 无明显不良反应。少数患者有厌食、恶心、呕吐、便意、腹泻、腹痛、皮疹、短暂转氨酶升高。

禁忌/慎用证 对本品过敏者禁用。孕妇、哺乳期妇女慎用。

药物相互作用 与伯氨喹对间日疟有协同根治效果。与甲氧苄啶有协同抗疟作用，降低复发率。

注意事项 本品不用于预防疟疾，因有效血药浓度维持时间短暂，且需每日注射给药。

配伍表

青蒿素加入以下药品	配伍结果	备 注
Q 其他注射剂 Other Injections	忌配	本品仅供肌注

蒿甲醚

（青蒿素甲醚）

Artemether

(Artemtherin)

制剂规格 本品为青蒿素衍生物，抗疟作用较青蒿素强 10～20 倍。油性注射剂：1mL 含 80mg，100mg；2mL：200mg。

药理作用及应用 蒿甲醚可杀灭红细胞内的疟原虫裂殖体，对间日疟、恶性疟、耐氯喹疟原虫均有效。肌注 10mg/kg 血药浓度 7h 达峰，约为 0.8mg/L。$t_{1/2}$ 为 13h，体内分布广泛，主要经肠道，其次为肾脏排出，多数患者用药 48h 退热，血中疟疾原虫消失。本品还有非特异性退热作用，肌注 0.5h 可使发热者体温下降，但降温和缓。上感高热者亦适用。

用法用量 蒿甲醚注射剂仅供肌注，另有口服的片剂、胶囊、胶丸。肌注：用于抗疟时，成人量首日及第 2 日每日 200mg，第 3、第 4 日每日 100mg，总量 600mg；儿童首日 3.2mg/kg，第 2～5 日 1.6mg/kg。用于其他疾病退热时，成人用 200mg/次，儿童酌减，一日 1～2 次。

稳定性 遮光密封、阴凉处保存。注射液因低温冷凝时，稍微加温即可溶解使用。

不良反应 通常无明显不良反应。偶见轻度转氨酶上升、发热或网织红细胞一过性减少；室性早搏属罕见反应。

禁忌/慎用证 对本品过敏者禁用。严重呕吐者慎用、孕妇及哺乳期妇女慎用，妊娠头 3 个月对胚胎有毒性，宜禁用。

药物相互作用 罕见不良相互作用，与伯氨喹有协同疗效，可减少疟疾复发率。

注意事项 上感或其他原因所致发热使用本品亦可退热，不一定提示有助于疟疾的诊断。

配伍表

蒿甲醚加入以下药品	配伍结果	备　注
L 氯化钠（0.9%）Sodiam chloride（0.9%）	可配	用于稀释
Q 其他注射液 Other Injections	忌配	本品仅供肌注

青蒿琥酯

（青蒿酯）

Artesunate

（Artesunatum）

制剂规格　粉针剂：每支 60mg。白色结晶，水中微溶，在 5%碳酸氢钠中易溶并产生气泡。

药理作用及应用　为青蒿素衍生物，作用于红细胞内的疟原虫裂殖体包括抗氯喹的恶性疟原虫在内，能迅速控制疟疾发作，高效低毒。临床上广泛用于抢救危重型（脑型、黄疸型）疟疾，并与甲氟喹或乙胺嘧啶或磺胺多辛先后联用以提高疗效。主要适用于耐奎宁恶性疟疾的治疗。

用法用量　粉针剂附有专用的 5%碳酸氢钠 0.6mL/支供作溶剂，完全溶解后加入 5%葡萄糖注射液，配成 10mg/mL 药液供静注。成人量每次 1.2mg/kg，或每次 60mg，然后于第 4 小时、第 24 小时、第 48 小时各重复 1 次。静注 3～4mL/min，于 3～5min 注射完毕。危重症以上剂量加倍为每次 2.4mg/kg。<7 岁儿童按每次 1.5mg/kg 静注给药（肌注每次可用 2mg/kg），次数与间隔同成人。

稳定性　密封，干燥阴凉处贮存，注射液避免阳光直射。

不良反应　按推荐剂量未见不良反应。

禁忌/慎用证　已知对青蒿素类药物过敏者禁用，孕妇尤其早孕者慎用。对哺乳的影响不明确。

药物相互作用　尚待明确。

配伍表

青蒿琥酯加入以下药品	配伍结果	备　注
L 氯化钠（0.9%）　Sodium Chloride（0.9%）	可配	仅用于稀释及溶解粉针剂
P 葡萄糖氯化钠 Glucose and Sodium Chloride	可配	同上
Q 其他注射液 Other Injections	忌配	
T 碳酸氢钠（5%）　Sodium Bicarbonate（5%）	可配	同上

第二章　中枢神经系统药

第一节　镇痛药

吗啡
Morphine

制剂规格与 pH 值　盐酸吗啡注射液：1%，0.5mL：5mg；1mL：10mg。pH（1%）：5.0。

药理作用及应用　为阿片受体激动剂，具有镇痛、镇静、镇咳、抑制呼吸、扩张外周血管、提高肠道平滑肌张力及减弱肠蠕动致便秘作用。用于剧烈疼痛及麻醉前给药、心肌梗死引起的心绞痛及心源性哮喘。

用法用量　皮注：常用量，每次 5～15mg，一日 15～40mg；极量，每次 20mg，一日 60mg。静注：成人镇痛常用量 5～10mg；全麻不要超过 1mg/kg，稀释后缓注。

适宜溶剂　静注：5～10mg 溶于 5%葡萄糖注射液 20mL。

给药速度　静注：4～5min。

稳定性　本品为澄明、无色的注射液，应在室温下避光贮存，防止冷冻。药品降解经常伴随溶液颜色变成黄色或褐色时发生。PVC 输液袋、注射装置和注射器对本品没有吸附作用。

不良反应　主要有眩晕、恶心、呕吐、便秘、排尿困难、嗜睡及呼吸抑制等。

禁忌/慎用证　未成熟新生儿，呼吸抑制患者，脑外伤颅内高压、支气管哮喘、肺源性心脏病代偿失调、甲状腺功能减退、皮质功能不全、中毒性腹泻患者，休克尚未控制者，炎性肠梗阻患者，前列腺肥大、排尿困难等患者禁用；肾绞痛、胆绞痛患者和婴幼儿及老年人慎用。

注意事项　连用 3～5d 可能产生耐药性，久用可成瘾。用吗啡静注或全麻，可发生呼吸循环意外，宜由麻醉或 ICU 专科实施，一般止痛宜用皮注。

配伍表

吗啡（盐酸盐）加入以下药品	配伍结果	备　注
2：3：1 注射液　2：3：1 Injection	可配	
A 阿糖胞苷（盐酸盐）　Cytarabine（Hydrochloride）	忌配	
阿托品（硫酸盐）　Atropine（Sulfate）	可配	
氨茶碱 Aminophylline	忌配	
氨基丁三醇（7.28%）　Trometamol（7.28%）	忌配	
氨基丁酸 Aminobutyric Acid	忌配	
氨基己酸 Aminocaproic Acid	忌配	
B 苯巴比妥钠 Phenobarbital Sodium	忌配	
苯海拉明（盐酸盐）　Diphenhydramine（Hydrochloride）	可配	
C 长春新碱（硫酸盐）　Vincristine（Sulfate）	忌配	
D 地塞米松（磷酸盐）　Dexamethasone（Phosphate）	忌配	
地西泮® Diazepam	忌配	
东莨菪碱（氢溴酸盐）　Scopolamine（Hydrobromide）	可配	
E 二甲弗林 Dimefline	可配	

吗啡（盐酸盐）加入以下药品（续）	配伍结果	备 注
F 芬太尼（枸橼酸盐） Fentanyl（Citrate）	可配	
呋塞米 Furosemide	忌配	
氟尿嘧啶 Fluorouracil	忌配	
氟哌利多 Droperidol	可配	
复方醋酸钠 Sodium Acetate Compound	可配	
G 肝素钠 Heparin Sodium	忌配	
谷氨酸钙（5%） Calcium Glutamate（5%）	忌配	
谷氨酸钾（31.50%） Potassium Glutamate（31.50%）	忌配	
谷氨酸钠（28.75%） Sodium Glutamate（28.75%）	忌配	
H 磺胺嘧啶钠 Sulfadiazine Sodium	忌配	
磺胺异噁唑（二醇胺盐） Sulfafurazole（Diolamine）	忌配	
J 精氨酸（25%，盐酸盐） Arginine（25%，Hydrochloride）	忌配	
L 林格液 Sodium Chloride Compound	可配	
硫喷妥钠 Thiopental Sodium	忌配	
氯丙嗪（盐酸盐） Chlorpromazine（Hydrochloride）	忌配	
氯化琥珀胆碱 Suxamethonium Chloride	忌配	
氯化钠（0.9%） Sodium Chloride（0.9%）	可配	
N 尼可刹米 Nikethamide	忌配	
P 哌替啶（盐酸盐） Pethidine（Hydrochloride）	忌配	
葡萄糖（5%，10%） Glucose（5%，10%）	可配	
葡萄糖氯化钠 Glucose and Sodium Chloride	可配	
Q 氢化可的松琥珀酸钠 Hydrocortisone Sodium Succinate	忌配	
去乙酰毛花苷 Deslanoside	可配	
R 乳酸钠（11.2%） Sodium Lactate（11.2%）	忌配	
T 碳酸氢钠（5%） Sodium Bicarbonate（5%）	忌配	
X 细胞色素 C Cytochrome C	忌配	
新生霉素 Novobiocin	忌配	
溴化钙（5%） Calcium Bromide（5%）	忌配	
Y 依他尼酸钠 Sodium Etacrynate	忌配	
异丙嗪（盐酸盐） Promethazine（Hydrochloride）	忌配	
异戊巴比妥钠 Amobarbital Sodium	忌配	

盐酸氢吗啡酮

Hydromorphone Hydrochloride

(Dilaudid Hydrochloride)

制剂规格与 pH 值 注射液：每支 1mL，含 1mg，2mg，4mg；每支 20mL，2mg/mL 或 10mg/mL。pH：4.0~5.5。

药理作用及应用 为半合成阿片类麻醉镇痛药，通过激动阿片受体产生效应，除了注射剂还有口服剂型供应，用于镇痛与镇咳，主要适用于中、重度疼痛与严重干咳。手术麻醉镇痛时，本品多与巴比妥类、肌松药合用，以维持平衡麻醉状态。本品镇咳作用不如吗啡或美散痛，在中、少剂量时尤其如此。本品由肝脏及肠黏膜代谢清除，老年患者代谢能力下降，应减量使用。产妇用药可致产程延长及新生儿呼吸抑制，用药标签应注明可致嗜睡、禁酒、可致成瘾。在美国及加拿大列为管制药物。

用法用量 镇痛。肌注或皮注，成人量每次 1～2mg，3～6h 可重复 1 次，重症每次 3～4mg，4～6h 可重复 1 次。静注每次 0.5～1mg，缓慢（2～3min）推注，3～4h 可重复 1 次。老年人及小儿用量按年龄及体重由医师个体化给药，平衡麻醉由专业麻醉师决定用量。

适宜溶剂 0.9%氯化钠注射液、5%葡萄糖注射液或林格注射液。

给药速度 静注时，每次用量在 2～3min 完成。

稳定性 室温（15～30℃）避光密封保存，防止冷冻引起沉淀或结晶，若有而需在室温下溶解。注射液可有轻微变黄，但不影响药效。

不良反应 头昏、嗜睡、呼吸抑制、成瘾。

禁忌/慎用证 对本品过敏或有阿片类药物过敏者禁用。老年人、小儿、肝肾功能不全者、产妇减量慎用。

药物相互作用 与中枢抑制药有协同作用。

注意事项 本品属法定管制药物，由专业人员使用，用药者饮酒可致严重呼吸抑制甚至死亡。

配伍表

盐酸氢吗啡酮加入以下药品	配伍结果	备 注
A 阿米卡星（硫酸盐） Amikacin（Sulfate）	可配	
阿糖胞苷 Cytarabine	可配	
阿托品（硫酸盐） Atropine（Sulfate）	可配	
阿昔洛韦钠 Aciclovir Sodium	可配	
氨苄西林钠@ Ampicillin Sodium	忌配	△
氨磷汀 Amifostine	可配	
氨曲南@ Aztreonam	可配	
昂丹司琼（盐酸盐）@ Ondansetron（Hydrochloride）	可配	
奥沙利铂 Oxaliplatin	可配	
B 苯巴比妥钠 Phenobarbital Sodium	忌配	△
苯唑西林钠 Oxacillin Sodium	可配	
苯海拉明（盐酸盐） Diphenhydramine（Hydrochloride）	可配	
苯妥英钠 Phenytoin sodium	忌配	
比伐卢定 Bivalirudin	可配	
别嘌醇钠 Allopurinol Sodium	可配	
丙泊酚 Propofol	可配	
丙氯拉嗪（乙二磺酸盐） Prochlorperazine（Edicylate）	忌配	△
玻璃酸酶 Hyaluronidase	忌配	

盐酸氢吗啡酮加入以下药品（续）	配伍结果	备注
布比卡因（盐酸盐） Bupivacaine （Hydrochloride）	可配	
C 茶苯海明 Dimenhydrinate	可配	
长春瑞滨（酒石酸盐） Vinorelbine （Tartrate）	可配	
D 地尔硫䓬（盐酸盐） Diltiazem （Hydrochloride）	可配	
地塞米松（磷酸盐） Dexamethasone （Phosphate）	**忌配**	△
地西泮® Diazepam	**忌配**	
多巴胺（盐酸盐） Dopamine （Hydrochloride）	可配	
多巴酚丁胺（盐酸盐） Dobutamine （Hydrochloride）	可配	
多柔比星（盐酸盐）脂质体注射液 Doxorubicin （Hydrochloride） Liposome Injection	可配	
多西环素（盐酸盐） Doxycycline （Hydrochloride）	可配	
多西他赛 Docetaxel	可配	
东莨菪碱（氢溴酸盐） Scopolamine （Hydrobromide）	可配	
F 法莫替丁 Famotidine	可配	
非诺多泮（甲磺酸盐） Fenoldopam （Mesylate）	可配	
芬太尼（枸橼酸盐） Fentanyl （Citrate）	可配	
呋塞米 Furosemide	可配	
氟达拉滨（磷酸盐） Fludarabine （Phosphate）	可配	
氟尿嘧啶 Fluorouracil	可配	
氟哌啶醇（乳酸盐） Haloperidol （Lactate）	**忌配**	△
复方磺胺甲噁唑 Trimethoprim-Sulfamethoxazole	可配	
G 肝素钠 Heparin Sodium	**忌配**	△
格拉司琼（盐酸盐） Granisetron （Hydrochloride）	可配	
H 红霉素（乳糖酸盐） Erythromycin （Lactobionate）	可配	
环磷酰胺 Cyclophosphamide	可配	
J 甲氨蝶呤钠 Methotrexate Sodium	可配	
甲硝唑 Metronidazole	可配	
甲氧氯普胺（盐酸盐） Metoclopramide （Hydrochloride）	可配	
K 卡那霉素（硫酸盐） Kanamycin （Sulfate）	可配	
可乐定（盐酸盐） Clonidine （Hydrochloride）	可配	
克拉屈滨 Cladribine	可配	
克林霉素（磷酸盐） Clindamycin （Phosphate）	可配	
L 拉贝洛尔（盐酸盐） Labetalol （Hydrochloride）	可配	
兰索拉唑 Lansoprazole	忌配	
劳拉西泮 Lorazepam	可配	
雷尼替丁（盐酸盐）Ranitidine Hydrochloride	可配	
利奈唑胺 Linezolid	可配	
氯丙嗪（盐酸盐） Chlorpromazine （Hydrochloride）	可配	
氯唑西林钠 Cloxacillin sodium	**忌配**	△
氯化钾（10%） Potassium Chloride （10%）	可配	
氯化钠（0.9%） Sodium Chloride （0.9%）	可配	

盐酸氢吗啡酮加入以下药品（续）	配伍结果	备 注
氯霉素琥珀酸钠 Chloramphenicol Sodium Succinate	可配	
硫酸镁 Magnesium Sulfate	可配	
硫乙拉嗪（马来酸盐） Thiethylperazine（Maleate）	可配	
硫喷妥钠 Thiopental Sodium	**忌配**	
M 吗啡（硫酸盐） Morphine（Sulfate）	可配	
美法仑（盐酸盐） Melphalan（Hydrochloride）	可配	
咪达唑仑（盐酸盐） Midazolam（Hydrochloride）	可配	
米力农（乳酸盐） Milrinone（Lactate）	可配	
N 萘夫西林钠 Nafcillin Sodium	可配	
尼卡地平（盐酸盐） Nicardipine（Hydrochloride）	可配	
P 哌拉西林钠 Piperacillin Sodium	可配	
哌拉西林-他唑巴坦钠 Piperacillin Sodium-Tazobactam Sodium	可配	
泮托拉唑钠 Pantoprazole Sodium	**忌配**	
喷他佐辛（乳酸盐） Pentazocine（Lactate）	可配	
葡萄糖（5%） Glucose（5%）	可配	
葡萄糖氯化钠(5%&0.9%) Glucose（5%）and Sodium Chloride（0.9%）	可配	
Q 羟嗪（盐酸盐） Hydroxyzine（Hydrochloride）	可配	
羟乙基淀粉电解质液 Hextend	可配	
青霉素钠@ Benzylpenicillin Sodium	可配	
庆大霉素（硫酸盐）@ Gentamycin（Sulfate）	可配	
曲美苄胺（盐酸盐） Trimethobenzamide（Hydrochloride）	可配	
去甲肾上腺素（重酒石酸盐） Noradrenaline（Bitartrate）	可配	
R 瑞芬太尼（盐酸盐）Remifentanil（Hydrochloride）	可配	
S 沙格司亭 Sargramostim	**忌配**	
肾上腺素（盐酸盐） Adrenaline（Hydrochloride）	可配	
顺阿曲库铵（苯璜酸盐）Cisatracurium（Besylate）	可配	
顺铂 Cisplatin	可配	
T 头孢唑肟钠 Ceftizoxime Sodium	可配	
头孢唑林钠 Cefazolin sodium	**忌配**	
头孢呋辛钠 Cefuroxime Sodium	可配	
头孢孟多钠 Cefamandole Nafate	可配	△
头孢吡肟（盐酸盐） Cefepime（Hydrochloride）	可配	
头孢噻肟钠 Cefotaxime sodium	可配	
头孢他啶 Ceftazidime	可配	
头孢西丁钠 Cefoxitin Sodium	可配	
W 万古霉素（盐酸盐） Vancomycin（Hydrochloride）	可配	
维拉帕米（盐酸盐） Verapamil（Hydrochloride）	可配	
维库溴铵 Vecuronium Bromide	可配	
X 硝酸甘油® Nitroglycerin	可配	
硝酸镓 Gallium Nitrate	**忌配**	

盐酸氢吗啡酮加入以下药品（续）	配伍结果	备 注
Y 依托泊苷（磷酸酯） Etoposide（Phosphate）	可配	
异丙嗪（盐酸盐） Promethazine（Hydrochloride）	可配	
右美托咪定（盐酸盐） Dexmedetomidine（Hydrochloride）	可配	
Z 紫杉醇® Paclitaxel	可配	

芬太尼

Fentanyl

制剂规格与 pH 值 枸橼酸盐注射液（以芬太尼计）：1mL：0.05mg；2mL：0.1mg。pH（0.1mg/mL）：4.0～7.5。

药理作用及应用 为强效阿片受体激动剂，镇痛作用是吗啡的 75～125 倍。具有稳定的心血管效应。枸橼酸芬太尼用于麻醉前、中、后的镇静与镇痛，是目前复合全麻中常用的药物。

用法用量 ①复合麻醉时静注：全麻时初量，小手术为 0.001～0.002mg/kg，大手术为 0.002～0.004mg/kg，体外循环心脏手术时 0.02～0.03mg/kg，局麻镇痛不全作为辅助用药按体重 0.001 5～0.002mg/kg。②麻醉前用药或手术后镇痛：肌内或静注，0.000 7～0.001 5mg/kg。③手术后镇痛：硬膜外给药，初量 0.1mg，加氯化钠注射液稀释到 8mL，每 2～4h 可重复，维持量每次为初量的 1/2。

适宜溶剂 静注：0.05～0.1 mg 以氯化钠注射液稀释至 8～10mL。

给药速度 静注：2～4min。

稳定性 本品在室温下避光贮存。在 pH 值 3.5～7.5 的范围内稳定。在 pH 值为中性时，即使发生对 PVC 输液袋的吸附作用，也不会造成药品的损失。但是如果与碱性溶液混合在 1h 内药品将损耗 50%。

不良反应 静注可引起胸壁肌强直、呼吸抑制、支气管哮喘、呼吸抑制，个别病例可能出现恶心和呕吐、视觉模糊、瘙痒和欣快感等不良反应。

禁忌/慎用证 重症肌无力患者禁用。

药物相互作用 禁止与单胺氧化酶抑制剂（如苯乙肼、帕吉林等）合用。勿与碱性溶液混合。

注意事项 芬太尼并非静脉全麻药，虽然大量快速静注能使神志消失，但应激反应依然存在，常伴术中知晓；有成瘾性，应控制使用。

配伍表

芬太尼（枸橼酸盐）加入以下药品	配伍结果	备 注
2：3：1 注射液 2：3：1 Injection	可配	
A 阿糖胞苷（盐酸盐） Cytarabine（Hydrochloride）	**忌配**	
阿托品（硫酸盐） Atropine（Sulfate）	可配	
B 苯海拉明（盐酸盐） Diphenhydramine（Hydrochloride）	可配	
C 长春新碱（硫酸盐） Vincristine（Sulfate）	**忌配**	
D 地西泮® Diazepam	**忌配**	

芬太尼（枸橼酸盐）加入以下药品（续）	配伍结果	备 注
东莨菪碱（氢溴酸盐） Scopolamine（Hydrobromide）	可配	
F 氟哌利多 Droperidol	可配	
呋塞米 Furosemide	**忌配**	
复方醋酸钠 Sodium Acetate Compound	可配	
L 林格液 Sodium Chloride Compound	可配	
硫喷妥钠 Thiopental Sodium	**忌配**	
氯丙嗪（盐酸盐） Chlorpromazine（Hydrochloride）	可配	
氯化钠（0.9%） Sodium Chloride（0.9%）	可配	
M 吗啡（盐酸盐） Morphine（Hydrochloride）	可配	
P 哌替啶（盐酸盐） Pethidine（Hydrochloride）	可配	
葡萄糖（5%，10%） Glucose（5%，10%）	可配	
葡萄糖氯化钠 Glucose and Sodium Chloride	可配	
Y 依他尼酸钠 Sodium Etacrynate	**忌配**	
异丙嗪（盐酸盐） Promethazine（Hydrochloride）	可配	
右旋糖酐 40（含盐） Dextran 40（Sodium Chloride）	可配	

舒芬太尼枸橼酸盐

Sufentanil Citrate

（Sufenta）

制剂规格与 pH 值 注射剂：无色澄明，50μg/mL，每支 1mL，2mL，5mL。pH：3.5~6.0。

药理作用及应用 阿片类合成镇痛麻醉药，通过激动中枢的阿片受体迅速起效，用于手术麻醉与镇静。镇痛作用比芬太尼强 5～10 倍，而且比芬太尼安全，无释放组胺与儿茶酚胺作用，麻醉较平稳。

用法用量 静注或肌注：直接使用该注射剂，必要时可用 0.9%氯化钠注射液等量稀释，亦可做硬膜外注射。静滴：100～250μg 溶于 0.9%氯化钠 250～500mL。主要用于心血管手术及全麻。普外手术成人用量为 1μg/kg，维持麻醉 10～25μg。大手术用量成人为 2～8μg/kg，维持麻醉量为 25～50μg。

给药速度 静注宜缓慢，一次量用 2～5min 注入，注射太快可引起呼吸抑制。

稳定性 可在室温下避光保存。

不良反应 类似芬太尼。可致恶心、呕吐、便秘、眩晕、嗜睡、出汗、体位性低血压、视觉模糊、瘙痒、欣快感、呼吸抑制、胸肌强直。多用可成瘾。

禁忌/慎用证 对本品过敏者禁用。孕妇、严重心律失常者慎用。无呼吸机装置时对呼吸功能不全者慎用。

药物相互作用 中枢抑制药如巴比妥类、水合氯醛等安眠药可加剧中枢抑制。单胺氧化酶抑制剂勿与本药合用以免作用过强。

注意事项 危重症患者、老年人及小儿应减量并慎用，使用本品多同时给氧，肌紧张者加用肌松剂。

配伍表

舒芬太尼枸橼酸盐加入以下药品	配伍结果	备　注
A 阿曲库铵（苯磺酸盐） Atracurine（Besilate）	可配	
B 苯巴比妥钠 Phenobarbital Sodium	**忌配**	△
苯海拉明（盐酸盐） Diphenhydramine（Hydrochloride）	可配	
比伐卢定 Bivalirudin	可配	
丙氯拉嗪（乙二磺酸盐） Prochlorperazine（Edicylate）	可配	
布比卡因（盐酸盐） Bupivacaine（Hydrochloride）	可配	
D 地塞米松（磷酸盐） Dexamethasone（Phosphate）	可配	
地西泮® Diazepam	**忌配**	△
东莨菪碱（氢溴酸盐） Scopolamine（Hydrobromide）	可配	
F 非诺多泮（甲磺酸盐） Fenoldopam（Mesylate）	可配	
氟哌啶醇（乳酸盐） Haloperidol（Lactate）	可配	
J 加替沙星 Gatifloxacin	可配	
甲氧氯普胺（盐酸盐） Metoclopramide（Hydrochloride）	可配	
L 兰索拉唑 Lansoprazole	可配	
劳拉西泮 Lorazepam	**忌配**	
利奈唑胺 Linezolid	可配	
两性霉素 B-硫酸胆固醇酯复合物 Amphotericin B Cholesteryl Sulfate Complex	可配	
硫喷妥钠 Thiopental Sodium	**忌配**	
氯化钠（0.9%） Sodium Chloride （0.9%）	可配	
罗哌卡因（盐酸盐） Ropivacaine（Hydrochloride）	可配	
M 咪达唑仑（盐酸盐） Midazolam（Hydrochloride）	可配	
P 葡萄糖（5%,10%） Glucose （5%,10%）	可配	
Q 羟嗪（盐酸盐） Hydroxyzine（Hydrochloride）	可配	
羟乙基淀粉（6%,10%） Hydroxyethyl starch （6%,10%）	可配	
羟乙基淀粉电解质液 Hextend	可配	
R 瑞芬太尼（盐酸盐） Remifentanil（Hydrochloride）	可配	
S 顺阿曲库铵（苯璜酸盐） Cisatracurium（Besylate）	可配	
T 酮洛酸氨丁三醇 Ketorolac Tromethamine	可配	NSAID 类
头孢他啶 Ceftazidime	可配	
头孢吡肟（盐酸盐） Cefepime（Hydrochloride）	可配	
Y 依托咪酯 Etomidate	可配	静脉麻醉药
右美托咪定（盐酸盐） Dexmedetomidine（Hydrochloride）	可配	
Z 左布比卡因 Levobupivacaine	可配	

哌替啶

（度冷丁）

Pethidine

（Dolantin）

制剂规格与 pH 值　盐酸盐注射液：1mL∶50mg；2mL∶100mg。pH（50mg/mL）：5.0。

药理作用及应用　为阿片受体激动剂，其作用类似吗啡，效力为吗啡的 1/10～1/8，可产生镇痛、镇静及呼吸抑制作用，无吗啡的镇咳作用。适用于急性剧痛、麻醉前用药，或局麻与静吸复合麻醉辅助用药。

用法用量

1. 镇痛：①肌注，常用量每次 25～75mg，一日 100～400mg；极量每次 100mg，一日 600mg。②静注，每次以 0.3mg/kg 为限。

2. 麻醉前给药：①肌注，术前 30～60min 用 1.0mg/kg。②麻醉维持中，静滴，按 1.2～2.0mg/kg 计算总用量，配成稀释液，一般静滴 1mg/min。

3. 手术后镇痛：患者自控镇痛：静注/硬膜外单次 5～30mg。连续 5～10mg/h，锁定时间 5～15min。

适宜溶剂　静注：25～50mg 溶于 5%葡萄糖注射液 10～20mL；静滴：50～100mg 溶于 5%葡萄糖注射液 250～500mL。

给药速度　静注：3～4min；静滴 1～2h。

稳定性　室温下避光贮存，防止冷冻。PVC 输液袋、注射装置和注射器对本品没有吸附作用。

不良反应　静注后可出现外周血管扩张，血压下降，与吩噻嗪类药物（如氯丙嗪等）以及中枢抑制药并用时更常见。

禁忌/慎用证　室上性心动过速、颅脑损伤、颅内占位性病变、慢性阻塞性肺疾患、支气管哮喘、严重肝功能不全、正在使用单胺氧化酶抑制药或停用不足 14d 的患者，中毒性腹泻、急性呼吸抑制通气不足者等禁用。婴幼儿及肝功能损伤、甲状腺功能不全者慎用。

药物相互作用　能促使双香豆素、茚满二酮等抗凝药增效，后者用量应按凝血酶原时间而酌减；严禁与单胺氧化酶抑制剂同用。

注意事项　1 岁以内小儿通常不应静注本药或行人工冬眠。本品务必在单胺氧化酶抑制药（如呋喃唑酮、丙卡巴肼等）停用 14d 以上方可给药，而且应先试用小剂量（1/4 常用量），否则会发生难以预料的、严重的并发症，甚至因循环衰竭而死亡。勿将药液注射到外周神经干附近，以免产生局麻或神经阻滞。

配伍表

哌替啶（盐酸盐）加入以下药品	配伍结果	备　注
2∶3∶1 注射液　2∶3∶1 Injection	可配	
A 阿糖胞苷（盐酸盐）　Cytarabine（Hydrochloride）	**忌配**	
阿托品（硫酸盐）　Atropine（Sulfate）	可配	
氨苄西林钠@　Ampicillin Sodium	可配	
氨茶碱　Aminophylline	**忌配**	

哌替啶（盐酸盐）加入以下药品（续）	配伍结果	备　注
氨基丁三醇（7.28%） Trometamol（7.28%）	**忌配**	
氨基丁酸 Aminobutyric Acid	可配	
氨基己酸 Aminocaproic Acid	可配	
氨甲苯酸 Aminomethylbenzoic Acid	可配	
B 苯巴比妥钠 Phenobarbital Sodium	**忌配**	
苯海拉明（盐酸盐）Diphenhydramine（Hydrochloride）	可配	
博来霉素 Bleomycin	可配	
C 长春新碱（硫酸盐） Vincristine（Sulfate）	**忌配**	
促皮质素 Corticotrophin	可配	
D 地高辛 Digoxin	可配	
地塞米松（磷酸盐） Dexamethasone（Phosphate）	**忌配**	
地西泮® Diazepam	**忌配**	
东莨菪碱（氢溴酸盐） Scopolamine（Hydrobromide）	可配	
毒毛旋花子苷K Strophanthin K	可配	
对氨基水杨酸钠 Sodium Aminosalicylate	可配	
多巴胺（盐酸盐） Dopamine（Hydrochloride）	可配	
多粘菌素B（硫酸盐） Polymyxin B（Sulfate）	可配	
E 二甲弗林 Dimefline	可配	
F 放线菌素D Dactinomycin D	可配	
芬太尼（枸橼酸盐） Fentanyl（Citrate）	可配	
酚磺乙胺 Etamsylate	可配	
酚妥拉明（甲磺酸盐） Phentolamine（Mesylate）	可配	
呋塞米 Furosemide	**忌配**	
氟尿嘧啶 Fluorouracil	**忌配**	
氟哌利多 Droperidol	可配	
辅酶A Coenzyme A	可配	
复方醋酸钠 Sodium Acetate Compound	可配	
G 肝素钠 Heparin Sodium	**忌配**	
谷氨酸钙（5%） Calcium Glutamate（5%）	可配	
谷氨酸钾（31.50%） Potassium Glutamate（31.50%）	**忌配**	
谷氨酸钠（28.75%） Sodium Glutamate（28.75%）	**忌配**	
H 红霉素（乳糖酸盐） Erythromycin（Lactobionate）	可配	
环磷酰胺 Cyclophosphamide	可配	
磺胺嘧啶钠 Sulfadiazine Sodium	**忌配**	
磺胺异噁唑（二醇胺盐） Sulfafurazole（Diolamine）	**忌配**	
J 肌醇 Inositol	可配	
肌苷 Inosine	可配	
加兰他敏（氢溴酸盐） Galantamine（Hydrobromide）	可配	
甲氧明（盐酸盐） Methoxamine（Hydrochloride）	可配	
间羟胺（重酒石酸盐） Metaraminol（Bitartrate）	可配	

哌替啶（盐酸盐）加入以下药品（续）	配伍结果	备 注
精氨酸（25%，盐酸盐） Arginine（25%，Hydrochloride）	可配	
K 卡那霉素（硫酸盐） Kanamycin（Sulfate）	可配	
L 利多卡因（盐酸盐） Lidocaine（Hydrochloride）	可配	
利舍平 Reserpine	可配	
链霉素（硫酸盐） Streptomycin（Sulfate）	可配	
林格液 Sodium Chloride Compound	可配	
硫喷妥钠 Thiopental Sodium	忌配	
硫酸镁（10%，25%） Magnesium Sulfate（10%，25%）	可配	
氯苯那敏 Chlorphenamine	可配	
氯丙嗪（盐酸盐） Chlorpromazine（Hydrochloride）	忌配	
氯化钙（3%，5%） Calcium Chloride（3%，5%）	可配	
氯化琥珀胆碱 Suxamethonium Chloride	忌配	
氯化钾（10%） Potassium Chloride（10%）	可配	
氯化钠（0.9%） Sodium Chloride（0.9%）	可配	
氯霉素 Chloramphenicol	可配	
氯霉素琥珀酸酯钠 Chloramphenicol Succinate Sodium	忌配	
罗通定（硫酸盐） Rotundine（Sulfate）	可配	
洛贝林（盐酸盐） Lobeline（Hydrochloride）	可配	
M 麻黄碱（盐酸盐） Ephedrine（Hydrochloride）	可配	
吗啡（盐酸盐） Morphine（Hydrochloride）	忌配	
麦角新碱（马来酸盐） Ergometrine（Maleate）	可配	
美芬丁胺（硫酸盐） Mephentermine（Sulfate）	可配	
N 脑垂体后叶素® Pituitrin	可配	
能量合剂 Energy Composite	可配	
尼可刹米 Nikethamide	可配	
粘菌素（硫酸盐） Colymycin（Sulfate）	可配	
P 葡醛内酯 Glucurolactone	可配	
葡萄糖（5%，10%） Glucose（5%，10%）	可配	
葡萄糖氯化钠 Glucose and Sodium Chloride	可配	
葡萄糖酸钙（10%） Calcium Gluconate（10%）	可配	
普鲁卡因（盐酸盐） Procaine（Hydrochloride）	可配	
普鲁卡因胺（盐酸盐） Procainamide（Hydrochloride）	可配	
Q 青霉素钾@ Benzylpenicillin Potassium	可配	
青霉素钠@ Benzylpenicillin Sodium	可配	
氢化可的松 Hydrocortisone	可配	
氢化可的松琥珀酸钠 Hydrocortisone Sodium Succinate	忌配	
氢化麦角碱 Dihydroergotoxine	可配	
庆大霉素（硫酸盐）@ Gentamycin（Sulfate）	可配	
去甲肾上腺素（重酒石酸盐）Norepinephrine（Bitartrate）	可配	
去氧肾上腺素（盐酸盐） Phenylephrine（Hydrochloride）	可配	

哌替啶（盐酸盐）加入以下药品（续）	配伍结果	备 注
去乙酰毛花苷 Deslanoside	可配	
R 乳酸钠（11.2%） Sodium Lactate（11.2%）	可配	
S 三磷腺苷 Adenosine Triphosphate	可配	
山莨菪碱（氢溴酸盐） Anisodamine（Hydrobromide）	可配	
山梨醇 Sorbitol	可配	
肾上腺素（盐酸盐） Adrenaline（Hydrochloride）	**忌配**	
四环素（盐酸盐） Tetracycline（Hydrochloride）	可配	
羧苄西林钠 Carbenicillin Sodium	可配	
缩宫素 Oxytocin	可配	
T 碳酸氢钠（5%） Sodium Bicarbonate（5%）	**忌配**	
W 万古霉素（盐酸盐） Vancomycin（Hydrochloride）	可配	
维生素 B$_6$ Vitamin B$_6$	可配	
维生素 C Vitamin C	可配	
维生素 K$_3$ Vitamin K$_3$	可配	
X 细胞色素 C Cytochrome C	可配	
新生霉素 Novobiocin	**忌配**	
溴化钙（5%） Calcium Bromide（5%）	可配	
Y 依他尼酸钠 Sodium Etacrynate	**忌配**	
胰岛素（正规）® Insulin（Regular）	**忌配**	
异丙嗪（盐酸盐） Promethazine（Hydrochloride）	可配	
异丙肾上腺素（盐酸盐） Isoprenaline（Hydrochloride）	可配	
异戊巴比妥钠 Amobarbital Sodium	**忌配**	
异烟肼 Isoniazid	**忌配**	
右旋糖酐 40（含盐） Dextran 40（Sodium Chloride）	可配	

美沙酮

（美散痛）

Methadone

制剂规格与 pH 值　盐酸盐注射液：1mL：5mg。pH（10mg/mL）：3.0～6.5。

药理作用及应用　本品为阿片受体激动剂。镇痛效力与吗啡相等或略强，止痛效果好。适用于慢性疼痛；因不用于静注，对急剧疼痛不救急，故少用。亦用于阿片、吗啡及海洛因成瘾者的脱毒。

用法用量　皮下或肌注：常用量，每次 2.5～5mg，一日 10～15mg；极量，每次 10mg，一日 20mg。

不良反应　可出现性功能减退，精液少，且男性可出现乳房女性化。

禁忌/慎用证　孕妇、分娩女性，幼儿，呼吸功能不全及中毒性腹泻患者禁用。

药物相互作用　与抗高血压药联合应用，可致血压下降过快，引起晕厥；与中枢神经抑制剂、镇静药、镇痛药、乙醇、吩噻嗪类、三环类抗抑郁药合用可加重本品的毒性和增强上述药的作用；苯妥英钠和利福平等能促进肝细胞微粒体酶的活性，使本品在体内的降解代谢加快，酸化尿液可加速排泄，用量宜适当增加；与赛庚啶、甲基麦角酰胺合用会减低本品的效果；与异烟肼、吩噻嗪类药、尿液碱化剂等合用可减少本品的排出，应用时宜调整剂量；与颠茄合用可发生严重便秘。

注意事项 仅供皮注或肌注，不用于紧急止痛，不做静注，忌麻醉前和麻醉中用药。与碱性液、氧化剂等接触，药液显混浊。美沙酮的戒断症状虽较轻，但脱瘾较难。停用单胺氧化酶抑制药（如呋喃唑酮、丙卡巴肼等）14～21d 后，才可应用本药。

配伍表

美沙酮（盐酸盐）加入以下药品	配伍结果	备　注
A 氨茶碱 Aminophylline	忌配	
B 胞磷胆碱 Citicoline	忌配	
苯巴比妥钠 Phenobarbital Sodium	忌配	
G 肝素钠 Heparin Sodium	忌配	
L 硫喷妥钠 Thiopental Sodium	忌配	
氯化铵（2%） Ammonium Chloride（2%）	忌配	
氯化钠（0.9%） Sodium Chloride（0.9%）	可配	
N 纳洛酮（盐酸盐） Naloxone（Hydrochloride）	忌配	
S 司可巴比妥钠 Secobarbital Sodium	忌配	
T 碳酸氢钠（5%） Sodium Bicarbonate（5%）	忌配	
X 烯丙吗啡（氢溴酸盐） Nalorphine（Hydrobromate）	忌配	
Y 异戊巴比妥钠 Amobarbital Sodium	忌配	
异烟肼 Isoniazid	忌配	

盐酸纳布啡

Nalbuphine Hydrochloride

（Nubain）

制剂规格与 pH 值 注射液：1mL，10mL；含 10mg，200mg。pH：3～4.5。

药理作用及应用 为阿片类合成镇痛药，镇痛作用与吗啡相似，但成瘾性较弱、撤药反应较轻。久用亦可出现耐受降效。用于镇痛及平衡麻醉（静注）。镇痛作用肌注 15min、静注 2～3min 起效，最强镇痛效果见于肌注后 60min 或静注后 30min。作用维持时间肌注或皮下注射为 3～6h，静注为 3～4h。清除途径为肾排泄，$t_{1/2}$ 为 5h。

用法用量 皮注、肌注或静注。成人用量（镇痛）：10mg/次，3～6h 可重复 1 次。用于平衡麻醉的成人量为 0.3～3mg/kg，在 10～15min 静脉注入，必要时补充注射 0.25～0.5mg/kg；对本品不耐受者剂量减为 20～160mg/d，分数次注射。儿科剂量未确定。

适宜溶剂 0.9%氯化钠，5%葡萄糖或 5%葡萄糖氯化钠注射液。

给药速度 成人镇痛时静注：5min。平衡麻醉时静注：10～15min。

稳定性 避光、室温（15～30℃）保存，避免冷冻。

不良反应 有心理依赖性成瘾倾向，组胺释放效应，较轻微的撤药反应。

禁忌/慎用证 严重心血管功能不全者镇痛时慎用。对阿片类有依赖者慎用。忌饮酒，以免加剧中枢抑制。

药物相互作用 阿片受体被激动是阿片类镇痛药的主要机制。阿片受体中的 μ (mu)受体介导吗啡类的镇痛作用与欣快感，κ (kappa)受体介导喷他佐辛样镇痛、镇静与缩瞳作用，δ (sigma)受体介导与喷他佐辛引起的迷幻作用有关。纳布啡可拮抗 μ 受体的激动效应，可引起 κ 与 δ 受体激动剂所致的心理依赖等有关效应，与酒精同用可使嗜睡加剧。

注意事项 ①忌饮酒。②对 μ 受体激动剂有躯体依赖者用药，可致撤药综合征。

配伍表

盐酸纳布啡加入以下药品	配伍结果	备　注
A 阿托品（硫酸盐） Atropine（Sulfate）	可配	
氨磷汀 Amifostine	可配	
氨曲南@ Aztreonam	可配	
奥沙利铂 Oxaliplatin	可配	
B 苯海拉明（盐酸盐） Diphenhydramine（Hydrochloride）	可配	
苯磺顺阿曲库铵 Cisatracurium Besilate	可配	
比伐卢定 Bivalirudin	可配	
别嘌醇钠 Allopurinol Sodium	**忌配**	
丙泊酚 Propofol	可配	
C 茶苯海明 Dimenhydrinate	**忌配**	
长春瑞滨（酒石酸盐） Vinorelbine（Tartrate）	可配	
D 地西泮® Diazepam	**忌配**	
多西他赛 Docetaxel	**忌配**	
F 非格司亭 Filgrastim	可配	
非诺多泮（甲磺酸盐） Fenoldopam（Mesylate）	可配	
氟达拉滨（磷酸盐） Fludarabine（Phosphate）	可配	
氟哌利多 Droperidol	可配	
G 格拉司琼（盐酸盐） Granisetron（Hydrochloride）	可配	
格隆溴铵 Glycopyrronium Bromide	可配	
J 吉西他滨（盐酸盐） Gemcitabine（Hydrochloride）	可配	
甲氨蝶呤钠 Methotrexate Sodium	**忌配**	
L 兰索拉唑 Lansoprazole	可配	
雷尼替丁（盐酸盐） Ranitidine（Hydrochloride）	可配	
利多卡因（盐酸盐） Lidocaine（Hydrochloride）	可配	
利奈唑胺 Linezolid	可配	
两性霉素 B-硫酸胆固醇酯复合物 Amphotericin B-Cholesteryl Sulfate Complex	**忌配**	
硫乙拉嗪（马来酸盐） Thiethylperazine（Maleate）	**忌配**	△
氯化钠（0.9%） Sodium Chloride （0.9%）	可配	

盐酸纳布啡加入以下药品（续）	配伍结果	备　注
M 美法仑（盐酸盐）Melphalan（Hydrochloride）	可配	
N 萘夫西林钠 Nafcillin Sodium	**忌配**	
P 哌拉西林-他唑巴坦钠 Piperacillin Sodium-Tazobactam Sodium	**忌配**	
培美曲塞二钠 Pemetrexed Disodium	可配	
葡萄糖（5%，10%）Glucose（5%，10%）	可配	
葡萄糖氯化钠（5%）Glucose（5%）in Sodium Chloride（0.9%）	可配	
Q 羟嗪（盐酸盐）Hydroxyzine（Hydrochloride）	可配	
羟乙基淀粉电解质液 Hextend	可配	
氢溴酸东莨菪碱 Scopolamine Hydromide	可配	
曲美苄胺（盐酸盐）Jrimethobenzamide（Hydrochloride）	可配	
R 乳酸盐林格液 Ringer's Injection，Lactated	可配	
瑞芬太尼（盐酸盐）Remifentanil（Hydrochloride）	可配	
S 沙格司亭 Sargramostim	**忌配**	
塞替派 Thiotepa	可配	
T 碳酸氢钠（5%）Sodium Bicarbonate（5%）	**忌配**	
替尼泊苷® Teniposide	可配	
W 戊巴比妥钠 Pentobarbital Sodium	**忌配**	
Z 紫杉醇® Paclitaxel	可配	

喷他佐辛

（镇痛新）

Pentazocine

制剂规格与 pH 值　乳酸盐注射液：1mL：15mg；1mL：30mg。pH（30mg/mL）：4.0～4.5。

药理作用及应用　为阿片受体激动-拮抗型镇痛药，既有阿片受体激动效应，又有弱的拮抗作用。镇痛效力较强。增加剂量时镇痛效果与呼吸抑制不成比例增加。用于各种顽固性中度疼痛、麻醉或心血管复苏。

用法用量　皮下或肌注：每次 30mg，隔 3～4h 可重复 1 次。静脉可供产科镇痛，每次 20mg，隔 2～3h 可重复，共 2～3 次。

不良反应　有恶心、呕吐、便秘、轻度呼吸抑制、嗜睡、眩晕、兴奋、幻视、发音困难、粒细胞和血细胞减少、思维障碍、尿潴留、皮疹、组织坏死，甚至出现癫痫大发作性抽搐；偶见有呼吸抑制、血压升高、心动过速。

禁忌/慎用证　患有胰腺、胆道疾病、惊厥、急性酒精中毒及震颤性谵妄患者禁用。颅脑内压增高、肝肾功能损害、心肌梗死、有中枢神经系统病史，同时用麻醉药的患者及孕妇慎用。

药物相互作用　禁止与吗啡激动拮抗剂纳布啡、丁丙诺啡合用。

注意事项　对吗啡有耐受者，使用本品能减弱吗啡的镇痛作用，并促使成瘾者出现戒断症状。长期应用本品可致成瘾，不宜滥用。如需长期注射宜更换注射部位。用药后不宜驾车。不宜用于缓解心肌梗死的疼痛。

配伍表

喷他佐辛（乳酸盐）加入以下药品	配伍结果	备 注
A 阿托品（硫酸盐）　Atropine（Sulfate）	可配	
氨茶碱　Aminophylline	**忌配**	
B 苯巴比妥钠　Phenobarbital Sodium	**忌配**	
苯海拉明（盐酸盐）　Diphenhydramine（Hydrochloride）	可配	
D 东莨菪碱（氢溴酸盐）　Scopolamine（Hydrobromide）	可配	
F 奋乃静（盐酸盐）　Perphenazine（Hydrochloride）	可配	
G 肝素钠　Heparin Sodium	稀释	
J 甲氧氯普胺（盐酸盐）　Metoclopramide（Hydrochloride）	可配	
L 林格液　Sodium Chloride Compound	可配	
硫喷妥钠　Thiopental Sodium	**忌配**	
氯丙嗪（盐酸盐）　Chlorpromazine（Hydrochloride）	可配	
氯化钾（10%）　Potassium Chloride（10%）	稀释	
氯化钠（0.9%）　Sodium Chloride（0.9%）	可配	
N 纳洛酮（盐酸盐）　Naloxone（Hydrochloride）	**忌配**	
P 葡萄糖（5%，10%）　Glucose（5%，10%）	可配	
Q 氢化可的松琥珀酸钠　Hydrocortisone Sodium Succinate	稀释	
R 乳酸钠（11.2%）　Sodium Lactate（11.2%）	可配	
S 司可巴比妥钠　Secobarbital Sodium	**忌配**	
T 碳酸氢钠（5%）　Sodium Bicarbonate（5%）	**忌配**	
X 烯丙吗啡（氢溴酸盐）　Nalorphine（Hydrobromate）	**忌配**	
Y 异丙嗪（盐酸盐）　Promethazine（Hydrochloride）	可配	
异戊巴比妥钠　Amobarbital Sodium	**忌配**	

罗通定

（左旋四氢帕马丁）

Rotundine

制剂规格与 pH 值　硫酸盐注射液：2mL∶60mg。pH（30mg/mL）：5.0。

药理作用及应用　本品为左旋四氢帕马丁，从防己科植物华千金藤提取加工制成，具有镇痛和催眠作用。较长期应用也不致成瘾。用于消化系统疾病引起的内脏痛和一般的头痛、月经痛、分娩后宫缩痛及失眠等。特别适用于因疼痛而失眠的患者。

用法用量　镇痛：皮下或肌注，成人，每次 60～90mg。

不良反应　大剂量对呼吸中枢有抑制作用，有时可引起锥体外系症状，切勿久用。偶可引起眩晕、无力、恶心、嗜睡、多汗。

禁忌/慎用证　分娩时慎用。

注意事项 本品可致耐受性。

配伍表

罗通定（硫酸盐）加入以下药品	配伍结果	备　注
2∶3∶1注射液　2∶3∶1 Injection	忌配	
A 阿糖胞苷（盐酸盐）　Cytarabine（Hydrochloride）	忌配	
阿托品（硫酸盐）　Atropine（Sulfate）	可配	
氨茶碱　Aminophylline	忌配	
氨基丁酸　Aminobutyric Acid	忌配	
氨基己酸　Aminocaproic Acid	忌配	
氨甲苯酸　Aminomethylbenzoic Acid	可配	
B 苯海拉明（盐酸盐）　Diphenhydramine（Hydrochloride）	可配	
博来霉素　Bleomycin	忌配	
C 长春新碱（硫酸盐）　Vincristine（Sulfate）	忌配	
D 东莨菪碱（氢溴酸盐）　Scopolamine（Hydrobromide）	可配	
毒毛旋花子苷K　Strophanthin K	可配	
E 二甲弗林　Dimefline	可配	
F 放线菌素D　Dactinomycin D	可配	
酚磺乙胺　Etamsylate	忌配	
酚妥拉明（甲磺酸盐）　Phentolamine（Mesylate）	可配	
呋塞米　Furosemide	忌配	
辅酶A　Coenzyme A	可配	
G 谷氨酸钙（5%）　Calcium Glutamate（5%）	可配	
谷氨酸钾（31.50%）　Potassium Glutamate（31.50%）	忌配	
谷氨酸钠（28.75%）　Sodium Glutamate（28.75%）	忌配	
H 红霉素（乳糖酸盐）　Erythromycin（Lactobionate）	可配	
环磷酰胺　Cyclophosphamide	忌配	
磺胺嘧啶钠　Sulfadiazine Sodium	忌配	
J 肌醇　Inositol	可配	
加兰他敏（氢溴酸盐）　Galantamine（Hydrobromide）	忌配	
甲氧明（盐酸盐）　Methoxamine（Hydrochloride）	可配	
间羟胺（重酒石酸盐）　Metaraminol（Bitartrate）	可配	
精氨酸（25%，盐酸盐）　Arginine（25%，Hydrochloride）	可配	
K 卡那霉素（硫酸盐）　Kanamycin（Sulfate）	忌配	
L 利舍平　Reserpine	可配	
链霉素（硫酸盐）　Streptomycin（Sulfate）	可配	
林格液　Sodium Chloride Compound	可配	
氯苯那敏　Chlorphenamine	可配	
氯丙嗪（盐酸盐）　Chlorpromazine（Hydrochloride）	忌配	
氯化钙（3%，5%）　Calcium Chloride（3%，5%）	忌配	
氯化钾（10%）　Potassium Chloride（10%）	忌配	
氯化钠（0.9%）　Sodium Chloride（0.9%）	可配	

罗通定（硫酸盐）加入以下药品（续）	配伍结果	备　注
氯霉素 Chloramphenicol	忌配	
洛贝林（盐酸盐） Lobeline（Hydrochloride）	可配	
M 麦角新碱（马来酸盐） Ergometrine（Maleate）	可配	
美芬丁胺（硫酸盐） Mephentermine（Sulfate）	可配	
N 脑垂体后叶素® Pituitrin	可配	
能量合剂 Energy Composite	可配	
尼可刹米 Nikethamide	可配	
P 哌替啶（盐酸盐） Pethidine（Hydrochloride）	可配	
葡醛内酯 Glucurolactone	可配	
葡萄糖（5%，10%） Glucose（5%，10%）	可配	
葡萄糖酸钙（10%） Calcium Gluconate（10%）	可配	
普鲁卡因（盐酸盐） Procaine（Hydrochloride）	可配	
普鲁卡因胺（盐酸盐） Procainamide（Hydrochloride）	可配	
Q 青霉素钾@ Benzylpenicillin Potassium	忌配	
青霉素钠@ Benzylpenicillin Sodium	忌配	
氢化可的松 Hydrocortisone	可配	
氢化可的松琥珀酸钠 Hydrocortisone Sodium Succinate	忌配	
氢化麦角碱 Dihydroergotoxine	忌配	
庆大霉素（硫酸盐）@ Gentamycin（Sulfate）	可配	
去甲肾上腺素（重酒石酸盐）Norepinephrine（Bitartrate）	可配	
去氧肾上腺素（盐酸盐）Phenylephrine（Hydrochloride）	可配	
去乙酰毛花苷 Deslanoside	可配	
R 乳酸钠（11.2%） Sodium Lactate（11.2%）	忌配	
S 三磷腺苷 Adenosine Triphosphate	可配	
山莨菪碱（氢溴酸盐） Anisodamine（Hydrobromide）	可配	
山梨醇 Sorbitol	可配	
四环素（盐酸盐） Tetracycline（Hydrochloride）	可配	
缩宫素 Oxytocin	可配	
T 碳酸氢钠（5%） Sodium Bicarbonate（5%）	忌配	
W 万古霉素（盐酸盐） Vancomycin（Hydrochloride）	可配	
维生素 B_6　Vitamin B_6	可配	
维生素 C　Vitamin C	忌配	
维生素 K_3　Vitamin K_3	忌配	
X 细胞色素 C　Cytochrome C	可配	
溴化钙（5%） Calcium Bromide（5%）	忌配	
Y 依他尼酸钠 Sodium Etacrynate	忌配	
异丙嗪（盐酸盐） Promethazine（Hydrochloride）	可配	
异丙肾上腺素（盐酸盐） Isoprenaline（Hydrochloride）	可配	
右旋糖酐 40（含盐） Dextran 40（Sodium Chloride）	可配	

盐酸右美托咪定
Dexmedetomidine Hydrochloride

制剂规格与 pH 值　注射液：每支 2mL，100µg/mL。pH：4.5～7.0。

药理作用及应用　属 α_2-肾上腺素受体激动剂，为手术麻醉辅助药，用于止痛、镇静，便于手术与机械通气。其心动过缓发生率较高，镇静过强较多出现，影响其广泛使用。

用法用量　肌注作用持续 2~3h，不适用于短小手术。静注 30min 起效，作用持续 4h。常用静注初始量 1µg/kg，以 0.9%氯化钠注射液将注射液稀释 50 倍，10min 内注入，然后静滴维持 0.2～0.7µg/kg。术后镇痛每次可用 0.4µg/kg，2h 内不超过 5 次。

适宜溶剂　静注：每支注射液 2mL（200µg）用 0.9%氯化钠注射液 48mL 稀释为 4µg/mL。静滴用药者，滴液不宜超过 24h。

稳定性　可在室温下贮存，注射液澄明、无色，性质稳定。

不良反应　心血管不良反应常见，低血压发生率可达 30%，房颤约有 7%，亦可相反发生一过性高血压与窦性心动过缓。出现缺氧症状占 6%。其他有头痛、头晕、疲乏、不安、恶心、口干等。

禁忌/慎用证　对本品过敏者禁用。糖尿病、高血压、心律失常、血容量不足、肝肾功能不全者慎用。孕妇、哺乳期妇女慎用。老年患者应加强血压脉搏监测。

药物相互作用　与麻醉药、催眠镇静药使用可提高药效，注意适当减量。本品不能加在血液制品中或经同一输液管输注。

注意事项　使用本品应备有复苏器材。

配伍表

盐酸右美托咪定加入以下药品	配伍结果	备　注
A 阿芬太尼（盐酸盐）　Alfentanil（Hydrochloride）	可配	
阿米卡星（硫酸盐）　Amikacin（Sulfate）	可配	
阿奇霉素 Azithromycin	可配	
阿曲库铵（苯磺酸盐）　Atracurine（Besilate）	可配	
阿托品（硫酸盐）　Atropine（Sulfate）	可配	
艾司洛尔（盐酸盐）　Esmolol（Hydrochloride）	可配	
氨苄西林钠@ Ampicillin Sodium	可配	
氨苄西林-舒巴坦钠 Ampicillin Sodium-Sulbactam Sodium	可配	
氨茶碱 Aminophylline	可配	
氨曲南@ Aztreonam	可配	
胺碘酮（盐酸盐）℗Amiodarone（Hydrochloride）	可配	
昂丹司琼（盐酸盐）@ Ondansetron（Hydrochloride）	可配	
B 苯海拉明（盐酸盐）　Diphenhydramine（Hydrochloride）	可配	
丙泊酚 Propofol	可配	
布美他尼 Bumetanide	可配	
布托啡诺（酒石酸盐）　Butorphanol（Tartrate）	可配	
C 茶碱 Theophylline	可配	
D 地尔硫䓬（盐酸盐）　Diltiazem（Hydrochloride）	**忌配**	

盐酸右美托咪定加入以下药品（续）	配伍结果	备注
地塞米松（磷酸盐） Dexamethasone（Phosphate）	可配	
地西泮® Diazepam	可配	
多巴胺（盐酸盐） Dopamine（Hydrochloride）	可配	
多巴酚丁胺（盐酸盐） Dobutamine（Hydrochloride）	可配	
多拉司琼（甲磺酸盐） Dolasetron（Mesylate）	可配	
多西环素 Doxycycline	可配	
F 法莫替丁 Famotidine	可配	
非诺多泮（甲磺酸盐） Fenoldopam（Mesylate）	可配	
芬太尼（枸橼酸） Fentanyl（Citrate）	可配	
呋塞米 Furosemide	可配	
氟哌啶醇（乳酸盐） Haloperidol（Lactate）	可配	
氟哌利多 Droperidol	可配	
氟康唑 Fluconazole	可配	
复方磺胺甲噁唑 Trimethoprim-Sulfamethoxazole	可配	
G 格拉司琼（盐酸盐） Granisetron（Hydrochloride）	可配	
格隆溴铵 Glycopyrronium Bromide	可配	
H 环丙沙星 Ciprofloxacin	可配	
J 甲泼尼龙琥珀酸钠 Methylprednisolone Sodium Succinate	可配	
甲氧氯普胺（盐酸盐） Metoclopramide（Hydrochloride）	可配	
甲硝唑 Metronidazole	可配	
K 克林霉素（磷酸盐） Clindamycin（Phosphate）	可配	
L 拉贝洛尔（盐酸盐） Labetalol（Hydrochloride）	可配	
劳拉西泮 Lorazepam	可配	
雷尼替丁（盐酸盐） Ranitidine（Hydrochloride）	可配	
利多卡因（盐酸盐） Lidocaine（Hydrochloride）	可配	
利奈唑胺 Linezolid	可配	
两性霉素 B Amphotericin B	忌配	
林格乳酸盐溶液 Ringer's Sloution，Lactated	可配	
硫酸镁 Magnesium Sulfate	可配	
硫喷妥钠 Thiopental Sodium	可配	
氯丙嗪（盐酸盐） Chlorpromazine（Hydrochloride）	可配	
氯化琥珀胆碱 Suxamethonium Chloride	可配	
氯化钾（10%） Potassium Chloride （10%）	可配	
氯化钠（0.9%） Sodium Chloride（0.9%）	可配	
罗库溴铵 Rocuronium Bromide	可配	
M 吗啡（硫酸盐） Morphine（Sulfate）	可配	
咪达唑仑（盐酸盐） Midazolam（Hydrochloride）	可配	
米库氯铵 Mivacurium Chloride	可配	
米力农（乳酸盐） Milrinone Lactate	可配	
N 纳布啡（盐酸盐） Nalbuphine（Hydrochloride）	可配	

盐酸右美托咪定加入以下药品（续）	配伍结果	备 注
P 哌拉西林钠 Piperacillin Sodium	可配	
哌拉西林-他唑巴坦钠 Piperacillin Sodium-Tazobactam Sodium	可配	
哌替啶（盐酸盐） Pethidine（Hydrochloride）	可配	
泮库溴铵 Pancuronium Bromide	可配	
葡萄糖（5%,10%） Glucose （5%,10%）	可配	
葡萄糖酸钙（10%） Calcium gluconate （10%）	可配	
普鲁卡因胺（盐酸盐） Procainamide（Hydrochloride）	可配	
Q 氢吗啡酮（盐酸盐） Hydromorphone（Hydrochlorid）	可配	
庆大霉素（硫酸盐）@ Gentamycin（Sulfate）	可配	
去甲肾上腺素（重酒石酸盐） Noradrenaline（Bitartrate）	可配	
去氧肾上腺素（盐酸盐） Phenylephrine（Hydrochlorid）	可配	
R 瑞芬太尼（盐酸盐） Remifentanil（Hydrochloride）	可配	
S 肾上腺素（盐酸盐） Adrenaline（Hydrochloride）	可配	
顺阿曲库铵（苯璜酸盐） Cisatracurium（Besylate）	可配	
T 碳酸氢钠（5%） Sodium Bicarbonate（5%）	可配	
替卡西林-克拉维酸钾 Ticarcillin Disodium-Potassium Clavulanate	可配	
酮洛酸氨丁三醇 Ketorolac Tromethamine	可配	
头孢唑林钠 Cefazolin sodium	可配	
头孢吡肟（盐酸盐） Cefepime（Hydrochloride）	可配	
头孢替坦二钠 Cefotetan Disodium	可配	
头孢西丁钠 Cefoxitin Sodium	可配	
头孢他啶 Ceftazidime	可配	
头孢唑肟钠 Ceftizoxime Sodium	可配	
头孢曲松钠 Ceftriaxone Sodium	可配	
头孢呋辛钠 Cefuroxime Sodium	可配	
妥布霉素@ Tobramycin	可配	
W 万古霉素（盐酸盐） Vancomycin（Hydrochloride）	可配	
维库溴铵 Vecuronium Bromide	可配	
维拉帕米（盐酸盐） Verapamil（Hydrochloride）	可配	

酒石酸布托啡诺

（丁啡喃，环丁羟吗喃）

Butorphanol Tartrate

（Moradol，Stadol，Torate）

制剂规格与 pH 值 注射液 1mg/mL：1mL/支，2mg/mL：1mL/支，2mL/支，10mL/支。pH：3.5~5.0。

药理作用及应用 为阿片受体部分激动剂，属人工合成麻醉镇痛药。用于复合麻醉及镇痛，镇痛效力为吗啡的 5~8 倍。有拮抗麻醉的作用，效力为纳洛酮的 1/40。有较强的止咳作用，可用于治疗干咳。

用法用量 肌注或静注。肌注每支 1～4mg；静注 0.5～2mg，3～4h 可重复 1 次，静注 1min 起效，5min 达最大效果。麻醉前用药成人量 1 次肌注 2mg，术前 1h 注射。

给药速度 静注：3～4min。

稳定性 可在室温下避光保存，勿冷冻。

不良反应 可致肺动脉压升高，外周血压下降；心悸、晕厥、鼻充血或出血。神经系统反应常见头晕、头痛、焦虑、失眠、虚弱感、神经质、欣快、意识模糊、噩梦、敌意、嗜睡。肺循环高压引起肺部充血、咳嗽、呼吸困难甚至因而死亡。消化道症状有恶心、呕吐、厌食、口干、异味、便秘、腹痛。过敏者可见皮疹、风团、瘙痒。久用致成瘾。

禁忌/慎用证 对本品过敏、对阿片类镇痛药有依赖性及<18 岁患者禁用。冠心病、心衰、颅脑损伤脑压升高者、肝肾功能不全、呼吸功能不全、中枢神经系统疾患者慎用。老年患者减量慎用。孕妇及哺乳期妇女权衡利弊谨慎使用。

药物相互作用 与中枢抑制药合用呈协同效应。与阿片类合用可促发戒断症状。与茶碱类、红霉素类合用宜适当减量以免肝脏代谢负荷加重，药效相对增强，纳洛酮可对抗本品的呼吸抑制。

注意事项 ①使用本品应具备复苏知识与设备，如呼吸机、气管插管、纳洛酮等。②用药期间禁酒、勿从事驾驶等机械操作。③本品按二类精神药物管理。

配伍表

酒石酸布托啡诺加入以下药品	配伍结果	备 注
A 阿托品（硫酸盐）Atropine（Sulfate）	可配	
艾司洛尔（盐酸盐）Esmolol（Hydrochloride）	可配	
氨磷汀 Amifostine	可配	
氨曲南@ Aztreonam	可配	
奥沙利铂 Oxaliplatin	可配	
B 别嘌醇钠 Allopurinol Sodium	可配	
比伐卢定 Bivalirudin	可配	
苯海拉明（盐酸盐）Diphenhydramine（Hydrochloride）	可配	
培美曲塞二钠 Pemetrexed Disodium	可配	
丙氯拉嗪（乙二磺酸盐）Prochlorperazine（Edicylate）	可配	
丙泊酚 Propofol	可配	
C 茶苯海明 Dimenhydrinate	**忌配**	
长春瑞滨（酒石酸盐）Vinorelbine（Tartrate）	可配	
D 东莨菪碱（氢溴酸盐）Scopolamine（Hydrobromide）	可配	
多柔比星(盐酸盐)脂质体注射液 Doxorubicin Hydrochloride Liposome Injection	可配	
多西他赛 Docetaxel	可配	
F 氟哌利多 Droperidol	可配	
非诺多泮（甲磺酸盐）Fenoldopam（Mesylate）	可配	
芬太尼（枸橼酸）Fentanyl（Citrate）	可配	
非格司亭 Filgrastim	可配	
氟达拉滨（磷酸盐）Fludarabine（Phosphate）	可配	

酒石酸布托啡诺加入以下药品（续）	配伍结果	备 注
G 格拉司琼（盐酸盐） Granisetron（Hydrochloride）	可配	
J 吉西他滨（盐酸盐） Gemcitabine（Hydrochloride）	可配	
甲氧氯普胺（盐酸盐） Metoclopramide（Hydrochloride）	可配	
K 克拉屈滨 Cladribine	可配	
L 拉贝洛尔（盐酸盐） Labetalol（Hydrochloride）	可配	
兰索拉唑 Lansoprazole	忌配	
利奈唑胺 Linezolid	可配	
两性霉素 B-硫酸胆固醇酯复合物 Amphotericin B-Cholesteryl Sulfate Complex	忌配	
硫乙拉嗪（马来酸盐） Thiethylperazine（Maleate）	可配	
氯丙嗪（盐酸盐） Chlorpromazine（Hydrochloride）	可配	
M 吗啡（硫酸盐） Morphine（Sulfate）	可配	
美法仑（盐酸盐） Melphalan（Hydrochloride）	可配	
咪达唑仑（盐酸盐） Midazolam（Hydrochloride）	忌配	△
N 尼卡地平（盐酸盐） Nicardipine（Hydrochloride）	可配	
P 哌替啶（盐酸盐） Pethidine（Hydrochloride）	可配	
喷他佐辛（乳酸盐） Pentazocine（Lactate）	可配	
Q 羟嗪（盐酸盐） Hydroxyzine（Hydrochloride）	可配	
羟乙基淀粉电解质液 Hextend	可配	
R 瑞芬太尼（盐酸盐） Remifentanil（Hydrochloride）	可配	
S 沙格司亭 Sargramostim	可配	
塞替派 Thiotepa	可配	
顺阿曲库铵（苯璜酸盐） Cisatracurium（Besylate）	可配	
T 替尼泊苷® Teniposide	可配	
头孢吡肟（盐酸盐） Cefepime（Hydrochloride）	可配	
W 戊巴比妥钠 Pentobarbital Sodium	忌配	
Y 依托泊苷（磷酸酯） Etoposide（Phosphate）	可配	
异丙嗪（盐酸盐） Promethazine（Hydrochloride）	可配	
右美托咪定（盐酸盐） Dexmedetomidine（Hydrochloride）	可配	
Z 紫杉醇® Paclitaxel	可配	

第二节　中枢神经兴奋药与益智药

尼可刹米

（可拉明）

Nikethamide

（Coramine）

制剂规格与 pH 值　注射液：1.5mL : 0.375g；2mL : 0.5g。pH（25%）：5.5~6.5。

药理作用及应用　兴奋延髓呼吸中枢，提高呼吸中枢对二氧化碳的敏感性，使呼吸加深加快。用于呼吸中枢功能不全及呼吸抑制、慢性阻塞性肺疾患伴有高碳酸血症。

用法用量　皮注、肌注、静滴或静注，常用量：每次 0.25~0.5g；极量每次 1.25g。

适宜溶剂　肌注：直接抽取药液；静注：0.375g 溶于 25%葡萄糖注射液 20mL；静滴：0.375~0.5g 溶于 10%葡萄糖注射液 200mL。

给药速度　静注：3~5min；静滴：0.5~1h。

不良反应　较大剂量可出现多汗、恶心、喷嚏、呛咳、面部潮红及全身瘙痒。

禁忌/慎用证　抽搐、惊厥患者及小儿高热而无中枢呼吸衰竭时禁用。

药物相互作用　与其他中枢兴奋药联合应用有协同作用，可引起惊厥；与硝普钠配伍应用可降低药效。

注意事项　大剂量出现血压升高、震颤及肌僵直时，应及时停药以防惊厥。如出现惊厥，应及时静注苯二氮䓬类药或小剂量硫喷妥钠控制。本品对呼吸肌麻痹者无效。单剂疗效短暂（10min 左右），常需反复注射或静滴维持效果。

配伍应用表

尼可刹米加入以下药品	配伍结果	备　注
2 : 3 : 1 注射液　2 : 3 : 1 Injection	可配	
A 阿糖胞苷（盐酸盐）　Cytarabine（Hydrochloride）	**忌配**	
阿托品（硫酸盐）　Atropine（Sulfate）	可配	
氨苄西林钠@ Ampicillin Sodium	可配	
氨茶碱　Aminophylline	**忌配**	
氨基丁三醇（7.28%）　Trometamol（7.28%）	可配	
氨基丁酸　Aminobutyric Acid	可配	
氨基己酸　Aminocaproic Acid	可配	
氨甲苯酸　Aminomethylbenzoic Acid	可配	
B 苯巴比妥钠　Phenobarbital Sodium	可配	
苯海拉明（盐酸盐）　Diphenhydramine（Hydrochloride）	可配	
博来霉素　Bleomycin	可配	
C 长春新碱（硫酸盐）　Vincristine（Sulfate）	**忌配**	
促皮质素　Corticotrophin	**忌配**	
D 地塞米松（磷酸盐）　Dexamethasone（Phosphate）	可配	
地西泮® Diazepam	可配	

尼可刹米加入以下药品（续）	配伍结果	备　注
东莨菪碱（氢溴酸盐）　Scopolamine（Hydrobromide）	可配	
毒毛旋花子苷 K　Strophanthin K	可配	
对氨基水杨酸钠　Sodium Aminosalicylate	可配	
多巴胺（盐酸盐）　Dopamine（Hydrochloride）	可配	
多粘菌素 B（硫酸盐）　Polymyxin B（Sulfate）	可配	
E 二甲弗林　Dimefline	可配	
F 放线菌素 D　Dactinomycin D	可配	
酚磺乙胺　Etamsylate	可配	
酚妥拉明（甲磺酸盐）　Phentolamine（Mesylate）	可配	
呋塞米　Furosemide	**忌配**	
氟尿嘧啶　Fluorouracil	可配	
辅酶 A　Coenzyme A	可配	
复方醋酸钠　Sodium Acetate Compound	可配	
G 肝素钠　Heparin Sodium	可配	
谷氨酸钙（5%）　Calcium Glutamate（5%）	可配	
谷氨酸钾（31.50%）　Potassium Glutamate（31.50%）	可配	
谷氨酸钠（28.75%）　Sodium Glutamate（28.75%）	可配	
H 红霉素（乳糖酸盐）　Erythromycin（Lactobionate）	可配	
环磷酰胺　Cyclophosphamide	可配	
磺胺嘧啶钠　Sulfadiazine Sodium	**忌配**	
J 肌醇　Inositol	可配	
肌苷　Inosine	可配	
加兰他敏（氢溴酸盐）　Galantamine（Hydrobromide）	可配	
甲氧明（盐酸盐）　Methoxamine（Hydrochloride）	可配	
间羟胺（重酒石酸盐）　Metaraminol（Bitartrate）	可配	
精氨酸（25%，盐酸盐）　Arginine（25%，Hydrochloride）	可配	
K 卡那霉素（硫酸盐）　Kanamycin（Sulfate）	可配	
L 利多卡因（盐酸盐）　Lidocaine（Hydrochloride）	可配	
利舍平　Reserpine	可配	
链霉素（硫酸盐）　Streptomycin（Sulfate）	可配	
林格液　Sodium Chloride Compound	稀释	
硫喷妥钠　Thiopental Sodium	**忌配**	
硫酸镁（10%，25%）　Magnesium Sulfate（10%，25%）	可配	
氯苯那敏　Chlorphenamine	可配	
氯丙嗪（盐酸盐）　Chlorpromazine（Hydrochloride）	可配	
氯化钙（3%，5%）　Calcium Chloride（3%，5%）	可配	
氯化钾（10%）　Potassium Chloride（10%）	可配	
氯化钠（0.9%）　Sodium Chloride（0.9%）	可配	
氯霉素　Chloramphenicol	稀释	
罗通定（硫酸盐）　Rotundine（Sulfate）	可配	

尼可刹米加入以下药品（续）	配伍结果	备注
洛贝林（盐酸盐） Lobeline (Hydrochloride)	可配	
M 麻黄碱（盐酸盐） Ephedrine (Hydrochloride)	可配	
吗啡（盐酸盐） Morphine (Hydrochloride)	**忌配**	
麦角新碱（马来酸盐） Ergometrine (Maleate)	可配	
美芬丁胺（硫酸盐） Mephentermine (Sulfate)	可配	
N 脑垂体后叶素® Pituitrin	可配	
能量合剂 Energy Composite	可配	
粘菌素（硫酸盐） Colymycin (Sulfate)	可配	
P 哌替啶（盐酸盐） Pethidine (Hydrochloride)	可配	
葡醛内酯 Glucurolactone	可配	
葡萄糖（5%，10%） Glucose (5%，10%)	可配	
葡萄糖氯化钠 Glucose and Sodium Chloride	可配	
葡萄糖酸钙（10%） Calcium Gluconate (10%)	可配	
普鲁卡因（盐酸盐） Procaine (Hydrochloride)	可配	
普鲁卡因胺（盐酸盐） Procainamide (Hydrochloride)	可配	
Q 青霉素钾® Benzylpenicillin Potassium	可配	
青霉素钠® Benzylpenicillin Sodium	可配	
氢化可的松 Hydrocortisone	可配	
氢化可的松琥珀酸钠 Hydrocortisone Sodium Succinate	可配	
氢化麦角碱 Dihydroergotoxine	可配	
庆大霉素（硫酸盐）® Gentamycin (Sulfate)	可配	
去甲肾上腺素（重酒石酸盐） Norepinephrine (Bitartrate)	可配	
去氧肾上腺素（盐酸盐） Phenylephrine (Hydrochloride)	可配	
去乙酰毛花苷 Deslanoside	可配	
R 乳酸钠（11.2%） Sodium Lactate (11.2%)	可配	
S 三磷腺苷 Adenosine Triphosphate	可配	
山莨菪碱（氢溴酸盐） Anisodamine (Hydrobromide)	可配	
山梨醇 Sorbitol	可配	
肾上腺素（盐酸盐） Adrenaline (Hydrochloride)	可配	
四环素（盐酸盐） Tetracycline (Hydrochloride)	可配	
羧苄西林钠 Carbenicillin Sodium	可配	
缩宫素 Oxytocin	可配	
T 碳酸氢钠（5%） Sodium Bicarbonate (5%)	可配	
托西溴苄铵 Bretylium Tosilate	**忌配**	
W 万古霉素（盐酸盐） Vancomycin (Hydrochloride)	可配	
维生素 B_6 Vitamin B_6	可配	
维生素 C Vitamin C	可配	
维生素 K_3 Vitamin K_3	可配	
X 细胞色素 C Cytochrome C	可配	
溴化钙（5%） Calcium Bromide (5%)	可配	

尼可刹米加入以下药品（续）	配伍结果	备　注
Y 依他尼酸钠 Sodium Etacrynate	忌配	
异丙嗪（盐酸盐） Promethazine（Hydrochloride）	忌配	
异丙肾上腺素（盐酸盐） Isoprenaline（Hydrochloride）	可配	
异戊巴比妥钠 Amobarbital Sodium	可配	
异烟肼 Isoniazid	可配	
右旋糖酐 40（含盐） Dextran 40（Sodium Chloride）	可配	

洛贝林
（山梗菜碱）
Lobeline

制剂规格与 pH 值　盐酸盐注射液：1mL：3mg；1mL：10mg。pH（3mg/mL）：4.5。

药理作用及应用　呼吸兴奋药，可刺激颈动脉窦和主动脉体化学感受器。兴奋呼吸中枢而使呼吸加快，但对呼吸中枢并无直接兴奋作用。主要用于各种原因引起的呼吸抑制。临床上常用于新生儿窒息，一氧化碳、阿片中毒。

用法用量　静注：常用量，每次 3mg；极量，每次 6mg，一日 20mg。皮下或肌注：常用量，每次 10mg；极量，每次 20mg，一日 50mg。

适宜溶剂　静注：3mg 溶于 5%葡萄糖注射液 20mL。

给药速度　静注：3～5min。

稳定性　药液遇光、热后易分解变色，宜置于遮光、冷处贮存。

不良反应　剂量较大时能引起心动过速、传导阻滞、呼吸抑制甚至惊厥。

禁忌/慎用证　吗啡中毒者禁用。急性卟啉症者慎用。

药物相互作用　不能与碘配伍。用药后吸烟可致恶心、出汗及心悸，故本药曾用作"戒烟药"。

注意事项　静注速度宜慢。新生儿窒息可用成人量（3mg）从脐静脉注入。

配伍表

洛贝林（盐酸盐）加入以下药品	配伍结果	备　注
2：3：1注射液　2：3：1 Injection	可配	
A 阿糖胞苷（盐酸盐） Cytarabine（Hydrochloride）	忌配	
阿托品（硫酸盐） Atropine（Sulfate）	可配	
氨苄西林钠@ Ampicillin Sodium	可配	
氨茶碱 Aminophylline	忌配	
氨基丁三醇（7.28%） Trometamol（7.28%）	忌配	
氨基丁酸 Aminobutyric Acid	可配	
氨基己酸 Aminocaproic Acid	可配	
氨甲苯酸 Aminomethylbenzoic Acid	可配	
B 苯巴比妥钠 Phenobarbital Sodium	忌配	
苯海拉明（盐酸盐） Diphenhydramine（Hydrochloride）	可配	
博来霉素 Bleomycin	可配	

洛贝林（盐酸盐）加入以下药品（续）	配伍结果	备 注
C 长春新碱（硫酸盐） Vincristine（Sulfate）	忌配	
促皮质素 Corticotrophin	可配	
D 地塞米松（磷酸盐） Dexamethasone（Phosphate）	忌配	
东莨菪碱（氢溴酸盐） Scopolamine（Hydrobromide）	可配	
毒毛旋花子苷 K Strophanthin K	可配	
对氨基水杨酸钠 Sodium Aminosalicylate	可配	
多巴胺（盐酸盐） Dopamine（Hydrochloride）	可配	
多粘菌素 B（硫酸盐） Polymyxin B（Sulfate）	可配	
E 二甲弗林 Dimefline	可配	
F 放线菌素 D Dactinomycin D	可配	
酚磺乙胺 Etamsylate	可配	
酚妥拉明（甲磺酸盐） Phentolamine（Mesylate）	可配	
呋塞米 Furosemide	忌配	
氟尿嘧啶 Fluorouracil	忌配	
辅酶 A Coenzyme A	稀释	
谷氨酸钙（5%） Calcium Glutamate（5%）	可配	
谷氨酸钾（31.50%） Potassium Glutamate（31.50%）	忌配	
谷氨酸钠（28.75%） Sodium Glutamate（28.75%）	忌配	
H 红霉素（乳糖酸盐） Erythromycin（Lactobionate）	稀释	
环磷酰胺 Cyclophosphamide	可配	
磺胺嘧啶钠 Sulfadiazine Sodium	忌配	
J 肌醇 Inositol	可配	
肌苷 Inosine	忌配	
加兰他敏（氢溴酸盐） Galantamine（Hydrobromide）	可配	
甲氧明（盐酸盐） Methoxamine（Hydrochloride）	可配	
间羟胺（重酒石酸盐） Metaraminol（Bitartrate）	可配	
精氨酸（25%，盐酸盐） Arginine（25%，Hydrochloride）	可配	
K 卡那霉素（硫酸盐） Kanamycin（Sulfate）	可配	
L 利多卡因（盐酸盐） Lidocaine（Hydrochloride）	可配	
利舍平 Reserpine	可配	
链霉素（硫酸盐） Streptomycin（Sulfate）	可配	
林格液 Sodium Chloride Compound	可配	
硫喷妥钠 Thiopental Sodium	忌配	
硫酸镁（10%，25%） Magnesium Sulfate（10%，25%）	可配	
氯苯那敏 Chlorphenamine	可配	
氯丙嗪（盐酸盐） Chlorpromazine（Hydrochloride）	可配	
氯化钙（3%，5%） Calcium Chloride（3%，5%）	可配	
氯化钾（10%） Potassium Chloride（10%）	可配	
氯化钠（0.9%） Sodium Chloride（0.9%）	可配	
氯霉素 Chloramphenicol	稀释	

洛贝林（盐酸盐）加入以下药品（续）	配伍结果	备 注
氯霉素琥珀酸酯钠 Chloramphenicol Succinate Sodium	忌配	
罗通定（硫酸盐） Rotundine（Sulfate）	可配	
M 吗啡（盐酸盐） Morphine（Hydrochloride）	可配	
麦角新碱（马来酸盐） Ergometrine（Maleate）	可配	
美芬丁胺（硫酸盐） Mephentermine（Sulfate）	可配	
N 脑垂体后叶素® Pituitrin	可配	
能量合剂 Energy Composite	可配	
尼可刹米 Nikethamide	可配	
粘菌素（硫酸盐） Colymycin（Sulfate）	可配	
P 哌替啶（盐酸盐） Pethidine（Hydrochloride）	可配	
葡醛内酯 Glucurolactone	可配	
葡萄糖（5%，10%） Glucose（5%，10%）	可配	
葡萄糖氯化钠 Glucose and Sodium Chloride	可配	
葡萄糖酸钙（10%） Calcium Gluconate（10%）	可配	
普鲁卡因（盐酸盐） Procaine（Hydrochloride）	可配	
普鲁卡因胺（盐酸盐） Procainamide（Hydrochloride）	可配	
Q 青霉素钾® Benzylpenicillin Potassium	可配	
青霉素钠® Benzylpenicillin Sodium	忌配	
氢化可的松 Hydrocortisone	可配	
氢化可的松琥珀酸钠 Hydrocortisone Sodium Succinate	忌配	
氢化麦角碱 Dihydroergotoxine	可配	
庆大霉素（硫酸盐）® Gentamycin（Sulfate）	可配	
去甲肾上腺素（重酒石酸盐） Norepinephrine（Bitartrate）	可配	
去氧肾上腺素（盐酸盐） Phenylephrine（Hydrochloride）	可配	
去乙酰毛花苷 Deslanoside	可配	
R 乳酸钠（11.2%） Sodium Lactate（11.2%）	可配	
S 三磷腺苷 Adenosine Triphosphate	可配	
山莨菪碱（氢溴酸盐） Anisodamine（Hydrobromide）	可配	
山梨醇 Sorbitol	可配	
肾上腺素（盐酸盐） Adrenaline（Hydrochloride）	可配	
四环素（盐酸盐） Tetracycline（Hydrochloride）	可配	
羧苄西林钠 Carbenicillin Sodium	可配	
缩宫素 Oxytocin	可配	
T 碳酸氢钠（5%） Sodium Bicarbonate（5%）	忌配	
W 万古霉素（盐酸盐） Vancomycin（Hydrochloride）	可配	
维生素 B$_6$ Vitamin B$_6$	可配	
维生素 C Vitamin C	可配	
维生素 K$_3$ Vitamin K$_3$	可配	
X 细胞色素 C Cytochrome C	可配	
溴化钙（5%） Calcium Bromide（5%）	可配	

洛贝林（盐酸盐）加入以下药品（续）	配伍结果	备　注
Y 依他尼酸钠　Sodium Etacrynate	忌配	
异丙嗪（盐酸盐）　Promethazine（Hydrochloride）	可配	
异丙肾上腺素（盐酸盐）　Isoprenaline（Hydrochloride）	可配	
异戊巴比妥钠　Amobarbital Sodium	忌配	
异烟肼　Isoniazid	可配	
右旋糖酐 40（含盐）　Dextran 40（Sodium Chloride）	可配	

安非他明
（苯丙胺）
Amphetamine

制剂规格与 pH 值　硫酸盐注射液：1mL：5mg；1mL：10mg。pH（10mg/mL）：5.5～6.0。

药理作用及应用　本品与麻黄碱相似，但对中枢的兴奋作用较强。作用于外周，通过刺激化学感受器反射性地兴奋呼吸，同时使血压微升。主要用于各种精神抑制状态、发作性睡病、老年性沉思抑郁、三环类抗抑郁药不适用时，以及中枢神经抑制药中毒等。苯丙胺可作为雾化剂吸入，用于解除鼻炎的阻塞症状。

用法用量　仅供肌内或皮下注射：常用量，每次 2～10mg；极量，每次 10mg，一日 20mg。

不良反应　有疲乏、抑制、头痛等。

禁忌/慎用证　老年人、孕妇、小儿、哺乳期妇女，以及高血压、动脉硬化、冠心病、甲状腺功能亢进、神经衰弱、青光眼患者禁用。肾功能不全者慎用。

药物相互作用　单胺氧化酶抑制药如呋喃唑酮、丙卡巴肼等能使本品的心肌兴奋和升压作用增强，出现头痛、心律失常、呕吐等，应避免合用；与肾上腺素能神经阻断药（如胍乙啶、异喹胍、苄甲胍等）合用，降压效果减弱，应避免合用。

注意事项　由于本品成瘾性强，中国按一类精神药品管理。下午用药不宜迟于 4 时，避免睡前用药。本品应停用 14d 后才能使用甲泛葡胺做造影检查，否则可致惊厥。

配伍表

苯丙胺加入以下药品	配伍结果	备　注
J 碱性及含钙注射液　Alkaline and Calcium Injections	忌配	苯丙胺勿稀释及静脉给药

哌甲酯
（哌醋甲酯）
Methylphenidate

制剂规格与pH值　盐酸盐注射液：1mL：20mg。pH（20mg/mL）：6.0。

药理作用及应用　为精神兴奋药，能提高精神活动，促使思路敏捷，解除疲劳，精神振作。主要用于治疗注意缺陷多动障碍，疗效优于苯丙胺。也用于抑郁症患者，提高情绪，振奋精神，以及治疗困倦和嗜睡症。本品和洛贝林、二甲弗林合用称为呼吸三联针，用于治疗各种原因引起的中枢性呼吸衰竭。

用法用量　肌注：用于消除催眠药引起的嗜睡、倦怠及呼吸抑制，儿童多动症，对抗抑郁症，每次 10～20mg，一日 1～3 次；静注：用于严重抑郁症，每次 10～20mg；用于镇静药过量和解毒，每次 10～50mg，30min 给予 1 次。

适宜溶剂　肌注：直接抽取药液；静注：10～20mg 溶于 5%葡萄糖注射液 10～20mL。

给药速度　静注：5min。

不良反应　主要有食欲缺乏、腹部不适、体重减轻、精神焦虑或抑郁、失眠、心悸、头疼、口干、视物模糊、脱发、荨麻疹、贫血、白细胞减少。

禁忌/慎用证　对本品过敏、青光眼、严重焦虑、激动或过度兴奋者、孕妇、哺乳期妇女禁用。年龄小于 6 岁的儿童不宜应用。凡有青光眼、高血压、抽搐病史或家族史者应慎用。

药物相互作用　与其他中枢兴奋药如咖啡因、苯丙胺合用，可使中枢兴奋作用增强；与抗癫痫药苯妥英钠合用，由于抑制代谢，使后者血浓度升高；与降压药胍乙啶合用使降压作用减弱；与抗抑郁药单胺氧化酶抑制剂合用，可引起高血压危象。

注意事项　可对抗抑郁症，作用比苯丙胺弱，毒副作用亦较少。注意观察血压和心律，开始用药 4～6 周，应查红细胞、白细胞、血小板计数，以后可每半年检查一次并记录身高和体重。长期应用应注意发生药物依赖性。本品可使警觉性减弱，用药期间不宜驾车和操作机器。使用单胺氧化酶抑制药者，应在停药 2 周后再使用本药。停药时应逐渐递减用量。

配伍表

哌甲酯（盐酸盐）加入以下药品	配伍结果	备　注
B 胞磷胆碱 Citicoline	忌配	
苯巴比妥钠 Phenobarbital Sodium	忌配	
D 地西泮® Diazepam	忌配	
多巴胺（盐酸盐） Dopamine（Hydrochloride）	忌配	
E 二甲弗林 Dimefline	可配	
F 呋塞米 Furosemide	忌配	
L 硫喷妥钠 Thiopental Sodium	忌配	
氯化钠（0.9%） Sodium Chloride（0.9%）	可配	
洛贝林（盐酸盐） Lobeline（Hydrochloride）	可配	
P 葡萄糖（5%，10%） Glucose（5%，10%）	可配	
葡萄糖氯化钠 Glucose and Sodium Chloride	可配	
Q 去甲肾上腺素（重酒石酸盐） Norepinephrine（Bitartrate）	忌配	
S 肾上腺素（盐酸盐） Adrenaline（Hydrochloride）	忌配	
司可巴比妥钠 Secobarbital Sodium	忌配	
T 头孢噻吩钠 Cefalothine Sodium	忌配	
Y 依他尼酸钠 Sodium Etacrynate	忌配	
异戊巴比妥钠 Amobarbital Sodium	忌配	

二甲弗林
Dimefline

制剂规格与pH值 盐酸盐注射剂：2mL∶8mg。pH（4mg/mL）：5.0。

药理作用及应用 兴奋呼吸中枢。用于各种原因引起的中枢性呼吸衰竭，麻醉药、催眠药所致的呼吸抑制及外伤手术等引起的虚脱和休克。

用法用量 肌注：每次8～16mg。静注：每次8～16mg。

适宜溶剂 肌注：直接抽取药液；静注：8～16mg 溶于 5%葡萄糖注射液 20mL；静滴：8～16mg 溶于 5%葡萄糖或 0.9%氯化钠注射液 100～250mL。

给药速度 静注：3～4min；静滴：1h。

稳定性 遇光、热不稳定，稀释后宜及时应用。

不良反应 偶出现恶心、呕吐、头痛、皮肤灼热感、瘙痒、皮疹、面部潮红；大剂量可引起肌肉震颤、惊厥等反应。

禁忌/慎用证 抽搐及痉挛者、肝肾功能不全者、吗啡中毒者、孕妇及哺乳期妇女禁用。老年人慎用。

注意事项 静滴速度要缓慢。

配伍表

二甲弗林（盐酸盐）加入以下药品	配伍结果	备 注
2∶3∶1注射液　2∶3∶1 Injection	可配	
A 阿糖胞苷（盐酸盐）　Cytarabine（Hydrochloride）	忌配	
阿托品（硫酸盐）　Atropine（Sulfate）	可配	
氨苄西林钠@ Ampicillin Sodium	可配	
氨茶碱　Aminophylline	可配	
氨基丁三醇（7.28%）　Trometamol（7.28%）	忌配	
氨基丁酸　Aminobutyric Acid	可配	
氨基己酸　Aminocaproic Acid	可配	
氨甲苯酸　Aminomethylbenzoic Acid	可配	
B 苯巴比妥钠　Phenobarbital Sodium	忌配	
苯海拉明（盐酸盐）　Diphenhydramine（Hydrochloride）	可配	
博来霉素　Bleomycin	可配	
C 长春新碱（硫酸盐）　Vincristine（Sulfate）	忌配	
促皮质素　Corticotrophin	忌配	
D 地塞米松（磷酸盐）　Dexamethasone（Phosphate）	可配	
东莨菪碱（氢溴酸盐）　Scopolamine（Hydrobromide）	可配	
毒毛旋花子苷 K　Strophanthin K	可配	
对氨基水杨酸钠　Sodium Aminosalicylate	可配	
多巴胺（盐酸盐）　Dopamine（Hydrochloride）	可配	
多粘菌素 B（硫酸盐）　Polymyxin B（Sulfate）	可配	
F 放线菌素 D　Dactinomycin D	可配	
酚磺乙胺　Etamsylate	可配	

二甲弗林（盐酸盐）加入以下药品（续）	配伍结果	备　注
酚妥拉明（甲磺酸盐）　Phentolamine（Mesylate）	可配	
呋塞米　Furosemide	**忌配**	
氟尿嘧啶　Fluorouracil	可配	
辅酶 A　Coenzyme A	可配	
G 谷氨酸钙（5%）　Calcium Glutamate（5%）	可配	
谷氨酸钾（31.50%）　Potassium Glutamate（31.50%）	可配	
谷氨酸钠（28.75%）　Sodium Glutamate（28.75%）	可配	
H 红霉素（乳糖酸盐）　Erythromycin（Lactobionate）	可配	
环磷酰胺　Cyclophosphamide	可配	
磺胺嘧啶钠　Sulfadiazine Sodium	**忌配**	
J 肌醇　Inositol	可配	
肌苷　Inosine	可配	
加兰他敏（氢溴酸盐）　Galantamine（Hydrobromide）	可配	
甲氧明（盐酸盐）　Methoxamine（Hydrochloride）	可配	
间羟胺（重酒石酸盐）　Metaraminol（Bitartrate）	可配	
精氨酸（25%，盐酸盐）　Arginine（25%，Hydrochloride）	可配	
K 卡那霉素（硫酸盐）　Kanamycin（Sulfate）	**忌配**	
L 利多卡因（盐酸盐）　Lidocaine（Hydrochloride）	可配	
利舍平　Reserpine	可配	
链霉素（硫酸盐）　Streptomycin（Sulfate）	可配	
林格液　Sodium Chloride Compound	可配	
硫喷妥钠　Thiopental Sodium	**忌配**	
硫酸镁（10%，25%）　Magnesium Sulfate（10%，25%）	可配	
氯苯那敏　Chlorphenamine	可配	
氯丙嗪（盐酸盐）　Chlorpromazine（Hydrochloride）	可配	
氯化钙（3%，5%）　Calcium Chloride（3%，5%）	可配	
氯化钾（10%）　Potassium Chloride（10%）	可配	
氯化钠（0.9%）　Sodium Chloride（0.9%）	可配	
氯霉素　Chloramphenicol	可配	
氯霉素琥珀酸酯钠　Chloramphenicol Succinate Sodium	**忌配**	
罗通定（硫酸盐）　Rotundine（Sulfate）	可配	
洛贝林（盐酸盐）　Lobeline（Hydrochloride）	可配	
M 麻黄碱（盐酸盐）　Ephedrine（Hydrochloride）	可配	
吗啡（盐酸盐）　Morphine（Hydrochloride）	可配	
麦角新碱（马来酸盐）　Ergometrine（Maleate）	可配	
美芬丁胺（硫酸盐）　Mephentermine（Sulfate）	可配	
N 脑垂体后叶素®　Pituitrin	可配	
能量合剂　Energy Composite	可配	
尼可刹米　Nikethamide	可配	
粘菌素（硫酸盐）　Colymycin（Sulfate）	可配	

二甲弗林（盐酸盐）加入以下药品（续）	配伍结果	备 注
P 哌替啶（盐酸盐）Pethidine（Hydrochloride）	可配	
葡醛内酯 Glucurolactone	可配	
葡萄糖（5%，10%）Glucose（5%，10%）	可配	
葡萄糖氯化钠 Glucose and Sodium Chloride	可配	
葡萄糖酸钙（10%）Calcium Gluconate（10%）	可配	
普鲁卡因（盐酸盐）Procaine（Hydrochloride）	可配	
普鲁卡因胺（盐酸盐）Procainamide（Hydrochloride）	可配	
Q 青霉素钾@ Benzylpenicillin Potassium	稀释	
青霉素钠@ Benzylpenicillin Sodium	可配	
氢化可的松 Hydrocortisone	可配	
氢化可的松琥珀酸钠 Hydrocortisone Sodium Succinate	可配	
氢化麦角碱 Dihydroergotoxine	可配	
庆大霉素（硫酸盐）@ Gentamycin（Sulfate）	可配	
去甲肾上腺素（重酒石酸盐）Norepinephrine（Bitartrate）	可配	
去氧肾上腺素（盐酸盐）Phenylephrine（Hydrochloride）	可配	
去乙酰毛花苷 Deslanoside	可配	
R 乳酸钠（11.2%）Sodium Lactate（11.2%）	可配	
S 三磷腺苷 Adenosine Triphosphate	可配	
山莨菪碱（氢溴酸盐）Anisodamine（Hydrobromide）	可配	
山梨醇 Sorbitol	可配	
肾上腺素（盐酸盐）Adrenaline（Hydrochloride）	可配	
四环素（盐酸盐）Tetracycline（Hydrochloride）	可配	
羧苄西林钠 Carbenicillin Sodium	可配	
缩宫素 Oxytocin	可配	
T 碳酸氢钠（5%）Sodium Bicarbonate（5%）	可配	
W 万古霉素（盐酸盐）Vancomycin（Hydrochloride）	可配	
维生素 B_6 Vitamin B_6	可配	
维生素 C Vitamin C	可配	
维生素 K_3 Vitamin K_3	可配	
X 细胞色素 C Cytochrome C	可配	
溴化钙（5%）Calcium Bromide（5%）	可配	
Y 依他尼酸钠 Sodium Etacrynate	忌配	
异丙嗪（盐酸盐）Promethazine（Hydrochloride）	可配	
异丙肾上腺素（盐酸盐）Isoprenaline（Hydrochloride）	可配	
异戊巴比妥钠 Amobarbital Sodium	忌配	
异烟肼 Isoniazid	可配	
右旋糖酐 40（含盐）Dextran 40（Sodium Chloride）	可配	

多沙普仑
（吗乙苯吡酮）
Doxapram

制剂规格与 pH 值 盐酸盐注射液：5mL：100mg。pH（20mg/mL）：3.5～5.5。

药理作用及应用 为中枢性呼吸兴奋药，作用比尼可刹米强。用于全麻药所引起的呼吸抑制或暂停，药物过量时所引起的轻度或中度中枢神经抑制。

用法用量 术后催醒：静注 0.5～1mg/kg，如需要，至少相隔 5min 后才能重复 1 次，总量不得超过 2mg/kg；如需静滴，静滴开始 5mg/min，获效后减至 1～3mg/min，总用量最多 4mg/kg。其他原因中枢抑制催醒：静注 1～2mg/kg，隔 5min 后按需可重复 1 次；维持量每 1～2h 注射 1～2mg/kg，直至获得效应，但一日总量以 3g 为限。

适宜溶剂 静注：50～100mg 溶于 0.9%氯化钠或 5%葡萄糖注射液 10～20mL；静滴：100～300mg 溶于 5%葡萄糖注射液 100～300mL。

给药速度 静注：5min；静滴：2h。用于麻醉药引起的中枢抑制初始 5mg/min，直至出现治疗效应，以后维持速度 1mg/min；用于慢性阻塞性肺病初始 1～2mg/min，必要时增加至 3mg/min。

稳定性 在酸性环境中稳定，但在 pH 值 7.5 左右药液发生混浊；pH 值＞7.5 时 6h 内有 10%～15%的药物降解失效，配制时最好应用酸性溶剂。

不良反应 可出现胸痛、胸闷、呼吸作喘鸣音或呼吸过快；局部注药处发生血栓性静脉炎以致红、肿、痛；心搏快而不规则，血压升高等。

禁忌/慎用证 癫痫、惊厥、脑血管意外、脑外伤、脑水肿、嗜铬细胞瘤、重度高血压或冠心病、严重肺部疾病、甲状腺功能亢进患者禁用。急性脑血管病，心力衰竭尚未纠正者，重症高血压者，由于气道堵塞、胸廓塌陷、呼吸肌轻瘫、气胸等引起的呼吸功能不全，有急性支气管哮喘发作或发作史、肺栓塞、神经肌肉功能失常的呼吸衰竭、矽肺或肺纤维化呼吸受限等者所致肺病变，心律失常、心脏病、严重的心动过速者及 12 岁以下儿童慎用。

药物相互作用 本药能促使儿茶酚胺的释放增多；单胺氧化酶抑制药如呋喃唑酮或丙卡巴肼，以及升压药与本药并用血压升高呈相加效应；术后肌松药的残余效应，可暂时使本药的中枢兴奋作用隐而不显。

注意事项 静滴太快，有引起溶血的危险。每次注药漏到静脉外，或静滴静注时间太长，均能导致血栓性静脉炎或刺激局部皮肤。用药期间应注意：①常规测血压、腱反射和脉搏，以防止用药逾量。②于给药前和给药后 30min 测定动脉血气，及早发现气道堵塞及高碳酸血症的患者，是否有二氧化碳蓄积或呼吸性酸中毒。

配伍表

多沙普仑（盐酸盐）加入以下药品	配伍结果	备　注
A 阿米卡星（硫酸盐）　Amikacin（Sulfate）	可配	
安钠咖 Caffeine Sodium Benzoate	**忌配**	
氨茶碱 Aminophylline	**忌配**	
B 布美他尼 Bumetanide	可配	

多沙普仑（盐酸盐）加入以下药品（续）	配伍结果	备 注
C 长春新碱（硫酸盐） Vincristine（Sulfate）	可配	
D 地塞米松（磷酸盐） Dexamethasone（Phosphate）	忌配	
地西泮® Diazepam	忌配	
多巴胺（盐酸盐） Dopamine（Hydrochloride）	忌配	
多巴酚丁胺（盐酸盐） Dobutamine（Hydrochloride）	忌配	
F 呋塞米 Furosemide	忌配	
J 甲氨蝶呤 Methotrexate	可配	
甲泼尼龙琥珀酸钠 Methylprednisolone Sodium Succinate	忌配	
甲氧明（盐酸盐） Methoxamine（Hydrochloride）	忌配	
间羟胺（重酒石酸盐） Metaraminol（Bitartrate）	忌配	
L 林可霉素（盐酸盐） Lincomycin（Hydrochloride）	可配	
硫喷妥钠 Thiopental Sodium	忌配	
氯丙嗪（盐酸盐） Chlorpromazine（Hydrochloride）	可配	
氯化钠（0.9%） Sodium Chloride（0.9%）	可配	
M 麻黄碱（盐酸盐） Ephedrine（Hydrochloride）	忌配	
美芬丁胺（硫酸盐） Mephentermine（Sulfate）	忌配	
N 奈替米星（硫酸盐） Netilmicin（Sulfate）	可配	
P 哌甲酯 Methylphenidate	忌配	
葡萄糖（5%，10%） Glucose（5%，10%）	可配	
Q 氢化可的松琥珀酸钠 Hydrocortisone Sodium Succinate	忌配	
去甲肾上腺素（重酒石酸盐） Norepinephrine（Bitartrate）	忌配	
去氧肾上腺素（盐酸盐） Phenylephrine（Hydrochloride）	忌配	
去乙酰毛花苷 Deslanoside	可配	
S 肾上腺素（盐酸盐） Adrenaline（Hydrochloride）	忌配	
T 碳酸氢钠（5%） Sodium Bicarbonate（5%）	忌配	
头孢呋辛钠 Cefuroxime Sodium	忌配	
头孢哌酮钠 Cefoperazone Sodium	忌配	
头孢噻肟钠 Cefotaxime Sodium	忌配	
头孢唑肟钠 Ceftizoxime Sodium	忌配	
W 维生素 B_6 Vitamin B_6	可配	
维生素 C Vitamin C	忌配	
维生素 K_1 Vitamin K_1	可配	
X 西咪替丁（盐酸盐） Cimetidine（Hydrochloride）	可配	
Y 异丙肾上腺素（盐酸盐） Isoprenaline（Hydrochloride）	忌配	
异烟肼 Isoniazid	可配	

贝美格
Bemegride

制剂规格与 pH 值　注射液：10mL∶50mg。pH（5mg/mL）：5.0～6.5。

药理作用及应用　主要兴奋脑干，中枢兴奋作用迅速、明显。对于巴比妥类及其他催眠药有对抗作用。用于镇静催眠药物中毒抢救时的辅助治疗药物，或作为静脉麻醉药物的催醒剂。也可用于脑电图检查时的诱发试验。

用法用量　静脉给药。每次 25～50mg 溶于 5%葡萄糖注射液中，于 3～5min 缓慢静注，或 50mg 溶于 5%葡萄糖注射液静滴直至角膜反射恢复。

适宜溶剂　静注：50mg 溶于 5%葡萄糖 10～20mL；静滴：50mg 溶于 5%葡萄糖注射液 200mL。

给药速度　静注：3～5min；静滴：1h。

不良反应　可出现恶心、呕吐、情绪不安、肌肉颤搐、精神异常等不良反应。

禁忌/慎用证　吗啡中毒者禁用。急性卟啉症者慎用。

药物相互作用　与硝普钠注射液配伍时可降低药效。

注意事项　用量过大或注射过快可导致惊厥发作，注射时须准备短效巴比妥类药。

配伍表

贝美格加入以下药品	配伍结果	备　注
2∶3∶1注射液　2∶3∶1 Injection	可配	
A 阿米卡星（硫酸盐）　Amikacin（Sulfate）	可配	
阿糖胞苷（盐酸盐）　Cytarabine（Hydrochloride）	可配	
阿托品（硫酸盐）　Atropine（Sulfate）	可配	
氨苄西林钠@ Ampicillin Sodium	可配	
氨茶碱 Aminophylline	可配	
氨基丁三醇（7.28%）　Trometamol（7.28%）	可配	
氨基丁酸 Aminobutyric Acid	可配	
氨基己酸 Aminocaproic Acid	可配	
氨甲苯酸 Aminomethylbenzoic Acid	可配	
氨甲环酸 Tranexamic Acid	可配	
氨乙异硫脲 Antiradon	可配	
B 胞磷胆碱 Citicoline	可配	
倍他司汀（盐酸盐）　Betahistine（Hydrochloride）	可配	
苯巴比妥钠 Phenobarbital Sodium	可配	
苯妥英钠 Phenytoin Sodium	可配	
苯唑西林钠 Oxacillin Sodium	可配	
玻璃酸酶 Hyaluronidase	可配	
博来霉素 Bleomycin	可配	
C 长春新碱（硫酸盐）　Vincristine（Sulfate）	可配	
促皮质素 Corticotrophin	可配	
醋谷胺 Aceglutamide	可配	
D 地塞米松（磷酸盐）　Dexamethasone（Phosphate）	**忌配**	
地西泮® Diazepam	**忌配**	

贝美格加入以下药品（续）	配伍结果	备注
东莨菪碱（氢溴酸盐） Scopolamine（Hydrobromide）	可配	
毒毛旋花子苷 K Strophanthin K	可配	
对氨基水杨酸钠 Sodium Aminosalicylate	可配	
多巴胺（盐酸盐） Dopamine（Hydrochloride）	可配	
多巴酚丁胺（盐酸盐） Dobutamine（Hydrochloride）	可配	
多柔比星（盐酸盐） Doxorubicin（Hydrochloride）	可配	
多粘菌素 B（硫酸盐） Polymyxin B（Sulfate）	可配	
E 二甲弗林 Dimefline	可配	
二氢麦角碱（甲磺酸盐） Dihydroergotamine（Mesylate）	可配	
F 法莫替丁 Famotidine	可配	
放线菌素 D Dactinomycin D	可配	
酚磺乙胺 Etamsylate	可配	
酚妥拉明（甲磺酸盐） Phentolamine（Mesylate）	可配	
呋塞米 Furosemide	可配	
氟康唑 Fluconazole	可配	
氟尿嘧啶 Fluorouracil	可配	
氟哌啶醇（乳酸盐） Haloperidol（Lactate）	可配	
辅酶 A Coenzyme A	可配	
复方氨基酸 Amino Acid Compound	可配	
G 甘露醇 Mannitol	可配	
肝素钠 Heparin Sodium	可配	
高三尖杉酯碱 Homoharringtonine	可配	
谷氨酸钙（5%） Calcium Glutamate（5%）	可配	
谷氨酸钾（31.50%） Potassium Glutamate（31.50%）	可配	
谷氨酸钠（28.75%） Sodium Glutamate（28.75%）	可配	
H 红霉素（乳糖酸盐） Erythromycin（Lactobionate）	可配	
环丙沙星 Ciprofloxacin	可配	
环磷酰胺 Cyclophosphamide	可配	
磺胺嘧啶钠 Sulfadiazine Sodium	忌配	
J 肌苷 Inosine	可配	
吉他霉素（酒石酸盐） Kitasamycin Tartrate	可配	
加兰他敏（氢溴酸盐） Galantamine（Hydrobromide）	可配	
甲氨蝶呤 Methotrexate	可配	
甲氯芬酯（盐酸盐） Meclofenoxate（Hydrochloride）	可配	
甲硝唑 Metronidazole	可配	
甲氧明（盐酸盐） Methoxamine（Hydrochloride）	可配	
间羟胺（重酒石酸盐） Metaraminol（Bitartrate）	可配	
精氨酸（盐酸盐） Arginine（Hydrochloride）	可配	
K 卡络柳钠 Carbazochrome Salicylate	可配	
克林霉素（磷酸盐） Clindamycin（Phosphate）	可配	

贝美格加入以下药品（续）	配伍结果	备　注
L 雷尼替丁（盐酸盐）　Ranitidine（Hydrochloride）	可配	
利巴韦林　Ribavirin	可配	
利多卡因（盐酸盐）　Lidocaine（Hydrochloride）	可配	
利舍平　Reserpine	可配	
两性霉素 B　Amphotericin B	可配	
林格液　Sodium Chloride Compound	可配	
林可霉素（盐酸盐）　Lincomycin（Hydrochloride）	可配	
磷霉素　Fosfomycin	可配	
硫酸镁（10%，25%）　Magnesium Sulfate（10%，25%）	可配	
氯胺酮（盐酸盐）　Ketamine（Hydrochloride）	可配	
氯苯那敏　Chlorphenamine	可配	
氯丙嗪（盐酸盐）　Chlorpromazine（Hydrochloride）	可配	
氯化钙（3%，5%）　Calcium Chloride（3%，5%）	可配	
氯化琥珀胆碱　Suxamethonium Chloride	可配	
氯化钾（10%）　Potassium Chloride（10%）	可配	
氯化钠（0.9%）　Sodium Chloride（0.9%）	可配	
氯化筒箭毒碱　Tubocurarine Chloride	可配	
氯霉素　Chloramphenicol	可配	
氯霉素琥珀酸酯钠　Chloramphenicol Succinate Sodium	可配	
氯唑西林钠　Cloxacillin Sodium	可配	
洛贝林（盐酸盐）　Lobeline（Hydrochloride）	可配	
M 麻黄碱（盐酸盐）　Ephedrine（Hydrochloride）	可配	
吗啡（盐酸盐）　Morphine（Hydrochloride）	可配	
麦角新碱（马来酸盐）　Ergometrine（Maleate）	可配	
毛花苷丙　Lanatoside C	可配	
美芬丁胺（硫酸盐）　Mephentermine（Sulfate）	可配	
美西律　Mexiletine	可配	
门冬氨酸钾镁　Potassium Magnesium Aspartate	可配	
门冬酰胺酶　Asparaginase	可配	
咪康唑（硝酸盐）　Miconazole（Nitrate）	可配	
木糖醇　Xylital	可配	
N 脑垂体后叶素®　Pituitrin	可配	
脑蛋白水解物　Cerebrolysin	可配	
能量合剂　Energy Composite	可配	
尼可刹米　Nikethamide	可配	
粘菌素（硫酸盐）　Colymycin（Sulfate）	可配	
尿激酶　Urokinase	可配	
P 哌甲酯　Methylphenidate	可配	
哌替啶（盐酸盐）　Pethidine（Hydrochloride）	可配	
培氟沙星（甲磺酸盐）　Pefloxacin（Mesylate）	可配	

贝美格加入以下药品（续）	配伍结果	备注
葡萄糖（5%，10%） Glucose（5%，10%）	可配	
葡萄糖氯化钠 Glucose and Sodium Chloride	可配	
葡萄糖酸钙（10%） Calcium Gluconate（10%）	可配	
普鲁卡因（盐酸盐） Procaine（Hydrochloride）	可配	
普鲁卡因胺（盐酸盐） Procainamide（Hydrochloride）	可配	
普萘洛尔 Propranolol	可配	
Q 青霉素钾@ Benzylpenicillin Potassium	可配	
青霉素钠@ Benzylpenicillin Sodium	可配	
氢化可的松 Hydrocortisone	可配	
氢化可的松琥珀酸钠 Hydrocortisone Sodium Succinate	可配	
庆大霉素（硫酸盐）@ Gentamycin（Sulfate）	可配	
去甲肾上腺素（重酒石酸盐） Norepinephrine（Bitartrate）	可配	
去氧肾上腺素（盐酸盐） Phenylephrine（Hydrochloride）	可配	
去乙酰毛花苷 Deslanoside	可配	
R 柔红霉素 Daunorubicin	可配	
乳酸钠（11.2%） Sodium Lactate（11.2%）	可配	
S 塞替派 Thiotepa	可配	
三磷腺苷 Adenosine Triphosphate	可配	
山莨菪碱（氢溴酸盐） Anisodamine（Hydrobromide）	可配	
山莨菪碱（盐酸盐） Anisodamine（Hydrochloride）	可配	
山梨醇 Sorbitol	可配	
肾上腺素（盐酸盐） Adrenaline（Hydrochloride）	可配	
顺铂 Cisplatin	可配	
丝裂霉素 Mitomycin	可配	
四环素（盐酸盐） Tetracycline（Hydrochloride）	可配	
羧苄西林钠 Carbenicillin Sodium	可配	
缩宫素 Oxytocin	可配	
T 碳酸氢钠（5%） Sodium Bicarbonate（5%）	可配	
头孢呋辛钠 Cefuroxime Sodium	可配	
头孢拉定 Cefradine	可配	
头孢美唑钠 Cefmetazole Sodium	可配	
头孢米诺钠 Cefminox Sodium	可配	
头孢哌酮钠 Cefoperazone Sodium	可配	
头孢噻肟钠 Cefotaxime Sodium	可配	
头孢他啶 Ceftazidime	可配	
头孢唑林钠 Cefazolin Sodium	可配	
托西溴苄铵 Bretylium Tosilate	可配	
妥布霉素（硫酸盐）@ Tobramycin（Sulfate）	可配	
妥拉唑林（盐酸盐） Tolazoline（Hydrochloride）	可配	
W 万古霉素（盐酸盐） Vancomycin（Hydrochloride）	可配	

贝美格加入以下药品（续）	配伍结果	备 注
维拉帕米 Verapamil	可配	
维脑路通 Troxerutin	可配	
维生素 B$_6$ Vitamin B$_6$	可配	
维生素 C Vitamin C	可配	
维生素 K$_1$ Vitamin K$_1$	可配	
X 西咪替丁（盐酸盐） Cimetidine（Hydrochloride）	可配	
细胞色素 C Cytochrome C	**忌配**	
硝普钠 Sodium Nitroprusside	**忌配**	
血管紧张素胺 Angiotensinamide	可配	
Y 氧氟沙星 Ofloxacin	可配	
伊达比星（盐酸盐） Idarubicin（Hydrochloride）	可配	
依地酸钙钠 Calcium Disodium Edetate	可配	
依他尼酸钠 Sodium Etacrynate	可配	
胰岛素（正规）®Insulin（Regular）	可配	
异丙嗪（盐酸盐） Promethazine（Hydrochloride）	可配	
异丙肾上腺素（盐酸盐） Isoprenaline（Hydrochloride）	可配	
异戊巴比妥钠 Amobarbital Sodium	可配	
异烟肼 Isoniazid	可配	
罂粟碱（盐酸盐） Papaverine（Hydrochloride）	可配	
右旋糖酐 40（含盐） Dextran 40（Sodium Chloride）	可配	
鱼精蛋白（硫酸盐） Protamine（Sulfate）	可配	
Z 左旋多巴 Levodopa	可配	

甲氯芬酯

（氯酯醒）

Meclofenoxate

（Centrophenoxine）

制剂规格与 pH 值 注射用盐酸盐粉针剂：每支 0.06g，0.1g，0.25g。pH（1%）：3.5～4.5。

药理作用及应用 能促进脑细胞的氧化-还原代谢，增加对糖类的利用，并能调节细胞代谢。对中枢抑制的患者有兴奋作用。用于外伤性昏迷、新生儿缺氧症、儿童遗尿症、意识障碍、老年性精神病、酒精中毒及某些中枢和周围神经症状。

用法用量 肌注或静滴：每次 0.25g，一日 1～3 次。

适宜溶剂 肌注：0.25g 于 0.9%氯化钠注射液或注射用水 2～3mL 溶解。静滴：0.25～0.5g 加入注射用水或 0.9%氯化钠注射液 3mL，溶于 0.9%氯化钠或 5%葡萄糖注射液 250～500mL。

给药速度 静滴：1h。

稳定性 水溶液不稳定，易水解。

不良反应　注射时偶有血管痛、血压变动和失眠。

禁忌/慎用证　精神兴奋过度、锥体外系疾病患者及有明显炎症者禁用。高血压患者慎用。

注意事项　宜于临用时配制，并在 1h 用毕。

配伍表

甲氯芬酯（盐酸盐）加入以下药品	配伍结果	备 注
2∶3∶1 注射液　2∶3∶1 Injection	**忌配**	
A 阿米卡星（硫酸盐）　Amikacin（Sulfate）	可配	
阿托品（硫酸盐）　Atropine（Sulfate）	可配	
氨苄西林钠@ Ampicillin Sodium	**忌配**	
氨茶碱 Aminophylline	**忌配**	
氨基己酸 Aminocaproic Acid	可配	
氨甲苯酸 Aminomethylbenzoic Acid	可配	
氨甲环酸 Tranexamic Acid	可配	
B 胞磷胆碱 Citicoline	可配	
苯唑西林钠 Oxacillin Sodium	**忌配**	
C 长春新碱（硫酸盐）　Vincristine（Sulfate）	可配	
D 大观霉素（盐酸盐）　Spectinomycin（Hydrochloride）	**忌配**	
地塞米松（磷酸盐）　Dexamethasone（Phosphate）	可配	
东莨菪碱（氢溴酸盐）　Scopolamine（Hydrobromide）	可配	
毒毛旋花子苷 K　Strophanthin K	可配	
多巴胺（盐酸盐）　Dopamine（Hydrochloride）	可配	
多粘菌素 B（硫酸盐）　Polymyxin B（Sulfate）	可配	
多柔比星（盐酸盐）　Doxorubicin（Hydrochloride）	可配	
E 二氮嗪 Diazoxide	**忌配**	
二甲弗林 Dimefline	可配	
F 酚磺乙胺 Etamsylate	可配	
酚妥拉明（甲磺酸盐）　Phentolamine（Mesylate）	可配	
呋塞米 Furosemide	**忌配**	
氟尿嘧啶 Fluorouracil	可配	
辅酶 A　Coenzyme A	可配	
复方氨基酸 Amino Acid Compound	可配	
复方醋酸钠 Sodium Acetate Compound	**忌配**	
G 肝素钠 Heparin Sodium	**忌配**	
H 红霉素（乳糖酸盐）　Erythromycin（Lactobionate）	**忌配**	
环磷酰胺 Cyclophosphamide	可配	
磺胺嘧啶钠 Sulfadiazine Sodium	**忌配**	
J 肌苷 Inosine	可配	
间羟胺（重酒石酸盐）　Metaraminol（Bitartrate）	可配	
精氨酸（25%，盐酸盐）　Arginine（25%，Hydrochloride）	可配	
K 卡那霉素（硫酸盐）　Kanamycin（Sulfate）	可配	
L 利多卡因（盐酸盐）　Lidocaine（Hydrochloride）	可配	

甲氯芬酯（盐酸盐）加入以下药品（续）	配伍结果	备 注
利舍平 Reserpine	忌配	
林格液 Sodium Chloride Compound	可配	
硫喷妥钠 Thiopental Sodium	忌配	
硫酸镁（10%，25%）Magnesium Sulfate（10%，25%）	可配	
氯胺酮（盐酸盐）Ketamine（Hydrochloride）	忌配	
氯苯那敏 Chlorphenamine	可配	
氯丙嗪（盐酸盐）Chlorpromazine（Hydrochloride）	可配	
氯氮䓬 Chlordiazepoxide	忌配	
氯化钙（3%，5%）Calcium Chloride（3%，5%）	可配	
氯化钾（10%）Potassium Chloride（10%）	可配	
氯霉素 Chloramphenicol	稀释	
氯唑西林钠 Cloxacillin Sodium	忌配	
洛贝林（盐酸盐）Lobeline（Hydrochloride）	可配	
M 麦角新碱（马来酸盐）Ergometrine（Maleate）	可配	
美芬丁胺（硫酸盐）Mephentermine（Sulfate）	可配	
美西律 Mexiletine	可配	
门冬氨酸钾镁 Potassium Magnesium Aspartate	可配	
门冬酰胺酶 Asparaginase	可配	
N 脑垂体后叶素® Pituitrin	可配	
能量合剂 Energy Composite	忌配	
尼可刹米 Nikethamide	可配	
粘菌素（硫酸盐）Colymycin（Sulfate）	可配	
尿激酶 Urokinase	可配	
P 哌甲酯 Methylphenidate	可配	
哌替啶（盐酸盐）Pethidine（Hydrochloride）	可配	
葡萄糖（5%，10%）Glucose（5%，10%）	可配	
葡萄糖酸钙（10%）Calcium Gluconate（10%）	可配	
普鲁卡因胺（盐酸盐）Procainamide（Hydrochloride）	可配	
普萘洛尔 Propranolol	可配	
Q 青霉素钠@ Benzylpenicillin Sodium	可配	
氢化可的松 Hydrocortisone	可配	
氢化可的松琥珀酸钠 Hydrocortisone Sodium Succinate	忌配	
庆大霉素（硫酸盐）@ Gentamycin（Sulfate）	可配	
去甲肾上腺素（重酒石酸盐）Norepinephrine（Bitartrate）	可配	
全血 Whole Blood	忌配	
R 乳酸钠（11.2%）Sodium Lactate（11.2%）	忌配	
S 三磷腺苷 Adenosine Triphosphate	可配	
丝裂霉素 Mitomycin	忌配	
四环素（盐酸盐）Tetracycline（Hydrochloride）	可配	
羧苄西林钠 Carbenicillin Sodium	可配	

甲氯芬酯（盐酸盐）加入以下药品（续）	配伍结果	备注
T 碳酸氢钠（5%） Sodium Bicarbonate（5%）	忌配	
头孢噻啶 Cefaloridine	忌配	
托西溴苄铵 Bretylium Tosilate	可配	
妥布霉素（硫酸盐）@ Tobramycin（Sulfate）	可配	
W 维拉帕米 Verapamil	可配	
维生素 B_6 Vitamin B_6	可配	
维生素 C Vitamin C	可配	
维生素 K_1 Vitamin K_1	可配	
X 西咪替丁（盐酸盐） Cimetidine（Hydrochloride）	可配	
细胞色素 C Cytochrome C	可配	
血浆 Blood Plasma	忌配	
Y 异丙嗪（盐酸盐） Promethazine（Hydrochloride）	可配	
依他尼酸钠 Sodium Etacrynate	忌配	

胞磷胆碱

（胞二磷胆碱）

Citicoline

制剂规格与 pH 值 钠盐注射液：2mL : 0.25g。钠盐粉针剂：每支 0.25g。pH（2%）：5.4。另有 100mL、200mL、250mL 含胞磷胆碱钠 0.25g、0.5g 的 5%葡萄糖或 0.9%氯化钠注射液。

药理作用及应用 为核苷衍生物，对改善脑组织代谢、促进大脑功能恢复、促进苏醒有一定作用。主要用于急性颅脑外伤和脑手术后的意识障碍；也用于缺血性脑血管病和血管性痴呆。

用法用量 静滴：一日 500～1 000mg，5～7d 为 1 个疗程。肌注：一日 250mg。

适宜溶剂 肌注：直接抽取药液或溶于 0.9%氯化钠或 5%葡萄糖注射液 4～5mL。静滴：400～1 000mg 溶于 5%葡萄糖或 0.9%氯化钠注射液 200～500mL。

给药速度 静滴：1h。

不良反应 使用本品偶见一般性中枢神经系统、消化系统、循环系统反应及肝功能监测值异常。

禁忌/慎用证 有癫痫史、休克、心肾损害、颅脑损伤、孕妇及哺乳期妇女慎用。

注意事项 尽量少用肌注，特别不宜在同一部位反复注射；静脉给药应尽量缓慢；当注射时出现剧痛时应立即拔出，改换部位。

配伍表

胞磷胆碱加入以下药品	配伍结果	备注
A 阿米卡星（硫酸盐） Amikacin（Sulfate）	可配	
阿莫西林-克拉维酸钾@ Amoxicillin-Clavulanate Potassium	可配	
阿奇霉素（乳糖酸盐） Azithromycin（Lactobionate）	可配	
阿糖胞苷（盐酸盐） Cytarabine（Hydrochloride）	可配	
安钠咖 Caffeine Sodium Benzoate	可配	
氨苄西林钠@ Ampicillin Sodium	忌配	

胞磷胆碱加入以下药品（续）	配伍结果	备 注
氨茶碱 Aminophylline	忌配	
氨基己酸 Aminocaproic Acid	可配	
氨甲苯酸 Aminomethylbenzoic Acid	可配	
昂丹司琼（盐酸盐）@ Ondansetron（Hydrochloride）	可配	
B 苯巴比妥钠 Phenobarbital Sodium	可配	
苯丙酸诺龙 Nandrolone Phenpropionate	可配	
苯唑西林钠 Oxacillin Sodium	可配	
苄星青霉素 Benzathine Benzylpenicillin	忌配	
布比卡因（盐酸盐） Bupivacaine（Hydrochloride）	可配	
C 长春新碱（硫酸盐） Vincristine（Sulfate）	可配	
D 地塞米松（磷酸盐） Dexamethasone（Phosphate）	可配	
东莨菪碱（氢溴酸盐） Scopolamine（Hydrobromide）	可配	
毒毛旋花子苷 K Strophanthin K	可配	
多巴胺（盐酸盐） Dopamine（Hydrochloride）	可配	
多柔比星（盐酸盐） Doxorubicin（Hydrochloride）	忌配	
多沙普仑（盐酸盐） Doxapram（Hydrochloride）	可配	
多粘菌素 B（硫酸盐） Polymyxin B（Sulfate）	可配	
E 二甲弗林 Dimefline	可配	
F 酚磺乙胺 Etamsylate	可配	
呋塞米 Furosemide	可配	
氟尿嘧啶 Fluorouracil	可配	
辅酶 A Coenzyme A	可配	
复方氨基酸 Amino Acid Compound	可配	
G 甘露醇 Mannitol	可配	
肝素钠 Heparin Sodium	可配	
格拉司琼（盐酸盐） Granisetron（Hydrochloride）	可配	
谷氨酸钠（28.75%） Sodium Glutamate（28.75%）	可配	
H 红霉素（乳糖酸盐） Erythromycin（Lactobionate）	可配	
环磷酰胺 Cyclophosphamide	可配	
J 肌苷 Inosine	可配	
己烯雌酚 Diethylstilbestrol	可配	
甲氯芬酯（盐酸盐） Meclofenoxate（Hydrochloride）	忌配	
甲氧明（盐酸盐） Methoxamine（Hydrochloride）	可配	
间羟胺（重酒石酸盐） Metaraminol（Bitartrate）	可配	
精氨酸（25%，盐酸盐） Arginine（25%，Hydrochloride）	可配	
K 卡洛柳钠 Carbazochrome Sodium	可配	
卡那霉素（硫酸盐） Kanamycin（Sulfate）	可配	
可待因（磷酸盐） Codeine（Phosphate）	可配	
克林霉素（磷酸盐） Clindamycin（Phosphate）	可配	
奎尼丁（硫酸盐） Quinidine（Sulfate）	忌配	

胞磷胆碱加入以下药品（续）	配伍结果	备 注
L 利多卡因（盐酸盐） Lidocaine（Hydrochloride）	可配	
利舍平 Reserpine	**忌配**	
林格液 Sodium Chloride Compound	可配	
林可霉素（盐酸盐） Lincomycin（Hydrochloride）	**忌配**	
硫酸镁（10%，25%） Magnesium Sulfate（10%，25%）	可配	
氯胺酮（盐酸盐） Ketamine（Hydrochloride）	**忌配**	
氯丙嗪（盐酸盐） Chlorpromazine（Hydrochloride）	可配	
氯化钙（3%，5%） Calcium Chloride（3%，5%）	可配	
氯化钾（10%） Potassium Chloride（10%）	可配	
氯化钠（0.9%） Sodium Chloride（0.9%）	可配	
氯化筒箭毒碱 Tubocurarine Chloride	**忌配**	
氯化琥珀胆碱 Suxamethonium Chloride	可配	
氯霉素 Chloramphenicol	稀释	
洛贝林（盐酸盐） Lobeline（Hydrochloride）	可配	
M 麦角新碱（马来酸盐） Ergometrine（Maleate）	可配	
美芬丁胺（硫酸盐） Mephentermine（Sulfate）	可配	
美洛西林钠 Mezlocillin Sodium	可配	
美司钠 Mesna	可配	
美西律 Mexiletine	**忌配**	
咪达唑仑（盐酸盐） Midazolam（Hydrochloride）	可配	
N 脑垂体后叶素® Pituitrin	**忌配**	
能量合剂 Energy Composite	可配	
尼可刹米 Nikethamide	可配	
尼莫地平® Nimodipine	可配	
粘菌素（硫酸盐） Colymycin（Sulfate）	可配	
尿激酶 Urokinase	可配	
P 哌拉西林钠 Piperacillin Sodium	可配	
哌替啶（盐酸盐） Pethidine（Hydrochloride）	可配	
葡萄糖（5%，10%） Glucose（5%，10%）	可配	
葡萄糖氯化钠 Glucose and Sodium Chloride	可配	
葡萄糖酸钙（10%） Calcium Gluconate（10%）	**忌配**	
普罗帕酮（盐酸盐） Propafenone（Hydrochloride）	**忌配**	
Q 青霉素钠@ Benzylpenicillin Sodium	可配	
氢化可的松 Hydrocortisone	可配	
氢化可的松琥珀酸钠 Hydrocortisone Sodium Succinate	可配	
庆大霉素（硫酸盐）@ Gentamycin（Sulfate）	可配	
去甲肾上腺素（重酒石酸盐） Norepinephrine（Bitartrate）	可配	
去甲万古霉素（盐酸盐） Vancomycin（Hydrochloride）	**忌配**	
去氧肾上腺素（盐酸盐） Phenylephrine（Hydrochloride）	可配	
R 乳酸钠（11.2%） Sodium Lactate（11.2%）	可配	

胞磷胆碱加入以下药品（续）	配伍结果	备 注
S 山梨醇 Sorbitol	可配	
肾上腺素（盐酸盐） Adrenaline（Hydrochloride）	可配	
四环素（盐酸盐） Tetracycline（Hydrochloride）	稀释	
羧苄西林钠 Carbenicillin Sodium	可配	
缩宫素 Oxytocin	可配	
T 碳酸氢钠（5%） Sodium Bicarbonate（5%）	可配	
替卡西林钠 Ticarcillin Sodium	**忌配**	
托西溴苄铵 Bretylium Tosilate	可配	
W 维生素 B₁ Vitamin B₁	可配	
维生素 B₆ Vitamin B₆	可配	
维生素 C Vitamin C	**忌配**	
维生素 E Vitamin E	可配	
维生素 K₁ Vitamin K₁	可配	
X 西咪替丁（盐酸盐） Cimetidine（Hydrochloride）	可配	
西索米星（硫酸盐） Sisomycin（Sulfate）	可配	
细胞色素 C Cytochrome C	可配	
小诺米星（硫酸盐） Micronomicin（Sulfate）	可配	
血管紧张素胺 Angiotensinamide	可配	
血管舒缓素 Kallidinogenase	可配	
Y 依他尼酸钠 Sodium Etacrynate	可配	
乙酰马嗪（马来酸盐） Acepromazine Maleate	可配	
乙酰唑胺 Acetazolamide	可配	
异丙嗪（盐酸盐） Promethazine（Hydrochloride）	**忌配**	
异丙肾上腺素（盐酸盐） Isoprenaline（Hydrochloride）	可配	
异烟肼 Isoniazid	可配	
抑肽酶 Aprotinin	可配	
右旋糖酐 40（含盐） Dextran 40（Sodium Chloride）	可配	
孕酮类 Progestogen	可配	

氨乙异硫脲

（克脑迷）

Aminoethylisothiourea

制剂规格与 pH 值 粉针剂，每支 1g。pH（5%）：3.8。

药理作用及应用 参与脑细胞的氧化-还原过程，促进脑细胞的新陈代谢，促进外伤昏迷者中枢神经功能恢复，并有对抗中枢抑制药物的作用。用于治疗外伤性昏迷及其他原因引起的昏迷，脑外伤后遗症，放射性损伤，一氧化碳中毒，脑缺氧，巴比妥类、地西泮类药物中毒等。

用法用量 静滴：用于脑外伤昏迷、一氧化碳中毒、脑缺氧、安眠药中毒，每次 1g，一日 1 次，连续 9～12d。

适宜溶剂 静滴：1g 粉针剂以注射用水 5mL 溶解后，再溶于 5%～10% 葡萄糖注射液 250～500mL。

给药速度 静滴：2h，40 滴/min；对虚脱者初始 5min 内按 100 滴/min 给予。

稳定性 静滴药液宜新鲜配制，有沉淀时不能应用。

不良反应 静滴可引起静脉炎和猩红热样皮疹，间有发热，一般于停药后可自愈。偶见有心动过缓、呼吸急促、面部潮红、腹痛、恶心、呕吐、皮疹、发热，注射部位血管疼痛、静脉炎等不良反应。

禁忌/慎用证 孕妇、产妇、哺乳期妇女、严重冠心病者禁用。

药物相互作用 不宜与吩噻嗪类药物合用，因可拮抗本品促进大脑功能恢复作用。

注意事项 不宜渗漏于血管外，以防发生局部刺激，反复注射可引起静脉炎。

配伍表

氨乙异硫脲加入以下药品	配伍结果	备　注
A 阿米卡星（硫酸盐） Amikacin（Sulfate）	可配	
阿托品（硫酸盐） Atropine（Sulfate）	可配	
氨苄西林钠@ Ampicillin Sodium	**忌配**	
氨茶碱 Aminophylline	**忌配**	
氨甲苯酸 Aminomethylbenzoic Acid	可配	
B 胞磷胆碱 Citicoline	可配	
贝美格 Bemegride	可配	
倍他司汀（盐酸盐） Betahistine（Hydrochloride）	可配	
苯巴比妥钠 Phenobarbital Sodium	**忌配**	
苯唑西林钠 Oxacillin Sodium	可配	
丙咪嗪（盐酸盐） Imipramine（Hydrochloride）	**忌配**	
C 长春新碱（硫酸盐） Vincristine（Sulfate）	可配	
醋谷胺 Aceglutamide	可配	
D 地塞米松（磷酸盐） Dexamethasone（Phosphate）	**忌配**	
地西泮® Diazepam	**忌配**	
东莨菪碱（氢溴酸盐） Scopolamine（Hydrobromide）	可配	
毒毛旋花子苷 K Strophanthin K	可配	
多巴胺（盐酸盐） Dopamine（Hydrochloride）	可配	
多粘菌素 B（硫酸盐） Polymyxin B（Sulfate）	可配	
多柔比星（盐酸盐） Doxorubicin（Hydrochloride）	可配	
E 二甲弗林 Dimefline	可配	
F 放线菌素 D Dactinomycin D	可配	
酚磺乙胺 Etamsylate	可配	
酚妥拉明（甲磺酸盐） Phentolamine（Mesylate）	可配	
奋乃静（盐酸盐） Perphenazine（Hydrochloride）	**忌配**	
呋塞米 Furosemide	**忌配**	
氟尿嘧啶 Fluorouracil	可配	

氨乙异硫脲加入以下药品（续）	配伍结果	备 注
氟哌啶醇（乳酸盐） Haloperidol（Lactate）	忌配	
氟哌利多 Droperidol	忌配	
辅酶 A Coenzyme A	可配	
复方氨基酸 Amino Acid Compound	可配	
G 肝素钠 Heparin Sodium	可配	
高三尖杉酯碱 Homoharringtonine	可配	
谷氨酸钠（28.75%） Sodium Glutamate（28.75%）	可配	
H 红霉素（乳糖酸盐） Erythromycin（Lactobionate）	忌配	
环磷酰胺 Cyclophosphamide	可配	
J 肌苷 Inosine	可配	
吉他霉素（酒石酸盐） Kitasamycin Tartrate	忌配	
甲氯芬酯（盐酸盐） Meclofenoxate（Hydrochloride）	可配	
甲泼尼龙琥珀酸钠 Methylprednisolone Sodium Succinate	忌配	
甲氧明（盐酸盐） Methoxamine（Hydrochloride）	忌配	
间羟胺（重酒石酸盐） Metaraminol（Bitartrate）	可配	
精氨酸（25%，盐酸盐） Arginine（25%，Hydrochloride）	可配	
L 劳拉西泮 Lorazepam	忌配	
利多卡因（盐酸盐） Lidocaine（Hydrochloride）	可配	
利舍平 Reserpine	可配	
林格液 Sodium Chloride Compound	可配	
林可霉素（盐酸盐） Lincomycin（Hydrochloride）	忌配	
硫酸镁（10%，25%） Magnesium Sulfate（10%，25%）	可配	
氯丙嗪（盐酸盐） Chlorpromazine（Hydrochloride）	忌配	
氯化钙（3%，5%） Calcium Chloride（3%，5%）	忌配	
氯化钾（10%） Potassium Chloride（10%）	可配	
氯唑西林钠 Cloxacillin Sodium	忌配	
洛贝林（盐酸盐） Lobeline（Hydrochloride）	可配	
M 麦角新碱（马来酸盐） Ergometrine（Maleate）	可配	
美芬丁胺（硫酸盐） Mephentermine（Sulfate）	可配	
美西律 Mexiletine	可配	
门冬氨酸钾镁 Potassium Magnesium Aspartate	可配	
门冬酰胺酶 Asparaginase	可配	
咪达唑仑（盐酸盐） Midazolam（Hydrochloride）	忌配	
N 脑垂体后叶素® Pituitrin	可配	
能量合剂 Energy Composite	忌配	
尼可刹米 Nikethamide	可配	
粘菌素（硫酸盐） Colymycin（Sulfate）	忌配	
尿激酶 Urokinase	可配	
P 哌甲酯 Methylphenidate	可配	
葡萄糖酸钙（10%） Calcium Gluconate（10%）	可配	

氨乙异硫脲加入以下药品（续）	配伍结果	备　注
普萘洛尔　Propranolol	可配	
Q 青霉素钠@　Benzylpenicillin Sodium	**忌配**	
氢化可的松　Hydrocortisone	**忌配**	
氢化可的松琥珀酸钠　Hydrocortisone Sodium Succinate	**忌配**	
庆大霉素（硫酸盐）@ Gentamycin（Sulfate）	**忌配**	
去甲肾上腺素（重酒石酸盐）　Norepinephrine（Bitartrate）	可配	
去氧肾上腺素（盐酸盐）　Phenylephrine（Hydrochloride）	可配	
R 乳酸钠（11.2%）　Sodium Lactate（11.2%）	可配	
S 塞替派　Thiotepa	可配	
三磷腺苷　Adenosine Triphosphate	可配	
山梨醇　Sorbitol	可配	
丝裂霉素　Mitomycin	**忌配**	
司可巴比妥钠　Secobarbital Sodium	**忌配**	
四环素（盐酸盐）　Tetracycline（Hydrochloride）	可配	
羧苄西林钠　Carbenicillin Sodium	可配	
T 碳酸氢钠（5%）　Sodium Bicarbonate（5%）	可配	
托西溴苄铵　Bretylium Tosilate	可配	
妥布霉素（硫酸盐）@ Tobramycin（Sulfate）	可配	
W 维拉帕米　Verapamil	可配	
维脑路通　Troxerutin	**忌配**	
维生素 B_6　Vitamin B_6	可配	
维生素 C　Vitamin C	可配	
戊巴比妥钠　Pentobarbital Sodium	**忌配**	
X 西咪替丁（盐酸盐）　Cimetidine（Hydrochloride）	可配	
细胞色素 C　Cytochrome C	可配	
Y 依他尼酸钠　Sodium Etacrynate	**忌配**	
乙酰丙嗪（马来酸盐）　Acepromazine（Maleate）	**忌配**	
异丙嗪（盐酸盐）　Promethazine（Hydrochloride）	**忌配**	
右旋糖酐 40（含盐）　Dextran 40（Sodium Chloride）	可配	

细胞色素 C

Cytochrome C

制剂规格与 pH 值　注射液：2mL∶15mg；粉针剂：每支 15mg。pH（7.5mg/mL）：6.5。

药理作用及应用　细胞呼吸激活药。用于缺氧症，如窒息、一氧化碳中毒、中枢抑制药中毒、严重休克、麻醉和肺部疾病引起的呼吸困难、高山反应、脑病、心脏疾病等引起的缺氧的治疗或辅助治疗。

用法用量　静注或静滴，每次 15～30mg，一日 30～60mg。

适宜溶剂　静注：15～30mg 溶于 25%葡萄糖注射液 20mL；静滴：150～300mg 溶于 5%葡萄糖注射液 100mL。

给药速度　静注：3～5min；静滴：1h。

稳定性　易分解，药液稀释后宜在 24h 内用毕。

不良反应　偶见有发热、瘙痒、荨麻疹、过敏等反应。

禁忌/慎用证　对本品过敏者或高敏者禁用。

药物相互作用　与头孢拉定、硝普钠配伍可降低效价。

注意事项　使用本品前，须做皮内试验，疗程结束后再需用本品，必须重新做皮肤过敏试验，阳性反应者禁用；对缺氧症的治疗应采取综合措施，单一应用本品有时效果不确切。

配伍表

细胞色素 C 加入以下药品	配伍结果	备　注
2：3：1 注射液　　2：3：1 Injection	可配	
A 阿糖胞苷（盐酸盐）Cytarabine（Hydrochloride）	**忌配**	
阿托品（硫酸盐）Atropine（Sulfate）	可配	
氨苄西林钠@ Ampicillin Sodium	**忌配**	
氨茶碱 Aminophylline	**忌配**	
氨基丁三醇（7.28%）Trometamol（7.28%）	可配	
氨基丁酸 Aminobutyric Acid	可配	
氨基己酸 Aminocaproic Acid	可配	
氨甲苯酸 Aminomethylbenzoic Acid	可配	
B 苯巴比妥钠 Phenobarbital Sodium	可配	
苯海拉明（盐酸盐）Diphenhydramine（Hydrochloride）	可配	
博来霉素 Bleomycin	可配	
C 长春新碱（硫酸盐）Vincristine（Sulfate）	**忌配**	
促皮质素 Corticotrophin	**忌配**	
D 地塞米松（磷酸盐）Dexamethasone（Phosphate）	可配	
地西泮® Diazepam	**忌配**	
东莨菪碱（氢溴酸盐）Scopolamine（Hydrobromide）	**忌配**	
毒毛旋花子苷 K　Strophanthin K	可配	
对氨基水杨酸钠 Sodium Aminosalicylate	可配	
多巴胺（盐酸盐）Dopamine（Hydrochloride）	**忌配**	
多粘菌素 B（硫酸盐）Polymyxin B（Sulfate）	可配	
E 二甲弗林 Dimefline	可配	
F 放线菌素 D　Dactinomycin D	**忌配**	
酚磺乙胺 Etamsylate	可配	
酚妥拉明（甲磺酸盐）Phentolamine（Mesylate）	可配	
呋塞米 Furosemide	**忌配**	
氟尿嘧啶 Fluorouracil	可配	
辅酶 A　Coenzyme A	可配	
G 谷氨酸钙（5%）Calcium Glutamate（5%）	可配	

细胞色素 C 加入以下药品（续）	配伍结果	备　注
谷氨酸钾（31.50%）　Potassium Glutamate（31.50%）	可配	
谷氨酸钠（28.75%）　Sodium Glutamate（28.75%）	可配	
H 红霉素（乳糖酸盐）　Erythromycin（Lactobionate）	**忌配**	
环磷酰胺 Cyclophosphamide	可配	
磺胺嘧啶钠 Sulfadiazine Sodium	**忌配**	
磺胺异噁唑（二醇胺盐）　Sulfafurazole（Diolamine）	**忌配**	
J 肌醇 Inositol	可配	
肌苷 Inosine	**忌配**	
加兰他敏（氢溴酸盐）　Galantamine（Hydrobromide）	**忌配**	
甲氧明（盐酸盐）　Methoxamine（Hydrochloride）	**忌配**	
间羟胺（重酒石酸盐）　Metaraminol（Bitartrate）	**忌配**	
精氨酸（25%，盐酸盐）　Arginine（25%，Hydrochloride）	可配	
K 卡那霉素（硫酸盐）　Kanamycin（Sulfate）	**忌配**	
克林霉素（磷酸盐）　Clindamycin（Phosphate）	**忌配**	
L 利多卡因（盐酸盐）　Lidocaine（Hydrochloride）	可配	
利舍平 Reserpine	可配	
链霉素（硫酸盐）　Streptomycin（Sulfate）	可配	
林格液 Sodium Chloride Compound	可配	
硫喷妥钠 Thiopental Sodium	**忌配**	
硫酸镁（10%，25%）　Magnesium Sulfate（10%，25%）	可配	
氯苯那敏 Chlorphenamine	可配	
氯丙嗪（盐酸盐）　Chlorpromazine（Hydrochloride）	可配	
氯化钙（3%，5%）　Calcium Chloride（3%，5%）	可配	
氯化钾（10%）　Potassium Chloride（10%）	可配	
氯化钠（0.9%）　Sodium Chloride（0.9%）	可配	
氯霉素 Chloramphenicol	稀释	
罗通定（硫酸盐）　Rotundine（Sulfate）	可配	
洛贝林（盐酸盐）　Lobeline（Hydrochloride）	可配	
M 吗啡（盐酸盐）　Morphine（Hydrochloride）	**忌配**	
麦角新碱（马来酸盐）　Ergometrine（Maleate）	可配	
美芬丁胺（硫酸盐）　Mephentermine（Sulfate）	**忌配**	
N 脑垂体后叶素® Pituitrin	可配	
能量合剂 Energy Composite	可配	
尼可刹米 Nikethamide	可配	
粘菌素（硫酸盐）　Colymycin（Sulfate）	**忌配**	
P 哌替啶（盐酸盐）　Pethidine（Hydrochloride）	可配	
葡醛内酯 Glucurolactone	可配	
葡萄糖（5%，10%）　Glucose（5%，10%）	可配	
葡萄糖氯化钠　Glucose and Sodium Chloride	可配	
葡萄糖酸钙（10%）　Calcium Gluconate（10%）	可配	

细胞色素 C 加入以下药品（续）	配伍结果	备　注
普鲁卡因（盐酸盐）　Procaine（Hydrochloride）	忌配	
普鲁卡因胺（盐酸盐）　Procainamide（Hydrochloride）	可配	
Q 青霉素钾@ Benzylpenicillin Potassium	忌配	
青霉素钠@ Benzylpenicillin Sodium	忌配	
氢化可的松 Hydrocortisone	可配	
氢化可的松琥珀酸钠 Hydrocortisone Sodium Succinate	忌配	
氢化麦角碱 Dihydroergotoxine	可配	
庆大霉素（硫酸盐）@ Gentamycin（Sulfate）	可配	
去甲肾上腺素（重酒石酸盐）Norepinephrine（Bitartrate）	忌配	
去氧肾上腺素（盐酸盐）Phenylephrine（Hydrochloride）	忌配	
去乙酰毛花苷 Deslanoside	可配	
R 乳酸钠（11.2%）　Sodium Lactate（11.2%）	可配	
S 三磷腺苷 Adenosine Triphosphate	可配	
山莨菪碱（氢溴酸盐）　Anisodamine（Hydrobromide）	可配	
山梨醇 Sorbitol	可配	
肾上腺素（盐酸盐）　Adrenaline（Hydrochloride）	可配	
四环素（盐酸盐）　Tetracycline（Hydrochloride）	忌配	
羧苄西林钠 Carbenicillin Sodium	可配	
缩宫素 Oxytocin	可配	
T 碳酸氢钠（5%）　Sodium Bicarbonate（5%）	忌配	
头孢拉定 Cefradine	忌配	
W 万古霉素（盐酸盐）　Vancomycin（Hydrochloride）	忌配	
维生素 B_6　Vitamin B_6	可配	
维生素 C　Vitamin C	可配	
维生素 K_3　Vitamin K_3	可配	
X 硝普钠 Sodium Nitroprusside	忌配	
溴化钙（5%）　Calcium Bromide（5%）	可配	
Y 依他尼酸钠 Sodium Etacrynate	忌配	
胰岛素（正规）℗ Insulin（Regular）	可配	
异丙嗪（盐酸盐）　Promethazine（Hydrochloride）	忌配	
异丙肾上腺素（盐酸盐）　Isoprenaline（Hydrochloride）	忌配	
异戊巴比妥钠 Amobarbital Sodium	忌配	
异烟肼 Isoniazid	可配	
右旋糖酐 40（含盐）　Dextran 40（Sodium Chloride）	可配	

安钠咖

（苯甲酸钠咖啡因）

Caffeine and Sodium Benzoate

制剂规格与 pH 值　注射液：1mL：0.25g；2mL：0.5g。pH（20%）：7.5～8.5。

药理作用及应用　本品含无水咖啡因和苯甲酸钠，咖啡因小剂量时可增强大脑皮层兴奋过程，振奋精神，剂量增大时能兴奋呼吸中枢和血管运动中枢，特别当中枢处于抑制状态时，作用显著。用于因催眠、麻醉药物中毒或急性感染性疾病所引起的中枢性呼吸循环衰竭。

用法用量　皮下或肌注，每次 1～2mL，2～4h 可重复注射。极量，每次 3mL，一日 12mL。

不良反应　对胃有刺激，可出现恶心、胃痛等症状。

禁忌/慎用证　胃溃疡患者、孕妇禁用。哺乳期妇女慎用。

药物相互作用　与异烟肼或麻黄碱合用有协同作用；与口服避孕药合用，可减慢本品代谢。

注意事项　警惕因用药过量而引起中毒。勿稀释及静注。

配伍表

安钠咖加入以下药品	配伍结果	备　注
B　苯巴比妥钠 Phenobarbital Sodium	忌配	
D　地西泮® Diazepam	忌配	
F　氟哌利多 Droperidol	忌配	
K　奎宁（二盐酸盐）　Quinine（Dihydrochloride）	忌配	
L　氯丙嗪（盐酸盐）　Chlorpromazine（Hydrochloride）	忌配	
N　奈替米星（硫酸盐）　Netilmicin（Sulfate）	忌配	
S　硫喷妥钠 Thiopental Sodium	忌配	
司可巴比妥钠 Secobarbital Sodium	忌配	
四环素（盐酸盐）　Tetracycline（Hydrochloride）	忌配	
Y　异戊巴比妥钠 Amobarbital Sodium	忌配	

脑蛋白水解物

（脑活素）

Cerebrolysin

制剂规格与 pH 值　粉针剂：每支含总氮 60mg 与游离氨基酸 350mg。注射液：1mL，2mL，5mL，10mL。pH（33%）：7.0。

药理作用及应用　有利于神经细胞的蛋白质合成及其呼吸链，并同时刺激有关激素分泌，能有效地保护中枢神经系统免受有毒物质的侵害。用于原发性痴呆、血管性痴呆和轻中度中风后的认知功能障碍，混合性痴呆、颅脑损伤后脑功能的改善。

用法用量　注射用脑蛋白水解物：静滴，一般每次使用 60～180mg（以总氮计），一日 1 次，可连续使用 10～14d 为 1 个疗程；或遵医嘱。注射液：皮注不超过 2mL，肌注不超过 5mL，静注不超过 10mL。

适宜溶剂　静滴：10～30mL 本品稀释于 0.9%氯化钠注射液 250mL。

给药速度　静滴：1～2h。

不良反应　过敏反应，寒战，发热感，偶尔伴有过度激动作用（行为过度、紧张、失眠），曾报道一例患者发生惊厥。

禁忌/慎用证　对本药任一成分过敏、癫痫状态或大发作、严重肾功能不全者及孕妇禁用。

药物相互作用　本药含多种氨基酸，勿与平衡氨基酸溶液混合配伍而使后者失衡。

注意事项　哺乳期妇女使用本药应权衡利弊；用药期间建议避免驾驶和机械操作等类似活动。

配伍表

脑蛋白水解物加入以下药品	配伍结果	备　注
A 阿米卡星（硫酸盐）　Amikacin（Sulfate）	可配	
阿糖胞苷（盐酸盐）　Cytarabine（Hydrochloride）	可配	
阿托品（硫酸盐）　Atropine（Sulfate）	可配	
氨苄西林钠@Ampicillin Sodium	可配	
氨苄西林-舒巴坦钠　Ampicillin-Sulbactam Sodium	可配	
氨茶碱　Aminophylline	可配	
氨基己酸　Aminocaproic Acid	可配	
氨甲苯酸　Aminomethylbenzoic Acid	可配	
氨甲环酸　Tranexamic Acid	可配	
B 胞磷胆碱　Citicoline	可配	
贝美格　Bemegride	可配	
倍他司汀（盐酸盐）　Betahistine（Hydrochloride）	可配	
苯巴比妥钠　Phenobarbital Sodium	**忌配**	
苯丙酸诺龙　Nandrolone Phenylpropionate	**忌配**	
苯妥英钠　Phenytoin Sodium	**忌配**	
苯唑西林钠　Oxacillin Sodium	可配	
C 长春新碱（硫酸盐）　Vincristine（Sulfate）	可配	
D 丹参　Dan Shen	★	Y_3
地塞米松（磷酸盐）　Dexamethasone（Phosphate）	可配	
东莨菪碱（氢溴酸盐）　Scopolamine（Hydrobromide）	可配	
毒毛旋花子苷 K　Strophanthin K	可配	
多巴胺（盐酸盐）　Dopamine（Hydrochloride）	可配	
多巴酚丁胺（盐酸盐）　Dobutamine（Hydrochloride）	可配	
多柔比星（盐酸盐）　Doxorubicin（Hydrochloride）	可配	
E 二氮嗪　Diazoxide	**忌配**	
二甲弗林　Dimefline	可配	
F 法莫替丁　Famotidine	可配	
酚磺乙胺　Etamsylate	可配	
呋塞米　Furosemide	**忌配**	
氟尿嘧啶　Fluorouracil	可配	
氟哌啶醇（乳酸盐）　Haloperidol（Lactate）	可配	
辅酶 A　Coenzyme A	可配	

脑蛋白水解物加入以下药品（续）	配伍结果	备 注
G 谷氨酸钠（28.75%） Sodium Glutamate（28.75%）	可配	
H 红霉素（乳糖酸盐） Erythromycin（Lactobionate）	可配	
环丙沙星 Ciprofloxacin	可配	
磺胺嘧啶钠 Sulfadiazine Sodium	**忌配**	
J 肌苷 Inosine	可配	
吉他霉素（酒石酸盐） Kitasamycin Tartrate	可配	
己烯雌酚 Diethylstilbestrol	**忌配**	
甲泼尼龙琥珀酸钠 Methylprednisolone Sodium Succinate	可配	
甲硝唑 Metronidazole	可配	
甲氧明（盐酸盐） Methoxamine（Hydrochloride）	可配	
间羟胺（重酒石酸盐） Metaraminol（Bitartrate）	可配	
精氨酸（25%，盐酸盐） Arginine（25%，Hydrochloride）	可配	
K 克林霉素（磷酸盐） Clindamycin（Phosphate）	可配	
L 雷尼替丁（盐酸盐） Ranitidine（Hydrochloride）	可配	
利巴韦林 Ribavirin	可配	
利多卡因（盐酸盐） Lidocaine（Hydrochloride）	可配	
利舍平 Reserpine	可配	
林格液 Sodium Chloride Compound	可配	
林可霉素（盐酸盐） Lincomycin（Hydrochloride）	可配	
硫喷妥钠 Thiopental Sodium	**忌配**	
硫酸镁（10%，25%） Magnesium Sulfate（10%，25%）	可配	
氯胺酮（盐酸盐） Ketamine（Hydrochloride）	可配	
氯丙嗪（盐酸盐） Chlorpromazine（Hydrochloride）	可配	
氯氮䓬 Chlordiazepoxide	**忌配**	
氯化钙（3%，5%） Calcium Chloride（3%，5%）	可配	
氯化钾（10%） Potassium Chloride（10%）	可配	
氯化钠（0.9%） Sodium Chloride（0.9%）	可配	
氯霉素 Chloramphenicol	可配	
洛贝林（盐酸盐） Lobeline（Hydrochloride）	可配	
M 麦角新碱（马来酸盐） Ergometrine（Maleate）	可配	
毛花苷丙 Lanatoside C	可配	
美芬丁胺（硫酸盐） Mephentermine（Sulfate）	可配	
N 脑垂体后叶素® Pituitrin	可配	
能量合剂 Energy Composite	可配	
尼可刹米 Nikethamide	可配	
尿激酶 Urokinase	可配	
P 培氟沙星（甲磺酸盐） Pefloxacin（Mesylate）	可配	
葡萄糖（5%，10%） Glucose（5%，10%）	可配	
葡萄糖氯化钠 Glucose and Sodium Chloride	可配	
葡萄糖酸钙（10%） Calcium Gluconate（10%）	可配	

脑蛋白水解物加入以下药品（续）	配伍结果	备　注
Q 青霉素钠@ Benzylpenicillin Sodium	可配	
氢化可的松 Hydrocortisone	可配	
氢化可的松琥珀酸钠 Hydrocortisone Sodium Succinate	可配	
庆大霉素（硫酸盐）@ Gentamycin（Sulfate）	可配	
去甲肾上腺素（重酒石酸盐） Norepinephrine（Bitartrate）	可配	
全血 Whole Blood	忌配	
R 柔红霉素 Daunorubicin	可配	
乳酸钠（11.2%） Sodium Lactate（11.2%）	可配	
S 三磷腺苷 Adenosine Triphosphate	可配	
山莨菪碱（盐酸盐） Anisodamine（Hydrochloride）	可配	
肾上腺素（盐酸盐） Adrenaline（Hydrochloride）	忌配	
双嘧达莫 Dipyridamole	忌配	
顺铂 Cisplatin	可配	
丝裂霉素 Mitomycin	可配	
司可巴比妥钠 Secobarbital Sodium	忌配	
羧苄西林钠 Carbenicillin Sodium	可配	
缩宫素 Oxytocin	可配	
T 碳酸氢钠（5%） Sodium Bicarbonate（5%）	可配	
头孢呋辛钠 Cefuroxime Sodium	可配	
头孢拉定 Cefradine	可配	
头孢美唑钠 Cefmetazole Sodium	可配	
头孢米诺钠 Cefminox Sodium	可配	
头孢哌酮钠 Cefoperazone Sodium	可配	
头孢噻肟钠 Cefotaxime Sodium	可配	
头孢他啶 Ceftazidime	可配	
头孢唑林钠 Cefazolin Sodium	可配	
妥布霉素（硫酸盐）@ Tobramycin（Sulfate）	可配	
W 维拉帕米 Verapamil	可配	
维生素 B_6　Vitamin B_6	可配	
维生素 C　Vitamin C	可配	
维生素 K_1　Vitamin K_1	可配	
X 西咪替丁（盐酸盐） Cimetidine（Hydrochloride）	可配	
细胞色素 C　Cytochrome C	可配	
硝普钠 Sodium Nitroprusside	忌配	
Y 氧氟沙星 Ofloxacin	可配	
伊达比星（盐酸盐） Idarubicin（Hydrochloride）	可配	
胰岛素（正规）℗ Insulin（Regular）	忌配	
异丙嗪（盐酸盐） Promethazine（Hydrochloride）	可配	
异丙肾上腺素（盐酸盐） Isoprenaline（Hydrochloride）	可配	
异戊巴比妥钠 Amobarbital Sodium	忌配	

脑蛋白水解物加入以下药品（续）	配伍结果	备 注
异烟肼 Isoniazid	可配	
罂粟碱（盐酸盐） Papaverine（Hydrochloride）	可配	
右旋糖酐 40（含盐） Dextran 40（Sodium Chloride）	可配	
鱼精蛋白（硫酸盐） Protamine（Sulfate）	可配	
孕酮类 Progestogen	**忌配**	

醋谷胺

（乙酰谷酰胺）

Aceglutamide

制剂规格与 pH 值 醋谷胺钠注射液：2mL∶100mg。pH（50mg/mL）：3.0～5.0。

药理作用及应用 为谷氨酰胺的乙酰化合物，有改善神经细胞代谢、维持神经应激能力及降低血氨的作用，并能通过血-脑屏障。用于脑外伤昏迷、肝昏迷、偏瘫、高位截瘫、小儿麻痹后遗症、神经性头痛、腰痛等。

用法用量 肌注或静滴，一日 100～600mg。瘫痪、小儿麻痹后遗症、腰痛亦可用穴位注射。

适宜溶剂 静滴：100～600mg 稀释于 5%或 10%葡萄糖注射液 250mL。

不良反应 静滴时可致血压下降。

注意事项 注意控制滴速与血压，勿静注。

配伍表

醋谷胺加入以下药品	配伍结果	备 注
A 阿米卡星（硫酸盐） Amikacin（Sulfate）	可配	
阿托品（硫酸盐） Atropine（Sulfate）	可配	
氨苄西林钠@ Ampicillin Sodium	可配	
氨茶碱 Aminophylline	可配	
氨基己酸 Aminocaproic Acid	可配	
氨甲苯酸 Aminomethylbenzoic Acid	可配	
氨甲环酸 Tranexamic Acid	可配	
氨乙异硫脲 Antiradon	可配	
B 胞磷胆碱 Citicoline	可配	
贝美格 Bemegride	可配	
C 长春新碱（硫酸盐） Vincristine（Sulfate）	可配	
D 地塞米松（磷酸盐） Dexamethasone（Phosphate）	可配	
毒毛旋花子苷 K Strophanthin K	可配	
多巴胺（盐酸盐） Dopamine（Hydrochloride）	可配	
多粘菌素 B（硫酸盐） Polymyxin B（Sulfate）	可配	
多柔比星（盐酸盐） Doxorubicin（Hydrochloride）	可配	
E 二甲弗林 Dimefline	可配	
F 酚磺乙胺 Etamsylate	可配	

醋谷胺加入以下药品（续）	配伍结果	备　注
酚妥拉明（甲磺酸盐）　Phentolamine（Mesylate）	可配	
呋塞米　Furosemide	可配	
氟尿嘧啶　Fluorouracil	可配	
复方氨基酸　Amino Acid Compound	可配	
G 肝素钠　Heparin Sodium	可配	
高三尖杉酯碱　Homoharringtonine	可配	
谷氨酸钠（28.75%）　Sodium Glutamate（28.75%）	可配	
H 红霉素（乳糖酸盐）　Erythromycin（Lactobionate）	可配	
J 肌苷　Inosine	可配	
吉他霉素（酒石酸盐）　Kitasamycin Tartrate	可配	
甲氯芬酯（盐酸盐）　Meclofenoxate（Hydrochloride）	可配	
甲泼尼龙琥珀酸钠　Methylprednisolone Sodium Succinate	可配	
甲氧明（盐酸盐）　Methoxamine（Hydrochloride）	可配	
间羟胺（重酒石酸盐）　Metaraminol（Bitartrate）	可配	
精氨酸（25%，盐酸盐）　Arginine（25%，Hydrochloride）	可配	
K 克林霉素（磷酸盐）　Clindamycin（Phosphate）	可配	
L 利多卡因（盐酸盐）　Lidocaine（Hydrochloride）	可配	
利舍平　Reserpine	可配	
林格液　Sodium Chloride Compound	可配	
林可霉素（盐酸盐）　Lincomycin（Hydrochloride）	可配	
硫酸镁（10%，25%）　Magnesium Sulfate（10%，25%）	可配	
氯丙嗪（盐酸盐）　Chlorpromazine（Hydrochloride）	忌配	
氯化钙（3%，5%）　Calcium Chloride（3%，5%）	可配	
氯化钾（10%）　Potassium Chloride（10%）	可配	
氯唑西林钠　Cloxacillin Sodium	可配	
洛贝林（盐酸盐）　Lobeline（Hydrochloride）	可配	
M 麦角新碱（马来酸盐）　Ergometrine（Maleate）	可配	
美芬丁胺（硫酸盐）　Mephentermine（Sulfate）	可配	
美西律　Mexiletine	可配	
门冬氨酸钾镁　Potassium Magnesium Aspartate	可配	
N 脑垂体后叶素®　Pituitrin	可配	
能量合剂　Energy Composite	忌配	
尼可刹米　Nikethamide	可配	
粘菌素（硫酸盐）　Colymycin（Sulfate）	可配	
尿激酶　Urokinase	可配	
P 哌甲酯　Methylphenidate	可配	
哌替啶（盐酸盐）　Pethidine（Hydrochloride）	可配	
葡萄糖（5%，10%）　Glucose（5%，10%）	可配	
葡萄糖酸钙（10%）　Calcium Gluconate（10%）	可配	
普萘洛尔　Propranolol	可配	

醋谷胺加入以下药品（续）	配伍结果	备 注
Q 青霉素钾[@] Benzylpenicillin Potassium	忌配	
青霉素钠[@] Benzylpenicillin Sodium	可配	
氢化可的松 Hydrocortisone	忌配	
氢化可的松琥珀酸钠 Hydrocortisone Sodium Succinate	忌配	
庆大霉素（硫酸盐）[@] Gentamycin（Sulfate）	可配	
去甲肾上腺素（重酒石酸盐） Norepinephrine（Bitartrate）	可配	
去氧肾上腺素（盐酸盐） Phenylephrine（Hydrochloride）	可配	
去乙酰毛花苷 Deslanoside	可配	
R 乳酸钠（11.2%） Sodium Lactate（11.2%）	可配	
S 三磷腺苷 Adenosine Triphosphate	可配	
山梨醇 Sorbitol	可配	
丝裂霉素 Mitomycin	忌配	
四环素（盐酸盐） Tetracycline（Hydrochloride）	忌配	
羧苄西林钠 Carbenicillin Sodium	可配	
缩宫素 Oxytocin	可配	
T 碳酸氢钠（5%） Sodium Bicarbonate（5%）	可配	
妥布霉素（硫酸盐）[@] Tobramycin（Sulfate）	可配	
W 维拉帕米 Verapamil	可配	
维脑路通 Troxerutin	可配	
维生素 B_6 Vitamin B_6	可配	
维生素 C Vitamin C	可配	
维生素 K_1 Vitamin K_1	可配	
X 西咪替丁（盐酸盐） Cimetidine（Hydrochloride）	可配	
细胞色素 C Cytochrome C	可配	
Y 依他尼酸钠 Sodium Etacrynate	可配	
异丙嗪（盐酸盐） Promethazine（Hydrochloride）	可配	

依达拉奉

（依达拉酮）

Edaravone

(Adaravone)

制剂规格 注射液：每支 10 mg/mL，30 mg/20mL。

药理作用及应用 通过清除自由基，抑制脂质过氧化，防止血管内皮细胞与细胞的氧化损伤；在脑梗死急性期，可减轻梗死部分周围的缺血损害，使脑梗死所致脑水肿与组织坏死减轻，脑功能改善，生活能力提高。脑梗死发病后尽早用药可提高疗效，最好勿迟于发病后 24h。

用法用量 静滴：成人量 30 mg，加入 0.9%氯化钠注射液 100~250mL，30～40min 滴完，对脑梗死后遗症疗效有限。一日 2 次。2 周 1 个疗程。

适宜溶剂　0.9%氯化钠注射液。

稳定性　注射液可在室温下于阴凉处避光保存。

不良反应　血压升高，发热感，肝脏转氨酶（AST、ALT）升高，黄疸及相关检测指标阳性，过敏性皮肤反应（瘙痒、红疹、肿胀），白细胞及血小板数目上升或降低，弥散性血管内凝血，肾功能不全的检测指标阳性甚至急性肾衰。

禁忌/慎用证　对本药过敏，严重肾功能不全、孕妇、哺乳期妇女、儿童禁用；轻、中度肝、肾功能不全者、80 岁以上老年人、心脏病患者慎用，以免加重心、肝、肾功能损害。

药物相互作用　头孢类（头孢替安、头孢唑林、头孢噻啶），氨基糖苷类（庆大霉素、阿米卡星、小诺米星等）与本品可有协同性肾损害效应，必要使用时应加强肾功能监测。

注意事项　治疗中出现肝肾功能异常、血小板及凝血功能异常应停药观察，对症处理。据哈佛医学院 WHO 药物政策协作中心编著的医保药物政策培训讲义[Medicines and Insurance Coverage（MedIC）Initiative 2011.Mar.P.11］提示，在 2005 年前就有 8 组临床试验资料的补充评述表明依达拉奉对急性中风缺乏结论性效果，且可引起致命的急性肾衰，费用上比纳入治疗指南用药的奥扎格雷钠（Ozagrel）贵 3 倍，故依达拉奉未被列为医保品种。

配伍表

依达拉奉加入以下药品	配伍结果	备　注
B　苯巴比妥钠 Phenobarbital Sodium	忌配	
苯妥英钠 Phenytoin sodium	忌配	
D　地西泮@ Diazepam	忌配	
F　复方氨基酸 Compound Amino Acid	忌配	
L　氯化钠（0.9%）Sodium Chloride （0.9%）	可配	
氯化钙(10%) Calcium chloride （10%）	忌配	
P　葡萄糖（5%，10%）Glucose （5%，10%）	忌配	
葡萄糖酸钙 Calcium gluconate	忌配	
葡萄糖氯化钠（5%）Glucose and Sodium Chloride（5%）	忌配	
Y　异丙嗪（盐酸盐）Promethazine （Hydrochloride）	忌配	

第三节　抗帕金森病药

左旋多巴

（左多巴）

Levodopa

制剂规格与 pH 值　注射液：20mL : 50mg。pH（1%）：4.5～7.0。

药理作用及应用　为体内合成去甲肾上腺素、多巴胺等的前体物质，进入中枢后经过脱羧酶催化代谢为多巴胺发挥治疗作用。适用于帕金森病和帕金森综合征，也用于急性肝昏迷促醒。

用法用量 静滴：治疗肝性脑病，一日 0.2～0.6g，患者清醒后一日 0.2g，连用 1～2d。

适宜溶剂 静滴：0.2～0.6g 加入 5%葡萄糖注射液 500mL。

给药速度 缓慢静滴。

不良反应 主要有恶心、呕吐、食欲减退、运动增多，长期治疗后有"开关"现象及终末剂量效应，另有直立性低血压、心律紊乱、抑郁、幻觉、排尿困难、惊厥、瞳孔扩大、丙氨酸转氨酶及碱性磷酸酶升高。

禁忌/慎用证 严重心血管病、器质性脑病、内分泌失调、精神病、黑色素瘤、闭角型青光眼、消化性溃疡、有惊厥史的患者，以及孕妇、哺乳期妇女禁用。肝肾功能不全、糖尿病、溃疡病患者及 5 岁以下儿童慎用。

药物相互作用 忌与单胺氧化酶抑制剂合用；慎与麻黄碱及拟肾上腺素药合用；与氯丙嗪虽在体外可配伍，但左旋多巴的作用可减弱；与甲基多巴合用，可减弱其抗震颤麻痹作用。

注意事项 用药期间不宜驾驶、操纵机器等。

配伍表

左旋多巴加入以下药品	配伍结果	备 注
2：3：1 注射液　2：3：1 Injection	可配	
A 阿米卡星（硫酸盐）　Amikacin（Sulfate）	**忌配**	
阿托品（硫酸盐）　Atropine（Sulfate）	可配	
氨苄西林钠@ Ampicillin Sodium	可配	
氨茶碱　Aminophylline	可配	
氨基丁三醇（7.28%）　Trometamol（7.28%）	可配	
氨基丁酸　Aminobutyric Acid	可配	
氨基己酸　Aminocaproic Acid	可配	
氨甲苯酸　Aminomethylbenzoic Acid	可配	
氨甲环酸　Tranexamic Acid	可配	
B 贝美格　Bemegride	可配	
苯巴比妥钠　Phenobarbital Sodium	可配	
苯妥英钠　Phenytoin Sodium	**忌配**	
苯唑西林钠　Oxacillin Sodium	可配	
玻璃酸酶　Hyaluronidase	可配	
博来霉素　Bleomycin	可配	
C 促皮质素　Corticotrophin	可配	
D 地塞米松（磷酸盐）　Dexamethasone（Phosphate）	可配	
东莨菪碱（氢溴酸盐）　Scopolamine（Hydrobromide）	可配	
毒毛旋花子苷 K　Strophanthin K	可配	
多巴胺（盐酸盐）　Dopamine（Hydrochloride）	可配	
多粘菌素 B（硫酸盐）　Polymyxin B（Sulfate）	可配	
E 二甲弗林　Dimefline	可配	
二氢麦角碱（甲磺酸盐）　Dihydroergotamine（Mesylate）	可配	
F 放线菌素 D　Dactinomycin D	可配	

左旋多巴加入以下药品（续）	配伍结果	备　注
酚磺乙胺　Etamsylate	可配	
酚妥拉明（甲磺酸盐）　Phentolamine（Mesylate）	可配	
奋乃静（盐酸盐）　Perphenazine（Hydrochloride）	**忌配**	
呋塞米　Furosemide	可配	
氟尿嘧啶　Fluorouracil	可配	
氟哌啶醇（乳酸盐）　Haloperidol（Lactate）	可配	
辅酶 A　Coenzyme A	可配	
G 肝素钠　Heparin Sodium	可配	
谷氨酸钙（5%）　Calcium Glutamate（5%）	可配	
谷氨酸钾（31.50%）　Potassium Glutamate（31.50%）	可配	
谷氨酸钠（28.75%）　Sodium Glutamate（28.75%）	可配	
H 红霉素（乳糖酸盐）　Erythromycin（Lactobionate）	可配	
环磷酰胺　Cyclophosphamide	可配	
磺胺嘧啶钠　Sulfadiazine Sodium	可配	
J 肌苷　Inosine	可配	
吉他霉素（酒石酸盐）Kitasamycin（Tartrate）	可配	
甲基多巴　Methyldopa	**忌配**	
甲泼尼龙琥珀酸钠　Methylprednisolone Sodium Succinate	可配	
甲氧明（盐酸盐）　Methoxamine（Hydrochloride）	**忌配**	
间羟胺（重酒石酸盐）　Metaraminol（Bitartrate）	可配	
精氨酸（25%，盐酸盐）　Arginine（25%，Hydrochloride）	可配	
K 卡络柳钠　Carbazochrome Salicylate	可配	
可乐定（盐酸盐）　Clonidine（Hydrochloride）	**忌配**	
L 利多卡因（盐酸盐）　Lidocaine（Hydrochloride）	可配	
利舍平　Reserpine	**忌配**	
两性霉素 B　Amphotericin B	可配	
林可霉素（盐酸盐）　Lincomycin（Hydrochloride）	可配	
硫酸镁（10%，25%）　Magnesium Sulfate（10%，25%）	可配	
氯丙嗪（盐酸盐）　Chlorpromazine（Hydrochloride）	可配	
氯化钙（3%，5%）　Calcium Chloride（3%，5%）	可配	
氯化钾（10%）　Potassium Chloride（10%）	可配	
氯化钠（0.9%）　Sodium Chloride（0.9%）	可配	
氯化筒箭毒碱　Tubocurarine Chloride	可配	
氯霉素　Chloramphenicol	可配	
氯霉素琥珀酸酯钠　Chloramphenicol Succinate Sodium	可配	
氯唑西林钠　Cloxacillin Sodium	可配	
洛贝林（盐酸盐）　Lobeline（Hydrochloride）	可配	
M 吗啡（盐酸盐）　Morphine（Hydrochloride）	可配	
麦角新碱（马来酸盐）　Ergometrine（Maleate）	可配	
毛花苷丙　Lanatoside C	可配	

左旋多巴加入以下药品（续）	配伍结果	备 注
美芬丁胺（硫酸盐） Mephentermine（Sulfate）	可配	
N 脑垂体后叶素® Pituitrin	可配	
能量合剂 Energy Composite	可配	
尼可刹米 Nikethamide	可配	
粘菌素（硫酸盐） Colymycin（Sulfate）	可配	
P 哌甲酯 Methylphenidate	可配	
哌替啶（盐酸盐） Pethidine（Hydrochloride）	可配	
葡萄糖（5%，10%） Glucose（5%，10%）	可配	
葡萄糖氯化钠 Glucose and Sodium Chloride	可配	
葡萄糖酸钙（10%） Calcium Gluconate（10%）	可配	
普鲁卡因（盐酸盐） Procaine（Hydrochloride）	可配	
普鲁卡因胺（盐酸盐） Procainamide（Hydrochloride）	可配	
普萘洛尔 Propranolol	可配	
Q 青霉素钾® Benzylpenicillin Potassium	可配	
青霉素钠® Benzylpenicillin Sodium	可配	
氢化可的松 Hydrocortisone	可配	
氢化可的松琥珀酸钠 Hydrocortisone Sodium Succinate	可配	
庆大霉素（硫酸盐）® Gentamycin（Sulfate）	可配	
去甲肾上腺素（重酒石酸盐） Norepinephrine（Bitartrate）	可配	
去氧肾上腺素（盐酸盐） Phenylephrine（Hydrochloride）	可配	
R 乳酸钠（11.2%） Sodium Lactate（11.2%）	可配	
S 三磷腺苷 Adenosine Triphosphate	可配	
山莨菪碱（氢溴酸盐） Anisodamine（Hydrobromide）	可配	
山莨菪碱（盐酸盐） Anisodamine（Hydrochloride）	可配	
山梨醇 Sorbitol	可配	
肾上腺素（盐酸盐） Adrenaline（Hydrochloride）	可配	
四环素（盐酸盐） Tetracycline（Hydrochloride）	可配	
羧苄西林钠 Carbenicillin Sodium	可配	
缩宫素 Oxytocin	可配	
T 碳酸氢钠（5%） Sodium Bicarbonate（5%）	可配	
妥拉唑林（盐酸盐） Tolazoline（Hydrochloride）	可配	
W 万古霉素（盐酸盐） Vancomycin（Hydrochloride）	可配	
维生素 B_6 Vitamin B_6	**忌配**	
维生素 C Vitamin C	可配	
维生素 K_1 Vitamin K_1	可配	
X 细胞色素 C Cytochrome C	可配	
血管紧张素胺 Angiotensinamide	可配	
Y 依他酸钙钠 Calcium Disodium Edetate	可配	
依他尼酸钠 Sodium Etacrynate	可配	
胰岛素（正规）® Insulin（Regular）	可配	

左旋多巴加入以下药品（续）	配伍结果	备 注
异丙嗪（盐酸盐） Promethazine（Hydrochloride）	可配	
异丙肾上腺素（盐酸盐） Isoprenaline（Hydrochloride）	可配	
异戊巴比妥钠 Amobarbital Sodium	可配	
异烟肼 Isoniazid	可配	
罂粟碱（盐酸盐） Papaverine（Hydrochloride）	**忌配**	
右旋糖酐 40（含盐） Dextran 40（Sodium Chloride）	可配	

苯扎托品
Benzatropine

制剂规格与 pH 值　甲磺酸盐注射液：2mL : 2mg。pH（1mg/mL）：5.5～6.5。

药理作用及应用　具有抗胆碱及抗组胺作用，并有轻度局部麻醉作用。用于治疗帕金森病，也用于药物引起的锥体外系反应。

用法用量　肌注或静注。常用量：帕金森病，每次 1～2mg，一日 1～2 次；药物诱发的锥体外系反应，每次 1～4mg，一日 1～2 次。

不良反应　常见有头晕、视物模糊、便秘、出汗减少、排尿困难、嗜睡、口鼻或咽喉干燥、畏光、恶心、呕吐等不良反应。

禁忌/慎用证　闭角型青光眼、幽门或十二指肠狭窄、尿路梗阻、弛缓不能、重症肌无力患者及3 岁以下小儿禁用。心血管功能不全、迟发性多动症、有锥体外系反应患者，以及有精神病、已有或倾向于闭角型青光眼、肝功能障碍、完全性或部分性肠梗阻或有此病史、重症肌无力、中度或重度前列腺肥大或尿潴留、肾功能障碍、3～18 岁及高血压患者慎用。

药物相互作用　与金刚烷胺合用能加重本品的不良反应；本品可增强中枢神经抑制剂的中枢作用。

注意事项　老年患者长期应用容易促发青光眼，治疗期间应监测眼内压。

配伍表

	苯扎托品（甲磺酸盐）加入以下药品	配伍结果	备 注
A	氨苄西林钠@ Ampicillin Sodium	**忌配**	
	氨茶碱 Aminophylline	**忌配**	
	氨基丁三醇（7.28%） Trometamol（7.28%）	**忌配**	
B	苯巴比妥钠 Phenobarbital Sodium	**忌配**	
	苯妥英钠 Phenytoin Sodium	**忌配**	
D	地西泮® Diazepam	**忌配**	
F	氟尿嘧啶 Fluorouracil	**忌配**	
G	谷氨酸钾（31.50%） Potassium Glutamate（31.50%）	**忌配**	
H	磺胺嘧啶钠 Sulfadiazine Sodium	**忌配**	
L	林格液 Sodium Chloride Compound	可配	
	硫喷妥钠 Thiopental Sodium	**忌配**	
	氯化钠（0.9%） Sodium Chloride（0.9%）	可配	

苯扎托品（甲磺酸盐）加入以下药品（续）	配伍结果	备 注
P 葡萄糖（5%，10%） Glucose（5%，10%）	可配	
葡萄糖氯化钠 Glucose and Sodium Chloride	可配	
S 司可巴比妥钠 Secobarbital Sodium	忌配	
羧苄西林钠 Carbenicillin Sodium	忌配	
Y 异戊巴比妥钠 Amobarbital Sodium	忌配	

第四节　抗癫痫药

苯妥英钠

（大仑丁）

Phenytoin Sodium

（Dilantin）

制剂规格与 pH 值　注射用粉针剂：每支 0.1g，0.25g。pH（50mg/mL）：9.5～11.0。

药理作用及应用　为抗癫痫、抗心律失常药。治疗剂量不引起镇静催眠作用。适用于治疗癫痫全身强直阵挛性发作、单纯及复杂部分性发作、继发性全面性发作和癫痫持续状态。可用于三叉神经痛、发作性舞蹈手足徐动症、发作性控制障碍、肌强直症及三环类抗抑郁剂过量时心脏传导障碍等。

用法用量　静注：常用量：抗癫痫持续状态，150～250mg，每分钟不超过 50mg，需要时 30min 后可再次静注 100～150mg，一日总量不超过 500mg；老年、重病和肝功能受损患者，静注量要减少，注速也减为每 2～3min 用 50mg，以免发生不良或中毒反应。

适宜溶剂　静注：100～250mg 溶于 0.9%氯化钠注射液 10～20mL；静滴：100～250mg 溶于 0.9%氯化钠注射液 100～200mL。

给药速度　静注：见"用法用量"；静滴：1h。

稳定性　稀释液宜临用时配制，置于室温下宜于 4h 内用毕。

不良反应　较常见有行为改变、笨拙或步态不稳、思维混乱、发音不清、手抖、神经质或烦躁易怒，这些反应往往是可逆的，停药很快就消失。

禁忌/慎用证　阿-斯综合征、Ⅱ～Ⅲ度房室阻滞、窦房结阻滞、窦性心动过缓等心功能损害者禁用。嗜酒、贫血、心血管病（尤其老年人）、糖尿病、肝肾功能损害及甲状腺功能异常者慎用。

药物相互作用　本品为强碱性溶液（pH 值 9.5～11.0），不宜与酸性药液混合；制剂中含有碳酸钠，不宜与含镁离子的药物混合。

治疗药物监测　本品血药浓度个体差异大，且存在饱和代谢和非线性动力学性质，以致稳态血药浓度和药物排泄与剂量不成比例，由于癫痫患者需长期甚至终生服药作保守治疗，影响血药浓度因素甚多，故临床上需常规监测。抗癫痫治疗的血药浓度范围为 10～20μg/mL。影响因素如下：

1. 血药浓度升高：①疾病：慢性肝病、低蛋白血症（肾疾患、营养不良等）、内源性的置换因子（如高胆红素血症）。②药物：某些药物在蛋白结合部位置换出游离的苯妥英，使苯妥英的血清总浓度下降而游离浓度不变；磺胺类、保泰松、水杨酸盐、磺酰脲类降糖药，尤其是丙戊酸会从蛋白结合部位使苯妥英被置换而游离，提高其游离血药浓度；胺碘酮、氯霉素、西咪替丁、右旋丙氧酚、异烟肼、某些吩噻嗪类可能增加苯妥英的血药浓度；苯巴比妥可引起一过性的竞争代谢抑制而使血药浓度上升。③其他：罕见的代谢基因缺陷使肾清除率下降；新生儿血清蛋白含量少，结合少，使游离血药浓度上升；老年人清除率下降。

2. 血药浓度下降：①疾病：单核细胞增多症使清除率增加。②药物：抗酸药、抗肿瘤药、活性炭、硫糖铝使口服的苯妥英吸收减少；叶酸、利福平。③其他：儿童清除率上升；孕妇清除率上升；口服本品的鼻饲患者。

注意事项　不能肌注或皮注，静注时应避免药液渗漏在皮下；药物注射结束时，应以盐水冲掉残留在输液管和针头中的药物。对乙内酰脲类中一种药过敏者，对本品也过敏。乳母使用苯妥英钠期间不要授乳。用药期间需检查血象、肝功能、血钙、口腔、脑电图、甲状腺功能并经常监测血药浓度，防止毒性反应。本品有酶诱导作用。

配伍表

苯妥英钠加入以下药品	配伍结果	备　注
L 氯化钠（0.9%）　Sodium Chloride（0.9%）	可配	
Q 其他注射液 Other Injections	**忌配**	
W 维拉帕米　Verapamil	稀释	

氯硝西泮
（氯硝安定）
Clonazepam

制剂规格　注射液：1mg/mL。

药理作用及应用　属苯二氮䓬类抗癫痫药。可能作用于中枢神经的苯二氮䓬受体产生突触抑制，降低运动神经元兴奋性。适用于癫痫发作的控制，静脉给药用于缓解癫痫持续状态。亦可用于焦虑状态及惊恐障碍，有较强的安定或镇静作用，能遏制惊厥的扩散、制止发作。提示本品兼有中枢肌肉松弛作用、抗焦虑及安眠效果。氯硝西泮片剂口服 0.5～1h 起效，故注射剂仅用于不适宜口服的患者急诊使用。

用法用量　肌注或静脉给药。成人量：肌注每次 1～2mg，一日 2 次。癫痫持续状态静注每次 1～4mg。每日不超过 20mg，每次间隔 20～30min，亦可用静脉滴注维持有效控制发作的水平。儿童用药量为每次 0.02～0.06mg/kg，视发作控制效果每隔 20～30min 重复给药，效果差时可适当加大每次剂量，但以每次不超过 0.1mg/kg 为宜。控制发作后尽早改用口服。

适宜溶剂　0.9%氯化钠注射液。成人量：本品 4mg 溶于 500mL 溶剂供静滴使用。静注时每支 1mg/mL 可加 0.9%氯化钠注射液 5～10mL。

给药速度 成人静注（1～4mg）：30s；静滴（4mg/500mL）：0.5～1h。

稳定性 避光、密闭、室温下保存。静滴输液随配随用，配制后搁置不宜超过 8h。

不良反应 偶有过敏（皮疹、瘙痒、发热）、淤斑、兴奋、攻击行为、焦虑、语言不清、嗜睡、心血管抑制（可能与过量有关）。

禁忌/慎用证 对本品过敏者禁用。肝肾功能不全者慎用。

药物相互作用 中枢神经抑制药、抗抑郁药、抗癫痫药都可能加强本品的作用引起过度抑制；异烟肼、普萘洛尔抑制本品代谢，使其血药浓度升高，必需合用时宜注意慎用或减量。扑米酮可影响本品代谢，改变癫痫发作形式。与丙戊酸合用可致失神状态持续。以上表明，抗癫痫药不宜盲目合用，以免病情复杂化。

注意事项 氯硝西泮无论口服或注射都应注意剂量递减逐渐停药，突然停药可诱发癫痫持续状态。开始口服时，也要遵守剂量递增的原则。本品多可产生耐药。用药者禁酒，不可从事机械操作。用药过量致心血管抑制可用去甲肾上腺素或间羟胺对抗。

配伍表

氯硝西泮加入以下药品	配伍结果	备　注
A 阿米卡星（硫酸盐）Amikacin （Sulfate）	忌配	
氨茶碱 Aminophylline	忌配	
B 苯巴比妥钠 Phenobarbital Sodium	忌配	
苯海拉明 Diphenhydramine	忌配	
H 红霉素（乳糖酸盐）Erythromycin （Lactobionate）	忌配	
K 卡那霉素（硫酸盐）Kanamycin（Sulfate）	忌配	
L 劳拉西泮 Lorazepam	忌配	
氯化钙（3%，5%）Calcium chloride （3%，5%）	忌配	
氯化钠（0.9%）Sodium Chloride （0.9%）	可配	

第五节　镇静催眠药

苯巴比妥钠

（鲁米那）

Phenobarbital Sodium

（Luminal）

制剂规格与 pH 值 注射用苯巴比妥钠：每支 50mg，100mg，200mg。pH（2%）：9.6。

药理作用及应用 中枢性抑制的程度随用量而异。表现为镇静、催眠、抗惊厥等不同的作用。主要用于治疗焦虑、失眠、癫痫及运动障碍，也可用作抗高胆红素血症药。

用法用量 肌注：催眠常用量每次 100mg；麻醉前用药，每次 100～200mg，必要时重复，24h 内总量可达 400mg，极量每次 250mg，一日 500mg。治疗癫痫持续状态时剂量可加大，静注每次 200～300mg，必要时每 6h 重复 1 次。

适宜溶剂 肌注：100～200mg 溶于注射用水或 0.9%氯化钠注射液 1～2mL。静注：200～400mg 溶于 0.9%氯化钠注射液 10～20mL。

给药速度 静注：2～4min。静注速度不应超过 60mg/min，过快可引起呼吸抑制。

稳定性 本品室温下避光贮存。其水溶液不稳定，可能产生沉淀，这取决于溶液的浓度和 pH 值。有沉淀物的溶液不能使用。

不良反应 静脉快速给药时，可出现严重呼吸抑制、呼吸暂停、喉痉挛和支气管痉挛或伴发高血压。长期大剂量应用巴比妥类药后可发生药物依赖。对巴比妥类过敏的患者可出现皮疹，严重者发生剥脱性皮炎和 Stevens-Johnson 综合征，可能致死。

禁忌/慎用证 肝肾功能严重障碍、支气管哮喘、呼吸抑制、卟啉症患者及孕妇禁用。

药物相互作用 阿米替林拮抗本品抗惊厥作用；加速环孢素代谢，避免联用；与氯硝西泮合用增加毒性，同时氯硝西泮血浆浓度降低；与氟奋乃静、氟哌啶醇合用，均可拮抗苯巴比妥钠的抗惊厥作用；本品可能增加卡马西平毒性，避免联用；应避免与左炔诺孕酮同用，因可加速后者的代谢；避免与硝苯地平联用；不能与丙戊酸或苯妥因联用，以免增加其毒性并降低丙戊酸血浆浓度。

治疗药物监测 有效血药浓度为 20～40μg/mL。影响因素如下：

1. 血药浓度升高：①疾病：肝、肾功能不全使代谢及清除减慢。②药物：氯霉素、右丙氧芬、双香豆素、呋塞米、甲琥胺、哌醋甲酯、苯妥英、丙戊酸使清除率下降。③其他：新生儿清除率下降。

2. 血药浓度下降：①药物：活性炭使清除率上升，使口服本品的吸收减少。②其他：儿童、孕妇、尿液碱化使清除率上升。

注意事项 用苯巴比妥治疗癫痫时，可能需要 10～30d 才能达到最大效果。儿童需要较大剂量才能达到有效血药浓度。长期用药尽早改为口服并注意防止成瘾趋向，这类患者常需要进行血药浓度监测，保障用药安全。

配伍表

苯巴比妥钠加入以下药品	配伍结果	备 注
2：3：1 注射液 2：3：1 Injection	可配	
A 阿糖胞苷（盐酸盐） Cytarabine（Hydrochloride）	**忌配**	
阿托品（硫酸盐） Atropine（Sulfate）	**忌配**	
氨苄西林钠@ Ampicillin Sodium	**忌配**	
氨茶碱 Aminophylline	可配	
氨基丁三醇（7.28%） Trometamol（7.28%）	可配	
氨基丁酸 Aminobutyric Acid	**忌配**	
氨基己酸 Aminocaproic Acid	**忌配**	
氨甲苯酸 Aminomethylbenzoic Acid	**忌配**	
B 苯海拉明（盐酸盐） Diphenhydramine（Hydrochloride）	**忌配**	
博来霉素 Bleomycin	可配	
C 长春新碱（硫酸盐） Vincristine（Sulfate）	**忌配**	

苯巴比妥钠加入以下药品（续）	配伍结果	备 注
促皮质素 Corticotrophin	忌配	
D 地高辛 Digoxin	忌配	
地塞米松（磷酸盐） Dexamethasone（Phosphate）	忌配	
地西泮® Diazepam	忌配	
丁卡因（盐酸盐） Tetracaine（Hydrochloride）	忌配	
东莨菪碱（氢溴酸盐） Scopolamine（Hydrobromide）	可配	
毒毛旋花子苷 K Strophanthin K	忌配	
对氨基水杨酸钠 Sodium Aminosalicylate	可配	
多巴胺（盐酸盐） Dopamine（Hydrochloride）	忌配	
多粘菌素 B（硫酸盐） Polymyxin B（Sulfate）	可配	
E 二甲弗林 Dimefline	忌配	
F 放线菌素 D Dactinomycin D	可配	
酚磺乙胺 Etamsylate	忌配	
酚妥拉明（甲磺酸盐） Phentolamine（Mesylate）	忌配	
呋塞米 Furosemide	忌配	
氟尿嘧啶 Fluorouracil	可配	
氟哌利多 Droperidol	忌配	
辅酶 A Coenzyme A	可配	
复方氨基酸 Amino Acid Compound	忌配	
复方醋酸钠 Sodium Acetate Compound	可配	
G 谷氨酸钙（5%） Calcium Glutamate（5%）	可配	
谷氨酸钾（31.50%） Potassium Glutamate（31.50%）	可配	
谷氨酸钠（28.75%） Sodium Glutamate（28.75%）	可配	
H 红霉素（乳糖酸盐） Erythromycin（Lactobionate）	忌配	
环磷酰胺 Cyclophosphamide	可配	
磺胺嘧啶钠 Sulfadiazine Sodium	可配	
J 肌醇 Inositol	可配	
肌苷 Inosine	可配	
加兰他敏（氢溴酸盐） Galantamine（Hydrobromide）	可配	
甲基多巴 Methyldopa	忌配	
甲氧氯普胺（盐酸盐） Metoclopramide（Hydrochloride）	忌配	
甲氧明（盐酸盐） Methoxamine（Hydrochloride）	可配	
间羟胺（重酒石酸盐） Metaraminol（Bitartrate）	可配	
肼屈嗪（盐酸盐） Hydralazine（Hydrochloride）	忌配	
K 卡那霉素（硫酸盐） Kanamycin（Sulfate）	忌配	
可乐定（盐酸盐） Clonidine（Hydrochloride）	忌配	
克林霉素（磷酸盐） Clindamycin（Phosphate）	忌配	
L 利多卡因（盐酸盐） Lidocaine（Hydrochloride）	忌配	
利舍平 Reserpine	忌配	
链霉素（硫酸盐） Streptomycin（Sulfate）	可配	

苯巴比妥钠加入以下药品（续）	配伍结果	备 注
林格液 Sodium Chloride Compound	可配	
硫喷妥钠 Thiopental Sodium	忌配	
硫酸镁（10%，25%） Magnesium Sulfate（10%，25%）	可配	
氯苯那敏 Chlorphenamine	忌配	
氯丙嗪（盐酸盐） Chlorpromazine（Hydrochloride）	忌配	
氯化铵（2%） Ammonium Chloride（2%）	忌配	
氯化钙（3%，5%） Calcium Chloride（3%，5%）	可配	
氯化琥珀胆碱 Suxamethonium Chloride	忌配	
氯化钾（10%） Potassium Chloride（10%）	可配	
氯化钠（0.9%） Sodium Chloride（0.9%）	可配	
氯霉素 Chloramphenicol	忌配	
氯霉素琥珀酸酯钠 Chloramphenicol Succinate Sodium	忌配	
洛贝林（盐酸盐） Lobeline（Hydrochloride）	忌配	
M 麻黄碱（盐酸盐） Ephedrine（Hydrochloride）	忌配	
吗啡（盐酸盐） Morphine（Hydrochloride）	忌配	
麦角新碱（马来酸盐） Ergometrine（Maleate）	可配	
美芬丁胺（硫酸盐） Mephentermine（Sulfate）	忌配	
N 脑垂体后叶素® Pituitrin	可配	
能量合剂 Energy Composite	可配	
尼可刹米 Nikethamide	可配	
P 哌替啶（盐酸盐） Pethidine（Hydrochloride）	忌配	
葡醛内酯 Glucurolactone	可配	
葡萄糖（5%，10%） Glucose（5%，10%）	可配	
葡萄糖氯化钠 Glucose and Sodium Chloride	可配	
葡萄糖酸钙（10%） Calcium Gluconate（10%）	可配	
普鲁卡因（盐酸盐） Procaine（Hydrochloride）	忌配	
普鲁卡因胺（盐酸盐） Procainamide（Hydrochloride）	可配	
Q 青霉素钾@ Benzylpenicillin Potassium	可配	
青霉素钠@ Benzylpenicillin Sodium	忌配	
氢化可的松 Hydrocortisone	忌配	
氢化可的松琥珀酸钠 Hydrocortisone Sodium Succinate	忌配	
氢化麦角碱 Dihydroergotoxine	忌配	
庆大霉素（硫酸盐）@ Gentamycin（Sulfate）	稀释	
去甲肾上腺素（重酒石酸盐） Norepinephrine（Bitartrate）	忌配	
去氧肾上腺素（盐酸盐） Phenylephrine（Hydrochloride）	可配	
去乙酰毛花苷 Deslanoside	忌配	
R 乳酸钠（11.2%） Sodium Lactate（11.2%）	可配	
S 三磷腺苷 Adenosine Triphosphate	可配	
山莨菪碱（氢溴酸盐） Anisodamine（Hydrobromide）	可配	
山梨醇 Sorbitol	忌配	

苯巴比妥钠加入以下药品（续）	配伍结果	备 注
肾上腺素（盐酸盐） Adrenaline (Hydrochloride)	可配	
四环素（盐酸盐） Tetracycline (Hydrochloride)	**忌配**	
羧苄西林钠 Carbenicillin Sodium	可配	
缩宫素 Oxytocin	可配	
T 碳酸氢钠（5%） Sodium Bicarbonate (5%)	可配	
头孢噻啶 Cefaloridine	**忌配**	
头孢噻吩钠 Cefalothine Sodium	**忌配**	
W 万古霉素（盐酸盐） Vancomycin (Hydrochloride)	**忌配**	
维生素 B_2 Vitamin B_2	**忌配**	
维生素 B_6 Vitamin B_6	**忌配**	
维生素 C Vitamin C	稀释	
维生素 K_1 Vitamin K_1	**忌配**	
维生素 K_3 Vitamin K_3	可配	
X 西咪替丁（盐酸盐） Cimetidine (Hydrochloride)	**忌配**	
细胞色素 C Cytochrome C	可配	
溴化钙（5%） Calcium Bromide (5%)	**忌配**	
Y 洋地黄毒苷 Digitoxin	**忌配**	
依他尼酸钠 Sodium Etacrynate	**忌配**	
胰岛素（正规）® Insulin (Regular)	**忌配**	
异丙嗪（盐酸盐） Promethazine (Hydrochloride)	**忌配**	
异丙肾上腺素（盐酸盐） Isoprenaline (Hydrochloride)	**忌配**	
异戊巴比妥钠 Amobarbital Sodium	可配	
异烟肼 Isoniazid	可配	
右旋糖酐 40（含盐） Dextran 40 (Sodium Chloride)	**忌配**	

戊巴比妥钠

Pentobarbital Sodium

制剂规格与 pH 值 粉针剂：每支 100mg，500mg。注射液：5%，20mL（1g）或 50mL（2.5g）。pH（5%）：10.2。

药理作用及应用 一种短效的巴比妥酸盐类安眠镇静剂。应用同苯巴比妥钠，维持时间短，给药后作用出现的速度比苯巴比妥钠快。

用法用量 用于深部肌注或缓慢静注，通常注射液浓度为 50mg/mL。用于肌注，在任何部位的注射量不能超过 5mL（250mg）。

适宜溶剂 肌注：注射液直接注射，粉针剂用灭菌注射用水或 0.9%氯化钠注射液 2mL 溶解后注射。静注：0.05～0.1g 稀释于 0.9%氯化钠注射液 20mL。

给药速度 缓慢注射，静注速度不能超过 50mg/min。

稳定性 戊巴比妥钠水溶液不稳定，以丙二醇为溶剂的戊巴比妥钠溶液较稳定。本品在酸性溶液中可能产生沉淀。PVC 器具对本品没有吸附作用。

不良反应、禁忌/慎用证、药物相互作用、注意事项 同苯巴比妥钠。

配伍表

戊巴比妥钠加入以下药品	配伍结果	备 注
A 阿托品（硫酸盐）Atropine（Sulfate）	忌配	
阿昔洛韦钠 Aciclovir Sodium	可配	
艾司洛尔（盐酸盐）Esmolol（Hydrochloride）	忌配	
氨苄西林钠@ Ampicillin Sodium	忌配	
氨茶碱 Aminophylline	可配	
氨甲苯酸 Aminomethylbenzoic Acid	可配	
氨甲环酸 Tranexamic Acid	可配	
氨力农（乳酸盐）Amrinone（Lactate）	忌配	
B 苯唑西林钠 Oxacillin Sodium	忌配	
博来霉素 Bleomycin	可配	
D 地塞米松（磷酸盐）Dexamethasone（Phosphate）	可配	
地西泮® Diazepam	可配	
东莨菪碱（氢溴酸盐）Scopolamine（Hydrobromide）	可配	
毒毛旋花子苷K Strophanthin K	可配	
对氨基水杨酸钠 Sodium Aminosalicylate	可配	
多巴胺（盐酸盐）Dopamine（Hydrochloride）	可配	
E 二甲弗林 Dimefline	可配	
F 放线菌素D Dactinomycin D	可配	
芬太尼（枸橼酸盐）Fentanyl（Citrate）	忌配	
酚磺乙胺 Etamsylate	可配	
酚妥拉明（甲磺酸盐）Phentolamine（Mesylate）	忌配	
奋乃静（盐酸盐）Perphenazine（Hydrochloride）	忌配	
呋塞米 Furosemide	可配	
氟尿嘧啶 Fluorouracil	可配	
氟哌啶醇（乳酸盐）Haloperidol（Lactate）	忌配	
辅酶A Coenzyme A	可配	
G 甘露醇 Mannitol	可配	
格隆溴铵 Glycopyrronium Bromide	忌配	
谷氨酸钾（31.50%）Potassium Glutamate（31.50%）	可配	
谷氨酸钠（28.75%）Sodium Glutamate（28.75%）	可配	
H 环磷酰胺 Cyclophosphamide	可配	
磺胺嘧啶钠 Sulfadiazine Sodium	可配	
J 肌苷 Inosine	可配	
吉他霉素（酒石酸盐）Kitasamycin（Tartrate）	可配	
甲氧明（盐酸盐）Methoxamine（Hydrochloride）	可配	
间羟胺（重酒石酸盐）Metaraminol（Bitartrate）	忌配	
精氨酸（25%，盐酸盐）Arginine（25%，Hydrochloride）	可配	
K 克林霉素（磷酸盐）Clindamycin（Phosphate）	忌配	

戊巴比妥钠加入以下药品（续）	配伍结果	备 注
L 林格液 Sodium Chloride Compound	可配	
氯化钠（0.9%） Sodium Chloride（0.9%）	可配	
M 咪达唑仑（盐酸盐） Midazolam（Hydrochloride）	忌配	
N 脑垂体后叶素® Pituitrin	可配	
P 葡萄糖（5%，10%） Glucose（5%，10%）	忌配	
R 乳酸钠（11.2%） Sodium Lactate（11.2%）	可配	

异戊巴比妥钠

（阿米妥钠）

Amobarbital Sodium

制剂规格与 pH 值 粉针剂：每支 0.1g，0.25g。pH（5%）：10.2。

药理作用及应用 为中效催眠药，作用与苯巴比妥相似，但作用快而短。主要用于催眠、镇静、抗惊厥及麻醉前给药。

用法用量 肌内或静注。常用量：催眠，每次 100～200mg；镇静，每次 30～50mg，一日 2～3 次；抗惊厥（常用于治疗癫痫持续状态），缓慢静注 300～500mg。极量，每次 0.25g，一日 0.5g。

适宜溶剂 肌注：100～500mg 溶于注射用水或 0.9%氯化钠注射液 5mL，行深部肌注。静注：溶于注射用水或 0.9%氯化钠注射液 20mL。

给药速度 静注：10min。成人静注速度每分钟应不超过 100mg，小儿静注速度每分钟应不超过 60mg/m²。

稳定性 注射液不稳定，应在临用前临时配制。如 5min 内溶液仍不澄清或有沉淀物，不宜应用。

不良反应 参阅苯巴比妥钠。

禁忌/慎用证 有严重肝肾功能损害、严重肺功能不全、贫血、卟啉症患者禁用。

药物相互作用 参阅苯巴比妥钠。

注意事项 不宜作为催眠药长期使用，如连续使用可出现快速耐药性。用量过大或静注过快易出现呼吸抑制及血压下降。不宜在肌内浅表部位或皮下注射。余参阅苯巴比妥钠。

配伍表

异戊巴比妥钠加入以下药品	配伍结果	备 注
2：3：1注射液 2：3：1 Injection	可配	
A 阿米卡星（硫酸盐） Amikacin（Sulfate）	忌配	
阿糖胞苷（盐酸盐） Cytarabine（Hydrochloride）	忌配	
阿托品（硫酸盐） Atropine（Sulfate）	可配	
氨苄西林钠@ Ampicillin Sodium	忌配	
氨茶碱 Aminophylline	忌配	
氨基丁三醇（7.28%） Trometamol（7.28%）	可配	
氨基丁酸 Aminobutyric Acid	忌配	
氨基己酸 Aminocaproic Acid	忌配	

异戊巴比妥钠加入以下药品（续）	配伍结果	备　注
氨甲苯酸 Aminomethylbenzoic Acid	忌配	
B 苯巴比妥钠 Phenobarbital Sodium	可配	
苯海拉明（盐酸盐） Diphenhydramine（Hydrochloride）	忌配	
博来霉素 Bleomycin	可配	
C 长春新碱（硫酸盐） Vincristine（Sulfate）	忌配	
促皮质素 Corticotrophin	忌配	
D 地塞米松（磷酸盐） Dexamethasone（Phosphate）	可配	
地西泮® Diazepam	忌配	
丁卡因（盐酸盐） Tetracaine（Hydrochloride）	忌配	
东莨菪碱（氢溴酸盐） Scopolamine（Hydrobromide）	可配	
毒毛旋花子苷 K Strophanthin K	可配	
对氨基水杨酸钠 Sodium Aminosalicylate	可配	
多巴胺（盐酸盐） Dopamine（Hydrochloride）	忌配	
多粘菌素 B（硫酸盐） Polymyxin B（Sulfate）	忌配	
E 二甲弗林 Dimefline	忌配	
F 放线菌素 D Dactinomycin D	可配	
酚磺乙胺 Etamsylate	忌配	
酚妥拉明（甲磺酸盐） Phentolamine（Mesylate）	忌配	
呋塞米 Furosemide	忌配	
氟尿嘧啶 Fluorouracil	忌配	
氟哌利多 Droperidol	忌配	
辅酶 A Coenzyme A	可配	
复方氨基酸 Amino Acid Compound	忌配	
复方醋酸钠 Sodium Acetate Compound	可配	
G 谷氨酸钙（5%） Calcium Glutamate（5%）	忌配	
谷氨酸钾（31.50%） Potassium Glutamate（31.50%）	忌配	
谷氨酸钠（28.75%） Sodium Glutamate（28.75%）	忌配	
H 红霉素（乳糖酸盐） Erythromycin（Lactobionate）	忌配	
环磷酰胺 Cyclophosphamide	可配	
磺胺嘧啶钠 Sulfadiazine Sodium	可配	
J 肌醇 Inositol	可配	
肌苷 Inosine	可配	
加兰他敏（氢溴酸盐） Galantamine（Hydrobromide）	可配	
甲基多巴 Methyldopa	忌配	
甲氧氯普胺（盐酸盐） Metoclopramide（Hydrochloride）	忌配	
甲氧明（盐酸盐） Methoxamine（Hydrochloride）	忌配	
间羟胺（重酒石酸盐） Metaraminol（Bitartrate）	忌配	
K 卡那霉素（硫酸盐） Kanamycin（Sulfate）	忌配	
可乐定（盐酸盐） Clonidine（Hydrochloride）	忌配	
克林霉素（磷酸盐） Clindamycin（Phosphate）	忌配	

异戊巴比妥钠加入以下药品（续）	配伍结果	备注
L 利多卡因（盐酸盐） Lidocaine（Hydrochloride）	忌配	
利舍平 Reserpine	忌配	
链霉素（硫酸盐） Streptomycin（Sulfate）	忌配	
林格液 Sodium Chloride Compound	可配	
硫喷妥钠 Thiopental Sodium	可配	
硫酸镁（10%，25%） Magnesium Sulfate（10%，25%）	可配	
氯苯那敏 Chlorphenamine	忌配	
氯丙嗪（盐酸盐） Chlorpromazine（Hydrochloride）	忌配	
氯化铵（2%） Ammonium Chloride（2%）	忌配	
氯化钙（3%，5%） Calcium Chloride（3%，5%）	忌配	
氯化钾（10%） Potassium Chloride（10%）	可配	
氯化钠（0.9%） Sodium Chloride（0.9%）	可配	
氯霉素 Chloramphenicol	可配	
洛贝林（盐酸盐） Lobeline（Hydrochloride）	忌配	
M 麻黄碱（盐酸盐） Ephedrine（Hydrochloride）	忌配	
吗啡（盐酸盐） Morphine（Hydrochloride）	忌配	
麦角新碱（马来酸盐） Ergometrine（Maleate）	可配	
美芬丁胺（硫酸盐） Mephentermine（Sulfate）	忌配	
N 脑垂体后叶素® Pituitrin	可配	
能量合剂 Energy Composite	可配	
尼可刹米 Nikethamide	可配	
粘菌素（硫酸盐） Colymycin（Sulfate）	忌配	
P 哌替啶（盐酸盐） Pethidine（Hydrochloride）	忌配	
葡醛内酯 Glucurolactone	可配	
葡萄糖（5%，10%） Glucose（5%，10%）	稀释	
葡萄糖氯化钠 Glucose and Sodium Chloride	忌配	
葡萄糖酸钙（10%） Calcium Gluconate（10%）	忌配	
普鲁卡因（盐酸盐） Procaine（Hydrochloride）	忌配	
普鲁卡因胺（盐酸盐） Procainamide（Hydrochloride）	忌配	
Q 青霉素钾® Benzylpenicillin Potassium	可配	
青霉素钠® Benzylpenicillin Sodium	忌配	
氢化可的松 Hydrocortisone	忌配	
氢化可的松琥珀酸钠 Hydrocortisone Sodium Succinate	忌配	
氢化麦角碱 Dihydroergotoxine	忌配	
庆大霉素（硫酸盐）® Gentamycin（Sulfate）	忌配	
去甲肾上腺素（重酒石酸盐）Norepinephrine（Bitartrate）	忌配	
去氧肾上腺素（盐酸盐）Phenylephrine（Hydrochloride）	忌配	
去乙酰毛花苷 Deslanoside	可配	
R 乳酸钠（11.2%） Sodium Lactate（11.2%）	可配	
S 三磷腺苷 Adenosine Triphosphate	忌配	

异戊巴比妥钠加入以下药品（续）	配伍结果	备　注
山莨菪碱（氢溴酸盐）　Anisodamine（Hydrobromide）	可配	
山梨醇　Sorbitol	忌配	
肾上腺素（盐酸盐）　Adrenaline（Hydrochloride）	忌配	
四环素（盐酸盐）　Tetracycline（Hydrochloride）	忌配	
羧苄西林钠　Carbenicillin Sodium	可配	
T 碳酸氢钠（5%）　Sodium Bicarbonate（5%）	忌配	
头孢噻啶　Cefaloridine	忌配	
头孢噻吩钠　Cefalothine Sodium	忌配	
W 万古霉素（盐酸盐）　Vancomycin（Hydrochloride）	忌配	
维生素 B_2　Vitamin B_2	忌配	
维生素 B_6　Vitamin B_6	忌配	
维生素 C　Vitamin C	忌配	
维生素 K_1　Vitamin K_1	忌配	
维生素 K_3　Vitamin K_3	忌配	
X 西咪替丁（盐酸盐）　Cimetidine（Hydrochloride）	忌配	
细胞色素 C　Cytochrome C	忌配	
溴化钙（5%）　Calcium Bromide（5%）	可配	
Y 洋地黄毒苷　Digitoxin	忌配	
依他尼酸钠　Sodium Etacrynate	忌配	
胰岛素（正规）®　Insulin（Regular）	忌配	
异丙嗪（盐酸盐）　Promethazine（Hydrochloride）	忌配	
异丙肾上腺素（盐酸盐）　Isoprenaline（Hydrochloride）	忌配	
异烟肼　Isoniazid	可配	
右旋糖酐 40（含盐）　Dextran 40（Sodium Chloride）	忌配	

司可巴比妥钠

SecobarbitalSodium

制剂规格与 pH 值　注射用粉针剂：每支 0.1g。pH（50mg/mL）：9.5～10.5。

药理作用及应用　为短效巴比妥类催眠药，催眠作用与异戊巴比妥相同，作用出现快。适用于不易入睡的失眠患者，也可用于破伤风抗惊厥。

用法用量　肌注或静注：催眠，肌注每次 100～200mg，或静注每次 50～250mg；镇静，每次 1.1～2.2mg/kg；用于破伤风抗惊厥，每次 5.5mg/kg，需要时可每隔 3～4h 重复给药。

适宜溶剂　肌注：100～200mg 溶于注射用水或 0.9%氯化钠注射液 2～4mL，行深部肌注；静注：溶于 0.9%氯化钠注射液。

给药速度　静注：5min。静注速度每 15s 不能超过 50mg。

稳定性　水溶液呈碱性不甚稳定，置于室温下可缓慢分解，不宜振摇，如药液不澄清或有沉淀不宜再用；药液置于室温下宜在 0.5h 内用毕。

不良反应、禁忌/慎用证、药物相互作用、注意事项 参阅苯巴比妥钠。

配伍表

司可巴比妥钠加入以下药品	配伍结果	备 注
2∶3∶1 注射液 2∶3∶1 Injection	可配	
A 阿米卡星（硫酸盐） Amikacin（Sulfate）	忌配	
氨茶碱 Aminophylline	稀释	
B 苯海拉明（盐酸盐） Diphenhydramine（Hydrochloride）	可配	仅供肌注
D 地西泮® Diazepam	忌配	
多巴胺（盐酸盐） Dopamine（Hydrochloride）	忌配	
多粘菌素 B（硫酸盐） Polymyxin B（Sulfate）	忌配	
F 呋塞米 Furosemide	忌配	
氟哌利多 Droperidol	忌配	
复方醋酸钠 Sodium Acetate Compound	可配	
H 红霉素（乳糖酸盐） Erythromycin（Lactobionate）	忌配	
J 甲基多巴 Methyldopa	忌配	
甲氧氯普胺（盐酸盐） Metoclopramide（Hydrochloride）	忌配	
间羟胺（重酒石酸盐） Metaraminol（Bitartrate）	忌配	
K 卡那霉素（硫酸盐） Kanamycin（Sulfate）	忌配	
可乐定（盐酸盐） Clonidine（Hydrochloride）	忌配	
克林霉素（磷酸盐） Clindamycin（Phosphate）	忌配	
L 链霉素（硫酸盐） Streptomycin（Sulfate）	忌配	
林格液 Sodium Chloride Compound	可配	
氯丙嗪（盐酸盐） Chlorpromazine（Hydrochloride）	忌配	
氯化铵（2%） Ammonium Chloride（2%）	忌配	
氯化琥珀胆碱 Suxamethonium Chloride	忌配	
氯化钠（0.9%） Sodium Chloride（0.9%）	可配	
M 麻黄碱（盐酸盐） Ephedrine（Hydrochloride）	忌配	
粘菌素（硫酸盐） Colymycin（Sulfate）	忌配	
P 葡萄糖（5%，10%） Glucose（5%，10%）	可配	
葡萄糖氯化钠 Glucose and Sodium Chloride	可配	
普鲁卡因（盐酸盐） Procaine（Hydrochloride）	忌配	
Q 青霉素钾® Benzylpenicillin Potassium	忌配	
青霉素钠® Benzylpenicillin Sodium	忌配	
氢化可的松琥珀酸钠 Hydrocortisone Sodium Succinate	忌配	
庆大霉素（硫酸盐） Gentamycin（Sulfate）	忌配	
去甲肾上腺素（重酒石酸盐） Norepinephrine（Bitartrate）	忌配	
R 乳酸钠（11.2%） Sodium Lactate（11.2%）	忌配	
S 肾上腺素（盐酸盐） Adrenaline（Hydrochloride）	忌配	
四环素（盐酸盐） Tetracycline（Hydrochloride）	忌配	
T 碳酸氢钠（5%） Sodium Bicarbonate（5%）	忌配	
W 万古霉素（盐酸盐） Vancomycin（Hydrochloride）	忌配	

司可巴比妥钠加入以下药品（续）	配伍结果	备 注
维生素 B₂ Vitamin B₂	忌配	
X 西咪替丁（盐酸盐） Cimetidine（Hydrochloride）	忌配	
Y 胰岛素（正规）® Insulin（Regular）	忌配	
异丙肾上腺素（盐酸盐） Isoprenaline（Hydrochloride）	忌配	

第六节 治疗精神障碍药

氯丙嗪
Chlorpromazine

制剂规格与 pH 值 盐酸盐注射液：1mL∶10mg；1mL∶25mg；2mL∶50mg。pH（25mg/mL）：3.5～5.0。

药理作用及应用 本品是吩噻嗪类药物，为中枢多巴胺受体的阻断剂，可阻断脑内多巴胺受体，并可抗精神病、镇吐、降温，直接扩张血管，引起血压下降；还有抗休克和改善心脏功能（尤其是左心功能衰竭）的作用。对内分泌系统有一定影响。用于精神分裂症、分裂样精神病、分裂情感性精神病、偏执性精神障碍、躁狂症、心因性精神障碍等。尤其对精神运动性兴奋、幻觉、妄想、思维形式障碍、敌对情绪、怪异行为、冲动、木僵等症状疗效较好。小剂量可慎用于器质性精神障碍。还可治疗顽固性呃逆。

用法用量 精神分裂症：肌注或静注，每次 25～50mg，静注以不超过 1mg/min 的速度缓慢注入。呕吐：肌注每次 25mg。

适宜溶剂 静注：稀释于 0.9%氯化钠或 5%葡萄糖注射液至浓度为 1mg/mL；静滴：溶于 0.9%氯化钠或 5%葡萄糖注射液至浓度为 0.2～0.8mg/mL。

给药速度 静注：1mg/min；静滴：0.1～0.5mg/min。速度过快易引起过度中枢抑制。

稳定性 避光贮存，以防变色。淡黄色的注射液并不表明药效丢失。碱性溶液可能引起氧化和沉淀。PVC 器具对本品有吸附作用。

不良反应 口干、上腹不适、厌食、乏力、嗜睡、心悸、低血压、静脉炎、过敏。

禁忌/慎用证 基底神经节病变、帕金森病或帕金森综合征、骨髓抑制、青光眼、昏迷患者，及小于 6 个月的婴儿及对吩噻嗪类药过敏者禁用。心血管疾病、肝肾功能不全、癫痫患者，以及孕妇和 6 岁以下儿童慎用。

药物相互作用 与乙醇或中枢神经抑制药合用时可彼此增效，用量应减少；与苯丙胺类药并用时，前者的效应可减弱；与抗胆碱药并用时，抗胆碱作用相互加强；与肾上腺素并用时，导致明显的低血压和心动过速；与胍乙啶类药物并用时，本品可抵消其降压效应；与左旋多巴并用时，本品可对抗其抗帕金森病作用；与三环类抗抑郁药并用时，两者的抗胆碱作用可相互增强。

注意事项 哺乳期妇女使用本品期间停止哺乳。应定期检查肝功能与白细胞计数。用药期间不宜驾驶车辆、操作机械或高空作业。静注不妥会有严重反应，慎用。

配伍表

氯丙嗪（盐酸盐）加入以下药品	配伍结果	备 注
2：3：1 注射液 2：3：1 Injection	可配	
A 阿糖胞苷（盐酸盐） Cytarabine（Hydrochloride）	忌配	
阿托品（硫酸盐） Atropine（Sulfate）	可配	
氨苄西林钠@ Ampicillin Sodium	忌配	
氨茶碱 Aminophylline	忌配	
氨基丁三醇（7.28%） Trometamol（7.28%）	忌配	
氨基丁酸 Aminobutyric Acid	忌配	
氨基己酸 Aminocaproic Acid	忌配	
氨甲苯酸 Aminomethylbenzoic Acid	稀释	
B 苯巴比妥钠 Phenobarbital Sodium	忌配	
苯海拉明（盐酸盐） Diphenhydramine（Hydrochloride）	可配	
博来霉素 Bleomycin	可配	
C 长春新碱（硫酸盐） Vincristine（Sulfate）	忌配	
促皮质素 Corticotrophin	可配	
D 地高辛 Digoxin	可配	
地塞米松（磷酸盐） Dexamethasone（Phosphate）	忌配	
地西泮® Diazepam	稀释	
东莨菪碱（氢溴酸盐） Scopolamine（Hydrobromide）	可配	
毒毛旋花子苷 K Strophanthin K	可配	
对氨基水杨酸钠 Sodium Aminosalicylate	忌配	
多巴胺（盐酸盐） Dopamine（Hydrochloride）	忌配	
多粘菌素 B（硫酸盐） Polymyxin B（Sulfate）	可配	
E 二甲弗林 Dimefline	可配	
F 放线菌素 D Dactinomycin D	可配	
芬太尼（枸橼酸盐） Fentanyl（Citrate）	可配	
酚磺乙胺 Etamsylate	忌配	
酚妥拉明（甲磺酸盐） Phentolamine（Mesylate）	可配	
呋塞米 Furosemide	忌配	
氟尿嘧啶 Fluorouracil	忌配	
氟哌利多 Droperidol	可配	
辅酶 A Coenzyme A	忌配	
复方醋酸钠 Sodium Acetate Compound	可配	
G 肝素钠 Heparin Sodium	忌配	
谷氨酸钙（5%） Calcium Glutamate（5%）	可配	
谷氨酸钾（31.50%） Potassium Glutamate（31.50%）	忌配	
谷氨酸钠（28.75%） Sodium Glutamate（28.75%）	忌配	
H 红霉素（乳糖酸盐） Erythromycin（Lactobionate）	可配	
环磷酰胺 Cyclophosphamide	可配	

氯丙嗪（盐酸盐）加入以下药品（续）	配伍结果	备　注
磺胺嘧啶钠 Sulfadiazine Sodium	忌配	
J 肌醇 Inositol	可配	
肌苷 Inosine	忌配	
加兰他敏（氢溴酸盐） Galantamine（Hydrobromide）	可配	
甲氧明（盐酸盐） Methoxamine（Hydrochloride）	忌配	
间羟胺（重酒石酸盐） Metaraminol（Bitartrate）	忌配	
精氨酸（25%，盐酸盐） Arginine（25%，Hydrochloride）	可配	
K 卡那霉素（硫酸盐） Kanamycin（Sulfate）	忌配	
L 利多卡因（盐酸盐） Lidocaine（Hydrochloride）	可配	
利舍平 Reserpine	忌配	
链霉素（硫酸盐） Streptomycin（Sulfate）	可配	
两性霉素 B Amphotericin B	忌配	
林格液 Sodium Chloride Compound	忌配	△
硫喷妥钠 Thiopental Sodium	忌配	
硫酸镁（10%，25%） Magnesium Sulfate（10%，25%）	可配	
氯化钙（3%，5%） Calcium Chloride（3%，5%）	可配	
氯化钾（10%） Potassium Chloride（10%）	稀释	
氯化钠（0.9%） Sodium Chloride（0.9%）	可配	
氯霉素 Chloramphenicol	可配	
氯霉素琥珀酸酯钠 Chloramphenicol Succinate Sodium	忌配	
罗通定（硫酸盐） Rotundine（Sulfate）	忌配	
洛贝林（盐酸盐） Lobeline（Hydrochloride）	可配	
M 麻黄碱（盐酸盐） Ephedrine（Hydrochloride）	忌配	
吗啡（盐酸盐） Morphine（Hydrochloride）	忌配	
麦角新碱（马来酸盐） Ergometrine（Maleate）	可配	
美芬丁胺（硫酸盐） Mephentermine（Sulfate）	忌配	
N 脑垂体后叶素® Pituitrin	忌配	
能量合剂 Energy Composite	忌配	
尼可刹米 Nikethamide	可配	
粘菌素（硫酸盐） Colymycin（Sulfate）	可配	
P 哌替啶（盐酸盐） Pethidine（Hydrochloride）	忌配	
葡醛内酯 Glucurolactone	可配	
葡萄糖（5%，10%） Glucose（5%，10%）	可配	
葡萄糖氯化钠 Glucose and Sodium Chloride	可配	
葡萄糖酸钙（10%） Calcium Gluconate（10%）	可配	
普鲁卡因（盐酸盐） Procaine（Hydrochloride）	可配	
普鲁卡因胺（盐酸盐） Procainamide（Hydrochloride）	忌配	
Q 青霉素钾@ Benzylpenicillin Potassium	忌配	
青霉素钠@ Benzylpenicillin Sodium	忌配	
氢化可的松 Hydrocortisone	可配	

氯丙嗪（盐酸盐）加入以下药品（续）	配伍结果	备　注
氢化可的松琥珀酸钠 Hydrocortisone Sodium Succinate	忌配	
氢化麦角碱 Dihydroergotoxine	可配	
庆大霉素（硫酸盐）@ Gentamycin（Sulfate）	可配	
去甲肾上腺素（重酒石酸盐）Norepinephrine（Bitartrate）	忌配	
去氧肾上腺素（盐酸盐）Phenylephrine（Hydrochloride）	忌配	
去乙酰毛花苷 Deslanoside	可配	
R 乳酸钠（11.2%）　Sodium Lactate（11.2%）	可配	
S 三磷腺苷 Adenosine Triphosphate	忌配	
山莨菪碱（氢溴酸盐）　Anisodamine（Hydrobromide）	可配	
山梨醇 Sorbitol	稀释	
肾上腺素（盐酸盐）　Adrenaline（Hydrochloride）	忌配	
司可巴比妥钠 Secobarbital Sodium	忌配	
四环素（盐酸盐）　Tetracycline（Hydrochloride）	忌配	
羧苄西林钠 Carbenicillin Sodium	忌配	
缩宫素 Oxytocin	可配	
T 碳酸氢钠（5%）　Sodium Bicarbonate（5%）	忌配	
头孢噻啶 Cefaloridine	忌配	
W 万古霉素（盐酸盐）　Vancomycin（Hydrochloride）	可配	
维生素 B_{12}　Vitamin B_{12}	忌配	
维生素 B_6　Vitamin B_6	可配	
维生素 C　Vitamin C	忌配	
维生素 K_3　Vitamin K_3	忌配	
X 细胞色素 C　Cytochrome C	可配	
溴化钙（5%）　Calcium Bromide（5%）	可配	
Y 烟酰胺 Nicotinamide	稀释	
依他尼酸钠 Sodium Etacrynate	忌配	
异丙嗪（盐酸盐）　Promethazine（Hydrochloride）	可配	
异丙肾上腺素（盐酸盐）　Isoprenaline（Hydrochloride）	忌配	
异戊巴比妥钠 Amobarbital Sodium	忌配	
异烟肼 Isoniazid	可配	
右旋糖酐 40（含盐）　Dextran 40（Sodium Chloride）	可配	

乙酰丙嗪

Acepromazine

制剂规格与 pH 值　马来酸盐注射液：2mL：20mg。pH（10mg/mL）：4.0～4.5。

药理作用及应用　为抗精神病药，作用基本与氯丙嗪相似，治疗效果与不良作用都比氯丙嗪弱。应用同氯丙嗪，可与异丙嗪、哌替啶配伍成冬眠合剂应用。

用法用量　肌注或静滴：每次 20mg。

适宜溶剂 肌注：可直接注射。静滴：20mg 稀释于 5%葡萄糖或 0.9%氯化钠注射液 100～200mL 至 0.1～0.2mg/mL。

不良反应 不良反应及局部刺激性较氯丙嗪小。

禁忌/慎用证、注意事项 同氯丙嗪。

配伍表

乙酰丙嗪（马来酸盐）加入以下药品	配伍结果	备 注
A 氨茶碱 Aminophylline	忌配	
氨基丁三醇（7.28%） Trometamol（7.28%）	忌配	
B 苯巴比妥钠 Phenobarbital Sodium	忌配	
布比卡因（盐酸盐） Bupivacaine（Hydrochloride）	可配	
C 促皮质素 Corticotrophin	可配	
D 地塞米松（磷酸盐） Dexamethasone（Phosphate）	忌配	
毒毛旋花子苷 K Strophanthin K	可配	
多沙普仑（盐酸盐） Doxapram（Hydrochloride）	忌配	
F 氟尿嘧啶 Fluorouracil	忌配	
G 谷氨酸钾（31.50%） Potassium Glutamate（31.50%）	忌配	
谷氨酸钠（28.75%） Sodium Glutamate（28.75%）	忌配	
H 红霉素（乳糖酸盐） Erythromycin（Lactobionate）	可配	
环磷酰胺 Cyclophosphamide	可配	
磺胺嘧啶钠 Sulfadiazine Sodium	忌配	
J 肌苷 Inosine	忌配	
甲基多巴 Methyldopa	忌配	
甲氧明（盐酸盐） Methoxamine（Hydrochloride）	可配	
L 利多卡因（盐酸盐） Lidocaine（Hydrochloride）	可配	
林格液 Sodium Chloride Compound	可配	
硫酸镁（10%，25%） Magnesium Sulfate（10%，25%）	可配	
氯丙嗪（盐酸盐） Chlorpromazine（Hydrochloride）	可配	
氯化钙（3%，5%） Calcium Chloride（3%，5%）	可配	
氯化钾（10%） Potassium Chloride（10%）	可配	
氯化钠（0.9%） Sodium Chloride（0.9%）	可配	
氯霉素 Chloramphenicol	可配	
洛贝林（盐酸盐） Lobeline（Hydrochloride）	可配	
M 吗啡（盐酸盐） Morphine（Hydrochloride）	忌配	
P 葡萄糖（5%，10%） Glucose（5%，10%）	可配	
葡萄糖氯化钠 Glucose and Sodium Chloride	可配	
Q 青霉素钾@ Benzylpenicillin Potassium	忌配	
青霉素钠@ Benzylpenicillin Sodium	忌配	
氢化可的松 Hydrocortisone	可配	
去甲肾上腺素（重酒石酸盐） Norepinephrine（Bitartrate）	可配	
R 乳酸钠（11.2%） Sodium Lactate（11.2%）	可配	
S 三磷腺苷 Adenosine Triphosphate	忌配	

乙酰丙嗪（马来酸盐）加入以下药品（续）	配伍结果	备　注
肾上腺素（盐酸盐）　Adrenaline（Hydrochloride）	可配	
四环素（盐酸盐）　Tetracycline（Hydrochloride）	**忌配**	
T 碳酸氢钠（5%）　Sodium Bicarbonate（5%）	**忌配**	
Y 异丙嗪（盐酸盐）　Promethazine（Hydrochloride）	可配	
异戊巴比妥钠 Amobarbital Sodium	**忌配**	
右旋糖酐 40（含盐）　Dextran 40（Sodium Chloride）	可配	

奋乃静

（羟哌氯丙嗪）

Perphenazine

制剂规格与 pH 值　盐酸盐注射液：1mL：5mg；2mL：5mg。pH（5mg/mL）：3.0～5.0。

药理作用及应用　为吩噻嗪类的哌嗪衍生物。药理作用与氯丙嗪相似，但其抗精神病作用、镇吐作用较强，而镇静作用较弱，毒性较低。对幻觉妄想、思维障碍、淡漠木僵及焦虑激动等症状有较好的疗效。用于精神分裂症或其他精神病性障碍。适用于器质性精神病、老年性精神障碍及儿童攻击性行为障碍。还可用于各种原因所致的呕吐或顽固性呃逆。

用法用量　精神分裂症：肌注：每次 5～10mg，6h 1 次或根据需要和耐受情况逐步调整；静注，每次 5mg。患者满 12 周岁者可参考成人用量。

适宜溶剂　静注：5 mg 稀释于 0.9%氯化钠或 5%葡萄糖注射液 10mL。

给药速度　静注：5min，不得超过 1mg/min。

稳定性　药液受光照后色泽变微黄色，但不影响药物活性，如色泽加深则不应使用，在保存过程中避免高温和冰冻。

不良反应　主要有锥体外系反应，可引起血浆中泌乳素浓度增加；少见的不良反应有体位性低血压、粒细胞减少症与中毒性肝损害。偶见过敏性皮疹及恶性综合征。

禁忌/慎用证　基底神经节病变、帕金森病、骨髓抑制、青光眼、昏迷、对吩噻嗪类药过敏者禁用。12 周岁以下儿童慎用。

药物相互作用　与氯氮平合用可加重精神分裂症，并导致神经阻滞剂恶性综合征。

注意事项　同氯丙嗪。临床给药多采用肌注或静注，很少用静滴。

配伍表

奋乃静（盐酸盐）加入以下药品	配伍结果	备　注
A 阿托品（硫酸盐）　Atropine（Sulfate）	可配	
氨茶碱 Aminophylline	**忌配**	
B 苯巴比妥钠 Phenobarbital Sodium	**忌配**	
苯海拉明（盐酸盐）　Diphenhydramine（Hydrochloride）	可配	
D 东莨菪碱（氢溴酸盐）　Scopolamine（Hydrobromide）	可配	
F 复方氯化钠 Sodium Chloride Compound	可配	
芬太尼（枸橼酸盐）　Fentanyl（Citrate）	可配	

奋乃静（盐酸盐）加入以下药品（续）	配伍结果	备　注
氟哌利多　Droperidol	可配	
J　甲氧氯普胺（盐酸盐）　Metoclopramide（Hydrochloride）	可配	
L　林格液　Sodium Chloride Compound	可配	
硫喷妥钠　Thiopental Sodium	**忌配**	
氯丙嗪（盐酸盐）　Chlorpromazine（Hydrochloride）	可配	
氯化钠（0.9%）　Sodium Chloride（0.9%）	可配	
M　吗啡（盐酸盐）　Morphine（Hydrochloride）	可配	
P　哌替啶（盐酸盐）　Pethidine（Hydrochloride）	可配	
葡萄糖（5%，10%）　Glucose（5%，10%）	可配	
葡萄糖氯化钠　Glucose and Sodium Chloride	可配	
喷他佐辛（乳酸盐）　Pentazocine（Lactate）	可配	
S　司可巴妥钠　Secobarbital Sodium	**忌配**	
缩宫素　Oxytocin	**忌配**	
T　头孢哌酮钠　Cefoperazone sodium	**忌配**	
头孢哌酮钠-舒巴坦钠　Cefoperazone Sodium-Sulbactam Sodium	**忌配**	
Y　烟酸　Nicotinic Acid	**忌配**	
异丙嗪（盐酸盐）　Promethazine（Hydrochloride）	可配	
异戊巴妥钠　Amobarbital Sodium	**忌配**	

氟哌啶醇

Haloperidol

制剂规格与 pH 值　乳酸盐注射液：1mL：5mg。pH（5mg/mL）：2.8～3.6。

药理作用及应用　属丁酰苯类抗精神病药，镇吐作用亦较强，但镇静、阻断α肾上腺素受体及胆碱受体作用较弱。主要用于急、慢性各型精神分裂症、躁狂症、抽动秽语综合征。

用法用量　肌注：常用于兴奋躁动和精神运动性兴奋，每次 5～10mg，一日 2～3 次，安静后改为口服。静滴：10～30mg 加入 250～500mL 葡萄糖注射液内。

适宜溶剂　静滴：10～30mg 溶于 5%葡萄糖注射液 250～500mL。

给药速度　静滴：1～2h。

不良反应　锥体外系反应较重且常见。长期大量使用可出现迟发性运动障碍。偶见过敏性皮疹、粒细胞减少及恶性综合征。

禁忌/慎用证　基底神经节病变、帕金森病、严重中枢神经抑制状态、骨髓抑制、青光眼、重症肌无力及对本品过敏者禁用。孕妇、哺乳期妇女不宜使用。心脏病尤其是心绞痛、药物引起的急性中枢神经抑制、癫痫、肝功能损害、青光眼、甲状腺功能亢进或毒性甲状腺肿、肺功能不全、肾功能不全、尿潴留患者慎用。

药物相互作用　与麻醉药、镇痛药、催眠药合用时宜酌情减量。有报道本品可逆转胍乙啶的降压作用，肌注后可引起呼吸肌运动障碍。

注意事项 用药期间不宜驾驶、操作机械或高空作业；应定期检查肝功能与白细胞计数。

配伍表

氟哌啶醇（乳酸盐）加入以下药品	配伍结果	备　注
A 氨苄西林钠@ Ampicillin Sodium	忌配	
氨茶碱 Aminophylline	忌配	
B 苯巴比妥钠 Phenobarbital Sodium	忌配	
D 地西泮® Diazepam	忌配	
F 呋塞米 Furosemide	忌配	
H 磺胺嘧啶钠 Sulfadiazine Sodium	忌配	
K 可待因（磷酸盐） Codeine（Phosphate）	忌配	
L 硫喷妥钠 Thiopental Sodium	忌配	
氯化钠（0.9%） Sodium Chloride（0.9%）	可配	
P 泮库溴铵 Pancuronium Bromide	忌配	
葡萄糖（5%，10%） Glucose（5%，10%）	可配	
葡萄糖氯化钠 Glucose and Sodium Chloride	可配	
Q 青霉素钾@ Benzylpenicillin Potassium	忌配	
青霉素钠@ Benzylpenicillin Sodium	忌配	
氢化可的松琥珀酸钠 Hydrocortisone Sodium Succinate	忌配	
S 肾上腺素（盐酸盐） Adrenaline（Hydrochloride）	忌配	
司可巴比妥钠 Secobarbital Sodium	忌配	
羧苄西林钠 Carbenicillin Sodium	忌配	
Y 依他尼酸钠 Sodium Etacrynate	忌配	
异戊巴比妥钠 Amobarbital Sodium	忌配	

氟哌利多

（氟哌啶，哒罗哌丁苯，哒哌啶醇）

Droperidol

制剂规格与 pH 值 注射剂：1mL : 5mg；2mL : 5mg；2mL : 10mg。pH（2.5mg/mL）：3.0～3.6。

药理作用及应用 属丁酰苯类抗精神病药，其特点是体内代谢快，作用维持时间短，还具有安定和增强镇痛作用。用于精神分裂症和躁狂症兴奋状态。与芬太尼合用静注时，可使患者产生特殊麻醉状态，称为神经安定镇痛术，用于大面积烧伤换药、各种内镜检查。

用法用量 治疗精神分裂症：一日 10～30mg，分 1～2 次肌注。神经安定镇痛：每 5mg 加芬太尼 0.1mg，在 2～3min 缓慢静注，5～6min 如未达所需麻醉状态，可追 50%～100%剂量。麻醉前给药：手术前 0.5h 肌注 2.5～5mg。

适宜溶剂 静注：5～15mg 溶于 5%葡萄糖注射液 10～20mL。

给药速度 静注：2～4min。

稳定性 室温下避光贮存。在 5%葡萄糖和 0.9%氯化钠注射液中不会被 PVC 器具吸附。但在林格液、乳酸盐溶液中会被 PVC 器具吸附。

不良反应、禁忌/慎用证　同氟哌啶醇。

药物相互作用　与左旋多巴合用，可引起肌肉强直，同时引起肺水肿；与肾上腺合用，可导致血压下降。余同氟哌啶醇。

注意事项　治疗期间应定期检查血常规、肝功能。余同氟哌啶醇。

配伍表

氟哌利多加入以下药品	配伍结果	备　注
A 阿托品（硫酸盐）　Atropine（Sulfate）	可配	
B 苯巴比妥钠 Phenobarbital Sodium	**忌配**	
苯海拉明（盐酸盐）　Diphenhydramine（Hydrochloride）	可配	
D 东莨菪碱（氢溴酸盐）　Scopolamine（Hydrobromide）	可配	
F 芬太尼（枸橼酸盐）　Fentanyl（Citrate）	可配	
呋塞米 Furosemide	**忌配**	
复方醋酸钠 Sodium Acetate Compound	可配	
G 肝素钠 Heparin Sodium	稀释	
J 甲氧氯普胺（盐酸盐）　Metoclopramide（Hydrochloride）	可配	
L 林格液 Sodium Chloride Compound	可配	
硫喷妥钠 Thiopental Sodium	**忌配**	
氯丙嗪（盐酸盐）　Chlorpromazine（Hydrochloride）	可配	
氯化钾（10%）　Potassium Chloride（10%）	稀释	
氯化钠（0.9%）　Sodium Chloride（0.9%）	可配	
M 吗啡（盐酸盐）　Morphine（Hydrochloride）	可配	
P 哌替啶（盐酸盐）　Pethidine（Hydrochloride）	可配	
葡萄糖（5%，10%）　Glucose（5%，10%）	可配	
Q 氢化可的松琥珀酸钠 Hydrocortisone Sodium Succinate	稀释	
S 司可巴比妥钠 Secobarbital Sodium	**忌配**	
Y 异丙嗪（盐酸盐）　Promethazine（Hydrochloride）	可配	
异戊巴比妥钠 Amobarbital Sodium	**忌配**	

丙咪嗪
Imipramine

制剂规格与 pH 值　盐酸盐注射液：2mL：25mg。pH（12.5mg/mL）：4.0～6.0。

药理作用及应用　为三环类抗抑郁药，具有明显的抗抑郁作用，有中等程度的镇静和中枢及外周的抗胆碱作用。对内因性抑郁、反应性抑郁与更年期抑郁症均有较好疗效。用于各种抑郁症、儿童遗尿症、多动症、疼痛综合征、焦虑症、惊恐障碍。

用法用量　肌注：每次 25～50mg，一日最大剂量不超过 100mg。不推荐静脉给药。

不良反应　常见有恶心、便秘、腹泻、口干、食欲减退、心动过速、体位性低血压、视物模糊、眩晕、排尿困难、ECG 异常、嗜睡、头痛、体重增加、性功能障碍等；过量时可产生惊厥、嗜睡、呼吸困难、呕吐、瞳孔散大及发热等症状。

禁忌/慎用证 心脏病、高血压、肝肾功能不全、青光眼、同时服用单胺氧化酶抑制剂、对本品过敏、孕妇和 6 岁以下儿童禁用。有癫痫发作倾向、前列腺炎、膀胱炎、严重抑郁症、支气管哮喘、甲状腺功能亢进、精神分裂症患者及哺乳期妇女慎用。

药物相互作用 与单胺氧化酶抑制剂联用可发生发热、心动过速、惊厥甚至死亡。

治疗药物监测 有效血药浓度为 200～300ng/mL，中毒浓度为 1μg/mL。影响因素如下：

1. 血药浓度升高：①药物：西咪替丁、氟哌啶醇、其他抗抑郁药、吩噻嗪类。②其他：老年人、尿液碱化。

2. 血药浓度下降：①药物：巴比妥类、水合氯醛、卡马西平。②其他：尿液酸化、吸烟。

注意事项 小儿对丙咪嗪敏感，治疗时需减量，<12 岁时不推荐使用。老年人用量要减少，需格外注意防止体位性低血压。用药前后及用药期间需检查或监测血细胞计数、心电图、肝肾功能等。

配伍表

丙咪嗪（盐酸盐）加入以下药品	配伍结果	备 注
A 阿托品（硫酸盐） Atropine（Sulfate）	忌配	
B 胞磷胆碱 Citicoline	忌配	
贝美格 Bemegride	忌配	
苯巴比妥钠 Phenobarbital Sodium	忌配	
苯丙胺（盐酸盐） Amphetamine （Hydrochloride）	忌配	
D 地西泮® Diazepam	忌配	
F 芬太尼（枸橼酸盐） Fentanyl（Citrate）	忌配	
L 硫喷妥钠 Thiopental Sodium	忌配	
氯丙嗪（盐酸盐） Chlorpromazine（Hydrochloride）	忌配	
氯化琥珀胆碱 Suxamethonium Chloride	忌配	
氯化钠（0.9%） Sodium Chloride（0.9%）	可配	
罗通定（硫酸盐） Rotundine（Sulfate）	忌配	
M 吗啡（盐酸盐） Morphine（Hydrochloride）	忌配	
P 哌替啶（盐酸盐） Pethidine（Hydrochloride）	忌配	
葡萄糖（5%，10%） Glucose（5%，10%）	可配	
葡萄糖氯化钠 Glucose and Sodium Chloride	可配	
S 司可巴比妥钠 Secobarbital Sodium	忌配	
W 维生素 C Vitamin C	可配	
Y 异戊巴比妥钠 Amobarbital Sodium	忌配	

地西泮
（安定，苯甲二氮䓬）
Diazepam
（Valium）

制剂规格与 pH 值 注射液：2mL∶10mg。pH（0.5%）：5.0～7.0。

药理作用及应用 选择性兴奋中枢的苯二氮䓬受体，有抗焦虑、镇静、催眠、抗惊厥和肌松作用。主要用于焦虑、镇静催眠，还可用于抗癫痫和抗惊厥。

用法用量 肌注或静脉给药。常用量：①基础麻醉或静脉全麻，10～30mg。②镇静、催眠或急性酒精戒断，开始10mg，以后按需每隔3～4h加5～10mg。24h总量以40～50mg为限。③癫痫持续状态和严重频发性癫痫，开始静注10mg，每隔10～15min可按需增加甚至达最大限用量。④破伤风抗惊厥可能需要较大剂量，3h可重复给药。

适宜溶剂 静注：10～30mg 溶于 0.9%氯化钠注射液 10～20mL。

给药速度 静注：5min，速度宜缓慢，2～5mg/min。用于麻醉可在 0.5h 静滴 10～20mg。

稳定性 在室温下避光贮存。本品在玻璃瓶中，按 1∶40～1∶100 比例由静注溶液稀释在 24h 内保持稳定，但随着时间的变化，稀释溶液出现混浊和沉淀。PVC 输液袋和注射设备对本品有明显的吸附性。

不良反应 常见有嗜睡、头昏、乏力等，大剂量可有共济失调、震颤。

禁忌/慎用证 孕妇、哺乳期妇女、新生儿、青光眼患者、重症肌无力患者禁用。严重的急性酒精中毒、低蛋白血症、多动症、严重慢性阻塞性肺部病变等患者，以及外科或长期卧床患者慎用。

药物相互作用 与中枢抑制药合用可增加呼吸抑制作用；与易成瘾和其他可能成瘾药合用时，成瘾的危险性增加；与抗高血压药和利尿降压药合用，可使降压作用增强；与左旋多巴合用，可降低后者的疗效；与利福平合用，增加本品的消除，血药浓度降低；异烟肼抑制本品的消除，致血药浓度增高；与地高辛合用，可增加地高辛血药浓度而致中毒；与酒及全麻药、可乐定、镇痛药、吩噻嗪类、单胺氧化酶 A 型抑制药、三环类抗抑郁药、扑米酮合用应适当减量。

注意事项 建议勿与其他药品混合使用；静脉注射应使用玻璃注射器在离静脉注射针头尽可能接近的部位（最好直接接上注射器），以减少 PVC 对地西泮的吸附。

配伍表

地西泮®加入以下药品	配伍结果	备　注
2∶3∶1注射液　2∶3∶1 Injection	稀释	
A 阿糖胞苷（盐酸盐）Cytarabine（Hydrochloride）	忌配	
阿托品（硫酸盐）Atropine（Sulfate）	忌配	
氨基丁三醇（7.28%）Trometamol（7.28%）	忌配	
氨基己酸 Aminocaproic Acid	忌配	
氨甲苯酸 Aminomethylbenzoic Acid	忌配	
B 苯巴比妥钠 Phenobarbital Sodium	忌配	
C 长春新碱（硫酸盐）Vincristine（Sulfate）	忌配	

地西泮®加入以下药品（续）	配伍结果	备 注
促皮质素 Corticotrophin	忌配	
D 地高辛 Digoxin	忌配	
丁卡因（盐酸盐） Tetracaine（Hydrochloride）	忌配	
东莨菪碱（氢溴酸盐） Scopolamine（Hydrobromide）	忌配	
毒毛旋花子苷 K Strophanthin K	忌配	
多巴胺（盐酸盐） Dopamine（Hydrochloride）	稀释	
多粘菌素 B（硫酸盐） Polymyxin B（Sulfate）	忌配	
多柔比星（盐酸盐） Doxorubicin（Hydrochloride）	忌配	
F 芬太尼（枸橼酸盐） Fentanyl（Citrate）	忌配	
酚磺乙胺 Etamsylate	忌配	
酚妥拉明（甲磺酸盐） Phentolamine（Mesylate）	稀释	
呋塞米 Furosemide	忌配	
氟尿嘧啶 Fluorouracil	忌配	
复方醋酸钠 Sodium Acetate Compound	忌配	
G 谷氨酸钠（28.75%） Sodium Glutamate（28.75%）	忌配	
H 红霉素（乳糖酸盐） Erythromycin（Lactobionate）	忌配	
环磷酰胺 Cyclophosphamide	忌配	
J 甲氧氯普胺（盐酸盐） Metoclopramide（Hydrochloride）	忌配	
甲氧明（盐酸盐） Methoxamine（Hydrochloride）	忌配	
间羟胺（重酒石酸盐） Metaraminol（Bitartrate）	稀释	
L 利舍平 Reserpine	忌配	
链霉素（硫酸盐） Streptomycin（Sulfate）	忌配	
林格液 Sodium Chloride Compound	稀释	
硫喷妥钠 Thiopental Sodium	忌配	
氯苯那敏 Chlorphenamine	忌配	
氯丙嗪（盐酸盐） Chlorpromazine（Hydrochloride）	稀释	
氯化铵（2%） Ammonium Chloride（2%）	忌配	
氯化钾（10%） Potassium Chloride（10%）	忌配	
氯化钠（0.9%） Sodium Chloride（0.9%）	稀释	
氯霉素 Chloramphenicol	忌配	
罗通定（硫酸盐） Rotundine（Sulfate）	忌配	
M 吗啡（盐酸盐） Morphine（Hydrochloride）	忌配	
N 脑垂体后叶素® Pituitrin	忌配	
尼可刹米 Nikethamide	可配	
粘菌素（硫酸盐） Colymycin（Sulfate）	忌配	
P 哌替啶（盐酸盐） Pethidine（Hydrochloride）	忌配	
葡萄糖（5%，10%） Glucose（5%，10%）	稀释	
葡萄糖氯化钠 Glucose and Sodium Chloride	忌配	
葡萄糖酸钙（10%） Calcium Gluconate（10%）	可配	
普鲁卡因（盐酸盐） Procaine（Hydrochloride）	忌配	

地西泮®加入以下药品（续）	配伍结果	备　注
Q 青霉素钠® Benzylpenicillin Sodium	忌配	
氢化可的松 Hydrocortisone	稀释	
氢化可的松琥珀酸钠 Hydrocortisone Sodium Succinate	忌配	
庆大霉素（硫酸盐）® Gentamycin（Sulfate）	忌配	
去甲肾上腺素（重酒石酸盐）Norepinephrine（Bitartrate）	忌配	
去氧肾上腺素（盐酸盐）Phenylephrine（Hydrochloride）	忌配	
去乙酰毛花苷 Deslanoside	忌配	
R 乳酸钠（11.2%）Sodium Lactate（11.2%）	忌配	
S 三磷腺苷 Adenosine Triphosphate	忌配	
山莨菪碱（氢溴酸盐）Anisodamine（Hydrobromide）	忌配	
司可巴比妥钠 Secobarbital Sodium	忌配	
四环素（盐酸盐）Tetracycline（Hydrochloride）	忌配	
羧苄西林钠 Carbenicillin Sodium	忌配	
T 碳酸氢钠（5%）Sodium Bicarbonate（5%）	忌配	
头孢噻啶 Cefaloridine	忌配	
W 维生素B$_6$ Vitamin B$_6$	忌配	
维生素C Vitamin C	稀释	
X 西咪替丁（盐酸盐）Cimetidine（Hydrochloride）	忌配	
细胞色素C Cytochrome C	忌配	
溴化钙（5%）Calcium Bromide（5%）	忌配	
Y 洋地黄毒苷 Digitoxin	忌配	
依他尼酸钠 Sodium Etacrynate	忌配	
异丙嗪（盐酸盐）Promethazine（Hydrochloride）	稀释	
异丙肾上腺素（盐酸盐）Isoprenaline（Hydrochloride）	稀释	
异戊巴比妥钠 Amobarbital Sodium	忌配	
右旋糖酐40（含盐）Dextran 40（Sodium Chloride）	稀释	

氯氮䓬

Chlordiazepoxide

制剂规格与pH值　注射用氯氮䓬：每支50mg，100mg。pH（1%）：2.0～2.5。

药理作用及应用　本品为苯二氮䓬类药物，其作用与地西泮相似。常用于治疗焦虑性和强迫性神经官能症、癔症、神经衰弱患者的失眠及情绪烦躁、高血压头痛等。还可用于酒精中毒及痉挛（如破伤风和各种脑膜炎所致的抽搐发作）。与抗癫痫药合用，可抑制癫痫大发作，对小发作也有效。

用法用量　肌注，每次25～50mg，必要时2h再重复1次。勿静脉给药。

不良反应　有嗜睡、便秘等不良反应，大剂量时可发生共济失调、皮疹、乏力、头痛、粒细胞减少及尿闭等症状，偶见中毒性肝炎及粒细胞减少症。

禁忌/慎用证 白细胞减少者、哺乳期妇女及孕妇应忌用，尤其是妊娠开始 3 个月及分娩前 3 个月。肾肝功能减退者宜慎用。老年人慎用。

注意事项 用药期间不宜驾驶、操作机械或高空作业。<12 岁儿童不推荐注射给药。

配伍表

氯氮䓬加入以下药品	配伍结果	备 注
Q 其他注射液 Other Injections	忌配	本品仅供肌注，勿稀释及静注

劳拉西泮

Lorazepam

制剂规格 注射液：1mL：2mg；1mL：4mg；2mL：2mg；2mL：4mg。

药理作用及应用 为苯二氮䓬类药物，其作用与地西泮相似。具有中枢镇静、抗惊厥和肌肉松弛作用，并有显著的催眠作用，其抗焦虑作用较地西泮强 5 倍。用于抗焦虑、镇静催眠、抗惊厥及癫痫持续状态、癌症化疗时止吐、紧张性头痛、麻醉前及内镜检查前的辅助用药。

用法用量 肌注：应注入肌肉丰富处深部，用量为 0.05mg/kg，总量不超过 4mg；静注：化疗止吐每次 2～4mg，癫痫持续状态用量为 0.05mg/kg，每次不超过 4mg。

适宜溶剂 本品非水溶性，仅溶于乙醇、丙酮、冰醋酸。肌注：直接抽取药液 2～4mg（2mL）；静注：2～4mg（2mL）以等量注射用水稀释。

给药速度 静注：5min，注射速度不能超过 2mg/min。

稳定性 冷藏、避光贮存，应防止冷冻。PVC 注射器具对本品有显著的吸附作用。稀释溶液的物理稳定性依赖于浓度，浓度为 1g/mL 和 2mg/mL 的溶液具有物理稳定性。

不良反应 主要表现为抑郁、眩晕、虚弱、步态不稳等；可能导致血恶液质或肝肾功能损害。

禁忌/慎用证 急性窄角型青光眼患者、孕妇、<18 岁的患者禁用。哺乳期妇女不宜使用本品。老年人、肺功能不全患者慎用。

药物相互作用 丙磺舒可影响本品代谢，使血药浓度升高，不宜合用；与乙胺嘧啶合用可增加肝毒性。

注意事项 长期应用易形成药物依赖。12 岁以下儿童的有效性和安全性尚未确定。用药期间不能饮酒或同时使用其他中枢神经抑制剂，不能驾车和操纵机器。

配伍表

劳拉西泮加入以下药品	配伍结果	备 注
A 阿米卡星（硫酸盐） Amikacin（Sulfate）	可配	
阿莫西林-克拉维酸钾 Amoxicillin-Clavulanate Potassium	可配	
阿糖胞苷（盐酸盐） Cytarabine（Hydrochloride）	可配	
阿昔洛韦钠 Aciclovir Sodium	可配	
昂丹司琼（盐酸盐）@ Ondansetron（Hydrochloride）	忌配	
奥美拉唑 Omeprazole	忌配	
B 布美他尼 Bumetanide	可配	

劳拉西泮加入以下药品（续）	配伍结果	备 注
C 长春瑞滨（重酒石酸盐） Vinorelbine（Bitartrate）	可配	
促皮质素 Corticotrophin	可配	
D 地塞米松（磷酸盐） Dexamethasone（Phosphate）	可配	
多巴胺（盐酸盐） Dopamine（Hydrochloride）	可配	
多巴酚丁胺（盐酸盐） Dobutamine（Hydrochloride）	可配	
多柔比星（盐酸盐） Doxorubicin（Hydrochloride）	可配	
F 法莫替丁 Famotidine	可配	
芬太尼（枸橼酸盐） Fentanyl（Citrate）	可配	
呋塞米 Furosemide	可配	
氟达拉滨（磷酸盐） Fludarabine（Phosphate）	可配	
氟康唑 Fluconazole	可配	
氟哌啶醇（乳酸盐） Haloperidol（Lactate）	可配	
G 肝素钠 Heparin Sodium	可配	
格拉司琼（盐酸盐） Granisetron（Hydrochloride）	可配	
H 红霉素（乳糖酸盐） Erythromycin（Lactobionate）	可配	
环丙沙星 Ciprofloxacin	可配	
环磷酰胺 Cyclophosphamide	可配	
J 甲氨蝶呤 Methotrexate	可配	
甲硝唑 Metronidazole	可配	
K 可乐定（盐酸盐） Clonidine（Hydrochloride）	可配	
L 拉贝洛尔（盐酸盐） Labetalol（Hydrochloride）	可配	
雷尼替丁（盐酸盐） Ranitidine（Hydrochloride）	**忌配**	
膦甲酸钠 Foscarnet Sodium	**忌配**	
硫喷妥钠 Thiopental Sodium	**忌配**	
氯化钾（10%） Potassium Chloride（10%）	可配	
氯化钠（0.9%） Sodium Chloride（0.9%）	可配	
M 吗啡（盐酸盐） Morphine（Hydrochloride）	可配	
咪达唑仑（盐酸盐） Midazolam（Hydrochloride）	可配	
米力农（乳酸盐） Milrinone（Lactate）	可配	
P 哌拉西林钠 Piperacillin Sodium	可配	
哌拉西林-他唑巴坦钠 Piperacillin-Tazobactam Sodium	可配	
泮库溴铵 Pancuronium Bromide	可配	
葡萄糖（5%，10%） Glucose（5%，10%）	可配	
Q 齐多夫定 Zidovudine	可配	
氢化可的松琥珀酸钠 Hydrocortisone Sodium Succinate	可配	
庆大霉素（硫酸盐）@ Gentamycin（Sulfate）	可配	
去甲肾上腺素（重酒石酸盐） Norepinephrine（Bitartrate）	可配	
S 塞替派 Thiotepa	可配	
肾上腺素（盐酸盐） Adrenaline（Hydrochloride）	可配	
顺铂 Cisplatin	可配	

劳拉西泮加入以下药品（续）	配伍结果	备　注
T　替尼泊苷® Teniposide	可配	
头孢吡肟（盐酸盐）Cefepime（Hydrochloride）	可配	
头孢美唑钠 Cefmetazole Sodium	可配	
头孢噻肟钠 Cefotaxime Sodium	可配	
W　万古霉素（盐酸盐）Vancomycin（Hydrochloride）	可配	
维库溴铵 Vecuronium Bromide	可配	
X　西咪替丁（盐酸盐）Cimetidine（Hydrochloride）	可配	
硝酸甘油® Nitroglycerin	可配	
Y　亚胺培南-西司他丁钠 Imipenem-Cilastatin Sodium	**忌配**	
伊达比星（盐酸盐）Idarubicin（Hydrochloride）	**忌配**	
异帕米星（硫酸盐）Isepamicin（Sulfate）	**忌配**	
Z　紫杉醇® Paclitaxel	可配	

咪达唑仑

(咪唑安定)

Midazolam

制剂规格与 pH 值　盐酸盐注射液：5mL：5mg；3mL：15mg。pH（5mg/mL）：3.0。

药理作用及应用　一种苯二氮䓬类镇静剂。具有抗焦虑、催眠、抗惊厥、肌松和顺行性遗忘作用。其强度为安定的 2～3 倍。用于麻醉前用药、椎管内麻醉及局部麻醉时辅助用药、诊疗性操作、重症监护病房患者镇静、全麻诱导及维持。

用法用量　用于全麻诱导剂量，0.1～0.25mg/kg 静注；局部麻醉或椎管内麻醉辅助用药，分次静注 0.03～0.04mg/kg；重症监护病房患者镇静，先静注 2～3mg（成人）或 0.03～0.3mg/kg 静滴 5min 以上，见效后继之以 0.05mg/（kg·h）静滴维持。

适宜溶剂　静注：5～10mg 溶于 5%葡萄糖或 0.9%氯化钠注射液 10～20mL；静滴：5～10mg 溶于 5%葡萄糖或 0.9%氯化钠注射液 250～500mL。

给药速度　静注：1～3min；静滴：2h。

稳定性　室温下避光贮存。用相容溶液稀释的注射液在使用时或短期保存时不要求避光。

不良反应　麻醉或外科手术时最大的不良反应为降低呼吸容量和呼吸频率，静注后，还可发生呼吸抑制。

禁忌/慎用证　妊娠 3 个月内的孕妇，重症肌无力、严重抑郁状态、严重心肝肺功能不全、对苯二氮䓬过敏者以及儿童禁用。

药物相互作用　可增强其他麻醉药的镇痛作用；可增强中枢抑制药的作用。一些肝酶抑制药，特别是细胞色素 P450 3A 抑制药物，可使咪达唑仑的镇静作用延长。

注意事项　用本品后 12h 内不得饮用含酒精饮料。用作全麻诱导术后常有较长时间再睡眠现象，应注意保持患者气道通畅。肝肾功能不全者及老年人可能较迟苏醒（延迟 60～80min）。

配伍表

咪达唑仑（盐酸盐）加入以下药品	配伍结果	备注
A 阿米卡星（硫酸盐） Amikacin（Sulfate）	可配	
阿莫西林-克拉维酸钾 Amoxicillin-Clavulanate Potassium	**忌配**	
阿托品（硫酸盐） Atropine（Sulfate）	可配	
氨苄西林钠@ Ampicillin Sodium	**忌配**	
胺碘酮（盐酸盐）℗ Amiodarone（Hydrochloride）	可配	
奥美拉唑 Omeprazole	**忌配**	
B 倍他司汀（盐酸盐） Betahistine（Hydrochloride）	**忌配**	
D 地尔硫䓬（盐酸盐） Diltiazem（Hydrochloride）	可配	
地高辛 Digoxin	可配	
地塞米松（磷酸盐） Dexamethasone（Phosphate）	**忌配**	
多巴胺（盐酸盐） Dopamine（Hydrochloride）	可配	
多巴酚丁胺（盐酸盐） Dobutamine（Hydrochloride）	**忌配**	
F 法莫替丁 Famotidine	可配	
芬太尼（枸橼酸盐） Fentanyl（Citrate）	可配	
奋乃静（盐酸盐） Perphenazine（Hydrochloride）	**忌配**	
氟康唑 Fluconazole	可配	
氟哌啶醇（乳酸盐） Haloperidol（Lactate）	可配	
氟哌利多 Droperidol	可配	
G 肝素钠 Heparin Sodium	可配	
格隆溴铵 Glycopyrronium Bromide	可配	
H 红霉素（乳糖酸盐） Erythromycin（Lactobionate）	可配	
环丙沙星 Ciprofloxacin	可配	
J 甲氨蝶呤 Methotrexate	可配	
甲泼尼龙琥珀酸钠 Methylprednisolone Sodium Succinate	可配	
甲氧氯普胺（盐酸盐） Metoclopramide（Hydrochloride）	可配	
K 克林霉素（磷酸盐） Clindamycin（Phosphate）	可配	
L 拉贝洛尔（盐酸盐） Labetalol（Hydrochloride）	可配	
劳拉西泮 Lorazepam	可配	
雷尼替丁（盐酸盐） Ranitidine（Hydrochloride）	**忌配**	
膦甲酸钠 Foscarnet Sodium	**忌配**	
氯丙嗪（盐酸盐） Chlorpromazine（Hydrochloride）	可配	
氯化钾（10%） Potassium Chloride（10%）	可配	
氯化钠（0.9%） Sodium Chloride（0.9%）	可配	
M 麻黄碱（盐酸盐） Ephedrine（Hydrochloride）	**忌配**	
吗啡（盐酸盐） Morphine（Hydrochloride）	可配	
米力农（乳酸盐） Milrinone（Lactate）	可配	
P 哌拉西林钠 Piperacillin Sodium	可配	
哌替啶（盐酸盐） Pethidine（Hydrochloride）	可配	
葡萄糖（5%，10%） Glucose（5%，10%）	可配	
葡萄糖氯化钠 Glucose and Sodium Chloride	可配	
葡萄糖酸钙（10%） Calcium Gluconate（10%）	可配	

咪达唑仑（盐酸盐）加入以下药品（续）	配伍结果	备　注
Q 氢化可的松琥珀酸钠 Hydrocortisone Sodium Succinate	忌配	
庆大霉素（硫酸盐）@ Gentamycin（Sulfate）	可配	
去甲肾上腺素（重酒石酸盐） Norepinephrine（Bitartrate）	可配	
S 肾上腺素（盐酸盐） Adrenaline（Hydrochloride）	可配	
T 碳酸氢钠（5%） Sodium Bicarbonate（5%）	忌配	
替尼泊苷® Teniposide	忌配	
头孢呋辛钠 Cefuroxime Sodium	忌配	
头孢美唑钠 Cefmetazole Sodium	可配	
头孢噻肟钠 Cefotaxime Sodium	可配	
头孢他啶 Ceftazidime	忌配	
头孢唑林钠 Cefazolin Sodium	可配	
妥布霉素（硫酸盐）@ Tobramycin（Sulfate）	可配	
W 万古霉素（盐酸盐） Vancomycin（Hydrochloride）	可配	
维库溴铵 Vecuronium Bromide	可配	
戊巴比妥钠 Pentobarbital Sodium	忌配	
X 西咪替丁（盐酸盐） Cimetidine（Hydrochloride）	可配	
硝普钠 Sodium Nitroprusside	可配	
硝酸甘油® Nitroglycerin	可配	
Y 亚胺培南-西司他丁钠 Imipenem-Cilastatin Sodium	忌配	
胰岛素（正规）® Insulin（Regular）	可配	
Z 左旋多巴 Levodopa	忌配	

甲丙氨酯
（眠尔通）
Meprobamate
（Miltown）

制剂规格与 pH 值　粉针剂：每支 0.1g。pH（1%）：5.5～7.5。

药理作用及应用　主要用于轻症的焦虑、紧张和失眠，由于作用较弱，在抗焦虑症方面已逐渐被苯二氮䓬类所取代。

用法用量　肌注或静注：每次 0.2～0.4g。

不良反应　常见为嗜睡。过量急性中毒，中枢神经活动处于深度抑制，意识丧失、低血压、休克、呼吸抑制，重则可致死。

禁忌/慎用证　卟啉症患者、6 岁以下儿童、孕妇及哺乳期妇女禁用。有药物滥用和成瘾史、癫痫大发作、肝肾功能损害者慎用。

药物相互作用　与全麻药、中枢性抑制药、单胺氧化酶抑制药、三环类抗抑郁药等同用时，双方均可增效。

注意事项 对其他氨基甲酸酯衍生物有过敏反应的患者，对本品也过敏。长期应用后如欲停药必须逐渐减量，以避免产生撤药综合征。本品可影响尿液中类固醇测定结果，可提高 17-酮类固醇、17-羟皮质类固醇等测定值。酚妥拉明试验可出现假阳性。

配伍表

甲丙氨酯加入以下药品	配伍结果	备 注
A 安钠咖 Caffeine Sodium Benzoate	忌配	
B 苯丙胺（盐酸盐） Amphetamine （Hydrochloride）	忌配	
E 二甲弗林 Dimefline	忌配	
L 氯化钠（0.9%） Sodium Chloride（0.9%）	可配	
洛贝林（盐酸盐） Lobeline （Hydrochloride）	忌配	
尼可刹米 Nikethamide	忌配	
P 葡萄糖（5%，10%） Glucose（5%，10%）	可配	
葡萄糖氯化钠 Glucose and Sodium Chloride	可配	
X 细胞色素 C Cytochrome C	忌配	

第三章　麻醉及其辅助药

硫喷妥钠
（戊硫巴比妥钠）
Thiopental Sodium
（Pentothal）

制剂规格与 pH 值　粉针剂：每支 0.5g，1g。pH（2.5%）：10.8。

药理作用及应用　超短作用的巴比妥类药，对中枢系统产生抑制作用，依所用剂量大小，出现镇静、安眠及意识消失等不同的作用。用于全麻诱导、复合全麻及小儿基础麻醉。

用法用量　临用前，用灭菌注射用水溶解成 2.5%溶液后应用。常用量：静注，每次 4～8mg/kg，老年人应减量至 2～2.5mg/kg；极量：静注每次全麻总用量 1g。

适宜溶剂　肌注：溶于注射用水或 0.9%氯化钠注射液中使药液浓度为 25～50mg/mL；静注：溶于注射用水使药液浓度为 20～50mg/mL；静滴：溶于 0.9%氯化钠注射液中，使药液浓度为 2～4mg/mL，1～2mL/min，用于维持抗惊厥或麻醉。

给药速度　静注：3～5min；静滴：2～3h。

稳定性　水溶液不稳定，应临用前配制。PVC 器具对本品有明显的吸附作用，在低 pH 值时更甚。

不良反应　易致呼吸抑制；静注可引起组织坏死；误入动脉可出现血管痉挛、血栓形成，重者肢端坏死。

禁忌/慎用证　休克低血压未纠正前、心力衰竭、卟啉症、呼吸道梗阻和缩窄性心包炎者禁用。黏液性水肿、艾迪生病、重症肌无力、严重肝肾功能不全、甲状腺功能不全患者及新生儿慎用。

药物相互作用　术中与降压药并用，应减至最小维持量；麻醉前、全麻诱导或全麻辅助用药时，已用过其他中枢性抑制药，静注本品须减量；与大量的氯胺酮同时并用，两者均应减量；并用硫酸镁静注，中枢性抑制加深；与吩噻嗪类药合用中枢神经先出现兴奋状态，而后才进入抑制。

注意事项　本品呈强碱性，肌注易致深层肌肉无菌性坏死，一般不用于肌注；静注时速度宜缓慢。用药时注意监测呼吸深度和频率、血压、脉搏、心律、呼吸和循环功能等。孕妇用量偏大时，可能导致胎儿窒息。老年人用量应酌减。

配伍表

硫喷妥钠加入以下药品	配伍结果	备　注
2∶3∶1 注射液　2∶3∶1 Injection	可配	
A 阿米卡星（硫酸盐）　Amikacin（Sulfate）	**忌配**	
阿糖胞苷（盐酸盐）　Cytarabine（Hydrochloride）	**忌配**	
阿托品（硫酸盐）　Atropine（Sulfate）	可配	
氨苄西林钠@　Ampicillin Sodium	**忌配**	
氨茶碱 Aminophylline	**忌配**	
氨基丁三醇（7.28%）　Trometamol（7.28%）	可配	
氨基丁酸 Aminobutyric Acid	**忌配**	

硫喷妥钠加入以下药品（续）	配伍结果	备 注
氨基己酸 Aminocaproic Acid	忌配	
氨甲苯酸 Aminomethylbenzoic Acid	忌配	
B 苯巴比妥钠 Phenobarbital Sodium	忌配	
苯海拉明（盐酸盐） Diphenhydramine（Hydrochloride）	忌配	
博来霉素 Bleomycin	忌配	
C 长春新碱（硫酸盐） Vincristine（Sulfate）	忌配	
促皮质素 Corticotrophin	忌配	
D 地高辛 Digoxin	忌配	
地塞米松（磷酸盐） Dexamethasone（Phosphate）	稀释	
地西泮® Diazepam	忌配	
丁卡因（盐酸盐） Tetracaine（Hydrochloride）	忌配	
东莨菪碱（氢溴酸盐） Scopolamine（Hydrobromide）	忌配	
毒毛旋花子苷 K Strophanthin K	忌配	
对氨基水杨酸钠 Sodium Aminosalicylate	可配	
多巴胺（盐酸盐） Dopamine（Hydrochloride）	忌配	
多粘菌素 B（硫酸盐） Polymyxin B（Sulfate）	忌配	
E 二甲弗林 Dimefline	忌配	
F 放线菌素 D Dactinomycin D	忌配	
芬太尼（枸橼酸盐） Fentanyl（Citrate）	忌配	
酚磺乙胺 Etamsylate	忌配	
酚妥拉明（甲磺酸盐） Phentolamine（Mesylate）	忌配	
呋塞米 Furosemide	忌配	
氟尿嘧啶 Fluorouracil	忌配	
氟哌利多 Droperidol	忌配	
辅酶 A Coenzyme A	可配	
复方氨基酸 Amino Acid Compound	忌配	
复方醋酸钠 Sodium Acetate Compound	稀释	
G 谷氨酸钙（5%） Calcium Glutamate（5%）	忌配	
谷氨酸钾（31.50%） Potassium Glutamate（31.50%）	忌配	
谷氨酸钠（28.75%） Sodium Glutamate（28.75%）	忌配	
H 红霉素（乳糖酸盐） Erythromycin（Lactobionate）	忌配	
环磷酰胺 Cyclophosphamide	可配	
磺胺嘧啶钠 Sulfadiazine Sodium	可配	
磺胺异噁唑（二醇胺盐） Sulfafurazole（Diolamine）	忌配	
J 肌醇 Inositol	忌配	
肌苷 Inosine	忌配	
加兰他敏（氢溴酸盐） Galantamine（Hydrobromide）	忌配	
甲基多巴 Methyldopa	忌配	
甲氧氯普胺（盐酸盐） Metoclopramide（Hydrochloride）	忌配	
甲氧明（盐酸盐） Methoxamine（Hydrochloride）	忌配	

硫喷妥钠加入以下药品（续）	配伍结果	备　注
间羟胺（重酒石酸盐）　Metaraminol（Bitartrate）	忌配	
精氨酸（25%，盐酸盐）　Arginine（25%，Hydrochloride）	忌配	
K 卡那霉素（硫酸盐）　Kanamycin（Sulfate）	忌配	
可乐定（盐酸盐）　Clonidine（Hydrochloride）	忌配	
克林霉素（磷酸盐）　Clindamycin（Phosphate）	忌配	
L 利多卡因（盐酸盐）　Lidocaine（Hydrochloride）	忌配	
利舍平　Reserpine	忌配	
链霉素（硫酸盐）　Streptomycin（Sulfate）	忌配	
林格液　Sodium Chloride Compound	稀释	
硫酸镁（10%，25%）　Magnesium Sulfate（10%，25%）	忌配	
氯苯那敏　Chlorphenamine	忌配	
氯丙嗪（盐酸盐）　Chlorpromazine（Hydrochloride）	忌配	
氯化铵（2%）　Ammonium Chloride（2%）	忌配	
氯化钙（3%，5%）　Calcium Chloride（3%，5%）	忌配	
氯化钾（10%）　Potassium Chloride（10%）	忌配	
氯化钠（0.9%）　Sodium Chloride（0.9%）	可配	
氯霉素　Chloramphenicol	稀释	
氯霉素琥珀酸酯钠　Chloramphenicol Succinate Sodium	可配	
洛贝林（盐酸盐）　Lobeline（Hydrochloride）	忌配	
M 吗啡（盐酸盐）　Morphine（Hydrochloride）	忌配	
麦角新碱（马来酸盐）　Ergometrine（Maleate）	忌配	
美芬丁胺（硫酸盐）　Mephentermine（Sulfate）	忌配	
N 脑垂体后叶素® Pituitrin	可配	
能量合剂　Energy Composite	忌配	
尼可刹米　Nikethamide	忌配	
粘菌素（硫酸盐）　Colymycin（Sulfate）	忌配	
P 哌替啶（盐酸盐）　Pethidine（Hydrochloride）	忌配	
葡醛内酯　Glucurolactone	忌配	
葡萄糖（5%，10%）　Glucose（5%，10%）	稀释	
葡萄糖氯化钠　Glucose and Sodium Chloride	稀释	
葡萄糖酸钙（10%）　Calcium Gluconate（10%）	忌配	
普鲁卡因（盐酸盐）　Procaine（Hydrochloride）	忌配	
普鲁卡因胺（盐酸盐）　Procainamide（Hydrochloride）	忌配	
Q 青霉素钾@ Benzylpenicillin Potassium	忌配	
青霉素钠@ Benzylpenicillin Sodium	忌配	
氢化可的松　Hydrocortisone	稀释	
氢化可的松琥珀酸钠　Hydrocortisone Sodium Succinate	稀释	
氢化麦角碱　Dihydroergotoxine	可配	
庆大霉素（硫酸盐）@ Gentamycin（Sulfate）	忌配	
去甲肾上腺素（重酒石酸盐）Norepinephrine（Bitartrate）	忌配	

硫喷妥钠加入以下药品（续）	配伍结果	备注
去氧肾上腺素（盐酸盐） Phenylephrine（Hydrochloride）	忌配	
去乙酰毛花苷 Deslanoside	忌配	
R 乳酸钠（11.2%） Sodium Lactate（11.2%）	忌配	
S 三磷腺苷 Adenosine Triphosphate	忌配	
山莨菪碱（氢溴酸盐） Anisodamine（Hydrobromide）	忌配	
山梨醇 Sorbitol	忌配	
肾上腺素（盐酸盐） Adrenaline（Hydrochloride）	忌配	
四环素（盐酸盐） Tetracycline（Hydrochloride）	忌配	
羧苄西林钠 Carbenicillin Sodium	忌配	
缩宫素 Oxytocin	忌配	
T 碳酸氢钠（5%） Sodium Bicarbonate（5%）	忌配	
头孢噻啶 Cefaloridine	忌配	
头孢噻吩钠 Cefalothine Sodium	忌配	
W 万古霉素（盐酸盐） Vancomycin（Hydrochloride）	忌配	
维生素 B$_2$ Vitamin B$_2$	忌配	
维生素 B$_6$ Vitamin B$_6$	忌配	
维生素 C Vitamin C	忌配	
维生素 K$_1$ Vitamin K$_1$	忌配	
维生素 K$_3$ Vitamin K$_3$	忌配	
X 西咪替丁（盐酸盐） Cimetidine（Hydrochloride）	忌配	
细胞色素 C Cytochrome C	忌配	
溴化钙（5%） Calcium Bromide（5%）	忌配	
Y 洋地黄毒苷 Digitoxin	忌配	
依他尼酸钠 Sodium Etacrynate	忌配	
胰岛素（正规）® Insulin（Regular）	忌配	
异丙嗪（盐酸盐） Promethazine（Hydrochloride）	忌配	
异丙肾上腺素（盐酸盐） Isoprenaline（Hydrochloride）	忌配	
异戊巴比妥钠 Amobarbital Sodium	可配	
异烟肼 Isoniazid	忌配	
右旋糖酐 40（含盐） Dextran 40（Sodium Chloride）	稀释	

氯胺酮

Ketamine

制剂规格与 pH 值 盐酸盐注射液：2mL：0.1g；10mL：0.1g；20mL：0.2g。pH（50mg/mL）：3.5～5.5。

药理作用及应用 氯胺酮适用于无需肌松的短时探查或手术，亦可用于吸入全麻的诱导，或作为氧化亚氮或局麻的辅助用药。但咽、喉或气管区的手术不适用，因该区的反射仍存在，对黏液分泌也不抑制。

用法用量 全麻诱导：静注，1～2mg/kg。全麻维持：可采用连续静滴，不超过 1～2mg/min，即按 15～30μg/(kg·min)用药。遇有肌肉强直或阵挛，用量不必加大，轻微者均自行消失，重症应考虑加用苯二氮䓬类药。镇痛：静注，0.2～0.75mg/kg，2～3min 注完，而后每分钟按 5～20μg/kg 连续静滴，也可先肌注 2～4mg/kg，而后静滴。

适宜溶剂 肌注：直接抽取药液或稀释于注射用水或 0.9%氯化钠注射液 4mL。静注：溶于 5% 葡萄糖或 0.9%氯化钠注射液，使药液浓度为 10mg/mL；静滴：溶于 5%葡萄糖或 0.9%氯化钠注射液，使药液浓度为 1mg/mL。

给药速度 静注：2～3min；速度切忌过快，短于 60s 者易致呼吸暂停。静滴：用于麻醉诱导 0.5mg/(kg·min)，用于麻醉维持 0.01～0.03 mg/(kg·min)，用于镇静、镇痛 0.005～0.02 mg/(kg·min)。

不良反应 以血压升高和脉搏增快为最常见不良反应。麻醉恢复期可出现幻觉、躁动不安、噩梦及谵语等。

禁忌/慎用证 颅内压增高、脑出血、青光眼患者禁用；任何病因、顽固而且难治的高血压，严重的心血管病，近期内心肌梗死者禁用。

药物相互作用 与阿米替林合用，增加低血压及心律失常的危险；与胆茶碱合用，增加抽搐的危险。服用甲状腺素的患者，氯胺酮有可能引起血压过高和心动过速。

注意事项 本品含有三氯叔丁醇，禁用于椎管注射；失代偿的休克患者或心功能不全患者可引起血压剧降，甚至心搏骤停；用药应监测心功能，尤其是伴有高血压或心衰史的患者。

配伍表

氯胺酮（盐酸盐）加入以下药品	配伍结果	备 注
2：3：1 注射液　2：3：1 Injection	可配	
B 苯巴比妥钠 Phenobarbital Sodium	**忌配**	
D 地西泮® Diazepam	**忌配**	
F 复方醋酸钠 Sodium Acetate Compound	可配	
L 林格液 Sodium Chloride Compound	可配	
硫喷妥钠 Thiopental Sodium	**忌配**	
氯化钠（0.9%）　Sodium Chloride（0.9%）	可配	
P 葡萄糖（5%，10%）　Glucose（5%，10%）	可配	
葡萄糖氯化钠 Glucose and Sodium Chloride	可配	
S 司可巴比妥钠 Secobarbital Sodium	**忌配**	
Y 异戊巴比妥钠 Amobarbital Sodium	**忌配**	

丙泊酚

Propofol

制剂规格与 pH 值 注射液：10mL：100mg；20mL：200mg；50mL：500mg；100mL：1 000mg。pH（1%）：7.0～8.5。

药理作用及应用 本品是一种起效迅速的短效全身静脉麻醉药，用于静脉全麻诱导药、"全静脉麻醉"的组成部分或麻醉辅助药。也可用于心脏、颅脑手术麻醉及 ICU 患者镇静，保持机械通气患者的安静等。

用法用量　用作静脉全麻诱导时，一般按 1.5～2.5mg/kg 于 30～45s 注完，维持量 4～12mg/(kg·h)，静脉输注或根据需要间断静注 25～50mg。辅助椎管内麻醉或重症监护病房患者镇静、催眠时，用量 0.5～2mg/(kg·h)，连续输注。老年人用量酌减。

适宜溶剂　丙泊酚注射液能直接用于输注，在使用时建议用微量泵或输液泵；也可将注射液稀释后使用，但只能用 5%葡萄糖注射液稀释。

给药速度　以 10s 注射 40mg 的速度慢速注射；年老、体弱、心功能不全患者，应减速为每 10s 注射 20mg。

稳定性　稀释应在静脉输注前临时进行，随配随用。

不良反应　用作全麻诱导，呈剂量依赖呼吸和循环功能抑制，并与注药速度呈正相关，动脉压和外周阻力下降较硫喷妥钠更明显。偶见诱导过程中肌阵挛。苏醒过程偶有角弓反张出现。

禁忌/慎用证　孕妇、哺乳期妇女、3 岁以下小儿的全麻及 16 岁以下儿童的镇静，以及颅内压升高、脑循环障碍、低血压、休克患者禁用。不用于产科麻醉。有心肺、呼吸系统疾病，对有脂肪代谢紊乱或需用脂肪乳剂者，以及肝肾功能不全、癫痫患者慎用。

药物相互作用　丙泊酚与吸入麻醉药、肌松药伍用，相互之间无相关作用，和地西泮、咪达唑仑合用时延长睡眠时间，阿片类药物增加其呼吸抑制作用。

注意事项　不能肌注给药。老年患者应根据患者反应调节剂量，大于 55 岁者约减量 20%。本品必须由麻醉师使用，同时应备有抢救用的人工呼吸机和供氧设备。

配伍表

丙泊酚加入以下药品	配伍结果	备　注
A 阿米卡星（硫酸盐）Amikacin（Sulfate）	**忌配**	
阿糖胞苷 Cytarabine	可配	
阿昔洛韦钠 Acyclovir Sodium	可配	
艾司洛尔（盐酸盐）Esmolol（Hydrochloride）	可配	
氨苄西林钠@ Ampicillin Sodium	可配	
氨茶碱 Aminophylline	可配	
氨曲南@ Aztreonam	可配	
昂丹司琼（盐酸盐）@ Ondansetron（Hydrochloride）	可配	
B 苯巴比妥钠 Phenobarbital Sodium	可配	
苯海拉明（盐酸盐）Diphenhydramine（Hydrochloride）	可配	
苯妥英钠 Phenytoin Sodium	**忌配**	
D 地高辛 Digoxin	**忌配**	
地塞米松（磷酸盐）Dexamethasone（Phosphate）	可配	
地西泮® Diazepam	**忌配**	
东莨菪碱（氢溴酸盐）Scopolamine（Hydrobromide）	可配	
多巴胺（盐酸盐）Dopamine（Hydrochloride）	可配	
多巴酚丁胺（盐酸盐）Dobutamine（Hydrochloride）	可配	

丙泊酚加入以下药品（续）	配伍结果	备 注
多西环素（盐酸盐） Doxycycline（Hydrochloride）	可配	
F 法莫替丁 Famotidine	可配	
芬太尼（枸橼酸盐） Fentanyl（Citrate）	可配	
呋塞米 Furosemide	可配	
氟康唑 Fluconazole	可配	
氟尿嘧啶 Fluorouracil	可配	
氟哌啶醇（乳酸盐） Haloperidol（Lactate）	可配	
氟哌利多 Droperidol	可配	
G 甘露醇 Mannitol	可配	
肝素钠 Heparin Sodium	可配	
格拉司琼（盐酸盐） Granisetron（Hydrochloride）	可配	
更昔洛韦钠 Ganciclovir Sodium	可配	
H 环丙沙星 Ciprofloxacin	忌配	
环磷酰胺 Cyclophosphamide	可配	
J 甲氨蝶呤钠 Methotrexate Sodium	忌配	
甲泼尼龙琥珀酸钠 Methylprednisolone Sodium Succinate	忌配	
甲氧氯普胺（盐酸盐） Metoclopramide（Hydrochloride）	忌配	
K 卡铂 Carboplatin	可配	
克林霉素（磷酸盐） Clindamycin（Phosphate）	可配	
L 拉贝洛尔（盐酸盐） Labetalol（Hydrochloride）	可配	
劳拉西泮 Lorazepam	可配	
雷尼替丁（盐酸盐） Ranitidine（Hydrochloride）	可配	
两性霉素B Amphotericin B	忌配	
硫喷妥钠 Thiopental Sodium	可配	
硫酸镁（10%，25%） Magnesium Sulfate（10%，25%）	可配	
氯胺酮（盐酸盐） Ketamine（Hydrochloride）	可配	
氯丙嗪（盐酸盐） Chlorpromazine（Hydrochloride）	可配	
氯化琥珀胆碱 Succinylcholine Chloride	可配	
氯化钙（3%，5%） Calcium Chloride（3%，5%）	忌配	
氯化钾（10%） Potassium Chloride（10%）	可配	
M 麻黄碱（硫酸盐） Ephedrine（Sulfate）	可配	
米力农（乳酸盐） Milrinone（Lactate）	可配	
N 纳洛酮（盐酸盐） Naloxone（Hydrochloride）	可配	
P 哌拉西林钠 Piperacillm Sodium	可配	
哌替啶（盐酸盐） Pethidine（Hydrochloride）	可配	
葡萄糖（5%，10%） Glucose（5%，10%）	可配	
葡萄糖氯化钠 Glucose and Sodium Chloride	可配	
葡萄糖酸钙（10%） Calcium Gluconate（10%）	可配	
普萘洛尔（盐酸盐） Propranolol（Hydrochloride）	可配	
Q 羟嗪（盐酸盐） Hydroxyzine（Hydrochloride）	可配	

丙泊酚加入以下药品（续）	配伍结果	备 注
氢化可的松琥珀酸钠 Hydrocortisone Sodium Succinate	可配	
庆大霉素（硫酸盐）@ Gentamicin（Sulfate）	**忌配**	
去甲肾上腺素（重酒石酸盐） Norepinephrine（Bitartrate）	可配	
S 肾上腺素（盐酸盐） Epinephrine（Hydrochloride）	可配	
顺铂 Cisplatin	可配	
T 碳酸氢钠（5%） Sodium Bicarbonate（5%）	可配	
替卡西林-克拉维酸钾Ticarcillin Sodium-Clavulanate Potassium	可配	
头孢呋辛钠 Cefuroxime Sodium	可配	
头孢曲松钠 Ceftriaxone Sodium	可配	
头孢噻肟钠 Cefotaxime Sodium	可配	
头孢西丁钠 Cefoxitin Sodium	可配	
头孢唑林钠 Cefazolin Sodium	可配	
头孢唑肟钠 Ceftizoxime Sodium	可配	
妥布霉素（硫酸盐）@ Tobramycin（Sulfate）	**忌配**	
W 维库溴铵 Vecuronium Bromide	可配	
维拉帕米 Verapamil	**忌配**	
戊巴比妥钠 Pentobarbital Sodium	可配	
X 硝普钠 Sodium Nitroprusside	可配	
硝酸甘油® Nitroglycerin	可配	
Y 亚胺培南-西司他丁钠 Imipenem-Cilastatin Sodium	可配	
依那普利拉 Enalaprilat	可配	
胰岛素（正规）® Insulin（Regular）	可配	
异丙肾上腺素（盐酸盐） Isoproterenol（Hydrochloride）	可配	
异环磷酰胺 Ifosfamide	可配	
Z 紫杉醇® Paclitaxel	可配	
左氧氟沙星 Levonoxacin	**忌配**	

利多卡因

Lidocaine

制剂规格与pH值 盐酸盐注射液：2mL：4mg（用作肌注药物的溶剂）；2mL：40mg；5mL：100mg；10mL：200mg；20mL：400mg。pH（2%）：3.5～6.0。

药理作用及应用 为中效酰胺类局麻药及抗心律失常药。主要用于浸润麻醉、硬膜外麻醉、表面麻醉（包括在胸腔镜检查或腹腔手术时黏膜麻醉）及神经传导阻滞。静脉给药也用于急性心肌梗死后室性早搏和室性心动过速、洋地黄类中毒、心脏外科手术及心导管引起的室性心律失常。

用法用量

1. 麻醉用：①常用量在注射给药不加肾上腺素时每次量不超过 5mg/kg 加入适量肾上腺素时，为

7mg/kg。②一次限量，不加肾上腺素为 4mg/kg，加肾上腺素为 6mg/kg；区域静注阻滞，极量为 4mg/kg。

2. 抗心律失常：常用量，①静注：1～1.5mg/kg 做首次负荷量静注 2～3min，必要时 5min 后重复静注 1～2 次，但 1h 之内的总量不得超过 300mg。②静滴：一般以 5%葡萄糖注射液配成 1～4mg/mL 药液滴注或用输液泵给药。在用负荷量后可继续以 1～4mg/min 速度静滴维持，或以 0.015～0.03mg/(kg·min)速度静滴。老年人及心力衰竭、心源性休克、肝血流量减少、肝或肾功能障碍患者应减少用量。以 0.5～1mg/min 速度静滴时，即可用本品 0.1%溶液，且不超过 100mg/h。极量：静注 1h 内最大负荷量 4.5mg/kg，最大维持量为 4mg/min。

适宜溶剂　静滴：100mg 溶于 5%或 10%葡萄糖注射液 100～200mL。其余参见"用法用量"。

给药速度　静滴：0.5～2h。其余参见"用法用量"。

稳定性　本品应在控制的室温下贮存，应防止高温和冷冻。本品在 pH 值 3～6 时最稳定。

不良反应　本品可引起嗜睡、感觉异常、肌肉震颤、惊厥昏迷及呼吸抑制等不良反应。也可引起低血压及心动过缓。

禁忌/慎用证　过敏、阿-斯综合征、预激综合征、严重心传导阻滞患者禁用。

药物相互作用　乙酰唑胺可致低血钾而拮抗利多卡因的作用；普萘洛尔可增加利多卡因的毒性。本品常加微量肾上腺素使局麻部位血管收缩减少吸收延长麻醉，未见配伍禁忌。

治疗药物监测　本品吸收快，易发生毒性反应，且毒性与血药浓度呈正相关，一般认为本品的碱基在血浆中的浓度在 2～5μg/mL 为有效安全范围。当浓度升高到 6～10μg/mL，出现轻度中毒症状，如头痛、视觉模糊、嘴唇麻木等；浓度再升高，则出现肌肉震颤、神志混乱及幻觉；＞20μg/mL 时通常会发生惊厥，导致呼吸停止。血药浓度监测对鉴别利多卡因毒性反应有重要参考价值。影响因素如下：

1. 血药浓度升高：①疾病：心力衰竭、肝硬化、心肌梗死。②药物：普萘洛尔、西咪替丁。

2. 血药浓度下降：药物：苯巴比妥。

注意事项　静脉给药不宜超过 100mg，注射速度宜慢，并应同时监测心电图，且备抢救设备。本品吸收快，易发生毒性反应，故应用时勿误入血管。心肝功能不全者，应适当减量。

配伍表

利多卡因（盐酸盐）加入以下药品	配伍结果	备　注
2:3:1 注射液　2:3:1 Injection	可配	
A 阿糖胞苷（盐酸盐）Cytarabine（Hydrochloride）	**忌配**	
氨苄西林钠@ Ampicillin Sodium	可配	
氨茶碱 Aminophylline	可配	
氨基丁三醇（7.28%）Trometamol（7.28%）	**忌配**	
氨基丁酸 Aminobutyric Acid	可配	
氨基己酸 Aminocaproic Acid	**忌配**	
B 苯巴比妥钠 Phenobarbital Sodium	**忌配**	
苯海拉明（盐酸盐）Diphenhydramine（Hydrochloride）	**忌配**	
博来霉素 Bleomycin	可配	

利多卡因（盐酸盐）加入以下药品（续）	配伍结果	备 注
C 长春新碱（硫酸盐） Vincristine（Sulfate）	忌配	
氨甲苯酸 Aminomethylbenzoic Acid	可配	
胺碘酮（盐酸盐）® Amiodarone（Hydrochloride）	可配	
促皮质素 Corticotrophin	可配	
D 地塞米松（磷酸盐） Dexamethasone（Phosphate）	可配	
丁卡因（盐酸盐） Tetracaine（Hydrochloride）	可配	
东莨菪碱（氢溴酸盐） Scopolamine（Hydrobromide）	可配	
毒毛旋花子苷 K Strophanthin K	可配	
对氨基水杨酸钠 Sodium Aminosalicylate	可配	
多巴胺（盐酸盐） Dopamine（Hydrochloride）	可配	
多粘菌素 B（硫酸盐） Polymyxin B（Sulfate）	可配	
E 二甲弗林 Dimefline	可配	
F 放线菌素 D Dactinomycin D	可配	
酚磺乙胺 Etamsylate	可配	
呋塞米 Furosemide	忌配	
氟尿嘧啶 Fluorouracil	忌配	
辅酶 A Coenzyme A	可配	
复方氨基酸 Amino Acid Compound	可配	
复方醋酸钠 Sodium Acetate Compound	可配	
G 肝素钠 Heparin Sodium	可配	
谷氨酸钾（31.50%） Potassium Glutamate（31.50%）	可配	
谷氨酸钠（28.75%） Sodium Glutamate（28.75%）	可配	
H 红霉素（乳糖酸盐） Erythromycin（Lactobionate）	可配	
环磷酰胺 Cyclophosphamide	可配	
磺胺嘧啶钠 Sulfadiazine Sodium	忌配	
磺胺异噁唑（二醇胺盐） Sulfafurazole（Diolamine）	可配	
J 肌醇 Inositol	可配	
肌苷 Inosine	可配	
加兰他敏（氢溴酸盐） Galantamine（Hydrobromide）	可配	
甲氧明（盐酸盐） Methoxamine（Hydrochloride）	可配	
间羟胺（重酒石酸盐） Metaraminol（Bitartrate）	可配	
K 卡那霉素（硫酸盐） Kanamycin（Sulfate）	可配	
克林霉素（磷酸盐） Clindamycin（Phosphate）	忌配	
L 利福霉素钠 Rifamycin Sodium	可配	
利舍平 Reserpine	可配	
链霉素（硫酸盐） Streptomycin（Sulfate）	可配	
两性霉素 B Amphotericin B	忌配	
林格液 Sodium Chloride Compound	可配	
硫喷妥钠 Thiopental Sodium	忌配	
硫酸镁（10%，25%） Magnesium Sulfate（10%，25%）	可配	

利多卡因（盐酸盐）加入以下药品（续）	配伍结果	备　注
氯苯那敏 Chlorphenamine	可配	
氯丙嗪（盐酸盐） Chlorpromazine（Hydrochloride）	可配	
氯化钙（3%，5%） Calcium Chloride（3%，5%）	可配	
氯化琥珀胆碱 Suxamethonium Chloride	**忌配**	
氯化钾（10%） Potassium Chloride（10%）	可配	
氯化钠（0.9%） Sodium Chloride（0.9%）	可配	
氯霉素 Chloramphenicol	可配	
氯霉素琥珀酸酯钠 Chloramphenicol Succinate Sodium	**忌配**	
洛贝林（盐酸盐） Lobeline（Hydrochloride）	可配	
M 麻黄碱（盐酸盐） Ephedrine（Hydrochloride）	可配	
麦角新碱（马来酸盐） Ergometrine（Maleate）	可配	
美芬丁胺（硫酸盐） Mephentermine（Sulfate）	可配	
N 脑垂体后叶素® Pituitrin	可配	
能量合剂 Energy Composite	可配	
尼可刹米 Nikethamide	可配	
粘菌素（硫酸盐） Colymycin（Sulfate）	可配	
P 哌替啶（盐酸盐） Pethidine（Hydrochloride）	可配	
葡醛内酯 Glucurolactone	可配	
葡萄糖（5%，10%） Glucose（5%，10%）	可配	
葡萄糖氯化钠 Glucose and Sodium Chloride	可配	
葡萄糖酸钙（10%） Calcium Gluconate（10%）	可配	
普鲁卡因（盐酸盐） Procaine（Hydrochloride）	可配	
普鲁卡因胺（盐酸盐） Procainamide（Hydrochloride）	可配	
Q 青霉素钾® Benzylpenicillin Potassium	可配	
青霉素钠® Benzylpenicillin Sodium	可配	
氢化可的松 Hydrocortisone	可配	
氢化可的松琥珀酸钠 Hydrocortisone Sodium Succinate	**忌配**	
氢化麦角碱 Dihydroergotoxine	可配	
庆大霉素（硫酸盐）® Gentamycin（Sulfate）	可配	
去氧肾上腺素（盐酸盐） Phenylephrine（Hydrochloride）	可配	
去甲肾上腺素（重酒石酸盐）Norepinephrine（Bitartrate）	可配	
去乙酰毛花苷 Deslanoside	可配	
R 乳酸钠（11.2%） Sodium Lactate（11.2%）	可配	
S 三磷腺苷 Adenosine Triphosphate	可配	
山莨菪碱（氢溴酸盐） Anisodamine（Hydrobromide）	可配	
山梨醇 Sorbitol	可配	
肾上腺素（盐酸盐） Adrenaline（Hydrochloride）	可配	局麻使用
四环素（盐酸盐） Tetracycline（Hydrochloride）	可配	
羧苄西林钠 Carbenicillin Sodium	可配	
缩宫素 Oxytocin	可配	

利多卡因（盐酸盐）加入以下药品（续）	配伍结果	备 注
T 碳酸氢钠（5%） Sodium Bicarbonate（5%）	**忌配**	
头孢噻啶 Cefaloridine	可配	
W 维生素 B$_6$ Vitamin B$_6$	可配	
维生素 C Vitamin C	可配	
维生素 K$_3$ Vitamin K$_3$	可配	
X 西咪替丁（盐酸盐） Cimetidine（Hydrochloride）	稀释	
细胞色素 C Cytochrome C	可配	
新生霉素 Novobiocin	可配	
溴化钙（5%） Calcium Bromide（5%）	可配	
Y 烟酰胺 Nicotinamide	稀释	
依他尼酸钠 Sodium Etacrynate	**忌配**	
异丙嗪（盐酸盐） Promethazine（Hydrochloride）	可配	
异丙肾上腺素（盐酸盐） Isoprenaline（Hydrochloride）	可配	
异戊巴比妥钠 Amobarbital Sodium	**忌配**	
异烟肼 Isoniazid	可配	
右旋糖酐 40（含盐） Dextran 40（Sodium Chloride）	可配	

普鲁卡因

Procaine

制剂规格与 pH 值 盐酸盐注射液：2mL：40mg；10mL：100mg；20mL：50mg；20mL：100mg。pH（2%）：5.0。

药理作用及应用 本品为酯类局麻药，能暂时阻断神经纤维的传导而具有麻醉作用，它对皮肤、黏膜穿透力弱，不适于表面麻醉。用于浸润麻醉、阻滞麻醉、蛛网膜下腔麻醉和封闭疗法等。亦可用于静脉复合麻醉。

用法用量 浸润局麻：用 0.25%～0.5%溶液，每次量 0.5～1.0g。外周神经（丛）阻滞：1.0%～2.0%溶液，总用量以 1.0g 为限。蛛网膜下腔阻滞：①限于会阴区时常用量为 50～75mg。②下肢用量为 100mg。③脊神经阻滞用量为 150～200mg。成人处方限量：每次量不得超过 1.0g。静脉复合麻醉：0.1%～0.2%溶液静脉滴注，用作全麻辅助。

适宜溶剂 肌注：溶于注射用水或溶于 0.9%氯化钠注射液；静注：溶于 0.9%氯化钠成为 0.25%～0.5%普鲁卡因注射液。

给药速度 静注：0.25%～0.5%普鲁卡因 5～10mL，3～5 min，用于神经官能症的治疗。

不良反应 主要为神经毒性和过敏反应，一般较轻微。罕见过敏性休克。

禁忌/慎用证 对本品过敏、败血症、恶性高热、重症肌无力、心肾功能不全者禁用。

药物相互作用 本品可加强肌松药的作用；可削弱磺胺类药物的药效，不宜与磺胺类药物同时使用；与其他局部麻醉药合用时应减量；可增强洋地黄类药物的作用，合用可导致其毒性反应。

注意事项 不宜与葡萄糖注射液配伍。给药前应做皮内敏感试验。除有特殊原因外，一般不必加肾上腺素，确要加时，应在临用时添加（高血压患者慎用）。药液不得注入血管内，给药时应反复抽吸，不得有回血。术后应休息 1h 以上方可活动。脊椎麻醉时尤其需调节阻滞平面，随时观察血压和脉搏的变化。注射器械不可用碱性物质（如肥皂、煤酚皂溶液等）洗涤消毒，注射部位应避免接触碘，否则会引起普鲁卡因沉淀。

配伍表

普鲁卡因（盐酸盐）加入以下药品	配伍结果	备 注
2∶3∶1 注射液　2∶3∶1 Injection	可配	
A 阿糖胞苷（盐酸盐）　Cytarabine（Hydrochloride）	**忌配**	
阿托品（硫酸盐）　Atropine（Sulfate）	可配	
氨苄西林钠®Ampicillin Sodium	可配	
氨基丁三醇（7.28%）　Trometamol（7.28%）	可配	
氨基丁酸　Aminobutyric Acid	可配	
氨基己酸　Aminocaproic Acid	可配	
氨甲苯酸　Aminomethylbenzoic Acid	可配	
B 苯巴比妥钠　Phenobarbital Sodium	**忌配**	
苯海拉明（盐酸盐）　Diphenhydramine（Hydrochloride）	可配	
博来霉素　Bleomycin	可配	
C 长春新碱（硫酸盐）　Vincristine（Sulfate）	**忌配**	
促皮质素　Corticotrophin	稀释	
D 地塞米松（磷酸盐）　Dexamethasone（Phosphate）	**忌配**	
地西泮®　Diazepam	**忌配**	
东莨菪碱（氢溴酸盐）　Scopolamine（Hydrobromide）	可配	
毒毛旋花子苷 K　Strophanthin K	可配	
对氨基水杨酸钠　Sodium Aminosalicylate	**忌配**	
多巴胺（盐酸盐）　Dopamine（Hydrochloride）	可配	
多粘菌素 B（硫酸盐）　Polymyxin B（Sulfate）	可配	
E 二甲弗林　Dimefline	可配	
F 放线菌素 D　Dactinomycin D	可配	
酚磺乙胺　Etamsylate	可配	
酚妥拉明（甲磺酸盐）　Phentolamine（Mesylate）	可配	
呋塞米　Furosemide	**忌配**	
氟尿嘧啶　Fluorouracil	可配	
辅酶 A　Coenzyme A	稀释	
复方醋酸钠　Sodium Acetate Compound	可配	
G 肝素钠　Heparin Sodium	**忌配**	
谷氨酸钙（5%）　Calcium Glutamate（5%）	可配	
谷氨酸钾（31.50%）　Potassium Glutamate（31.50%）	可配	
谷氨酸钠（28.75%）　Sodium Glutamate（28.75%）	可配	
H 红霉素（乳糖酸盐）　Erythromycin（Lactobionate）	可配	
环磷酰胺　Cyclophosphamide	可配	

普鲁卡因（盐酸盐）加入以下药品（续）	配伍结果	备 注
磺胺嘧啶钠 Sulfadiazine Sodium	**忌配**	
磺胺异噁唑（二醇胺盐） Sulfafurazole（Diolamine）	**忌配**	
J 肌醇 Inositol	可配	
肌苷 Inosine	**忌配**	
加兰他敏（氢溴酸盐） Galantamine（Hydrobromide）	可配	
甲氧明（盐酸盐） Methoxamine（Hydrochloride）	可配	
间羟胺（重酒石酸盐） Metaraminol（Bitartrate）	可配	
精氨酸（25%，盐酸盐） Arginine（25%，Hydrochloride）	可配	
K 卡那霉素（硫酸盐） Kanamycin（Sulfate）	可配	
L 利多卡因（盐酸盐） Lidocaine（Hydrochloride）	可配	
利舍平 Reserpine	可配	
链霉素（硫酸盐） Streptomycin（Sulfate）	稀释	
两性霉素 B Amphotericin B	**忌配**	
林格液 Sodium Chloride Compound	可配	
硫喷妥钠 Thiopental Sodium	**忌配**	
氯苯那敏 Chlorphenamine	可配	
氯丙嗪（盐酸盐） Chlorpromazine（Hydrochloride）	可配	
氯化钙（3%，5%） Calcium Chloride（3%，5%）	可配	
氯化琥珀胆碱 Suxamethonium Chloride	可配	
氯化钾（10%） Potassium Chloride（10%）	可配	
氯化钠（0.9%） Sodium Chloride（0.9%）	可配	
氯霉素 Chloramphenicol	可配	
氯霉素琥珀酸酯钠 Chloramphenicol Succinate Sodium	**忌配**	
罗通定（硫酸盐） Rotundine（Sulfate）	可配	
洛贝林（盐酸盐） Lobeline（Hydrochloride）	可配	
M 麻黄碱（盐酸盐） Ephedrine（Hydrochloride）	可配	
麦角新碱（马来酸盐） Ergometrine（Maleate）	可配	
美芬丁胺（硫酸盐） Mephentermine（Sulfate）	可配	
N 脑垂体后叶素® Pituitrin	可配	
能量合剂 Energy Composite	可配	
尼可刹米 Nikethamide	可配	
粘菌素（硫酸盐） Colymycin（Sulfate）	可配	
P 哌替啶（盐酸盐） Pethidine（Hydrochloride）	可配	
葡醛内酯 Glucurolactone	可配	
葡萄糖（5%，10%） Glucose（5%，10%）	**忌配**	
葡萄糖氯化钠 Glucose and Sodium Chloride	可配	
葡萄糖酸钙（10%） Calcium Gluconate（10%）	可配	
普鲁卡因胺（盐酸盐） Procainamide（Hydrochloride）	可配	
Q 青霉素钾@ Benzylpenicillin Potassium	稀释	
青霉素钠@ Benzylpenicillin Sodium	稀释	

普鲁卡因（盐酸盐）加入以下药品（续）	配伍结果	备　注
氢化可的松 Hydrocortisone	可配	
氢化可的松琥珀酸钠 Hydrocortisone Sodium Succinate	可配	
氢化麦角碱 Dihydroergotoxine	可配	
庆大霉素（硫酸盐）@ Gentamycin（Sulfate）	可配	
去甲肾上腺素（重酒石酸盐） Norepinephrine（Bitartrate）	可配	
去氧肾上腺素（盐酸盐） Phenylephrine（Hydrochloride）	可配	
去乙酰毛花苷 Deslanoside	可配	
R 乳酸钠（11.2%） Sodium Lactate（11.2%）	可配	
S 三磷腺苷 Adenosine Triphosphate	可配	
山莨菪碱（氢溴酸盐） Anisodamine（Hydrobromide）	可配	
山梨醇 Sorbitol	可配	
司可巴比妥钠 Secobarbital Sodium	**忌配**	
四环素（盐酸盐） Tetracycline（Hydrochloride）	可配	
羧苄西林钠 Carbenicillin Sodium	可配	
缩宫素 Oxytocin	可配	
T 碳酸氢钠（5%） Sodium Bicarbonate（5%）	**忌配**	
头孢噻啶 Cefaloridine	可配	
头孢噻吩钠 Cefalothine Sodium	可配	
W 万古霉素（盐酸盐） Vancomycin（Hydrochloride）	可配	
维生素 B_2　Vitamin B_2	**忌配**	
维生素 B_6　Vitamin B_6	可配	
维生素 C　Vitamin C	可配	
维生素 K_3　Vitamin K_3	稀释	
X 细胞色素 C　Cytochrome C	**忌配**	
新生霉素 Novobiocin	**忌配**	
溴化钙（5%） Calcium Bromide（5%）	可配	
Y 依他尼酸钠 Sodium Etacrynate	**忌配**	
异丙嗪（盐酸盐） Promethazine（Hydrochloride）	可配	
异丙肾上腺素（盐酸盐） Isoprenaline（Hydrochloride）	可配	
异戊巴比妥钠 Amobarbital Sodium	**忌配**	
异烟肼 Isoniazid	可配	
右旋糖酐 40（含盐） Dextran 40（Sodium Chloride）	可配	

丁卡因

Tetracaine

制剂规格与 pH 值　盐酸盐注射液：3mL∶30mg；5mL∶50mg；10mL∶30mg。注射用盐酸盐粉针：每支 10mg，15mg，20mg，50mg。pH（1%）：3.2～6.0。

药理作用及应用　为长效的酯类局麻药。脂溶性比普鲁卡因高，渗透力强，局麻效能较普鲁卡因高 5～10 倍，但毒性较普鲁卡因大 10 倍。用于黏膜表面麻醉、传导阻滞麻醉、硬膜外麻醉和蛛网膜下腔麻醉；也用于眼科表面麻醉，优点是不损伤角膜上皮、不升高眼内压。

用法用量　硬膜外阻滞：常用浓度为 0.15%～0.3%溶液，与盐酸利多卡因合用，最高浓度为 0.3%，每次常用量为 40～50mg，极量为 80mg。蛛网膜下腔阻滞：常用其混合液（1%盐酸丁卡因 1mL 与 10%葡萄糖注射液 1mL、3%盐酸麻黄素 1mL 混合使用），每次常用量为 10mg，15mg 为限量，20mg 为极量。神经传导阻滞：常用浓度 0.1%～0.2%，每次常用量为 40～50mg，极量为 100mg。黏膜表面麻醉：常用浓度 1%，眼科用 1%等渗溶液，耳鼻喉科用 0.5%～2%溶液，每次限量为 40mg。

不良反应　毒性大，对中枢神经可产生先兴奋后抑制的作用；表面麻醉有致意识淡漠、神志不清等中毒反应；大剂量可致心脏传导系统毒性。

禁忌/慎用证　对丁卡因过敏者禁用。

药物相互作用　与其他局麻药合用时，本品应减量；本品可增强顺阿曲库铵的神经阻滞作用，合用时应降低后者用量；临床上硬膜外阻滞时常与利多卡因混合应用，以延长后者作用时间；加入肾上腺素可延长作用时间，减少急性中毒的发生。

注意事项　毒性大，不宜注入体内。注射部位不能遇碘，以防引起沉淀。禁用于浸润局麻、静注和静滴。本药为酸性，不得与碱性药物混合。

配伍表

丁卡因（盐酸盐）加入以下药品	配伍结果	备　注
2:3:1 注射液　2:3:1 Injection	可配	
A 阿米卡星（硫酸盐）　Amikacin（Sulfate）	忌配	
阿糖胞苷（盐酸盐）　Cytarabine（Hydrochloride）	忌配	
氨苄西林钠@ Ampicillin Sodium	忌配	
氨茶碱 Aminophylline	忌配	
氨基丁三醇（7.28%）　Trometamol（7.28%）	忌配	
B 苯巴比妥钠 Phenobarbital Sodium	忌配	
博来霉素 Bleomycin	忌配	
C 长春新碱（硫酸盐）　Vincristine（Sulfate）	忌配	
D 地塞米松（磷酸盐）　Dexamethasone（Phosphate）	忌配	
地西泮® Diazepam	忌配	
对氨基水杨酸钠 Sodium Aminosalicylate	忌配	
多粘菌素 B（硫酸盐）　Polymyxin B（Sulfate）	忌配	
多柔比星（盐酸盐）　Doxorubicin（Hydrochloride）	忌配	
多西环素（盐酸盐）　Doxycycline（Hydrochloride）	忌配	
F 放线菌素 D　Dactinomycin D	忌配	
呋塞米 Furosemide	忌配	
氟尿嘧啶 Fluorouracil	忌配	
复方醋酸钠 Sodium Acetate Compound	可配	
H 红霉素（乳糖酸盐）　Erythromycin（Lactobionate）	忌配	

丁卡因（盐酸盐）加入以下药品（续）	配伍结果	备　注
环磷酰胺 Cyclophosphamide	忌配	
磺胺嘧啶钠 Sulfadiazine Sodium	忌配	
磺胺异噁唑（二醇胺盐） Sulfafurazole（Diolamine）	忌配	
J 肌苷 Inosine	忌配	
甲氧苄胺嘧啶 Trimethoprim	忌配	
K 卡那霉素（硫酸盐） Kanamycin（Sulfate）	忌配	
克林霉素（磷酸盐） Clindamycin（Phosphate）	忌配	
L 利多卡因（盐酸盐） Lidocaine（Hydrochloride）	可配	
利福霉素钠 Rifamycin Sodium	忌配	
链霉素（硫酸盐） Streptomycin（Sulfate）	忌配	
两性霉素 B Amphotericin B	忌配	
林格液 Sodium Chloride Compound	可配	
硫喷妥钠 Thiopental Sodium	忌配	
氯化钠（0.9%） Sodium Chloride（0.9%）	可配	
氯霉素 Chloramphenicol	忌配	
氯霉素琥珀酸酯钠 Chloramphenicol Succinate Sodium	忌配	
M 麻黄碱（盐酸盐） Ephedrine（Hydrochloride）	可配	
N 粘菌素（硫酸盐） Colymycin（Sulfate）	忌配	
P 葡萄糖（5%，10%） Glucose（5%，10%）	可配	
葡萄糖氯化钠 Glucose and Sodium Chloride	可配	
Q 青霉素钾@ Benzylpenicillin Potassium	忌配	
青霉素钠@ Benzylpenicillin Sodium	忌配	
氢化可的松琥珀酸钠 Hydrocortisone Sodium Succinate	忌配	
庆大霉素（硫酸盐）@ Gentamycin（Sulfate）	忌配	
S 四环素（盐酸盐） Tetracycline（Hydrochloride）	忌配	
羧苄西林钠 Carbenicillin Sodium	忌配	
T 碳酸氢钠（5%） Sodium Bicarbonate（5%）	忌配	
头孢噻啶 Cefaloridine	忌配	
头孢噻吩钠 Cefalothine Sodium	忌配	
W 万古霉素（盐酸盐） Vancomycin（Hydrochloride）	忌配	
X 新生霉素 Novobiocin	忌配	
Y 依他尼酸钠 Sodium Etacrynate	忌配	
异戊巴比妥钠 Amobarbital Sodium	忌配	
异烟肼 Isoniazid	忌配	
右旋糖酐 40（含盐） Dextran 40（Sodium Chloride）	可配	

布比卡因

Bupivacaine

制剂规格与 pH 值 盐酸盐注射液：5mL：12.5mg；5mL：25mg；5mL：37.5mg；2mL：15mg。
pH（5mg/mL）：4.0～6.5。

药理作用及应用 为酰胺类长效局麻药。对神经传导有明显的阻断作用。无明显的快速耐受性。用于局部浸润麻醉、外周神经阻滞和椎管内阻滞。

用法用量 臂丛神经阻滞，0.375%溶液 20mL；骶管阻滞，0.25%溶液 15～30mL，或 0.5%溶液 15～20mL；硬膜外阻滞，0.25%～0.375%溶液 10～20mL 可用于乳癌根治术等镇痛，0.5%溶液 10～20mL 可用于阑尾切除或剖宫产等一般的下腹部手术，0.75%溶液 10～20mL 用于中上腹部手术，每隔 3h 可酌情重复给药，用量一般为上述初量的一半；局部浸润，总用量一般以 175～200mg 为限，24h 内分次给药，一日极量为 400mg；交感神经节阻滞的总用量为 50～125mg；蛛网膜下腔阻滞，常用量为 5～15mg，可加 10%葡萄糖制成高比重液或用脑脊液稀释成近似等比重液。

不良反应 主要见于剂量应用太大或使用不当所致，中度反应有头昏、舌口周围麻木、耳鸣、漂浮感、兴奋，严重时出现肌肉震颤、血压下降、心跳停止等，因全身抽搐后立即心血管虚脱，复苏困难。

禁忌/慎用证 对本品过敏、肝肾功能不全、低蛋白血症、休克或重症肌无力患者禁用。12 岁以下小儿慎用或禁用。

药物相互作用 普萘洛尔与其联用增加其毒性。

注意事项 本品毒性较利多卡因大 3～4 倍，心脏毒性尤应注意，其引起循环衰竭和惊厥比值较小，心脏毒性症状出现较早，往往循环衰竭和惊厥同时发生，一旦心脏停搏，复苏甚为困难。如果出现严重不良反应，可静注麻黄碱或阿托品。

配伍表

布比卡因（盐酸盐）加入以下药品	配伍结果	备 注
B 苯巴比妥钠 Phenobarbital Sodium	忌配	
苯妥英钠 Phenytoin Sodium	忌配	
E 二氮嗪 Diazoxide	忌配	
F 呋塞米 Furosemide	忌配	
H 磺胺嘧啶钠 Sulfadiazine Sodium	忌配	
L 硫喷妥钠 Thiopental Sodium	忌配	
Q 青霉素钾@ Benzylpenicillin Potassium	可配	
去甲肾上腺素（重酒石酸盐） Norepinephrine（Bitartrate）	忌配	
S 肾上腺素（盐酸盐） Adrenaline（Hydrochloride）	可配	
司可巴比妥钠 Secobarbital Sodium	忌配	
羧苄西林钠 Carbenicillin Sodium	可配	
T 碳酸氢钠（5%） Sodium Bicarbonate（5%）	忌配	
W 维拉帕米 Verapamil	忌配	
Y 异戊巴比妥钠 Amobarbital Sodium	忌配	

氯化简箭毒碱

（简箭毒碱）

Tubocurarine Chloride

制剂规格与 pH 值 注射液：1mL：10mg；1.5mL：15mg；1mL：15mg。pH（10mg/mL）：3.0～5.5。

药理作用及应用 本品是从箭毒中提出的生物碱，为非去极化类肌肉松弛药。主要用作麻醉辅助剂，与麻醉剂并用，使浅麻醉即可获得外科手术所要求的肌肉松弛程度。亦常用于减轻和抑制各种痉挛，如破伤风、士的宁及精神病休克疗法时的痉挛等。

用法用量 手术中维持肌松，先静注 10～15mg，如肌松不佳，3～5min 后再追加 5mg，以后每隔 60～90min 补给 1 次，每次以 5mg 为宜；电休克，0.15mg/kg，30～90s 静注，即可控制肌强直，一般先用 3mg 做试探；用于重症肌无力的确诊，按 4～33μg/kg 静注，阳性反应时常在 2～3min，即需静注新斯的明拮抗，后者的成人常用量为 1.5mg。

适宜溶剂 直接静注或 5～15mg 稀释于 0.9%氯化钠注射液 5～10mL 静注。

给药速度 静注：0.5～2 min。

稳定性 宜冷藏，避免高温或冰冻，如药液的色泽变深时不可使用。

不良反应 主要是呼吸抑制和导致缺氧；有引起末梢循环障碍或引起低血压。

禁忌/慎用证 妊娠期的前数个月孕妇及休克、病情危重者禁用。重症肌无力者慎用或禁用。有哮喘病史、严重休克、肾功能不全、呼吸系统功能障碍、肌肉萎缩的患者慎用。

药物相互作用 不能与溴化六烃季铵或樟脑磺酸替奥芬（阿方那特）同时使用。

注意事项 静注宜缓慢，注入太快则组胺释放多，可导致低血压或（和）通气不足，甚至支气管痉挛。肌注后吸收缓慢而且不规则，非不得已勿用。分娩时或分娩临近时应慎用。用药时应具备呼吸机、气管插管、给氧等技术保障。

配伍表

氯化简箭毒碱加入以下药品	配伍结果	备 注
2：3：1注射液　2：3：1 Injection	可配	
A 阿米卡星（硫酸盐）　Amikacin（Sulfate）	**忌配**	
C 弛肌碘　Gallamine Triethiodide	**忌配**	
D 多粘菌素 B（硫酸盐）　Polymyxin B（Sulfate）	**忌配**	
F 复方醋酸钠　Sodium Acetate Compound	可配	
G 肝素钠　Heparin Sodium	**忌配**	
K 卡那霉素（硫酸盐）　Kanamycin（Sulfate）	**忌配**	
奎尼丁（硫酸盐）　Quinidine（Sulfate）	**忌配**	
L 利舍平　Reserpine	**忌配**	
链霉素（硫酸盐）　Streptomycin（Sulfate）	**忌配**	
两性霉素 B　Amphotericin B	**忌配**	
林格液　Sodium Chloride Compound	可配	
硫喷妥钠　Thiopental Sodium	可配	
氯化钠（0.9%）　Sodium Chloride（0.9%）	可配	
N 粘菌素（硫酸盐）　Colymycin（Sulfate）	**忌配**	
P 葡萄糖（5%，10%）　Glucose（5%，10%）	可配	

氯化筒箭毒碱加入以下药品（续）	配伍结果	备 注
葡萄糖氯化钠 Glucose and Sodium Chloride	可配	
Q 庆大霉素（硫酸盐）@ Gentamycin（Sulfate）	忌配	
T 碳酸氢钠（5%） Sodium Bicarbonate（5%）	忌配	
X 新斯的明（甲基硫酸盐） Neostigmine（Methylsulfate）	忌配	
溴化六烃季铵 Hexamethonium Bromide	忌配	
Z 樟磺咪芬（阿方那特） Trimetaphan Camsilate（Arfonad）	忌配	

戈拉碘铵

（肌弛碘、三碘季铵酚）

Gallamine Triethiodide

制剂规格与 pH 值 注射液：每支 2mL：40mg。pH（100mg/mL）：3.2。

药理作用及应用 属非去极化肌松药。用于全麻时使肌肉松弛、气管内插管和支气管镜检查，用于肌无力的诊断、重度声门痉挛及破伤风痉挛等。

用法用量 静注：1mg/kg，隔 30～50min 后根据手术时间长短与肌肉松弛程度的需要，可再行补充 0.5～1mg/kg。

不良反应 有心率增加、轻度血压上升的不良反应。

禁忌/慎用证 重症肌无力、高血压、心肾功能不全、对碘过敏或有其他禁忌的患者忌用。

药物相互作用 抗胆碱药可对抗其肌肉松弛作用。

注意事项 不能透过血-脑屏障，不影响神经元的活动，此药目前在临床上使用不广。

配伍表

戈拉碘铵加入以下药品	配伍结果	备 注
A 氨苄西林钠@ Ampicillin Sodium	忌配	
氨茶碱 Aminophylline	忌配	
氨基丁三醇（7.28%） Trometamol（7.28%）	忌配	
B 苯巴比妥钠 Phenobarbital Sodium	忌配	
苯妥英钠 Phenytoin Sodium	忌配	
F 氟尿嘧啶 Fluorouracil	忌配	
G 谷氨酸钾（31.50%） Potassium Glutamate（31.50%）	忌配	
H 磺胺嘧啶钠 Sulfadiazine Sodium	忌配	
L 林格液 Sodium Chloride Compound	可配	
硫喷妥钠 Thiopental Sodium	可配	
氯化钠（0.9%） Sodium Chloride（0.9%）	可配	
P 葡萄糖（5%，10%） Glucose（5%，10%）	可配	
葡萄糖氯化钠 Glucose and Sodium Chloride	可配	
T 碳酸氢钠（5%） Sodium Bicarbonate（5%）	忌配	
头孢噻吩钠 Cefalothine Sodium	忌配	
Y 异戊巴比妥钠 Amobarbital Sodium	忌配	

氯化琥珀胆碱

（琥珀胆碱，司可林）

Suxamethonium Chloride

（Scoline）

制剂规格与 pH 值　注射液：1mL：50mg；2mL：100mg。pH（50mg/mL）：3.0～5.0。

药理作用及应用　为去极化肌松药，广泛用于全麻诱导时需快速气管内插管、术中维持肌松。

用法用量　气管插管时肌松：静注 1～1.5mg/kg，最高 2mg/kg；肌松的维持：采用静滴普鲁卡因 10mg/mL 加琥珀胆碱 0.4～0.6mg/mL 混合液，本品的总用量均应小于 400～500mg，以避免快速耐药发生；电休克时肌强直：静注 10～30mg。

适宜溶剂　静注：溶于 0.9%氯化钠或 5%葡萄糖注射液；静滴：溶于 5%葡萄糖注射液或与 1%普鲁卡因注射液混合。

给药速度　静注：0.5～2min；静滴：0.5～3.5h。

稳定性　注射液于 4℃冷藏，室温下会出现水解。

不良反应　主要有高钾血症、心律失常、血压上升或下降、眼内压升高、胃内压升高、恶性高热、术后肌痛等。

禁忌/慎用证　脑出血、青光眼、视网膜剥离、白内障摘除术、低血浆假性胆碱酯酶、严重创伤、大面积烧伤、上运动神经元损伤的患者及高钾血症患者禁用。严重肝功能不全、营养不良、晚期癌症、严重贫血、年老体弱、严重电解质紊乱等患者慎用；使用抗胆碱酯酶药者慎用。

药物相互作用　抗胆碱酯酶药，环磷酰胺、氮芥、塞替哌等抗肿瘤药，普鲁卡因等局麻药，单胺氧化酶抑制药，雌激素，吩噻嗪类，普鲁卡因胺，奎尼丁，卡那霉素，多粘菌素 B，新霉素等，均能增强本品作用。

注意事项　不具备控制或辅助呼吸条件时，严禁使用。忌在患者清醒下给药。出现长时间呼吸停止时，必须用人工呼吸，并可输新鲜血浆，注射冻干血浆或其他拟胆碱酯酶药，但不可用新斯的明。

配伍表

氯化琥珀胆碱加入以下药品	配伍结果	备 注
2：3：1 注射液　2：3：1 Injection	忌配	
A 阿米卡星（硫酸盐）　Amikacin（Sulfate）	忌配	
阿糖胞苷（盐酸盐）　Cytarabine（Hydrochloride）	忌配	
氨茶碱 Aminophylline	忌配	
氨基丁三醇（7.28%）　Trometamol（7.28%）	忌配	
B 苯巴比妥钠 Phenobarbital Sodium	忌配	
C 长春新碱（硫酸盐）　Vincristine（Sulfate）	忌配	
D 地高辛 Digoxin	忌配	
东莨菪碱（氢溴酸盐）　Scopolamine（Hydrobromide）	可配	
毒毛旋花子苷 K　Strophanthin K	忌配	
多粘菌素 B（硫酸盐）　Polymyxin B（Sulfate）	忌配	
F 呋塞米 Furosemide	忌配	

氯化琥珀胆碱加入以下药品（续）	配伍结果	备 注
复方醋酸钠 Sodium Acetate Compound	可配	
G 谷氨酸钾（31.50%） Potassium Glutamate（31.50%）	忌配	
谷氨酸钠（28.75%） Sodium Glutamate（28.75%）	忌配	
H 磺胺嘧啶钠 Sulfadiazine Sodium	忌配	
J 甲基多巴 Methyldopa	可配	
K 卡那霉素（硫酸盐） Kanamycin（Sulfate）	忌配	
L 利多卡因（盐酸盐） Lidocaine（Hydrochloride）	忌配	
链霉素（硫酸盐） Streptomycin（Sulfate）	忌配	
林格液 Sodium Chloride Compound	可配	
硫喷妥钠 Thiopental Sodium	忌配	
硫酸镁（10%，25%） Magnesium Sulfate（10%，25%）	忌配	
氯化钾（10%） Potassium Chloride（10%）	忌配	
氯化钠（0.9%） Sodium Chloride（0.9%）	可配	
M 吗啡（盐酸盐） Morphine（Hydrochloride）	忌配	
N 粘菌素（硫酸盐） Colymycin（Sulfate）	忌配	
P 哌替啶（盐酸盐） Pethidine（Hydrochloride）	忌配	
葡萄糖（5%，10%） Glucose（5%，10%）	可配	
葡萄糖氯化钠 Glucose and Sodium Chloride	可配	
普鲁卡因（盐酸盐） Procaine（Hydrochloride）	可配	
Q 庆大霉素（硫酸盐）@ Gentamycin（Sulfate）	忌配	
去甲肾上腺素（重酒石酸盐） Norepinephrine（Bitartrate）	可配	
去乙酰毛花苷 Deslanoside	忌配	
R 乳酸钠（11.2%） Sodium Lactate（11.2%）	忌配	
S 司可巴比妥钠 Secobarbital Sodium	忌配	
四环素（盐酸盐） Tetracycline（Hydrochloride）	忌配	
缩宫素 Oxytocin	忌配	
T 碳酸氢钠（5%） Sodium Bicarbonate（5%）	忌配	
W 万古霉素（盐酸盐） Vancomycin（Hydrochloride）	忌配	
X 新生霉素 Novobiocin	忌配	
Y 洋地黄毒苷 Digitoxin	忌配	
依他尼酸钠 Sodium Etacrynate	忌配	
异丙嗪（盐酸盐） Promethazine（Hydrochloride）	忌配	
异丙肾上腺素（盐酸盐） Isoprenaline（Hydrochloride）	可配	
异戊巴比妥钠 Amobarbital Sodium	忌配	

泮库溴铵

（潘库溴铵）

Pancuronium Bromide

制剂规格与 pH 值　注射液：2mL：4mg；5mL：10mg；10mL：10mg。pH（2mg/mL）：3.5～4.2。

药理作用及应用　本品为双季铵类固醇类非去极化型中长效肌肉松弛药，主要用于肌松的维持或全身麻醉、气管插管及机械通气治疗时的控制呼吸，亦可用于破伤风等惊厥性疾病制止肌肉痉挛。

用法用量　气管插管：0.08～0.10mg/kg，静注后 3～5min 达插管状态；插管后及手术之初剂量为0.06～0.08mg/kg；肌肉松弛维持剂量为 0.02～0.03mg/kg。

适宜溶剂　静注：直接静注或 4～6mg 溶于注射用水或 0.9%氯化钠注射液 1～2mL；也可用乳酸林格液或 5%葡萄糖注射液稀释。

给药速度　静注：0.5～2min。

稳定性　未开启的注射液宜冷藏。室温下 6 个月内保持稳定。未发现玻璃和 PVC 器具对本品有吸附作用。

不良反应　有轻度解迷走神经作用及儿茶酚胺释放作用，可引起剂量相关的心率增快、血压升高。

禁忌/慎用证　对溴剂过敏者禁用，重症肌无力、严重肝肾功能障碍、高血压、心动过速及心肌缺血患者应避免使用。儿童、孕妇分娩时慎用。

药物相互作用　与乙醚、氟烷合用时应酌减剂量。

注意事项　本品仅供静注用。其余参阅筒箭毒碱。

配伍表

泮库溴铵加入以下药品	配伍结果	备　注
A 艾司洛尔（盐酸盐）　Esmolol（Hydrochloride）	可配	
D 地贝卡星（硫酸盐）　Dibekacin（Sulfate）	**忌配**	
地高辛　Digoxin	**忌配**	
地西泮®　Diazepam	**忌配**	
多巴胺（盐酸盐）　Dopamine（Hydrochloride）	可配	
多巴酚丁胺（盐酸盐）　Dobutamine（Hydrochloride）	可配	
多粘菌素 B（硫酸盐）　Polymyxin B（Sulfate）	**忌配**	
F 芬太尼（枸橼酸盐）　Fentanyl（Citrate）	可配	
氟康唑　Fluconazole	可配	
L 劳拉西泮　Lorazepam	可配	
硫酸镁（10%，25%）　Magnesium Sulfate（10%，25%）	**忌配**	
氯化琥珀胆碱　Suxamethonium Chloride	可配	
氯化筒箭毒碱　Tubocurarine Chloride	可配	
M 吗啡（盐酸盐）　Morphine（Hydrochloride）	可配	
米力农（乳酸盐）　Milrinone（Lactate）	可配	
N 奈替米星（硫酸盐）　Netilmicin（Sulfate）	**忌配**	
P 哌替啶（盐酸盐）　Pethidine（Hydrochloride）	可配	
Q 氢化可的松　Hydrocortisone	可配	

泮库溴铵加入以下药品（续）	配伍结果	备 注
庆大霉素（硫酸盐）[@] Gentamycin（Sulfate）	**忌配**	
X 西索米星（硫酸盐） Sisomycin（Sulfate）	**忌配**	
小诺米星（硫酸盐） Micronomicin（Sulfate）	**忌配**	
Y 洋地黄毒苷 Digitoxin	**忌配**	
异丙嗪（盐酸盐） Promethazine（Hydrochloride）	可配	

维库溴铵

（维库罗宁）

Vecuronium Bromide

制剂规格与 pH 值 注射液：2mL∶4mg。粉针剂：每支 2mg，4mg。pH（1mg/mL）：4.0。

药理作用及应用 为单季铵类固醇类非去极化型中效肌松药，主要作为全麻辅助用药，用于全麻时的气管插管及手术中的肌肉松弛。

用法用量 气管插管时用量 0.08～0.12mg/kg，3min 内达插管状态；肌松维持在神经安定镇痛麻醉时为 0.05mg/kg，吸入麻醉为 0.03mg/kg。

适宜溶剂 静注：4～6mg 溶于注射用水或 0.9%氯化钠注射液 4～6mL；静滴：4～6mg 溶于 0.9%氯化钠、乳酸林格液或 5%葡萄糖注射液 150～250mL。

给药速度 静注：0.5～2min；静滴：1～4h，标准滴速为 1.25μg/(kg·min)。

稳定性 室温下避光贮存。用含抑菌剂的注射用水配制的注射液。用灭菌注射用水配制的注射液应在 24h 内使用。维库溴铵和碱性药物在一起时不稳定。

不良反应 可发生过敏反应、组胺释放与类组胺反应。

禁忌/慎用证 对维库溴铵或溴剂有过敏史者禁用。肝硬变、胆汁瘀积或严重肾功能不全者应慎用。

药物相互作用 卡马西平、苯妥因、新斯的明均拮抗本品肌松作用。

注意事项 不可肌注。妊娠妇女应权衡利弊决定是否使用。

配伍表

维库溴铵加入以下药品	配伍结果	备 注
A 艾司洛尔（盐酸盐） Esmolol（Hydrochloride）	可配	
氨茶碱 Aminophylline	可配	
D 地尔硫䓬（盐酸盐） Diltiazem（Hydrochloride）	可配	
地西泮® Diazepam	**忌配**	
多巴胺（盐酸盐） Dopamine（Hydrochloride）	可配	
多巴酚丁胺（盐酸盐） Dobutamine（Hydrochloride）	可配	
F 芬太尼（枸橼酸盐） Fentanyl（Citrate）	可配	
呋塞米 Furosemide	**忌配**	
氟康唑 Fluconazole	可配	
G 肝素钠 Heparin Sodium	可配	
L 拉贝洛尔（盐酸盐） Labetalol（Hydrochloride）	可配	
劳拉西泮 Lorazepam	可配	

维库溴铵加入以下药品（续）	配伍结果	备注
雷尼替丁（盐酸盐） Ranitidine（Hydrochloride）	可配	
两性霉素 B Amphotericin B	**忌配**	
氯化钠（0.9%） Sodium Chloride（0.9%）	可配	
M 吗啡（盐酸盐） Morphine（Hydrochloride）	可配	
咪达唑仑（盐酸盐） Midazolam（Hydrochloride）	可配	
米力农（乳酸盐） Milrinone（Lactate）	可配	
P 葡萄糖（5%，10%） Glucose（5%，10%）	可配	
葡萄糖氯化钠 Glucose and Sodium Chloride	可配	
葡萄糖酸钙（10%） Calcium Gluconate（10%）	可配	
Q 氢化可的松琥珀酸钠 Hydrocortisone Sodium Succinate	可配	
庆大霉素（硫酸盐）@ Gentamycin（Sulfate）	可配	
去甲肾上腺素（重酒石酸盐） Norepinephrine（Bitartrate）	可配	
S 肾上腺素（盐酸盐） Adrenaline（Hydrochloride）	可配	
T 头孢呋辛钠 Cefuroxime Sodium	可配	
头孢唑林钠 Cefazolin Sodium	可配	
W 万古霉素（盐酸盐） Vancomycin（Hydrochloride）	可配	
X 西咪替丁（盐酸盐） Cimetidine（Hydrochloride）	可配	
硝普钠 Sodium Nitroprusside	可配	
硝酸甘油® Nitroglycerin	可配	
Y 异丙肾上腺素（盐酸盐） Isoprenaline（Hydrochloride）	可配	

苯磺酸阿曲库铵

（卡肌宁）

Atracurium Besylate

（Tracrium）

制剂规格与 pH 值 注射液 10 mg/mL，每支 2.5mL，5mL，10mL。粉针剂每支 25mg。pH（1%）：3.2～3.65。

药理作用及应用 为人工合成的非去极化肌松药，用于手术麻醉时使肌肉松弛。适用于肝肾功能不全的患者。

用法用量 仅供静注或静滴，不可做局部注射。使用时注射液以 0.9%氯化钠或 5%葡萄糖稀释为 0.2～0.5 mg/mL (最多为 1mg/mL)供静注；静滴浓度为 0.05～0.2 mg/mL，即 15～30 mg 加入 150～300 mL 溶剂使用。成人初始剂量为 0.4~0.5 mg/kg，缓慢或分次在 1min 以上时间静注，已平稳全麻者剂量减为 0.25～0.35 mg/kg，静注初始量 20～45min 后，可给予 0.08～0.1 mg/kg 的补充剂量。以后每 15～25 min 按临床需要再静注 1 次，在平衡麻醉使用琥珀胆碱静注做气管插管之后，按肌松情况可注射苯磺酸阿曲库铵 0.3～0.4 mg/kg（同时吸入强效全麻药者适当减量）。

适宜溶剂 静注可用注射用水、0.9%氯化钠 5～10 mL；静滴可用 0.9%氯化钠 150～300 mL。

给药速度 静注：每次剂量 0.5～2 min；静滴：9～10 μg/（kg·min），0.5～2h 滴完。

稳定性 注射液为无色无臭透明，针剂宜避光在冰箱（4～8℃）贮存，但勿冷冻，室温下未启封的针剂保存 3 个月有效。稀释后的注射液（0.2～0.5 mg/mL）在 5～25℃ 24h 内稳定，在乳酸钠林格液中稳定性较差，启封暴露的注射液已搁置 24h 以上者，勿再使用。

不良反应 较常见是由于本品能引起组胺释放致皮肤潮红、短暂低血压，较少见的有血压升降波动、心动过缓或过速；罕见的有大量组胺释放致类过敏反应，如气管痉挛、循环抑制（与适量有关）、红斑、水肿、荨麻疹、瘙痒。

禁忌/慎用证 曾对肌松药过敏者、支气管癌症、有过敏趋势（如组胺释放）、脱水与电解质紊乱、低血压、体温过低、重症肌无力、肺功能不全或呼吸抑制者都不宜使用本品。

药物相互作用 可致协同性药效增强的药物：阿片类镇痛药、全麻药、粘菌素、普鲁卡因、锂盐、硫酸镁、奎尼丁、噻嗪和利尿药。可致拮抗肌松的药物有：钙剂、多沙普仑（Doxapram）、抗肌无力药物如艾宙酚。

注意事项 本品应由麻醉科或 ICU 有人工通气设备与技术的人员使用，本品肌注可致肌肉坏死，及肌松作用失控。用药科室应备有抗胆碱酯酶药（如新斯的明）用于抵抗本品的不适宜的肌松作用。

配伍表

苯磺酸阿曲库铵加入以下药品	配伍结果	备　注
A 阿芬太尼（盐酸盐）　Alfentanil（Hydrochloride）	可配	
艾司洛尔（盐酸盐）　Esmolol（Hydrochloride）	可配	
氨茶碱 Aminophylline	**忌配**	
胺碘酮® Amiodarone	可配	
B 巴比妥酸盐 Barbiturates	**忌配**	
丙泊酚 Propofol	**忌配**	
D 地西泮® Diazepam	**忌配**	
多巴胺（盐酸盐）　Dopamine（Hydrochloride）	可配	
多巴酚丁胺（盐酸盐）　Dobutamine（Hydrochloride）	可配	
F 芬太尼（枸橼酸盐）　Fentanyl（Citrate）	可配	
非诺多泮（甲磺酸盐）　Fenoldopam（Mesylate）	可配	
复方磺胺甲噁唑 Trimethoprim-Sulfamethoxazole	可配	
G 肝素钠 Heparin Sodium	**忌配**	△
H 环丙沙星 Ciprofloxacin	可配	
K 奎尼丁（葡萄糖酸盐）　Quinidine（Gluconate）	**忌配**	
L 劳拉西泮 Lorazepam	可配	
利多卡因（2%盐酸盐）　Lidocaine（Hydrochloride 2%）	可配	
硫喷妥钠 Thiopental Sodium	**忌配**	
氯化钾（10%）　Potassium Chloride（10%）	可配	
氯化钠（0.9%）　Sodium Chloride（0.9%）	可配	
M 吗啡（硫酸盐）　Morphine Sulfate	可配	

苯磺酸阿曲库铵加入以下药品（续）	配伍结果	备　注
米力农（乳酸盐）　Milrinone（Lactate）	可配	
咪达唑仑（盐酸盐）Midazolam Hydrochloride	可配	
P 葡萄糖（5%）　Glucose（5%）	可配	
葡萄糖（5%）氯化钠注射液 Glucose 5% in Sodium Chloride 0.9%	可配	
普鲁卡因胺（盐酸盐）　Procainamide Hydrochloride	可配	
Q 氢化可的松琥珀酸钠 Hydrocortisone sodium succinate	可配	
庆大霉素（硫酸盐）@　Gentamycin（Sulfate）	可配	
羟乙基淀粉电解质液 Hextend	可配	
R 乳酸林格液 Ringer's Injection，Lactated	**忌配**	
S 肾上腺素（盐酸盐）　Adrenaline Hydrochloride	可配	
T 头孢呋辛钠 Cefuroxime sodium	可配	
头孢唑林钠 Cefazolin sodium	**忌配**	△
W 万古霉素（盐酸盐）　Vancomycin（Hydrochloride）	可配	
X 硝普钠 Sodium Nitroprusside	**忌配**	
硝酸甘油® Nitroglycerin	可配	
溴苄铵（托西酸盐）　Bretylium（Tosilate）	可配	
Y 依托咪酯 Etomidate	可配	
异丙肾上腺素（盐酸盐）　Isoproterenol（Hydrochloride）	可配	

苯磺酸顺阿曲库铵

（顺式阿曲库铵）

Cisatracurium Besylate

(Nimbex)

制剂规格与 pH 值　注射液 2 mg/mL。每支 5mL，10 mL；10 mg/mL：每支 20 mL。pH：3.25～3.65。

药理作用及应用　为人工合成的非去极化肌松药，用于手术时使肌肉松弛。本品与阿曲库铵相比，没有剂量依赖性组胺释放的不良作用，缺点是肝肾功能不全者要慎用。

用法用量　仅可静注或静滴，不做局部注射，剂量由患者体重与手术要求决定。成人常规剂量：经诱导麻醉用药（如丙泊酚）进行气管插管前，以本品 0.15mg/kg(约 10mg/10mL)经 1～1.5min 做静注，可在 2min 内达到优良的插管条件；手术中维持肌松可每次注射 0.03 mg/kg，保持肌松 20min 左右。静滴：维持肌松可先用 0.18mg/（kg·h）给药，达到稳态后，改为 1～2mg/（kg·min）多可达到持续肌松状态。

适宜溶剂　0.9%氯化钠注射液、5%葡萄糖注射液或氯化钠（0.45%）加葡萄糖（2.5%）。

给药速度　静注：用于气管插管时于 1～1.5min 注入。静滴：视肌松情况及剂量控制而定，如达肌松稳态时，一般成人（60kg）滴速为 0.1mg/min，可维持肌松。

稳定性　密封、避光、2～8℃保存，勿冷冻。原装注射液呈淡黄至黄绿色、澄明。室温下可保存 3～6 周。启封稀释后>24h 不宜再用。

不良反应 作为复合麻醉用药之一，曾有罕见的严重过敏反应。一般可见皮疹、潮红、血压下降、心动过缓、支气管痉挛。

禁忌/慎用证 对本品及阿曲库铵过敏者禁用。肾功能不全、电解质紊乱、低体温、神经肌肉接头病变、恶性肿瘤、恶病质者慎用。

药物相互作用 与多种全麻药、神经节阻滞药（如六甲胺）、强效利尿药、抗心律失常药、四环素类与多肽类等抗生素可使肌松作用加强或延长；干扰钾、镁、锂盐平衡的药物、排钾激素亦可使本品肌松作用改变。使用琥珀胆碱可导致本药作用不能被新斯的明拮抗。

注意事项 使用本品应具备人工通气设备、知识与专职人员。

配伍表

苯磺酸顺阿曲库铵加入以下药品	配伍结果	备 注
A 阿芬太尼（盐酸盐）Alfentani（Hydrochloride）	可配	
阿米卡星（硫酸盐）Amikacin（Sulfate）	可配	
阿昔洛韦钠 Aciclovir Sodium	**忌配**	△
氨苄西林钠@ Ampicillin Sodium	**忌配**	△
氨苄西林-舒巴坦钠 Ampicillin Sodium-Sulbactam Sodium	**忌配**	△
氨茶碱 Aminophylline	**忌配**	△
氨曲南@ Aztreonam	可配	
α-屈曲可近 Drotrecogin Alfa（Activated）	可配	重组人活化蛋白C
艾司洛尔（盐酸盐）Esmolol Hydrochloride	可配	
昂丹司琼（盐酸盐）@ Ondansetron Hydrochloride	可配	
B 布美他尼 Bumetanide	可配	
布托啡诺（酒石酸盐）Butorphanol（Tartrate）	可配	
苯海拉明（盐酸盐）Diphenhydramine（Hydrochloride）	可配	
丙泊酚 Propofol	**忌配**	
丙氯拉嗪（乙二磺酸盐）Prochlorperazine（Edicylate）	可配	
C 茶碱 Theophylline	可配	
D 地高辛 Digoxin	可配	
地塞米松磷酸钠 Dexamethasone Sodium Phosphate	可配	
地西泮® Diazepam	**忌配**	△
丁丙诺啡（盐酸盐）Buprenorphine（Hydrochloride）	可配	
多巴胺（盐酸盐）Dopamine（Hydrobromide）	可配	
多巴酚丁胺（盐酸盐）Dobutamine（Hydrochloride）	可配	
多西环素（盐酸盐）Doxycycline（Hydrochloride）	可配	
F 法莫替丁 Famotidine	可配	
非诺多泮（甲磺酸盐）Fenoldopam（Mesylate）	可配	
芬太尼（枸橼酸盐）Fentanyl（Citrate）	可配	
呋塞米 Furosemide	**忌配**	△
氟康唑 Fluconazole	可配	
氟哌利多 Droperidol	可配	
复方磺胺甲噁唑 Trimethoprim-Sulfamethoxazole	**忌配**	△

苯磺酸顺阿曲库铵加入以下药品（续）	配伍结果	备　注
G 肝素钠　Heparin Sodium	忌配	△
甘露醇　Mannitol	可配	
更昔洛韦钠　Ganciclovir Sodium	忌配	△
H 环丙沙星　Ciprofloxacin	可配	
J 甲泼尼龙琥珀酸钠　Methylprednisolone Sodium Succinate	忌配	△
甲硝唑　Metronidazole	可配	
甲氧氯普胺（盐酸盐）　Metoclopramide（Hydrochloride）	可配	
K 克林霉素（磷酸盐）　Clindamycin（Phosphate）	可配	
L 劳拉西泮　Lorazepam	可配	
雷尼替丁（盐酸盐）　Ranitidine（Hydrochloride）	可配	
利多卡因（盐酸盐 2%）　Lidocaine（Hydrochloride 2%）	可配	
利奈唑胺　Linezolid	可配	
两性霉素 B　Amphotericin B	忌配	△
两性霉素 B-硫酸胆固醇酯复合物 Amphotericin B-Cholesteryl Sulfate Complex	忌配	
氯丙嗪（盐酸盐）　Chlorpromazine（Hydrochloride）	可配	
氯化钾（10%）　Potassium Chloride（10%）	可配	
氯化钠（0.9%）　Sodium Chloride（0.9%）	可配	
硫酸镁（10%，25%）　Magnesium Sulfate（10%，25%）	可配	
硫喷妥钠　Thiopental Sodium	忌配	△
M 吗啡（硫酸盐）　Morphine（Sulfate）	可配	
咪达唑仑（盐酸盐）　Midazolam（Hydrochloride）	可配	
N 纳布啡（盐酸盐）　Nalbuphine（Hydrochloride）	可配	
P 哌拉西林钠　Piperacillin Sodium	忌配	△
哌拉西林-他唑巴坦钠　Piperacillin Sodium-Tazobactam Sodium	忌配	△
哌替啶（盐酸盐）　Pethidine（Hydrochloride）	可配	
葡萄糖乳酸钠林格液（5%）　Glucose（5%）in Lactated Ringer's Injection	忌配	△
葡萄糖（5%）　Glucose（5%）	可配	
葡萄糖（5%）氯化钠（0.9%）　Glucose（5%）in Sodium Chloride（0.9%）	可配	
葡萄糖酸钙（10%）　Calcium gluconate（10%）	可配	
普鲁卡因胺（盐酸盐）　Procainamide（Hydrochloride）	可配	
Q 齐多夫定　Zidovudine	可配	
羟嗪（盐酸盐）　Hydroxyzine（Hydrochloride）	可配	
羟乙基淀粉电解质液　Hextend	可配	
庆大霉素（硫酸盐）@　Gentamycin（Sulfate）	可配	
氢化可的松琥珀酸钠　Hydrocortisone sodium succinate	可配	
氢吗啡酮（盐酸盐）　Hydromorphone（Hydrochlorid）	可配	
去甲肾上腺素（盐酸盐）　Noradrenaline（Hydrochloride）	可配	
去氧肾上腺素（盐酸盐）　Phenylephrine（Hydrochlorid）	可配	
R 瑞芬太尼（盐酸盐）　Remifentanil（Hydrochloride）	可配	
S 舒芬太尼枸（枸橼酸盐）　Sufentanil（Citrate）	可配	

苯璜酸顺阿曲库铵加入以下药品（续）	配伍结果	备 注
T 碳酸氢钠 Sodium Bicarbonate	忌配	△
替卡西林-克拉维酸钾 Ticarcillin Disodium-Potassium Clavulanate	忌配	△
酮洛酸氨丁三醇 Ketorolac Tromethamine	忌配	△
头孢唑林钠 Cefazolin sodium	忌配	△
头孢噻肟钠 Cefotaxime sodium	忌配	△
头孢替坦二钠 Cefotetan Disodium	忌配	△
头孢西丁钠 Cefoxitin Sodium	忌配	△
头孢他啶 Ceftazidime	忌配	△
头孢唑肟钠 Ceftizoxime Sodium	忌配	△
头孢曲松钠 Ceftriaxone Sodium	可配	
头孢呋辛钠 Cefuroxime Sodium	忌配	△
妥布霉素（硫酸盐）@ Tobramycin（Sulfate）	可配	
W 万古霉素（盐酸盐） Vancomycin（Hydrochloride）	可配	
X 硝普钠 Sodium Nitroprusside	忌配	△
硝酸甘油® Nitroglycerin	可配	
Y 亚胺培南-西司他丁钠 Imipenem-Cilastatin Sodium	可配	
依那普利拉 Enalaprilat	可配	
异丙肾上腺素（盐酸盐）Isoproterenol（Hydrochloride）	可配	
异丙嗪（盐酸盐）Promethazine（Hydrochloride）	可配	
右美托咪定（盐酸盐）Dexmedetomidine（Hydrochloride）	可配	

第四章　呼吸系统药

氨茶碱

Aminophylline

制剂规格与 pH 值　注射液：2mL：0.25g；2mL：0.5g。pH（2.5%）：9.0。

药理作用及应用　本品为茶碱与乙二胺复盐，其药理作用主要来自茶碱，乙二胺使其水溶性增强。可松弛支气管平滑肌，增加心排血量，增加离体骨骼肌的收缩力。适用于支气管哮喘、喘息型支气管炎、阻塞性肺气肿等缓解喘息症状；也可用于心力衰竭时缓解喘息。

用法用量　静注：每次 0.25～0.5g，一日 0.5～1g；静滴：每次 0.25～0.5g，一日 0.5～1g。极量每次 0.5g，一日 1g。

适宜溶剂　静注：0.25～0.5g 溶于 25% 葡萄糖注射液 20～40mL；静滴：0.25～0.5g 溶于 5% 葡萄糖注射液 250～500mL。

给药速度　静注：10～20min，注入速度不超过 10mg/min。静滴：1～2h，滴速 2.5～3mg/min。

稳定性　在室温下贮存，不能冷藏，否则可能结晶。PVC 注射器具对本品没有吸附作用。

不良反应　常见的有恶心、胃部不适、呕吐、食欲减退，也可见头痛、烦躁、易激动。

禁忌/慎用证　对茶碱类药过敏、急性心肌梗死、严重心肌炎、活动性消化溃疡者、惊厥患者禁用。酒精中毒、心律失常、严重心脏病、充血性心力衰竭、肺源性心脏病、肝脏疾病、肾脏疾病、高血压、甲状腺功能亢进、严重低氧血症、急性心肌损害、活动性消化道溃疡或有溃疡病史、青光眼患者，以及孕妇、哺乳期妇女慎用。

药物相互作用　与克林霉素、林可霉素及某些大环内酯类、喹诺酮类抗菌药物合用时，使血药浓度升高，甚至出现毒性反应，应在给药前后调整本品的用量；与锂盐合用时，可加速肾脏对锂的排出，后者疗效因而减低；与普萘洛尔合用时，本品的支气管扩张作用可能受到抑制；与其他茶碱类药合用时，不良反应可增多。

治疗药物监测　本品是常规监测血药浓度的品种之一，血药浓度与疗效相关，安全范围窄、个体差异大，通过监测血药浓度可很好地制订氨茶碱用药方案，控制本品使用的安全有效。茶碱抗哮喘的有效浓度范围为 5～10μg/mL，＞15μg/mL 常发生毒性反应。影响因素如下：

1．血药浓度升高：①疾病：上呼吸道疾病伴发热、肺源性心脏病、急性肺水肿、肝硬化、心衰。②药物：红霉素、西咪替丁、环丙沙星、依诺沙星、维拉帕米、别嘌醇、氨鲁米特。③其他：新生儿、＞60 岁的患者。

2．血药浓度下降：①药物：卡马西平、苯巴比妥、苯妥英、利福平。②其他：吸烟。

注意事项　肌注可刺激局部引起疼痛，现已少用；与其他茶碱类药有交叉过敏；本品可使血清尿酸及尿儿茶酚胺的测定值增高。长期用茶碱制剂时应定期监测血清茶碱浓度。

配伍表

氨茶碱加入以下药品	配伍结果	备　注
2：3：1 注射液　2：3：1 Injection	可配	
A 阿米卡星（硫酸盐）　Amikacin（Sulfate）	稀释	

氨茶碱加入以下药品（续）	配伍结果	备 注
阿糖胞苷（盐酸盐） Cytarabine（Hydrochloride）	忌配	
阿托品（硫酸盐） Atropine（Sulfate）	忌配	
氨苄西林钠@ Ampicillin Sodium	忌配	
氨基丁三醇（7.28%） Trometamol（7.28%）	可配	
氨基丁酸 Aminobutyric Acid	可配	
氨基己酸 Aminocaproic Acid	可配	
氨甲苯酸 Aminomethylbenzoic Acid	可配	
胺碘酮（盐酸盐）℗ Amiodarone（Hydrochloride）	忌配	
B 苯巴比妥钠 Phenobarbital Sodium	可配	
苯海拉明（盐酸盐） Diphenhydramine（Hydrochloride）	忌配	
博来霉素 Bleomycin	忌配	△
C 长春新碱（硫酸盐） Vincristine（Sulfate）	忌配	
促皮质素 Corticotrophin	忌配	
D 地高辛 Digoxin	忌配	
地塞米松（磷酸盐） Dexamethasone（Phosphate）	可配	
丁卡因（盐酸盐） Tetracaine（Hydrochloride）	忌配	
东莨菪碱（氢溴酸盐） Scopolamine（Hydrobromide）	忌配	
毒毛旋花子苷K Strophanthin K	忌配	
对氨基水杨酸钠 Sodium Aminosalicylate	可配	
多巴胺（盐酸盐） Dopamine（Hydrochloride）	忌配	
多粘菌素B（硫酸盐） Polymyxin B（Sulfate）	可配	
多柔比星（盐酸盐） Doxorubicin（Hydrochloride）	忌配	
E 二甲弗林 Dimefline	可配	
F 放线菌素D Dactinomycin D	可配	
酚磺乙胺 Etamsylate	忌配	
酚妥拉明（甲磺酸盐） Phentolamine（Mesylate）	忌配	
呋塞米 Furosemide	忌配	
氟尿嘧啶 Fluorouracil	可配	
辅酶A Coenzyme A	忌配	
复方氨基酸 Amino Acid Compound	可配	
复方醋酸钠 Sodium Acetate Compound	可配	
G 肝素钠 Heparin Sodium	可配	
谷氨酸钙（5%） Calcium Glutamate（5%）	可配	
谷氨酸钾（31.50%） Potassium Glutamate（31.50%）	可配	
谷氨酸钠（28.75%） Sodium Glutamate（28.75%）	可配	
H 红霉素（乳糖酸盐） Erythromycin（Lactobionate）	忌配	
环磷酰胺 Cyclophosphamide	可配	
磺胺嘧啶钠 Sulfadiazine Sodium	可配	
磺胺异噁唑（二醇胺盐） Sulfafurazole（Diolamine）	忌配	
J 肌醇 Inositol	可配	

氨茶碱加入以下药品（续）	配伍结果	备 注
肌苷 Inosine	可配	
加兰他敏（氢溴酸盐） Galantamine（Hydrobromide）	可配	
甲基多巴 Methyldopa	可配	
甲氧氯普胺（盐酸盐）Metoclopramide（Hydrochloride）	忌配	
甲氧明（盐酸盐） Methoxamine（Hydrochloride）	可配	
间羟胺（重酒石酸盐） Metaraminol（Bitartrate）	忌配	
精氨酸（25%，盐酸盐） Arginine（25%，Hydrochloride）	可配	
肼屈嗪（盐酸盐） Hydralazine（Hydrochloride）	忌配	
K 卡那霉素（硫酸盐） Kanamycin（Sulfate）	忌配	
克林霉素（磷酸盐） Clindamycin（Phosphate）	稀释	
L 利多卡因（盐酸盐） Lidocaine（Hydrochloride）	可配	
利舍平 Reserpine	忌配	
链霉素（硫酸盐） Streptomycin（Sulfate）	忌配	
林格液 Sodium Chloride Compound	可配	
硫喷妥钠 Thiopental Sodium	忌配	
硫酸镁（10%，25%） Magnesium Sulfate（10%，25%）	忌配	
氯苯那敏 Chlorphenamine	可配	
氯丙嗪（盐酸盐） Chlorpromazine（Hydrochloride）	忌配	
氯化铵（2%） Ammonium Chloride（2%）	忌配	
氯化钙（3%，5%） Calcium Chloride（3%，5%）	可配	
氯化琥珀胆碱 Suxamethonium Chloride	忌配	
氯化钾（10%） Potassium Chloride（10%）	可配	
氯化钠（0.9%） Sodium Chloride（0.9%）	可配	
氯霉素 Chloramphenicol	忌配	
氯霉素琥珀酸酯钠 Chloramphenicol Succinate Sodium	可配	
罗通定（硫酸盐） Rotundine（Sulfate）	忌配	
洛贝林（盐酸盐） Lobeline（Hydrochloride）	忌配	
M 麻黄碱（盐酸盐） Ephedrine（Hydrochloride）	忌配	
吗啡（盐酸盐） Morphine（Hydrochloride）	忌配	
麦角新碱（马来酸盐） Ergometrine（Maleate）	忌配	
美芬丁胺（硫酸盐） Mephentermine（Sulfate）	可配	
N 脑垂体后叶素® Pituitrin	忌配	
能量合剂 Energy Composite	忌配	
尼可刹米 Nikethamide	忌配	
粘菌素（硫酸盐） Colymycin（Sulfate）	忌配	
P 哌替啶（盐酸盐） Pethidine（Hydrochloride）	忌配	
葡醛内酯 Glucurolactone	忌配	
葡萄糖（5%，10%） Glucose（5%，10%）	可配	
葡萄糖氯化钠 Glucose and Sodium Chloride	可配	
葡萄糖酸钙（10%） Calcium Gluconate（10%）	可配	

氨茶碱加入以下药品（续）	配伍结果	备 注
普鲁卡因（盐酸盐） Procaine（Hydrochloride）	忌配	
普鲁卡因胺（盐酸盐） Procainamide（Hydrochloride）	可配	
Q 青霉素钾[@] Benzylpenicillin Potassium	忌配	
青霉素钠[@] Benzylpenicillin Sodium	忌配	
氢化可的松 Hydrocortisone	忌配	
氢化可的松琥珀酸钠 Hydrocortisone Sodium Succinate	忌配	
氢化麦角碱 Dihydroergotoxine	可配	
庆大霉素（硫酸盐）[@] Gentamycin（Sulfate）	忌配	
去甲肾上腺素（重酒石酸盐） Norepinephrine（Bitartrate）	忌配	
去氧肾上腺素（盐酸盐） Phenylephrine（Hydrochloride）	忌配	
去乙酰毛花苷 Deslanoside	忌配	
R 乳酸钠（11.2%） Sodium Lactate（11.2%）	可配	
S 三磷腺苷 Adenosine Triphosphate	忌配	
山莨菪碱（氢溴酸盐） Anisodamine（Hydrobromide）	可配	
山梨醇 Sorbitol	可配	
肾上腺素（盐酸盐） Adrenaline（Hydrochloride）	忌配	
司可巴比妥钠 Secobarbital Sodium	稀释	
四环素（盐酸盐） Tetracycline（Hydrochloride）	稀释	
羧苄西林钠 Carbenicillin Sodium	忌配	
缩宫素 Oxytocin	忌配	
T 碳酸氢钠（5%） Sodium Bicarbonate（5%）	可配	
头孢噻吩钠 Cefalothine Sodium	忌配	
W 万古霉素（盐酸盐） Vancomycin（Hydrochloride）	忌配	
维生素 B_2 Vitamin B_2	忌配	
维生素 B_6 Vitamin B_6	忌配	
维生素 C Vitamin C	忌配	
维生素 K_3 Vitamin K_3	忌配	
X 西咪替丁（盐酸盐） Cimetidine（Hydrochloride）	忌配	
细胞色素 C Cytochrome C	忌配	
新生霉素 Novobiocin	可配	
溴化钙（5%） Calcium Bromide（5%）	可配	
Y 烟酰胺 Nicotinamide	忌配	
洋地黄毒苷 Digitoxin	忌配	
依他尼酸钠 Sodium Etacrynate	忌配	
胰岛素（正规）[®] Insulin（Regular）	忌配	
异丙嗪（盐酸盐） Promethazine（Hydrochloride）	忌配	
异丙肾上腺素（盐酸盐） Isoprenaline（Hydrochloride）	忌配	
异戊巴比妥钠 Amobarbital Sodium	忌配	
异烟肼 Isoniazid	忌配	
右旋糖酐 40（含盐） Dextran 40（Sodium Chloride）	可配	

二羟丙茶碱

（双羟丙茶碱，甘油茶碱）

Diprophylline

（Proxypbylline，Dyphylline）

制剂规格与 pH 值　注射液：2mL：0.25g，0.5g。pH（125mg/mL）：4.0～7.0。

药理作用及应用　作用与氨茶碱相似，其毒性为氨茶碱的 1/4～1/5，扩张支气管的作用约为氨茶碱的 1/10，而心脏不良作用仅为氨茶碱的 1/10～1/20，故可适当加量使用。适用于支气管哮喘、喘息性支气管炎、阻塞性肺气肿等缓解喘息症状。也可用于因心源性肺水肿而致的喘息。

用法用量　肌注：每次 0.25～0.5g；静滴：每次 0.25～0.75g。

适宜溶剂　静注：0.5～0.75g 溶于 25%葡萄糖注射液 20～40mL；静滴：0.5～0.75g 溶于 5%或 10%葡萄糖注射液或 0.9%氯化钠注射液 250～500mL。

给药速度　静注：15～20min；静滴：1～2h。

不良反应　局部刺激性较氨茶碱小，其他不良反应同氨茶碱。

禁忌/慎用证　对茶碱类药过敏者禁用。急性心肌梗死、严重心肌炎、活动性消化溃疡、惊厥患者禁用。心律失常、青光眼、充血性心力衰竭、肺源性心脏病、高血压、冠心病、严重低氧血症、甲状腺功能亢进患者慎用。

药物相互作用　与苯妥英钠、卡马西平、红霉素、西咪替丁合用可使本品的不良反应增加；与氨茶碱配伍时虽在外观上无变化，但药理作用相加，不宜联合应用。

注意事项　静滴太快可引起一过性低血压和周围循环障碍；肝肾功能异常者须调整剂量；其作用缓和，对哮喘急性严重发作者不宜选用。

配伍表

二羟丙茶碱加入以下药品	配伍结果	备注
A 阿米卡星（硫酸盐）　Amikacin（Sulfate）	可配	
阿托品（硫酸盐）　Atropine（Sulfate）	可配	
氨苄西林钠@ Ampicillin Sodium	可配	
氨茶碱 Aminophylline	可配	
氨甲苯酸 Aminomethylbenzoic Acid	可配	
氨甲环酸 Tranexamic Acid	可配	
B 胞磷胆碱 Citicoline	可配	
苯巴比妥钠 Phenobarbital Sodium	可配	
D 地尔硫䓬（盐酸盐）　Diltiazem（Hydrochloride）	可配	
地塞米松（磷酸盐）　Dexamethasone（Phosphate）	可配	
地西泮® Diazepam	可配	
东莨菪碱（氢溴酸盐）　Scopolamine（Hydrobromide）	可配	
F 酚磺乙胺 Etamsylate	可配	
呋塞米 Furosemide	可配	
辅酶 A　Coenzyme A	可配	
G 肝素钠 Heparin Sodium	可配	

二羟丙茶碱加入以下药品（续）	配伍结果	备　注
更昔洛韦钠　Ganciclovir Sodium	可配	
谷氨酸钠（28.75%）　Sodium Glutamate（28.75%）	可配	
H　红霉素（乳糖酸盐）　Erythromycin（Lactobionate）	可配	
环丙沙星　Ciprofloxacin	**忌配**	
磺胺嘧啶钠　Sulfadiazine Sodium	**忌配**	
J　肌苷　Inosine	可配	
K　克林霉素（磷酸盐）　Clindamycin（Phosphate）	可配	
L　利巴韦林　Ribavirin	**忌配**	
利舍平　Reserpine	可配	
林可霉素（盐酸盐）　Lincomycin（Hydrochloride）	可配	
磷霉素　Fosfomycin	**忌配**	
硫酸镁（10%，25%）　Magnesium Sulfate（10%，25%）	可配	
氯丙嗪（盐酸盐）　Chlorpromazine（Hydrochloride）	可配	
氯化钙（3%，5%）　Calcium Chloride（3%，5%）	可配	
氯化钠（0.9%）　Sodium Chloride（0.9%）	可配	
氯唑西林钠　Cloxacillin Sodium	可配	
M　美西律　Mexiletine	可配	
N　纳洛酮（盐酸盐）　Naloxone（Hydrochloride）	可配	
P　哌拉西林钠　Piperacillin Sodium	可配	
葡萄糖（5%，10%）　Glucose（5%，10%）	可配	
葡萄糖氯化钠　Glucose and Sodium Chloride	可配	
葡萄糖酸钙（10%）　Calcium Gluconate（10%）	可配	
Q　青霉素钠[@]　Benzylpenicillin Sodium	可配	
氢化可的松　Hydrocortisone	可配	
氢化可的松琥珀酸钠　Hydrocortisone Sodium Succinate	可配	
庆大霉素（硫酸盐）[@]　Gentamycin（Sulfate）	可配	
R　乳酸钠（11.2%）　Sodium Lactate（11.2%）	可配	
S　三磷腺苷　Adenosine Triphosphate	可配	
山莨菪碱（盐酸盐）　Anisodamine（Hydrochloride）	可配	
T　碳酸氢钠（5%）　Sodium Bicarbonate（5%）	可配	
头孢美唑钠　Cefmetazole Sodium	可配	
头孢哌酮钠　Cefoperazone Sodium	可配	
头孢曲松钠　Ceftriaxone Sodium	可配	
头孢噻肟钠　Cefotaxime Sodium	可配	
头孢他啶　Ceftazidime	可配	
W　维拉帕米　Verapamil	可配	
维生素 B_6　Vitamin B_6	可配	
维生素 C　Vitamin C	可配	
维生素 K_1　Vitamin K_1	可配	
X　西咪替丁（盐酸盐）　Cimetidine（Hydrochloride）	可配	

二羟丙茶碱加入以下药品（续）	配伍结果	备　注
Y 亚叶酸钙 Calcium Folinate	可配	
烟酸 Nicotinic Acid	可配	
异丙嗪（盐酸盐） Promethazine（Hydrochloride）	可配	
罂粟碱（盐酸盐） Papaverine（Hydrochloride）	可配	
右旋糖酐 40（含盐） Dextran 40（Sodium Chloride）	可配	

麻黄碱
（麻黄素）
Ephedrine

制剂规格与 pH 值　盐酸盐注射剂：1mL∶30mg，50mg。pH（3%）：4.5～6.5。

药理作用及应用　本品为肾上腺素能受体激动剂，可直接激动肾上腺素受体，也可通过促使肾上腺素能神经末梢释放去甲肾上腺素而间接激动肾上腺素受体，对 α 和 β 受体均有激动作用。用于蛛网膜下腔麻醉或硬膜外麻醉引起的低血压症及慢性低血压症，缓解荨麻疹和血管神经性水肿的皮肤黏膜症状，预防支气管哮喘发作和轻症的治疗，治疗发作性睡眠病。

用法用量　肌注或皮注：用于预防哮喘发作和休克，每次 15～30mg，一日 2～3 次，一日总量 45～60mg；静注：每次 25mg，必要时间隔 5～10min 再给予 25mg，24h 内总量为 150mg。

适宜溶剂　静注：25mg 溶于 25% 葡萄糖注射液 20mL。

给药速度　静注：4～6min。

不良反应　常见有心悸、头痛、高血压、室性心律失常、烦躁、焦虑、失眠、兴奋、激动。对前列腺肥大者可引起排尿困难。

禁忌/慎用证　对本品过敏、甲状腺功能亢进、高血压、动脉硬化、心绞痛、心律失常、闭角型青光眼、精神病、糖尿病、前列腺增生患者禁用。萎缩性鼻炎患者、孕妇及哺乳期妇女慎用。

药物相互作用　与盐酸氯丙嗪合用可降低疗效。

注意事项　休克患者于应用前宜尽量纠正血容量不足，缺氧、二氧化碳潴留、酸中毒时本品作用降低，发生毒副作用的概率增加。短期反复应用可致快速耐受现象。

配伍表

麻黄碱（盐酸盐）加入以下药品	配伍结果	备　注
2∶3∶1 注射液　2∶3∶1 Injection	可配	
A 阿糖胞苷（盐酸盐） Cytarabine（Hydrochloride）	**忌配**	
阿托品（硫酸盐） Atropine（Sulfate）	可配	
氨茶碱 Aminophylline	**忌配**	
B 苯巴比妥钠 Phenobarbital Sodium	**忌配**	
C 长春新碱（硫酸盐） Vincristine（Sulfate）	**忌配**	
D 地高辛 Digoxin	**忌配**	
丁卡因（盐酸盐） Tetracaine（Hydrochloride）	可配	
东莨菪碱（氢溴酸盐） Scopolamine（Hydrobromide）	可配	

麻黄碱（盐酸盐）加入以下药品（续）	配伍结果	备　注
E 二甲弗林 Dimefline	可配	
F 呋塞米 Furosemide	忌配	
复方醋酸钠 Sodium Acetate Compound	可配	
H 磺胺嘧啶钠 Sulfadiazine Sodium	忌配	
J 加兰他敏（氢溴酸盐） Galantamine（Hydrobromide）	可配	
甲基多巴 Methyldopa	忌配	
间羟胺（重酒石酸盐） Metaraminol（Bitartrate）	可配	
肼屈嗪（盐酸盐） Hydralazine（Hydrochloride）	忌配	
可乐定（盐酸盐） Clonidine（Hydrochloride）	忌配	
L 利多卡因（盐酸盐） Lidocaine（Hydrochloride）	可配	
利舍平 Reserpine	忌配	
林格液 Sodium Chloride Compound	可配	
氯苯那敏 Chlorphenamine	可配	
氯丙嗪（盐酸盐） Chlorpromazine（Hydrochloride）	忌配	
氯化钠（0.9%） Sodium Chloride（0.9%）	可配	
氯霉素琥珀酸酯钠 Chloramphenicol Succinate Sodium	可配	
N 脑垂体后叶素® Pituitrin	忌配	
尼可刹米 Nikethamide	可配	
P 哌替啶（盐酸盐） Pethidine（Hydrochloride）	可配	
葡萄糖（5%，10%） Glucose（5%，10%）	可配	
葡萄糖氯化钠 Glucose and Sodium Chloride	可配	
普鲁卡因（盐酸盐） Procaine（Hydrochloride）	可配	
Q 青霉素钾@ Benzylpenicillin Potassium	忌配	
青霉素钠@ Benzylpenicillin Sodium	忌配	
氢化可的松 Hydrocortisone	忌配	
氢化可的松琥珀酸钠 Hydrocortisone Sodium Succinate	忌配	
去甲肾上腺素（重酒石酸盐）Norepinephrine（Bitartrate）	可配	
去乙酰毛花苷 Deslanoside	可配	
S 山莨菪碱（氢溴酸盐） Anisodamine（Hydrobromide）	可配	
肾上腺素（盐酸盐） Adrenaline（Hydrochloride）	可配	
司可巴比妥钠 Secobarbital Sodium	忌配	
四环素（盐酸盐） Tetracycline（Hydrochloride）	可配	
T 托西溴苄铵 Bretylium Tosilate	忌配	
Y 依他尼酸钠 Sodium Etacrynate	忌配	
异戊巴比妥钠 Amobarbital Sodium	忌配	
右旋糖酐 40（含盐） Dextran 40（Sodium Chloride）	可配	

可待因

（磷酸可待因）

Codeine

（Codeine Phosphate）

制剂规格与 pH 值 磷酸盐注射剂：1mL：15mg；2mL：30mg。pH（30mg/mL）：4.0～5.5。

药理作用及应用 对延髓的咳嗽中枢有选择性地抑制，镇咳作用强而迅速；作用于中枢神经系统，兼有镇痛、镇静作用。用于较剧的频繁干咳及中度以上的疼痛。

用法用量 成人常用量：皮注，每次 15～30mg，一日 30～90mg，不用于静脉给药。

不良反应 较多见的不良反应有心理变态或幻想，呼吸微弱、缓慢或不规则，心率或快或慢异常。长期应用可引起依赖性。

禁忌/慎用证 1 岁以下的幼儿不宜使用。支气管哮喘、急腹症、胆结石、颅脑外伤或颅内病变、前列腺增生患者，以及哺乳期妇女、痰多不易咳出者慎用。

药物相互作用 本品增加阿米替林、氯丙嗪、氯硝西泮、地西泮镇静作用，增加氟哌啶醇、氟奋乃静镇静作用及降低血压的作用；在胃肠道作用方面与甲氧氯普胺呈现拮抗作用。

注意事项 本品在怀孕期间可透过胎盘，使胎儿成瘾；分娩期应用本品可引起新生儿呼吸抑制。用药较久时应防止成瘾趋向。

配伍表

可待因（磷酸盐）加入以下药品	配伍结果	备 注
A 氨茶碱 Aminophylline	忌配	
B 苯巴比妥钠 Phenobarbital Sodium	忌配	
苯妥英钠 Phenytoin Sodium	忌配	
C 茶苯海明 Diphenhydramine	可配	
G 肝素钠 Heparin Sodium	忌配	
格隆溴铵 Glycopyrronium Bromide	可配	国内仅用于皮下及肌注
H 磺胺异噁唑（二醇胺盐） Sulfafurazole（Diolamine）	忌配	
L 硫喷妥钠 Thiopental Sodium	忌配	
氯化铵（2%） Ammonium Chloride（2%）	忌配	
S 司可巴比妥钠 Secobarbital Sodium	忌配	
T 碳酸氢钠（5%） Sodium Bicarbonate（5%）	忌配	
Y 异戊巴比妥钠 Amobarbital Sodium	忌配	

氨溴索

Ambroxol

制剂规格与 pH 值 盐酸盐注射剂：2mL：15mg；4mL：30mg。含 0.9%氯化钠注射剂：100mL：15mg；100mL：30mg。含 5%葡萄糖注射剂：50mL：15mg；100mL：30mg。pH（3mg/mL）：5.0。

药理作用及应用　本品为溴己新在体内的活性代谢产物，促进痰液排出，改善通气功能和呼吸困难状况。注射给药用于术后肺部并发症的预防及早产儿、新生儿呼吸窘迫综合征的治疗。

用法用量　静注、肌注或皮注：用于急慢性支气管炎、支气管扩张引起的痰液黏稠和咳出困难，成人每次 15～30mg，一日 2～3 次。

适宜溶剂　肌注：直接注射；静注：15～30mg 稀释于 5%葡萄糖或 0.9%氯化钠注射液 10～20mL。

给药速度　静注：2～3min；静滴：50～100mL（20～30）min。

不良反应　常见有轻度胃肠不适、恶心、呕吐、胃痛、腹泻、消化不良。

禁忌/慎用证　怀孕前 3 个月及哺乳期妇女、小于 12 岁儿童、肝肾功能不全、青光眼、胃溃疡、恶性纤毛综合征其支气管纤毛运动受阻易致分泌物堵塞者慎用。

药物相互作用　与抗生素、肾上腺皮质激素及支气管扩张剂合并使用有协同作用；避免同时应用强力的镇咳药，以防咳嗽反射受抑制而出现分泌物阻塞。

注意事项　注射液不应与大于 pH 值 6.3 的其他溶液混合。出现过敏反应，如皮疹、荨麻疹、瘙痒感，应立即停药。

配伍表

氨溴索（盐酸盐）加入以下药品	配伍结果	备 注
H 红霉素（乳糖酸盐）　Erythromycin（Lactobionate）	可配	
K 克林霉素（磷酸盐）　Clindamycin（Phosphate）	可配	
L 林格液　Sodium Chloride Compound	可配	
氯化钠（0.9%）　Sodium Chloride（0.9%）	可配	
P 葡萄糖（5%，10%）　Glucose（5%，10%）	可配	
葡萄糖氯化钠　Glucose and Sodium Chloride	可配	
Q 青霉素钾@　Benzylpenicillin Potassium	可配	
清开灵　Qing Kai Ling	**忌配**	
T 头孢哌酮钠-舒巴坦钠　Cefoperazone Sodium-Sulbactam Sodium	**忌配**	
头孢曲松钠　Ceftriaxone Sodium	可配	
头孢唑林钠　Cefazolin Sodium	**忌配**	

第五章　循环系统药

第一节　抗心力衰竭药

地高辛
Digoxin

制剂规格与 pH 值　注射液：2mL：0.5mg。pH（0.5mg/mL）：6.8～7.2。

药理作用及应用　为中效强心苷，有效血药浓度为 0.5～2ng/mL。可增加心肌收缩力和速度，对心肌电生理特性产生影响。其蓄积作用比洋地黄毒苷小，亦较安全。用于充血性心力衰竭、室上性心动过速、心房颤动和扑动。

用法用量　静注：一周内未用强心苷者，首剂 0.25～0.5mg，以后可用 0.25mg，4～6h 按需注射，但一日总量不超过 1mg；维持量，0.125～0.5mg，一日 1 次。肌注痛较显著，少用。

适宜溶剂　静注：0.25～0.5g 溶于 10%或 25%葡萄糖注射液 20mL。

给药速度　静注：5～10min；静滴：勿过分稀释，稀释液不宜超过 100mL，20～30min 滴完。

稳定性　在室温下避光贮存。输注器具原材料不同，对本品的吸附作用不同，对本品造成的损失也不同。

不良反应　常见不良反应包括出现新的心律失常、胃纳差或恶心、呕吐、下腹痛、异常的无力软弱（电解质失调）。少见的反应包括视力模糊或"色视"、腹泻、中枢神经系统反应如精神抑郁或错乱。罕见的反应包括嗜睡、头痛、皮疹、荨麻疹。

禁忌/慎用证　任何强心苷制剂中毒、室性心动过速及心室颤动、梗阻性肥厚型心肌病，预激综合征伴心房颤动或扑动患者禁用。低钾血症、不完全性房室传导阻滞、高钙血症、甲状腺功能低下、缺血性心脏病、急性心肌梗死、心肌炎、肾功能损害患者慎用。

药物相互作用　不宜与其他注射液混合使用。禁与钙注射剂合用，不可与酸、碱类药物配伍。噻嗪类利尿药与本品同用时常须给予钾盐，以防止低钾血症。

治疗药物监测　本品安全范围窄，易发生中毒，需常规进行血药浓度监测。有效血药浓度 0.5～2ng/mL。临床经验表明血药浓度在 0.8ng/mL±0.2ng/mL 较为安全有效。影响因素如下：

1. 血药浓度升高：①疾病：肾疾病、严重失代偿心力衰竭。②药物：螺内酯、奎尼丁、胺碘酮。

2. 血药浓度下降：药物：抗酸药、白陶土果胶制剂使口服地高辛吸收减少。

注意事项　本品可排入乳汁，哺乳期妇女应用需权衡利弊。有严重或完全性房室传导阻滞血钾正常的洋地黄化患者不应同时应用钾盐。用药期间应注意随访检查：心电图，血压，心率及心律，心功能监测，血电解质尤其钾、钙和镁，肾功能，疑有洋地黄中毒时应做地高辛血药浓度测定。

配伍表

地高辛加入以下药品	配伍结果	备　注
2:3:1 注射液　2:3:1 Injection	可配	
A 阿糖胞苷（盐酸盐）　Cytarabine（Hydrochloride）	忌配	

地高辛加入以下药品（续）	配伍结果	备　注
氨茶碱 Aminophylline	忌配	
胺碘酮（盐酸盐）® Amiodarone（Hydrochloride）	忌配	
B 苯巴比妥钠 Phenobarbital Sodium	忌配	
C 长春新碱（硫酸盐） Vincristine（Sulfate）	忌配	
D 地西泮® Diazepam	忌配	
多巴胺（盐酸盐） Dopamine（Hydrochloride）	忌配	
F 酚妥拉明（甲磺酸盐） Phentolamine（Mesylate）	忌配	
呋塞米 Furosemide	忌配	
复方氨基酸 Amino Acid Compound	可配	
G 谷氨酸钙（5%） Calcium Glutamate（5%）	忌配	
H 磺胺嘧啶钠 Sulfadiazine Sodium	忌配	
J 甲氧氯普胺（盐酸盐） Metoclopramide（Hydrochloride）	忌配	
甲氧明（盐酸盐） Methoxamine（Hydrochloride）	忌配	
间羟胺（重酒石酸盐） Metaraminol（Bitartrate）	忌配	
肼屈嗪（盐酸盐） Hydralazine（Hydrochloride）	忌配	
L 利福霉素钠 Rifamycin Sodium	忌配	
利舍平 Reserpine	忌配	
林格液 Sodium Chloride Compound	可配	
硫喷妥钠 Thiopental Sodium	忌配	
氯丙嗪（盐酸盐） Chlorpromazine（Hydrochloride）	可配	
氯化钙（3%，5%） Calcium Chloride（3%，5%）	忌配	
氯化琥珀胆碱 Suxamethonium Chloride	忌配	
M 麻黄碱（盐酸盐） Ephedrine（Hydrochloride）	忌配	
美芬丁胺（硫酸盐） Mephentermine（Sulfate）	忌配	
P 哌替啶（盐酸盐） Pethidine（Hydrochloride）	可配	
葡萄糖（5%，10%） Glucose（5%，10%）	可配	
葡萄糖氯化钠 Glucose and Sodium Chloride	可配	
葡萄糖酸钙（10%） Calcium Gluconate（10%）	忌配	
Q 氢化可的松琥珀酸钠 Hydrocortisone Sodium Succinate	忌配	
去甲肾上腺素（重酒石酸盐） Norepinephrine（Bitartrate）	忌配	
去氧肾上腺素（盐酸盐） Phenylephrine（Hydrochloride）	忌配	
S 山梨醇 Sorbitol	忌配	
肾上腺素（盐酸盐） Adrenaline（Hydrochloride）	忌配	
T 碳酸氢钠（5%） Sodium Bicarbonate（5%）	忌配	
X 西咪替丁（盐酸盐） Cimetidine（Hydrochloride）	稀释	
溴化钙（5%） Calcium Bromide（5%）	忌配	
Y 依他尼酸钠 Sodium Etacrynate	忌配	
异丙嗪（盐酸盐） Promethazine（Hydrochloride）	可配	
异丙肾上腺素（盐酸盐） Isoprenaline（Hydrochloride）	忌配	

洋地黄毒苷
Digitoxin

制剂规格与 pH 值　注射液：1mL：0.1mg；1mL：0.2mg。pH（0.2mg/mL）：5.5。

药理作用及应用　作用同地高辛，主要用于充血性心力衰竭，但排泄较慢，较易蓄积中毒。由于其作用慢而持久，适用于慢性心功能不全患者长期治疗中暂时代替片剂使用，注射效果不比口服强或快，只用于不宜口服的患者。

用法用量　肌注或静注：一周内未用过强心苷者，开始每次 0.1mg，一日 2 次，2～3d 后按病情缓慢改为维持量，每次 0.05～0.1mg，一日 1 次。

不良反应　恶心、黄视、呕吐等。余参阅地高辛。

禁忌/慎用证　任何强心苷制剂中毒、室性心动过速、心室颤动、梗阻性肥厚型心肌病、预激综合征伴心房颤动或扑动患者禁用。严重心肌损害及肾功能不全者慎用。

相互作用、注意事项　参阅地高辛，注意监测洋地黄毒苷血药浓度。

治疗药物监测　治疗血药浓度为 13～25ng/mL，中毒浓度为>35ng/mL。其他见地高辛。

配伍表

洋地黄毒苷加入以下药品	配伍结果	备　注
2∶3∶1 注射液　2∶3∶1 Injection	可配	
A 阿糖胞苷（盐酸盐）　Cytarabine（Hydrochloride）	忌配	
氨苄西林钠@　Ampicillin Sodium	忌配	
氨茶碱　Aminophylline	忌配	
氨基丁三醇（7.28%）　Trometamol（7.28%）	忌配	
胺碘酮（盐酸盐）®　Amiodarone（Hydrochloride）	忌配	
B 苯巴比妥钠　Phenobarbital Sodium	忌配	
博来霉素　Bleomycin	忌配	
C 长春新碱（硫酸盐）　Vincristine（Sulfate）	忌配	
D 地西泮　Diazepam	忌配	
对氨基水杨酸钠　Sodium Aminosalicylate	忌配	
多粘菌素 B（硫酸盐）　Polymyxin B（Sulfate）	忌配	
F 放线菌素 D　Dactinomycin D	忌配	
酚妥拉明（甲磺酸盐）　Phentolamine（Mesylate）	忌配	
呋塞米　Furosemide	忌配	
氟尿嘧啶　Fluorouracil	忌配	
复方醋酸钠　Sodium Acetate Compound	可配	
G 肝素钠　Heparin Sodium	稀释	
H 红霉素（乳糖酸盐）　Erythromycin（Lactobionate）	忌配	
环磷酰胺　Cyclophosphamide	忌配	
磺胺嘧啶钠　Sulfadiazine Sodium	忌配	
K 卡那霉素（硫酸盐）　Kanamycin（Sulfate）	忌配	
L 利舍平　Reserpine	忌配	
链霉素（硫酸盐）　Streptomycin（Sulfate）	忌配	

洋地黄毒苷加入以下药品（续）	配伍结果	备　注
林格液 Sodium Chloride Compound	可配	
硫喷妥钠 Thiopental Sodium	忌配	
氯化钙（3%，5%） Calcium Chloride（3%，5%）	忌配	
氯化琥珀胆碱 Suxamethonium Chloride	忌配	
氯化钾（10%） Potassium Chloride（10%）	稀释	
氯化钠（0.9%） Sodium Chloride（0.9%）	可配	
氯霉素 Chloramphenicol	忌配	
P 葡萄糖（5%，10%） Glucose（5%，10%）	可配	
葡萄糖氯化钠 Glucose and Sodium Chloride	可配	
葡萄糖酸钙（10%） Calcium Gluconate（10%）	忌配	
Q 青霉素钾@ Benzylpenicillin Potassium	忌配	
青霉素钠@ Benzylpenicillin Sodium	忌配	
氢化可的松琥珀酸钠 Hydrocortisone Sodium Succinate	忌配	
庆大霉素（硫酸盐）@ Gentamycin（Sulfate）	忌配	
S 四环素（盐酸盐） Tetracycline（Hydrochloride）	忌配	
羧苄西林钠 Carbenicillin Sodium	忌配	
T 碳酸氢钠（5%） Sodium Bicarbonate（5%）	忌配	
W 万古霉素（盐酸盐） Vancomycin（Hydrochloride）	忌配	
Y 依他尼酸钠 Sodium Etacrynate	忌配	
异戊巴比妥钠 Amobarbital Sodium	忌配	
异烟肼 Isoniazid	忌配	

毛花苷丙

（毛花苷 C，毛花洋地黄苷，西地兰）

Cedilanid

（Lanatoside C）

制剂规格与 pH 值　注射液：2mL：0.4mg。pH（0.2mg/mL）：5.0～7.0。

药理作用及应用　由毛花洋地黄中提出的一种速效强心苷，其作用较地高辛快，比毒毛花苷 K 稍慢。用于急性和慢性心力衰竭、心房颤动和阵发性室上性心动过速。本品在溶液中不及其去乙酰基衍生物稳定，故注射剂多采用去乙酰毛花苷（西地兰 D）。

用法用量　静注：成人常用量，全效量 1～1.2mg，一周内未用过强心苷者，首次剂量 0.4～0.6mg；2～4h 后可再给予 0.2～0.4mg。

适宜溶剂　静注：0.4～0.6mg 溶于 25%葡萄糖注射液 20mL。

给药速度　静注：5～6min。

稳定性　遮光密封，常温保存。

不良反应、禁忌/慎用证、药物相互作用、注意事项　参阅地高辛。

配伍表

毛花苷丙加入以下药品	配伍结果	备注
2:3:1注射液　2:3:1 Injection	可配	
A 阿米卡星（硫酸盐）　Amikacin（Sulfate）	可配	
阿糖胞苷（盐酸盐）　Cytarabine（Hydrochloride）	可配	
阿托品（硫酸盐）　Atropine（Sulfate）	可配	
氨苄西林钠@ Ampicillin Sodium	可配	
氨苄西林-舒巴坦钠 Ampicillin-Sulbactam Sodium	可配	
氨茶碱　Aminophylline	忌配	
氨基丁三醇（7.28%）　Trometamol（7.28%）	可配	
氨基丁酸 Aminobutyric Acid	可配	
氨基己酸 Aminocaproic Acid	可配	
氨甲苯酸 Aminomethylbenzoic Acid	可配	
氨甲环酸 Tranexamic Acid	可配	
B 胞磷胆碱 Citicoline	可配	
苯妥英钠 Phenytoin Sodium	忌配	
C 长春新碱（硫酸盐）　Vincristine（Sulfate）	可配	
促皮质素 Corticotrophin	忌配	
D 大观霉素（盐酸盐）　Spectinomycin（Hydrochloride）	忌配	
地塞米松（磷酸盐）　Dexamethasone（Phosphate）	忌配	
东莨菪碱（氢溴酸盐）　Scopolamine（Hydrobromide）	可配	
毒毛旋花子苷 K　Strophanthin K	忌配	
多巴胺（盐酸盐）　Dopamine（Hydrochloride）	可配	
多巴酚丁胺（盐酸盐）　Dobutamine（Hydrochloride）	可配	
多粘菌素 B（硫酸盐）　Polymyxin B（Sulfate）	可配	
多柔比星（盐酸盐）　Doxorubicin（Hydrochloride）	可配	
E 二氮嗪 Diazoxide	忌配	
二甲弗林 Dimefline	可配	
F 酚磺乙胺 Etamsylate	可配	
酚妥拉明（甲磺酸盐）　Phentolamine（Mesylate）	可配	
呋塞米 Furosemide	忌配	
氟尿嘧啶 Fluorouracil	可配	
氟哌啶醇（乳酸盐）　Haloperidol（Lactate）	可配	
辅酶 A　Coenzyme A	忌配	
复方氨基酸 Amino Acid Compound	可配	
G 肝素钠 Heparin Sodium	忌配	
谷氨酸钙（5%）　Calcium Glutamate（5%）	忌配	
谷氨酸钾（31.50%）　Potassium Glutamate（31.50%）	可配	
谷氨酸钠（28.75%）　Sodium Glutamate（28.75%）	可配	
H 红霉素（乳糖酸盐）　Erythromycin（Lactobionate）	可配	

毛花苷丙加入以下药品（续）	配伍结果	备 注
环丙沙星 Ciprofloxacin	可配	
环磷酰胺 Cyclophosphamide	可配	
磺胺嘧啶钠 Sulfadiazine Sodium	**忌配**	
J 肌苷 Inosine	可配	
甲氨蝶呤 Methotrexate	可配	
甲泼尼龙琥珀酸钠 Methylprednisolone Sodium Succinate	**忌配**	
甲硝唑 Metronidazole	可配	
甲氧明（盐酸盐） Methoxamine（Hydrochloride）	**忌配**	
间羟胺（重酒石酸盐） Metaraminol（Bitartrate）	可配	
精氨酸（25%，盐酸盐） Arginine（25%，Hydrochloride）	可配	
K 卡那霉素（硫酸盐） Kanamycin（Sulfate）	可配	
克林霉素（磷酸盐） Clindamycin（Phosphate）	可配	
L 雷尼替丁（盐酸盐） Ranitidine（Hydrochloride）	可配	
利巴韦林 Ribavirin	可配	
利多卡因（盐酸盐） Lidocaine（Hydrochloride）	可配	
利舍平 Reserpine	**忌配**	
两性霉素 B Amphotericin B	**忌配**	
林格液 Sodium Chloride Compound	可配	
硫酸镁（10%，25%） Magnesium Sulfate（10%，25%）	可配	
氯胺酮（盐酸盐） Ketamine（Hydrochloride）	可配	
氯丙嗪（盐酸盐） Chlorpromazine（Hydrochloride）	可配	
氯氮䓬 Chlordiazepoxide	**忌配**	
氯化钙（3%，5%） Calcium Chloride（3%，5%）	**忌配**	
氯化琥珀胆碱 Suxamethonium Chloride	**忌配**	
氯化钾（10%） Potassium Chloride（10%）	可配	
氯化钠（0.9%） Sodium Chloride（0.9%）	可配	
氯化筒箭毒碱 Tubocurarine Chloride	可配	
氯霉素 Chloramphenicol	**忌配**	
氯霉素琥珀酸酯钠 Chloramphenicol Succinate Sodium	可配	
氯唑西林钠 Cloxacillin Sodium	可配	
洛贝林（盐酸盐） Lobeline（Hydrochloride）	可配	
M 麻黄碱（盐酸盐） Ephedrine（Hydrochloride）	**忌配**	
吗啡（盐酸盐） Morphine（Hydrochloride）	可配	
麦角新碱（马来酸盐） Ergometrine（Maleate）	**忌配**	
美芬丁胺（硫酸盐） Mephentermine（Sulfate）	可配	
门冬酰胺酶 Asparaginase	**忌配**	
N 脑垂体后叶素® Pituitrin	可配	
能量合剂 Energy Composite	**忌配**	
尼可刹米 Nikethamide	可配	
粘菌素（硫酸盐） Colymycin（Sulfate）	可配	

毛花苷丙加入以下药品（续）	配伍结果	备注
尿激酶 Urokinase	可配	
P 哌替啶（盐酸盐） Pethidine（Hydrochloride）	可配	
平阳霉素 Pingyangmycin	可配	
葡萄糖（5%，10%） Glucose（5%，10%）	可配	
葡萄糖氯化钠 Glucose and Sodium Chloride	可配	
葡萄糖酸钙（10%） Calcium Gluconate（10%）	**忌配**	
普鲁卡因（盐酸盐） Procaine（Hydrochloride）	可配	
普鲁卡因胺（盐酸盐） Procainamide（Hydrochloride）	可配	
普萘洛尔 Propranolol	**忌配**	
Q 青霉素钾@ Benzylpenicillin Potassium	可配	
青霉素钠@ Benzylpenicillin Sodium	可配	
氢化可的松 Hydrocortisone	**忌配**	
氢化可的松琥珀酸钠 Hydrocortisone Sodium Succinate	**忌配**	
庆大霉素（硫酸盐）@ Gentamycin（Sulfate）	可配	
去甲肾上腺素（重酒石酸盐） Norepinephrine（Bitartrate）	**忌配**	
去氧肾上腺素（盐酸盐） Phenylephrine（Hydrochloride）	可配	
全血 Whole Blood	**忌配**	
R 乳酸钠（11.2%） Sodium Lactate（11.2%）	可配	
S 三磷腺苷 Adenosine Triphosphate	可配	
山莨菪碱（氢溴酸盐） Anisodamine（Hydrobromide）	可配	
山梨醇 Sorbitol	可配	
肾上腺素（盐酸盐） Adrenaline（Hydrochloride）	**忌配**	
顺铂 Cisplatin	可配	
丝裂霉素 Mitomycin	可配	
四环素（盐酸盐） Tetracycline（Hydrochloride）	可配	
羧苄西林钠 Carbenicillin Sodium	可配	
缩宫素 Oxytocin	可配	
T 碳酸氢钠（5%） Sodium Bicarbonate（5%）	可配	
头孢呋辛钠 Cefuroxime Sodium	可配	
头孢拉定 Cefradine	可配	
头孢美唑钠 Cefmetazole Sodium	可配	
头孢哌酮钠 Cefoperazone Sodium	可配	
头孢噻肟钠 Cefotaxime Sodium	可配	
头孢唑林钠 Cefazolin Sodium	可配	
托西溴苄铵 Bretylium Tosilate	**忌配**	
妥布霉素（硫酸盐）@ Tobramycin（Sulfate）	可配	
妥拉唑林（盐酸盐） Tolazoline（Hydrochloride）	可配	
W 万古霉素（盐酸盐） Vancomycin（Hydrochloride）	可配	
维拉帕米 Verapamil	可配	
维生素 B_6 Vitamin B_6	可配	

毛花苷丙加入以下药品（续）	配伍结果	备注
维生素 C Vitamin C	可配	
维生素 K₁ Vitamin K₁	可配	
X 西咪替丁（盐酸盐） Cimetidine（Hydrochloride）	可配	
细胞色素 C Cytochrome C	可配	
硝普钠 Sodium Nitroprusside	**忌配**	
血浆 Blood Plasma	**忌配**	
Y 亚叶酸钙 Calcium Folinate	**忌配**	
氧氟沙星 Ofloxacin	可配	
依他尼酸钠 Sodium Etacrynate	**忌配**	
胰岛素（正规）® Insulin（Regular）	可配	
异丙嗪（盐酸盐） Promethazine（Hydrochloride）	可配	
异丙肾上腺素（盐酸盐） Isoprenaline（Hydrochloride）	可配	
异戊巴比妥钠 Amobarbital Sodium	可配	
异烟肼 Isoniazid	可配	
右旋糖酐 40（含盐） Dextran 40（Sodium Chloride）	可配	
鱼精蛋白（硫酸盐） Protamine（Sulfate）	可配	

去乙酰毛花苷
（毛花强心丙，去乙酰毛花苷丙，西地兰 D）
Deslanoside

制剂规格与 pH 值　注射液：2mL∶0.2mg，0.4mg。pH（0.2mg/mL）：5.5。

药理作用及应用　本品为速效强心苷。其余参阅地高辛。

用法用量　常用量：洋地黄化，用 5%葡萄糖注射液稀释后缓慢静注，总量 1～1.6mg，一周内未用过强心苷者，首剂 0.4～0.6mg，以后每 2～4h 可再给 0.2～0.4mg。

适宜溶剂　静注：0.4～0.8mg 溶于 5%或 25%葡萄糖注射液 20mL。

给药速度　静注：5～6min。

稳定性　遮光密封，常温保存。

不良反应、禁忌/慎用证、药物相互作用、注意事项　参阅地高辛。

配伍表

去乙酰毛花苷加入以下药品	配伍结果	备注
2∶3∶1注射液 2∶3∶1 Injection	可配	
A 阿糖胞苷（盐酸盐） Cytarabine（Hydrochloride）	**忌配**	
阿托品（硫酸盐） Atropine（Sulfate）	可配	
氨苄西林钠® Ampicillin Sodium	可配	
氨茶碱 Aminophylline	**忌配**	
氨基丁三醇（7.28%） Trometamol（7.28%）	可配	
氨基丁酸 Aminobutyric Acid	可配	

去乙酰毛花苷加入以下药品（续）	配伍结果	备 注
氨基己酸 Aminocaproic Acid	可配	
氨甲苯酸 Aminomethylbenzoic Acid	可配	
胺碘酮（盐酸盐）® Amiodarone（Hydrochloride）	**忌配**	
B 苯巴比妥钠 Phenobarbital Sodium	**忌配**	
苯海拉明（盐酸盐） Diphenhydramine（Hydrochloride）	可配	
博来霉素 Bleomycin	可配	
C 长春新碱（硫酸盐） Vincristine（Sulfate）	**忌配**	
促皮质素 Corticotrophin	**忌配**	
D 地塞米松（磷酸盐） Dexamethasone（Phosphate）	**忌配**	
地西泮® Diazepam	**忌配**	
东莨菪碱（氢溴酸盐） Scopolamine（Hydrobromide）	可配	
毒毛旋花子苷 K Strophanthin K	可配	
对氨基水杨酸钠 Sodium Aminosalicylate	可配	
多巴胺（盐酸盐） Dopamine（Hydrochloride）	可配	
多粘菌素 B（硫酸盐） Polymyxin B（Sulfate）	可配	
E 二甲弗林 Dimefline	可配	
F 放线菌素 D Dactinomycin D	可配	
酚磺乙胺 Etamsylate	可配	
酚妥拉明（甲磺酸盐） Phentolamine（Mesylate）	**忌配**	
呋塞米 Furosemide	**忌配**	
氟尿嘧啶 Fluorouracil	可配	
辅酶 A Coenzyme A	稀释	
复方醋酸钠 Sodium Acetate Compound	可配	
G 谷氨酸钙（5%） Calcium Glutamate（5%）	**忌配**	
谷氨酸钾（31.50%） Potassium Glutamate（31.50%）	可配	
谷氨酸钠（28.75%） Sodium Glutamate（28.75%）	可配	
H 红霉素（乳糖酸盐） Erythromycin（Lactobionate）	可配	
环磷酰胺 Cyclophosphamide	可配	
磺胺嘧啶钠 Sulfadiazine Sodium	**忌配**	
J 肌醇 Inositol	可配	
肌苷 Inosine	可配	
加兰他敏（氢溴酸盐） Galantamine（Hydrobromide）	**忌配**	
甲氧明（盐酸盐） Methoxamine（Hydrochloride）	可配	
间羟胺（重酒石酸盐） Metaraminol（Bitartrate）	可配	
精氨酸（25%，盐酸盐） Arginine（25%，Hydrochloride）	可配	
K 卡那霉素（硫酸盐） Kanamycin（Sulfate）	可配	
L 利多卡因（盐酸盐） Lidocaine（Hydrochloride）	可配	
利舍平 Reserpine	**忌配**	
链霉素（硫酸盐） Streptomycin（Sulfate）	**忌配**	△
林格液 Sodium Chloride Compound	可配	

去乙酰毛花苷加入以下药品（续）	配伍结果	备注
硫喷妥钠　Thiopental Sodium	忌配	
硫酸镁（10%，25%）　Magnesium Sulfate（10%，25%）	可配	
氯苯那敏　Chlorphenamine	可配	
氯丙嗪（盐酸盐）　Chlorpromazine（Hydrochloride）	可配	
氯化钙（3%，5%）　Calcium Chloride（3%，5%）	忌配	
氯化琥珀胆碱　Suxamethonium Chloride	忌配	
氯化钾（10%）　Potassium Chloride（10%）	可配	
氯化钠（0.9%）　Sodium Chloride（0.9%）	可配	
氯霉素　Chloramphenicol	可配	
罗通定（硫酸盐）　Rotundine（Sulfate）	可配	
洛贝林（盐酸盐）　Lobeline（Hydrochloride）	可配	
M 麻黄碱（盐酸盐）　Ephedrine（Hydrochloride）	可配	
吗啡（盐酸盐）　Morphine（Hydrochloride）	可配	
麦角新碱（马来酸盐）　Ergometrine（Maleate）	可配	
美芬丁胺（硫酸盐）　Mephentermine（Sulfate）	可配	
N 脑垂体后叶素®　Pituitrin	可配	
能量合剂　Energy Composite	稀释	
尼可刹米　Nikethamide	可配	
P 哌替啶（盐酸盐）　Pethidine（Hydrochloride）	可配	
葡醛内酯　Glucurolactone	可配	
葡萄糖（5%，10%）　Glucose（5%，10%）	可配	
葡萄糖氯化钠　Glucose and Sodium Chloride	可配	
葡萄糖酸钙（10%）　Calcium Gluconate（10%）	忌配	
普鲁卡因（盐酸盐）　Procaine（Hydrochloride）	可配	
普鲁卡因胺（盐酸盐）　Procainamide（Hydrochloride）	忌配	
Q 青霉素钾@　Benzylpenicillin Potassium	可配	
青霉素钠@　Benzylpenicillin Sodium	可配	
氢化可的松　Hydrocortisone	忌配	
氢化可的松琥珀酸钠　Hydrocortisone Sodium Succinate	忌配	
氢化麦角碱　Dihydroergotoxine	可配	
庆大霉素（硫酸盐）@　Gentamycin（Sulfate）	可配	
去甲肾上腺素（重酒石酸盐）Norepinephrine（Bitartrate）	忌配	
去氧肾上腺素（盐酸盐）Phenylephrine（Hydrochloride）	忌配	
R 乳酸钠（11.2%）　Sodium Lactate（11.2%）	可配	
S 三磷腺苷　Adenosine Triphosphate	可配	
山莨菪碱（氢溴酸盐）　Anisodamine（Hydrobromide）	可配	
山梨醇　Sorbitol	忌配	
肾上腺素（盐酸盐）　Adrenaline（Hydrochloride）	忌配	
四环素（盐酸盐）　Tetracycline（Hydrochloride）	可配	
羧苄西林钠　Carbenicillin Sodium	可配	

去乙酰毛花苷加入以下药品（续）	配伍结果	备　注
缩宫素　Oxytocin	可配	
T　碳酸氢钠（5%）　Sodium Bicarbonate（5%）	**忌配**	
W　万古霉素（盐酸盐）　Vancomycin（Hydrochloride）	可配	
维生素 B₆　Vitamin B₆	可配	
维生素 C　Vitamin C	可配	
维生素 K₃　Vitamin K₃	可配	
X　细胞色素 C　Cytochrome C	可配	
溴化钙（5%）　Calcium Bromide（5%）	**忌配**	
Y　依他尼酸钠　Sodium Etacrynate	**忌配**	
异丙嗪（盐酸盐）　Promethazine（Hydrochloride）	可配	
异丙肾上腺素（盐酸盐）　Isoprenaline（Hydrochloride）	**忌配**	
异戊巴比妥钠　Amobarbital Sodium	可配	
异烟肼　Isoniazid	可配	
右旋糖酐 40（含盐）　Dextran 40（Sodium Chloride）	可配	

毒毛花苷 K

（毒毛旋花子苷 K）

Strophanthin K

制剂规格与 pH 值　注射液：1mL：0.25mg；2mL：0.5mg。pH（0.25mg/mL）：5.5。

药理作用及应用　为速效的强心苷，作用快、维持时间短，适用于急性心功能不全或慢性心功能不全急性加重者。

用法用量　静注：常用量，一周内未用过强心苷者，小儿按 7～10μg /kg，首剂用其 1/2，0.5～2h 后再用 1/2。成人首剂 0.125～0.25mg，2h 后按需要再给 0.125～0.25mg，总量 0.5mg。

适宜溶剂　静注：0.125～0.25g 溶于 5%或 25%葡萄糖注射液 20～40mL。

给药速度　静注：6～8min。

稳定性　遮光密封，常温保存。

不良反应、禁忌/慎用证、药物相互作用、注意事项　勿与碱性或含钙溶液配伍。其余参阅地高辛。

配伍表

毒毛旋花子苷 K 加入以下药品	配伍结果	备　注
2：3：1 注射液　2：3：1 Injection	可配	
A　阿托品（硫酸盐）　Atropine（Sulfate）	可配	
氨苄西林钠® Ampicillin Sodium	可配	
氨茶碱　Aminophylline	**忌配**	
氨基丁三醇（7.28%）　Trometamol（7.28%）	稀释	
氨基丁酸　Aminobutyric Acid	可配	
氨基己酸　Aminocaproic Acid	可配	
氨甲苯酸　Aminomethylbenzoic Acid	可配	

毒毛旋花子苷 K 加入以下药品（续）	配伍结果	备 注
B 苯巴比妥钠 Phenobarbital Sodium	忌配	
苯海拉明（盐酸盐） Diphenhydramine（Hydrochloride）	可配	
博来霉素 Bleomycin	可配	
C 长春新碱（硫酸盐） Vincristine（Sulfate）	忌配	
促皮质素 Corticotrophin	忌配	
D 地塞米松（磷酸盐） Dexamethasone（Phosphate）	忌配	
地西泮® Diazepam	忌配	
东莨菪碱（氢溴酸盐） Scopolamine（Hydrobromide）	可配	
对氨基水杨酸钠 Sodium Aminosalicylate	可配	
多巴胺（盐酸盐） Dopamine（Hydrochloride）	可配	
E 二甲弗林 Dimefline	可配	
F 放线菌素 D Dactinomycin D	可配	
酚磺乙胺 Etamsylate	可配	
酚妥拉明（甲磺酸盐） Phentolamine（Mesylate）	忌配	
呋塞米 Furosemide	忌配	
氟尿嘧啶 Fluorouracil	可配	
辅酶 A Coenzyme A	稀释	
G 谷氨酸钙（5%） Calcium Glutamate（5%）	忌配	
谷氨酸钾（31.50%） Potassium Glutamate（31.50%）	稀释	
谷氨酸钠（28.75%） Sodium Glutamate（28.75%）	可配	
H 红霉素（乳糖酸盐） Erythromycin（Lactobionate）	可配	
环磷酰胺 Cyclophosphamide	可配	
磺胺嘧啶钠 Sulfadiazine Sodium	忌配	
J 肌醇 Inositol	可配	
肌苷 Inosine	可配	
加兰他敏（氢溴酸盐） Galantamine（Hydrobromide）	忌配	
甲氧明（盐酸盐） Methoxamine（Hydrochloride）	可配	
间羟胺（重酒石酸盐） Metaraminol（Bitartrate）	可配	
精氨酸（25%，盐酸盐） Arginine（25%，Hydrochloride）	可配	
K 卡那霉素（硫酸盐） Kanamycin（Sulfate）	可配	
L 利多卡因（盐酸盐） Lidocaine（Hydrochloride）	可配	
利舍平 Reserpine	忌配	
链霉素（硫酸盐） Streptomycin（Sulfate）	忌配	链霉素不可静注
林格液 Sodium Chloride Compound	可配	
硫喷妥钠 Thiopental Sodium	忌配	
硫酸镁（10%，25%） Magnesium Sulfate（10%，25%）	可配	
氯苯那敏 Chlorphenamine	可配	
氯丙嗪（盐酸盐） Chlorpromazine（Hydrochloride）	可配	
氯化钙（3%，5%） Calcium Chloride（3%，5%）	忌配	
氯化琥珀胆碱 Suxamethonium Chloride	忌配	

毒毛旋花子苷 K 加入以下药品（续）	配伍结果	备注
氯化钾（10%） Potassium Chloride（10%）	可配	
氯化钠（0.9%） Sodium Chloride（0.9%）	可配	
氯霉素 Chloramphenicol	可配	
氯霉素琥珀酸酯钠 Chloramphenicol Succinate Sodium	可配	
罗通定（硫酸盐） Rotundine（Sulfate）	可配	
洛贝林（盐酸盐） Lobeline（Hydrochloride）	可配	
M 麦角新碱（马来酸盐） Ergometrine（Maleate）	可配	
美芬丁胺（硫酸盐） Mephentermine（Sulfate）	可配	
N 脑垂体后叶素® Pituitrin	可配	
能量合剂 Energy Composite	稀释	
尼可刹米 Nikethamide	可配	
粘菌素（硫酸盐） Colymycin（Sulfate）	可配	
P 哌替啶（盐酸盐） Pethidine（Hydrochloride）	可配	
葡醛内酯 Glucurolactone	可配	
葡萄糖（5%，10%） Glucose（5%，10%）	可配	
葡萄糖氯化钠 Glucose and Sodium Chloride	可配	
葡萄糖酸钙（10%） Calcium Gluconate（10%）	**忌配**	
普鲁卡因（盐酸盐） Procaine（Hydrochloride）	可配	
普鲁卡因胺（盐酸盐） Procainamide（Hydrochloride）	**忌配**	
Q 青霉素钾@ Benzylpenicillin Potassium	可配	
青霉素钠@ Benzylpenicillin Sodium	可配	
氢化可的松 Hydrocortisone	**忌配**	
氢化可的松琥珀酸钠 Hydrocortisone Sodium Succinate	**忌配**	
氢化麦角碱 Dihydroergotoxine	可配	
庆大霉素（硫酸盐）@ Gentamycin（Sulfate）	可配	
去甲肾上腺素（重酒石酸盐）Norepinephrine（Bitartrate）	**忌配**	
去氧肾上腺素（盐酸盐） Phenylephrine（Hydrochloride）	**忌配**	
去乙酰毛花苷 Deslanoside	可配	
R 乳酸钠（11.2%） Sodium Lactate（11.2%）	可配	
S 三磷腺苷 Adenosine Triphosphate	稀释	
山莨菪碱（氢溴酸盐） Anisodamine（Hydrobromide）	可配	
山梨醇 Sorbitol	**忌配**	
肾上腺素（盐酸盐） Adrenaline（Hydrochloride）	**忌配**	
四环素（盐酸盐） Tetracycline（Hydrochloride）	可配	
羧苄西林钠 Carbenicillin Sodium	可配	
缩宫素 Oxytocin	可配	
T 碳酸氢钠（5%） Sodium Bicarbonate（5%）	**忌配**	
W 万古霉素（盐酸盐） Vancomycin（Hydrochloride）	可配	
维生素 B_6 Vitamin B_6	可配	
维生素 C Vitamin C	可配	

毒毛旋花子苷 K 加入以下药品（续）	配伍结果	备 注
维生素 K₃ Vitamin K₃	可配	
X 细胞色素 C Cytochrome C	可配	
溴化钙（5%） Calcium Bromide（5%）	**忌配**	
Y 依他尼酸钠 Sodium Etacrynate	**忌配**	
异丙嗪（盐酸盐）Promethazine（Hydrochloride）	可配	
异丙肾上腺素（盐酸盐）Isoprenaline（Hydrochloride）	**忌配**	
异戊巴比妥钠 Amobarbital Sodium	可配	
异烟肼 Isoniazid	可配	
右旋糖酐 40（含盐）Dextran 40（Sodium Chloride）	可配	

氨力农

Amrinone

制剂规格与 pH 值 乳酸盐注射液：2mL∶50mg；2mL∶100mg。冻干粉针剂：每瓶 50mg。pH（5mg/mL）：3.2～4.0。

药理作用及应用 是一种新型的非苷、非儿茶酚胺类强心药，兼有正性肌力作用和血管扩张作用，能增加心肌收缩力，增加心排血量，降低心脏前、后负荷及左心室充盈压，改善左心室功能，增加心脏指数。一般不影响心率或引起心律失常。可使房室结功能和传导功能增强，故对伴有室内传导阻滞的患者较安全。用于治疗各种原因引起的急、慢性心力衰竭。

用法用量 负荷量：0.5～1mg/kg 静注；维持量：5～10μg/(kg·min)静滴。用于强心苷效果不满意的病例。一日最大量不超过 10mg/kg，单剂不超过 2.5mg/kg。1 个疗程在 2 周以内。

适宜溶剂 静注：50～100mg 稀释于 0.9%氯化钠注射液 20mL；静滴：50～200mg 稀释于 0.9%氯化钠注射液 100～250mL。

给药速度 静注：5～10min；静滴：5～10μg/(kg·min)，连续滴注。

稳定性 可用 0.9%氯化钠注射液配伍，稀释后于 24h 内用毕。成品遮光密封保存。

不良反应 对心脏毒性较强心苷类小，偶见有胃肠道反应，如恶心、呕吐、食欲减退、腹痛、腹泻等。

禁忌/慎用证 对本品和亚硫酸氢盐过敏、严重主动脉或肺动脉瓣膜疾病、严重低血压患者、孕妇及哺乳期妇女禁用。老年患者及小儿慎用。

药物相互作用 与肼屈嗪并用可直接扩张血管，增强疗效，但需减量；与硝苯地平并用，可增加疗效；与吡二胺合用，可导致血压降低。

注意事项 禁用含葡萄糖或右旋糖酐的注射液稀释，粉针剂配有专用溶剂，加温 40～60℃振荡摇匀后用 0.9%氯化钠注射液稀释。快速静注可致室性期前收缩、室性心动过速，大剂量长期使用时可有血小板减少，常于用药 2～4 周后出现，但减量或停药后即好转，如一日剂量不超过 300mg，可避免不良反应。

配伍表

氨力农（乳酸盐）加入以下药品	配伍结果	备 注
A 阿托品（硫酸盐） Atropine（Sulfate）	可配	
艾司洛尔（盐酸盐） Esmolol（Hydrochloride）	忌配	
氨苄西林钠@ Ampicillin Sodium	忌配	
氨苄西林-舒巴坦钠 Ampicillin-Sulbactam Sodium	忌配	
氨茶碱 Aminophylline	可配	
B 苯巴比妥钠 Phenobarbital Sodium	忌配	
D 地高辛 Digoxin	可配	
多巴胺（盐酸盐） Dopamine（Hydrochloride）	可配	
多巴酚丁胺（盐酸盐） Dobutamine（Hydrochloride）	可配	
多西环素（盐酸盐） Doxycycline（Hydrochloride）	忌配	
F 法莫替丁 Famotidine	可配	
呋塞米 Furosemide	忌配	
G 甘露醇 Mannitol	忌配	
肝素钠 Heparin Sodium	忌配	
更昔洛韦钠 Ganciclovir Sodium	忌配	
J 甲泼尼龙琥珀酸钠 Methylprednisolone Sodium Succinate	可配	
甲氧氯普胺（盐酸盐） Metoclopramide（Hydrochloride）	忌配	
间羟胺（重酒石酸盐） Metaraminol（Bitartrate）	可配	
K 克林霉素（磷酸盐） Clindamycin（Phosphate）	忌配	
L 利多卡因（盐酸盐） Lidocaine（Hydrochloride）	可配	
两性霉素 B Amphotericin B	忌配	
硫酸镁（10%，25%） Magnesium Sulfate（10%，25%）	忌配	
氯丙嗪（盐酸盐） Chlorpromazine（Hydrochloride）	忌配	
氯化钙（3%，5%） Calcium Chloride（3%，5%）	可配	
氯化钠（0.9%） Sodium Chloride（0.9%）	可配	
M 吗啡（盐酸盐） Morphine（Hydrochloride）	忌配	
美洛西林钠 Mezlocillin Sodium	忌配	
N 尿激酶 Urokinase	忌配	
P 哌拉西林钠 Piperacillin Sodium	忌配	
葡萄糖（5%，10%） Glucose（5%，10%）	忌配	
葡萄糖氯化钠 Glucose and Sodium Chloride	忌配	
葡萄糖酸钙（10%） Calcium Gluconate（10%）	忌配	
普鲁卡因胺（盐酸盐） Procainamide（Hydrochloride）	可配	
普萘洛尔 Propranolol	可配	
Q 青霉素钾@ Benzylpenicillin Potassium	忌配	
青霉素钠@ Benzylpenicillin Sodium	忌配	
氢化可的松琥珀酸钠 Hydrocortisone Sodium Succinate	可配	
去甲肾上腺素（重酒石酸盐） Norepinephrine（Bitartrate）	可配	
去氧肾上腺素（盐酸盐） Phenylephrine（Hydrochloride）	可配	

氨力农(乳酸盐)加入以下药品（续）	配伍结果	备 注
S 肾上腺素（盐酸盐） Adrenaline（Hydrochloride）	可配	
羧苄西林钠 Carbenicillin Sodium	忌配	
T 替卡西林钠 Ticarcillin Sodium	忌配	
替卡西林-克拉维酸钾 Ticarcillin Sodium-Clavulanate Potassium	忌配	
头孢呋辛钠 Cefuroxime Sodium	忌配	
头孢美唑钠 Cefmetazole Sodium	忌配	
头孢哌酮钠 Cefoperazone Sodium	忌配	
头孢曲松钠 Ceftriaxone Sodium	忌配	
头孢噻肟钠 Cefotaxime Sodium	忌配	
头孢他啶 Ceftazidime	忌配	
头孢西丁钠 Cefoxitin Sodium	忌配	
头孢唑林钠 Cefazolin Sodium	忌配	
头孢唑肟钠 Ceftizoxime Sodium	忌配	
托西溴苄铵 Bretylium Tosilate	可配	
妥布霉素（硫酸盐）@ Tobramycin（Sulfate）	忌配	
W 万古霉素（盐酸盐） Vancomycin（Hydrochloride）	忌配	
维拉帕米 Verapamil	可配	
维生素 B6 Vitamin B6	忌配	
维生素 C Vitamin C	忌配	
戊巴比妥钠 Pentobarbital Sodium	忌配	
X 西咪替丁（盐酸盐） Cimetidine（Hydrochloride）	可配	
硝普钠 Sodium Nitroprusside	可配	
硝酸甘油® Nitroglycerin	可配	
Y 亚胺培南-西司他丁钠 Imipenem-Cilastatin Sodium	忌配	
胰岛素（正规）® Insulin（Regular）	忌配	
异丙嗪（盐酸盐） Promethazine（Hydrochloride）	忌配	
异丙肾上腺素（盐酸盐） Isoprenaline（Hydrochloride）	可配	
异帕米星（硫酸盐） Isepamicin（Sulfate）	忌配	
右旋糖酐 40（含盐） Dextran 40（Sodium Chloride）	忌配	
Z 紫杉醇® Paclitaxel	忌配	

米力农

（甲腈吡酮）

Milrinone

制剂规格与 pH 值 乳酸盐注射液：5mL∶5mg。粉针剂：每支 5mg，10mg，20mg。pH（0.2mg/mL）：3.2～4.0。

药理作用及应用 为磷酸二酯酶抑制剂，兼有正性肌力作用和血管扩张作用，对伴有传导阻滞的心衰患者较安全。适用于对洋地黄、利尿剂、血管扩张剂治疗无效或效果欠佳的急、慢性顽固性充血性心力衰竭。

用法用量 静注：25～75μg/kg，以后以 0.25～1.0μg/(kg·min)静滴。一日最大剂量不超过 1.13mg/kg。1 个疗程不超过 2 周。

适宜溶剂 静注：5～10mg 稀释于 0.9%氯化钠注射液 10～20mL；静滴：50～200mg 稀释于 0.9%氯化钠注射液 100～250mL。

给药速度 静注：10min；静滴：0.25～1μg/(kg·min)。

稳定性 室温下贮存，防止冷冻。用 0.9%氯化钠或 5%葡萄糖注射液稀释后的浓度为 200μg/mL 的乳酸米力农溶液，在室温及正常光线下 72h 内保持稳定。玻璃和塑料容器对本品没有吸附作用。

不良反应 少数有头痛、室性心律失常、无力、血小板计数减少等。过量时可有低血压、心动过速不良反应。

禁忌/慎用证 心肌梗死急性期、严重低血压、严重室性心律失常、严重瓣膜狭窄病变及梗阻性肥厚型心肌病忌用。低血压、心动过速、肝肾功能损害者慎用。

药物相互作用 合用强利尿剂，可使左室充盈压过度下降，且易引起水、电解质失衡。

注意事项 用药期间应监测心率、心律、血压、必要时调整剂量；对房扑、房颤患者宜先用洋地黄控制心室率。

配伍表

米力农（乳酸盐）加入以下药品	配伍结果	备 注
A 阿托品（硫酸盐） Atropine（Sulfate）	可配	
B 布美他尼 Bumetanide	可配	限定条件
D 地尔硫䓬（盐酸盐） Diltiazem（Hydrochloride）	可配	
地高辛 Digoxin	可配	
多巴胺（盐酸盐） Dopamine（Hydrochloride）	可配	
多巴酚丁胺（盐酸盐） Dobutamine（Hydrochloride）	可配	
F 芬太尼（枸橼酸盐） Fentanyl（Citrate）	可配	
呋塞米 Furosemide	**忌配**	
G 肝素钠 Heparin Sodium	可配	
L 硫酸镁（10%，25%） Magnesium Sulfate（10%，25%）	可配	
氯化钙（3%，5%） Calcium Chloride（3%，5%）	可配	
氯化钾（10%） Potassium Chloride（10%）	可配	
氯化钠（0.9%） Sodium Chloride（0.9%）	可配	
M 吗啡（盐酸盐） Morphine（Hydrochloride）	可配	
咪达唑仑（盐酸盐） Midazolam（Hydrochloride）	可配	
P 泮库溴铵 Pancuronium Bromide	可配	
葡萄糖（5%，10%） Glucose（5%，10%）	可配	
葡萄糖酸钙（10%） Calcium Gluconate（10%）	可配	
普鲁卡因胺（盐酸盐） Procainamide（Hydrochloride）	**忌配**	
普萘洛尔 Propranolol	可配	
Q 去甲肾上腺素（重酒石酸盐） Norepinephrine（Bitartrate）	可配	

米力农（乳酸盐）加入以下药品（续）	配伍结果	备 注
S 肾上腺素（盐酸盐） Adrenaline（Hydrochloride）	可配	
T 碳酸氢钠（5%） Sodium Bicarbonate（5%）	可配	
W 维库溴铵 Vecuronium Bromide	可配	
维拉帕米 Verapamil	可配	
X 西咪替丁（盐酸盐） Cimetidine（Hydrochloride）	可配	
硝普钠 Sodium Nitroprusside	可配	
硝酸甘油® Nitroglycerin	可配	
Y 胰岛素（正规）® Insulin（Regular）	可配	
异丙肾上腺素（盐酸盐） Isoprenaline（Hydrochloride）	可配	

第二节 抗心律失常药

普鲁卡因胺
（奴佛卡因胺，普鲁卡因酰胺）
Procainamide

制剂规格与 pH 值 盐酸盐注射液：1mL∶0.1g；2mL∶0.2g；5mL∶0.5g；10mL∶1g。pH（100mg/mL）：5.5。

药理作用及应用 本品属Ⅰα类抗心律失常药，可增加心房的有效不应期，降低心房、浦肯野纤维和心室肌的传导速度，另可直接扩血管而不阻断α受体。静注适用于利多卡因治疗无效而又不宜电转复的室性心动过速。

用法用量 静注：每次 0.1g，5min 内推完，必要时每隔 5～10min 重复 1 次。总量按体重不得超过 l0～15mg/kg，或者 10～15mg/kg 静滴 1h，然后以 1.5～2mg/(kg·h)维持。

适宜溶剂 静注：100mg 溶于 0.9%氯化钠注射液 20mL；静滴：500～1 000mg 溶于 0.9%氯化钠注射液 100mL。

给药速度 静注：100mg/5～6min；静滴：10～15mg/(kg·h)，开始 10～30min 滴速适当加快，以 1.0～1.5mg/(kg·h)维持。儿童用量为每次 2mg/kg，加 5%葡萄糖 50～100mL 静滴。

稳定性 可室温保存，冷藏可延缓氧化，氧化使注射液颜色变成浅黄，若颜色变成深琥珀色时不可再用。使用 5%葡萄糖注射液作溶剂时普鲁卡因胺会发生缓慢降解，可随配随用，不宜久置。

不良反应 可出现心血管、胃肠道、神经、肝肾、肌肉等不良反应，以及过敏反应、红斑狼疮样综合征。

禁忌/慎用证 病态窦房结综合征、Ⅱ 或Ⅲ度房室传导阻滞、红斑狼疮、低钾血症、重症肌无力患者及对本品过敏者禁用。支气管哮喘、肝肾功能障碍、低血压、洋地黄中毒、心脏收缩功能明显降低者慎用。

药物相互作用 本品与阿米替林、氟奋乃静、氟哌啶醇合用，可增加室性心律失常的危险；为防止过度心肌抑制，避免与阿替洛尔、普萘洛尔、奎尼丁联用；磺胺甲噁唑、甲氧苄啶可增加本品的血浆浓度。曾报道 1 例口服普鲁卡因胺加静滴利多卡因又加普鲁卡因胺静注后发生谵妄、躁动，多数人为是剂量及滴速未控制好，属Ⅲ级（临床意义不大）反应。与其他抗心律失常药物、抗毒蕈碱药物合用时，效应相加。与降压药合用，尤其静注本品时，降压作用可增强。与拟胆碱药合用时，本品可抑制这类药对横纹肌的效应。与神经肌肉阻滞剂（包括去极化型和非去极化型阻滞剂）合用时，神经肌肉接头的阻滞作用增强，时效延长。

注意事项　对普鲁卡因及其他有关药物过敏者，可能对本品也过敏；本品并不增加室性心律失常患者的存活率；孕妇及哺乳期妇女用时须权衡利弊；老年人及肾功能受损者应酌情减量。

配伍表

普鲁卡因胺（盐酸盐）加入以下药品	配伍结果	备　注
2∶3∶1 注射液　2∶3∶1 Injection	可配	
A 阿糖胞苷（盐酸盐）　Cytarabine（Hydrochloride）	**忌配**	
阿托品（硫酸盐）　Atropine（Sulfate）	可配	
氨苄西林钠@ Ampicillin Sodium	可配	
氨茶碱　Aminophylline	可配	
氨基丁三醇（7.28%）　Trometamol（7.28%）	可配	
氨基丁酸　Aminobutyric Acid	可配	
氨基己酸　Aminocaproic Acid	可配	
氨甲苯酸　Aminomethylbenzoic Acid	可配	
胺碘酮（盐酸盐）℗　Amiodarone（Hydrochloride）	可配	
B 苯巴比妥钠　Phenobarbital Sodium	可配	
苯海拉明（盐酸盐）　Diphenhydramine（Hydrochloride）	可配	
博来霉素　Bleomycin	可配	
C 长春新碱（硫酸盐）　Vincristine（Sulfate）	**忌配**	
促皮质素　Corticotrophin	**忌配**	
D 地塞米松（磷酸盐）　Dexamethasone（Phosphate）	**忌配**	
东莨菪碱（氢溴酸盐）　Scopolamine（Hydrobromide）	可配	
毒毛旋花子苷 K　Strophanthin K	**忌配**	
对氨基水杨酸钠　Sodium Aminosalicylate	可配	
多巴胺（盐酸盐）　Dopamine（Hydrochloride）	可配	
多粘菌素 B（硫酸盐）　Polymyxin B（Sulfate）	可配	
E 二甲弗林　Dimefline	可配	
F 放线菌素 D　Dactinomycin D	可配	
酚磺乙胺　Etamsylate	可配	
酚妥拉明（甲磺酸盐）　Phentolamine（Mesylate）	可配	
呋塞米　Furosemide	**忌配**	
氟尿嘧啶　Fluorouracil	可配	
辅酶 A　Coenzyme A	稀释	
复方醋酸钠　Sodium Acetate Compound	可配	
G 谷氨酸钙（5%）　Calcium Glutamate（5%）	可配	

普鲁卡因胺（盐酸盐）加入以下药品（续）		配伍结果	备 注
	谷氨酸钾（31.50%） Potassium Glutamate（31.50%）	可配	
	谷氨酸钠（28.75%） Sodium Glutamate（28.75%）	可配	
H	红霉素（乳糖酸盐） Erythromycin（Lactobionate）	可配	
	环磷酰胺 Cyclophosphamide	可配	
	磺胺嘧啶钠 Sulfadiazine Sodium	**忌配**	
	磺胺异噁唑（二醇胺盐） Sulfafurazole（Diolamine）	**忌配**	
J	肌醇 Inositol	可配	
	肌苷 Inosine	可配	
	加兰他敏（氢溴酸盐） Galantamine（Hydrobromide）	可配	
	甲氧明（盐酸盐） Methoxamine（Hydrochloride）	可配	
	间羟胺（重酒石酸盐） Metaraminol（Bitartrate）	可配	
	精氨酸（25%，盐酸盐） Arginine（25%，Hydrochloride）	可配	
K	卡那霉素（硫酸盐） Kanamycin（Sulfate）	**忌配**	
	克林霉素（磷酸盐） Clindamycin（Phosphate）	**忌配**	
L	利多卡因（盐酸盐） Lidocaine（Hydrochloride）	可配	
	利舍平 Reserpine	可配	
	链霉素（硫酸盐） Streptomycin（Sulfate）	**忌配**	
	林格液 Sodium Chloride Compound	可配	
	硫喷妥钠 Thiopental Sodium	**忌配**	
	硫酸镁（10%，25%） Magnesium Sulfate（10%，25%）	**忌配**	
	氯苯那敏 Chlorphenamine	可配	
	氯丙嗪（盐酸盐） Chlorpromazine（Hydrochloride）	**忌配**	
	氯化钙（3%，5%） Calcium Chloride（3%，5%）	可配	
	氯化钾（10%） Potassium Chloride（10%）	可配	
	氯化钠（0.9%） Sodium Chloride（0.9%）	可配	
	氯霉素 Chloramphenicol	可配	
	罗通定（硫酸盐） Rotundine（Sulfate）	可配	
	洛贝林（盐酸盐） Lobeline（Hydrochloride）	可配	
M	麦角新碱（马来酸盐） Ergometrine（Maleate）	可配	
	美芬丁胺（硫酸盐） Mephentermine（Sulfate）	可配	
N	脑垂体后叶素® Pituitrin	可配	
	能量合剂 Energy Composite	可配	
	尼可刹米 Nikethamide	可配	
	粘菌素（硫酸盐） Colymycin（Sulfate）	可配	
P	哌替啶（盐酸盐） Pethidine（Hydrochloride）	可配	
	葡醛内酯 Glucurolactone	可配	
	葡萄糖（5%，10%） Glucose（5%，10%）	可配	
	葡萄糖氯化钠 Glucose and Sodium Chloride	可配	
	葡萄糖酸钙（10%） Calcium Gluconate（10%）	可配	
	普鲁卡因（盐酸盐） Procaine（Hydrochloride）	可配	

普鲁卡因胺（盐酸盐）加入以下药品（续）	配伍结果	备 注
Q 青霉素钾@ Benzylpenicillin Potassium	忌配	△
青霉素钠@ Benzylpenicillin Sodium	忌配	△
氢化可的松 Hydrocortisone	可配	
氢化可的松琥珀酸钠 Hydrocortisone Sodium Succinate	可配	
氢化麦角碱 Dihydroergotoxine	可配	
庆大霉素（硫酸盐）@ Gentamycin（Sulfate）	忌配	
去甲肾上腺素（重酒石酸盐）Norepinephrine（Bitartrate）	可配	
去氧肾上腺素（盐酸盐）Phenylephrine（Hydrochloride）	可配	
去乙酰毛花苷 Deslanoside	忌配	
R 乳酸钠（11.2%） Sodium Lactate（11.2%）	可配	
S 三磷腺苷 Adenosine Triphosphate	可配	
山莨菪碱（氢溴酸盐） Anisodamine（Hydrobromide）	可配	
山梨醇 Sorbitol	可配	
肾上腺素（盐酸盐） Adrenaline（Hydrochloride）	可配	
四环素（盐酸盐） Tetracycline（Hydrochloride）	可配	
羧苄西林钠 Carbenicillin Sodium	可配	
缩宫素 Oxytocin	可配	
T 碳酸氢钠（5%） Sodium Bicarbonate（5%）	可配	
W 万古霉素（盐酸盐） Vancomycin（Hydrochloride）	忌配	
维生素 B_6 Vitamin B_6	可配	
维生素 C Vitamin C	可配	
维生素 K_3 Vitamin K_3	可配	
X 细胞色素 C Cytochrome C	可配	
溴化钙（5%） Calcium Bromide（5%）	可配	
Y 依他尼酸钠 Sodium Etacrynate	忌配	
异丙嗪（盐酸盐） Promethazine（Hydrochloride）	可配	
异丙肾上腺素（盐酸盐） Isoprenaline（Hydrochloride）	可配	
异戊巴比妥钠 Amobarbital Sodium	忌配	
异烟肼 Isoniazid	可配	
右旋糖酐 40（含盐） Dextran 40（Sodium Chloride）	可配	

美西律

（慢心律）

Mexiletine

制剂规格与 pH 值 盐酸盐注射液：2mL：50mg；2mL：100mg；10mL：250mg。pH（50mg/mL）：4.5～6.5。

药理作用及应用 本品属Ⅰb类抗心律失常药，对心肌的抑制作用很小。静注适用于急性室性心律失常，如持续性室性心动过速。避免用于无症状的室性早搏。

用法用量 静注：成人首次负荷量 100～200mg，静注 10～15min，随后以 1～1.5mg/min 静滴维持；或首次负荷量后按 1～1.5mg/kg 静滴 3h，再减为 0.5～1mg/min 维持。

适宜溶剂 静注：100～250mg 稀释于 5%葡萄糖注射液 20mL；静滴：250～500mg 稀释于 5%葡萄糖或 0.9%氯化钠注射液 500mL。

给药速度 静注：10～15min；静滴：3～4h，初滴速 1.5～2mg/min，后为 0.75～1mg/min。以 10mg/min 静滴 0.5～1h，可纠正快速室律，然后口服 10mg/(kg·d)维持。

不良反应 易发生胃肠反应、神经系统反应、心血管和过敏反应，极个别有白细胞及血小板减少、房颤或心衰、休克恶化。

禁忌/慎用证 Ⅱ或Ⅲ度房室传导阻滞及双束支阻滞（除非已安装起搏器）、心源性休克患者禁用。室内传导阻滞、严重窦性心动过缓、严重肝肾功能障碍、肝血流量减低、严重心衰或低血压及癫痫患者慎用。

药物相互作用 与其他抗心律失常药可能有协同作用，可用于顽固心律失常，但不宜与Ⅰb类药合用；换用其他抗心律失常药物前，应停药至少一个半衰期。肝药酶诱导剂（如苯妥英钠、苯巴比妥、利福平）可加快本品代谢，降低血药浓度。西咪替丁可使本品血浓度发生变化，应进行血药浓度监测。

注意事项 静脉用药时应监测心电图及血压。因对神经系统的不良反应大，仅用于其他药物无效者。孕妇及哺乳期妇女使用时应权衡利弊。用药期间应注意随访检查血压、心电图和血药浓度。

配伍表

美西律（盐酸盐）加入以下药品	配伍结果	备 注
A 安钠咖 Caffeine Sodium Benzoate	忌配	
氨甲苯酸 Aminomethylbenzoic Acid	可配	
B 丙咪嗪（盐酸盐） Imipramine（Hydrochloride）	忌配	
F 呋塞米 Furosemide	忌配	
G 甘露醇 Mannitol	忌配	
J 己烯雌酚 Diethylstilbestrol	忌配	
K 可待因（磷酸盐） Codeine（Phosphate）	忌配	
L 氯化钠（0.9%） Sodium Chloride（0.9%）	可配	
P 葡萄糖（5%，10%） Glucose（5%，10%）	可配	
葡萄糖氯化钠 Glucose and Sodium Chlorid	可配	
X 新斯的明（甲基硫酸盐） Neostigmine（Methylsulfate）	忌配	
Y 依他尼酸钠 Sodium Etacrynate	忌配	

普萘洛尔

（心得安）

Propranolol

（Inderal）

制剂规格与 pH 值　盐酸盐注射液：5mL∶5mg。pH（5mg/mL）：3.0～3.5。

药理作用及应用　为非选择性 β 受体阻滞剂。用于高血压、心绞痛、心律失常、肥厚型心肌病、嗜铬细胞瘤、甲状腺功能亢进症、心肌梗死、二尖瓣脱垂综合征，特别是儿茶酚胺及洋地黄引起的快速心律失常，洋地黄疗效不满意的房扑、房颤的心室率的控制，也可用于顽固早搏改善患者的症状。还可用于偏头痛和原发性震颤。对肝硬化并发食道静脉曲张出血的早期防治有一定效果。本针剂主要用于纠正快速心律失常。

用法用量　抗心律失常：严重心律失常应急时可静注 1～3mg，以不超过 1mg/min 的速度注入，必要时 2min 可重复 1 次，以后按需要 4h 1 次。用于缓慢静注，不做静滴，以便精确控制给药速度与剂量，有利安全性与疗效。心率<50 次/min 勿追加用量。

适宜溶剂　静注：1～3mg 溶于 5%～10%葡萄糖注射液 20mL。

给药速度　静注：1～3min，通常为 1mg/min，并应监测心电图、血压。

稳定性　避光保存，避免过热与冰冻，在碱性环境中可迅速降解，降解时水溶液 pH 值下降并变色。

不良反应　较常见有眩晕或头昏、心率过慢（<50 次/min）等，长期应用可在少数患者出现心力衰竭。

禁忌/慎用证　支气管哮喘、心源性休克、心传导阻滞（Ⅱ、Ⅲ度房室传导阻滞）、重度或急性心力衰竭、窦性心动过缓、病窦综合征、代谢性酸中毒、长期禁食后的患者及对本品过敏者禁用。有过敏史、糖尿病、肺气肿或非过敏性支气管炎、心力衰竭、肾或肝功能不全、甲状腺功能低下、雷诺病或其他周围血管疾病患者，以及哺乳期妇女、孕妇慎用。肾功能不全者适当减量，除可用 0.9%氯化钠注射液、葡萄糖注射液稀释外，静注本品不宜加入其他注射液。

药物相互作用　巴比妥类、利福平可加速本品的代谢，降低疗效；与盐酸普鲁卡因胺、丙吡胺合用，可能出现以心脏功能的过度抑制；与胺碘酮、丙吡胺联用，可加重心动过缓和传导阻滞；与美西律联用，对室性早搏及室性心动过速有协同作用，但联用时应酌减用量；与硝酸酯类产生抗心绞痛的协同作用，但用量不宜过大。

注意事项　应用本品过程中应定期检查血常规、血压、心电图、肝功能、肾功能，糖尿病患者应定期查血糖。冠心病患者、甲状腺功能亢进患者使用本品不宜骤停。

配伍表

普萘洛尔（盐酸盐）加入以下药品	配伍结果	备　注
A 氨基丁三醇（7.28%）Trometamol（7.28%）	忌配	
B 苯巴比妥钠 Phenobarbital Sodium	忌配	
苯妥英钠 Phenytoin Sodium	忌配	
丙咪嗪（盐酸盐）Imipramine（Hydrochloride）	忌配	

普萘洛尔（盐酸盐）加入以下药品（续）	配伍结果	备 注
D 地高辛 Digoxin	忌配	
毒毛旋花子苷 K Strophanthin K	忌配	
F 呋塞米 Furosemide	忌配	
复方醋酸钠 Sodium Acetate Compound	可配	
复合维生素 B Compound Vitamin B	稀释	
G 肝素钠 Heparin Sodium	稀释	
H 磺胺嘧啶钠 Sulfadiazine Sodium	忌配	
J 酒石酸锑钾 Potassium Antimony Tartrate	忌配	
L 林格液 Sodium Chloride Compound	可配	
硫喷妥钠 Thiopental Sodium	忌配	
氯化钾（10%） Potassium Chloride（10%）	稀释	
氯化钠（0.9%） Sodium Chloride（0.9%）	可配	
P 葡萄糖（5%，10%） Glucose（5%，10%）	可配	
葡萄糖氯化钠 Glucose and Sodium Chloride	可配	
Q 氢化可的松琥珀酸钠 Hydrocortisone Sodium Succinate	稀释	
去乙酰毛花苷 Deslanoside	忌配	
R 乳酸钠（11.2%） Sodium Lactate（11.2%）	可配	
S 司可巴比妥钠 Secobarbital Sodium	忌配	
T 碳酸氢钠（5%） Sodium Bicarbonate（5%）	忌配	
Y 洋地黄毒苷 Digitoxin	忌配	
依他尼酸钠 Sodium Etacrynate	忌配	
异戊巴比妥钠 Amobarbital Sodium	忌配	

普罗帕酮
（丙胺苯丙酮）
Propafenone

制剂规格与 pH 值 盐酸盐注射液：5mL∶17.5mg；10mL∶35mg；20mL∶70mg。pH（3.5mg/mL）：3.5～5.0。

药理作用及应用 本品属 I c 类抗心律失常药。静注适用于阵发性室性心动过速及室上性心动过速（包括伴预激综合征者）。

用法用量 静注：每次按 1～1.5mg/kg，静注 5min，必要时 15min 后可重复 1 次。控制心率后可以 0.5～1mg/min 速度静滴维持。

适宜溶剂 静注：70～100mg 稀释于 5%～50%葡萄糖注射液 20mL；静滴：210mg 稀释于 5%～10%葡萄糖注射液 250mL。

给药速度 静注：3～5min；静滴：1～3h，滴速 1～5mg/min。

稳定性 建议使用避光注射器，并在8h内用完。

不良反应　不良反应的发生与剂量相关，有心律失常、低血压、头痛、头晕、精神障碍、失眠、抑郁、震颤、癫痫、呕吐、便秘、纳差、口干、舌麻、粒细胞减少、肝功能异常。

禁忌/慎用证　窦房结功能障碍者、Ⅱ或Ⅲ度房室传导阻滞，双束支传导阻滞（除非已安装起搏器）、肝肾功能障碍患者禁用。严重窦性心动过缓、Ⅰ度房室传导阻滞、低血压、肝肾功能障碍患者慎用。

药物相互作用　其他抗心律失常药可能增加本品不良反应；降压药可使本品的降压作用增强；可增加普萘洛尔、美托洛尔和华法林的血浓度，共用时后者应调整剂量。

注意事项　用药期间应注意随访检查心电图、血压、心功能及血药浓度测定。

配伍表

普罗帕酮（盐酸盐）加入以下药品	配伍结果	备　注
A 阿米卡星（硫酸盐）　Amikacin（Sulfate）	可配	
阿托品（硫酸盐）　Atropine（Sulfate）	可配	
氨茶碱　Aminophylline	可配	
氨甲环酸　Tranexamic Acid	可配	
B 胞磷胆碱　Citicoline	可配	
D 地塞米松（磷酸盐）　Dexamethasone（Phosphate）	**忌配**	
地西泮®　Diazepam	可配	
东莨菪碱（氢溴酸盐）　Scopolamine（Hydrobromide）	可配	
F 酚磺乙胺　Etamsylate	可配	
呋塞米　Furosemide	**忌配**	
辅酶A　Coenzyme A	可配	
G 肝素钠　Heparin Sodium	可配	
H 红霉素（乳糖酸盐）　Erythromycin（Lactobionate）	可配	
环丙沙星　Ciprofloxacin	可配	
磺胺嘧啶钠　Sulfadiazine Sodium	可配	
J 肌苷　Inosine	可配	
甲氧氯普胺（盐酸盐）　Metoclopramide（Hydrochloride）	可配	
L 利巴韦林　Ribavirin	可配	
利舍平　Reserpine	可配	
林可霉素（盐酸盐）　Lincomycin（Hydrochloride）	可配	
硫酸镁（10%，25%）　Magnesium Sulfate（10%，25%）	可配	
氯丙嗪（盐酸盐）　Chlorpromazine（Hydrochloride）	可配	
氯化钾（10%）　Potassium Chloride（10%）	可配	
氯化钠（0.9%）　Sodium Chloride（0.9%）	可配	
氯唑西林钠　Cloxacillin Sodium	可配	
M 美西律　Mexiletine	可配	
N 纳洛酮（盐酸盐）　Naloxone（Hydrochloride）	可配	
P 哌拉西林钠　Piperacillin Sodium	可配	
葡萄糖（5%，10%）　Glucose（5%，10%）	可配	
葡萄糖氯化钠　Glucose and Sodium Chloride	可配	

普罗帕酮（盐酸盐）加入以下药品（续）	配伍结果	备 注
葡萄糖酸钙（10%） Calcium Gluconate（10%）	可配	
Q 氢化可的松 Hydrocortisone	可配	
氢化可的松琥珀酸钠 Hydrocortisone Sodium Succinate	可配	
R 乳酸钠（11.2%） Sodium Lactate（11.2%）	可配	
S 三磷腺苷 Adenosine Triphosphate	忌配	
山莨菪碱（氢溴酸盐） Anisodamine（Hydrobromide）	可配	
T 碳酸氢钠（5%） Sodium Bicarbonate（5%）	可配	
头孢呋辛钠 Cefuroxime Sodium	可配	
头孢美唑钠 Cefmetazole Sodium	可配	
头孢匹胺钠 Cefpiramide Sodium	忌配	
头孢曲松钠 Ceftriaxone Sodium	可配	
W 维拉帕米 Verapamil	可配	
维生素 B_6 Vitamin B_6	可配	
维生素C Vitamin C	忌配	
维生素 K_1 Vitamin K_1	可配	
X 西咪替丁（盐酸盐） Cimetidine（Hydrochloride）	忌配	
Y 亚叶酸钙 Calcium Folinate	可配	
烟酸 Nicotinic Acid	可配	
异丙嗪（盐酸盐） Promethazine（Hydrochloride）	可配	
罂粟碱（盐酸盐） Papaverine（Hydrochloride）	可配	
右旋糖酐 40（含盐） Dextran 40（Sodium Chloride）	可配	

艾司洛尔

（艾思洛尔）

Esmolol

制剂规格与 pH 值　盐酸盐注射液：10mL：100mg；2mL：200mg；10mL：250mg。粉针剂：每支 100mg。pH（10mg/mL）：3.5～5.5。

药理作用及应用　为快速起效、作用时间短、选择性强的 β_1 肾上腺素受体阻滞剂。用于紧急控制房颤、房扑的快速室率，也可用于异常窦性心动过速的快速控制。还可用于围术期、麻醉时高血压的快速降压治疗。

用法用量　①治疗室上性心律失常 0.5mg/(kg·min)，1min 静注，完毕后继以 0.05mg/(kg·min)静注维持 4min。取得理想疗效即可维持。若疗效不好，再给同样负荷量后以 0.1mg/(kg·min)维持。可根据病情以 50μg/(kg·min)的增幅调整剂量。极量不应超过 0.3mg/(kg·min)。②术中控制高血压以 80mg 负荷量 30s 内静注完毕，继以 0.15mg/(kg·min)维持，可较快达到目的。缓慢控制法同室上性心律失常。③以注射液（10mg 或 25mg/mL）静注，必先予以稀释。

适宜溶剂　静注：100～200mg 溶于 5%～10%葡萄糖注射液 10～20mL；静滴：100～200mg 溶

于 5%~10%葡萄糖注射液 50mL。

给药速度 静注：0.5~2min；静滴：0.5~1h。

稳定性 在 pH 值中性时，本品相对稳定，在碱性或酸性溶液中会快速水解。本品用相容的静滴液稀释后 24h 内可保持稳定。

不良反应 以低血压最为常见。

禁忌/慎用证 支气管哮喘、心源性休克、心传导阻滞（Ⅱ、Ⅲ度房室传导阻滞）、重度或急性心力衰竭、窦性心动过缓及对本品过敏者禁用。

药物相互作用 同普萘洛尔。

注意事项 不经稀释不可直接注射，大于 10mg/mL 的浓度易引起静脉刺激/炎症反应。注射时尽量选用粗大静脉。不得使用碳酸氢钠注射液稀释。本品酸性代谢产物从肾脏排泄，肾功能障碍者半衰期可延长 10 倍。

配伍表

艾司洛尔（盐酸盐）加入以下药品	配伍结果	备 注
A 阿米卡星（硫酸盐） Amikacin（Sulfate）	忌配	Y₂
氨苄西林钠@ Ampicillin Sodium	忌配	Y₂
氨茶碱 Aminophylline	稀释	
B 苯妥英钠 Phenytoin Sodium	忌配	Y₂
D 地尔硫䓬（盐酸盐） Diltiazem（Hydrochloride）	忌配	Y₂
多巴胺（盐酸盐） Dopamine（Hydrochloride）	忌配	Y₂
多粘菌素 B（硫酸盐） Polymyxin B（Sulfate）	忌配	Y₂
F 芬太尼（枸橼酸盐） Fentanyl（Citrate）	忌配	Y₂（用 0.9%氯化钠稀释）
呋塞米 Furosemide	忌配	
G 肝素钠 Heparin Sodium	稀释	
H 红霉素（乳糖酸盐） Erythromycin（Lactobionate）	忌配	Y₂
华法林钠 Warfarin Sodium	忌配	
J 甲基多巴 Methyldopa	忌配	Y₂
甲硝唑 Metronidazole	忌配	Y₂
K 克林霉素（磷酸盐） Clindamycin（Phosphate）	忌配	Y₂
L 雷尼替丁（盐酸盐） Ranitidine（Hydrochloride）	忌配	Y₂
链霉素（硫酸盐） Streptomycin（Sulfate）	忌配	Y₂
两性霉素 B Amphotericin B	忌配	
林格液 Sodium Chloride Compound	可配	
硫酸镁（10%，25%） Magnesium Sulfate（10%，25%）	忌配	Y₂
氯化钙（3%，5%） Calcium Chloride（3%，5%）	忌配	Y₂
氯化钾（10%） Potassium Chloride（10%）	稀释	
氯化钠（0.9%） Sodium Chloride（0.9%）	可配	
氯霉素琥珀酸酯钠 Chloramphenicol Succinate Sodium	忌配	Y₂
M 吗啡（盐酸盐） Morphine（Hydrochloride）	忌配	Y₂
P 葡萄糖（5%，10%） Glucose（5%，10%）	可配	

艾司洛尔（盐酸盐）加入以下药品（续）	配伍结果	备　注
葡萄糖氯化钠　Glucose and Sodium Chloride	可配	
普鲁卡因胺（盐酸盐）　Procainamide（Hydrochloride）	忌配	
Q 青霉素钾@　Benzylpenicillin Potassium	忌配	Y_2
氢化可的松琥珀酸　Hydrocortisone Sodium Succinate	忌配	Y_2
庆大霉素（硫酸盐）@　Gentamycin（Sulfate）	忌配	Y_2
去甲肾上腺素（重酒石酸盐）　Norepinephrine（Bitartrate）	忌配	Y_2
T 碳酸氢钠（5%）　Sodium Bicarbonate（5%）	忌配	
头孢哌酮钠　Cefoperazone Sodium	忌配	Y_2
头孢他啶　Ceftazidime	忌配	Y_2
头孢唑林钠　Cefazolin Sodium	忌配	Y_2
托西溴苄铵　Bretylium Tosilate	稀释	
W 万古霉素（盐酸盐）　Vancomycin（Hydrochloride）	忌配	Y_2
X 西咪替丁（盐酸盐）　Cimetidine（Hydrochloride）	忌配	Y_2
硝普钠　Sodium Nitroprusside	忌配	Y_2
硝酸甘油@　Nitroglycerin	忌配	Y_2
Y 胰岛素（正规）®　Insulin（Regular）	可配	

溴苄铵托西酸盐

Bretylium Tosilate

制剂规格与 pH 值　注射液：2mL：250mg。pH（0.25mg/mL）：3.0～5.0。

药理作用及应用　属于Ⅲ类抗心律失常药。适用于增加电转复室性心动过速或室颤的成功机会。也用于常规抗心律失常药及电转复治疗无效的复发性室性心动过速，可防止或终止其发作。

用法用量　本药片剂口服吸收差，宜使用注射剂。静注或静滴：用于抗心律失常、电转复治疗无效的复发性室性心动过速，可防止或终止其发作。用于室颤，每次 5mg/kg，然后电除颤，若室颤仍持续，可隔 15～30min 给予 10mg/kg，一日总量不超过 30mg/kg；用于室性心动过速，每次 500mg。给药间隔：4～6h，可重复注射，维持量可用肌注。

适宜溶剂　静注：250mg（2mL）溶于 0.9%氯化钠注射液 20mL；静滴：500mg（4mL）溶于 0.9%氯化钠注射液 500mL。

给药速度　静注：10～20min；静滴：3～4h，滴速 1～2mg/min。

稳定性　室温下贮存，避免冷冻。

不良反应　少见有低血压、心动过缓、心律失常、心绞痛、腹泻、腹痛、过敏性皮疹、皮肤潮红、发热、出汗、鼻充血、轻度结膜炎、头晕、头痛等。快速静注时可发生恶心、呕吐；长期应用可发生腮腺肿胀及疼痛。

禁忌/慎用证　洋地黄毒苷类药引起的心律失常、低血压患者禁用。主动脉瓣狭窄、肺动脉高压及其他心排血量减低者慎用。肾功能不全者慎用。

药物相互作用　与肾上腺素、酒石酸去甲肾上腺素、多巴胺联用药时可使血压明显升高；哌甲酯、奎尼丁、普鲁卡因胺合用呈拮抗作用，影响各自疗效；三环类抗抑郁药通过阻滞本品对肾上腺素的拮抗作用，可对抗连续使用本品所导致的低血压等不良反应。

注意事项 静注时须控制给药速度，只有情况紧急时才可快速给药。用药时应严密观察心电图及监测血压变化。

配伍表

溴苄铵托西酸盐加入以下药品	配伍结果	备　注
A 阿糖胞苷（盐酸盐）　Cytarabine（Hydrochloride）	忌配	
胺碘酮（盐酸盐）® Amiodarone（Hydrochloride）	可配	
C 长春新碱（硫酸盐）　Vincristine（Sulfate）	忌配	
D 多巴胺（盐酸盐）　Dopamine（Hydrochloride）	忌配	
F 呋塞米 Furosemide	忌配	
复方醋酸钠 Sodium Acetate Compound	可配	
H 磺胺异噁唑（二醇胺盐）　Sulfafurazole（Diolamine）	忌配	
J 甲氧明（盐酸盐）　Methoxamine（Hydrochloride）	忌配	
间羟胺（重酒石酸盐）　Metaraminol（Bitartrate）	忌配	
K 克林霉素（磷酸盐）　Clindamycin（Phosphate）	忌配	
L 氯化钠（0.9%）　Sodium Chloride（0.9%）	可配	
M 麻黄碱（盐酸盐）　Ephedrine（Hydrochloride）	忌配	
麦角新碱（马来酸盐）　Ergometrine（Maleate）	忌配	
美芬丁胺（硫酸盐）　Mephentermine（Sulfate）	忌配	
N 脑垂体后叶素® Pituitrin	忌配	
尼可刹米 Nikethamide	忌配	
P 葡萄糖（5%，10%）　Glucose（5%，10%）	可配	
葡萄糖氯化钠 Glucose and Sodium Chloride	可配	
Q 去甲肾上腺素（重酒石酸盐）Norepinephrine（Bitartrate）	忌配	
去氧肾上腺素（盐酸盐）　Phenylephrine（Hydrochloride）	忌配	
S 肾上腺素（盐酸盐）　Adrenaline（Hydrochloride）	忌配	
缩宫素 Oxytocin	忌配	
Y 依他尼酸钠 Sodium Etacrynate	忌配	
异丙肾上腺素（盐酸盐）　Isoprenaline（Hydrochloride）	忌配	

胺碘酮

（乙胺碘呋酮）

Amiodarone

制剂规格与 pH 值 盐酸盐注射液：2mL∶150mg；3mL∶150mg。粉针剂：每支 150mg。pH（50mg/mL）：3.0～4.0。

药理作用及应用 本品属Ⅲ类抗心律失常药。静滴适用于利多卡因无效的室性心动过速和房颤、房扑急需控制的心室率。

用法用量　静注负荷量 3～5mg/kg，然后以 1～1.5mg/min 静滴维持，6h 后减至 0.5～1mg/min，一日总量 1 200mg。以后逐渐减量，静滴胺碘酮疗程最好不超过 3～4d。见效后改为口服 200mg/次，一日 3～4 次。

适宜溶剂　静注：150mg 稀释于 25%葡萄糖注射液 20mL；静滴：300～450mg 稀释于 5%～10%葡萄糖注射液 250mL。禁用 0.9%氯化钠注射液稀释。

给药速度　静注：5min；静滴：1～2h，滴速 0.5～1mg/（kg·min）。

稳定性　阴凉处避光、避热密封贮存。注射时，并不需要避光。PVC 输液袋及注射器具可吸附盐酸胺碘酮。建议使用本品时不能用 PVC 输液袋及注射器具。

不良反应　心血管不良反应较其他抗心律失常药少，可致低血压、心律失常、心肌病恶化致死。用药期间应注意随访检查血压、心电图、肝功能及甲状腺功能（T_3、T_4 及促甲状腺激素），每 3～6 个月 1 次；肺功能、肺部 X 射线片，每 6～12 个月 1 次。

禁忌/慎用证　甲状腺功能异常或有既往史者，碘过敏者，Ⅱ 或 Ⅲ 度房室传导阻滞、双束支传导阻滞（除非已安装起搏器）、病态窦房结综合征患者，以及孕妇和哺乳期妇女禁用。窦性心动过缓、QT 延长综合征、低血压、肝功能不全、肺功能不全、严重充血性心力衰竭患者慎用。

药物相互作用　本品可增加华法林的抗凝作用；增强其他抗心律失常药对心脏的作用；与 β 受体阻滞剂或钙通道阻滞剂合用可加重窦性心动过缓、窦性停搏及房室传导阻滞；增加血清地高辛浓度，亦可能增高其他洋地黄制剂的浓度达中毒水平；与排钾利尿药合用，可增加低血钾所致的心律失常。

注意事项　对碘过敏者对本品可能过敏。可致光敏感并加剧光敏性药物的作用。

配伍表

胺碘酮（盐酸盐）®加入以下药品	配伍结果	备　注
A 氨茶碱 Aminophylline	忌配	
D 地高辛 Digoxin	忌配	
多巴胺（盐酸盐）　Dopamine（Hydrochloride）	可配	
F 酚妥拉明（甲磺酸盐）　Phentolamine（Mesylate）	可配	
氟尿嘧啶 Fluorouracil	忌配	
H 磺胺嘧啶钠 Sulfadiazine Sodium	忌配	
J 间羟胺（重酒石酸盐）　Metaraminol（Bitartrate）	可配	
L 利多卡因（盐酸盐）　Lidocaine（Hydrochloride）	可配	
氯化钾（10%）　Potassium Chloride（10%）	可配	
氯化钠（0.9%）　Sodium Chloride（0.9%）	忌配	△
P 葡萄糖（5%，10%）　Glucose（5%，10%）	可配	
葡萄糖氯化钠　Glucose and Sodium Chloride	忌配	
普鲁卡因胺（盐酸盐）　Procainamide（Hydrochloride）	可配	
Q 去甲肾上腺素（重酒石酸盐）Norepinephrine（Bitartrate）	可配	
去氧肾上腺素（盐酸盐）Phenylephrine（Hydrochloride）	可配	
去乙酰毛花苷 Deslanoside	忌配	
T 托西溴苄铵 Bretylium Tosilate	可配	

胺碘酮（盐酸盐）®加入以下药品（续）	配伍结果	备 注
Y 洋地黄毒苷 Digitoxin	忌配	
异丙肾上腺素（盐酸盐）Isoprenaline（Hydrochloride）	可配	
右旋糖酐 40（含盐）Dextran 40（Sodium Chloride）	可配	

维拉帕米
Verapamil

制剂规格与 pH 值 盐酸盐注射液：2mL∶5mg。粉针剂：每支 5mg，10mg。pH（2.5mg/mL）：4.5～6.0。

药理作用及应用 属Ⅳ类抗心律失常药，为钙离子通道阻滞剂，适用于治疗快速室上性心律失常，使其转为窦性；使心房扑动或心房颤动的心室率减慢。

用法用量 静注：开始用 5mg（或 0.075～0.15mg/kg），如无效则 10～30min 后再注射 1 次；在老年患者，为了减轻不良反应，上述剂量经 3～4min 缓慢注入。维持量静滴：每小时约 20mg，一日总量不超过 50～100mg。

适宜溶剂 静注：5～10mg 溶于 25%葡萄糖注射液 20mL；静滴：20～40mg 稀释于 5%～10%葡萄糖或 0.9%氯化钠注射液 250～500mL。

给药速度 静注：2～4min；静滴：1～4h，滴速约 10mg/h。

稳定性 室温下避光贮存，防止冷冻。pH 值＞6 时可能出现沉淀。玻璃、PVC 或聚烯烃容器对本品没有吸附作用。

不良反应 主要有低血压、房室传导阻滞、头晕、胸闷、心悸、过敏反应等。

禁忌/慎用证 心源性休克或重度低血压、充血性心力衰竭、Ⅱ 或Ⅲ度房室传导阻滞、病态窦房结综合征（除非已安装起搏器）、预激综合征伴房颤或房扑患者禁用。明显心动过缓、轻度心力衰竭、肝功能损害、轻至中度低血压、肾功能损害者慎用。

药物相互作用 本品与阿替洛尔、普萘洛尔、噻吗洛尔合用，可致心搏停止、严重的低血压和心力衰竭；与环孢素联用；增加环孢素血浆浓度；地塞米松、可的松、强的松、硝酸异山梨酯、布洛芬拮抗本品降血压作用；与锂剂合用，增加神经毒性；与苯妥因联用，降低本品效果；与茶碱合用，增加茶碱血浆浓度。

注意事项 静注速度不宜过快，否则可使心脏停搏。用药期间应注意检查血压，静脉给药需监测心电图，长期治疗时须定期检查肝功能。

配伍表

维拉帕米加入以下药品	配伍结果	备 注
A 氨茶碱 Aminophylline	稀释	
B 苯妥英钠 Phenytoin Sodium	稀释	
D 地高辛 Digoxin	稀释	
K 奎尼丁（硫酸盐）Quinidine（Sulfate）	稀释	
L 利多卡因（盐酸盐）Lidocaine（Hydrochloride）	稀释	

维拉帕米加入以下药品（续）	配伍结果	备 注
两性霉素 B Amphotericin B	忌配	
林格液 Sodium Chloride Compound	可配	
氯化钠（0.9%） Sodium Chloride（0.9%）	可配	
P 葡萄糖（5%，10%） Glucose（5%，10%）	可配	
葡萄糖氯化钠 Glucose and Sodium Chloride	可配	
葡萄糖酸钙（10%） Calcium Gluconate（10%）	稀释	
普鲁卡因胺（盐酸盐） Procainamide（Hydrochloride）	稀释	
R 乳酸钠（11.2%） Sodium Lactate（11.2%）	可配	
T 托西溴苄铵 Bretylium Tosilate	稀释	
Y 胰岛素（正规）® Insulin（Regular）	稀释	

地尔硫䓬

（硫氮酮䓬）

Diltiazem

制剂规格与 pH 值 注射用盐酸盐粉针剂：每支 10mg，50mg。pH（5mg/mL）：3.7～4.1。

药理作用及应用 为钙离子通道阻滞剂，可缓解心绞痛，可使血压降低，有负性肌力作用，并可减慢窦房结和房室结的传导。用于治疗心绞痛、高血压、肥厚型心肌病。

用法用量 静注：初次为 10mg，或按 0.15～0.25mg/kg 计算剂量，临用前用氯化钠或葡萄糖注射液 5～10mL 溶解稀释，在 3min 内缓慢注射，15min 后可重复，也可按体重 5～15μg/(kg·min)静滴。

适宜溶剂 静注：10mg 溶于注射用水或 0.9%氯化钠或 5%葡萄糖注射液 5mL；静滴：10～50mg 稀释于 5%～10%葡萄糖注射液 250～500mL。

给药速度 静注：1～3min；静滴：1～4h，·滴速 5～15μg/(kg·min)。

稳定性 注射用粉针剂应在控温的室温下保存，并避免冷冻。配制好的注射液室温下 24h 内保持稳定。PVC 对本品有吸附作用，会引起本品的损失，尤其是 pH 值中性或碱性时损失较大。

不良反应 最常见的不良反应有水肿、头痛、恶心、眩晕、皮疹、无力等；应用本品时急性肝损害为罕见情况。

禁忌/慎用证 孕妇以及病窦综合征、室性心动过速、严重心衰、Ⅱ 或 Ⅲ 度房室传导阻滞（安装心室起搏器则例外）、血压<90mmHg、急性心肌梗死和肺充血患者及对本品过敏者禁用，新生儿禁用含苯甲醇的注射剂。肝肾功能受损患者慎用。

药物相互作用 与 β 肾上腺素受体阻断药应避免在同时或相近的时间内给予。

注意事项 儿童应用本品安全性和有效性尚未确定。本品在肝内代谢由肾和胆汁排泄，长期给药应定期实验室监测。

配伍表

地尔硫䓬(盐酸盐)加入以下药品	配伍结果	备 注
A 阿米卡星（硫酸盐） Amikacin（Sulfate）	忌配	Y₁

地尔硫䓬(盐酸盐)加入以下药品（续）	配伍结果	备　注
阿昔洛韦钠 Aciclovir Sodium	忌配	
艾司洛尔（盐酸盐） Esmolol （Hydrochloride）	忌配	Y_2
氨苄西林钠@ Ampicillin Sodium	忌配	
氨茶碱 Aminophylline	忌配	
B 苯妥英钠 Phenytoin Sodium	忌配	
D 地高辛 Digoxin	忌配	Y_1
地西泮® Diazepam	忌配	
多巴胺（盐酸盐） Dopamine （Hydrochloride）	忌配	Y_1
多巴酚丁胺（盐酸盐） Dobutamine （Hydrochloride）	忌配	Y_1
F 芬太尼（枸橼酸盐） Fentanyl （Citrate）	忌配	Y_1
呋塞米 Furosemide	忌配	
氟康唑 Fluconazole	忌配	Y_1
G 肝素钠 Heparin Sodium	忌配	
H 红霉素（乳糖酸盐） Erythromycin （Lactobionate）	忌配	Y_1
环丙沙星 Ciprofloxacin	忌配	Y_2（用0.9%氯化钠稀释）
J 甲硝唑 Metronidazole	忌配	Y_1
甲氧氯普胺（盐酸盐） Metoclopramide （Hydrochloride）	忌配	Y_1
K 克林霉素（磷酸盐） Clindamycin （Phosphate）	忌配	Y_1
L 雷尼替丁（盐酸盐） Ranitidine （Hydrochloride）	忌配	Y_1
利多卡因（盐酸盐） Lidocaine （Hydrochloride）	忌配	Y_2
利福霉素钠 Rifamycin Sodium	忌配	
两性霉素 B Amphotericin B	忌配	Y_2
硫喷妥钠 Thiopental Sodium	忌配	
氯化钾（10%） Potassium Chloride （10%）	稀释	
氯化钠（0.9%） Sodium Chloride （0.9%）	可配	
M 吗啡（盐酸盐） Morphine （Hydrochloride）	忌配	Y_1
P 哌替啶（盐酸盐） Pethidine （Hydrochloride）	忌配	Y_1
泼尼松龙磷酸钠 Prednisolone Phosphate Sodium	忌配	
葡萄糖（5%，10%） Glucose （5%，10%）	可配	
葡萄糖氯化钠 Glucose and Sodium Chloride	可配	
普鲁卡因胺（盐酸盐） Procainamide （Hydrochloride）	忌配	
Q 羟乙基淀粉 Hydroxyethyl Starch	忌配	Y_1
青霉素钾@ Benzylpenicillin Potassium	忌配	Y_2
氢化可的松琥珀酸钠 Hydrocortisone Sodium Succinate	忌配	
庆大霉素（硫酸盐）@ Gentamycin （Sulfate）	忌配	Y_2（用0.9%氯化钠稀释）
去甲肾上腺素（重酒石酸盐） Norepinephrine （Bitartrate）	忌配	Y_2
S 肾上腺素（盐酸盐） Adrenaline （Hydrochloride）	忌配	Y_2
T 碳酸氢钠（5%） Sodium Bicarbonate （5%）	忌配	
头孢哌酮钠 Cefoperazone Sodium	忌配	
头孢羟唑 Cefamandole	忌配	

地尔硫䓬(盐酸盐)加入以下药品（续）	配伍结果	备注
头孢曲松钠 Ceftriaxone Sodium	忌配	Y_2
头孢他啶 Ceftazidime	忌配	Y_2（用0.9%氯化钠稀释）
头孢西丁钠 Cefoxitin Sodium	忌配	Y_2（用0.9%氯化钠稀释）
头孢唑林钠 Cefazolin Sodium	忌配	Y_1
托西溴苄铵 Bretylium Tosilate	忌配	Y_1
妥布霉素（硫酸盐）@ Tobramycin（Sulfate）	忌配	Y_2（用0.9%氯化钠稀释）
W 万古霉素（盐酸盐） Vancomycin（Hydrochloride）	忌配	Y_2（用0.9%氯化钠稀释）
X 西咪替丁（盐酸盐） Cimetidine（Hydrochloride）	忌配	Y_1
硝普钠 Sodium Nitroprusside	忌配	Y_2
硝酸甘油 ® Nitroglycerin	忌配	Y_2
Y 亚胺培南-西司他丁钠 Imipenem-Cilastatin Sodium	忌配	Y_2
胰岛素（正规）® Insulin（Regular）	忌配	
乙酰唑胺 Acetazolamide	忌配	

奎尼丁

Quinidine

制剂规格与 pH 值 葡萄糖酸盐注射液：10mL：0.5g。pH（50mg/mL）：5.5～7.0。

药理作用及应用 本品为Ⅰa类抗心律失常药，对细胞膜有直接作用，主要抑制钠离子的跨膜转运。其次抑制钙离子内流，降低心肌收缩力。通过抗胆碱能作用间接对心脏产生影响。大剂量可阻断 α 受体，产生扩血管及低血压。主要用于阵发性心动过速、心房颤动和早搏等。不良反应大，现已少用。

用法用量 在十分必要时才采用静注，并须在心电图观察下进行。每次 0.25g。

适宜溶剂 静注：0.25g 以 5%葡萄糖注射液稀释至 50mL，缓慢静注。

不良反应 本品治疗指数低，约 1/3 的用药者发生不良反应。可发生心血管反应、胃肠道反应、金鸡纳反应（耳鸣、耳聋、头晕、头痛、面红、心悸、视觉异常、震颤、激动、忧虑、皮疹甚至危及生命）、特异质反应、过敏反应、肌肉血液系统反应。静注常引起严重的低血压，有较大的危险性。

禁忌/慎用证 洋地黄中毒致Ⅱ或Ⅲ度房室传导阻滞（除非已安装起搏器）、病态窦房结综合征、心源性休克、严重肝或肾功能损害、对奎宁或其衍生物过敏、血小板减少症患者（包括有既往史者）禁用；严重心肌损害的患者和孕妇忌用。过敏性体质、肝肾功能损害、未经治疗的心衰、Ⅰ度房室传导阻滞、极度心动过缓、低血压（心律失常所致者不在内）、低血钾患者慎用。

药物相互作用 乙酰唑胺减少奎尼丁的排泄；阿米替林、氯喹、甲氟喹增加本品室性心律失常的危险；抗酸药可通过碱化尿液减少奎尼丁的排泄；本品避免与阿替洛尔联用；避免与氯丙嗪、氟奋乃静、氟哌啶醇联用，因可增加室性心律失常的危险；与地高辛联用，增加地高辛血浆浓度，应减半量；与硝苯地平联用，减少奎尼丁的血浆浓度；与维拉帕米联用，增加本品的血浆浓度。

注意事项 对奎宁过敏者也可对本品过敏。本品影响尿中 17-羟皮质激素类及儿茶酚胺的荧光法测定；使磷酸肌酸激酶（CPK）升高；心电图 PR、QT 间期延长，QRS、T 波增宽。用药期间应注意检查：①血压；②心电图，尤在递增用量时；③血细胞及血小板计数；④肝及肾功能(长期用药者)；⑤心功能；⑥血清钾浓度；⑦血药浓度（一日剂量 1.5g 以上时）。大剂量使用时应特别注意心脏毒性。

配伍表

奎尼丁（葡萄糖酸盐）加入以下药品	配伍结果	备 注
A 阿托品（硫酸盐） Atropine（Sulfate）	忌配	
安钠咖 Caffeine Sodium Benzoate	忌配	
B 丙咪嗪（盐酸盐） Imipramine（Hydrochloride）	忌配	
F 呋塞米 Furosemide	忌配	
G 甘露醇 Mannitol	忌配	
J 己烯雌酚 Diethylstilbestrol	忌配	
L 硫喷妥钠 Thiopental Sodium	忌配	
氯化钠（0.9%） Sodium Chloride（0.9%）	可配	
P 葡萄糖（5%，10%） Glucose（5%，10%）	可配	
葡萄糖氯化钠 Glucose and Sodium Chloride	可配	
W 维拉帕米 Verapamil	稀释	
X 西咪替丁（盐酸盐） Cimetidine（Hydrochloride）	稀释	
新斯的明（甲基硫酸盐） Neostigmine（Methylsulfate）	忌配	
Y 依他尼酸钠 Sodium Etacrynate	忌配	

第三节　抗心绞痛药

硝酸甘油

Nitroglycerin

制剂规格与 pH 值 注射液：1mL：1mg；1mL：2mg；1mL：5mg；1mL：10mg。pH（1～10mg/mL）：3.0～6.5。

药理作用及应用 本品直接松弛血管平滑肌，特别是小血管平滑肌，使全身血管扩张，外周阻力减少，静脉回流减少，减轻心脏前后负荷，降低心肌耗氧量，解除心肌缺氧。用于治疗急性心肌梗死及心外科手术中降血压。

用法用量 静滴：开始剂量按 5μg/min，最好经恒速输液泵输注。若左室充盈压或肺毛细血管血压正常或低的患者（如无其他并发症的心绞痛患者），则可能已是充分有效，或可能过量。用于控制性降压或治疗心力衰竭，每 3～5min 增加 5μg/min 以达到满意效果。如在 20μg/min 时无效可以 10μg/min 递增，以后可 20μg/min，一旦有效则剂量渐减小和给药间期延长。

适宜溶剂 静滴：1～5mg 稀释于 5%～10%葡萄糖注射液 100mL。

给药速度 静滴：初始 5μg/min，如在 20μg/min 无效时，可以 10μg/min 递增，最大滴速 200μg/min。

稳定性 室温下贮存，防止冷冻。室温下在玻璃容器内，用 5%葡萄糖或 0.9%氯化钠注射液稀释的硝酸甘油注射液 48h 内保持稳定。PVC 输液器具对本品有显著的吸附作用。

不良反应 常见有由于体位性低血压引起的眩晕、头晕、昏厥、面颊和颈部潮红。

禁忌/慎用证 对本品或其他硝酸盐类过敏、严重低血压、青光眼和梗阻性心肌病者禁用。脑出血或头颅外伤、严重贫血、心肌梗死有低血压及心动过速、严重肾功能损害及严重肝功能损害者慎用。

药物相互作用 与地塞米松、氢化可的松、强的松、布洛芬合用时，降压作用受拮抗。

注意事项 有交叉过敏反应，对其他硝酸酯或亚硝酸酯过敏患者也可能对本品过敏。应用本品过程中应进行血压和心功能的监测。用药期间勿从卧位或坐位突然站起，以免突发体位性低血压。

配伍表

硝酸甘油®加入以下药品	配伍结果	备 注
A 艾司洛尔（盐酸盐） Esmolol（Hydrochloride）	忌配	Y₂
氨茶碱 Aminophylline	稀释	
B 苯妥英钠 Phenytoin Sodium	忌配	
D 地尔硫䓬（盐酸盐） Diltiazem（Hydrochloride）	忌配	Y₂
多巴胺（盐酸盐） Dopamine（Hydrochloride）	忌配	Y₂
多巴酚丁胺（盐酸盐） Dobutamine（Hydrochloride）	忌配	Y₂
F 芬太尼（枸橼酸盐） Fentanyl（Citrate）	忌配	Y₂
呋塞米 Furosemide	忌配	Y₂
氟康唑 Fluconazole	忌配	Y₂
G 肝素钠 Heparin Sodium	可配	
H 华法林钠 Warfarin Sodium	忌配	Y₂
L 雷尼替丁（盐酸盐） Ranitidine（Hydrochloride）	忌配	Y₂
利多卡因（盐酸盐） Lidocaine（Hydrochloride）	忌配	Y₂
林格液 Sodium Chloride Compound	可配	
硫喷妥钠 Thiopental Sodium	忌配	Y₂
氯化钠（0.9%） Sodium Chloride（0.9%）	可配	
M 吗啡（盐酸盐） Morphine（Hydrochloride）	忌配	Y₂
P 葡萄糖（5%，10%） Glucose（5%，10%）	可配	
葡萄糖氯化钠 Glucose and Sodium Chloride	可配	
Q 去甲肾上腺素（重酒石酸盐） Norepinephrine（Bitartrate）	忌配	Y₂
R 乳酸钠（11.2%） Sodium Lactate（11.2%）	稀释	
S 肾上腺素（盐酸盐） Adrenaline（Hydrochloride）	忌配	Y₂
W 维拉帕米 Verapamil	稀释	
X 硝普钠 Sodium Nitroprusside	忌配	Y₂
Y 胰岛素（正规）® Insulin（Regular）	忌配	Y₂

双嘧达莫

（双嘧啶哌胺醇，潘生丁）

Dipyridamole

（Persantin）

制剂规格与 pH 值　注射液：2mL：10mg；100mL：10mg（含 0.9%氯化钠注射液）。粉针剂：每支 5mg，10mg，20mg。pH（5mg/mL）：2.5～4.5。

药理作用及应用　现主要用于抑制血小板聚集，有抗血栓形成作用。

用法用量　用于双嘧达莫试验，诱发冠脉病变区缺血、S-T 段压低来评估心肌灌注情况；以 0.142mg/（kg·min）静滴 4min（最大剂量为 60mg），给药结束后 5min 内静脉给予铊-210 进行心肌灌注影像学检测。用于抑制血小板聚集，10～20mg 肌注或静滴，给药速度为 10mg/h，最多 400 mg/d。

适宜溶剂　粉针剂可用 0.9%氯化钠或 5%葡萄糖注射液溶解。

给药速度　静注：2～4min；静滴：2～3h，滴速 1.5～2mg/min。

稳定性　对光不稳定，静滴时应避光。贮存应密封，避光，置于阴凉处。

不良反应　常见有头晕、头痛、呕吐、腹泻、面部潮红、皮疹和瘙痒，罕见心绞痛和肝功能不全。双嘧达莫对正常冠脉有较明显的扩张作用，但不可使硬化的动脉扩张且使其供血象对减少，这种冠脉窃血现象可使冠心病恶化从而降低其治疗冠心病的价值。

禁忌/慎用证　冠心病、低血压、有出血倾向者及孕妇和哺乳期妇女慎用。

药物相互作用　与阿司匹林、肝素、香豆素类药物、溶栓药、吲哚美辛、头孢孟多、头孢替坦、普鲁卡因或丙戊酸等合用时，可进一步抑制血小板聚集，增加出血危险，需严密观察。

配伍表

双嘧达莫加入以下药品	配伍结果	备　注
L 氯化钠（0.9%）　Sodium Chloride（0.9%）	可配	
P 葡萄糖（5%，10%）　Glucose（5%，10%）	可配	
Q 其他注射液 Other Injections	**忌配**	

硝酸异山梨醇

（消心痛）

Isosorbide Dinitrate

（Sorbitrate）

制剂规格　注射液：5mg/5mL；10mg/10mL；50mg/50mL；10mg/100mL；20mg/200mL。

药理作用及应用　为硝酸酯类扩血管药，可直接松弛血管平滑肌，起效迅速而持久。机制为释放一氧化氮，刺激鸟苷酸环化酶，使环磷鸟苷（cGMP）增加。对外周静脉及小动脉都有扩张作用，外周阻力与血压下降，心肌氧耗减少。心肌缺血改善，心绞痛得以缓解。本品静注后半衰期为 20min，经肝脏代谢，由肾消除。用于各型心绞痛的防治，以及心力衰竭、冠脉痉挛、肺动脉高压的辅助治疗。

用法用量　本注射液供静脉给药，成人充血性心力衰竭静滴或静注 2～7mg/h，按药效调整，一日 1 次，10d 为 1 个疗程；冠脉成形手术时可直接向冠脉注射本品 1～3mg（浓度为 5mg/10mL 的溶液 2～6mL，5～15s 推注完毕）。心衰、心绞痛急症除以上用法外，尚有喷雾剂可供重复吸入使用，急性期后再用口服剂型维持。

适宜溶剂　本品已有 10mg/100mL 及 20mg/200mL 供静脉或冠状动脉内注入的规格，必要时可用 5%葡萄糖或 0.9%氯化钠注射液对小规格（5mg/5mL）注射液做进一步稀释。

给药速度　心力衰竭患者静滴初始速度为 60μg/min，可逐渐加快至 120μg/min；冠脉内注射为 1mg/5s。

稳定性　注射液启封后立即应用。平时保存在阴凉处，密封、避光。

不良反应　头痛、面红、头晕、血压下降、心动过速，偶见晕厥、心绞痛加剧、皮疹、剥脱性皮炎。长期用药可致血硝酸盐增多及变性血红蛋白上升；可致耐药与硝酸酯类交叉耐药。

禁忌/慎用证　对本品过敏及硝酸酯类交叉过敏者禁用。休克、血压明显下降、急性心梗伴血压过低、梗阻性心肌肥厚、缩窄性心包炎、心包积液、脑出血、颅内高压、原发性肺动脉高压、严重贫血禁用。心室流出道狭窄、近期心肌梗死、直立性低血压、甲状腺功能低下、明显消瘦、体温过低、甲状腺功能亢进者慎用。老年人、小儿、孕妇、哺乳期女性慎用。

药物相互作用　使血管收缩的拟交感胺如肾上腺素、麻黄碱等拮抗本品的扩血管、抗心绞痛作用；非甾体消炎镇痛药的水钠潴留效应使本品疗效下降；其他降压、扩血管药可加剧体位性低血压反应；三环类抗抑郁药、二氢麦角胺、西地那非合用可使血压过度下降。

注意事项　①平卧位给药，用药后起立应谨防直立性低血压，起立动作切勿急剧；②治疗期间可致患者动作迟缓、反应迟钝，故避免操纵机械及驾驶；③用药致血压过低，首先取平卧位抬高双足，必要时宜用甲氧胺或去甲肾上腺素升压，勿用能使骨骼肌血管扩张的肾上腺素。

配伍表

硝酸异山梨醇加入以下药品	配伍结果	备　注
L 氯化钠（0.9%）Sodium Chloride （0.9%）	可配	
M 麻黄碱 Ephedrine	**忌配**	
P 葡萄糖（5%）Glucose （5%）	可配	
Q 去氧肾上腺素 Phenylephrine	**忌配**	
去甲肾上腺素 Noradrenaline	**忌配**	

卡波罗孟

（乙氧香豆素，延痛心）

Carbocromen

（Chromonar，Intensain）

制剂规格　注射液 40mg/2mL。本品盐酸盐为白色或微黄结晶粉末，易溶于水，水溶液澄明。

药理作用及应用　为人工合成的香豆素类抗心绞痛药，并有抑制血小板聚集的抗凝防血栓作用，但起效较慢。而其选择性扩冠脉作用维持时间较长且无扩张周围血管的效应，故在改善心肌血循环的同时，对血压、心率、心输出量无明显影响。用于慢性冠脉缺血致心绞痛、心肌梗死的患者，亦可用于麻醉、手术时出现冠脉循环不良。有口服、气雾、注射等剂型。

用法用量　成人量：肌注每次 40mg，一日 1～2 次；静注每支用 0.9%氯化钠或 5%葡萄糖注射液 20mL 稀释，每次推注 20～40mg，一日 1～2 次；静滴每次 20～40mg，以同上输液剂 500mL 稀释，以 0.3～1mg/min 速度滴入。症状缓解后改口服或喷雾吸入。

适宜溶剂　视患者是否限钠及限糖而选用 0.9%氯化钠或 5%葡萄糖注射液。

给药速度　静脉给药太快可致颜面潮红、心悸、发热感。宜限制速度在 0.3～1mg/min。

稳定性　室温下（<30℃）避光、密封保存，稀释后随时应用，勿久置，不能超过 6h。冰箱贮存勿致冷冻。

不良反应　香豆素类药物偶致过敏反应，如皮疹、瘙痒。荨麻疹、发热、血压下降等，其他较轻微反应有头痛、恶心、呕吐、失眠、关节痛、心悸；注射速度过快时此类反应较多见。

禁忌/慎用证　对本品过敏者禁用。严重肝肾功能不全者减量慎用。低血压、脱水者补足血容量后用药可提高安全性与有效性。

药物相互作用　缺乏有重要意义的药物相互作用。

注意事项　控制给药速度及用药前纠正脱水、血压过低。

配伍表

卡波罗孟加入以下药品	配伍结果	备　注
L 氯化钠（0.9%）　Sodium Chloride （0.9%）	可配	
P 葡萄糖（5%，10%）　Glucose （5%，10%）	可配	
Q 其他注射液 Other Injections	**忌配**	缺乏报道

前列地尔
Alprostadil

制剂规格与 pH 值　粉针剂：为白色结晶，每支 20μg，100μg；脂肪乳注射剂：5μg/mL，10μg/2mL。以磷酸缓冲液 pH 值为 7.4～8.0 可溶解。

药理作用及应用　属前列腺素类。可抑制去甲肾上腺素从交感神经末梢的释放而使血管平滑肌舒张、血管扩张、血压下降、冠脉血流量改善、微循环改善；抑制血小板聚集及血小板血栓素 A2(TXA2)的合成，使末梢血循环通畅并使血小板寿命延长。由此而改善心肌血流供应，抑制动脉粥样硬化斑块形成，对动脉硬化、心肌梗死、心肌缺血有防治效果。临床上用于心、脑、眼、四肢、血管栓塞、硬化症患者。美国主要用于新生儿先天性发绀型心脏病，维持其动脉导管开放然后择时手术。本品粉状剂水溶液不稳定，静注后半衰期仅 5～10min。其脂肪乳注射剂的半衰期较长并能较多地分布于血管的阻塞部位发挥治疗作用。曾以前列地尔 0.25～0.5μg 局部注射于阴茎，治疗勃起障碍，现已可用前列地尔乳膏剂滴入尿道口内取代之。

用法用量　新生儿：先天性发绀型心脏病用 0.02～0.5μg/(kg·min)静滴，维持适当时间在允许手术纠正先天性异常后停用。成人量：用于心绞痛、脑梗死、心肌梗死、闭塞性脉管炎、视网膜中央静脉血栓等。静滴，每日 100～200μg，滴速 0.025～0.1μg/(kg·min)，15d 为 1 个疗程。

适宜溶剂　0.9%氯化钠或 5%葡萄糖注射液。

给药速度　成人多数情况为 0.1μg/(kg·min)。前列地尔脂肪乳注射剂 10μg/2mL 可加入 0.9%氯化钠或 5%葡萄糖注射液 10mL 于 2～5min 缓慢静注，或加入静滴小壶内与输液一起滴注。

稳定性　粉针剂配制后即时应用，因其水溶液稳定性差。若需配制输液供静滴时，输注液亦应在 2h 内使用。原装粉针剂及前列地尔脂肪乳注射剂应在 2～8℃冰箱保存，勿冷冻。

不良反应　血管扩张性反应如面红、血压下降、心悸、早搏、心动过速，偶致休克、嗜酸性粒细胞增多、荨麻疹；消化系统反应可见厌食、腹泻、腹胀、腹痛、呕吐；偶见转氨酶(ALT、AST)上升；泌尿系统亦有尿道、尿急、尿频、会阴部疼痛等，偶有排尿困难、勃起反应。

禁忌/慎用证　对本品过敏、严重心力衰竭、贫血、呼吸困难、静脉血栓倾向、黏滞血症、血小板/红细胞增多、多发性骨髓瘤患者及孕妇禁用。轻或中度心衰、眼压增高、活动性溃疡病、肺炎/肺水肿/肺部炎症浸润、肝功损害、抗凝治疗、出血倾向的患者慎用。哺乳期妇女慎用。

药物相互作用　降压药、扩血管药、抗凝药的作用可增强；阿司匹林等非甾体消炎镇痛药勿与本品合用，免致药物效应下降。

注意事项　用药 3 周无效即停用，治疗有效时疗程不应超过 4 周。

配伍表

前列地尔加入以下药品	配伍结果	备　注
L 林格液 Sodium Chloride Compound	**忌配**	△
氯化钠（0.9%）　Sodium Chloride（0.9%）	可配	
P 葡萄糖（5%）Glucose　（5%）	可配	
葡萄糖（10%）Glucose　（10%）	**忌配**	△
R 乳酸钠林格液 Ringer's Injection，Lactated	**忌配**	△
Q 羟乙基淀粉 Hydroxyethyl Starch	**忌配**	吸附
X 血浆 Plasma	**忌配**	吸附
Y 右旋糖酐 40（含盐）Dextran 40（Sodium Chloride）	**忌配**	吸附

第四节　抗休克药与缩血管药

去甲肾上腺素

Norepinephrine

制剂规格与 pH 值　重酒石酸盐注射液：1mL：2mg；2mL：10mg。pH（1mg/mL）：4.5。

药理作用及应用　本品为强烈的α受体激动药，同时也激动 β受体。用于抗休克。对血容量不足所致的休克或低血压可作为急救时补充血容量的辅助治疗，以使血压回升，暂时维持脑与冠状动脉灌注，直到补足血容量治疗发挥作用；也可用于治疗椎管内麻醉时的低血压及心跳骤停复苏后血压维持。

用法用量　开始以 8～12μg/min 速度静滴，调整滴速以达到血压升至理想水平；维持量为 2～4μg/min。必要时可加量，但须补足血容量。儿童用量 1～2μg/min。

适宜溶剂　静注：2mg 溶于 25%葡萄糖或葡萄糖氯化钠注射液 10～20mL；静滴：2～10mg 溶于 5%葡萄糖或葡萄糖氯化钠注射液 100mL。

给药速度　静注：2～4min。静滴：0.5～1h；初始滴速 4～8μg/min，维持 2～4μg/min，最大滴速 8～12μg/min。

稳定性　室温下避光贮存。见光或暴露在空气中，溶液会逐渐变暗。溶液变色或出现沉淀不可使用。

不良反应　本品强烈的血管收缩作用足以使生命器官血流减少，肾血流锐减后尿量减少，组织血供不足导致缺氧和酸中毒；持久或大量使用时，可使回心血流量减少，外周血管阻力增高，心排血量减少，后果严重。静滴时沿静脉径路皮肤苍白，注射局部皮肤发绀、发红、脱屑，严重眩晕。

禁忌/慎用证　孕妇及高血压、脑动脉硬化、缺血性心脏病、闭塞性血管病、血栓形成、器质性心脏病、嗜铬细胞瘤、心力衰竭、近 2 周内曾用过单胺氧化酶抑制剂、有急性肺水肿、心动过速患者和微循环出现障碍的休克者禁用。缺氧、闭塞性血管病、血栓形成及甲状腺功能亢进症患者慎用。失血性休克应以补充血容量及止血为主，不宜使用此种强烈缩血管药。

药物相互作用　与全麻药（如氯仿、环丙烷、氟烷等）、三环类抗抑郁药同用须减量给药；与β受体阻断药同用疗效降低；与降压药同用降压效应被抵消或减弱，与甲基多巴同用使本品加压作用增强；与洋地黄类同用易致心律失常；与其他拟交感胺类同用心血管作用增强；与麦角制剂（如麦角胺、麦角新碱或缩宫素）同用促使血管收缩作用加强，引起严重高血压，外周血管的血容量锐减；与甲状腺激素同用使二者作用均增强；与妥拉唑林同用可引起血压下降。

注意事项　药液外漏可引起局部组织坏死。与其他拟交感胺类药有交叉过敏反应。应用中必须监测血压、心律、心率、尿量，必要时测中心静脉压和心电图。抗休克治疗时应注意补充血容量。

配伍表

去甲肾上腺素（重酒石酸盐）加入以下药品	配伍结果	备　注
2：3：1 注射液　2：3：1 Injection	可配	
A 阿糖胞苷（盐酸盐）　Cytarabine（Hydrochloride）	**忌配**	
阿托品（硫酸盐）　Atropine（Sulfate）	可配	
氨苄西林钠@ Ampicillin Sodium	可配	
氨茶碱 Aminophylline	**忌配**	
氨基丁三醇（7.28%）　Trometamol（7.28%）	**忌配**	
氨基丁酸 Aminobutyric Acid	可配	
氨基己酸 Aminocaproic Acid	可配	
氨甲苯酸 Aminomethylbenzoic Acid	可配	
胺碘酮（盐酸盐）℗ Amiodarone（Hydrochloride）	可配	

去甲肾上腺素（重酒石酸盐）加入以下药品（续）	配伍结果	备　注
B　苯巴比妥钠　Phenobarbital Sodium	忌配	
苯海拉明（盐酸盐）　Diphenhydramine（Hydrochloride）	忌配	△
博来霉素　Bleomycin	可配	
C　长春新碱（硫酸盐）　Vincristine（Sulfate）	忌配	
促皮质素　Corticotrophin	可配	
D　地高辛　Digoxin	忌配	
地塞米松（磷酸盐）　Dexamethasone（Phosphate）	可配	
地西泮®　Diazepam	忌配	
东莨菪碱（氢溴酸盐）　Scopolamine（Hydrobromide）	可配	
毒毛旋花子苷K　Strophanthin K	忌配	
对氨基水杨酸钠　Sodium Aminosalicylate	可配	
多巴胺（盐酸盐）　Dopamine（Hydrochloride）	可配	
多粘菌素B（硫酸盐）　Polymyxin B（Sulfate）	可配	
E　二甲弗林　Dimefline	可配	
F　放线菌素D　Dactinomycin D	可配	
酚磺乙胺　Etamsylate	可配	
酚妥拉明（甲磺酸盐）　Phentolamine（Mesylate）	可配	
呋塞米　Furosemide	稀释	
氟尿嘧啶　Fluorouracil	忌配	
辅酶A　Coenzyme A	可配	
复方氨基酸　Amino Acid Compound	可配	
复方醋酸钠　Sodium Acetate Compound	可配	
G　肝素钠　Heparin Sodium	可配	
谷氨酸钙（5%）　Calcium Glutamate（5%）	可配	
谷氨酸钾（31.50%）　Potassium Glutamate（31.50%）	忌配	
谷氨酸钠（28.75%）　Sodium Glutamate（28.75%）	忌配	
H　红霉素（乳糖酸盐）　Erythromycin（Lactobionate）	忌配	
环磷酰胺　Cyclophosphamide	可配	
磺胺嘧啶钠　Sulfadiazine Sodium	忌配	
磺胺异噁唑（二醇胺盐）　Sulfafurazole（Diolamine）	忌配	
J　肌醇　Inositol	可配	
肌苷　Inosine	忌配	
加兰他敏（氢溴酸盐）　Galantamine（Hydrobromide）	可配	
甲基多巴　Methyldopa	忌配	
甲氧苄胺嘧啶　Trimethoprim	稀释	
甲氧明（盐酸盐）　Methoxamine（Hydrochloride）	可配	
间羟胺（重酒石酸盐）　Metaraminol（Bitartrate）	可配	
精氨酸（25%，盐酸盐）　Arginine（25%，Hydrochloride）	可配	
肼屈嗪（盐酸盐）　Hydralazine（Hydrochloride）	忌配	
K　卡那霉素（硫酸盐）　Kanamycin（Sulfate）	忌配	

去甲肾上腺素（重酒石酸盐）加入以下药品（续）	配伍结果	备 注
可乐定（盐酸盐） Clonidine（Hydrochloride）	忌配	
L 利多卡因（盐酸盐） Lidocaine（Hydrochloride）	可配	
利福霉素钠 Rifamycin Sodium	稀释	
利舍平 Reserpine	忌配	
链霉素（硫酸盐） Streptomycin（Sulfate）	忌配	△
林格液 Sodium Chloride Compound	可配	
硫喷妥钠 Thiopental Sodium	忌配	
硫酸镁（10%，25%） Magnesium Sulfate（10%，25%）	忌配	
氯苯那敏 Chlorphenamine	忌配	△
氯丙嗪（盐酸盐） Chlorpromazine（Hydrochloride）	忌配	
氯化钙（3%，5%） Calcium Chloride（3%，5%）	可配	
氯化琥珀胆碱 Suxamethonium Chloride	可配	
氯化钾（10%） Potassium Chloride（10%）	可配	
氯化钠（0.9%） Sodium Chloride（0.9%）	可配	
氯霉素 Chloramphenicol	稀释	
氯霉素琥珀酸酯钠 Chloramphenicol Succinate Sodium	可配	
罗通定（硫酸盐） Rotundine（Sulfate）	可配	
洛贝林（盐酸盐） Lobeline（Hydrochloride）	可配	
M 麻黄碱（盐酸盐） Ephedrine（Hydrochloride）	可配	
麦角新碱（马来酸盐） Ergometrine（Maleate）	忌配	
美芬丁胺（硫酸盐） Mephentermine（Sulfate）	可配	
N 脑垂体后叶素® Pituitrin	忌配	
能量合剂 Energy Composite	可配	
尼可刹米 Nikethamide	可配	
粘菌素（硫酸盐） Colymycin（Sulfate）	可配	
P 哌替啶（盐酸盐） Pethidine（Hydrochloride）	可配	
葡醛内酯 Glucurolactone	可配	
葡萄糖（5%，10%） Glucose（5%，10%）	可配	
葡萄糖氯化钠 Glucose and Sodium Chloride	可配	
葡萄糖酸钙（10%） Calcium Gluconate（10%）	可配	
普鲁卡因（盐酸盐） Procaine（Hydrochloride）	可配	
普鲁卡因胺（盐酸盐） Procainamide（Hydrochloride）	可配	
Q 青霉素钾® Benzylpenicillin Potassium	稀释	
青霉素钠® Benzylpenicillin Sodium	稀释	
氢化可的松 Hydrocortisone	稀释	
氢化可的松琥珀酸钠 Hydrocortisone Sodium Succinate	忌配	
氢化麦角碱 Dihydroergotoxine	可配	
庆大霉素（硫酸盐）® Gentamycin（Sulfate）	可配	
去氧肾上腺素（盐酸盐） Phenylephrine（Hydrochloride）	可配	
去乙酰毛花苷 Deslanoside	忌配	

去甲肾上腺素（重酒石酸盐）加入以下药品（续）	配伍结果	备 注
R 乳酸钠（11.2%） Sodium Lactate（11.2%）	忌配	
S 三磷腺苷 Adenosine Triphosphate	可配	
山莨菪碱（氢溴酸盐） Anisodamine（Hydrobromide）	可配	
山梨醇 Sorbitol	可配	
肾上腺素（盐酸盐） Adrenaline（Hydrochloride）	可配	
司可巴比妥钠 Secobarbital Sodium	忌配	
四环素（盐酸盐） Tetracycline（Hydrochloride）	可配	
羧苄西林钠 Carbenicillin Sodium	可配	
缩宫素 Oxytocin	忌配	
T 碳酸氢钠（5%） Sodium Bicarbonate（5%）	忌配	
头孢噻吩钠 Cefalothine Sodium	忌配	
托西溴苄铵 Bretylium Tosilate	忌配	
W 万古霉素（盐酸盐） Vancomycin（Hydrochloride）	可配	
维生素 B_6 Vitamin B_6	可配	
维生素 C Vitamin C	可配	
维生素 K_1 Vitamin K_1	忌配	
维生素 K_3 Vitamin K_3	可配	
X 西咪替丁（盐酸盐） Cimetidine（Hydrochloride）	稀释	
细胞色素 C Cytochrome C	忌配	
新生霉素 Novobiocin	忌配	
溴化钙（5%） Calcium Bromide（5%）	可配	
Y 依他尼酸钠 Sodium Etacrynate	可配	
异丙嗪（盐酸盐） Promethazine（Hydrochloride）	可配	
异丙肾上腺素（盐酸盐） Isoprenaline（Hydrochloride）	可配	
异戊巴比妥钠 Amobarbital Sodium	忌配	
异烟肼 Isoniazid	可配	
右旋糖酐 40（含盐） Dextran 40（Sodium Chloride）	可配	

肾上腺素

Adrenaline

制剂规格与 pH 值 盐酸盐注射液：0.5mL：0.5mg；1mL：1mg。pH（0.1%）：3.0。

药理作用及应用 本品是一种直接作用于肾上腺素 α、β 受体的拟交感胺类药。可松弛支气管平滑肌，缓解支气管痉挛，控制哮喘发作；兴奋心脏，增加心肌收缩力及收缩速度；能增加血糖水平。用于心脏复苏、严重过敏反应、收缩血管，混合注射延长局麻及神经阻滞时间，主要是纠正体外循环后引起的低排血量综合征。

用法用量 ①用于抗过敏时，首先皮下或肌注 0.2～0.5mg，必要时可隔 10～15min 重复给药 1 次，用量可逐渐增加至每次 1mg；过敏性休克时，初量为 0.5mg，皮注或肌注，随后 0.025～

0.05mg 静注，如需要可隔 5～15min 重复给药 1 次。②用于低血糖急救，单剂量用 0.3mg，皮注或肌注。③治疗支气管痉挛，初量为 0.2～0.5mg，皮注，必要时可每隔 20min～4h 重复 1 次，逐渐增量至每次 1mg。④用于心跳骤停，稀释后心内注射或静注，每次 0.1～1mg，必要时可隔 5min 重复 1 次。⑤作为血管收缩药用于麻醉期间，局麻药液中肾上腺素浓度在蛛网膜下腔阻滞时稍高（1∶10 000），总量以 0.3mg 为限；局麻浸润时宜低（1∶100 000 或 1∶200 000），总剂量不得超过 1mg。

适宜溶剂 静注：0.1～1mg 溶于 0.9%氯化钠注射液 10mL；静滴：4～8mg 溶于 5%～10%葡萄糖注射液 500～1 000mL。心内注射：0.1～0.5mg 溶于 0.9%氯化钠注射液 10mL。

给药速度 静注：4～5min；静滴：1～2h。

稳定性 本品对光和空气敏感。从避光纸盒中取出的安瓿需立即使用。溶液出现变色和沉淀，不能再使用。当 pH 值>5.5 时，本品不稳定。溶液出现严重的分解时，可能不出现可见的变色。

不良反应 胸痛、心律失常为较少见的反应，但出现时即须警惕冠脉缺血。有致畸作用。有交叉过敏反应，对其他拟交感胺类药过敏者，对本品也可能过敏。

禁忌/慎用证 高血压、冠状动脉疾病、心源性哮喘、糖尿病、甲状腺功能亢进、分娩、心律失常、闭角型青光眼患者禁用。下列情况应慎用：①器质性脑损害；②心血管病，包括心绞痛、心律失常、心脏扩大、脑血管硬化、冠状动脉病、各种器质性心脏病；③糖尿病；④青光眼；⑤高血压；⑥甲状腺功能亢进；⑦帕金森病；⑧吩噻嗪类引起的循环虚脱或低血压；⑨精神、神经疾患的症状恶化；⑩心源性、外伤性或出血性休克患者及老年人。

药物相互作用 与异烟肼（虽在体外能配伍）配伍用药时增加毒性；与普萘洛尔、噻吗心安联用，均可导致严重的高血压。

注意事项 1mg/mL 的注射液做心内或静注前必须稀释。不推荐动脉内注射。本品可能升高血糖和血清乳酸水平，多次应用时须测血糖变化，并密切注意血压、心率与心律。小儿给药须小心，曾报道哮喘小儿应用时发生昏厥。本品与其他针剂混合注射，往往存在给药途径、速度、药效的矛盾及未知效应，不应只注意理化变化。

配伍表

肾上腺素（盐酸盐）加入以下药品	配伍结果	备　注
2∶3∶1 注射液　2∶3∶1 Injection	可配	
A 阿糖胞苷（盐酸盐）　Cytarabine（Hydrochloride）	**忌配**	
阿托品（硫酸盐）　Atropine（Sulfate）	可配	
氨苄西林钠@　Ampicillin Sodium	**忌配**	
氨茶碱　Aminophylline	**忌配**	
氨基丁三醇（7.28%）　Trometamol（7.28%）	**忌配**	
氨基丁酸　Aminobutyric Acid	可配	
氨基己酸　Aminocaproic Acid	可配	
氨甲苯酸　Aminomethylbenzoic Acid	可配	
B 苯巴比妥钠　Phenobarbital Sodium	可配	
苯海拉明（盐酸盐）　Diphenhydramine（Hydrochloride）	**忌配**	
博来霉素　Bleomycin	可配	

肾上腺素（盐酸盐）加入以下药品（续）	配伍结果	备 注
C 长春新碱（硫酸盐） Vincristine（Sulfate）	忌配	
促皮质素 Corticotrophin	可配	
D 地高辛 Digoxin	忌配	
地塞米松（磷酸盐） Dexamethasone（Phosphate）	可配	
丁卡因（盐酸盐） Tetracaine（Hydrochloride）	可配	
东莨菪碱（氢溴酸盐） Scopolamine（Hydrobromide）	可配	
毒毛旋花子苷 K Strophanthin K	忌配	
对氨基水杨酸钠 Sodium Aminosalicylate	可配	
多巴胺（盐酸盐） Dopamine（Hydrochloride）	可配	
多粘菌素 B（硫酸盐） Polymyxin B（Sulfate）	可配	
E 二甲弗林 Dimefline	可配	
F 放线菌素 D Dactinomycin D	可配	
酚磺乙胺 Etamsylate	可配	
酚妥拉明（甲磺酸盐） Phentolamine（Mesylate）	忌配	
呋塞米 Furosemide	忌配	
氟尿嘧啶 Fluorouracil	可配	
辅酶 A Coenzyme A	可配	
复方醋酸钠 Sodium Acetate Compound	可配	
G 谷氨酸钙（5%） Calcium Glutamate（5%）	可配	
谷氨酸钾（31.50%） Potassium Glutamate（31.50%）	忌配	
谷氨酸钠（28.75%） Sodium Glutamate（28.75%）	忌配	
H 红霉素（乳糖酸盐） Erythromycin（Lactobionate）	可配	
环磷酰胺 Cyclophosphamide	可配	
磺胺嘧啶钠 Sulfadiazine Sodium	忌配	
J 肌醇 Inositol	可配	
肌苷 Inosine	可配	
加兰他敏（氢溴酸盐） Galantamine（Hydrobromide）	可配	
甲基多巴 Methyldopa	忌配	
甲氧明（盐酸盐） Methoxamine（Hydrochloride）	可配	
间羟胺（重酒石酸盐） Metaraminol（Bitartrate）	可配	
肼屈嗪（盐酸盐） Hydralazine（Hydrochloride）	忌配	
K 卡那霉素（硫酸盐） Kanamycin（Sulfate）	可配	
可乐定（盐酸盐） Clonidine（Hydrochloride）	忌配	
L 利多卡因（盐酸盐） Lidocaine（Hydrochloride）	可配	
利舍平 Reserpine	忌配	
链霉素（硫酸盐） Streptomycin（Sulfate）	可配	仅供肌注
林格液 Sodium Chloride Compound	可配	
硫喷妥钠 Thiopental Sodium	忌配	
硫酸镁（10%，25%） Magnesium Sulfate（10%，25%）	忌配	
氯苯那敏 Chlorphenamine	可配	

肾上腺素（盐酸盐）加入以下药品（续）	配伍结果	备　注
氯丙嗪（盐酸盐）　Chlorpromazine（Hydrochloride）	忌配	
氯化钙（3%，5%）　Calcium Chloride（3%，5%）	可配	
氯化钾（10%）　Potassium Chloride（10%）	忌配	△
氯化钠（0.9%）　Sodium Chloride（0.9%）	可配	
氯霉素　Chloramphenicol	可配	
洛贝林（盐酸盐）　Lobeline（Hydrochloride）	可配	
M　麻黄碱（盐酸盐）　Ephedrine（Hydrochloride）	可配	
麦角新碱（马来酸盐）　Ergometrine（Maleate）	忌配	
美芬丁胺（硫酸盐）　Mephentermine（Sulfate）	可配	
N　脑垂体后叶素®　Pituitrin	忌配	
能量合剂　Energy Composite	忌配	
尼可刹米　Nikethamide	可配	
粘菌素（硫酸盐）　Colymycin（Sulfate）	可配	
P　哌替啶（盐酸盐）　Pethidine（Hydrochloride）	忌配	
葡醛内酯　Glucurolactone	可配	
葡萄糖（5%，10%）　Glucose（5%，10%）	可配	
葡萄糖氯化钠　Glucose and Sodium Chloride	可配	
葡萄糖酸钙（10%）　Calcium Gluconate（10%）	可配	
普鲁卡因胺（盐酸盐）　Procainamide（Hydrochloride）	可配	
Q　青霉素钾®　Benzylpenicillin Potassium	可配	
青霉素钠®　Benzylpenicillin Sodium	可配	
氢化可的松　Hydrocortisone	稀释	
氢化可的松琥珀酸钠　Hydrocortisone Sodium Succinate	忌配	
氢化麦角碱　Dihydroergotoxine	可配	
庆大霉素（硫酸盐）®　Gentamycin（Sulfate）	可配	
去甲肾上腺素（重酒石酸盐）　Norepinephrine（Bitartrate）	可配	
去氧肾上腺素（盐酸盐）　Phenylephrine（Hydrochloride）	忌配	
去乙酰毛花苷　Deslanoside	忌配	
R　乳酸钠（11.2%）　Sodium Lactate（11.2%）	可配	
S　三磷腺苷　Adenosine Triphosphate	可配	
山莨菪碱（氢溴酸盐）　Anisodamine（Hydrobromide）	可配	
山梨醇　Sorbitol	可配	
司可巴比妥钠　Secobarbital Sodium	忌配	
四环素（盐酸盐）　Tetracycline（Hydrochloride）	可配	
羧苄西林钠　Carbenicillin Sodium	可配	
缩宫素　Oxytocin	忌配	
T　碳酸氢钠（5%）　Sodium Bicarbonate（5%）	忌配	
托西溴苄铵　Bretylium Tosilate	忌配	
W　维生素 B_6　Vitamin B_6	可配	
维生素 C　Vitamin C	忌配	

肾上腺素（盐酸盐）加入以下药品（续）	配伍结果	备　注
维生素 K₃　Vitamin K₃	可配	
X 西咪替丁（盐酸盐）Cimetidine（Hydrochloride）	稀释	
细胞色素 C　Cytochrome C	可配	
新生霉素 Novobiocin	忌配	
溴化钙（5%）Calcium Bromide（5%）	可配	
Y 依他尼酸钠 Sodium Etacrynate	忌配	
胰岛素（正规）ᴾ Insulin（Regular）	忌配	
异丙嗪（盐酸盐）Promethazine（Hydrochloride）	忌配	
异丙肾上腺素（盐酸盐）Isoprenaline（Hydrochloride）	忌配	可致猝死
异戊巴比妥钠 Amobarbital Sodium	忌配	
异烟肼 Isoniazid	可配	
右旋糖酐 40（含盐）Dextran 40（Sodium Chloride）	可配	

异丙肾上腺素

Isoprenaline

制剂规格与 pH 值　盐酸盐注射液：2mL∶1mg。pH（0.5mg/mL）：4.5。

药理作用及应用　对 β₁ 和 β₂ 受体均有强大的激动作用，对 α 受体几乎无作用。主要用于治疗心源性或感染性休克，治疗完全性房室传导阻滞、心脏骤停。

用法用量　救治心跳骤停，心腔内注射 0.5～1mg；Ⅲ 度房室传导阻滞，心率＜40 次/min 可用 0.5～1mg 静滴。

适宜溶剂　心内注射：0.5～1mg 溶于 0.9%氯化钠注射液 10mL；静滴：0.5～1mg 溶于 5%～10% 葡萄糖注射液 200～300mL。

给药速度　静滴：1～2h，滴速为 2～20μg/min 或 1～2mL/min。

稳定性　在 2～15℃下避光贮存。暴露在空气、阳光下或受热可能使溶液呈现介于粉红色和红褐色之间的颜色。溶液一旦出现颜色或沉淀物就不能使用。

不良反应　常见的有口咽发干、心悸不安、心律失常并伴有心动过速。

禁忌/慎用证　心绞痛、心肌梗死、甲状腺功能亢进及嗜铬细胞瘤患者禁用。心血管疾病，包括心绞痛、冠状动脉供血不足、糖尿病、高血压、甲状腺功能亢进、洋地黄中毒所致的心动过速患者慎用。

药物相互作用　与麦角胺合用，增加麦角中毒的危险；氟奋乃静、氟哌啶醇拮抗本品升压作用；本药遇酸、碱易破坏，忌与氧化物和碱性药物配伍。

注意事项　用药后有胸痛及心律失常应及早重视；患者对其他肾上腺能激动药过敏者，对本品也常过敏。与肾上腺素不可合用，以免引起致命性室性心律失常。

配伍表

异丙肾上腺素（盐酸盐）加入以下药品	配伍结果	备　注
2∶3∶1 注射液　2∶3∶1 Injection	可配	

异丙肾上腺素（盐酸盐）加入以下药品（续）	配伍结果	备 注
A 阿糖胞苷（盐酸盐） Cytarabine（Hydrochloride）	**忌配**	
阿托品（硫酸盐） Atropine（Sulfate）	可配	
氨苄西林钠@ Ampicillin Sodium	可配	
氨茶碱 Aminophylline	**忌配**	
氨基丁三醇（7.28%） Trometamol（7.28%）	可配	
氨基丁酸 Aminobutyric Acid	可配	
氨基己酸 Aminocaproic Acid	可配	
氨甲苯酸 Aminomethylbenzoic Acid	可配	
胺碘酮（盐酸盐）℗ Amiodarone（Hydrochloride）	可配	
B 苯巴比妥钠 Phenobarbital Sodium	**忌配**	
苯海拉明（盐酸盐） Diphenhydramine（Hydrochloride）	可配	
博来霉素 Bleomycin	可配	
C 长春新碱（硫酸盐） Vincristine（Sulfate）	**忌配**	
促皮质素 Corticotrophin	**忌配**	
D 地高辛 Digoxin	**忌配**	
地塞米松（磷酸盐） Dexamethasone（Phosphate）	可配	
地西泮℗ Diazepam	稀释	
东莨菪碱（氢溴酸盐） Scopolamine（Hydrobromide）	可配	
毒毛旋花子苷 K Strophanthin K	**忌配**	
对氨基水杨酸钠 Sodium Aminosalicylate	可配	
多巴胺（盐酸盐） Dopamine（Hydrochloride）	稀释	
多粘菌素 B（硫酸盐） Polymyxin B（Sulfate）	可配	
E 二甲弗林 Dimefline	可配	
F 放线菌素 D Dactinomycin D	可配	
酚磺乙胺 Etamsylate	可配	
酚妥拉明（甲磺酸盐） Phentolamine（Mesylate）	可配	
呋塞米 Furosemide	稀释	
氟尿嘧啶 Fluorouracil	可配	
辅酶 A Coenzyme A	可配	
复方氨基酸 Amino Acid Compound	可配	
复方醋酸钠 Sodium Acetate Compound	可配	
G 肝素钠 Heparin Sodium	可配	
谷氨酸钙（5%） Calcium Glutamate（5%）	可配	
谷氨酸钾（31.50%） Potassium Glutamate（31.50%）	**忌配**	
谷氨酸钠（28.75%） Sodium Glutamate（28.75%）	可配	
H 红霉素（乳糖酸盐） Erythromycin（Lactobionate）	可配	
环磷酰胺 Cyclophosphamide	可配	
磺胺嘧啶钠 Sulfadiazine Sodium	**忌配**	
J 肌醇 Inositol	可配	
肌苷 Inosine	可配	

异丙肾上腺素（盐酸盐）加入以下药品（续）	配伍结果	备 注
加兰他敏（氢溴酸盐） Galantamine（Hydrobromide）	可配	
甲基多巴 Methyldopa	**忌配**	
甲氧苄胺嘧啶 Trimethoprim	稀释	
甲氧明（盐酸盐） Methoxamine（Hydrochloride）	可配	
间羟胺（重酒石酸盐） Metaraminol（Bitartrate）	可配	
精氨酸（25%，盐酸盐） Arginine（25%，Hydrochloride）	可配	
肼屈嗪（盐酸盐） Hydralazine（Hydrochloride）	**忌配**	
K 卡那霉素（硫酸盐） Kanamycin（Sulfate）	可配	
可乐定（盐酸盐） Clonidine（Hydrochloride）	**忌配**	
L 利多卡因（盐酸盐） Lidocaine（Hydrochloride）	可配	
利福霉素钠 Rifamycin Sodium	稀释	
利舍平 Reserpine	**忌配**	
链霉素（硫酸盐） Streptomycin（Sulfate）	**忌配**	△
林格液 Sodium Chloride Compound	可配	
硫喷妥钠 Thiopental Sodium	**忌配**	
硫酸镁（10%，25%） Magnesium Sulfate（10%，25%）	可配	
氯苯那敏 Chlorphenamine	可配	
氯丙嗪（盐酸盐） Chlorpromazine（Hydrochloride）	**忌配**	
氯化钙（3%，5%） Calcium Chloride（3%，5%）	可配	
氯化琥珀胆碱 Suxamethonium Chloride	可配	
氯化钾（10%） Potassium Chloride（10%）	可配	
氯化钠（0.9%） Sodium Chloride（0.9%）	可配	
氯霉素 Chloramphenicol	可配	
罗通定（硫酸盐） Rotundine（Sulfate）	可配	
洛贝林（盐酸盐） Lobeline（Hydrochloride）	可配	
M 麦角新碱（马来酸盐） Ergometrine（Maleate）	可配	
美芬丁胺（硫酸盐） Mephentermine（Sulfate）	可配	
N 脑垂体后叶素® Pituitrin	**忌配**	
能量合剂 Energy Composite	可配	
尼可刹米 Nikethamide	可配	
粘菌素（硫酸盐） Colymycin（Sulfate）	可配	
P 哌替啶（盐酸盐） Pethidine（Hydrochloride）	可配	
葡醛内酯 Glucurolactone	可配	
葡萄糖（5%，10%） Glucose（5%，10%）	可配	
葡萄糖氯化钠 Glucose and Sodium Chloride	可配	
葡萄糖酸钙（10%） Calcium Gluconate（10%）	可配	
普鲁卡因（盐酸盐） Procaine（Hydrochloride）	可配	
普鲁卡因胺（盐酸盐） Procainamide（Hydrochloride）	可配	
Q 青霉素钾® Benzylpenicillin Potassium	可配	
青霉素钠® Benzylpenicillin Sodium	可配	

异丙肾上腺素（盐酸盐）加入以下药品（续）	配伍结果	备　注
氢化可的松　Hydrocortisone	可配	
氢化可的松琥珀酸钠　Hydrocortisone Sodium Succinate	可配	
氢化麦角碱　Dihydroergotoxine	可配	
庆大霉素（硫酸盐）@　Gentamycin（Sulfate）	可配	
去甲肾上腺素（重酒石酸盐）Norepinephrine（Bitartrate）	可配	
去氧肾上腺素（盐酸盐）　Phenylephrine（Hydrochloride）	可配	
去乙酰毛花苷　Deslanoside	忌配	
R 乳酸钠（11.2%）　Sodium Lactate（11.2%）	可配	
S 三磷腺苷　Adenosine Triphosphate	可配	
山莨菪碱（氢溴酸盐）　Anisodamine（Hydrobromide）	可配	
山梨醇　Sorbitol	可配	
肾上腺素（盐酸盐）　Adrenaline（Hydrochloride）	忌配	可致猝死
司可巴比妥钠　Secobarbital Sodium	忌配	
四环素（盐酸盐）　Tetracycline（Hydrochloride）	可配	
羧苄西林钠　Carbenicillin Sodium	可配	
缩宫素　Oxytocin	可配	
T 碳酸氢钠（5%）　Sodium Bicarbonate（5%）	忌配	
头孢噻吩钠　Cefalothine Sodium	可配	
托西溴苄铵　Bretylium Tosilate	忌配	
W 万古霉素（盐酸盐）　Vancomycin（Hydrochloride）	可配	
维生素 B_6　Vitamin B_6	可配	
维生素 C　Vitamin C	可配	
维生素 K_3　Vitamin K_3	可配	
X 西咪替丁（盐酸盐）　Cimetidine（Hydrochloride）	稀释	
细胞色素 C　Cytochrome C	忌配	
溴化钙（5%）　Calcium Bromide（5%）	可配	
Y 烟酰胺　Nicotinamide	稀释	
依他尼酸钠　Sodium Etacrynate	忌配	
异丙嗪（盐酸盐）　Promethazine（Hydrochloride）	可配	
异戊巴比妥钠　Amobarbital Sodium	忌配	
异烟肼　Isoniazid	可配	
右旋糖酐 40（含盐）　Dextran 40（Sodium Chloride）	可配	

间羟胺

（阿拉明）

Metaraminol

（Aramine）

制剂规格与 pH 值　重酒石酸盐注射液：1mL：10mg 间羟胺（相当于重酒石酸间羟胺 19mg）；

5mL：50mg 间羟胺（相当于重酒石酸间羟胺 95mg）。pH（10mg/mL）：5.0。

药理作用及应用　直接激动 α 肾上腺素受体而起作用，亦可间接地促使去甲肾上腺素自其贮存囊泡释放，对心脏的 β₁ 受体也有激动作用。用于防治椎管内阻滞麻醉时发生的急性低血压，用于因出血、药物过敏、手术并发症及脑外伤或脑肿瘤合并休克而发生的低血压的辅助性对症治疗，也可用于治疗心源性休克或败血症所致的低血压。

用法用量　肌注或皮注 2～10mg（以间羟胺计算，以下同），在重复用药前对初量效应至少要观察 10min。静注，初量用 0.5～5mg，继而静滴；用于重症休克时，静滴用量 15～100mg。极量每次 100mg（0.3～0.4mg/min ）。

适宜溶剂　静滴：15～100mg 溶于 0.9%氯化钠注射液或 5%～10%葡萄糖注射液 500mL。

给药速度　静滴：2～4h，滴速一般为 1～1.5mL/min。

稳定性　临用前稀释。配制后应于 24h 内用完。

不良反应　升压反应过急剧可致急性肺水肿、心律失常、心跳停顿。逾量的表现为抽搐、严重高血压、严重心律失常。

禁忌/慎用证　对亚硫酸盐过敏，2 周内曾用过单胺氧化酶抑制药，接受环丙烷、氟烷麻醉的患者禁用本品。甲状腺功能亢进、高血压、充血性心力衰竭及糖尿病患者慎用。

药物相互作用　酚妥拉明等 α 受体拮抗剂可降低本品作用；不宜与含氟麻醉药、环丙烷、三环类抗抑郁药、单胺氧化酶抑制剂、洋地黄类合用；与盐酸哌甲酯、缩宫素等合用会产生毒性作用。

注意事项　不宜与碱性药物共同滴注；给药途径以静脉给药为宜；静注时药液外溢，可引起局部血管严重收缩，导致组织坏死腐烂或红肿硬结形成脓肿；长期使用骤然停药时可能发生低血压。抗休克治疗时应注意补足血容量。

配伍表

间羟胺（重酒石酸盐）加入以下药品	配伍结果	备　注
2：3：1 注射液　2：3：1 Injection	可配	
A 阿糖胞苷（盐酸盐）　Cytarabine（Hydrochloride）	忌配	
阿托品（硫酸盐）　Atropine（Sulfate）	可配	
氨苄西林钠@　Ampicillin Sodium	忌配	
氨茶碱　Aminophylline	忌配	
氨基丁三醇（7.28%）　Trometamol（7.28%）	忌配	
氨基丁酸　Aminobutyric Acid	可配	
氨基己酸　Aminocaproic Acid	可配	
氨甲苯酸　Aminomethylbenzoic Acid	可配	
胺碘酮（盐酸盐）Ⓟ　Amiodarone（Hydrochloride）	可配	
B 苯巴比妥钠　Phenobarbital Sodium	可配	
苯海拉明（盐酸盐）　Diphenhydramine（Hydrochloride）	可配	
博来霉素　Bleomycin	可配	
C 长春新碱（硫酸盐）　Vincristine（Sulfate）	忌配	
促皮质素　Corticotrophin	可配	
D 地高辛　Digoxin	忌配	

间羟胺（重酒石酸盐）加入以下药品（续）	配伍结果	备　注
地塞米松（磷酸盐）　Dexamethasone（Phosphate）	忌配	
地西泮® Diazepam	稀释	
东莨菪碱（氢溴酸盐）　Scopolamine（Hydrobromide）	可配	
毒毛旋花子苷K　Strophanthin K	可配	
对氨基水杨酸钠　Sodium Aminosalicylate	可配	
多巴胺（盐酸盐）　Dopamine（Hydrochloride）	稀释	
多粘菌素B（硫酸盐）　Polymyxin B（Sulfate）	可配	
E 二甲弗林　Dimefline	可配	
F 放线菌素D　Dactinomycin D	可配	
酚磺乙胺　Etamsylate	可配	
酚妥拉明（甲磺酸盐）　Phentolamine（Mesylate）	可配	
呋塞米　Furosemide	稀释	
氟尿嘧啶　Fluorouracil	可配	
辅酶A　Coenzyme A	忌配	
复方氨基酸　Amino Acid Compound	可配	
复方醋酸钠　Sodium Acetate Compound	可配	
G 谷氨酸钙（5%）　Calcium Glutamate（5%）	可配	
谷氨酸钾（31.50%）　Potassium Glutamate（31.50%）	可配	
谷氨酸钠（28.75%）　Sodium Glutamate（28.75%）	可配	
H 红霉素（乳糖酸盐）　Erythromycin（Lactobionate）	忌配	
环磷酰胺　Cyclophosphamide	可配	
磺胺嘧啶钠　Sulfadiazine Sodium	忌配	
磺胺异噁唑（二醇胺盐）　Sulfafurazole（Diolamine）	可配	
J 肌醇　Inositol	可配	
肌苷　Inosine	可配	
加兰他敏（氢溴酸盐）　Galantamine（Hydrobromide）	可配	
甲基多巴　Methyldopa	忌配	
甲氧苄胺嘧啶　Trimethoprim	稀释	
甲氧明（盐酸盐）　Methoxamine（Hydrochloride）	可配	
精氨酸（25%，盐酸盐）　Arginine（25%，Hydrochloride）	可配	
肼屈嗪（盐酸盐）　Hydralazine（Hydrochloride）	忌配	
K 卡那霉素（硫酸盐）　Kanamycin（Sulfate）	可配	
可乐定（盐酸盐）　Clonidine（Hydrochloride）	忌配	
L 利多卡因（盐酸盐）　Lidocaine（Hydrochloride）	可配	
利福霉素钠　Rifamycin Sodium	忌配	
利舍平　Reserpine	忌配	
链霉素（硫酸盐）　Streptomycin（Sulfate）	可配	仅供肌注
两性霉素B　Amphotericin B	忌配	
林格液　Sodium Chloride Compound	可配	
硫喷妥钠　Thiopental Sodium	忌配	

间羟胺（重酒石酸盐）加入以下药品（续）	配伍结果	备 注
硫酸镁（10%，25%） Magnesium Sulfate（10%，25%）	忌配	
氯苯那敏 Chlorphenamine	可配	
氯丙嗪（盐酸盐） Chlorpromazine（Hydrochloride）	忌配	
氯化钙（3%，5%） Calcium Chloride（3%，5%）	可配	
氯化钾（10%） Potassium Chloride（10%）	可配	
氯化钠（0.9%） Sodium Chloride（0.9%）	可配	
氯霉素 Chloramphenicol	稀释	
氯霉素琥珀酸酯钠 Chloramphenicol Succinate Sodium	可配	
罗通定（硫酸盐） Rotundine（Sulfate）	可配	
洛贝林（盐酸盐） Lobeline（Hydrochloride）	可配	
M 麻黄碱（盐酸盐） Ephedrine（Hydrochloride）	可配	
麦角新碱（马来酸盐） Ergometrine（Maleate）	忌配	
美芬丁胺（硫酸盐） Mephentermine（Sulfate）	可配	
N 脑垂体后叶素® Pituitrin	忌配	
能量合剂 Energy Composite	可配	
尼可刹米 Nikethamide	可配	
粘菌素（硫酸盐） Colymycin（Sulfate）	可配	
P 哌替啶（盐酸盐） Pethidine（Hydrochloride）	可配	
葡醛内酯 Glucurolactone	可配	
葡萄糖（5%，10%） Glucose（5%，10%）	可配	
葡萄糖氯化钠 Glucose and Sodium Chloride	可配	
葡萄糖酸钙（10%） Calcium Gluconate（10%）	可配	
普鲁卡因（盐酸盐） Procaine（Hydrochloride）	可配	
普鲁卡因胺（盐酸盐） Procainamide（Hydrochloride）	可配	
Q 青霉素钾@ Benzylpenicillin Potassium	稀释	
青霉素钠@ Benzylpenicillin Sodium	忌配	
氢化可的松 Hydrocortisone	忌配	
氢化可的松琥珀酸钠 Hydrocortisone Sodium Succinate	忌配	
氢化麦角碱 Dihydroergotoxine	可配	
庆大霉素（硫酸盐）@ Gentamycin（Sulfate）	可配	
去甲肾上腺素（重酒石酸盐） Norepinephrine（Bitartrate）	可配	
去氧肾上腺素（盐酸盐） Phenylephrine（Hydrochloride）	可配	
去乙酰毛花苷 Deslanoside	可配	
R 乳酸钠（11.2%） Sodium Lactate（11.2%）	稀释	
S 三磷腺苷 Adenosine Triphosphate	可配	
山莨菪碱（氢溴酸盐） Anisodamine（Hydrobromide）	可配	
山梨醇 Sorbitol	可配	
肾上腺素（盐酸盐） Adrenaline（Hydrochloride）	可配	
司可巴比妥钠 Secobarbital Sodium	忌配	
四环素（盐酸盐） Tetracycline（Hydrochloride）	可配	

间羟胺（重酒石酸盐）加入以下药品（续）	配伍结果	备 注
羧苄西林钠 Carbenicillin Sodium	可配	
缩宫素 Oxytocin	**忌配**	
T 碳酸氢钠（5%） Sodium Bicarbonate（5%）	**忌配**	
头孢噻吩钠 Cefalothine Sodium	**忌配**	
托西溴苄铵 Bretylium Tosilate	**忌配**	
W 万古霉素（盐酸盐） Vancomycin（Hydrochloride）	可配	
维生素 B$_6$ Vitamin B$_6$	可配	
维生素 C Vitamin C	可配	
维生素 K$_3$ Vitamin K$_3$	可配	
X 西咪替丁（盐酸盐） Cimetidine（Hydrochloride）	稀释	
细胞色素 C Cytochrome C	**忌配**	
溴化钙（5%） Calcium Bromide（5%）	可配	
Y 依他尼酸钠 Sodium Etacrynate	**忌配**	
异丙嗪（盐酸盐） Promethazine（Hydrochloride）	**忌配**	
异丙肾上腺素（盐酸盐） Isoprenaline（Hydrochloride）	可配	
异戊巴比妥钠 Amobarbital Sodium	**忌配**	
异烟肼 Isoniazid	可配	
右旋糖酐 40（含盐） Dextran 40（Sodium Chloride）	可配	

多巴胺

Dopamine

制剂规格与 pH 值 盐酸盐注射液：2mL : 20mg。pH（10mg/mL）：2.5～4.5。

药理作用及应用 激动交感神经系统肾上腺素 α 和 β$_1$ 受体，以及位于肾、肠系膜、冠状动脉、脑动脉的多巴胺受体，效应与剂量相关。适用于心肌梗死、创伤、内毒素败血症、心脏手术、肾功能衰竭、充血性心力衰竭等引起的休克综合征；也用于补充血容量效果不佳的休克，尤其有少尿及周围血管阻力正常或较低的休克。由于本品可增加心排血量，还可用于洋地黄及利尿药无效的心功能不全。

用法用量 常用量：静滴，开始时按 1～5μg/(kg·min)，10min 内以 1～4μg/(kg·min)速度递增，以达到最佳疗效。

适宜溶剂 静滴：20～40mg 溶于 0.9%氯化钠注射液或 5%～10%葡萄糖注射液 250mL。

给药速度 静滴：2～3h。

稳定性 在室温下贮存，防止冷冻和过热。变色的溶液不能使用。PVC 器具对多巴胺没有吸附作用。

不良反应 常见有胸痛、呼吸困难、心律失常（尤其用大剂量）、全身软弱无力感。有交叉过敏反应，对其他拟交感胺类药高度敏感的患者，可能对本品也异常敏感。

禁忌/慎用证 嗜铬细胞瘤、快速心律失常、在使用环丙烷或氟烷等麻醉药的患者禁用本品。闭塞性血管病（或有既往史者），包括动脉栓塞、动脉粥样硬化、血栓闭塞性脉管炎、冻伤、糖尿病性动脉内膜炎、雷诺病等及对肢端循环不良的患者，频繁的室性心律失常者慎用。

药物相互作用 近期内使用过单胺氧化酶抑制剂者，必须减量使用（降至正常量的1/10）；三环类抗抑郁药降低本品药理作用；催产药可加强本品升压作用；与苯妥英钠同时使用，可发生惊厥、低血压、心跳缓慢。

注意事项 不宜与碱性药物配伍。静滴前必须稀释。滴注时须进行血压、心律/心率及尿量的监测。抗休克治疗时应补足血容量。

配伍表

多巴胺（盐酸盐）加入以下药品	配伍结果	备 注
2∶3∶1注射液 2∶3∶1 Injection	可配	
A 阿糖胞苷（盐酸盐） Cytarabine（Hydrochloride）	**忌配**	
阿托品（硫酸盐） Atropine（Sulfate）	可配	
氨苄西林钠@ Ampicillin Sodium	**忌配**	
氨茶碱 Aminophylline	**忌配**	
氨基丁三醇（7.28%） Trometamol（7.28%）	**忌配**	
氨基丁酸 Aminobutyric Acid	可配	
氨基己酸 Aminocaproic Acid	可配	
氨甲苯酸 Aminomethylbenzoic Acid	可配	
胺碘酮（盐酸盐）® Amiodarone（Hydrochloride）	可配	
B 苯巴比妥钠 Phenobarbital Sodium	**忌配**	
苯海拉明（盐酸盐） Diphenhydramine（Hydrochloride）	可配	
博来霉素 Bleomycin	可配	
C 长春新碱（硫酸盐） Vincristine（Sulfate）	**忌配**	
促皮质素 Corticotrophin	**忌配**	
D 地高辛 Digoxin	**忌配**	
地塞米松（磷酸盐） Dexamethasone（Phosphate）	可配	
地西泮® Diazepam	稀释	
东莨菪碱（氢溴酸盐） Scopolamine（Hydrobromide）	可配	
毒毛旋花子苷K Strophanthin K	可配	
对氨基水杨酸钠 Sodium Aminosalicylate	可配	
多粘菌素B（硫酸盐） Polymyxin B（Sulfate）	稀释	
E 二甲弗林 Dimefline	可配	
F 放线菌素D Dactinomycin D	可配	
酚磺乙胺 Etamsylate	可配	
酚妥拉明（甲磺酸盐） Phentolamine（Mesylate）	稀释	
呋塞米 Furosemide	**忌配**	
氟尿嘧啶 Fluorouracil	可配	
辅酶A Coenzyme A	可配	
复方氨基酸 Amino Acid Compound	可配	
复方醋酸钠 Sodium Acetate Compound	可配	

多巴胺（盐酸盐）加入以下药品（续）	配伍结果	备注
G 肝素钠 Heparin Sodium	可配	
谷氨酸钙（5%） Calcium Glutamate（5%）	**忌配**	
谷氨酸钾（31.50%） Potassium Glutamate（31.50%）	**忌配**	
谷氨酸钠（28.75%） Sodium Glutamate（28.75%）	**忌配**	
H 红霉素（乳糖酸盐） Erythromycin（Lactobionate）	稀释	
环磷酰胺 Cyclophosphamide	可配	
磺胺嘧啶钠 Sulfadiazine Sodium	**忌配**	
J 肌醇 Inositol	可配	
肌苷 Inosine	稀释	
加兰他敏（氢溴酸盐） Galantamine（Hydrobromide）	可配	
甲基多巴 Methyldopa	**忌配**	
甲氧苄胺嘧啶 Trimethoprim	稀释	
甲氧明（盐酸盐） Methoxamine（Hydrochloride）	可配	
间羟胺（重酒石酸盐） Metaraminol（Bitartrate）	稀释	
肼屈嗪（盐酸盐） Hydralazine（Hydrochloride）	**忌配**	
K 卡那霉素（硫酸盐） Kanamycin（Sulfate）	**忌配**	
可乐定（盐酸盐） Clonidine（Hydrochloride）	**忌配**	
L 利多卡因（盐酸盐） Lidocaine（Hydrochloride）	可配	
利福霉素钠 Rifamycin Sodium	稀释	
利舍平 Reserpine	**忌配**	
链霉素（硫酸盐） Streptomycin（Sulfate）	**忌配**	△
两性霉素 B Amphotericin B	**忌配**	
林格液 Sodium Chloride Compound	可配	
硫喷妥钠 Thiopental Sodium	**忌配**	
硫酸镁（10%，25%） Magnesium Sulfate（10%，25%）	**忌配**	
氯苯那敏 Chlorphenamine	可配	
氯丙嗪（盐酸盐） Chlorpromazine（Hydrochloride）	**忌配**	
氯化钙（3%，5%） Calcium Chloride（3%，5%）	可配	
氯化钾（10%） Potassium Chloride（10%）	可配	
氯化钠（0.9%） Sodium Chloride（0.9%）	可配	
氯霉素 Chloramphenicol	稀释	
氯霉素琥珀酸酯钠 Chloramphenicol Succinate Sodium	可配	
洛贝林（盐酸盐） Lobeline（Hydrochloride）	可配	
M 麦角新碱（马来酸盐） Ergometrine（Maleate）	**忌配**	
美芬丁胺（硫酸盐） Mephentermine（Sulfate）	可配	
N 脑垂体后叶素® Pituitrin	**忌配**	
能量合剂 Energy Composite	可配	
尼可刹米 Nikethamide	可配	
P 哌替啶（盐酸盐） Pethidine（Hydrochloride）	可配	
葡醛内酯 Glucurolactone	可配	

多巴胺（盐酸盐）加入以下药品（续）	配伍结果	备　注
葡萄糖（5%，10%）　Glucose（5%，10%）	可配	
葡萄糖氯化钠　Glucose and Sodium Chloride	可配	
普鲁卡因（盐酸盐）　Procaine（Hydrochloride）	可配	
普鲁卡因胺（盐酸盐）　Procainamide（Hydrochloride）	可配	
Q 青霉素钾@　Benzylpenicillin Potassium	忌配	
青霉素钠@　Benzylpenicillin Sodium	可配	
氢化可的松　Hydrocortisone	忌配	
氢化可的松琥珀酸钠　Hydrocortisone Sodium Succinate	可配	
氢化麦角碱　Dihydroergotoxine	可配	
庆大霉素（硫酸盐）@　Gentamycin（Sulfate）	稀释	
去甲肾上腺素（重酒石酸盐）　Norepinephrine（Bitartrate）	可配	
去氧肾上腺素（盐酸盐）　Phenylephrine（Hydrochloride）	可配	
去乙酰毛花苷　Deslanoside	可配	
R 乳酸钠（11.2%）　Sodium Lactate（11.2%）	忌配	
S 三磷腺苷　Adenosine Triphosphate	可配	
山莨菪碱（氢溴酸盐）　Anisodamine（Hydrobromide）	可配	
肾上腺素（盐酸盐）　Adrenaline（Hydrochloride）	可配	
司可巴比妥钠　Secobarbital Sodium	忌配	
四环素（盐酸盐）　Tetracycline（Hydrochloride）	可配	
羧苄西林钠　Carbenicillin Sodium	可配	
T 碳酸氢钠（5%）　Sodium Bicarbonate（5%）	忌配	
头孢噻吩钠　Cefalothine Sodium	稀释	
托西溴苄铵　Bretylium Tosilate	忌配	
W 维生素 B6　Vitamin B6	可配	
维生素 C　Vitamin C	稀释	
维生素 K3　Vitamin K3	忌配	
X 细胞色素 C　Cytochrome C	忌配	
新生霉素　Novobiocin	稀释	
溴化钙（5%）　Calcium Bromide（5%）	可配	
Y 依他尼酸钠　Sodium Etacrynate	忌配	
异丙嗪（盐酸盐）　Promethazine（Hydrochloride）	稀释	
异丙肾上腺素（盐酸盐）　Isoprenaline（Hydrochloride）	稀释	
异戊巴比妥钠　Amobarbital Sodium	忌配	
异烟肼　Isoniazid	可配	
右旋糖酐 40（含盐）　Dextran 40（Sodium Chloride）	可配	

多巴酚丁胺

Dobutamine

制剂规格与 pH 值　盐酸盐注射液：2mL：20mg；5mL：250mg。粉针剂：每支 250mg。pH（12.5mg/mL）：2.5～5.5。

药理作用及应用　兴奋 β_1 受体对心肌产生正性肌力作用，并可降低外周血管阻力（后负荷减少），收缩压和脉压一般保持不变，或仅因心排血量增加而有所增加；能降低心室充盈压，促进房室结传导等。适用于心肌收缩力下降而引起的心力衰竭，包括心脏直视手术后所致的低排血量综合征，作为短期支持治疗。

用法用量　成人常用量：静滴 250mg。滴速一般不超过 40μg/(kg·min)。

适宜溶剂　静滴：250mg 溶于 5%～10%葡萄糖注射液或 0.9%氯化钠注射液 250～500mL。

给药速度　静滴：2～4h，滴速 2.5～10μg/(kg·min)。

稳定性　稀释后的溶液应在 24h 内使用。PVC 或玻璃器具没有吸附本品的作用。

不良反应　有头痛、恶心、心悸、胸痛、气促与心绞痛，但不常见；严重的可有心律失常。

禁忌/慎用证　对本品过敏、梗阻性肥厚型心肌病、肥厚性主动脉瓣狭窄、先天性主动脉狭窄者禁用。心房颤动、高血压、严重的机械性梗阻、低血容量、室性心律失常、心肌梗死、最近接受过 β 肾上腺素受体阻断药治疗的患者慎用。

药物相互作用　与全麻药尤其环丙烷或氟烷等同用，室性心律失常发生的可能性增加；与 β 受体阻滞药同用，可拮抗本品对 β_1 受体的作用，导致 α 受体作用占优势，外周血管的总阻力加大；与硝普钠同用，可导致心排血量微增，肺楔压略降。

注意事项　不能与碳酸氢钠等碱性溶液配伍，也不能与其他含有焦亚硫酸钠的制剂或稀释剂合用。少数患者心率加快，血压过高，可以减慢滴速处理。对拟交感药有交叉过敏反应。用药期间应监测心律/心率、血压、尿量，必要时监测心电图。维持血压注意补足血容量。

配伍表

多巴酚丁胺（盐酸盐）加入以下药品	配伍结果	备　注
2∶3∶1 注射液　2∶3∶1 Injection	可配	
A 阿托品（硫酸盐）　Atropine（Sulfate）	稀释	
阿昔洛韦钠 Aciclovir Sodium	**忌配**	
氨茶碱 Aminophylline	**忌配**	
B 苯巴比妥钠 Phenobarbital Sodium	**忌配**	
D 地尔硫䓬（盐酸盐）　Diltiazem（Hydrochloride）	**忌配**	Y_2
地高辛 Digoxin	**忌配**	
地西泮® Diazepam	**忌配**	Y_2
多巴胺（盐酸盐）　Dopamine（Hydrochloride）	稀释	
F 芬太尼（枸橼酸盐）　Fentanyl（Citrate）	**忌配**	Y_2
酚妥拉明（甲磺酸盐）　Phentolamine（Mesylate）	稀释	
呋塞米 Furosemide	**忌配**	
氟康唑 Fluconazole	**忌配**	Y_2
氟哌啶醇（乳酸盐）　Haloperidol（Lactate）	**忌配**	Y_2

多巴酚丁胺（盐酸盐）加入以下药品（续）	配伍结果	备　注
G 肝素钠　Heparin Sodium	忌配	Y_2
H 华法林钠　Warfarin Sodium	忌配	
环丙沙星　Ciprofloxacin	忌配	Y_2
J 间羟胺（重酒石酸盐）　Metaraminol（Bitartrate）	稀释	
L 雷尼替丁（盐酸盐）　Ranitidine（Hydrochloride）	可配	
利多卡因（盐酸盐）　Lidocaine（Hydrochloride）	稀释	
两性霉素 B　Amphotericin B	忌配	
林格液　Sodium Chloride Compound	可配	
硫喷妥钠　Thiopental Sodium	忌配	
硫酸镁（10%，25%）　Magnesium Sulfate（10%，25%）	忌配	
氯化钙（3%，5%）　Calcium Chloride（3%，5%）	忌配	Y_1
氯化钾（10%）　Potassium Chloride（10%）	忌配	Y_1
氯化钠（0.9%）　Sodium Chloride（0.9%）	可配	
M 吗啡（盐酸盐）　Morphine（Hydrochloride）	稀释	
P 哌替啶（盐酸盐）　Pethidine（Hydrochloride）	稀释	
葡萄糖（5%，10%）　Glucose（5%，10%）	可配	
葡萄糖氯化钠　Glucose and Sodium Chloride	可配	
葡萄糖酸钙（10%）　Calcium Gluconate（10%）	忌配	Y_1
普鲁卡因胺（盐酸盐）　Procainamide（Hydrochloride）	稀释	
普萘洛尔　Propranolol	稀释	
Q 去甲肾上腺素（重酒石酸盐）　Norepinephrine（Bitartrate）	稀释	
去氧肾上腺素（盐酸盐）　Phenylephrine（Hydrochloride）	稀释	
R 乳酸钠（11.2%）　Sodium Lactate（11.2%）	稀释	
S 塞替派　Thiotepa	忌配	Y_2
肾上腺素（盐酸盐）　Adrenaline（Hydrochloride）	稀释	
T 碳酸氢钠（5%）　Sodium Bicarbonate（5%）	忌配	
托西溴苄铵　Bretylium Tosilate	忌配	Y_1
W 维生素 K_1　Vitamin K_1	忌配	
X 硝普钠　Sodium Nitroprusside	忌配	Y_2
硝酸甘油®　Nitroglycerin	忌配	Y_1
Y 胰岛素（正规）®　Insulin（Regular）	忌配	Y_1
异丙肾上腺素（盐酸盐）　Isoprenaline（Hydrochloride）	稀释	

去氧肾上腺素

Phenylephrine

制剂规格与 pH 值　注射液：1mL：10mg。pH（10mg/mL）：4.5～5.5。

药理作用及应用　本品为直接作用于 α 受体的拟交感胺药。用于治疗休克及麻醉时维持血压，也用于治疗室上性心动过速及散瞳做眼底检查。

用法用量 ①收缩血管延长局麻时间及减少全身吸收：局麻药液中每 20mL 可加本品 1mg，达到 1∶20 000 浓度；蛛网膜下腔阻滞时，每 2～3mL 药液中可加本品 2～3mg 达到 1∶1 000 浓度。②升高血压：轻或中度低血压，肌注 2～5mg，再次给药间隔不短于 10～15min，静注每次 0.2mg，按需每隔 10～15min 可给药 1 次。③阵发性室上性心动过速：初量静注 0.5mg，20～30s 注入，以后用量递增，以诱发迷走神经兴奋反射，使心率下降；每次加药量不要超过 0.1～0.2mg，一次极量为 1mg。④严重低血压和休克（包括与药物有关的低血压）：可静滴给药。⑤预防蛛网膜下腔阻滞期间低血压：可在阻滞前 3～4min 肌注 2～3mg。

适宜溶剂 静注：0.5mg 溶于 25%葡萄糖注射液或 0.9%氯化钠注射液 10mL；静滴：10mg 溶于 5%～10%葡萄糖注射液或 0.9%氯化钠注射液 500mL。

给药速度 静注：1min。静滴：用于阵发性室上性心动过速 0.5h；用于治疗低血压或休克 2～3h，初始滴速 100～180 滴/min，维持滴速 40～60 滴/min。

稳定性 室温避光保存，颜色变成褐色或有沉淀时不可使用，以 5%葡萄糖注射剂为溶剂至少 48h 内药物保持稳定。

不良反应 短暂胸部不适或疼痛、眩晕、易激动、震颤、呼吸困难、虚弱等，一般少见，但持续存在时须引起注意。

禁忌/慎用证 妊娠晚期和分娩期妇女及闭角型青光眼、嗜铬细胞瘤、严重高血压、室性心动过速、外周或肠系膜血管血栓形成、急性胰腺炎、肝炎、严重冠心病、高血压、甲状腺功能亢进、糖尿病患者和对拟交感药过敏者禁用。严重动脉粥样硬化、心动过缓、心肌病、心脏传导阻滞、室性心动过速、周围或肠系膜动脉血栓形成等患者慎用。

药物相互作用 不可与单胺氧化酶抑制剂合用。与拟交感神经药合用易引起心律失常。

注意事项 不宜皮下注射，因可引起组织缺血性坏死或溃烂。对其他拟交感胺药存在交叉过敏反应。治疗休克或低血压时须及早补充血容量并纠正酸中毒或缺氧以免本品疗效减弱。治疗期间须根据情况做脉搏、血压等必要的监测。

配伍表

去氧肾上腺素（盐酸盐）加入以下药品	配伍结果	备　注
2∶3∶1 注射液　2∶3∶1 Injection	可配	
A 阿糖胞苷（盐酸盐）　Cytarabine（Hydrochloride）	**忌配**	
阿托品（硫酸盐）　Atropine（Sulfate）	可配	
氨苄西林钠@ Ampicillin Sodium	可配	
氨茶碱 Aminophylline	**忌配**	
氨基丁三醇（7.28%）　Trometamol（7.28%）	**忌配**	
氨基丁酸 Aminobutyric Acid	可配	
氨基己酸 Aminocaproic Acid	可配	
氨甲苯酸 Aminomethylbenzoic Acid	可配	
胺碘酮（盐酸盐）® Amiodarone（Hydrochloride）	可配	
B 苯巴比妥钠 Phenobarbital Sodium	可配	
苯海拉明（盐酸盐）　Diphenhydramine（Hydrochloride）	可配	
博来霉素 Bleomycin	可配	

去氧肾上腺素（盐酸盐）加入以下药品（续）	配伍结果	备 注
C 长春新碱（硫酸盐） Vincristine（Sulfate）	忌配	
促皮质素 Corticotrophin	忌配	
D 地高辛 Digoxin	忌配	
地塞米松（磷酸盐） Dexamethasone（Phosphate）	可配	
地西泮® Diazepam	忌配	
东莨菪碱（氢溴酸盐） Scopolamine（Hydrobromide）	可配	
毒毛旋花子苷 K Strophanthin K	忌配	
多巴胺（盐酸盐） Dopamine（Hydrochloride）	可配	
多粘菌素 B（硫酸盐） Polymyxin B（Sulfate）	可配	
E 二甲弗林 Dimefline	可配	
F 放线菌素 D Dactinomycin D	可配	
酚磺乙胺 Etamsylate	可配	
酚妥拉明（甲磺酸盐） Phentolamine（Mesylate）	可配	
呋塞米 Furosemide	忌配	
氟尿嘧啶 Fluorouracil	可配	
辅酶 A Coenzyme A	可配	
复方醋酸钠 Sodium Acetate Compound	可配	
G 谷氨酸钙（5%） Calcium Glutamate（5%）	可配	
谷氨酸钾（31.50%） Potassium Glutamate（31.50%）	可配	
谷氨酸钠（28.75%） Sodium Glutamate（28.75%）	可配	
H 红霉素（乳糖酸盐） Erythromycin（Lactobionate）	可配	
环磷酰胺 Cyclophosphamide	可配	
磺胺嘧啶钠 Sulfadiazine Sodium	忌配	
J 肌醇 Inositol	可配	
肌苷 Inosine	可配	
加兰他敏（氢溴酸盐） Galantamine（Hydrobromide）	可配	
甲基多巴 Methyldopa	忌配	
甲氧明（盐酸盐） Methoxamine（Hydrochloride）	可配	
间羟胺（重酒石酸盐） Metaraminol（Bitartrate）	可配	
精氨酸（25%，盐酸盐） Arginine（25%，Hydrochloride）	可配	
肼屈嗪（盐酸盐） Hydralazine（Hydrochloride）	忌配	
K 卡那霉素（硫酸盐） Kanamycin（Sulfate）	可配	
可乐定（盐酸盐） Clonidine（Hydrochloride）	忌配	
L 利多卡因（盐酸盐） Lidocaine（Hydrochloride）	可配	
利舍平 Reserpine	忌配	
链霉素（硫酸盐） Streptomycin（Sulfate）	可配	仅供肌注
林格液 Sodium Chloride Compound	可配	
硫喷妥钠 Thiopental Sodium	忌配	
硫酸镁（10%，25%） Magnesium Sulfate（10%，25%）	忌配	
氯苯那敏 Chlorphenamine	可配	

去氧肾上腺素（盐酸盐）加入以下药品（续）	配伍结果	备 注
氯丙嗪（盐酸盐） Chlorpromazine（Hydrochloride）	忌配	
氯化钙（3%，5%） Calcium Chloride（3%，5%）	可配	
氯化钾（10%） Potassium Chloride（10%）	可配	
氯化钠（0.9%） Sodium Chloride（0.9%）	可配	
氯霉素 Chloramphenicol	稀释	
氯霉素琥珀酸酯钠 Chloramphenicol Succinate Sodium	可配	
罗通定（硫酸盐） Rotundine（Sulfate）	可配	
洛贝林（盐酸盐） Lobeline（Hydrochloride）	可配	
M 麦角新碱（马来酸盐） Ergometrine（Maleate）	忌配	
美芬丁胺（硫酸盐） Mephentermine（Sulfate）	可配	
N 脑垂体后叶素® Pituitrin	忌配	
能量合剂 Energy Composite	忌配	
尼可刹米 Nikethamide	可配	
粘菌素（硫酸盐） Colymycin（Sulfate）	可配	
P 哌替啶（盐酸盐） Pethidine（Hydrochloride）	可配	
葡醛内酯 Glucurolactone	可配	
葡萄糖（5%，10%） Glucose（5%，10%）	可配	
葡萄糖氯化钠 Glucose and Sodium Chloride	可配	
葡萄糖酸钙（10%） Calcium Gluconate（10%）	可配	
普鲁卡因（盐酸盐） Procaine（Hydrochloride）	可配	
普鲁卡因胺（盐酸盐） Procainamide（Hydrochloride）	可配	
Q 青霉素钾@ Benzylpenicillin Potassium	可配	
青霉素钠@ Benzylpenicillin Sodium	忌配	
氢化可的松 Hydrocortisone	可配	
氢化可的松琥珀酸钠 Hydrocortisone Sodium Succinate	可配	
氢化麦角碱 Dihydroergotoxine	可配	
庆大霉素（硫酸盐）@ Gentamycin（Sulfate）	可配	
去甲肾上腺素（重酒石酸盐）Norepinephrine（Bitartrate）	可配	
去乙酰毛花苷 Deslanoside	忌配	
R 乳酸钠（11.2%） Sodium Lactate（11.2%）	可配	
S 三磷腺苷 Adenosine Triphosphate	可配	
山莨菪碱（氢溴酸盐） Anisodamine（Hydrobromide）	可配	
山梨醇 Sorbitol	可配	
肾上腺素（盐酸盐） Adrenaline（Hydrochloride）	忌配	
四环素（盐酸盐） Tetracycline（Hydrochloride）	稀释	
羧苄西林钠 Carbenicillin Sodium	可配	
缩宫素 Oxytocin	忌配	
T 碳酸氢钠（5%） Sodium Bicarbonate（5%）	忌配	
头孢噻吩钠 Cefalothine Sodium	忌配	
托西溴苄铵 Bretylium Tosilate	忌配	

去氧肾上腺素（盐酸盐）加入以下药品（续）	配伍结果	备 注
W 万古霉素（盐酸盐） Vancomycin（Hydrochloride）	可配	
维生素 B$_6$ Vitamin B$_6$	可配	
维生素 C Vitamin C	可配	
维生素 K$_3$ Vitamin K$_3$	**忌配**	
X 细胞色素 C Cytochrome C	**忌配**	
溴化钙（5%） Calcium Bromide（5%）	可配	
Y 依他尼酸钠 Sodium Etacrynate	**忌配**	
异丙嗪（盐酸盐） Promethazine（Hydrochloride）	**忌配**	
异丙肾上腺素（盐酸盐） Isoprenaline（Hydrochloride）	可配	
异戊巴比妥钠 Amobarbital Sodium	**忌配**	
异烟肼 Isoniazid	可配	
右旋糖酐 40（含盐） Dextran 40（Sodium Chloride）	可配	

甲氧明

Methoxamine

制剂规格与 pH 值 盐酸盐注射液：1mL：10mg；1mL：20mg。粉针剂：每支 5mg，10mg，20mg。pH（20mg/mL）：3.0～5.0。

药理作用及应用 α 受体激动剂，具有升压、反射性拮抗快速心律失常作用；可使肾血流量减少，其强度与去甲肾上腺素相等。用于治疗在全身麻醉时发生的低血压及终止阵发性室上性心动过速，也可用于椎管内阻滞所诱发的低血压。

用法用量 成人常用量：①升压：轻度低血压时给 5～10mg 肌注，椎管内神经阻滞上界较低时用 10mg，较高时用 15～20mg；一次极量不超过 20mg，一日不超过 60mg。静注用 3～5mg 缓慢注入；一次极量不超过 10mg。②抗心动过速：10mg 缓慢静注。

适宜溶剂 静注：10mg 溶于 5%葡萄糖或 0.9%氯化钠注射液 20mL；静滴：10～20mg 溶于 5%～10%葡萄糖注射液 100mL。

给药速度 静注：2min；静滴：0.5～1h。

不良反应 大剂量时有头痛、高血压、心动过缓等。

禁忌/慎用证 嗜铬细胞瘤、甲状腺功能亢进、严重高血压、动脉硬化、心力衰竭、器质性心脏病患者禁用；2 周内曾用过单胺氧化酶抑制剂者禁用本品。老年人及心动过缓、部分性心脏传导阻滞者、酸中毒或缺氧者慎用。

药物相互作用 不宜同强心苷合用；与麦角胺合用，可引起周围血管缺血及坏死；与缩宫素同用，可使血压剧烈升高；与左旋多巴联合应用可致心律失常；单胺氧化酶抑制剂、三环类抗抑郁药、红霉素及麦角新碱配伍应用时可增强本品毒性反应。

注意事项 给药期间应测血压，必要时监测心律及心电图。紧急时静注速度不宜过快，以免增加心肌负荷。有交叉过敏反应，对其他拟交感胺类药不能耐受者对本品也可能不耐受。抗休克治疗时应补足血容量。

配伍表

甲氧明（盐酸盐）加入以下药品	配伍结果	备 注
2∶3∶1 注射液　2∶3∶1 Injection	可配	
A 阿糖胞苷（盐酸盐）　Cytarabine（Hydrochloride）	忌配	
阿托品（硫酸盐）　Atropine（Sulfate）	可配	
氨苄西林钠@ Ampicillin Sodium	可配	
氨茶碱 Aminophylline	可配	
氨基丁三醇（7.28%）　Trometamol（7.28%）	可配	
氨基丁酸 Aminobutyric Acid	可配	
氨基己酸 Aminocaproic Acid	可配	
氨甲苯酸 Aminomethylbenzoic Acid	可配	
B 苯巴比妥钠 Phenobarbital Sodium	可配	
苯海拉明（盐酸盐）　Diphenhydramine（Hydrochloride）	可配	
博来霉素 Bleomycin	可配	
C 长春新碱（硫酸盐）　Vincristine（Sulfate）	忌配	
促皮质素 Corticotrophin	忌配	
D 地高辛 Digoxin	忌配	
地塞米松（磷酸盐）　Dexamethasone（Phosphate）	可配	
地西泮® Diazepam	忌配	
东莨菪碱（氢溴酸盐）　Scopolamine（Hydrobromide）	可配	
毒毛旋花子苷 K　Strophanthin K	可配	
对氨基水杨酸钠 Sodium Aminosalicylate	可配	
多巴胺（盐酸盐）　Dopamine（Hydrochloride）	可配	
多粘菌素 B（硫酸盐）　Polymyxin B（Sulfate）	可配	
E 二甲弗林 Dimefline	可配	
F 放线菌素 D　Dactinomycin D	可配	
酚磺乙胺 Etamsylate	可配	
酚妥拉明（甲磺酸盐）　Phentolamine（Mesylate）	可配	
呋塞米 Furosemide	忌配	
氟尿嘧啶 Fluorouracil	可配	
辅酶 A　Coenzyme A	可配	
复方醋酸钠 Sodium Acetate Compound	可配	
G 谷氨酸钙（5%）　Calcium Glutamate（5%）	可配	
谷氨酸钾（31.50%）　Potassium Glutamate（31.50%）	可配	
谷氨酸钠（28.75%）　Sodium Glutamate（28.75%）	可配	
H 红霉素（乳糖酸盐）　Erythromycin（Lactobionate）	可配	
环磷酰胺 Cyclophosphamide	可配	
磺胺嘧啶钠 Sulfadiazine Sodium	忌配	
J 肌醇 Inositol	可配	
肌苷 Inosine	可配	

甲氧明（盐酸盐）加入以下药品（续）	配伍结果	备　注
加兰他敏（氢溴酸盐）Galantamine（Hydrobromide）	可配	
甲基多巴 Methyldopa	忌配	
间羟胺（重酒石酸盐）Metaraminol（Bitartrate）	可配	
精氨酸（25%，盐酸盐）Arginine（25%，Hydrochloride）	可配	
肼屈嗪（盐酸盐）Hydralazine（Hydrochloride）	忌配	
K 卡那霉素（硫酸盐）Kanamycin（Sulfate）	可配	
可乐定（盐酸盐）Clonidine（Hydrochloride）	忌配	
L 利多卡因（盐酸盐）Lidocaine（Hydrochloride）	可配	
利舍平 Reserpine	忌配	
链霉素（硫酸盐）Streptomycin（Sulfate）	忌配	
两性霉素 B Amphotericin B	忌配	
林格液 Sodium Chloride Compound	可配	
硫喷妥钠 Thiopental Sodium	忌配	
硫酸镁（10%，25%）Magnesium Sulfate（10%，25%）	忌配	
氯苯那敏 Chlorphenamine	可配	
氯丙嗪（盐酸盐）Chlorpromazine（Hydrochloride）	忌配	
氯化钙（3%，5%）Calcium Chloride（3%，5%）	可配	
氯化钾（10%）Potassium Chloride（10%）	可配	
氯化钠（0.9%）Sodium Chloride（0.9%）	可配	
氯霉素 Chloramphenicol	可配	
罗通定（硫酸盐）Rotundine（Sulfate）	可配	
洛贝林（盐酸盐）Lobeline（Hydrochloride）	可配	
M 麦角新碱（马来酸盐）Ergometrine（Maleate）	忌配	
美芬丁胺（硫酸盐）Mephentermine（Sulfate）	可配	
N 脑垂体后叶素® Pituitrin	忌配	
能量合剂 Energy Composite	忌配	
尼可刹米 Nikethamide	可配	
粘菌素（硫酸盐）Colymycin（Sulfate）	可配	
P 哌替啶（盐酸盐）Pethidine（Hydrochloride）	可配	
葡醛内酯 Glucurolactone	可配	
葡萄糖（5%，10%）Glucose（5%，10%）	可配	
葡萄糖氯化钠 Glucose and Sodium Chloride	可配	
葡萄糖酸钙（10%）Calcium Gluconate（10%）	可配	
普鲁卡因（盐酸盐）Procaine（Hydrochloride）	可配	
普鲁卡因胺（盐酸盐）Procainamide（Hydrochloride）	可配	
Q 青霉素钾® Benzylpenicillin Potassium	可配	
青霉素钠® Benzylpenicillin Sodium	可配	
氢化可的松 Hydrocortisone	可配	
氢化可的松琥珀酸钠 Hydrocortisone Sodium Succinate	可配	
氢化麦角碱 Dihydroergotoxine	可配	

甲氧明（盐酸盐）加入以下药品（续）	配伍结果	备注
庆大霉素（硫酸盐）@ Gentamycin（Sulfate）	可配	
去甲肾上腺素（重酒石酸盐） Norepinephrine（Bitartrate）	可配	
去氧肾上腺素（盐酸盐）Phenylephrine（Hydrochloride）	可配	
去乙酰毛花苷 Deslanoside	可配	
R 乳酸钠（11.2%） Sodium Lactate（11.2%）	可配	
S 三磷腺苷 Adenosine Triphosphate	可配	
山莨菪碱（氢溴酸盐） Anisodamine（Hydrobromide）	可配	
山梨醇 Sorbitol	可配	
肾上腺素（盐酸盐） Adrenaline（Hydrochloride）	可配	
四环素（盐酸盐） Tetracycline（Hydrochloride）	可配	
羧苄西林钠 Carbenicillin Sodium	可配	
缩宫素 Oxytocin	忌配	
T 碳酸氢钠（5%） Sodium Bicarbonate（5%）	可配	
托西溴苄铵 Bretylium Tosilate	忌配	
W 万古霉素（盐酸盐） Vancomycin（Hydrochloride）	可配	
维生素 B_6 Vitamin B_6	可配	
维生素 C Vitamin C	可配	
维生素 K_3 Vitamin K_3	可配	
X 细胞色素 C Cytochrome C	忌配	
溴化钙（5%） Calcium Bromide（5%）	可配	
Y 依他尼酸钠 Sodium Etacrynate	忌配	
异丙嗪（盐酸盐） Promethazine（Hydrochloride）	可配	
异丙肾上腺素（盐酸盐） Isoprenaline（Hydrochloride）	可配	
异戊巴比妥钠 Amobarbital Sodium	忌配	
异烟肼 Isoniazid	可配	
右旋糖酐 40（含盐） Dextran 40（Sodium Chloride）	可配	

美芬丁胺

（甲苯丁胺，恢压敏）

Mephentermine

（Wyamine）

制剂规格与 pH 值　硫酸盐注射液：1mL∶20mg。pH（20mg/mL）：5.5。

药理作用及应用　主要激动 β 受体，能增强心肌收缩力，并使血压升高。对周围血管作用较小。升压作用比去甲肾上腺素弱，但较为持久。用于治疗心源性休克及病理性低血压，也可用于麻醉后的低血压和局部应用消除鼻黏膜充血等。

用法用量　肌注或静注：每次 15～20mg。静滴：每次 60～100mg。稀释后滴注，根据病情调整用量及滴速。

适宜溶剂　静滴：60～100mg 稀释于 5%葡萄糖注射液 250～500mL。

给药速度　静滴：开始时一般为 30～50 滴/min，待血压稳定后减为 16～20 滴/min。

不良反应　主要有中枢兴奋作用，有时出现心悸、高血压、头痛、焦虑、呕吐等。大剂量时可致精神兴奋、哭泣、思维不连贯，甚至惊厥。

禁忌/慎用证　高血压、甲状腺功能亢进及 2 周内用过单胺氧化酶抑制剂者、失血性休克者禁用，缺氧、酸中毒、心血管疾病者慎用。

药物相互作用　与氯仿、环丙烷、氟烷等全麻药同时使用，有发生严重室性心律失常的危险；与洋地黄类同时使用发生心律失常的危险加大；与降压药、β受体阻断药同用，升压作用减弱；与哌甲酯联用时毒性增加。

注意事项　重复应用，可产生耐受性。抗休克治疗时应补足血容量。

配伍表

美芬丁胺（硫酸盐）加入以下药品	配伍结果	备　注
2∶3∶1注射液　2∶3∶1 Injection	可配	
A 阿糖胞苷（盐酸盐）　Cytarabine（Hydrochloride）	**忌配**	
阿托品（硫酸盐）　Atropine（Sulfate）	可配	
氨苄西林钠@ Ampicillin Sodium	可配	
氨茶碱 Aminophylline	可配	
氨基丁三醇（7.28%）　Trometamol（7.28%）	可配	
氨基丁酸 Aminobutyric Acid	可配	
氨基己酸 Aminocaproic Acid	可配	
氨甲苯酸 Aminomethylbenzoic Acid	可配	
B 苯巴比妥钠 Phenobarbital Sodium	**忌配**	
苯海拉明（盐酸盐）　Diphenhydramine（Hydrochloride）	可配	
博来霉素 Bleomycin	可配	
C 长春新碱（硫酸盐）　Vincristine（Sulfate）	**忌配**	
促皮质素 Corticotrophin	**忌配**	
D 地高辛 Digoxin	**忌配**	
地塞米松（磷酸盐）　Dexamethasone（Phosphate）	可配	
东莨菪碱（氢溴酸盐）　Scopolamine（Hydrobromide）	可配	
毒毛旋花子苷 K　Strophanthin K	可配	
对氨基水杨酸钠 Sodium Aminosalicylate	可配	
多巴胺（盐酸盐）　Dopamine（Hydrochloride）	可配	
多粘菌素 B（硫酸盐）　Polymyxin B（Sulfate）	可配	
E 二甲弗林 Dimefline	可配	
F 放线菌素 D　Dactinomycin D	可配	
酚磺乙胺 Etamsylate	可配	
酚妥拉明（甲磺酸盐）　Phentolamine（Mesylate）	可配	
呋塞米 Furosemide	**忌配**	
氟尿嘧啶 Fluorouracil	可配	

美芬丁胺（硫酸盐）加入以下药品（续）	配伍结果	备 注
辅酶 A　Coenzyme A	可配	
复方醋酸钠　Sodium Acetate Compound	可配	
G 谷氨酸钙（5%）　Calcium Glutamate（5%）	可配	
谷氨酸钾（31.50%）　Potassium Glutamate（31.50%）	**忌配**	
谷氨酸钠（28.75%）　Sodium Glutamate（28.75%）	**忌配**	
H 红霉素（乳糖酸盐）　Erythromycin（Lactobionate）	可配	
环磷酰胺　Cyclophosphamide	可配	
磺胺嘧啶钠　Sulfadiazine Sodium	**忌配**	
J 肌醇　Inositol	可配	
肌苷　Inosine	可配	
加兰他敏（氢溴酸盐）　Galantamine（Hydrobromide）	可配	
甲基多巴　Methyldopa	**忌配**	
甲氧苄胺嘧啶　Trimethoprim	稀释	
甲氧明（盐酸盐）　Methoxamine（Hydrochloride）	可配	
间羟胺（重酒石酸盐）　Metaraminol（Bitartrate）	可配	
精氨酸（25%，盐酸盐）　Arginine（25%，Hydrochloride）	可配	
肼屈嗪（盐酸盐）　Hydralazine（Hydrochloride）	**忌配**	
K 卡那霉素（硫酸盐）　Kanamycin（Sulfate）	可配	
可乐定（盐酸盐）　Clonidine（Hydrochloride）	**忌配**	
L 利多卡因（盐酸盐）　Lidocaine（Hydrochloride）	可配	
利福霉素钠　Rifamycin Sodium	**忌配**	
利舍平　Reserpine	**忌配**	
链霉素（硫酸盐）　Streptomycin（Sulfate）	可配	仅供肌注
林格液　Sodium Chloride Compound	可配	
硫喷妥钠　Thiopental Sodium	**忌配**	
硫酸镁（10%，25%）　Magnesium Sulfate（10%，25%）	**忌配**	
氯苯那敏　Chlorphenamine	可配	
氯丙嗪（盐酸盐）　Chlorpromazine（Hydrochloride）	**忌配**	
氯化钙（3%，5%）　Calcium Chloride（3%，5%）	可配	
氯化钾（10%）　Potassium Chloride（10%）	可配	
氯化钠（0.9%）　Sodium Chloride（0.9%）	可配	
氯霉素　Chloramphenicol	可配	
氯霉素琥珀酸酯钠　Chloramphenicol Succinate Sodium	**忌配**	
罗通定（硫酸盐）　Rotundine（Sulfate）	可配	
洛贝林（盐酸盐）　Lobeline（Hydrochloride）	可配	
M 麦角新碱（马来酸盐）　Ergometrine（Maleate）	**忌配**	
N 脑垂体后叶素®　Pituitrin	**忌配**	
能量合剂　Energy Composite	可配	
尼可刹米　Nikethamide	可配	
粘菌素（硫酸盐）　Colymycin（Sulfate）	可配	

美芬丁胺（硫酸盐）加入以下药品（续）	配伍结果	备 注
P 哌替啶（盐酸盐） Pethidine（Hydrochloride）	可配	
葡醛内酯 Glucurolactone	可配	
葡萄糖（5%，10%） Glucose（5%，10%）	可配	
葡萄糖氯化钠 Glucose and Sodium Chloride	可配	
葡萄糖酸钙（10%） Calcium Gluconate（10%）	可配	
普鲁卡因（盐酸盐） Procaine（Hydrochloride）	可配	
普鲁卡因胺（盐酸盐） Procainamide（Hydrochloride）	可配	
Q 青霉素钾@ Benzylpenicillin Potassium	**忌配**	
青霉素钠@ Benzylpenicillin Sodium	**忌配**	
氢化可的松 Hydrocortisone	可配	
氢化可的松琥珀酸钠 Hydrocortisone Sodium Succinate	可配	
氢化麦角碱 Dihydroergotoxine	可配	
庆大霉素（硫酸盐）@ Gentamycin（Sulfate）	可配	
去甲肾上腺素（重酒石酸盐） Norepinephrine（Bitartrate）	可配	
去氧肾上腺素（盐酸盐） Phenylephrine（Hydrochloride）	可配	
去乙酰毛花苷 Deslanoside	可配	
R 乳酸钠（11.2%） Sodium Lactate（11.2%）	可配	
S 三磷腺苷 Adenosine Triphosphate	可配	
山莨菪碱（氢溴酸盐） Anisodamine（Hydrobromide）	可配	
山梨醇 Sorbitol	可配	
肾上腺素（盐酸盐） Adrenaline（Hydrochloride）	可配	
四环素（盐酸盐） Tetracycline（Hydrochloride）	可配	
羧苄西林钠 Carbenicillin Sodium	可配	
缩宫素 Oxytocin	**忌配**	
T 碳酸氢钠（5%） Sodium Bicarbonate（5%）	**忌配**	
托西溴苄铵 Bretylium Tosilate	**忌配**	
W 万古霉素（盐酸盐） Vancomycin（Hydrochloride）	可配	
维生素 B_6 Vitamin B_6	可配	
维生素 C Vitamin C	可配	
维生素 K_3 Vitamin K_3	可配	
X 细胞色素 C Cytochrome C	**忌配**	
溴化钙（5%） Calcium Bromide（5%）	可配	
Y 依他尼酸钠 Sodium Etacrynate	**忌配**	
异丙嗪（盐酸盐） Promethazine（Hydrochloride）	可配	
异丙肾上腺素（盐酸盐） Isoprenaline（Hydrochloride）	可配	
异戊巴比妥钠 Amobarbital Sodium	**忌配**	
异烟肼 Isoniazid	可配	
右旋糖酐 40（含盐） Dextran 40（Sodium Chloride）	可配	

二磷酸果糖

Fructose Diphosphate

(FDP，Esafosfina)

制剂规格与 pH 值　注射用粉针剂：每支 0.5g，2.5g，5g；各配注射用水：每支 10mL，50mL。pH（20mg/mL）：5.55。

药理作用及应用　本品可激活细胞膜上的磷酸果糖激酶，提高细胞内高能磷酸键与三磷腺苷含量，增加 K^+ 内流，使缺血缺氧造成的细胞能量代谢正常化，改善心肌缺血缺氧，用于心肌梗死、心力衰竭、休克的患者。本品临用时，配制成 5%～10%溶液供静脉滴注或推注。

用法用量　不推荐静注给药。勿肌注（可致疼痛）。静滴：成人每次 5～10g（0.1～0.25g/kg），配成 2.5%～10%溶液（50～100mL），每日 1～2 次，每次 5～10min 滴完。

适宜溶剂　注射用水、5%～10%葡萄糖注射液。

给药速度　每分钟输注 0.4～1g。

稳定性　本品为无色或白色结晶，易吸湿。室温 15～25℃可避光贮存 5 年，水溶液于室温下 24h 稳定。

不良反应　静滴时渗漏于血管外可致肿痛刺激症状。罕见过敏；无明显全身不良反应，耐受性良好。

禁忌/慎用证　对本品过敏、高磷血症、明显肾功能不全者禁用。

药物相互作用　本品宜单独使用，勿与其他注射剂混合，与碱性注射液配伍易生成沉淀。

注意事项　正常成人内生肌酐清除率为 80~120mL/min，低于 50 mL/min 慎用本品，并应同时监测血磷有无上升趋势。本品勿于其他注射液合用，除理化配伍问题外，还涉及给药速度、药效观察等原因。

配伍表

二磷酸果糖加入以下药品	配伍结果	备　注
L 氯化钠（0.9%）　Sodium Chloride（0.9%）	可配	
P 葡萄糖（5%）氯化钠（0.9%）Glucose（5%）in Sodium（0.9%）Chloride	可配	
葡萄糖（5%）　Glucose（5%）	可配	
Q 其他注射剂 Other Injections	**忌配**	

血管紧张素胺

（增压素）

Angiotensinamide

制剂规格与 pH 值　注射用血管紧张素胺：每支 1mg。pH（0.25mg/mL）：5.0。

药理作用及应用　为化学合成的八肽物质，与天然的血管紧张素Ⅱ在结构上略有不同，但在药理作用上基本相似，能直接兴奋小动脉血管平滑肌，使小动脉强力收缩，从而迅速升高血压。主要用于外伤或手术后休克和全身麻醉或腰椎麻醉时所致的低血压症。

用法用量　静滴：每次 1～1.25mg。

适宜溶剂　静滴：1～1.25mg，溶解于 5%葡萄糖或 0.9%氯化钠注射液 500mL。

给药速度　静滴：3～10μg/min。应测血压、心律，随时调整滴速。

不良反应　有时可引起眩晕、头痛，偶可引起心绞痛。过量可致心动过缓，偶有室性心律失常。

禁忌/慎用证　原有心血管病及心功能不全患者慎用。

药物相互作用　不宜与单胺氧化酶抑制剂合用；与血液、血浆混合，即被其中肽酶水解。

注意事项　不宜突然停药。对于由失血、脱水引起的低血压，使用本品应同时补充血容量。

配伍表

血管紧张素胺加入以下药品	配伍结果	备 注
2∶3∶1注射液　2∶3∶1 Injection	可配	
A 阿托品（硫酸盐）　Atropine（Sulfate）	可配	
氨苄西林钠@ Ampicillin Sodium	可配	
氨苄西林-舒巴坦钠 Ampicillin-Sulbactam Sodium	可配	
氨茶碱 Aminophylline	可配	
氨基丁三醇（7.28%）　Trometamol（7.28%）	可配	
氨基丁酸 Aminobutyric Acid	可配	
氨基己酸 Aminocaproic Acid	可配	
氨甲苯酸 Aminomethylbenzoic Acid	可配	
氨甲环酸 Tranexamic Acid	可配	
B 贝美格 Bemegride	可配	
苯巴比妥钠 Phenobarbital Sodium	可配	
苯妥英钠 Phenytoin Sodium	可配	
苯唑西林钠 Oxacillin Sodium	可配	
博来霉素 Bleomycin	可配	
C 促皮质素 Corticotrophin	可配	
D 地塞米松（磷酸盐）　Dexamethasone（Phosphate）	可配	
东莨菪碱（氢溴酸盐）　Scopolamine（Hydrobromide）	可配	
毒毛旋花子苷 K　Strophanthin K	可配	
多巴胺（盐酸盐）　Dopamine（Hydrochloride）	可配	
多粘菌素 B（硫酸盐）　Polymyxin B（Sulfate）	可配	
E 二甲弗林 Dimefline	可配	
二氢麦角碱（甲磺酸盐）　Dihydroergotamine（Mesylate）	可配	
F 放线菌素 D　Dactinomycin D	可配	
酚磺乙胺 Etamsylate	可配	
酚妥拉明（甲磺酸盐）　Phentolamine（Mesylate）	可配	
呋塞米 Furosemide	可配	
氟尿嘧啶 Fluorouracil	可配	
氟哌啶醇（乳酸盐）　Haloperidol（Lactate）	可配	
辅酶 A　Coenzyme A	**忌配**	
G 肝素钠 Heparin Sodium	可配	

血管紧张素胺加入以下药品（续）	配伍结果	备 注
谷氨酸钙（5%） Calcium Glutamate（5%）	可配	
谷氨酸钾（31.50%） Potassium Glutamate（31.50%）	可配	
谷氨酸钠（28.75%） Sodium Glutamate（28.75%）	可配	
H 红霉素（乳糖酸盐） Erythromycin（Lactobionate）	可配	
环磷酰胺 Cyclophosphamide	可配	
磺胺嘧啶钠 Sulfadiazine Sodium	**忌配**	
J 肌苷 Inosine	可配	
吉他霉素（酒石酸盐） Kitasamycin（Tartrate）	可配	
加兰他敏（氢溴酸盐） Galantamine（Hydrobromide）	可配	
甲氨蝶呤 Methotrexate	可配	
甲泼尼龙琥珀酸钠 Methylprednisolone Sodium Succinate	可配	
甲氧明（盐酸盐） Methoxamine（Hydrochloride）	可配	
间羟胺（重酒石酸盐） Metaraminol（Bitartrate）	可配	
精氨酸（25%，盐酸盐） Arginine（25%，Hydrochloride）	可配	
K 卡络柳钠 Carbazochrome Salicylate	可配	
L 利多卡因（盐酸盐） Lidocaine（Hydrochloride）	可配	
利舍平 Reserpine	可配	
两性霉素 B Amphotericin B	可配	
林格液 Sodium Chloride Compound	可配	
林可霉素（盐酸盐） Lincomycin（Hydrochloride）	可配	
硫酸镁（10%，25%） Magnesium Sulfate（10%，25%）	可配	
氯苯那敏 Chlorphenamine	可配	
氯丙嗪（盐酸盐） Chlorpromazine（Hydrochloride）	可配	
氯化钙（3%，5%） Calcium Chloride（3%，5%）	可配	
氯化琥珀胆碱 Suxamethonium Chloride	可配	
氯化钾（10%） Potassium Chloride（10%）	可配	
氯化钠（0.9%） Sodium Chloride（0.9%）	可配	
氯化筒箭毒碱 Tubocurarine Chloride	可配	
氯霉素 Chloramphenicol	可配	
氯霉素琥珀酸酯钠 Chloramphenicol Succinate Sodium	可配	
氯唑西林钠 Cloxacillin Sodium	可配	
罗通定（硫酸盐） Rotundine（Sulfate）	可配	
洛贝林（盐酸盐） Lobeline（Hydrochloride）	可配	
M 吗啡（盐酸盐） Morphine（Hydrochloride）	可配	
麦角新碱（马来酸盐） Ergometrine（Maleate）	可配	
毛花苷丙 Lanatoside C	可配	
美芬丁胺（硫酸盐） Mephentermine（Sulfate）	可配	
N 脑垂体后叶素® Pituitrin	可配	
能量合剂 Energy Composite	可配	
尼可刹米 Nikethamide	可配	

血管紧张素胺加入以下药品（续）	配伍结果	备　注
粘菌素（硫酸盐）　Colymycin（Sulfate）	可配	
P　哌甲酯　Methylphenidate	可配	
哌替啶（盐酸盐）　Pethidine（Hydrochloride）	可配	
葡萄糖（5%，10%）　Glucose（5%，10%）	可配	
葡萄糖氯化钠　Glucose and Sodium Chloride	可配	
葡萄糖酸钙（10%）　Calcium Gluconate（10%）	可配	
普鲁卡因（盐酸盐）　Procaine（Hydrochloride）	可配	
普鲁卡因胺（盐酸盐）　Procainamide（Hydrochloride）	可配	
普萘洛尔　Propranolol	可配	
Q　青霉素钾[@]　Benzylpenicillin Potassium	可配	
青霉素钠[@]　Benzylpenicillin Sodium	可配	
氢化可的松　Hydrocortisone	可配	
氢化可的松琥珀酸钠　Hydrocortisone Sodium Succinate	可配	
庆大霉素（硫酸盐）[@]　Gentamycin（Sulfate）	可配	
去甲肾上腺素（重酒石酸盐）　Norepinephrine（Bitartrate）	可配	
去氧肾上腺素（盐酸盐）　Phenylephrine（Hydrochloride）	可配	
全血　Whole Blood	**忌配**	
R　乳酸钠（11.2%）　Sodium Lactate（11.2%）	可配	
S　三磷腺苷　Adenosine Triphosphate	可配	
山莨菪碱（氢溴酸盐）　Anisodamine（Hydrobromide）	可配	
山莨菪碱（盐酸盐）　Anisodamine（Hydrochloride）	可配	
山梨醇　Sorbitol	可配	
肾上腺素（盐酸盐）　Adrenaline（Hydrochloride）	可配	
四环素（盐酸盐）　Tetracycline（Hydrochloride）	可配	
羧苄西林钠　Carbenicillin Sodium	可配	
缩宫素　Oxytocin	可配	
T　碳酸氢钠（5%）　Sodium Bicarbonate（5%）	可配	
妥拉唑林（盐酸盐）　Tolazoline（Hydrochloride）	可配	
W　万古霉素（盐酸盐）　Vancomycin（Hydrochloride）	可配	
维生素 B_6　Vitamin B_6	可配	
维生素 C　Vitamin C	可配	
维生素 K_1　Vitamin K_1	可配	
X　细胞色素 C　Cytochrome C	可配	
血浆　Blood Plasma	**忌配**	
Y　依他尼酸钠　Sodium Etacrynate	可配	
依他酸钙钠　Calcium Disodium Edetate	可配	
胰岛素（正规）[®]　Insulin（Regular）	可配	
异丙嗪（盐酸盐）　Promethazine（Hydrochloride）	可配	
异丙肾上腺素（盐酸盐）　Isoprenaline（Hydrochloride）	可配	
异戊巴比妥钠　Amobarbital Sodium	可配	

血管紧张素胺加入以下药品（续）	配伍结果	备 注
异烟肼 Isoniazid	可配	
右旋糖酐 40（含盐） Dextran 40（Sodium Chloride）	可配	
Z 左旋多巴 Levodopa	可配	

双氢麦角胺

Dihydroergotamine

制剂规格与 pH 值 甲磺酸盐注射液：1mL：1mg。pH（0.1%）：4.4～5.4。

药理作用及应用 药理作用与酒石酸麦角胺相似，作用较弱。对平滑肌的直接收缩作用使扩张的颅外动脉收缩，或激活血管壁的 5-HT 受体，使脑动脉血管的过度扩张与搏动恢复正常从而使头痛减轻。对静脉也有收缩作用。主要用于中到重度偏头痛发作、难治性偏头痛和丛集性头痛的治疗。

用法用量 肌注、静注：每次 1～2mg，一日 1～2 次。频发血管性头痛可 1h 后再静注 1 次。

不良反应 不良反应较酒石酸麦角胺轻，发生率低，有恶心、呕吐、腹泻、水肿。

禁忌/慎用证 急性或慢性精神病、心动过缓、心动过速、低血压、高血压、冠状动脉硬化、青光眼等患者禁用。

药物相互作用 与大环内酯类抗菌药物（虽在体外可配伍）联合使用，可抑制本品代谢以致发生麦角中毒的危险加大。

注意事项 停用 5-HT$_1$ 受体激动剂（如舒马普坦）至少 6h 才可使用本品，以防血管过度收缩。本品不能预防血管扩张性头痛，只能在发病时缓解血管扩张而止痛，故用药时机以出现头痛先兆时最好。

配伍表

双氢麦角胺（甲磺酸盐）加入以下药品	配伍结果	备 注
2：3：1 注射液 2：3：1 Injection	可配	
A 阿托品（硫酸盐） Atropine（Sulfate）	可配	
氨苄西林钠@ Ampicillin Sodium	可配	
氨茶碱 Aminophylline	可配	
氨基丁三醇（7.28%） Trometamol（7.28%）	可配	
氨基丁酸 Aminobutyric Acid	**忌配**	
氨基己酸 Aminocaproic Acid	可配	
氨甲苯酸 Aminomethylbenzoic Acid	可配	
氨甲环酸 Tranexamic Acid	可配	
B 胞磷胆碱 Citicoline	可配	
苯巴比妥钠 Phenobarbital Sodium	**忌配**	
苯妥英钠 Phenytoin Sodium	可配	
苯唑西林钠 Oxacillin Sodium	可配	
玻璃酸酶 Hyaluronidase	可配	

双氢麦角胺（甲磺酸盐）加入以下药品（续）	配伍结果	备　注
博来霉素　Bleomycin	可配	
C　促皮质素　Corticotrophin	可配	
D　地塞米松（磷酸盐）　Dexamethasone（Phosphate）	**忌配**	
东莨菪碱（氢溴酸盐）　Scopolamine（Hydrobromide）	可配	
毒毛旋花子苷 K　Strophanthin K	可配	
多巴胺（盐酸盐）　Dopamine（Hydrochloride）	可配	
多粘菌素 B（硫酸盐）　Polymyxin B（Sulfate）	可配	
E　二甲弗林　Dimefline	可配	
F　放线菌素 D　Dactinomycin D	可配	
酚磺乙胺　Etamsylate	可配	
酚妥拉明（甲磺酸盐）　Phentolamine（Mesylate）	可配	
呋塞米　Furosemide	可配	
氟尿嘧啶　Fluorouracil	可配	
氟哌啶醇（乳酸盐）　Haloperidol（Lactate）	可配	
辅酶 A　Coenzyme A	可配	
G　肝素钠　Heparin Sodium	可配	
谷氨酸钙（5%）　Calcium Glutamate（5%）	**忌配**	△
谷氨酸钾（31.50%）　Potassium Glutamate（31.50%）	**忌配**	△
谷氨酸钠（28.75%）　Sodium Glutamate（28.75%）	**忌配**	△
H　红霉素（乳糖酸盐）　Erythromycin（Lactobionate）	**忌配**	△
环磷酰胺　Cyclophosphamide	**忌配**	△
磺胺嘧啶钠　Sulfadiazine Sodium	**忌配**	
J　肌苷　Inosine	可配	
吉他霉素（酒石酸盐）　Kitasamycin（Tartrate）	可配	
甲氨蝶呤　Methotrexate	可配	
甲泼尼龙琥珀　Methylprednisolone Succinate	可配	
甲氧明（盐酸盐）　Methoxamine（Hydrochloride）	可配	
间羟胺（重酒石酸盐）　Metaraminol（Bitartrate）	可配	
精氨酸（25%，盐酸盐）　Arginine（25%，Hydrochloride）	**忌配**	△
K　卡络柳钠　Carbazochrome Salicylate	可配	
L　利多卡因（盐酸盐）　Lidocaine（Hydrochloride）	可配	
利舍平　Reserpine	可配	
两性霉素 B　Amphotericin B	可配	
林格液　Sodium Chloride Compound	可配	
林可霉素（盐酸盐）　Lincomycin（Hydrochloride）	可配	
硫酸镁（10%，25%）　Magnesium Sulfate（10%，25%）	可配	
氯胺酮（盐酸盐）　Ketamine（Hydrochloride）	可配	
氯丙嗪（盐酸盐）　Chlorpromazine（Hydrochloride）	可配	
氯化钙（3%，5%）　Calcium Chloride（3%，5%）	**忌配**	△
氯化琥珀胆碱　Suxamethonium Chloride	可配	

双氢麦角胺（甲磺酸盐）加入以下药品（续）	配伍结果	备 注
氯化钾（10%） Potassium Chloride（10%）	忌配	△
氯化钠（0.9%） Sodium Chloride（0.9%）	可配	勿静注
氯化筒箭毒碱 Tubocurarine Chloride	可配	
氯霉素 Chloramphenicol	忌配	
氯霉素琥珀酸酯钠 Chloramphenicol Succinate Sodium	忌配	△
氯唑西林钠 Cloxacillin Sodium	可配	
洛贝林（盐酸盐） Lobeline（Hydrochloride）	可配	
M 吗啡（盐酸盐） Morphine（Hydrochloride）	可配	
美芬丁胺（硫酸盐） Mephentermine（Sulfate）	可配	
N 脑垂体后叶素® Pituitrin	可配	
能量合剂 Energy Composite	可配	
尼可刹米 Nikethamide	可配	
粘菌素（硫酸盐） Colymycin（Sulfate）	可配	
P 哌甲酯 Methylphenidate	可配	
哌替啶（盐酸盐） Pethidine（Hydrochloride）	可配	
葡萄糖（5%，10%） Glucose（5%，10%）	可配	
葡萄糖氯化钠 Glucose and Sodium Chloride	可配	
葡萄糖酸钙（10%） Calcium Gluconate（10%）	忌配	△
普鲁卡因（盐酸盐） Procaine（Hydrochloride）	可配	
普鲁卡因胺（盐酸盐） Procainamide（Hydrochloride）	可配	
普萘洛尔 Propranolol	可配	
Q 青霉素钾® Benzylpenicillin Potassium	可配	
青霉素钠® Benzylpenicillin Sodium	可配	
氢化可的松 Hydrocortisone	忌配	△
氢化可的松琥珀酸钠 Hydrocortisone Sodium Succinate	忌配	
庆大霉素（硫酸盐）® Gentamycin（Sulfate）	可配	
去甲肾上腺素（重酒石酸盐） Norepinephrine（Bitartrate）	忌配	△
去氧肾上腺素（盐酸盐） Phenylephrine（Hydrochloride）	可配	
R 乳酸钠（11.2%） Sodium Lactate（11.2%）	可配	
S 三磷腺苷 Adenosine Triphosphate	可配	
山莨菪碱（氢溴酸盐） Anisodamine（Hydrobromide）	可配	
山莨菪碱（盐酸盐） Anisodamine（Hydrochloride）	可配	
山梨醇 Sorbitol	忌配	△
肾上腺素（盐酸盐） Adrenaline（Hydrochloride）	可配	
四环素（盐酸盐） Tetracycline（Hydrochloride）	忌配	△
羧苄西林钠 Carbenicillin Sodium	可配	
缩宫素 Oxytocin	可配	
T 碳酸氢钠（5%） Sodium Bicarbonate（5%）	忌配	△
妥拉唑林（盐酸盐） Tolazoline（Hydrochloride）	忌配	药效拮抗
W 万古霉素（盐酸盐） Vancomycin（Hydrochloride）	可配	

双氢麦角胺（甲磺酸盐）加入以下药品（续）	配伍结果	备　注
维生素 B$_6$　Vitamin B$_6$	可配	
维生素 C　Vitamin C	可配	
维生素 K$_1$　Vitamin K$_1$	可配	
X 细胞色素 C　Cytochrome C	可配	
血管紧张素胺　Angiotensinamide	可配	
Y 依他尼酸钠　Sodium Etacrynate	可配	
依他酸钙钠　Calcium Disodium Edetate	可配	
胰岛素（正规）®　Insulin（Regular）	可配	
异丙嗪（盐酸盐）　Promethazine（Hydrochloride）	可配	
异丙肾上腺素（盐酸盐）　Isoprenaline（Hydrochloride）	可配	
异戊巴比妥钠　Amobarbital Sodium	**忌配**	
异烟肼　Isoniazid	可配	
右旋糖酐 40（含盐）　Dextran 40（Sodium Chloride）	可配	

附：单胺氧化酶抑制剂（Monoamin Oxdase Inhibitors,MAOI）

单胺氧化酶抑制剂与多种抗休克药及中枢神经药合用存在相互作用问题。常用的 MAOI 有：①肼类抗抑郁药：包括甲苯肼、异丙肼、苯乙肼、苯异丙肼、烟肼酰胺、异唑肼；②非肼类抗抑郁药：包括反苯环丙胺；降压药，包括优降宁、异喹胍；③抗菌药：包括呋喃唑酮、异烟肼。

第五节　降血压药

利舍平

Reserpine

制剂规格与 pH 值　注射剂：1mL∶1mg；1mL∶2.5mg。pH（1mg/mL）：5.5。

药理作用及应用　本品使周围交感神经末梢的去甲肾上腺素贮存耗竭，也使儿茶酚胺和 5-HT 贮存耗竭而使血压下降。用于高血压病，但不推荐为第一线单独用药。

用法用量　肌注：用于高血压危象，每次 0.5～1mg，需要时每隔 4～6h 重复给药 0.4～0.6mg。

不良反应　可致缩瞳、鼻塞、心率减慢、胃酸分泌增加、胃肠蠕动增快、腹泻等反应。

禁忌/慎用证　对本药或萝芙木制剂过敏、活动性胃溃疡、溃疡性结肠炎、抑郁症患者及孕妇禁用。心律失常、心肌梗死、癫痫、胆石症、帕金森病、有精神抑郁史者慎用。

药物相互作用　本品可增强中枢镇静药、麻醉药、镇痛药的作用；与洋地黄类药联合应用，可引起心动过速，甚至心搏骤停；与胍乙啶等药合用，可增加发生直立性低血压、心动过缓和抑郁等反应的危险；与吩噻嗪类药联用，可引发锥体外系症状，类似帕金森病的锥体外系症状更易发生，同时有协同的降压作用。

注意事项　消化道溃疡患者应用利舍平可引起出血，必要时可加服抗酸药或抗胆碱药。体质虚弱的高血压患者、冠心病伴高血压者，使用后偶可发生不可逆性低血压，注射给药时尤应格外注意。利舍平治疗中的高血压患者若发生种种原因引起的休克需要升压时，间接拟交感药如间羟胺、美芬丁胺的作用减弱，不宜使用，宜用直接拟交感药如去甲肾上腺素、甲氧胺等并注意其作用可能增强。

配伍表

利舍平加入以下药品	配伍结果	备注
2：3：1 注射液　2：3：1 Injection	可配	
A 阿糖胞苷（盐酸盐）　Cytarabine（Hydrochloride）	忌配	
阿托品（硫酸盐）　Atropine（Sulfate）	可配	
氨苄西林钠@　Ampicillin Sodium	忌配	
氨茶碱　Aminophylline	忌配	
氨基丁三醇（7.28%）　Trometamol（7.28%）	忌配	
氨基丁酸　Aminobutyric Acid	可配	
氨基己酸　Aminocaproic Acid	忌配	
氨甲苯酸　Aminomethylbenzoic Acid	可配	
B 苯巴比妥钠　Phenobarbital Sodium	忌配	
苯海拉明（盐酸盐）　Diphenhydramine（Hydrochloride）	可配	
博来霉素　Bleomycin	可配	
C 长春新碱（硫酸盐）　Vincristine（Sulfate）	忌配	
促皮质素　Corticotrophin	忌配	
D 地高辛　Digoxin	忌配	
地塞米松（磷酸盐）　Dexamethasone（Phosphate）	忌配	
地西泮®　Diazepam	忌配	
东莨菪碱（氢溴酸盐）　Scopolamine（Hydrobromide）	可配	
毒毛旋花子苷K　Strophanthin K	忌配	
对氨基水杨酸钠　Sodium Aminosalicylate	可配	
多巴胺（盐酸盐）　Dopamine（Hydrochloride）	忌配	
多粘菌素B（硫酸盐）　Polymyxin B（Sulfate）	可配	
E 二甲弗林　Dimefline	可配	
F 放线菌素D　Dactinomycin D	可配	
酚磺乙胺　Etamsylate	可配	
酚妥拉明（甲磺酸盐）　Phentolamine（Mesylate）	可配	
呋塞米　Furosemide	忌配	
氟尿嘧啶　Fluorouracil	忌配	
辅酶A　Coenzyme A	忌配	
G 肝素钠　Heparin Sodium	忌配	
谷氨酸钙（5%）　Calcium Glutamate（5%）	可配	
谷氨酸钾（31.50%）　Potassium Glutamate（31.50%）	忌配	
谷氨酸钠（28.75%）　Sodium Glutamate（28.75%）	忌配	
H 红霉素（乳糖酸盐）　Erythromycin（Lactobionate）	可配	
环磷酰胺　Cyclophosphamide	可配	

利舍平加入以下药品（续）	配伍结果	备　注
磺胺嘧啶钠 Sulfadiazine Sodium	忌配	
J 肌醇 Inositol	可配	
肌苷 Inosine	忌配	
加兰他敏（氢溴酸盐） Galantamine（Hydrobromide）	可配	
甲氧明（盐酸盐） Methoxamine（Hydrochloride）	忌配	
间羟胺（重酒石酸盐） Metaraminol（Bitartrate）	忌配	
精氨酸（25%，盐酸盐） Arginine（25%，Hydrochloride）	可配	
肼屈嗪（盐酸盐） Hydralazine（Hydrochloride）	忌配	
K 卡那霉素（硫酸盐） Kanamycin（Sulfate）	可配	
克林霉素（磷酸盐） Clindamycin（Phosphate）	忌配	
L 利多卡因（盐酸盐） Lidocaine（Hydrochloride）	可配	
链霉素（硫酸盐） Streptomycin（Sulfate）	可配	仅供肌注
两性霉素 B　Amphotericin B	忌配	
林格液 Sodium Chloride Compound	可配	
硫喷妥钠 Thiopental Sodium	忌配	
硫酸镁（10%，25%） Magnesium Sulfate（10%，25%）	可配	
氯苯那敏 Chlorphenamine	可配	
氯丙嗪（盐酸盐） Chlorpromazine（Hydrochloride）	忌配	
氯化钙（3%，5%） Calcium Chloride（3%，5%）	可配	
氯化钾（10%） Potassium Chloride（10%）	可配	
氯化钠（0.9%） Sodium Chloride（0.9%）	可配	
氯霉素 Chloramphenicol	可配	
氯霉素琥珀酸酯钠 Chloramphenicol Succinate Sodium	忌配	
罗通定（硫酸盐） Rotundine（Sulfate）	可配	
洛贝林（盐酸盐） Lobeline（Hydrochloride）	可配	
M 麻黄碱（盐酸盐） Ephedrine（Hydrochloride）	忌配	
麦角新碱（马来酸盐） Ergometrine（Maleate）	稀释	
美芬丁胺（硫酸盐） Mephentermine（Sulfate）	忌配	
N 脑垂体后叶素® Pituitrin	忌配	
能量合剂 Energy Composite	忌配	
尼可刹米 Nikethamide	可配	
粘菌素（硫酸盐） Colymycin（Sulfate）	可配	
P 哌替啶（盐酸盐） Pethidine（Hydrochloride）	可配	
葡醛内酯 Glucurolactone	可配	
葡萄糖（5%，10%） Glucose（5%，10%）	可配	
葡萄糖氯化钠 Glucose and Sodium Chloride	可配	
葡萄糖酸钙（10%） Calcium Gluconate（10%）	可配	
普鲁卡因（盐酸盐） Procaine（Hydrochloride）	可配	
普鲁卡因胺（盐酸盐） Procainamide（Hydrochloride）	可配	
Q 青霉素钾@ Benzylpenicillin Potassium	忌配	

利舍平加入以下药品（续）	配伍结果	备　注
青霉素钠@ Benzylpenicillin Sodium	忌配	
氢化可的松 Hydrocortisone	忌配	
氢化可的松琥珀酸钠 Hydrocortisone Sodium Succinate	忌配	
氢化麦角碱 Dihydroergotoxine	可配	
庆大霉素（硫酸盐）@ Gentamycin（Sulfate）	可配	
去甲肾上腺素（重酒石酸盐）Norepinephrine（Bitartrate）	忌配	
去氧肾上腺素（盐酸盐）Phenylephrine（Hydrochloride）	忌配	
去乙酰毛花苷 Deslanoside	忌配	
R 乳酸钠（11.2%）Sodium Lactate（11.2%）	可配	
S 三磷腺苷 Adenosine Triphosphate	可配	
山莨菪碱（氢溴酸盐）Anisodamine（Hydrobromide）	忌配	
山梨醇 Sorbitol	可配	
肾上腺素（盐酸盐）Adrenaline（Hydrochloride）	忌配	
四环素（盐酸盐）Tetracycline（Hydrochloride）	可配	
羧苄西林钠 Carbenicillin Sodium	忌配	
缩宫素 Oxytocin	可配	
T 碳酸氢钠（5%）Sodium Bicarbonate（5%）	忌配	
W 万古霉素（盐酸盐）Vancomycin（Hydrochloride）	可配	
维生素 B$_6$ Vitamin B$_6$	忌配	
维生素 C Vitamin C	忌配	
维生素 K$_3$ Vitamin K$_3$	可配	
X 细胞色素 C Cytochrome C	可配	
溴化钙（5%）Calcium Bromide（5%）	可配	
Y 洋地黄毒苷 Digitoxin	忌配	
依他尼酸钠 Sodium Etacrynate	忌配	
异丙嗪（盐酸盐）Promethazine（Hydrochloride）	忌配	
异丙肾上腺素（盐酸盐）Isoprenaline（Hydrochloride）	忌配	
异戊巴比妥钠 Amobarbital Sodium	忌配	
异烟肼 Isoniazid	可配	
右旋糖酐 40（含盐）Dextran 40（Sodium Chloride）	可配	

可乐定

（氯压定，可乐宁）

Clonidine

制剂规格与 pH 值　盐酸盐注射液：1mL：0.15mg。pH（0.15mg/mL）：4.0～7.0。

药理作用及应用　激动中枢 α$_2$ 肾上腺素受体，降低交感神经活性，抑制儿茶酚胺释放而降压。其注射剂主要用于高血压病的紧急降压。

用法用量　静注：降压，用 0.15～0.3mg 缓慢注射，10min 内起效，降压前可先有短暂血压升高，降压作用在 30～60min 达高峰，持续 3～7h。24h 总剂量可达 0.75mg。

适宜溶剂　静注：0.15～0.3mg 稀释于 50% 葡萄糖注射液 20～40mL。

给药速度　静注：4～6min。

不良反应　常见有口干、倦怠、眩晕、便秘等，较少见的有头昏、性功能减退、体位性低血压、恶心、呕吐等。

禁忌/慎用证　使用单胺氧化酶抑制剂的患者禁用。脑血管病、冠状动脉供血不足、精神抑郁史、近期心肌梗死、雷诺病、慢性肾功能障碍、窦房结或房室结功能低下、血栓闭塞性脉管炎患者慎用。

药物相互作用　与乙醇或中枢神经抑制药同用可使中枢抑制作用加强；与其他降压药同用可使降压作用加强；与 β 阻滞药同用后停药，可使可乐定的撤药综合征危象发生增多；三环类抗抑郁药、非甾体类抗炎镇痛药同用会使可乐定的降压作用减弱。

注意事项　老年人剂量须减少。

配伍表

可乐定加入以下药品	配伍结果	备　注
A 阿糖胞苷（盐酸盐）Cytarabine（Hydrochloride）	忌配	
氨苄西林钠@ Ampicillin Sodium	忌配	
B 苯巴比妥钠 Phenobarbital Sodium	忌配	
C 长春新碱（硫酸盐）Vincristine（Sulfate）	忌配	
D 多巴胺（盐酸盐）Dopamine（Hydrochloride）	忌配	
F 呋塞米 Furosemide	忌配	
H 磺胺异噁唑（二醇胺盐）Sulfafurazole（Diolamine）	忌配	
J 甲氧明（盐酸盐）Methoxamine（Hydrochloride）	忌配	
间羟胺（重酒石酸盐）Metaraminol（Bitartrate）	忌配	
K 克林霉素（磷酸盐）Clindamycin（Phosphate）	忌配	
L 硫喷妥钠 Thiopental Sodium	忌配	
氯化钠（0.9%）Sodium Chloride（0.9%）	可配	
M 麻黄碱（盐酸盐）Ephedrine（Hydrochloride）	忌配	
美芬丁胺（硫酸盐）Mephentermine（Sulfate）	忌配	
N 脑垂体后叶素® Pituitrin	忌配	
P 葡萄糖（5%，10%）Glucose（5%，10%）	可配	
葡萄糖氯化钠 Glucose and Sodium Chloride	可配	
Q 去甲肾上腺素（重酒石酸盐）Norepinephrine（Bitartrate）	忌配	
去氧肾上腺素（盐酸盐）Phenylephrine（Hydrochloride）	忌配	
S 肾上腺素（盐酸盐）Adrenaline（Hydrochloride）	忌配	
司可巴比妥钠 Secobarbital Sodium	忌配	
Y 依他尼酸钠 Sodium Etacrynate	忌配	
异丙肾上腺素（盐酸盐）Isoprenaline（Hydrochloride）	忌配	
异戊巴比妥钠 Amobarbital Sodium	忌配	

肼屈嗪

（肼苯达嗪，肼酞嗪）

Hydralazine

制剂规格与 pH 值　盐酸盐注射液：1mL：20mg。pH（20mg/mL）：3.4～4.0。

药理作用及应用　直接扩张小动脉，使周围血管阻力降低，心率增快，心每搏量和心排血量增加。此注射剂适用于妊娠高血压或急性肾小球肾炎、肾功能不全引起的高血压及其危象。

用法用量　肌注：每次 10～20mg，必要时 6h 后重复 1 次。静注：每次 5～10mg，必要时 30min 后可重复注射 1 次。与地西泮、利尿降压药等合用可提高疗效。

适宜溶剂　静注：5～10mg 加于 5%葡萄糖注射液。

给药速度　缓慢注射，不少于 20min。

不良反应　长期用药且剂量＞400mg/d 可引起皮疹、瘙痒、胸痛、淋巴腺肿大、周围神经炎、水肿及系统性红斑狼疮。

禁忌/慎用证　主动脉瘤、脑卒中、心力衰竭、脑动脉硬化、严重肾功能障碍者忌用，冠心病者慎用。

药物相互作用　拟交感胺类与布洛芬等非甾体抗炎药拮抗本品降血压作用。

注意事项　用药期间随访检查抗核抗体、血常规，必要时查红斑狼疮。长期给药可产生血容量增大、液体潴留，反射性交感兴奋而心率加快、心排血量增加，使本品的降压作用减弱。停用本品时须缓慢减量，以免血压突然升高。

配伍表

肼屈嗪（盐酸盐）加入以下药品	配伍结果	备　注
A 阿糖胞苷（盐酸盐）　Cytarabine（Hydrochloride）	忌配	
氨苄西林钠[@]　Ampicillin Sodium	忌配	
氨茶碱　Aminophylline	忌配	
B 苯巴比妥钠　Phenobarbital Sodium	忌配	
C 长春新碱（硫酸盐）　Vincristine（Sulfate）	忌配	
D 地高辛　Digoxin	忌配	
多巴胺（盐酸盐）　Dopamine（Hydrochloride）	忌配	
F 呋塞米　Furosemide	忌配	
复方醋酸钠　Sodium Acetate Compound	可配	
G 肝素钠　Heparin Sodium	忌配	
H 磺胺嘧啶钠　Sulfadiazine Sodium	忌配	
磺胺异噁唑（二醇胺盐）　Sulfafurazole（Diolamine）	忌配	
J 甲氧明（盐酸盐）　Methoxamine（Hydrochloride）	忌配	
间羟胺（重酒石酸盐）　Metaraminol（Bitartrate）	忌配	
K 克林霉素（磷酸盐）　Clindamycin（Phosphate）	忌配	
L 利舍平　Reserpine	忌配	
林格液　Sodium Chloride Compound	可配	
氯化钠（0.9%）　Sodium Chloride（0.9%）	可配	
M 麻黄碱（盐酸盐）　Ephedrine（Hydrochloride）	忌配	

肼屈嗪（盐酸盐）加入以下药品（续）	配伍结果	备　注
美芬丁胺（硫酸盐）Mephentermine（Sulfate）	忌配	
N 脑垂体后叶素® Pituitrin	忌配	
P 葡萄糖（5%，10%）Glucose（5%，10%）	可配	
葡萄糖氯化钠 Glucose and Sodium Chloride	可配	
Q 氢化可的松琥珀酸钠 Hydrocortisone Sodium Succinate	忌配	
去甲肾上腺素（重酒石酸盐）Norepinephrine（Bitartrate）	忌配	
去氧肾上腺素（盐酸盐）Phenylephrine（Hydrochloride）	忌配	
S 肾上腺素（盐酸盐）Adrenaline（Hydrochloride）	忌配	
Y 依他尼酸钠 Sodium Etacrynate	忌配	
异丙肾上腺素（盐酸盐）Isoprenaline（Hydrochloride）	忌配	

硝普钠

（亚硝基铁氰化钠）

Sodium Nitroprusside

制剂规格与 pH 值　注射用粉针剂：每支 50mg，带 5%葡萄糖注射液 2mL/支作溶剂。pH（2%）：4.5～5.5。

药理作用及应用　是一种速效和短时作用的血管扩张药。用于高血压急症，也用于麻醉期间控制性降压及急性心力衰竭，包括急性肺水肿的治疗。

用法用量　静滴，开始 0.5μg/(kg·min)，根据治疗反应以 0.5μg/(kg·min)递增，逐渐调整剂量，常用剂量为 3μg/(kg·min)，极量为 10μg/(kg·min)，总量为 3.5mg/kg。用作麻醉期间短时间的控制性降压，静滴最大量为 0.5mg/(kg·min)。

适宜溶剂　静滴：50mg 溶于专用溶剂 2mL，稀释于 10%葡萄糖注射液 500～1000mL。

给药速度　静滴：6h。平均滴速为 1～3μg/(kg·min)或 10～50 滴/min。开始滴速可略快，血压降低后酌情减慢；用于心源性休克，3μg/(kg·min)，约 10 滴/min。

稳定性　粉针剂必需密封避光。注射溶液宜新鲜配制，并于 12h 内用完，滴瓶外侧用黑纸遮光，避光滴注。如药液色泽由棕色变为蓝色、绿色或深蓝色，均不宜再用。本品在酸性溶液中稳定，在碱性溶液中不稳定。

不良反应　常见有呕吐、出汗、头晕、肌肉抽搐、不安、心悸等，反应往往和滴速有关，停药或减量可缓解；长期或大剂量使用，特别在有肾功能衰竭的情况下可能出现硫氰化物蓄积。

禁忌/慎用证　代偿性高血压（如动脉分流或主动脉缩窄）禁用。下列情况慎用：①脑血管或冠状动脉供血不足；②麻醉中控制性降压；③脑病或其他颅内压增高；④肝功能损害；⑤甲状腺功能过低；⑥肺功能不全；⑦维生素 B_{12} 缺乏。

注意事项　应用本品过程中，应监测血压，最好在监护室内用药；肾功能不全而本品应用超过 48～72h 者，每日须测定血浆中氰化物或硫氰酸盐以防中毒。保持硫氰酸盐不超过 100μg/mL，氰化物不超过 3μmoL/mL。

配伍表

硝普钠加入以下药品	配伍结果	备　注
L 氯化钠（0.9%）　Sodium Chloride（0.9%）	可配	避光
P 葡萄糖（5%，10%）　Glucose（5%，10%）	可配	避光
葡萄糖氯化钠 Glucose and Sodium Chloride	可配	避光
Q 其他注射液 Other Injections	**忌配**	
X 西咪替丁（盐酸盐）　Cimetidine（Hydrochloride）	稀释	

依那普利拉

Enalaprilat

制剂规格与 pH 值　注射剂：1mL∶1.25mg；2mL∶2.5mg。pH（1.25mg/mL）：6.5～7.5。

药理作用及应用　本品为依那普利的脱乙基衍生物，用于不能口服依那普利的患者，可使血管紧张素Ⅰ不能转换为血管紧张素Ⅱ而呈降压作用，减低心脏负荷。心力衰竭时本品扩张动脉与静脉，降低周围血管阻力或后负荷。用于治疗高血压、心力衰竭。病情改善并能口服时可改用依那普利片剂（Enalapril）

用法用量　静注或静滴：用于高血压、伴有肝脏疾患的高血压或心力衰竭，每次 0.625～1.25mg，每隔 6h 给药 1 次。根据疗效调整给药剂量，最大剂量可用至每次 5mg。

适宜溶剂　静注：0.625～1.25mg 稀释于 5%葡萄糖或 0.9%氯化钠注射液 10mL；静滴：0.625～1.25mg 稀释于 5%葡萄糖或 0.9%氯化钠注射液 50～100mL。

给药速度　静注：5～6min；静滴：0.25～0.5h。

稳定性　低于 30℃密封保存。

不良反应　可有头昏、头痛、嗜睡、口干、疲劳、上腹不适、恶心、胸闷、咳嗽、蛋白尿、皮疹、面红等不良反应；个别患者，尤其是在应用利尿剂或血容量减少者，可能会引起血压过度下降，故首次剂量宜从 2.5mg 开始。

禁忌/慎用证　对本品或其他血管紧张素转换酶抑制剂过敏者，孕期与哺乳期妇女，孤立肾、移植肾、双侧肾动脉狭窄、肾功能减退者及血管神经性水肿患者禁用。

药物相互作用　与利尿药或其他降压药联合应用，使降压作用增强；与保钾利尿药合用，使发生高血钾的危险加大。

注意事项　定期做白细胞计数和肾功能及血钾测定；肝功能减退者用药期间应监测肝功能的改变。

配伍表

依那普利拉加入以下药品	配伍结果	备　注
A 阿米卡星（硫酸盐）　Amikacin（Sulfate）	可配	
艾司洛尔（盐酸盐）　Esmolol（Hydrochloride）	可配	
氨苄西林钠@ Ampicillin Sodium	可配	
氨苄西林-舒巴坦钠 Ampicillin-Sulbactam Sodium	可配	
氨茶碱 Aminophylline	可配	

依那普利拉加入以下药品（续）	配伍结果	备 注
B 苯巴比妥钠 Phenobarbital Sodium	可配	
苯妥英钠 Phenytoin Sodium	**忌配**	
D 多巴胺（盐酸盐） Dopamine（Hydrochloride）	可配	
多巴酚丁胺（盐酸盐） Dobutamine（Hydrochloride）	可配	
F 法莫替丁 Famotidine	可配	
芬太尼（枸橼酸盐） Fentanyl（Citrate）	可配	
G 肝素钠 Heparin Sodium	可配	
格拉司琼（盐酸盐） Granisetron（Hydrochloride）	可配	
更昔洛韦钠 Ganciclovir Sodium	可配	
H 红霉素（乳糖酸盐） Erythromycin（Lactobionate）	可配	
J 甲泼尼龙琥珀酸钠 Methylprednisolone Sodium Succinate	可配	
甲硝唑 Metronidazole	可配	
K 克林霉素（磷酸盐） Clindamycin（Phosphate）	可配	
L 拉贝洛尔（盐酸盐） Labetalol（Hydrochloride）	可配	
雷尼替丁（盐酸盐） Ranitidine（Hydrochloride）	可配	
利多卡因（盐酸盐） Lidocaine（Hydrochloride）	可配	
两性霉素 B Amphotericin B	**忌配**	
硫酸镁（10%，25%） Magnesium Sulfate（10%，25%）	可配	
氯化钠（0.9%） Sodium Chloride（0.9%）	可配	
氯霉素琥珀酸酯钠 Chloramphenicol Succinate Sodium	可配	
M 吗啡（盐酸盐） Morphine（Hydrochloride）	可配	
美罗培南 Meropenem	可配	
P 哌拉西林钠 Piperacillin Sodium	可配	
哌拉西林-他唑巴坦钠 Piperacillin-Tazobactam Sodium	可配	
葡萄糖（5%，10%） Glucose（5%，10%）	可配	
葡萄糖氯化钠 Glucose and Sodium Chloride	可配	
葡萄糖酸钙（10%） Calcium Gluconate（10%）	可配	
Q 羟乙基淀粉 Hydroxyethyl Starch	可配	
青霉素钾@ Benzylpenicillin Potassium	可配	
氢化可的松琥珀酸钠 Hydrocortisone Sodium Succinate	可配	
庆大霉素（硫酸盐）@ Gentamycin（Sulfate）	可配	
S 塞替派 Thiotepa	可配	
T 替尼泊苷® Teniposide	可配	
头孢吡肟（盐酸盐） Cefepime（Hydrochloride）	**忌配**	
头孢哌酮钠 Cefoperazone Sodium	可配	
头孢他啶 Ceftazidime	可配	
头孢唑林钠 Cefazolin Sodium	可配	
头孢唑肟钠 Ceftizoxime Sodium	可配	
妥布霉素（硫酸盐）@ Tobramycin（Sulfate）	可配	
W 万古霉素（盐酸盐） Vancomycin（Hydrochloride）	可配	

依那普利拉加入以下药品（续）	配伍结果	备 注
X 西咪替丁（盐酸盐） Cimetidine（Hydrochloride）	可配	
硝普钠 Sodium Nitroprusside	可配	
硝酸甘油® Nitroglycerin	可配	
Y 异帕米星（硫酸盐） Isepamicin（Sulfate）	可配	

拉贝洛尔

Labetalol

制剂规格与 pH 值　盐酸盐注射剂：10mL∶5mg。pH（5mg/mL）：3.0～4.0。

药理作用及应用　具有选择性 α₁ 和非选择性 β 受体拮抗作用，两种作用均有降压效应。此注射剂用于治疗高血压病危重病例。

用法用量　静注：用于高血压危象者，初始剂量每次 50mg；用于可乐定类药物的停药综合征，初始量每次 25～50mg，需要时隔 15min 重复注射 50mg，直至血压下降为止，30min 内注射总量不宜超过 200mg。静滴：每次 200mg，用于嗜铬细胞瘤每次 300mg，产生满意疗效后改用口服制剂。

适宜溶剂　静注：50mg 稀释于 0.9%氯化钠或 5%葡萄糖注射液 10mL；静滴：200mg 稀释于 5%葡萄糖注射液 200mL。

给药速度　静注：2min；静滴：1～2h，以 1～4mg/min 的滴速给药。

稳定性　pH 值 3～4 时稳定性最好。碱性溶液中可能产生沉淀。

不良反应　有头昏、恶心、乏力、感觉异常、哮喘加重等。

禁忌/慎用证　儿童、孕妇不宜采用静注给药。哺乳期妇女慎用。其余同普萘洛尔。

药物相互作用　与三环类抗抑郁药同时应用可产生震颤；可减弱硝酸甘油的反射性心动过速，但降压作用可协同；与维拉帕米类钙拮抗剂同用时需十分谨慎。

注意事项　静注应处于卧位，注射完毕后静卧 10～30min。对诊断的干扰：①本品尿中代谢产物可造成尿儿茶酚胺和香草基扁桃酸（VMA）假性升高；②本品可使尿中苯异丙胺试验呈假阳性。

配伍表

拉贝洛尔（盐酸盐）加入以下药品	配伍结果	备 注
A 阿米卡星（硫酸盐）　Amikacin（Sulfate）	可配	
艾司洛尔（盐酸盐）　Esmolol（Hydrochloride）	可配	
氨苄西林钠® Ampicillin Sodium	可配	
氨茶碱 Aminophylline	可配	
胺碘酮（盐酸盐）® Amiodarone（Hydrochloride）	可配	
B 苯唑西林钠 Oxacillin Sodium	可配	
D 地尔硫䓬（盐酸盐）　Diltiazem（Hydrochloride）	可配	
地塞米松（磷酸盐）　Dexamethasone（Phosphate）	**忌配**	
多巴胺（盐酸盐）　Dopamine（Hydrochloride）	可配	
多巴酚丁胺（盐酸盐）　Dobutamine（Hydrochloride）	可配	

拉贝洛尔（盐酸盐）加入以下药品（续）	配伍结果	备　注
F　法莫替丁 Famotidine	可配	
芬太尼（枸橼酸盐）　Fentanyl（Citrate）	可配	
H　红霉素（乳糖酸盐）　Erythromycin（Lactobionate）	可配	
华法林钠 Warfarin Sodium	忌配	
J　甲硝唑 Metronidazole	可配	
K　克林霉素（磷酸盐）　Clindamycin（Phosphate）	可配	
L　拉氧头孢钠 Latamoxef Sodium	忌配	
劳拉西泮 Lorazepam	可配	
雷尼替丁（盐酸盐）　Ranitidine（Hydrochloride）	可配	
利多卡因（盐酸盐）　Lidocaine（Hydrochloride）	可配	
两性霉素 B　Amphotericin B	忌配	
林格液 Sodium Chloride Compound	可配	
硫喷妥钠 Thiopental Sodium	忌配	
硫酸镁（10%，25%）　Magnesium Sulfate（10%，25%）	可配	
氯化钾（10%）　Potassium Chloride（10%）	可配	
氯化钠（0.9%）　Sodium Chloride（0.9%）	可配	
氯霉素琥珀酸酯钠 Chloramphenicol Succinate Sodium	可配	
M　吗啡（盐酸盐）　Morphine（Hydrochloride）	可配	
美洛西林钠 Mezlocillin Sodium	忌配	
咪达唑仑（盐酸盐）　Midazolam（Hydrochloride）	可配	
米力农（乳酸盐）　Milrinone（Lactate）	可配	
P　哌拉西林钠 Piperacillin Sodium	可配	
哌替啶（盐酸盐）　Pethidine（Hydrochloride）	可配	
葡萄糖（5%，10%）　Glucose（5%，10%）	可配	
葡萄糖氯化钠 Glucose and Sodium Chloride	可配	
葡萄糖酸钙（10%）　Calcium Gluconate（10%）	可配	
Q　青霉素钾@ Benzylpenicillin Potassium	可配	
青霉素钠@ Benzylpenicillin Sodium	忌配	
氢化可的松琥珀酸钠 Hydrocortisone Sodium Succinate	忌配	
庆大霉素（硫酸盐）@ Gentamycin（Sulfate）	可配	
去甲肾上腺素（重酒石酸盐）　Norepinephrine（Bitartrate）	可配	
S　肾上腺素（盐酸盐）　Adrenaline（Hydrochloride）	可配	
T　碳酸氢钠（5%）　Sodium Bicarbonate（5%）	忌配	
头孢美唑钠 Cefmetazole Sodium	忌配	
头孢哌酮钠 Cefoperazone Sodium	忌配	
头孢曲松钠 Ceftriaxone Sodium	忌配	
头孢噻肟钠 Cefotaxime Sodium	忌配	
头孢他啶 Ceftazidime	可配	
头孢西丁钠 Cefoxitin Sodium	忌配	
头孢唑林钠 Cefazolin Sodium	可配	

拉贝洛尔（盐酸盐）加入以下药品（续）	配伍结果	备　注
头孢唑肟钠 Ceftizoxime Sodium	可配	
妥布霉素（硫酸盐）[@] Tobramycin（Sulfate）	可配	
W 万古霉素（盐酸盐） Vancomycin（Hydrochloride）	可配	
维库溴铵 Vecuronium Bromide	可配	
X 西咪替丁（盐酸盐） Cimetidine（Hydrochloride）	可配	
硝普钠 Sodium Nitroprusside	可配	
硝酸甘油® Nitroglycerin	可配	
Y 依那普利拉 Enalaprilat	可配	
胰岛素（正规）® Insulin（Regular）	**忌配**	

甲基多巴

（甲多巴）

Methyldopa

制剂规格与 pH 值　盐酸盐注射剂：5mL∶250mg。pH（50mg/mL）：5.0～6.0。

药理作用及应用　本品激动中枢神经细胞突触 α_2 受体，从而抑制对心、肾和周围血管的交感冲动输出，与此同时，周围血管阻力及血浆肾素活性也降低，血压因而下降。用于中度高血压及肾病时的高血压。

用法用量　静滴：用于肾性高血压或伴有高血压肾功能不全，每次 0.25～0.5g，6h 后可再使用，血压控制后改用口服制剂。

适宜溶剂　静滴：0.25～0.5g 溶于 5%葡萄糖注射液 100mL。

给药速度　静滴：0.5～1h。

不良反应　较常见水钠潴留所致的下肢水肿、乏力（始用或增量时）、口干、头痛。

禁忌/慎用证　有活动性肝病、对本药或亚硫酸盐过敏者禁用本品。冠心病心绞痛、自身免疫性疾病、溶血性贫血史、肝病史或肝功能异常、帕金森病或抑郁症史、嗜铬细胞瘤、肾功能障碍者慎用。

药物相互作用　与氟奋乃静、氟哌啶醇合用，增加锥体外系不良反应；布洛芬对抗甲基多巴降血压作用；左旋多巴拮抗甲基多巴的抗震颤麻痹作用；与锂剂合用增加神经毒性。与利舍平合用可加剧中枢抑制。

注意事项　用药前应检查肝功能。不推荐做皮注或肌注。用药期间随访检查血常规和肝功能试验。

配伍表

甲基多巴加入以下药品	配伍结果	备　注
2∶3∶1注射液　2∶3∶1 Injection	可配	
A 氨茶碱 Aminophylline	可配	
氨基丁三醇（7.28%） Trometamol（7.28%）	**忌配**	

甲基多巴加入以下药品（续）	配伍结果	备 注
B 苯巴比妥钠 Phenobarbital Sodium	忌配	
D 多巴胺（盐酸盐） Dopamine（Hydrochloride）	忌配	
F 复方氨基酸 Amino Acid Compound	可配	
复方醋酸钠 Sodium Acetate Compound	可配	
G 肝素钠 Heparin Sodium	可配	
H 磺胺嘧啶钠 Sulfadiazine Sodium	忌配	
J 甲氧明（盐酸盐） Methoxamine（Hydrochloride）	忌配	
间羟胺（重酒石酸盐） Metaraminol（Bitartrate）	忌配	
L 两性霉素 B Amphotericin B	忌配	
林格液 Sodium Chloride Compound	可配	
硫喷妥钠 Thiopental Sodium	忌配	
硫酸镁（10%，25%） Magnesium Sulfate（10%，25%）	可配	
氯化琥珀胆碱 Suxamethonium Chloride	可配	
氯化钾（10%） Potassium Chloride（10%）	可配	
氯化钠（0.9%） Sodium Chloride（0.9%）	可配	
氯霉素琥珀酸酯钠 Chloramphenicol Succinate Sodium	可配	
M 麻黄碱（盐酸盐） Ephedrine（Hydrochloride）	忌配	
美芬丁胺（硫酸盐） Mephentermine（Sulfate）	忌配	
N 脑垂体后叶素® Pituitrin	忌配	
P 葡萄糖（5%，10%） Glucose（5%，10%）	可配	
葡萄糖氯化钠 Glucose and Sodium Chloride	可配	
Q 去甲肾上腺素（重酒石酸盐） Norepinephrine（Bitartrate）	忌配	
去氧肾上腺素（盐酸盐） Phenylephrine（Hydrochloride）	忌配	
S 肾上腺素（盐酸盐） Adrenaline（Hydrochloride）	忌配	
司可巴比妥钠 Secobarbital Sodium	忌配	
四环素（盐酸盐） Tetracycline（Hydrochloride）	忌配	
T 碳酸氢钠（5%） Sodium Bicarbonate（5%）	可配	
W 维生素 C Vitamin C	可配	
Y 烟酰胺 Nicotinamide	稀释	
胰岛素（正规）® Insulin（Regular）	忌配	
异丙肾上腺素（盐酸盐） Isoprenaline（Hydrochloride）	忌配	
异戊巴比妥钠 Amobarbital Sodium	忌配	

二氮嗪

Diazoxide

制剂规格与 pH 值 粉针剂：每支 300mg。注射液：每支 20mL∶300mg。pH（15mg/mL）：11.0。

药理作用及应用 为噻嗪类衍生物，但无利尿作用，能直接松弛小动脉平滑肌，可加快心率，并使血浆肾素增多，水钠潴留，血糖增高。用于恶性高血压、高血压危象时紧急降压，对嗜铬细胞瘤或单胺氧化酶抑制剂引起的高血压无效。

用法用量 静注：每次 150mg，或按 1～3mg/kg，严重高血压于 5～15min 后重复注射 1 次。极量：一日 1.2g。

适宜溶剂 配有 20mL/支专用溶剂。

不良反应 静注本品后血糖过高持续 24～48h，在 24h 内给药 3 次即可使血糖持久升高，偶可发展为酮中毒及高渗性昏迷。

禁忌/慎用证 充血性心功能衰竭、糖尿病、肾功能不全的重型高血压患者，孕妇及哺乳期妇女忌用。急性主动脉夹层分离、冠状动脉或脑动脉供血不足、痛风、肝功能障碍、低钾血症者慎用。

注意事项 不可皮注、肌注或心腔内注射，注射处局部刺激性较大。静注须注意不要皮下渗漏。本品半衰期长，引起高血糖时，须监测血糖 7d 或更长。

配伍表

二氮嗪加入以下药品	配伍结果	备　注
Q 其他注射液 Other Injections	忌配	本品粉针剂配有专用溶剂

甲磺酸非诺多泮
Fenoldopam Mesylate
(Corrlopam)

制剂规格与 pH 值 注射液：1mL：10mg；2mL：20mg；5mL：50mg。pH：2.8～3.8。

药理作用及应用 为速效血管扩张药，使小动脉舒张血压下降、肾血流改善尿量增加；其机制为激活多巴胺-1 受体与 α_2 肾上腺受体结合使儿茶酚胺释放减少。静脉给药 5～15min 起效，30～120min 达峰效。消除 $t_{1/2}$ 为 5～10min。适用于重症高血压需急速控制血压的患者。

用法用量 本品使用时需稀释为 40μg/mL，缓慢静滴或由输液泵控制给药。高血压重症（恶性或急进型）成年患者有效量为 0.1～1.6μg/(kg·min)。初始量 0.1μg/(kg·min)，每隔 15～20min 增加 0.05～0.1μg/(kg·min)，和缓加大用量较少引起反应性心动过速。血压降至控制目标后，继续滴注 1～6h。以后逐渐减量，通常为每 20min～2h 减量 10%左右。有效地降压维持 24h 以后，改用口服药。儿科用药经验有限。

适宜溶剂 0.9%氯化钠或 5%葡萄糖注射液。

给药速度 按上述用法中有关患者体重、病情、血压参数决定滴注速度。

稳定性 本品稀释后在室温与非直射光线下 72h 保持有效。注射剂可在室温下或冰箱 2～4℃保存。

不良反应 头痛、晕厥、心律失常、心绞痛、T 波低平、肾血流量下降、门脉压升高、皮肤潮红、眼压升高、视力减退。

禁忌/慎用证 对本品过敏者禁用。肝硬化尤其是门静脉高压出血患者及心动过速、心绞痛、眼压升高、低血压与低血钾患者慎用。

药物相互作用 与其他降压药有协同效应，紧急降压开始时即可口服适用的降压药。

注意事项 治疗中必须同时纠正水、电解质紊乱以利降压平稳。

配伍表

甲磺酸非诺多泮加入以下药品	配伍结果	备 注
A 阿芬太尼（盐酸盐）Alfentanil（Hydrochloride）	可配	
阿加曲班 Argatroban	可配	抗凝血药
阿米卡星（硫酸盐）Amikacin（Sulfate）	可配	
阿曲库铵（苯磺酸盐）Atracurine（Besilate）	可配	
阿托品（硫酸盐）Atropine（Sulfate）	可配	
氨苄西林钠@ Ampicillin Sodium	**忌配**	
氨苄西林-舒巴坦钠 Ampicillin Sodium-Sulbactam Sodium	可配	
氨茶碱 Aminophylline	**忌配**	
氨基己酸 Aminocaproic Acid	可配	
氨曲南@ Aztreonam	可配	
胺碘酮® Amiodarone	可配	
昂丹司琼（盐酸盐）@ Ondansetron（Hydrochloride）	可配	
B 苯海拉明（盐酸盐）Diphenhydramine（Hydrochloride）	可配	
丙泊酚 Propofol	可配	
丙氯拉嗪（乙二磺酸盐）Prochlorperazine（Edicylate）	**忌配**	
布美他尼 Bumetanide	**忌配**	
布托诺啡（酒石酸盐）Butorphanol（Tartrate）	可配	
C 茶碱 Theophylline	可配	
D 地塞米松磷酸钠 Dexamethasone Sodium Phosphate	**忌配**	
地西泮® Diazepam	**忌配**	
地尔硫䓬（盐酸盐）Diltiazem（Hydrochloride）	可配	
多巴酚丁胺（盐酸盐）Dobutamine（Hydrochloride）	可配	
多巴胺（盐酸盐）Dopamine（Hydrobromide）	可配	
多拉司琼（甲磺酸盐）Dolasetron（Mesylate）	可配	
多西环素（盐酸盐）Doxycycline（Hydrochloride）	可配	
F 法莫替丁 Famotidine	可配	
芬太尼（枸橼酸盐）Fentanyl（Citrate）	可配	
呋塞米 Furosemide	**忌配**	
氟康唑 Fluconazole	可配	
氟哌啶醇（乳酸盐）Haloperidol（Lactate）	可配	
氟哌利多 Droperidol	可配	
复方磺胺甲噁唑 Trimethoprim-Sulfamethoxazole	可配	
G 肝素钠 Heparin Sodium	可配	
格拉司琼（盐酸盐）Granisetron（Hydrochloride）	可配	
H 环丙沙星 Ciprofloxacin	可配	
红霉素（乳糖酸盐）Erythromycin（Lactobionate）	可配	
J 甲泼尼龙琥珀酸钠 Methylprednisolone Sodium Succinate	**忌配**	
甲氧氯普胺（盐酸盐）Metoclopramide（Hydrochloride）	可配	

甲磺酸非诺多泮加入以下药品（续）	配伍结果	备 注
甲硝唑 Metronidazole	可配	
K 克林霉素（磷酸盐）Clindamycin（Phosphate）	可配	
L 两性霉素 B Amphotericin B	**忌配**	
拉贝洛尔（盐酸盐）Labetalol（Hydrochloride）	可配	
劳拉西泮 Lorazepam	可配	
雷尼替丁（盐酸盐）Ranitidine（Hydrochloride）	可配	
利多卡因（2%盐酸盐）Lidocaine（2%Hydrochloride）	可配	
利奈唑胺 Linezolid	可配	
磷苯妥英钠 Fosphenytoin Sodium	**忌配**	
硫酸镁（10%）Magnesium Sulfate（10%）	可配	
氯丙嗪（盐酸盐）Chlorpromazine（Hydrochloride）	可配	
氯化钠（0.9%）Sodium Chloride（0.9%）	可配	
氯化钾（10%）Potassium Chloride（10%）	可配	
罗库溴铵 Rocuronium Bromide	可配	
M 吗啡（硫酸盐）Morphine（Sulfate）	可配	
美索比妥钠 Methohexital Sodium	**忌配**	
咪达唑仑（盐酸盐）Midazolam（Hydrochloride）	可配	
米库氯铵 Mivacurium Chloride	可配	
米力农（乳酸盐）Milrinone（Lactate）	可配	
N 纳布啡（盐酸盐）Nalbuphine（Hydrochloride）	可配	
纳洛酮（盐酸盐）Naloxone（Hydrochloride）	可配	
尼卡地平（盐酸盐）Nicardipine（Hydrochloride）	可配	
P 泮库溴铵 Pancuronium Bromide	可配	
哌拉西林钠 Piperacillin Sodium	可配	
哌拉西林-他唑巴坦钠 Piperacillin Sodium-Tazobactam Sodium	可配	
哌替啶（盐酸盐）Pethidine（Hydrochloride）	可配	
葡萄糖（5%）Glucose（5%）	可配	
葡萄糖酸钙（1%）Calcium gluconate（1%）	可配	
普鲁卡因胺（盐酸盐）Procainamide（Hydrochloride）	可配	
普萘洛尔（盐酸盐）Propranolol（Hydrochloride）	可配	
Q 羟嗪（盐酸盐）Hydroxyzine（Hydrochloride）	可配	
羟乙基淀粉电解质液 Hextend	可配	
氢化可的松琥珀酸钠 Hydrocortisone sodium succinate	可配	
氢吗啡酮（盐酸盐）Hydromorphone（Hydrochlorid）	可配	
庆大霉素（硫酸盐）@Gentamycin（Sulfate）	可配	
去甲肾上腺素（重酒石酸盐）Noradrenaline（Bitartrate）	可配	
去氧肾上腺素（盐酸盐）Phenylephrine（Hydrochlorid）	可配	
R 瑞芬太尼（盐酸盐）Remifentanil（Hydrochloride）	可配	
S 舒芬太尼（枸橼酸盐）Sufentanil（Citrate）	可配	
顺阿曲库铵（苯磺酸盐）Cisatracurium（Besylate）	可配	

甲磺酸非诺多泮加入以下药品（续）	配伍结果	备　注
肾上腺素（盐酸盐）Adrenaline（Hydrochloride）	可配	
T 碳酸氢钠 Sodium Bicarbonate	**忌配**	
酮洛酸氨丁三醇 Ketorolac Tromethamine	**忌配**	
头孢唑林钠 Cefazolin Sodium	可配	
头孢吡肟（盐酸盐）Cefepime（Hydrochloride）	可配	
头孢噻肟钠 Cefotaxime Sodium	可配	
头孢替坦二钠 Cefotetan Disodium	可配	
头孢西丁钠 Cefoxitin Sodium	**忌配**	
头孢他啶 Ceftazidime	可配	
头孢唑肟钠 Ceftizoxime Sodium	可配	
头孢曲松钠 Ceftriaxone Sodium	可配	
头孢呋辛钠 Cefuroxime Sodium	可配	
替卡西林-克拉维酸钾 Ticarcillin Disodium-Clavulanate Potassium	可配	
妥布霉素（硫酸盐）@ Tobramycin（Sulfate）	可配	
W 万古霉素（盐酸盐）Vancomycin（Hydrochloride）	可配	
维库溴铵 Vecuronium Bromide	可配	
维拉帕米（盐酸盐）Verapamil（Hydrochloride）	可配	
戊巴比妥钠 Pentobarbital Sodium	**忌配**	
X 硝酸甘油® Nitroglycerin	可配	
Y 异丙肾上腺素（盐酸盐）Isoproterenol（Hydrochloride）	可配	
异丙嗪（盐酸盐）Promethazine（Hydrochloride）	可配	
Z 左氧氟沙星 Levofloxacin	可配	

第六节　周围血管扩张药

酚妥拉明

Phentolamine

制剂规格与 pH 值　甲磺酸盐注射液：1mL：5mg；1mL：10mg。pH（5mg/mL，10mg/mL）：2.5～5.0。

药理作用及应用　短效 α 肾上腺素受体阻滞药，对 α₁ 与 α₂ 受体均有作用，能拮抗血液循环中肾上腺素和去甲肾上腺素的作用，拮抗儿茶酚胺效应。用于预防和治疗嗜铬细胞瘤所致的高血压发作，也可根据降压反应用于协助诊断嗜铬细胞瘤；治疗左心衰竭；局部注射防治去甲肾上腺素、去氧肾上腺素、间羟胺等静脉给药外溢皮下引起皮肤缺血坏死。

用法用量　①酚妥拉明试验：静注 5mg，也可先注入 2.5mg，若反应阴性，再给 5mg。②防止皮肤缺血坏死：在每 1 000mL 含去甲肾上腺素溶液中加入本品 10mg 静滴；已经发生去甲肾上腺素外溢，用本品 5～10mg 加 10mL 氯化钠注射液做局部浸润，在外溢后 12h 以内有效。③嗜铬细胞瘤手术：术前 1～2h 静注 5mg，术时静注 5mg 或静滴 0.5～1mg/min，以防肿瘤手术时肾上腺素大量释出。④心力衰竭：减轻心脏负荷，静滴 0.17～0.4mg/min。⑤抗休克：静滴 0.3mg/min。

适宜溶剂 静注：5mg 溶于 5%葡萄糖或 0.9%氯化钠注射液 20mL。

给药速度 静注：2～4min；静滴：10～30mg 溶于 5%葡萄糖或 0.9%氯化钠注射液，从 0.1mg/min 渐增至 2mg/min。

稳定性 稀释后 48h 内保持稳定。

不良反应 较常见的不良反应有直立性低血压，心动过速或心律失常，鼻塞、恶心、呕吐等；老年人用本品诱发低温的可能性大。昏厥和乏力较少见。

禁忌/慎用证 严重动脉硬化及肝肾功能不全、胃炎或胃十二指肠溃疡、低血压、心绞痛、心肌梗死及其他脏器质性损害患者禁用。不宜用于有胃炎或胃溃疡患者。冠状动脉供血不足、精神病、糖尿病患者慎用。

药物相互作用 本药忌与硝酸甘油类、铁剂合用。与拟交感胺类药同用，使后者的周围血管收缩作用抵消或减弱。与胍乙啶同用，体位性低血压或心动过缓的发生率增高。与二氮嗪同用，使二氮嗪抑制胰岛素释放的作用受抑制。苯巴比妥类、导眠能等加强本品降压作用。

注意事项 降压药、巴比妥类、阿片类镇痛药、镇静药都可以造成酚妥拉明试验假阳性，故试验前 24h 应停用；用其他降压药者必须待血压回升至治疗前水平方可用本药。

配伍表

酚妥拉明（甲磺酸盐）加入以下药品	配伍结果	备 注
2：3：1 注射液 2：3：1 Injection	可配	
A 阿托品（硫酸盐） Atropine（Sulfate）	可配	
氨苄西林钠@ Ampicillin Sodium	**忌配**	
氨茶碱 Aminophylline	**忌配**	
氨基丁三醇（7.28%） Trometamol（7.28%）	稀释	
氨基丁酸 Aminobutyric Acid	可配	
氨基己酸 Aminocaproic Acid	可配	
氨甲苯酸 Aminomethylbenzoic Acid	可配	
胺碘酮（盐酸盐）℗ Amiodarone（Hydrochloride）	可配	
B 苯巴比妥钠 Phenobarbital Sodium	**忌配**	
苯海拉明（盐酸盐） Diphenhydramine（Hydrochloride）	可配	
博来霉素 Bleomycin	可配	
C 长春新碱（硫酸盐） Vincristine（Sulfate）	**忌配**	
D 地高辛 Digoxin	**忌配**	
地西泮℗ Diazepam	稀释	
东莨菪碱（氢溴酸盐） Scopolamine（Hydrobromide）	可配	
毒毛旋花子苷 K Strophanthin K	**忌配**	
多巴胺（盐酸盐） Dopamine（Hydrochloride）	稀释	
多粘菌素 B（硫酸盐） Polymyxin B（Sulfate）	稀释	
多西环素（盐酸盐） Doxycycline（Hydrochloride）	稀释	
E 二甲弗林 Dimefline	可配	
F 放线菌素 D Dactinomycin D	可配	

酚妥拉明（甲磺酸盐）加入以下药品（续）	配伍结果	备 注
酚磺乙胺 Etamsylate	可配	
呋塞米 Furosemide	稀释	
辅酶A Coenzyme A	可配	
G 谷氨酸钙（5%） Calcium Glutamate（5%）	可配	
谷氨酸钠（28.75%） Sodium Glutamate（28.75%）	可配	
H 红霉素（乳糖酸盐） Erythromycin（Lactobionate）	可配	
磺胺嘧啶钠 Sulfadiazine Sodium	**忌配**	
J 肌醇 Inositol	可配	
肌苷 Inosine	可配	
加兰他敏（氢溴酸盐） Galantamine（Hydrobromide）	可配	
甲氧苄胺嘧啶 Trimethoprim	稀释	
甲氧明（盐酸盐） Methoxamine（Hydrochloride）	可配	
间羟胺（重酒石酸盐） Metaraminol（Bitartrate）	可配	
精氨酸（25%，盐酸盐） Arginine（25%，Hydrochloride）	可配	
K 卡那霉素（硫酸盐） Kanamycin（Sulfate）	可配	
L 利福霉素钠 Rifamycin Sodium	**忌配**	
利舍平 Reserpine	可配	
林格液 Sodium Chloride Compound	可配	
硫喷妥钠 Thiopental Sodium	**忌配**	
氯苯那敏 Chlorphenamine	可配	
氯丙嗪（盐酸盐） Chlorpromazine（Hydrochloride）	可配	
氯化钙（3%，5%） Calcium Chloride（3%，5%）	可配	
氯化钾（10%） Potassium Chloride（10%）	可配	
氯化钠（0.9%） Sodium Chloride（0.9%）	可配	
氯霉素 Chloramphenicol	**忌配**	
罗通定（硫酸盐） Rotundine（Sulfate）	可配	
洛贝林（盐酸盐） Lobeline（Hydrochloride）	可配	
M 麦角新碱（马来酸盐） Ergometrine（Maleate）	可配	
美芬丁胺（硫酸盐） Mephentermine（Sulfate）	可配	
N 脑垂体后叶素® Pituitrin	**忌配**	
能量合剂 Energy Composite	**忌配**	
尼可刹米 Nikethamide	可配	
粘菌素（硫酸盐） Colymycin（Sulfate）	可配	
P 哌替啶（盐酸盐） Pethidine（Hydrochloride）	可配	
葡醛内酯 Glucurolactone	可配	
葡萄糖（5%，10%） Glucose（5%，10%）	可配	
葡萄糖氯化钠 Glucose and Sodium Chloride	可配	
葡萄糖酸钙（10%） Calcium Gluconate（10%）	可配	
普鲁卡因（盐酸盐） Procaine（Hydrochloride）	可配	
普鲁卡因胺（盐酸盐） Procainamide（Hydrochloride）	可配	

酚妥拉明（甲磺酸盐）加入以下药品（续）	配伍结果	备　注
Q 青霉素钾[@] Benzylpenicillin Potassium	忌配	
青霉素钠[@] Benzylpenicillin Sodium	忌配	
氢化可的松 Hydrocortisone	可配	
氢化可的松琥珀酸钠 Hydrocortisone Sodium Succinate	忌配	
氢化麦角碱 Dihydroergotoxine	可配	
庆大霉素（硫酸盐）[@] Gentamycin（Sulfate）	可配	
去甲肾上腺素（重酒石酸盐）Norepinephrine（Bitartrate）	可配	
去氧肾上腺素（盐酸盐）Phenylephrine（Hydrochloride）	可配	
去乙酰毛花苷 Deslanoside	忌配	
R 乳酸钠（11.2%）Sodium Lactate（11.2%）	可配	
S 三磷腺苷 Adenosine Triphosphate	可配	
山莨菪碱（氢溴酸盐）Anisodamine（Hydrobromide）	可配	
山梨醇 Sorbitol	忌配	
肾上腺素（盐酸盐）Adrenaline（Hydrochloride）	忌配	
四环素（盐酸盐）Tetracycline（Hydrochloride）	可配	
羧苄西林钠 Carbenicillin Sodium	忌配	
缩宫素 Oxytocin	可配	
T 碳酸氢钠（5%）Sodium Bicarbonate（5%）	可配	
头孢噻吩钠 Cefalothine Sodium	稀释	
W 万古霉素（盐酸盐）Vancomycin（Hydrochloride）	可配	
维生素 B$_6$ Vitamin B$_6$	可配	
维生素 C Vitamin C	可配	
维生素 K$_3$ Vitamin K$_3$	可配	
X 细胞色素 C Cytochrome C	可配	
新生霉素 Novobiocin	稀释	
溴化钙（5%）Calcium Bromide（5%）	可配	
Y 洋地黄毒苷 Digitoxin	忌配	
依他尼酸钠 Sodium Etacrynate	忌配	
异丙嗪（盐酸盐）Promethazine（Hydrochloride）	可配	
异丙肾上腺素（盐酸盐）Isoprenaline（Hydrochloride）	可配	
异戊巴比妥钠 Amobarbital Sodium	忌配	
右旋糖酐 40（含盐）Dextran 40（Sodium Chloride）	可配	

酚苄明

（酚苄胺，氧苯苄胺）

Phenoxybenzamie

制剂规格与 pH 值　盐酸盐注射液：1mL：10mg；2mL：100mg。pH（50mg/mL）：1.3～3.0。

药理作用及应用　本品作用于节后 α 肾上腺素受体，拮抗儿茶酚胺作用。用于周围血管痉挛疾病、休克、嗜铬细胞瘤。

用法用量　静滴：用于心力衰竭或休克，按体重 0.5～1mg/kg 加于 200～500mL 氯化钠注射液中滴注 1h 以上，用于嗜铬细胞瘤术前应用 3d，必要时麻醉诱导时给药 1 次。静注：一日 0.5～1mg/kg。

适宜溶剂　静滴：25～50mg 溶于 5%葡萄糖注射液 250～500mL。

给药速度　静滴：1～2h。

不良反应　主要有直立性低血压，还有鼻塞、口干、瞳孔缩小、反射性心跳加快。

禁忌/慎用证　低血压、心绞痛、心肌梗死、严重心血管疾病、脑血管意外及对本品过敏者禁用。

药物相互作用　本品为强酸性，除葡萄糖、0.9%氯化钠及葡萄糖氯化钠注射液外，忌配其他注射剂。

注意事项　不可皮注或肌注。于用药后稍事休息，以防发生体位性低血压。本品局部刺激性较强，药液必须充分稀释后使用，静滴时防止药液遗漏于血管外。血压过低及血容量不足时，应在静脉给药前输注足量液体，以防灌注不足及低血压。

配伍表

酚苄明（盐酸盐）加入以下药品	配伍结果	备　注
L　氯化钠（0.9%）Sodium Chloride（0.9%）	可配	
P　葡萄糖（5%，10%）Glucose（5%，10%）	可配	
葡萄糖氯化钠 Glucose and Sodium Chloride	可配	
Q　其他注射液 Other Injections	**忌配**	

妥拉唑林
Tolazoline

制剂规格与 pH 值　盐酸盐注射液：1mL:25mg。pH（25mg/mL）：3.0～4.0。

药理作用及应用　本品为作用较弱的 α 阻滞剂，其组胺效应及拟胆碱效应较强，作用于周围血管的平滑肌而扩张血管。用于治疗经给氧及（或）机械呼吸而系统动脉血氧浓度仍达不到理想水平的持续性的新生儿肺动脉高压，外周血管痉挛性或血栓闭塞性脉管炎，心源性与感染性休克及嗜铬细胞瘤的诊断。

用法用量　肌注：用于外周血管痉挛性疾病，每次 25mg。皮注：用于血管痉挛性疾病，每次 25mg。静注：用于肾上腺嗜铬细胞瘤的诊断，每次 5mg，0.5min 记录血压 1 次，2～4min 血压下降 35/25mmHg 以上可做出诊断。此实验曾有致死报道。

适宜溶剂　皮注：5～10mg 溶于 0.9%氯化钠注射液 10mL；静注：25～50mg 溶于 5%葡萄糖或 0.9%氯化钠注射液 20mL。

给药速度　静注：4min。

不良反应　常见有胃肠道出血、低氯性碱中毒、体循环低血压、急性肾功能不全、血小板减少。

禁忌/慎用证　低血压、脑血管意外、缺血性心脏病或冠状动脉疾病患者禁用。二尖瓣狭窄、肾功能障碍、酸中毒、消化性溃疡患者慎用。

药物相互作用 本品可拮抗大剂量多巴胺所致的外围血管收缩作用，可降低麻黄碱、间羟胺的升压作用；使用本品后，可阻滞甲氧明或去氧肾上腺素的升压作用，并可出现严重低血压。

注意事项 用本品期间需监测全血计数、动脉血气、血压、心电图、血电解质、胃抽吸物的潜血试验、肾功能及尿量。为理想地控制用量，应使用输液泵。婴幼儿用药应在监护病房进行。

配伍表

妥拉唑林（盐酸盐）加入以下药品	配伍结果	备 注
2：3：1 注射液　2：3：1 Injection	可配	
A 氨基丁三醇（7.28%）　Trometamol（7.28%）	**忌配**	
B 苯巴比妥钠 Phenobarbital Sodium	**忌配**	
苯妥英钠 Phenytoin Sodium	**忌配**	
H 磺胺嘧啶钠 Sulfadiazine Sodium	**忌配**	
L 林格液 Sodium Chloride Compound	可配	
硫喷妥钠 Thiopental Sodium	**忌配**	
氯化钠（0.9%）　Sodium Chloride（0.9%）	可配	
P 葡萄糖（5%，10%）　Glucose（5%，10%）	可配	
葡萄糖氯化钠 Glucose and Sodium Chloride	可配	
Q 氢化可的松 Hydrocortisone	**忌配**	
R 乳酸钠（11.2%）　Sodium Lactate（11.2%）	可配	
S 肾上腺素（盐酸盐）　Adrenaline（Hydrochloride）	**忌配**	
司可巴比妥钠 Secobarbital Sodium	**忌配**	
Y 依他尼酸钠 Sodium Etacrynate	**忌配**	
异戊巴比妥钠 Amobarbital Sodium	**忌配**	
右旋糖酐 40（含盐）Dextran 40（Sodium Chloride）	可配	

罂粟碱

Papaverine

制剂规格与 pH 值 盐酸盐注射液：1mL：30mg。pH（30mg/mL）：3.0～4.5。

药理作用及应用 本品是非特异性血管扩张药。对磷酸二酯酶有强大的抑制作用，使平滑肌松弛；对脑血管、冠状血管、外周血管、支气管、胃肠道、胆管等平滑肌均有扩张松弛作用。用于脑血管痉挛及脑血栓形成、肺栓塞、肢端静脉痉挛症、动脉栓塞性头痛等。

用法用量 皮注、肌注或静滴：每次 30～60mg，一日剂量不宜超过 300mg。

适宜溶剂 静注：一般少用，紧急时以 30～120mg 稀释于 5%葡萄糖注射液 20mL；静滴：稀释于 5%葡萄糖注射液 100mL。

给药速度 静注：3～5min；静滴：20～30min。

稳定性 室温保存，勿冷藏，以免出现沉淀；药液呈浅黄色不影响药效。

不良反应 可有恶心、厌食、便秘或腹泻、头晕、眩晕等不良反应。

禁忌/慎用证 肝功能不全者慎用，完全性房室传导阻滞、帕金森病患者禁用。

药物相互作用 烟碱可使本品作用降低，应避免合用。

注意事项 本品应充分稀释后缓慢注入。静注时控制好给药速度，静注过量或速度过快可导致房室传导阻滞、心室颤动，甚至死亡。忌配缩血管药以免药效拮抗。

配伍表

罂粟碱（盐酸盐）加入以下药品	配伍结果	备 注
2∶3∶1 注射液 2∶3∶1 Injection	可配	
A 氨茶碱 Aminophylline	**忌配**	
B 苯巴比妥钠 Phenobarbital Sodium	**忌配**	
D 地西泮® Diazepam	**忌配**	
多巴胺（盐酸盐） Dopamine（Hydrochloride）	**忌配**	
J 甲氧明（盐酸盐） Methoxamine（Hydrochloride）	**忌配**	
间羟胺（重酒石酸盐） Metaraminol（Bitartrate）	**忌配**	
L 林格液 Sodium Chloride Compound	可配	
硫喷妥钠 Thiopental Sodium	**忌配**	
氯化钠（0.9%） Sodium Chloride（0.9%）	可配	
M 麻黄碱（盐酸盐） Ephedrine（Hydrochloride）	**忌配**	
美芬丁胺（硫酸盐） Mephentermine（Sulfate）	**忌配**	
P 葡萄糖（5%，10%） Glucose（5%，10%）	可配	
葡萄糖氯化钠 Glucose and Sodium Chloride	可配	
Q 去甲肾上腺素（重酒石酸盐） Norepinephrine（Bitartrate）	**忌配**	
去氧肾上腺素（盐酸盐） Phenylephrine（Hydrochloride）	**忌配**	
R 乳酸钠（11.2%） Sodium Lactate（11.2%）	可配	
S 肾上腺素（盐酸盐） Adrenaline（Hydrochloride）	**忌配**	
司可巴比妥钠 Secobarbital Sodium	**忌配**	
Y 异戊巴比妥钠 Amobarbital Sodium	**忌配**	
右旋糖酐40（含盐） Dextran 40（Sodium Chloride）	可配	

倍他司汀

Betahistine

制剂规格与pH值 盐酸盐注射剂：2mL∶2mg；4mL∶4mg。pH（1mg/mL）：5.43。

药理作用及应用 本品为类组胺药，具有扩张毛细血管，改善微循环的作用，能增加脑血流量及内耳血流量。主要用于治疗内耳眩晕症，对脑动脉硬化、缺血性脑血管病、头部外伤或高血压所致体位性眩晕、耳鸣等亦可应用。

用法用量 肌注：每次2~4mg，一日2次。

不良反应 偶有口干、胃部不适、头痛、心悸、皮肤瘙痒等不良反应。

禁忌/慎用证 嗜铬细胞瘤及对本药过敏患者禁用。支气管哮喘、消化道溃疡、肝脏疾病、肾上腺髓质瘤患者及老年人和孕妇慎用。

药物相互作用　抗组胺药可拮抗本品的部分或全部作用，不宜联合应用。

注意事项　老年人和孕妇慎用并注意调整剂量。

配伍表

倍他司汀（盐酸盐）加入以下药品	配伍结果	备　注
A　阿米卡星（硫酸盐）　Amikacin（Sulfate）	可配	
阿糖胞苷（盐酸盐）　Cytarabine（Hydrochloride）	可配	
阿托品（硫酸盐）　Atropine（Sulfate）	可配	
氨苄西林钠®Ampicillin Sodium	可配	
氨苄西林-舒巴坦钠　Ampicillin-Sulbactam Sodium	可配	
氨茶碱　Aminophylline	可配	
氨基己酸　Aminocaproic Acid	可配	
氨甲苯酸　Aminomethylbenzoic Acid	可配	
氨甲环酸　Tranexamic Acid	可配	
氨乙异硫脲　Antiradon	可配	
B　贝美格　Bemegride	可配	
苯巴比妥钠　Phenobarbital Sodium	可配	
苯海拉明（盐酸盐）　Diphenhydramine（Hydrochloride）	**忌配**	
苯唑西林钠　Oxacillin Sodium	可配	
C　茶苯海明　Diphenhydramine	**忌配**	
长春新碱（硫酸盐）　Vincristine（Sulfate）	可配	
D　地塞米松（磷酸盐）　Dexamethasone（Phosphate）	可配	
地西泮®　Diazepam	可配	
碘解磷定　Pyraloxime Iodide	可配	
东莨菪碱（氢溴酸盐）　Scopolamine（Hydrobromide）	可配	
毒毛旋花子苷 K　Strophanthin K	可配	
对氨基水杨酸钠　Sodium Aminosalicylate	可配	
多巴胺（盐酸盐）　Dopamine（Hydrochloride）	可配	
多巴酚丁胺（盐酸盐）　Dobutamine（Hydrochloride）	可配	
多粘菌素 B（硫酸盐）　Polymyxin B（Sulfate）	可配	
多柔比星（盐酸盐）　Doxorubicin（Hydrochloride）	可配	
E　二甲弗林　Dimefline	可配	
F　酚磺乙胺　Etamsylate	可配	
酚妥拉明（甲磺酸盐）　Phentolamine（Mesylate）	可配	
呋塞米　Furosemide	可配	
氟尿嘧啶　Fluorouracil	可配	
氟哌啶醇（乳酸盐）　Haloperidol（Lactate）	可配	
氟哌利多　Droperidol	可配	
辅酶 A　Coenzyme A	可配	
复方氨基酸　Amino Acid Compound	可配	
G　甘露醇　Mannitol	可配	

倍他司汀（盐酸盐）加入以下药品（续）	配伍结果	备 注
肝素钠 Heparin Sodium	可配	
高三尖杉酯碱 Homoharringtonine	可配	
谷氨酸钠（28.75%） Sodium Glutamate（28.75%）	可配	
H 红霉素（乳糖酸盐） Erythromycin（Lactobionate）	可配	
环磷酰胺 Cyclophosphamide	可配	
J 肌苷 Inosine	可配	
吉他霉素（酒石酸盐） Kitasamycin Tartrate	可配	
甲氨蝶呤 Methotrexate	可配	
甲氯芬酯（盐酸盐） Meclofenoxate（Hydrochloride）	可配	
甲泼尼龙琥珀酸钠 Methylprednisolone Sodium Succinate	可配	
甲硝唑 Metronidazole	可配	
甲氧明（盐酸盐） Methoxamine（Hydrochloride）	可配	
间羟胺（重酒石酸盐） Metaraminol（Bitartrate）	可配	
精氨酸（25%，盐酸盐） Arginine（25%，Hydrochloride）	可配	
K 卡铂 Carboplatin	可配	
L 雷尼替丁（盐酸盐） Ranitidine（Hydrochloride）	可配	
利巴韦林 Ribavirin	可配	
利多卡因（盐酸盐） Lidocaine（Hydrochloride）	可配	
利舍平 Reserpine	可配	
林格液 Sodium Chloride Compound	可配	
林可霉素（盐酸盐） Lincomycin（Hydrochloride）	可配	
磷霉素 Fosfomycin	可配	
硫喷妥钠 Thiopental Sodium	可配	
硫酸镁（10%，25%） Magnesium Sulfate（10%，25%）	可配	
氯苯那敏 Chlorphenamine	**忌配**	
氯丙嗪（盐酸盐） Chlorpromazine（Hydrochloride）	**忌配**	
氯化钙（3%，5%） Calcium Chloride（3%，5%）	可配	
氯化钾（10%） Potassium Chloride（10%）	可配	
氯化钠（0.9%） Sodium Chloride（0.9%）	可配	
氯霉素 Chloramphenicol	可配	
氯唑西林钠 Cloxacillin Sodium	可配	
洛贝林（盐酸盐） Lobeline（Hydrochloride）	可配	
M 麦角新碱（马来酸盐） Ergometrine（Maleate）	可配	
毛花苷丙 Lanatoside C	可配	
美西律 Mexiletine	可配	
N 脑垂体后叶素® Pituitrin	可配	
脑蛋白水解物 Cerebrolysin	可配	
能量合剂 Energy Composite	可配	
尼可刹米 Nikethamide	可配	
粘菌素（硫酸盐） Colymycin（Sulfate）	可配	

倍他司汀（盐酸盐）加入以下药品（续）	配伍结果	备　注
尿激酶　Urokinase	可配	
P　哌拉西林钠　Piperacillin Sodium	可配	
葡萄糖（5%，10%）　Glucose（5%，10%）	可配	
葡萄糖氯化钠　Glucose and Sodium Chloride	可配	
普萘洛尔　Propranolol	可配	
Q　青霉素钠@　Benzylpenicillin Sodium	可配	
氢化可的松　Hydrocortisone	可配	
氢化可的松琥珀酸钠　Hydrocortisone Sodium Succinate	可配	
清开灵　Qing Kai Ling	★	
庆大霉素（硫酸盐）@　Gentamycin（Sulfate）	可配	
去甲肾上腺素（重酒石酸盐）　Norepinephrine（Bitartrate）	可配	
去氧肾上腺素（盐酸盐）　Phenylephrine（Hydrochloride）	可配	
R　乳酸钠（11.2%）　Sodium Lactate（11.2%）	可配	
S　塞替派　Thiotepa	可配	
三磷腺苷　Adenosine Triphosphate	可配	
山莨菪碱（盐酸盐）　Anisodamine（Hydrochloride）	可配	
山梨醇　Sorbitol	可配	
肾上腺素（盐酸盐）　Adrenaline（Hydrochloride）	可配	
双嘧达莫　Dipyridamole	可配	
顺铂　Cisplatin	可配	
丝裂霉素　Mitomycin	可配	
羧苄西林钠　Carbenicillin Sodium	可配	
缩宫素　Oxytocin	可配	
T　碳酸氢钠（5%）　Sodium Bicarbonate（5%）	可配	
头孢呋辛钠　Cefuroxime Sodium	可配	
头孢拉定　Cefradine	可配	
头孢美唑钠　Cefmetazole Sodium	可配	
头孢哌酮钠　Cefoperazone Sodium	可配	
头孢曲松钠　Ceftriaxone Sodium	可配	
头孢噻吩钠　Cefalothine Sodium	可配	
头孢噻肟钠　Cefotaxime Sodium	可配	
头孢他啶　Ceftazidime	可配	
头孢唑林钠　Cefazolin Sodium	可配	
头孢唑肟钠　Ceftizoxime Sodium	可配	
妥布霉素（硫酸盐）@　Tobramycin（Sulfate）	可配	
W　维拉帕米　Verapamil	可配	
维脑路通　Troxerutin	可配	
维生素 B_6　Vitamin B_6	可配	
维生素 C　Vitamin C	**忌配**	
维生素 K_1　Vitamin K_1	可配	

倍他司汀（盐酸盐）加入以下药品（续）	配伍结果	备　注
X 西咪替丁（盐酸盐）　Cimetidine（Hydrochloride）	可配	
细胞色素 C　Cytochrome C	可配	
香丹　Xiang Dan	★	
硝普钠　Sodium Nitroprusside	可配	
小诺米星（硫酸盐）　Micronomicin（Sulfate）	可配	
Y 伊达比星（盐酸盐）　Idarubicin（Hydrochloride）	可配	
异丙嗪（盐酸盐）　Promethazine（Hydrochloride）	**忌配**	
异丙肾上腺素（盐酸盐）　Isoprenaline（Hydrochloride）	可配	
异烟肼　Isoniazid	可配	
罂粟碱（盐酸盐）　Papaverine（Hydrochloride）	可配	
右旋糖酐 40（含盐）　Dextran 40（Sodium Chloride）	可配	
鱼精蛋白（硫酸盐）　Protamine（Sulfate）	可配	

尼莫地平

Nimodipine

制剂规格与 pH 值　注射液：20mL：4mg；40mL：8mg；50mL：10mg；50mL：25mg；100mL：20mg。粉针剂：每支 2mg，4mg，8mg。pH：6.0～8.0。

药理作用及应用　为 Ca^{2+} 通道阻滞剂，能有效地阻止 Ca^{2+} 进入血管平滑肌细胞，松弛血管平滑肌，解除血管痉挛。适用于各种原因的蛛网膜下腔出血后的脑血管痉挛和急性脑血管病恢复期的血液循环改善。轻、中度高血压病合并脑血管病最为适用。

用法用量　蛛网膜下腔出血，应在发病后 96h 内开始静滴尼莫地平，一剂 25mg。日剂量按 2mg/h，连续 5～14d，病情稳定后改为口服。

适宜溶剂　静滴：10mg 稀释于 5%～10%葡萄糖注射液 500mL。

给药速度　静滴：初始 0.5mg/h 或 0.5μg/（kg·min），2h 后酌增 1mg/h，随后 2mg/h。

稳定性　对光不稳定，静滴时宜避光。本品与 PVC 器具接触会被吸附而损耗。

不良反应　最常见有血压下降、肝炎、皮肤刺痛、胃肠道出血、血小板减少、呕吐，个别患者可发生碱性磷酸酶、乳酸脱氢酶、血糖及血小板数升高，可产生假性肠梗阻症状。

禁忌/慎用证　对本品过敏及严重肝功能损害者禁用。哺乳期妇女、孕妇不宜用。肝功能损害、颅内压增高、严重肾功能损害、严重心血管功能损害、严重低血压者慎用。缺血性脑卒中不宜静滴尼莫地平。

药物相互作用　与其他钙离子拮抗药联合用时可增加钙离子拮抗作用。

注意事项　静滴宜缓慢。在高血压合并蛛网膜下腔出血或脑梗死患者中，应注意减少或暂时停用降血压药物，或减少尼莫地平的用药剂量，避免过度降压。

配伍表

尼莫地平®加入以下药品	配伍结果	备　注
A 阿米卡星（硫酸盐）　Amikacin（Sulfate）	忌配	

尼莫地平®加入以下药品（续）	配伍结果	备 注
B 苯巴比妥钠 Phenobarbital Sodium	忌配	
苯妥英钠 Phenytoin Sodium	忌配	
布美他尼 Bumetanide	忌配	
D 大观霉素（盐酸盐） Spectinomycin（Hydrochloride）	忌配	
地贝卡星（硫酸盐） Dibekacin（Sulfate）	忌配	
多粘菌素 B（硫酸盐） Polymyxin B（Sulfate）	忌配	
F 呋塞米 Furosemide	忌配	
G 谷胱甘肽 Glutathion	可配	
H 核糖霉素（硫酸盐） Ribostamycin（Sulfate）	忌配	
J 甲基多巴 Methyldopa	忌配	
K 卡那霉素（硫酸盐） Kanamycin（Sulfate）	忌配	
L 两性霉素 B Amphotericin B	忌配	
氯化钠（0.9%） Sodium Chloride（0.9%）	可配	
N 奈替米星（硫酸盐） Netilmicin（Sulfate）	忌配	
粘菌素（硫酸盐） Colymycin（Sulfate）	忌配	
P 葡萄糖（5%，10%） Glucose（5%，10%）	可配	
葡萄糖氯化钠 Glucose and Sodium Chloride	可配	
普萘洛尔 Propranolol	忌配	
Q 庆大霉素（硫酸盐）@ Gentamycin（Sulfate）	忌配	
去甲肾上腺素（重酒石酸盐） Norepinephrine（Bitartrate）	忌配	
S 肾上腺素（盐酸盐） Adrenaline（Hydrochloride）	忌配	
T 头孢吡肟（盐酸盐） Cefepime（Hydrochloride）	忌配	
头孢拉定 Cefradine	忌配	
头孢美唑钠 Cefmetazole Sodium	忌配	
头孢哌酮钠 Cefoperazone Sodium	忌配	
头孢匹林 Cefapirin	忌配	
头孢曲松钠 Ceftriaxone Sodium	忌配	
头孢噻啶 Cefaloridine	忌配	
头孢噻吩钠 Cefalothine Sodium	忌配	
头孢唑林钠 Cefazolin Sodium	忌配	
妥布霉素（硫酸盐）@ Tobramycin（Sulfate）	忌配	
W 维拉帕米 Verapamil	忌配	
Y 依他尼酸钠 Sodium Etacrynate	忌配	
异帕米星（硫酸盐） Isepamicin（Sulfate）	忌配	

硝苯地平
（硝苯吡啶，心痛定）
Nifedipine
（Nifedin，Procardia）

制剂规格　注射液 5mL∶2.5mg。

药理作用及应用　硝苯地平为最早上市的钙通道阻滞剂之一，对防治冠心病心绞痛与各种类型高血压疗效优良，其水溶液不稳定，早期制剂均为口服剂型，近几年国外开发的注射液供临床用于高血压危象（见 MCDEX 2008，p.593）。机制参考尼莫地平。硝苯地平的主要适应证是严重高血压或恶性高血压的紧急处理。

用法用量　静滴：成人剂量每次 2.5～5mg，用 5%葡萄糖注射液 250mL 稀释，4～8h 滴完。按心绞痛、血药及心电图表现调整滴速，24h 最多不超过 30mg，疗程不超过 3d，病情缓解后改用口服制剂。国外报道对成人恶性高血压用硝苯地平静滴，给药速度 0.63～1.25mg/h，4～8h 输入 5mg，24h 最多不超过 30mg，疗程不超过 3d，儿科应用药缺乏经验。肝肾功能不全者酌情减量。

适宜溶剂　由于用药对象需要控制钠的摄入量，故硝苯地平注射液宜用 5%葡萄糖稀释。

给药速度　缓慢静滴：每次 2.5～5mg/250mL 稀释液至少用 4h 滴完。

稳定性　硝苯地平注射液稀释配制后避光保存，12h 内用完。原装安瓿避光密封贮存，勿冷冻。

不良反应　其扩张血管作用常致面部潮红、心动过速、直立性低血压、昏厥。PR 间期或 QT 间期延长等传导阻滞现象。胃肠道可有厌食、恶心、便秘。偶见红斑性肢痛、多尿、呼吸困难、转氨酶升高。原有门脉高压症的肝硬化患者可有肝静脉压力明显上升。高血压患者发热及中枢神经系统反应如头痛、眩晕、焦虑、寒颤、急性精神病发作。

禁忌/慎用证　对本品过敏者禁用。孕妇、哺乳期妇女禁用。肝肾功能不全者减量慎用。老年人慎用。

药物相互作用　与普洛奈尔等 β 阻滞剂有协同效应，合用时注意减量以免血压过度下降或加剧心肌缺血与循环衰竭。本品可加剧长春新碱、非甾体类抗炎药、抗凝血药的不良反应，使奎尼丁降效，使硫酸镁降压作用加强。葡萄糖酸钙注射液可拮抗本药效应，可用作硝苯地平的解毒剂。

注意事项　①以芬太尼麻醉的患者忌用本药以免严重低血压。②本品对高血压患者仅适用于危象的解除，一般患者只需口服剂型。③严重动脉狭窄者、急性心梗 4 周内忌用本品。④本品与多种注射剂的配伍存在药理学禁忌（见配伍表）。

配伍表

硝苯地平加入以下药品	配伍结果	备　注
A 胺碘酮® Amiodarone	忌配	心传导抑制
B 苯妥英钠 Phenytoin sodium	忌配	增加毒性
C 长春新碱 Vincristine	忌配	增加毒性
D 地高辛 Digoxin	忌配	增加毒性
F 芬太尼 Fentanyl	忌配	增加毒性
H 环孢素 Cyclosporin	忌配	增加毒性
L 氯化钠（0.9%）Sodium Chloride（0.9%）	忌配	对限钠不利

硝苯地平加入以下药品（续）	配伍结果	备 注
K 奎尼丁 Quinidine	**忌配**	降效增毒
M 麻黄碱（盐酸盐）Ephedrine（Hydrochloride）	**忌配**	拮抗
N 萘夫西林钠 Nafcillin Sodium	**忌配**	降压降效
P 葡萄糖（5%）Glucose （5%）	可配	

尼卡地平

Nicardipine

制剂规格与 pH 值　盐酸盐注射液：5mL：5mg；10mL：25mg。盐酸尼卡地平氯化钠或葡萄糖注射液：100mL：10mg，100 mL：20mg。pH（2.5mg/mL）：3.5。

药理作用及应用　抑制心肌与血管平滑肌的跨膜钙离子内流，其血管选择性较强。为强效扩血管药，可降低周围血管阻力，降压时有反射性心率加快。本品用于心衰、高血压、心绞痛，以及高血压急症和手术时异常高血压紧急处置。

用法用量　静滴：急性充血性心衰发生于围手术期时，初量按 5mg/h，5～15min 按半量调整用量。其他类型急性充血性心衰，初量为 1μg/(kg·min)。用于高血压急症或手术时异常高血压，每次 2～10μg/(kg·min)。

适宜溶剂　静滴：5～10mg 稀释于 0.9%氯化钠或 5%葡萄糖注射液 250～500mL。

给药速度　静滴：初始 2～10μg/(kg·min)，达到降压目的后可调慢滴速；如需迅速降压，以 10～30μg/(kg·min)；用于高血压急症时以 0.5～6μg/(kg·min)。

稳定性　静滴时注意药液遮光，药液不宜加热。

不良反应　常见有踝部水肿、头晕、头痛、乏力、面部潮红。

禁忌/慎用证　对本品或其他钙通道拮抗剂过敏者、颅脑内出血未停止、脑出血急性发作、颅内压增高、严重主动脉瓣狭窄患者及孕妇和哺乳期妇女禁用。肝肾功能不全、严重低血压、青光眼、急性脑梗死、脑出血、有脑卒中病史及嗜铬细胞瘤或门脉高压者慎用。

药物相互作用　与降压药并用，可增加降压效果；与地高辛合用，会增加血药浓度，应密切观察心功能状况；与碳酸氢钠、乳酸钠注射液不宜混合。

注意事项　用药后需注意患者的不良反应。突然停药可引起心绞痛发作加重，因此撤药时宜缓慢进行。用于充血性心力衰竭时，初步结果为后负荷减低而有利心肌收缩力，但也要注意其负性肌力作用，尤其与 β 受体拮抗剂联合应用时。

配伍表

尼卡地平（盐酸盐）加入以下药品	配伍结果	备 注
A 阿米卡星（硫酸盐） Amikacin（Sulfate）	可配	
艾司洛尔（盐酸盐） Esmolol（Hydrochloride）	可配	
氨苄西林钠@ Ampicillin Sodium	**忌配**	
氨苄西林-舒巴坦钠 Ampicillin-Sulbactam Sodium	**忌配**	
氨茶碱 Aminophylline	可配	

尼卡地平（盐酸盐）加入以下药品（续）	配伍结果	备　注
氨曲南@　Aztreonam	可配	
C　醋酸钠　Sodium Acetate	可配	
D　地尔硫革（盐酸盐）　Diltiazem（Hydrochloride）	可配	
多巴胺（盐酸盐）　Dopamine（Hydrochloride）	可配	
多巴酚丁胺（盐酸盐）　Dobutamine（Hydrochloride）	可配	
F　法莫替丁　Famotidine	可配	
芬太尼（枸橼酸盐）　Fentanyl（Citrate）	可配	
呋塞米　Furosemide	忌配	
H　红霉素（乳糖酸盐）　Erythromycin（Lactobionate）	可配	
J　甲泼尼龙琥珀酸钠　Methylprednisolone Sodium Succinate	可配	
甲硝唑　Metronidazole	可配	
K　克林霉素（磷酸盐）　Clindamycin（Phosphate）	可配	
L　拉贝洛尔（盐酸盐）　Labetalol（Hydrochloride）	可配	
兰索拉唑　Lansoprazole	忌配	
劳拉西泮　Lorazepam	可配	
雷尼替丁（盐酸盐）　Ranitidine（Hydrochloride）	可配	
利多卡因（盐酸盐）　Lidocaine（Hydrochloride）	可配	
利奈唑胺　Linezolid	可配	
磷酸钾　Potassium Phosphates	可配	
硫喷妥钠　Thiopental Sodium	忌配	
硫酸镁（10%，25%）　Magnesium Sulfate（10%，25%）	可配	
氯化钾（10%）　Potassium Chloride（10%）	可配	
氯化钠（0.9%）　Sodium Chloride（0.9%）	可配	
氯霉素琥珀酸钠　Chloramphenicol Sodium Succinate	可配	
M　吗啡（盐酸盐）　Morphine（Hydrochloride）	可配	
米力农（乳酸盐）　Milrinone（Lactate）	可配	
P　哌拉西林钠　Piperacillin Sodium	可配	
葡萄糖（5%，10%）　Glucose（5%，10%）	可配	
葡萄糖氯化钠　Glucose and Sodium Chloride	可配	
葡萄糖酸钙（10%）　Calcium Gluconate（10%）	可配	
Q　青霉素钾@　Benzylpenicillin Potassium	可配	
氢化可的松琥珀酸钠　Hydrocortisone Sodium Succinate	可配	
庆大霉素（硫酸盐）@　Gentamicin（Sulfate）	可配	
去甲肾上腺素（重酒石酸盐）　Norepinephrine（Bitartrate）	可配	
S　肾上腺素（盐酸盐）　Epinephrine（Hydrochloride）	可配	
T　头孢吡肟（盐酸盐）　Cefepime（Hydrochloride）	忌配	
头孢唑林钠　Cefazolin Sodium	可配	
头孢唑肟钠　Ceftizoxime Sodium	可配	
妥布霉素（硫酸盐）@　Tobramycin（Sulfate）	可配	
W　万古霉素（盐酸盐）　Vancomycin（Hydrochloride）	可配	

尼卡地平（盐酸盐）加入以下药品（续）	配伍结果	备 注
维库溴铵 Vecuronium Bromide	可配	
X 西咪替丁（盐酸盐） Cimetidine （Hydrochloride）	可配	
硝普钠 Sodium Nitroprusside	可配	
硝酸甘油® Nitroglycerin	可配	
Y 依那普利拉 Enalaprilat	可配	
右旋糖酐 40（含盐） Dextran 40（Sodium Chloride）	可配	

二氢麦角碱

（甲磺酸双氢麦角毒碱，喜得镇，海特琴）

Dihydroergotoxine Mesylate

制剂规格与 pH 值　甲磺酸盐注射液：1mL : 0.3mg。粉针剂：每支 0.3mg。pH（0.3mg/mL）：5.0。

药理作用及应用　本品是麦角碱双氢衍生物三种成分的甲磺酸盐等量混合物。可改善神经元的代谢和脑细胞的能量平衡，并直接作用于中枢神经系统的多巴胺受体和5-HT受体，改善神经传递功能，使异常脑电图得到改善。主要用于与老年有关的精神障碍及脑出血、梗死等急慢性脑血管病后的脑功能衰退。

用法用量　肌注或皮注：每次 0.15～0.6mg，一日 1～2 次或隔日 1 次。静注或静滴：每次 0.3mg，一日 1～2 次，用 5%葡萄糖或 0.9%氯化钠注射液 250～500mL 稀释。

适宜溶剂　粉针剂用 0.9%氯化钠注射液或注射用水溶解。

不良反应　可见短暂的呕吐、恶心、面部潮红、眩晕、鼻塞、皮疹等，严重者可致体位性低血压。

禁忌/慎用证　禁用于过敏、精神病、败血症、低血压、严重的动脉硬化、心脏器质性损害、严重肾功能障碍患者。

药物相互作用　不与降压药合用以免引起血压过低。

注意事项　注射后必须卧床2h以上。用药期间避免驾车。老年人适当减量。

配伍表

二氢麦角碱加入以下药品	配伍结果	备　注
2∶3∶1注射液　2∶3∶1 Injection	可配	
A 阿糖胞苷（盐酸盐） Cytarabine（Hydrochloride）	**忌配**	
阿托品（硫酸盐） Atropine（Sulfate）	可配	
氨苄西林钠@ Ampicillin Sodium	可配	
氨茶碱 Aminophylline	可配	
氨基丁三醇（7.28%） Trometamol（7.28%）	可配	
氨基丁酸 Aminobutyric Acid	可配	
氨基己酸 Aminocaproic Acid	可配	
氨甲苯酸 Aminomethylbenzoic Acid	可配	
B 苯巴比妥钠 Phenobarbital Sodium	**忌配**	
苯海拉明（盐酸盐） Diphenhydramine（Hydrochloride）	可配	

二氢麦角碱加入以下药品（续）	配伍结果	备　注
博来霉素　Bleomycin	可配	
C 长春新碱（硫酸盐）　Vincristine（Sulfate）	**忌配**	
促皮质素　Corticotrophin	可配	
D 地塞米松（磷酸盐）　Dexamethasone（Phosphate）	**忌配**	
东莨菪碱（氢溴酸盐）　Scopolamine（Hydrobromide）	可配	
毒毛旋花子苷 K　Strophanthin K	可配	
对氨基水杨酸钠　Sodium Aminosalicylate	可配	
多巴胺（盐酸盐）　Dopamine（Hydrochloride）	可配	
多粘菌素 B（硫酸盐）　Polymyxin B（Sulfate）	可配	
E 二甲弗林　Dimefline	可配	
F 放线菌素 D　Dactinomycin D	可配	
酚磺乙胺　Etamsylate	可配	
酚妥拉明（甲磺酸盐）　Phentolamine（Mesylate）	可配	
呋塞米　Furosemide	**忌配**	
氟尿嘧啶　Fluorouracil	可配	
辅酶 A　Coenzyme A	可配	
G 谷氨酸钙（5%）　Calcium Glutamate（5%）	可配	
谷氨酸钾（31.50%）　Potassium Glutamate（31.50%）	可配	
谷氨酸钠（28.75%）　Sodium Glutamate（28.75%）	可配	
H 红霉素（乳糖酸盐）　Erythromycin（Lactobionate）	可配	
环磷酰胺　Cyclophosphamide	可配	
磺胺嘧啶钠　Sulfadiazine Sodium	**忌配**	
磺胺异噁唑（二醇胺盐）　Sulfafurazole（Diolamine）	**忌配**	
J 肌醇　Inositol	可配	
肌苷　Inosine	可配	
加兰他敏（氢溴酸盐）　Galantamine（Hydrobromide）	可配	
甲氧明（盐酸盐）　Methoxamine（Hydrochloride）	可配	
间羟胺（重酒石酸盐）　Metaraminol（Bitartrate）	可配	
精氨酸（25%，盐酸盐）　Arginine（25%，Hydrochloride）	可配	
K 卡那霉素（硫酸盐）　Kanamycin（Sulfate）	**忌配**	
克林霉素（磷酸盐）　Clindamycin（Phosphate）	**忌配**	
L 利多卡因（盐酸盐）　Lidocaine（Hydrochloride）	可配	
利舍平　Reserpine	可配	
链霉素（硫酸盐）　Streptomycin（Sulfate）	可配	仅供肌注
林格液　Sodium Chloride Compound	可配	
硫喷妥钠　Thiopental Sodium	可配	
硫酸镁（10%，25%）　Magnesium Sulfate（10%，25%）	可配	
氯苯那敏　Chlorphenamine	可配	
氯丙嗪（盐酸盐）　Chlorpromazine（Hydrochloride）	可配	
氯化钙（3%，5%）　Calcium Chloride（3%，5%）	可配	

二氢麦角碱加入以下药品（续）	配伍结果	备　注
氯化钾（10%）　Potassium Chloride（10%）	可配	
氯化钠（0.9%）　Sodium Chloride（0.9%）	可配	
氯霉素　Chloramphenicol	可配	
罗通定（硫酸盐）　Rotundine（Sulfate）	**忌配**	
洛贝林（盐酸盐）　Lobeline（Hydrochloride）	可配	
M 麦角新碱（马来酸盐）　Ergometrine（Maleate）	可配	
美芬丁胺（硫酸盐）　Mephentermine（Sulfate）	可配	
N 脑垂体后叶素®　Pituitrin	**忌配**	
能量合剂　Energy Composite	可配	
尼可刹米　Nikethamide	可配	
粘菌素（硫酸盐）　Colymycin（Sulfate）	可配	
P 哌替啶（盐酸盐）　Pethidine（Hydrochloride）	可配	
葡醛内酯　Glucurolactone	可配	
葡萄糖（5%，10%）　Glucose（5%，10%）	可配	
葡萄糖氯化钠　Glucose and Sodium Chloride	可配	
葡萄糖酸钙（10%）　Calcium Gluconate（10%）	可配	
普鲁卡因（盐酸盐）　Procaine（Hydrochloride）	可配	
普鲁卡因胺（盐酸盐）　Procainamide（Hydrochloride）	可配	
Q 青霉素钾®　Benzylpenicillin Potassium	可配	
青霉素钠®　Benzylpenicillin Sodium	可配	
氢化可的松　Hydrocortisone	可配	
氢化可的松琥珀酸钠　Hydrocortisone Sodium Succinate	**忌配**	
庆大霉素（硫酸盐）®　Gentamycin（Sulfate）	可配	
去甲肾上腺素（重酒石酸盐）　Norepinephrine（Bitartrate）	可配	
去氧肾上腺素（盐酸盐）　Phenylephrine（Hydrochloride）	可配	
去乙酰毛花苷　Deslanoside	可配	
R 乳酸钠（11.2%）　Sodium Lactate（11.2%）	可配	
S 三磷腺苷　Adenosine Triphosphate	可配	
山莨菪碱（氢溴酸盐）　Anisodamine（Hydrobromide）	可配	
山梨醇　Sorbitol	**忌配**	
肾上腺素（盐酸盐）　Adrenaline（Hydrochloride）	可配	
四环素（盐酸盐）　Tetracycline（Hydrochloride）	可配	
羧苄西林钠　Carbenicillin Sodium	可配	
缩宫素　Oxytocin	可配	
T 碳酸氢钠（5%）　Sodium Bicarbonate（5%）	可配	
W 万古霉素（盐酸盐）　Vancomycin（Hydrochloride）	可配	
维生素 B$_6$　Vitamin B$_6$	可配	
维生素 C　Vitamin C	可配	
维生素 K$_3$　Vitamin K$_3$	可配	
X 细胞色素 C　Cytochrome C	可配	

二氢麦角碱加入以下药品（续）	配伍结果	备　注
溴化钙（5%）　Calcium Bromide（5%）	可配	
Y 依他尼酸钠　Sodium Etacrynate	忌配	
胰岛素（正规）®　Insulin（Regular）	忌配	
异丙嗪（盐酸盐）　Promethazine（Hydrochloride）	可配	
异丙肾上腺素（盐酸盐）　Isoprenaline（Hydrochloride）	可配	
异戊巴比妥钠　Amobarbital Sodium	忌配	
异烟肼　Isoniazid	可配	
右旋糖酐40（含盐）　Dextran 40（Sodium Chloride）	可配	

丁咯地尔

Buflomedil

制剂规格与 pH 值　盐酸盐注射剂：5mL∶50mg；10mL∶100mg；20mL∶200mg。0.4%丁咯地尔氯化钠或葡萄糖 250mL/瓶。pH（10mg/mL）：5.0～7.0。

药理作用及应用　本品为 α 肾上腺素受体抑制剂，并具有较弱的非特异性钙离子拮抗作用。通过抑制毛细血管前括约肌痉挛，能有效地增加末梢血管和脑部缺氧组织的血流量。本品还能抑制血小板聚集，降低血液黏度，改善血液流动性，增强红细胞变形能力。用于慢性脑血管供血不足引起的症状、外周血管供血不足疾病等。

用法用量　肌注、静注或静滴：每次 200～400mg；用于痴呆症，每次 50～100mg，一日 2 次，连用 2～4 周改为口服片剂维持。

适宜溶剂　静注：50～100mg 稀释于 5%葡萄糖注射液 20mL；静滴：200～400mg 稀释于 5%葡萄糖或 0.9%氯化钠注射液 250～500mL。

给药速度　静注：5～10min；静滴：1～2h。

不良反应　可引起嗜睡、头晕、低血压、心律不齐、抽搐、恶心、畏食、皮疹等。

禁忌/慎用证　对本品过敏、有功能性出血、急性心肌梗死、心绞痛、阵发性心动过速、脑出血、近期有大量出血或有出血倾向者，以及孕妇、哺乳期妇女与产妇禁用。肝肾及心脏功能不全、低血压、正在服用降压药的患者慎用。

药物相互作用　与苯那普利、氨氯地平、地尔硫䓬、非洛地平、尼莫地平、维拉帕米合用，使降血压作用增强，易致低血压。

注意事项　用药期间不宜驾车或操作机械。

配伍表

丁咯地尔（盐酸盐）加入以下药品	配伍结果	备　注
D 多巴胺（盐酸盐）　Dopamine（Hydrochloride）	忌配	
J 甲氧明（盐酸盐）　Methoxamine（Hydrochloride）	忌配	
间羟胺（重酒石酸盐）　Metaraminol（Bitartrate）	忌配	
L 氯化钙（3%，5%）　Calcium Chloride（3%，5%）	忌配	
氯化钠（0.9%）　Sodium Chloride（0.9%）	可配	

丁咯地尔（盐酸盐）加入以下药品（续）	配伍结果	备　注
M 麻黄碱（盐酸盐）　Ephedrine（Hydrochloride）	忌配	
美芬丁胺（硫酸盐）　Mephentermine（Sulfate）	忌配	
木糖醇　Xylital	可配	
P 葡萄糖（5%，10%）　Glucose（5%，10%）	可配	
葡萄糖酸钙（10%）　Calcium Gluconate（10%）	忌配	
Q 去甲肾上腺素（重酒石酸盐）　Norepinephrine（Bitartrate）	忌配	
去氧肾上腺素（盐酸盐）　Phenylephrine（Hydrochloride）	忌配	
S 肾上腺素（盐酸盐）　Adrenaline（Hydrochloride）	忌配	
T 碳酸氢钠（5%）　Sodium Bicarbonate（5%）	可配	
X 溴化钙（5%）　Calcium Bromide（5%）	忌配	
Y 亚叶酸钙　Calcium Folinate	忌配	
异丙肾上腺素（盐酸盐）　Isoprenaline（Hydrochloride）	忌配	

胰激肽原酶
（血管舒缓素）
Kallidinogenase
（Kallikrein）

制剂规格与 pH 值　粉针剂：每支 10u。pH（5u/mL）：5.5～7.5。

药理作用及应用　由家畜的胰脏、尿液提取的一种糖蛋白水解酶。有血管舒张作用，能降低血压，扩张末梢血管及冠状动脉。用于脑动脉硬化症、闭塞性动脉内膜炎、闭塞性血管炎、四肢慢性溃疡、肢端动脉痉挛症、手足发绀、老年性四肢冷感、中央视网膜炎、眼底出血等。

用法用量　注射时以注射用水溶解（10u/1.5mL）后进行肌注或皮下注射，每次量 10～20u，一日 1～2 次。轻症一日 10u，以 3 周为 1 个疗程。眼科可做球结膜下注射，每次 5u。

稳定性　对热、酸、碱、氧化剂均不稳定，在低于 37℃，pH 值 4.5～7.8 时较稳定。

不良反应　偶有头昏、乏力、出血倾向；过敏体质者可能会有过敏反应。

禁忌/慎用证　对本品过敏者，肿瘤、颅内压增高、心力衰竭患者，以及新鲜眼底出血、脑出血急性期及其他出血倾向者禁用。

注意事项　由于本品起效缓慢，对脑血管病的重症急性期患者，应配合其他药物治疗。勿静脉给药。

配伍表

胰激肽原酶加入以下药品	配伍结果	备　注
F 复合维生素 B　Compound Vitamin B	忌配	
L 利舍平　Reserpine	忌配	
氯丙嗪（盐酸盐）　Chlorpromazine（Hydrochloride）	忌配	
氯化钠（0.9%）　Sodium Chloride（0.9%）	可配	勿静脉给药
M 麦角新碱（马来酸盐）　Ergometrine（Maleate）	忌配	

第六章 消化系统药

第一节 抗酸药及抗溃疡病药

雷尼替丁
Ranitidine

制剂规格与 pH 值 盐酸盐注射液：2mL：50mg；2mL：150mg；2mL：300mg；5mL：50mg。pH（25mg/mL）：6.7～7.3。

药理作用及应用 为第二代 H_2 受体拮抗药，作用比西咪替丁强而持久，不良作用少，能竞争性地阻断组胺与胃壁细胞上的 H_2 受体结合，有效地抑制基础胃酸分泌及由组胺、五肽促胃泌素和食物刺激后引起的胃酸分泌，降低胃酶的活性，还能抑制胃蛋白酶的分泌，但对促胃泌素及性激素的分泌无影响。注射剂可用于治疗上消化道出血；可防止全麻术后胃液反流致吸入性肺炎而术前用药。

用法用量 肌注：每次 25～50mg，4～8h 1 次。静注：每次 25～50mg，4～8h 1 次。静滴：消化性溃疡出血，以 25mg/h 的速率间歇静滴 2h，一日 2 次或每 6～8h 1 次；术前用药，静滴 100～300mg，加入 5%葡萄糖注射液 100mL，30min 滴完。

适宜溶剂 静注：溶于 0.9%氯化钠或 25%葡萄糖注射液，使药液浓度为 2.5mg/mL；静滴：50～100mg 溶于 5%葡萄糖或葡萄糖氯化钠注射液 250～500mL。

给药速度 静注：5～10min；静滴：2～3h。

稳定性 避光贮存。本品颜色介于无色和黄色之间。颜色轻微变暗不影响其药效。

不良反应 有肝毒性，但停药后即可恢复。降低维生素 B_{12} 的吸收，长期使用可致维生素 B_{12} 缺乏。

禁忌/慎用证 对组胺 H_2 受体拮抗药过敏，有苯丙酮酸尿、急性间歇性血卟啉症既往史者禁用；孕妇及哺乳期妇女及 8 岁以下儿童禁用。肝肾功能不全者慎用。

药物相互作用 与华法林、利多卡因、地西泮、普萘洛尔及安替比林等经肝代谢药物合用时，雷尼替丁的血药浓度不会升高；与抗凝药或抗癫痫药合用时，不良相互作用比西咪替丁少。

注意事项 使用本品可使 Cr 及氨基转移酶轻度升高，到治疗后期可恢复原来水平。

配伍表

雷尼替丁（盐酸盐）加入以下药品	配伍结果	备　　注
A 阿米卡星（硫酸盐）Amikacin（Sulfate）	稀释	
阿糖胞苷（盐酸盐）Cytarabine（Hydrochloride）	可配	
阿托品（硫酸盐）Atropine（Sulfate）	可配	
阿昔洛韦钠 Aciclovir Sodium	可配	
艾司洛尔（盐酸盐）Esmolol（Hydrochloride）	可配	
氨苄西林钠@ Ampicillin Sodium	忌配	Y_2
氨茶碱 Aminophylline	稀释	
B 苯巴比妥钠 Phenobarbital Sodium	忌配	

雷尼替丁（盐酸盐）加入以下药品（续）	配伍结果	备 注
苯海拉明（盐酸盐） Diphenhydramine（Hydrochloride）	可配	
D 地尔硫䓬（盐酸盐） Diltiazem（Hydrochloride）	可配	
地高辛 Digoxin	稀释	
地塞米松（磷酸盐） Dexamethasone（Phosphate）	可配	
地西泮® Diazepam	忌配	
东莨菪碱（氢溴酸盐） Scopolamine（Hydrobromide）	可配	
多巴胺（盐酸盐） Dopamine（Hydrochloride）	稀释	
多巴酚丁胺（盐酸盐） Dobutamine（Hydrochloride）	稀释	
多柔比星（盐酸盐） Doxorubicin（Hydrochloride）	可配	
F 芬太尼（枸橼酸盐） Fentanyl（Citrate）	可配	
奋乃静（盐酸盐） Perphenazine（Hydrochloride）	可配	
呋塞米 Furosemide	稀释	
氟康唑 Fluconazole	可配	
复方氨基酸 Amino Acid Compound	可配	
G 肝素钠 Heparin Sodium	稀释	
H 华法林钠 Warfarin Sodium	可配	
环丙沙星 Ciprofloxacin	稀释	
环磷酰胺 Cyclophosphamide	可配	
J 甲氨蝶呤 Methotrexate	可配	
甲氧氯普胺（盐酸盐） Metoclopramide（Hydrochloride）	可配	
K 克林霉素（磷酸盐） Clindamycin（Phosphate）	忌配	
奎尼丁（硫酸盐） Quinidine（Sulfate）	稀释	
L 利多卡因（盐酸盐） Lidocaine（Hydrochloride）	稀释	
两性霉素 B Amphotericin B	忌配	
林格液 Sodium Chloride Compound	可配	
硫喷妥钠 Thiopental Sodium	可配	
氯丙嗪（盐酸盐） Chlorpromazine（Hydrochloride）	忌配	
氯化钾（10%） Potassium Chloride（10%）	稀释	
氯化钠（0.9%） Sodium Chloride（0.9%）	可配	
氯霉素琥珀酸酯钠 Chloramphenicol Succinate Sodium	稀释	
M 吗啡（盐酸盐） Morphine（Hydrochloride）	可配	
N 粘菌素（硫酸盐） Colymycin（Sulfate）	稀释	
P 哌替啶（盐酸盐） Pethidine（Hydrochloride）	可配	
喷他佐辛（乳酸盐） Pentazocine（Lactate）	可配	
泼尼松龙磷酸钠 Prednisolone Phosphate Sodium	稀释	
葡萄糖（5%，10%） Glucose（5%，10%）	可配	
葡萄糖氯化钠 Glucose and Sodium Chloride	可配	
普鲁卡因胺（盐酸盐） Procainamide（Hydrochloride）	可配	
Q 羟乙基淀粉 Hydroxyethyl Starch	忌配	
青霉素钾® Benzylpenicillin Potassium	稀释	

雷尼替丁（盐酸盐）加入以下药品（续）	配伍结果	备 注
青霉素钠@ Benzylpenicillin Sodium	稀释	
庆大霉素（硫酸盐）@ Gentamycin（Sulfate）	稀释	
去甲肾上腺素（重酒石酸盐） Norepinephrine（Bitartrate）	**忌配**	Y2
S 塞替派 Thiotepa	稀释	
肾上腺素（盐酸盐） Adrenaline（Hydrochloride）	稀释	
顺铂 Cisplatin	**忌配**	Y2
T 碳酸氢钠（5%） Sodium Bicarbonate（5%）	可配	
头孢哌酮钠 Cefoperazone Sodium	**忌配**	Y2
头孢羟唑 Cefamandole	**忌配**	
头孢他啶 Ceftazidime	**忌配**	
头孢西丁钠 Cefoxitin Sodium	**忌配**	
头孢唑林钠 Cefazolin Sodium	**忌配**	
托西溴苄铵 Bretylium Tosilate	**忌配**	Y1
妥布霉素（硫酸盐）@ Tobramycin（Sulfate）	稀释	
W 万古霉素（盐酸盐） Vancomycin（Hydrochloride）	稀释	
维生素 K1 Vitamin K1	**忌配**	
X 硝普钠 Sodium Nitroprusside	稀释	
硝酸甘油® Nitroglycerin	可配	
Y 依他尼酸钠 Sodium Etacrynate	**忌配**	
胰岛素（正规）® Insulin（Regular）	稀释	
乙酰唑胺 Acetazolamide	稀释	
异丙嗪（盐酸盐） Promethazine（Hydrochloride）	可配	
异丙肾上腺素（盐酸盐） Isoprenaline（Hydrochloride）	可配	

法莫替丁

Famotidine

制剂规格与 pH 值 注射液：2mL：20mg。粉针剂：每支 20mg。0.02%法莫替丁葡萄糖或氯化钠注射液：每瓶 100mL，250mL。pH（1%）：2.5。

药理作用及应用 为高效、长效的第三代组胺 H2 受体阻滞药，受体亲和力高，可有效地抑制基础胃酸、夜间胃酸和食物刺激引起的胃酸分泌，亦可抑制组胺和五肽促胃泌素等刺激引起的胃酸分泌，适用于胃及十二指肠溃疡、吻合口溃疡、应激性溃疡、反流性食管炎、卓-艾综合征和上消化道出血。

用法用量 用于治疗重症胃食管反流症、溃疡病及上消化道出血：肌注或静注：每次 20mg，每12h 1 次。静滴用量同静注。症状消失后改用口服制剂。

适宜溶剂 肌注：20mg 溶于注射用水 1～1.5mL；静注：20mg 溶于 0.9%氯化钠或 25%葡萄糖注射液 20mL；静滴：20mg 溶于 0.9%氯化钠或 5%葡萄糖注射液 50mL。

给药速度 静注：2～4min；静滴：0.25～0.5h。

稳定性　本品为澄明无色溶液。低温保藏，防止冷冻和温度超过 40℃贮存。

不良反应　主要不良反应为过敏，少数患者有口干、恶心、呕吐、便秘和腹泻，偶尔有轻度氨基转移酶增高，罕见腹部胀满感及食欲缺乏等消化系统症状。

禁忌/慎用证　对本药过敏者、严重肾功能不全者、孕妇、哺乳期妇女禁用。肝肾功能不全者、婴幼儿、有药物过敏史者慎用。

药物相互作用　本品可降低茶碱的代谢和清除，增加茶碱的毒性。

注意事项　用药期间可出现中性粒细胞减少和血小板减少；肝脏功能的检测指标（如氨基转移酶、胆红素和碱性磷酸酶）升高。长期使用本药须定期做肝肾功能及血象检查。

配伍表

法莫替丁加入以下药品	配伍结果	备注
A 阿米卡星（硫酸盐）　Amikacin（Sulfate）	可配	
阿糖胞苷（盐酸盐）　Cytarabine（Hydrochloride）	可配	
阿托品（硫酸盐）　Atropine（Sulfate）	可配	
氨苄西林钠@ Ampicillin Sodium	可配	
氨茶碱　Aminophylline	可配	
氨基己酸　Aminocaproic Acid	可配	
氨甲苯酸　Aminomethylbenzoic Acid	可配	
奥美拉唑　Omeprazole	**忌配**	
B 胞磷胆碱　Citicoline	可配	
苯巴比妥钠　Phenobarbital Sodium	可配	
苯唑西林钠　Oxacillin Sodium	可配	
C 长春新碱（硫酸盐）　Vincristine（Sulfate）	可配	
促皮质素　Corticotrophin	稀释	
D 地塞米松（磷酸盐）　Dexamethasone（Phosphate）	可配	
东莨菪碱（氢溴酸盐）　Scopolamine（Hydrobromide）	可配	
毒毛旋花子苷 K　Strophanthin K	可配	
多巴胺（盐酸盐）　Dopamine（Hydrochloride）	可配	
多巴酚丁胺（盐酸盐）　Dobutamine（Hydrochloride）	可配	
多柔比星（盐酸盐）　Doxorubicin（Hydrochloride）	可配	
E 二氮嗪　Diazoxide	**忌配**	
二甲弗林　Dimefline	可配	
F 酚磺乙胺　Etamsylate	可配	
酚妥拉明（甲磺酸盐）　Phentolamine（Mesylate）	可配	
呋塞米　Furosemide	可配	
氟尿嘧啶　Fluorouracil	可配	
氟哌啶醇（乳酸盐）　Haloperidol（Lactate）	可配	
辅酶 A　Coenzyme A	可配	
复方氨基酸　Amino Acid Compound	可配	
G 谷氨酸钾（31.50%）　Potassium Glutamate（31.50%）	可配	
谷氨酸钠（28.75%）　Sodium Glutamate（28.75%）	可配	

法莫替丁加入以下药品（续）	配伍结果	备 注
H 红霉素（乳糖酸盐） Erythromycin（Lactobionate）	可配	
环丙沙星 Ciprofloxacin	可配	
环磷酰胺 Cyclophosphamide	可配	
磺胺嘧啶钠 Sulfadiazine Sodium	可配	
J 肌苷 Inosine	可配	
甲氨蝶呤 Methotrexate	可配	
甲硝唑 Metronidazole	可配	
间羟胺（重酒石酸盐） Metaraminol（Bitartrate）	可配	
精氨酸（25%，盐酸盐） Arginine（25%，Hydrochloride）	可配	
K 卡那霉素（硫酸盐） Kanamycin（Sulfate）	可配	
克林霉素（磷酸盐） Clindamycin（Phosphate）	可配	
L 雷尼替丁（盐酸盐） Ranitidine（Hydrochloride）	可配	
利巴韦林 Ribavirin	可配	
利多卡因（盐酸盐） Lidocaine（Hydrochloride）	可配	
林格液 Sodium Chloride Compound	可配	
硫酸镁（10%，25%） Magnesium Sulfate（10%，25%）	可配	
氯胺酮（盐酸盐） Ketamine（Hydrochloride）	可配	
氯丙嗪（盐酸盐） Chlorpromazine（Hydrochloride）	可配	
氯氮䓬 Chlordiazepoxide	**忌配**	
氯化钙（3%，5%） Calcium Chloride（3%，5%）	可配	
氯化钾（10%） Potassium Chloride（10%）	可配	
氯化钠（0.9%） Sodium Chloride（0.9%）	可配	
氯化筒箭毒碱 Tubocurarine Chloride	可配	
氯霉素琥珀酸酯钠 Chloramphenicol Succinate Sodium	可配	
洛贝林（盐酸盐） Lobeline（Hydrochloride）	可配	
M 吗啡（盐酸盐） Morphine（Hydrochloride）	可配	
麦角新碱（马来酸盐） Ergometrine（Maleate）	可配	
美芬丁胺（硫酸盐） Mephentermine（Sulfate）	可配	
门冬酰胺酶 Asparaginase	可配	
N 脑垂体后叶素® Pituitrin	可配	
尼可刹米 Nikethamide	可配	
尿激酶 Urokinase	稀释	
P 哌拉西林钠 Piperacillin Sodium	可配	
哌替啶（盐酸盐） Pethidine（Hydrochloride）	可配	
葡萄糖（5%，10%） Glucose（5%，10%）	可配	
葡萄糖氯化钠 Glucose and Sodium Chloride	可配	
葡萄糖酸钙（10%） Calcium Gluconate（10%）	可配	
普鲁卡因（盐酸盐） Procaine（Hydrochloride）	可配	
Q 青霉素钠@ Benzylpenicillin Sodium	可配	
氢化可的松 Hydrocortisone	可配	

法莫替丁加入以下药品（续）	配伍结果	备　注
氢化可的松琥珀酸钠　Hydrocortisone Sodium Succinate	**忌配**	
庆大霉素（硫酸盐）[@]　Gentamycin（Sulfate）	可配	
去甲肾上腺素（重酒石酸盐）　Norepinephrine（Bitartrate）	可配	
去氧肾上腺素（盐酸盐）　Phenylephrine（Hydrochloride）	可配	
全血　Whole Blood	**忌配**	
R 柔红霉素（盐酸盐）　Daunorubicin（Hydrochloride）	可配	
乳酸钠（11.2%）　Sodium Lactate（11.2%）	可配	
S 三磷腺苷　Adenosine Triphosphate	可配	
顺铂　Cisplatin	可配	
丝裂霉素　Mitomycin	可配	
四环素（盐酸盐）　Tetracycline（Hydrochloride）	可配	
羧苄西林钠　Carbenicillin Sodium	可配	
缩宫素　Oxytocin	可配	
T 碳酸氢钠（5%）　Sodium Bicarbonate（5%）	可配	
头孢呋辛钠　Cefuroxime Sodium	可配	
头孢美唑钠　Cefmetazole Sodium	可配	
头孢噻吩钠　Cefalothine Sodium	可配	
头孢噻肟钠　Cefotaxime Sodium	可配	
头孢他啶　Ceftazidime	可配	
头孢唑林钠　Cefazolin Sodium	可配	
妥拉唑林（盐酸盐）　Tolazoline（Hydrochloride）	可配	
W 万古霉素（盐酸盐）　Vancomycin（Hydrochloride）	稀释	
维拉帕米（盐酸盐）　Verapamil（Hydrochloride）	可配	
维生素 B_6　Vitamin B_6	可配	
维生素 C　Vitamin C	可配	
维生素 K_1　Vitamin K_1	可配	
X 西咪替丁（盐酸盐）　Cimetidine（Hydrochloride）	可配	
细胞色素 C　Cytochrome C	可配	
硝普钠　Sodium Nitroprusside	可配	
血浆　Blood Plasma	**忌配**	
Y 氧氟沙星　Ofloxacin	可配	
依他尼酸钠　Sodium Etacrynate	**忌配**	
胰岛素（正规）®　Insulin（Regular）	可配	
异丙嗪（盐酸盐）　Promethazine（Hydrochloride）	可配	
异丙肾上腺素（盐酸盐）　Isoprenaline（Hydrochloride）	可配	
异烟肼　Isoniazid	可配	
罂粟碱（盐酸盐）　Papaverine（Hydrochloride）	可配	
右旋糖酐 40（含盐）　Dextran 40（Sodium Chloride）	可配	
鱼精蛋白（硫酸盐）　Protamine （Sulfate）	可配	

奥美拉唑
（洛赛克）
Omeprazole

制剂规格与 pH 值　钠盐粉针剂：每支 20mg 及 40mg，配有 10mL/支专用溶剂。pH（0.4%）：12.0。

药理作用及应用　为质子泵抑制药，作用于胃黏膜壁细胞，对胃酸分泌有强大而持久的抑制作用。静注可用于防治上消化道出血，如急性胃出血或吸入性肺炎。

用法用量　静注：用于治疗消化性溃疡出血时，每次 40mg，12h 1 次，连用 3d；首次剂量可加倍。静滴：出血量大时可用首剂 80mg，之后改为 8mg/h 维持，至出血停止。

适宜溶剂　静注：每 40mg 用专用溶剂 10mL 溶解后给予；静滴：经专用溶剂溶解后稀释于 0.9% 氯化钠或 5% 葡萄糖注射液。

给药速度　静注：2～3min；静滴：0.4～0.5h。

稳定性　在碱性溶液中较稳定，在酸性溶液中易降解，冻干品溶解后不稳定，宜置于遮光处 2h 内用完。

不良反应　有消化系统、神经精神系统反应，还可出现皮疹、男性乳房发育、溶血性贫血、心律失常、高血压、肾损害、肝损害、血细胞减少、过敏、视力减退。

禁忌/慎用证　对本药过敏者、严重肾功能不全者、婴幼儿禁用。孕妇和哺乳期妇女尽可能不用。肾功能不全及严重肝功能不全者减量慎用。

药物相互作用　本品可延长在肝内代谢的药物地西泮、华法林、苯妥英钠等的降解过程，合用时需监测其血药浓度。

注意事项　用药前后及用药时应当对疗效及毒性进行监测。治疗胃溃疡时，应首先排除癌症的可能后才能使用本药。使用本药可使血中促胃泌素水平升高、^{12}C 尿素呼气试验（UBT）结果出现假阴性。

配伍表

奥美拉唑加入以下药品	配伍结果	备　注
2：3：1 注射液　2：3：1 Injection	可配	
A 阿米卡星（硫酸盐）　Amikacin（Sulfate）	忌配	
B 苯妥英钠 Phenytoin Sodium	忌配	
D 大观霉素（盐酸盐）　Spectinomycin（Hydrochloride）	忌配	
多巴胺（盐酸盐）　Dopamine（Hydrochloride）	可配	
E 二氮嗪 Diazoxide	忌配	
二磷酸果糖 Fructose Diphosphate	忌配	
F 法莫替丁 Famotidine	忌配	
酚妥拉明（甲磺酸盐）　Phentolamine（Mesylate）	可配	
H 华法林钠 Warfarin Sodium	忌配	
K 克林霉素（磷酸盐）　Clindamycin（Phosphate）	忌配	
L 利多卡因（盐酸盐）　Lidocaine（Hydrochloride）	忌配	
硫酸镁（10%，25%）　Magnesium Sulfate（10%，25%）	忌配	
氯氮䓬 Chlordiazepoxide	忌配	

奥美拉唑加入以下药品（续）	配伍结果	备 注
氯化钾（10%） Potassium Chloride（10%）	可配	
氯化钠（0.9%） Sodium Chloride（0.9%）	可配	
P 葡萄糖（5%，10%） Glucose（5%，10%）	可配	
葡萄糖氯化钠 Glucose and Sodium Chloride	可配	
葡萄糖酸钙（10%） Calcium Gluconate（10%）	**忌配**	
Q 去甲肾上腺素（重酒石酸盐） Norepinephrine（Bitartrate）	可配	
去氧肾上腺素（盐酸盐） Phenylephrine（Hydrochloride）	可配	
全血 Whole Blood	**忌配**	
T 托西溴苄铵 Bretylium Tosilate	可配	
X 血浆 Blood Plasma	**忌配**	
Y 异丙嗪（盐酸盐） Promethazine（Hydrochloride）	**忌配**	
异丙肾上腺素（盐酸盐） Isoprenaline（Hydrochloride）	可配	

兰索拉唑

Lansoprazole

制剂规格与 pH 值　粉针剂：每支 30mg，附过滤器。pH：10.0～11.5。

药理作用及应用　本品是继奥美拉唑之后的一种新的质子泵抑制剂，两者的化学结构很相似，均为苯并咪唑衍生物，对基础胃酸分泌和所有刺激物所致的胃酸分泌均有显著的抑制作用，抑酸作用明显优于 H_2 受体阻断剂。除能抑制胃酸分泌外，对胃蛋白酶也有轻到中度的抑制作用。主要用于胃及十二指肠溃疡、吻合口溃疡、幽门螺杆菌感染、反流性食管炎及卓-艾综合征等。

用法用量　每支 30mg 粉针剂用 5mL 注射用水溶解，用 50mL 的 5%葡萄糖或 0.9%氯化钠注射液或者乳酸盐林格注射液稀释后静滴，每日一次。在稀释过程中可能出现沉淀，因此滴注时必须使用厂商提供的内置过滤器。过滤器使用 24h 后须更换。

适宜溶剂　静滴：5mL 灭菌注射用水溶解后，稀释于 5%葡萄糖、0.9%氯化钠或乳酸盐林格注射液 50mL。

稳定性　在室温下避光保存。在用 5%葡萄糖或 0.9%氯化钠或乳酸盐林格注射液稀释后，在室温下分别在 12h、24h 和 24h 内保持稳定。

不良反应、禁忌/慎用证、药物相互作用、注意事项　同奥美拉唑。

配伍表

兰索拉唑加入以下药品	配伍结果	备 注
A 阿米卡星（硫酸盐） Amikacin（Sulfate）	可配	
阿糖胞苷 Cytarabine	**忌配**	
阿昔洛韦钠 Acyclovir Sodium	可配	
艾司洛尔（盐酸盐） Esmolol（Hydrochloride）	**忌配**	
氨苄西林钠@ Ampicillin Sodium	**忌配**	
氨苄西林-舒巴坦钠 Ampicillin-Sulbactam Sodium	**忌配**	

兰索拉唑加入以下药品（续）	配伍结果	备　注
氨茶碱　Aminophylline	忌配	
氨曲南[@]　Aztreonam	忌配	
昂丹司琼（盐酸盐）[@]　Ondansetron（Hydrochloride）	忌配	
B　苯巴比妥钠　Phenobarbital Sodium	忌配	
苯海拉明（盐酸盐）　Diphenhydramine（Hydrochloride）	忌配	
苯妥英钠　Phenytoin Sodium	忌配	
C　茶碱　Theophylline	忌配	
长春碱（硫酸盐）　Vinblastine（Sulfate）	忌配	
长春瑞滨（重酒石酸盐）　Vinorelbine（Bitartrate）	忌配	
长春新碱（硫酸盐）　Vincristine（Sulfate）	忌配	
D　地尔硫䓬（盐酸盐）　Diltiazein（Hydrochloride）	忌配	
地高辛　Digoxin	忌配	
地塞米松（磷酸盐）　Dexamethasone（Phosphate）	可配	
地西泮[®]　Diazepam	忌配	
多巴胺（盐酸盐）　Dopamine（Hydrochloride）	忌配	
多巴酚丁胺（盐酸盐）　Dobutamine（Hydrochloride）	忌配	
多柔比星（盐酸盐）　Doxorubicin（Hydrochloride）	忌配	
F　法莫替丁　Famotidine	忌配	
芬太尼（枸橼酸盐）　Fentanyl（Citrate）	可配	
呋塞米　Furosemide	忌配	
氟康唑　Fluconazole	可配	
氟尿嘧啶　Fluorouracil	忌配	
氟哌啶醇（乳酸盐）　Haloperidol（Lactate）	忌配	
氟哌利多　Droperidol	忌配	
G　甘露醇　Mannitol	可配	
肝素钠　Heparin Sodium	可配	
格拉司琼（盐酸盐）　Granisetron（Hydrochloride）	忌配	
更昔洛韦钠　Ganciclovir Sodium	可配	
H　环丙沙星　Ciprofloxacin	忌配	
环磷酰胺　Cyclophosphamide	忌配	
J　吉西他滨（盐酸盐）　Gemeitabine（Hydrochloride）	忌配	
甲氨蝶呤钠　Methotrexate Sodium	可配	
甲泼尼龙琥珀酸钠　Methylprednisolone Sodium Succinate	忌配	
甲硝唑　Metronidazole	忌配	
甲氧氯普胺（盐酸盐）　Metoclopramide（Hydrochloride）	忌配	
K　卡铂　Carboplatin	忌配	
克林霉素（磷酸盐）　Clindamycin（Phosphate）	忌配	
L　拉贝洛尔（盐酸盐）　Labetalol（Hydrochloride）	忌配	
劳拉西泮　Lorazepam	忌配	
雷尼替丁（盐酸盐）　Ranitidine（Hydrochloride）	忌配	

兰索拉唑加入以下药品（续）	配伍结果	备　注
利多卡因（盐酸盐） Lidocaine（Hydrochloride）	忌配	
两性霉素B　Amphotericin B	忌配	
磷酸钾　Potassium Phosphates	忌配	
磷酸钠　Sodium Phosphates	忌配	
硫酸镁（10%，25%）　Magnesium Sulfate（10%，25%）	忌配	
氯丙嗪（盐酸盐）　Chlorpromazine（Hydrochloride）	忌配	
氯化钙（3%，5%）　Calcium Chloride（3%，5%）	忌配	
氯化钾（10%）　Potassium Chloride（10%）	忌配	
氯化钠（0.9%）　Sodium Chloride（0.9%）	可配	
M 吗啡（硫酸盐）　Morphine（Sulfate）	忌配	
美司钠　Mesna	忌配	
咪达唑仑（盐酸盐）　Midazolam（Hydrochloride）	忌配	
米力农（乳酸盐）　Milrinone（Lactate）	忌配	
N 纳洛酮（盐酸盐）　Naloxone（Hydrochloride）	忌配	
尼卡地平（盐酸盐）　Nicardipine（Hydrochloride）	忌配	
P 哌拉西林钠　Piperacillin Sodium	可配	
哌拉西林-他唑巴坦钠　Piperacillin-Tazobactam Sodium	可配	
哌替啶（盐酸盐）　Pethidine（Hydrochloride）	忌配	
葡萄糖（5%，10%）　Glucose（5%，10%）	可配	
葡萄糖酸钙（10%）　Calcium Gluconate（10%）	忌配	
普鲁卡因胺（盐酸盐）　Procainamide（Hydrochloride）	忌配	
普萘洛尔（盐酸盐）　Propranolol（Hydrochloride）	忌配	
Q 齐多夫定　Zidovudine	忌配	
羟嗪（盐酸盐）　Hydroxyzine（Hydrochloride）	忌配	
氢化可的松琥珀酸钠　Hydrocortisone Sodium Succinate	忌配	
庆大霉素（硫酸盐）[@]　Gentamicin（Sulfate）	可配	
去氧肾上腺素（盐酸盐）　Phenylephrine（Hydrochloride）	忌配	
R 柔红霉素（盐酸盐）　Daunorubicin（Hydrochloride）	忌配	
T 碳酸氢钠（5%）　Sodium Bicarbonate（5%）	忌配	
替卡西林-克拉维酸钾　Ticarcillin Sodium-Clavulanate Potassium	忌配	
头孢吡肟（盐酸盐）　Cefepime（Hydrochloride）	忌配	
头孢曲松钠　Ceflriaxone Sodium	可配	
头孢他啶　Ceflazidime	忌配	
头孢西丁钠　Cefoxitin Sodium	忌配	
头孢唑林钠　Cefazolin Sodium	忌配	
头孢唑肟钠　Ceftizoxime Sodium	忌配	
妥布霉素（硫酸盐）[@]　Tobramycin（Sulfate）	忌配	
W 万古霉素（盐酸盐）　Vancomycin（Hydrochloride）	忌配	
维拉帕米（盐酸盐）　Verapamil（Hydrochloride）	忌配	
戊巴比妥钠　Pentobarbital Sodium	忌配	

兰索拉唑加入以下药品（续）	配伍结果	备　注
X　西咪替丁（盐酸盐）Cimetidine（Hydrochloride）	忌配	
硝酸甘油® Nitroglycerin	忌配	
Y　亚胺培南-西司他丁钠 Imipenem-Cilastatin Sodium	忌配	
亚叶酸钙 Calcium Folinate	忌配	
依那普利拉 Enalaprilat	忌配	
异丙嗪（盐酸盐）Promethazine（Hydrochloride）	忌配	
异环磷酰胺 Ifosfamide	可配	
Z　紫杉醇® Paclitaxel	可配	
左氧氟沙星（盐酸盐）Levofloxacin（Hydrochloride）	忌配	

泮托拉唑钠

Pantoprazole Sodium

制剂规格与 pH 值　钠盐粉针剂：每支 40mg，60mg，80mg。pH：9.0～10.5。

药理作用及应用　本品通过特异性地作用于胃黏膜壁细胞，抑制胃酸的分泌，与奥美拉唑和兰索拉唑相比，对细胞色素 P450 依赖性酶的抑制作用较弱。适用于活动性消化性溃疡（胃及十二指肠溃疡）、反流性食管炎和卓-艾综合征。

用法用量　静滴：用于胃及十二指肠溃疡急性出血及胃食管反流患者，每次 40mg，一日 1～2次。胃泌素瘤患者每次 80mg，一日 2 次。老年人每日用量勿超过 40mg。

适宜溶剂　每支粉针剂用生理盐水 10mL 或厂家配制专用溶剂溶解。静滴：40～80mg 溶于 0.9% 氯化钠注射液 100～250mL。

给药速度　静滴：0.25～1h。

稳定性　稀释后宜于 3h 内用毕。

不良反应　偶见有皮疹、头痛、头晕、腹泻、便秘、上腹痛、水肿、口渴、恶心、呕吐、口干、高血糖、视力障碍及血象异常；罕见过敏、失眠、抑郁、嗜睡、发热、水肿、血管神经性水肿、多形红斑、困倦、瘙痒等反应。

禁忌/慎用证　对本药过敏者、哺乳期妇女、孕早期妇女及婴幼儿禁用。肝肾功能不全者慎用。

注意事项　本品只能用氯化钠注射液或专用溶剂溶解。

配伍表

泮托拉唑钠加入以下药品	配伍结果	备　注
A　阿米卡星（硫酸盐）Amikacin（Sulfate）	忌配	
阿托品（硫酸盐）Atropine（Sulfate）	忌配	
阿昔洛韦钠 Acyclovir Sodium	忌配	
艾司洛尔（盐酸盐）Esmolol（Hydrochloride）	忌配	
氨苄西林钠@ Ampicillin Sodium	可配	
氨茶碱 Aminophylline	可配	
胺碘酮（盐酸盐）® Amiodarone（Hydrochloride）	忌配	
B　苯巴比妥钠 Phenobarbital Sodium	忌配	

泮托拉唑钠加入以下药品（续）	配伍结果	备 注
苯海拉明（盐酸盐） Diphenhydramine（Hydrochloride）	忌配	
苯妥英钠 Phenytoin Sodium	忌配	
D 地高辛 Digoxin	忌配	
地塞米松（磷酸盐） Dexamethasone（Phosphate）	忌配	
地西泮® Diazepam	忌配	
多巴胺（盐酸盐） Dopamine（Hydrochloride）	忌配	
F 芬太尼（枸橼酸盐） Fentanyl（Citrate）	忌配	
氟康唑 Fluconazole	忌配	
G 甘露醇 Mannitol	忌配	
肝素钠 Heparin Sodium	忌配	
H 环丙沙星 Ciprofloxacin	忌配	
J 加压素 Vasopressin	可配	
甲泼尼龙琥珀酸钠 Methylprednisolone Sodium Succinate	忌配	
甲硝唑 Metronidazole	忌配	
甲氧氯普胺（盐酸盐） Metoclopramide（Hydrochloride）	忌配	
肼屈嗪（盐酸盐） Hydralazine（Hydrochloride）	忌配	
K 克林霉素（磷酸盐） Clindamycin（Phosphate）	忌配	
L 拉贝洛尔（盐酸盐） Labetalol（Hydrochloride）	忌配	
劳拉西泮 Lorazepam	忌配	
雷尼替丁（盐酸盐） Ranitidine（Hydrochloride）	忌配	
利多卡因（盐酸盐） Lidocaine（Hydrochloride）	忌配	
两性霉素B Amphotericin B	忌配	
磷酸钾 Potassium Phosphates	忌配	
硫喷妥钠 Thiopental Sodium	忌配	
硫酸镁（10%，25%） Magnesium Sulfate（10%，25%）	忌配	
氯丙嗪（盐酸盐） Chlorpromazine（Hydrochloride）	忌配	
氯化钙（3%，5%） Calcium Chloride（3%，5%）	忌配	
氯化钾（10%） Potassium Chloride（10%）	可配	
氯化钠（0.9%） Sodium Chloride（0.9%）	可配	
氯唑西林钠 Cloxacillin Sodium	忌配	
M 美罗培南 Meropenem	忌配	
P 哌拉西林钠 Piperacillin Sodium	可配	
哌拉西林-他唑巴坦钠 Piperacillin-Tazobactam Sodium	忌配	
哌替啶（盐酸盐） Pethidine（Hydrochloride）	忌配	
泮库溴铵 Pancuronium Bromide	忌配	
葡萄糖（5%，10%） Glucose（5%，10%）	可配	
葡萄糖酸钙（10%） Calcium Gluconate（10%）	忌配	
普鲁卡因胺（盐酸盐） Procainamide（Hydrochloride）	可配	
普萘洛尔（盐酸盐） Propranolol（Hydrochloride）	忌配	
Q 齐多夫定 Zidovudine	可配	

泮托拉唑钠加入以下药品（续）	配伍结果	备注
青霉素钠@ Benzylpenicillin Sodium	可配	
氢化可的松琥珀酸钠 Hydrocortisone Sodium Succinate	忌配	
庆大霉素（硫酸盐）@ Gentamiein（Sulfate）	忌配	
S 沙丁胺醇 Salbutamol	忌配	
缩宫素 Oxytocin	忌配	
T 碳酸氢钠（5%） Sodium Bicarbonate（5%）	忌配	
替卡西林-克拉维酸钾 Ticarcillin Sodium-Clavulanate Potassium	可配	
头孢呋辛钠 Cefuroxime Sodium	忌配	
头孢曲松钠 Ceftriaxone Sodium	可配	
头孢噻肟钠 Cefotaxime Sodium	忌配	
头孢他啶 Ceftazidime	忌配	
头孢西丁钠 Cefoxitin Sodium	忌配	
妥布霉素（硫酸盐）@ Tobramycin（Sulfate）	忌配	
W 万古霉素（盐酸盐） Vancomycin（Hydrochloride）	可配	
维库溴铵 Vecuronium Bromide	忌配	
维拉帕米（盐酸盐） Verapamil（Hydrochloride）	忌配	
X 硝普钠 Sodium Nitroprusside	忌配	
Y 依那普利拉 Enalaprilat	忌配	
乙酰唑胺 Acetazolamide	可配	
异丙肾上腺素（盐酸盐） Isoproterenol（Hydrochloride）	忌配	

第二节　肝胆疾病辅助用药

精氨酸
Arginine

制剂规格与 pH 值　盐酸盐注射液：20mL：5g；250mL：10g。　pH（25%）：7.5。

药理作用及应用　在人体内参与鸟氨酸循环，降低血氨浓度。用于肝性脑病忌钠盐者，也适用于其他原因引起血氨增高所致的精神症状治疗。

用法用量　静滴：一日 15～20g。

适宜溶剂　静滴：15～20g 稀释于 5%或 10%葡萄糖注射液 500～1 000mL。

给药速度　静滴：4～5h。

不良反应　静滴过快会引起呕吐、流涎、皮肤潮红等。

禁忌/慎用证　肾功能不全及无尿患者禁用。暴发型肝功能衰竭者及有高氯性酸中毒者不宜使用。糖尿病患者慎用。

药物相互作用　给药期间若同时给予螺内酯可发生致命性的高钾血症。

注意事项 不宜肌注及静注。如本药安瓿密封不良或者已变混浊则不应使用。必要时行血气监测，注意患者的酸碱平衡。严格控制滴注速度。

配伍表

精氨酸（盐酸盐）加入以下药品	配伍结果	备　注
2：3：1 注射液　2：3：1 Injection	可配	
A 阿糖胞苷（盐酸盐）　Cytarabine（Hydrochloride）	**忌配**	
阿托品（硫酸盐）　Atropine（Sulfate）	可配	
氨茶碱　Aminophylline	可配	
氨基丁酸　Aminobutyric Acid	可配	
氨基己酸　Aminocaproic Acid	可配	
氨甲苯酸　Aminomethylbenzoic Acid	可配	
B 苯海拉明（盐酸盐）　Diphenhydramine（Hydrochloride）	**忌配**	△
博来霉素　Bleomycin	可配	
C 长春新碱（硫酸盐）　Vincristine（Sulfate）	**忌配**	
D 地塞米松（磷酸盐）　Dexamethasone（Phosphate）	**忌配**	
东莨菪碱（氢溴酸盐）　Scopolamine（Hydrobromide）	可配	
毒毛旋花子苷 K　Strophanthin K	可配	
对氨基水杨酸钠　Sodium Aminosalicylate	**忌配**	
多粘菌素 B（硫酸盐）　Polymyxin B（Sulfate）	**忌配**	
E 二甲弗林　Dimefline	可配	
F 放线菌素 D　Dactinomycin D	可配	
酚磺乙胺　Etamsylate	可配	
酚妥拉明（甲磺酸盐）　Phentolamine（Mesylate）	可配	
呋塞米　Furosemide	**忌配**	
氟尿嘧啶　Fluorouracil	可配	
辅酶 A　Coenzyme A	可配	
G 谷氨酸钙（5%）　Calcium Glutamate（5%）	可配	
谷氨酸钠（28.75%）　Sodium Glutamate（28.75%）	可配	警惕高钠
H 红霉素（乳糖酸盐）　Erythromycin（Lactobionate）	可配	
环磷酰胺　Cyclophosphamide	可配	
磺胺嘧啶钠　Sulfadiazine Sodium	**忌配**	
J 肌醇　Inositol	可配	
加兰他敏（氢溴酸盐）　Galantamine（Hydrobromide）	可配	
甲氧明（盐酸盐）　Methoxamine（Hydrochloride）	可配	
间羟胺（重酒石酸盐）　Metaraminol（Bitartrate）	可配	
K 卡那霉素（硫酸盐）　Kanamycin（Sulfate）	可配	
克林霉素（磷酸盐）　Clindamycin（Phosphate）	**忌配**	
L 利舍平　Reserpine	可配	
两性霉素 B　Amphotericin B	**忌配**	
林格液　Sodium Chloride Compound	可配	

精氨酸（盐酸盐）加入以下药品（续）	配伍结果	备 注
硫喷妥钠 Thiopental Sodium	忌配	
氯苯那敏 Chlorphenamine	忌配	△
氯丙嗪（盐酸盐） Chlorpromazine（Hydrochloride）	可配	
氯化铵（2%） Ammonium Chloride（2%）	忌配	
氯化钙（3%，5%） Calcium Chloride（3%，5%）	可配	
氯化钾（10%） Potassium Chloride（10%）	可配	
氯化钠（0.9%） Sodium Chloride（0.9%）	可配	
氯霉素 Chloramphenicol	稀释	
罗通定（硫酸盐） Rotundine（Sulfate）	可配	
洛贝林（盐酸盐） Lobeline（Hydrochloride）	可配	
M 吗啡（盐酸盐） Morphine（Hydrochloride）	忌配	
麦角新碱（马来酸盐） Ergometrine（Maleate）	可配	
美芬丁胺（硫酸盐） Mephentermine（Sulfate）	可配	
N 脑垂体后叶素® Pituitrin	可配	
能量合剂 Energy Composite	可配	
尼可刹米 Nikethamide	可配	
粘菌素（硫酸盐） Colymycin（Sulfate）	可配	
P 哌替啶（盐酸盐） Pethidine（Hydrochloride）	可配	
葡醛内酯 Glucurolactone	可配	
葡萄糖（5%，10%） Glucose（5%，10%）	可配	
葡萄糖氯化钠 Glucose and Sodium Chloride	可配	
葡萄糖酸钙（10%） Calcium Gluconate（10%）	可配	
普鲁卡因（盐酸盐） Procaine（Hydrochloride）	可配	
普鲁卡因胺（盐酸盐） Procainamide（Hydrochloride）	可配	
Q 青霉素钾@ Benzylpenicillin Potassium	忌配	
青霉素钠@ Benzylpenicillin Sodium	忌配	
氢化可的松 Hydrocortisone	可配	
氢化可的松琥珀酸钠 Hydrocortisone Sodium Succinate	可配	
氢化麦角碱 Dihydroergotoxine	可配	
庆大霉素（硫酸盐）@ Gentamycin（Sulfate）	可配	
去甲肾上腺素（重酒石酸盐）Norepinephrine（Bitartrate）	可配	
去氧肾上腺素（盐酸盐） Phenylephrine（Hydrochloride）	可配	
去乙酰毛花苷 Deslanoside	可配	
R 乳酸钠（11.2%） Sodium Lactate（11.2%）	可配	
S 三磷腺苷 Adenosine Triphosphate	可配	
山莨菪碱（氢溴酸盐） Anisodamine（Hydrobromide）	可配	
山梨醇 Sorbitol	可配	
四环素（盐酸盐） Tetracycline（Hydrochloride）	可配	
缩宫素 Oxytocin	可配	
T 碳酸氢钠（5%） Sodium Bicarbonate（5%）	忌配	

精氨酸（盐酸盐）加入以下药品（续）	配伍结果	备 注
W 万古霉素（盐酸盐） Vancomycin（Hydrochloride）	可配	
维生素 B$_6$ Vitamin B$_6$	可配	
维生素 C Vitamin C	**忌配**	
维生素 K$_3$ Vitamin K$_3$	可配	
X 细胞色素 C Cytochrome C	可配	
溴化钙（5%） Calcium Bromide（5%）	可配	
Y 依他尼酸钠 Sodium Etacrynate	**忌配**	
异丙嗪（盐酸盐） Promethazine（Hydrochloride）	可配	
异丙肾上腺素（盐酸盐） Isoprenaline（Hydrochloride）	可配	
右旋糖酐 40（含盐） Dextran 40（Sodium Chloride）	可配	

氨基丁酸

（氨丁酸，γ-氨酪酸）

Aminobutyric Acid

（GABA）

制剂规格与 pH 值　注射液：5mL：1g。pH（20%）：7.5。

药理作用及应用　本品在体内与 α-酮戊二酸反应，生成谷氨酸，可产生降血氨作用，还能增加葡萄糖磷酸酯化酶的活性，恢复脑细胞功能。用于治疗肝昏迷，对肝昏迷抽动、躁动效果较好。也可用于治疗尿毒症，催眠药和一氧化碳中毒等引起的昏睡，脑血管障碍引起的症状，如偏瘫、记忆障碍、语言障碍等。

用法用量　静滴：每次 1～4g，一日 1 次。

适宜溶剂　静滴：1～4g 稀释于 5%或 10%葡萄糖注射液 250～500mL。

给药速度　静滴：2～3h。

不良反应　偶见有头痛、失眠、发热、胃肠功能紊乱等不良反应。

注意事项　静滴勿过快或超量，以免血压急剧下降或呼吸抑制。静滴出现胸闷、气促、头晕、呕吐等症状时应立即停药。本品缓慢通过血-脑屏障进入中枢，起效亦慢，剂量不足则无效。对肝昏迷疗效有争议。对孕妇及哺乳期妇女的影响尚不明确。

配伍表

氨基丁酸加入以下药品	配伍结果	备 注
2：3：1 注射液 2：3：1 Injection	可配	
A 阿糖胞苷（盐酸盐） Cytarabine（Hydrochloride）	**忌配**	
阿托品（硫酸盐） Atropine（Sulfate）	可配	
氨苄西林钠@ Ampicillin Sodium	可配	
氨茶碱 Aminophylline	可配	
氨基丁三醇（7.28%） Trometamol（7.28%）	可配	
氨基己酸 Aminocaproic Acid	可配	

氨基丁酸加入以下药品（续）	配伍结果	备　注
氨甲苯酸　Aminomethylbenzoic Acid	可配	
B　苯巴比妥钠　Phenobarbital Sodium	**忌配**	
苯海拉明（盐酸盐）　Diphenhydramine（Hydrochloride）	可配	
博来霉素　Bleomycin	可配	
C　长春新碱（硫酸盐）　Vincristine（Sulfate）	**忌配**	
促皮质素　Corticotrophin	**忌配**	
D　地塞米松（磷酸盐）　Dexamethasone（Phosphate）	可配	
东莨菪碱（氢溴酸盐）　Scopolamine（Hydrobromide）	可配	
毒毛旋花子苷K　Strophanthin K	可配	
对氨基水杨酸钠　Sodium Aminosalicylate	可配	
多巴胺（盐酸盐）　Dopamine（Hydrochloride）	可配	
多粘菌素B（硫酸盐）　Polymyxin B（Sulfate）	可配	
E　二甲弗林　Dimefline	可配	
F　放线菌素D　Dactinomycin D	可配	
酚磺乙胺　Etamsylate	可配	
酚妥拉明（甲磺酸盐）　Phentolamine（Mesylate）	可配	
呋塞米　Furosemide	**忌配**	
氟尿嘧啶　Fluorouracil	可配	
辅酶A　Coenzyme A	可配	
G　谷氨酸钙（5%）　Calcium Glutamate（5%）	可配	
谷氨酸钾（31.50%）　Potassium Glutamate（31.50%）	可配	
谷氨酸钠（28.75%）　Sodium Glutamate（28.75%）	可配	
H　红霉素（乳糖酸盐）　Erythromycin（Lactobionate）	可配	
环磷酰胺　Cyclophosphamide	可配	
磺胺嘧啶钠　Sulfadiazine Sodium	**忌配**	
磺胺异噁唑（二醇胺盐）　Sulfafurazole（Diolamine）	**忌配**	
J　肌醇　Inositol	可配	
肌苷　Inosine	可配	
加兰他敏（氢溴酸盐）　Galantamine（Hydrobromide）	可配	
甲氧明（盐酸盐）　Methoxamine（Hydrochloride）	可配	
间羟胺（重酒石酸盐）　Metaraminol（Bitartrate）	可配	
精氨酸（25%，盐酸盐）　Arginine（25%，Hydrochloride）	可配	
K　卡那霉素（硫酸盐）　Kanamycin（Sulfate）	**忌配**	
克林霉素（磷酸盐）　Clindamycin（Phosphate）	**忌配**	
L　利多卡因（盐酸盐）　Lidocaine（Hydrochloride）	可配	
利舍平　Reserpine	可配	
链霉素（硫酸盐）　Streptomycin（Sulfate）	可配	勿静注
林格液　Sodium Chloride Compound	可配	
硫喷妥钠　Thiopental Sodium	**忌配**	
硫酸镁（10%，25%）　Magnesium Sulfate（10%，25%）	可配	

氨基丁酸加入以下药品（续）	配伍结果	备　注
氯苯那敏 Chlorphenamine	可配	
氯丙嗪（盐酸盐） Chlorpromazine（Hydrochloride）	**忌配**	
氯化钙（3%，5%） Calcium Chloride（3%，5%）	可配	禁肌注
氯化钾（10%） Potassium Chloride（10%）	可配	供静滴
氯化钠（0.9%） Sodium Chloride（0.9%）	可配	
氯霉素 Chloramphenicol	稀释	
罗通定（硫酸盐） Rotundine（Sulfate）	**忌配**	
洛贝林（盐酸盐） Lobeline（Hydrochloride）	可配	
M 吗啡（盐酸盐） Morphine（Hydrochloride）	**忌配**	
麦角新碱（马来酸盐） Ergometrine（Maleate）	**忌配**	
美芬丁胺（硫酸盐） Mephentermine（Sulfate）	可配	
N 脑垂体后叶素®Pituitrin	可配	
能量合剂 Energy Composite	可配	
尼可刹米 Nikethamide	可配	
粘菌素（硫酸盐） Colymycin（Sulfate）	可配	
P 哌替啶（盐酸盐） Pethidine（Hydrochloride）	可配	
葡醛内酯 Glucurolactone	可配	
葡萄糖（5%，10%） Glucose（5%，10%）	可配	
葡萄糖氯化钠 Glucose and Sodium Chloride	可配	
葡萄糖酸钙（10%） Calcium Gluconate（10%）	可配	
普鲁卡因（盐酸盐） Procaine（Hydrochloride）	可配	
普鲁卡因胺（盐酸盐） Procainamide（Hydrochloride）	可配	
Q 青霉素钾@ Benzylpenicillin Potassium	可配	
青霉素钠@ Benzylpenicillin Sodium	可配	
氢化可的松 Hydrocortisone	可配	
氢化可的松琥珀酸钠 Hydrocortisone Sodium Succinate	可配	
氢化麦角碱 Dihydroergotoxine	可配	
庆大霉素（硫酸盐）@ Gentamycin（Sulfate）	可配	
去甲肾上腺素（重酒石酸盐）Norepinephrine（Bitartrate）	可配	
去氧肾上腺素（盐酸盐）Phenylephrine（Hydrochloride）	可配	
去乙酰毛花苷 Deslanoside	可配	
R 乳酸钠（11.2%） Sodium Lactate（11.2%）	可配	
S 三磷腺苷 Adenosine Triphosphate	可配	
山莨菪碱（氢溴酸盐） Anisodamine（Hydrobromide）	可配	
山梨醇 Sorbitol	可配	
肾上腺素（盐酸盐） Adrenaline（Hydrochloride）	可配	
四环素（盐酸盐） Tetracycline（Hydrochloride）	可配	
羧苄西林钠 Carbenicillin Sodium	可配	
缩宫素 Oxytocin	可配	
T 碳酸氢钠（5%） Sodium Bicarbonate（5%）	可配	

氨基丁酸加入以下药品（续）	配伍结果	备 注
W 万古霉素（盐酸盐） Vancomycin（Hydrochloride）	可配	
维生素 B$_2$ Vitamin B$_2$	**忌配**	
维生素 B$_6$ Vitamin B$_6$	可配	
维生素 C Vitamin C	可配	
维生素 K$_3$ Vitamin K$_3$	可配	
X 细胞色素 C Cytochrome C	可配	
溴化钙（5%） Calcium Bromide（5%）	可配	
Y 依他尼酸钠 Sodium Etacrynate	**忌配**	
异丙嗪（盐酸盐） Promethazine（Hydrochloride）	**忌配**	
异丙肾上腺素（盐酸盐） Isoprenaline（Hydrochloride）	可配	
异戊巴比妥钠 Amobarbital Sodium	**忌配**	
异烟肼 Isoniazid	可配	
右旋糖酐 40（含盐） Dextran 40（Sodium Chloride）	可配	

谷氨酸钠

Sodium Glutamate

制剂规格与 pH 值 注射液：20mL：5.75g。pH（28.75%）：7.5～8.5。

药理作用及应用 以往主张谷氨酸与精氨酸的摄入有利于降低及消除血氨，从而改善脑病症状。用于血氨增高所致的肝性脑病及其他精神症状。近 10 多年认为血氨浓度与肝昏迷无恒定关系，而且肝昏迷时多伴有碱中毒，不宜输注碱性药物，故谷氨酸盐减低血氨已不作为肝性脑病常规治疗。

用法用量 静滴，每次 11.5g，一日不超过 23g。

适宜溶剂 静滴：11.5～23g 或 28.75%注射液 40～80mL 稀释于 5%葡萄糖注射液 750～1 000mL 或 10%葡萄糖注射液 250～500mL。

给药速度 静滴：1～4h。

不良反应 静滴速度过快，可出现流涎、脸红与呕吐等症状；小儿可有震颤。

禁忌/慎用证 碱中毒患者，少尿或无尿及肾衰竭者忌用。肾功能不全及大量腹水者、不伴有高氮血症的肝病者慎用。

药物相互作用 与青霉素钾、青霉素钠、硝普钠、维生素 C、柔红霉素配伍时可降低疗效。

注意事项 大剂量注射可导致严重的碱中毒与低钾血症，用药前宜静注维生素 C 5～10g 以酸化血液，在治疗过程中，应严密监测电解质浓度。本品减量与谷氨酸钾合用（3：1～1：1）可利于钠钾平衡。

配伍表

谷氨酸钠加入以下药品	配伍结果	备 注
2：3：1注射液 2：3：1 Injection	可配	
A 阿糖胞苷（盐酸盐） Cytarabine（Hydrochloride）	**忌配**	

谷氨酸钠加入以下药品（续）	配伍结果	备注
阿托品（硫酸盐） Atropine（Sulfate）	可配	
氨苄西林钠® Ampicillin Sodium	可配	
氨茶碱 Aminophylline	可配	
氨基丁三醇（7.28%） Trometamol（7.28%）	可配	
氨基丁酸 Aminobutyric Acid	可配	
氨基己酸 Aminocaproic Acid	可配	
氨甲苯酸 Aminomethylbenzoic Acid	可配	
B 苯巴比妥钠 Phenobarbital Sodium	可配	
苯海拉明（盐酸盐） Diphenhydramine（Hydrochloride）	忌配	
博来霉素 Bleomycin	可配	
C 长春新碱（硫酸盐） Vincristine（Sulfate）	忌配	
促皮质素 Corticotrophin	忌配	
地塞米松（磷酸盐） Dexamethasone（Phosphate）	可配	
地西泮® Diazepam	忌配	
东莨菪碱（氢溴酸盐） Scopolamine（Hydrobromide）	可配	
毒毛旋花子苷 K Strophanthin K	可配	
对氨基水杨酸钠 Sodium Aminosalicylate	忌配	
多巴胺（盐酸盐） Dopamine（Hydrochloride）	忌配	
多柔比星（盐酸盐） Doxorubicin（Hydrochloride）	忌配	
多粘菌素 B（硫酸盐） Polymyxin B（Sulfate）	可配	
E 二甲弗林 Dimefline	可配	
F 放线菌素 D Dactinomycin D	可配	
酚磺乙胺 Etamsylate	可配	
酚妥拉明（甲磺酸盐） Phentolamine（Mesylate）	可配	
呋塞米 Furosemide	忌配	
氟尿嘧啶 Fluorouracil	可配	
辅酶 A Coenzyme A	可配	
谷氨酸钙（5%） Calcium Glutamate（5%）	可配	
谷氨酸钾（31.50%） Potassium Glutamate（31.50%）	可配	
H 红霉素（乳糖酸盐） Erythromycin（Lactobionate）	稀释	
环磷酰胺 Cyclophosphamide	可配	
磺胺嘧啶钠 Sulfadiazine Sodium	稀释	
磺胺异噁唑（二醇胺盐） Sulfafurazole（Diolamine）	忌配	
J 肌醇 Inositol	可配	
肌苷 Inosine	可配	
加兰他敏（氢溴酸盐） Galantamine（Hydrobromide）	可配	
甲氧明（盐酸盐） Methoxamine（Hydrochloride）	可配	
间羟胺（重酒石酸盐） Metaraminol（Bitartrate）	可配	
精氨酸（25%，盐酸盐） Arginine（25%，Hydrochloride）	可配	
K 卡那霉素（硫酸盐） Kanamycin（Sulfate）	忌配	

谷氨酸钠加入以下药品（续）	配伍结果	备　注
克林霉素（磷酸盐）　Clindamycin（Phosphate）	忌配	
L 利多卡因（盐酸盐）　Lidocaine（Hydrochloride）	可配	
利舍平　Reserpine	忌配	
链霉素（硫酸盐）　Streptomycin（Sulfate）	忌配	
两性霉素 B　Amphotericin B	忌配	
林格液　Sodium Chloride Compound	可配	
硫喷妥钠　Thiopental Sodium	忌配	
硫酸镁（10%，25%）　Magnesium Sulfate（10%，25%）	可配	
氯苯那敏　Chlorphenamine	忌配	△
氯丙嗪（盐酸盐）　Chlorpromazine（Hydrochloride）	忌配	
氯化铵（2%）　Ammonium Chloride（2%）	忌配	
氯化钙（3%，5%）　Calcium Chloride（3%，5%）	可配	
氯化琥珀胆碱　Suxamethonium Chloride	忌配	
氯化钾（10%）　Potassium Chloride（10%）	可配	供静滴
氯化钠（0.9%）　Sodium Chloride（0.9%）	可配	
氯霉素　Chloramphenicol	稀释	
罗通定（硫酸盐）　Rotundine（Sulfate）	忌配	
洛贝林（盐酸盐）　Lobeline（Hydrochloride）	忌配	
M 吗啡（盐酸盐）　Morphine（Hydrochloride）	忌配	
麦角新碱（马来酸盐）　Ergometrine（Maleate）	忌配	
美芬丁胺（硫酸盐）　Mephentermine（Sulfate）	忌配	
N 脑垂体后叶素®　Pituitrin	可配	
能量合剂　Energy Composite	可配	
尼可刹米　Nikethamide	可配	
粘菌素（硫酸盐）　Colymycin（Sulfate）	可配	
P 哌替啶（盐酸盐）　Pethidine（Hydrochloride）	忌配	
葡醛内酯　Glucurolactone	可配	
葡萄糖（5%，10%）　Glucose（5%，10%）	可配	
葡萄糖氯化钠　Glucose and Sodium Chloride	可配	
葡萄糖酸钙（10%）　Calcium Gluconate（10%）	可配	
普鲁卡因（盐酸盐）　Procaine（Hydrochloride）	可配	
普鲁卡因胺（盐酸盐）　Procainamide（Hydrochloride）	可配	
Q 青霉素钾@　Benzylpenicillin Potassium	忌配	
青霉素钠@　Benzylpenicillin Sodium	忌配	
氢化可的松　Hydrocortisone	稀释	
氢化可的松琥珀酸钠　Hydrocortisone Sodium Succinate	可配	
氢化麦角碱　Dihydroergotoxine	可配	
庆大霉素（硫酸盐）@　Gentamycin（Sulfate）	可配	
去甲肾上腺素（重酒石酸盐）　Norepinephrine（Bitartrate）	忌配	
去氧肾上腺素（盐酸盐）　Phenylephrine（Hydrochloride）	可配	

谷氨酸钠加入以下药品（续）	配伍结果	备　注
去乙酰毛花苷　Deslanoside	可配	
R　乳酸钠（11.2%）　Sodium Lactate（11.2%）	可配	
S　三磷腺苷　Adenosine Triphosphate	可配	
山莨菪碱（氢溴酸盐）　Anisodamine（Hydrobromide）	可配	
山梨醇　Sorbitol	可配	
肾上腺素（盐酸盐）　Adrenaline（Hydrochloride）	**忌配**	
四环素（盐酸盐）　Tetracycline（Hydrochloride）	**忌配**	
羧苄西林钠　Carbenicillin Sodium	可配	
缩宫素　Oxytocin	可配	
T　碳酸氢钠（5%）　Sodium Bicarbonate（5%）	可配	
W　万古霉素（盐酸盐）　Vancomycin（Hydrochloride）	**忌配**	
维生素 B_6　Vitamin B_6	**忌配**	
维生素 C　Vitamin C	**忌配**	
维生素 K_1　Vitamin K_1	**忌配**	
维生素 K_3　Vitamin K_3	可配	
X　细胞色素 C　Cytochrome C	可配	
溴化钙（5%）　Calcium Bromide（5%）	可配	
Y　依他尼酸钠　Sodium Etacrynate	**忌配**	
异丙嗪（盐酸盐）　Promethazine（Hydrochloride）	**忌配**	
异丙肾上腺素（盐酸盐）　Isoprenaline（Hydrochloride）	可配	
异戊巴比妥钠　Amobarbital Sodium	**忌配**	
异烟肼　Isoniazid	可配	
右旋糖酐 40（含盐）　Dextran 40（Sodium Chloride）	可配	

谷氨酸钾

Potassium Glutamate

制剂规格与 pH 值　注射液：20mL：6.3g。pH（31%）：8.0。

药理作用及应用　历来认为谷氨酸钾利用氨合成谷氨酰胺而降低血氨，有助于肝性脑病恢复的观点近 10 年来屡遭否定，认为血氨水平与肝昏迷无直接关系，本品已不作为肝昏迷的常规治疗用药。

用法用量　静滴：每次 6.3g（或根据肾脏功能及血清钾水平选择剂量）。为维持电解质平衡，常与谷氨酸钠按 1：3 或 1：2 混合应用，以利钠、钾平衡。

适宜溶剂　静滴：12.6～25.2g 或 31.5% 注射液 40～80mL 稀释于 5% 葡萄糖注射液 750～1 000mL。

给药速度　静滴：1～4h。

不良反应　大量谷氨酸钾治疗肝性脑病时，可导致高钾血症。输注过快可出现流涎、脸红与呕吐等症状。

禁忌/慎用证　少尿或肾功能不全者禁用。

药物相互作用 本品在治疗肝性脑病时与精氨酸合用可加强疗效，有利于血氨的降低，改善症状。与维生素 C 或肾上腺素合用可降低疗效。

注意事项 用药期间应注意电解质的平衡。注射液每支谷氨酸钾含钾离子 34mmoL，大剂量或高浓度使用可导致心律失常。其余详见谷氨酸钠注意事项。

配伍表

谷氨酸钾加入以下药品	配伍结果	备 注
2∶3∶1注射液　2∶3∶1 Injection	可配	
A 阿糖胞苷（盐酸盐）　Cytarabine（Hydrochloride）	**忌配**	
阿托品（硫酸盐）　Atropine（Sulfate）	可配	
氨苄西林钠@ Ampicillin Sodium	可配	
氨茶碱　Aminophylline	可配	
氨基丁三醇（7.28%）　Trometamol（7.28%）	可配	
氨基丁酸　Aminobutyric Acid	可配	
氨基己酸　Aminocaproic Acid	可配	
氨甲苯酸　Aminomethylbenzoic Acid	可配	
B 苯巴比妥钠　Phenobarbital Sodium	可配	
苯海拉明（盐酸盐）　Diphenhydramine（Hydrochloride）	**忌配**	
博来霉素　Bleomycin	可配	
C 长春新碱（硫酸盐）　Vincristine（Sulfate）	**忌配**	
促皮质素　Corticotrophin	**忌配**	
D 地塞米松（磷酸盐）　Dexamethasone（Phosphate）	可配	
东莨菪碱（氢溴酸盐）　Scopolamine（Hydrobromide）	可配	
毒毛旋花子苷 K　Strophanthin K	稀释	
对氨基水杨酸钠　Sodium Aminosalicylate	**忌配**	
多巴胺（盐酸盐）　Dopamine（Hydrochloride）	**忌配**	
多粘菌素 B（硫酸盐）　Polymyxin B（Sulfate）	可配	
E 二甲弗林　Dimefline	可配	
F 放线菌素 D　Dactinomycin D	可配	
酚磺乙胺　Etamsylate	**忌配**	
呋塞米　Furosemide	**忌配**	
氟尿嘧啶　Fluorouracil	可配	
辅酶 A　Coenzyme A	可配	
G 谷氨酸钙（5%）　Calcium Glutamate（5%）	可配	
谷氨酸钠（28.75%）　Sodium Glutamate（28.75%）	可配	
H 红霉素（乳糖酸盐）　Erythromycin（Lactobionate）	可配	
环磷酰胺　Cyclophosphamide	**忌配**	
磺胺嘧啶钠　Sulfadiazine Sodium	**忌配**	
J 肌醇　Inositol	可配	
肌苷　Inosine	可配	
甲氧明（盐酸盐）　Methoxamine（Hydrochloride）	可配	

谷氨酸钾加入以下药品（续）	配伍结果	备注
间羟胺（重酒石酸盐） Metaraminol（Bitartrate）	可配	
K 卡那霉素（硫酸盐） Kanamycin（Sulfate）	可配	
克林霉素（磷酸盐） Clindamycin（Phosphate）	**忌配**	
L 利多卡因（盐酸盐） Lidocaine（Hydrochloride）	可配	
利舍平 Reserpine	**忌配**	
链霉素（硫酸盐） Streptomycin（Sulfate）	**忌配**	
两性霉素 B Amphotericin B	**忌配**	
林格液 Sodium Chloride Compound	可配	
硫喷妥钠 Thiopental Sodium	**忌配**	
硫酸镁（10%，25%） Magnesium Sulfate（10%，25%）	可配	
氯苯那敏 Chlorphenamine	**忌配**	△
氯丙嗪（盐酸盐） Chlorpromazine（Hydrochloride）	**忌配**	
氯化铵（2%） Ammonium Chloride（2%）	**忌配**	
氯化钙（3%，5%） Calcium Chloride（3%，5%）	可配	
氯化琥珀胆碱 Suxamethonium Chloride	**忌配**	
氯化钾（10%） Potassium Chloride（10%）	可配	
氯化钠（0.9%） Sodium Chloride（0.9%）	可配	
氯霉素 Chloramphenicol	稀释	
罗通定（硫酸盐） Rotundine（Sulfate）	**忌配**	
洛贝林（盐酸盐） Lobeline（Hydrochloride）	**忌配**	
M 吗啡（盐酸盐） Morphine（Hydrochloride）	**忌配**	
麦角新碱（马来酸盐） Ergometrine（Maleate）	可配	
美芬丁胺（硫酸盐） Mephentermine（Sulfate）	**忌配**	
N 脑垂体后叶素® Pituitrin	可配	
能量合剂 Energy Composite	可配	
尼可刹米 Nikethamide	可配	
P 哌替啶（盐酸盐） Pethidine（Hydrochloride）	**忌配**	
葡醛内酯 Glucurolactone	可配	
葡萄糖（5%，10%） Glucose（5%，10%）	可配	
葡萄糖氯化钠 Glucose and Sodium Chloride	可配	
葡萄糖酸钙（10%） Calcium Gluconate（10%）	可配	
普鲁卡因（盐酸盐） Procaine（Hydrochloride）	可配	
普鲁卡因胺（盐酸盐） Procainamide（Hydrochloride）	可配	
Q 青霉素钾® Benzylpenicillin Potassium	可配	
青霉素钠® Benzylpenicillin Sodium	可配	
氢化可的松 Hydrocortisone	稀释	
氢化可的松琥珀酸钠 Hydrocortisone Sodium Succinate	**忌配**	
氢化麦角碱 Dihydroergotoxine	可配	
去甲肾上腺素（重酒石酸盐） Norepinephrine（Bitartrate）	**忌配**	
去氧肾上腺素（盐酸盐） Phenylephrine（Hydrochloride）	可配	

谷氨酸钾加入以下药品（续）	配伍结果	备　注
去乙酰毛花苷　Deslanoside	可配	
R　乳酸钠（11.2%）　Sodium Lactate（11.2%）	可配	
S　三磷腺苷　Adenosine Triphosphate	可配	
山莨菪碱（氢溴酸盐）　Anisodamine（Hydrobromide）	可配	
山梨醇　Sorbitol	可配	
肾上腺素（盐酸盐）　Adrenaline（Hydrochloride）	**忌配**	
四环素（盐酸盐）　Tetracycline（Hydrochloride）	稀释	
羧苄西林钠　Carbenicillin Sodium	可配	
缩宫素　Oxytocin	可配	
T　碳酸氢钠（5%）　Sodium Bicarbonate（5%）	可配	
W　万古霉素（盐酸盐）　Vancomycin（Hydrochloride）	**忌配**	
维生素 B_2　Vitamin B_2	**忌配**	
维生素 B_6　Vitamin B_6	**忌配**	
维生素 C　Vitamin C	**忌配**	
维生素 K_3　Vitamin K_3	可配	
X　细胞色素 C　Cytochrome C	可配	
溴化钙（5%）　Calcium Bromide（5%）	可配	
Y　依他尼酸钠　Sodium Etacrynate	**忌配**	
异丙嗪（盐酸盐）　Promethazine（Hydrochloride）	**忌配**	
异丙肾上腺素（盐酸盐）　Isoprenaline（Hydrochloride）	**忌配**	
异戊巴比妥钠　Amobarbital Sodium	**忌配**	
异烟肼　Isoniazid	**忌配**	
右旋糖酐 40（含盐）　Dextran 40（Sodium Chloride）	可配	

核糖核酸

Ribonucleic Acid

制剂规格　由猪肉提取的白色或类白色冻干块状物或粉末，易溶于水，粉针剂为每支 6mg，注射液为 10mg/2mL。

药理作用及应用　改善氨基酸代谢，促进肝脏合成蛋白质的功能，有利于病变肝细胞恢复正常，提高机体免疫功能，降低异常升高的血清丙氨酸氨基转移酶。临床用于慢性迁延性肝炎、活动性肝炎、肝硬化的治疗，有效率为 70%～80%。

用法用量　肌注、静注或静滴。肌注：每次 6mg，以 0.9%氯化钠注射液 2～4mL 溶解，隔日 1次，3 个月为 1 个疗程；静注：每次 30mg，以 0.9%氯化钠注射液 20mL 稀释，缓慢推注；静滴：100～300mg 溶于 0.9%氯化钠或 5%葡萄糖注射液 250mL，30～60min 滴完，15 次为 1 个疗程，可用 1～2 个疗程，3 个月为 1 个疗程。

适宜溶剂　0.9%氯化钠或 5%葡萄糖注射液用于静脉给药；0.9%氯化钠注射液用于肌注。

给药速度　静注：4～5min；静滴：30～60min。

稳定性　粉针剂宜用前配制，注射液应澄明，无沉淀物，否则不可使用。本品宜在 2～10℃贮存，避光、密封。

不良反应　局部反应，注射区红肿，可达 1～10cm 范围，持续 1～3d，红肿范围>10cm 停用。全身反应：皮疹、瘙痒、荨麻疹、发热、头晕、恶心、心跳加速，呈过敏反应者停用。

禁忌/慎用证　中枢神经系统器质性病变、糖尿病、结核病、血液病、肾病、胰腺病、明显消瘦者，忌用。对本品过敏者禁用。

药物相互作用　除适宜溶剂外，勿与其他注射液混合使用。

注意事项　使用 2 个疗程无效者应停药，改用其他疗法。

配伍表

核糖核酸加入以下药品	配伍结果	备 注
A 阿米卡星（硫酸盐）Amikacin （Sulfate）	忌配	
氨茶碱 Aminophylline	忌配	
B 苯巴比妥钠 Phenobarbital Sodium	忌配	
D 地塞米松磷酸钠 Dexamethasone Sodium Phosphate	忌配	
G 肝素钠 Heparin Sodium	忌配	
H 红霉素(乳糖酸盐)Erythromycin （Lactobionate）	忌配	
L 氯化钾（10%）Potassium Chloride	忌配	
氯化钠（0.9%） Sodium Chloride （0.9%）	可配	
P 葡萄糖（5%）Glucose （5%）	可配	
Q 氢化可的松 Hydrocortisone	忌配	
R 乳酸钠（11.2%） Sodium Lactate （11.2%）	忌配	
T 碳酸氢钠（5%） Sodium Bicarbonate （5%）	忌配	
W 维生素C Vitamin C	忌配	
Y 胰岛素（普通）® Insuline （Regular）	忌配	
Z 注射用水 Water for Injection	可配	

聚乙二醇干扰素 α-2a

Pegylated Interferon α-2a

制剂规格　注射液：1mL：180μg。

药理作用及应用　本品为聚乙二醇与重组干扰素 α-2a 结合形成的长效制剂。临床用于肝硬化代偿期或无肝硬化的慢性丙型肝炎的治疗。

用法用量　皮下注射，每次 180μg，每周 1 次，共用 48 周。发生中度和重度不良反应的患者应调整剂量。

稳定性　避光，在 2～8℃冰箱内存放。

不良反应　不良反应的发生率和严重性与干扰素α-2a 相似（见下一节）。

禁忌/慎用证　对干扰素 α、大肠杆菌产物或聚乙二醇过敏，自身免疫性肝炎，肝功能失代偿者禁用。患有自身免疫性疾病、牛皮癣、心脏病史、精神病史、结肠炎、胰腺炎、病毒感染性疾病、糖尿病及肾功能不全患者及孕妇和哺乳妇女应慎用。

注意事项　中性粒细胞低于 $0.75×10^9/L$ 时，应调整剂量。肝功能不全剂量应减至每次 90μg，减量后仍升高或伴有胆红素升高，或发生肝功能失代偿时，应考虑停药。

配伍表

聚乙二醇干扰素 α-2a 加入以下药品	配伍结果	备　注
Q 其他注射剂 Other Injections	忌配	产品附带专用溶剂稀释

葡醛内酯
（肝泰乐）
Glucurolactone

制剂规格与 pH 值　注射液：2mL∶0.1g。pH（50mg/mL）：5.5。

药理作用及应用　本品可降低肝淀粉酶的活性，利于体内解毒过程和保肝。本品还是人体胶原组织的重要成分。适用于急慢性肝炎、肝硬化；食物或药物中毒。

用法用量　肌内或静注，每次 0.1～0.2g，一日 1～2 次。

适宜溶剂　静注：200～400mg 溶于 25%葡萄糖注射液 20mL；静滴：200～400mg 溶于 5%葡萄糖注射液 250～500mL。

给药速度　静注：2～3min；静滴：2～3h。

不良反应　偶见轻度面部充血、胃肠道不适，减量或停药后即消失。

药物相互作用　与肌苷、维生素 C 联合应用可增强保护肝脏的作用和效果。

注意事项　孕妇及哺乳期妇女用药安全性尚不明确。

配伍表

葡醛内酯加入以下药品	配伍结果	备　注
2∶3∶1注射液　2∶3∶1 Injection	可配	
A 阿糖胞苷（盐酸盐）Cytarabine（Hydrochloride）	忌配	
阿托品（硫酸盐）Atropine（Sulfate）	可配	
氨苄西林钠@ Ampicillin Sodium	可配	
氨茶碱 Aminophylline	忌配	
氨基丁三醇（7.28%）Trometamol（7.28%）	可配	
氨基丁酸 Aminobutyric Acid	可配	
氨基己酸 Aminocaproic Acid	可配	
氨甲苯酸 Aminomethylbenzoic Acid	可配	
B 苯巴比妥钠 Phenobarbital Sodium	可配	
苯海拉明（盐酸盐）Diphenhydramine（Hydrochloride）	可配	
博来霉素 Bleomycin	可配	
C 长春新碱（硫酸盐）Vincristine（Sulfate）	忌配	
促皮质素 Corticotrophin	忌配	
D 地塞米松（磷酸盐）Dexamethasone（Phosphate）	可配	

葡醛内酯加入以下药品（续）	配伍结果	备 注
东莨菪碱（氢溴酸盐） Scopolamine（Hydrobromide）	可配	
毒毛旋花子苷 K　Strophanthin K	可配	
对氨基水杨酸钠　Sodium Aminosalicylate	可配	
多巴胺（盐酸盐） Dopamine（Hydrochloride）	可配	
多粘菌素 B（硫酸盐） Polymyxin B（Sulfate）	可配	
E 二甲弗林　Dimefline	可配	
F 放线菌素 D　Dactinomycin D	可配	
酚磺乙胺　Etamsylate	可配	
酚妥拉明（甲磺酸盐） Phentolamine（Mesylate）	可配	
呋塞米　Furosemide	**忌配**	
氟尿嘧啶　Fluorouracil	可配	
辅酶 A　Coenzyme A	可配	
G 谷氨酸钙（5%） Calcium Glutamate（5%）	可配	
谷氨酸钾（31.50%） Potassium Glutamate（31.50%）	可配	
谷氨酸钠（28.75%） Sodium Glutamate（28.75%）	可配	
H 红霉素（乳糖酸盐） Erythromycin（Lactobionate）	可配	
环磷酰胺　Cyclophosphamide	可配	
磺胺嘧啶钠　Sulfadiazine Sodium	**忌配**	
磺胺异噁唑（二醇胺盐） Sulfafurazole（Diolamine）	**忌配**	
J 肌醇　Inositol	可配	
肌苷　Inosine	可配	
加兰他敏（氢溴酸盐） Galantamine（Hydrobromide）	可配	
甲氧明（盐酸盐） Methoxamine（Hydrochloride）	可配	
间羟胺（重酒石酸盐） Metaraminol（Bitartrate）	可配	
精氨酸（25%，盐酸盐） Arginine（25%，Hydrochloride）	可配	
K 卡那霉素（硫酸盐） Kanamycin（Sulfate）	**忌配**	
克林霉素（磷酸盐） Clindamycin（Phosphate）	**忌配**	
L 利多卡因（盐酸盐） Lidocaine（Hydrochloride）	可配	
利舍平　Reserpine	可配	
链霉素（硫酸盐） Streptomycin（Sulfate）	可配	供肌注
林格液　Sodium Chloride Compound	可配	
硫喷妥钠　Thiopental Sodium	**忌配**	
硫酸镁（10%，25%） Magnesium Sulfate（10%，25%）	可配	
氯苯那敏　Chlorphenamine	可配	
氯丙嗪（盐酸盐） Chlorpromazine（Hydrochloride）	可配	
氯化钙（3%，5%） Calcium Chloride（3%，5%）	可配	
氯化钾（10%） Potassium Chloride（10%）	可配	
氯化钠（0.9%） Sodium Chloride（0.9%）	可配	
氯霉素　Chloramphenicol	可配	
罗通定（硫酸盐） Rotundine（Sulfate）	可配	

葡醛内酯加入以下药品（续）	配伍结果	备 注
洛贝林（盐酸盐）Lobeline（Hydrochloride）	可配	
M 麦角新碱（马来酸盐）Ergometrine（Maleate）	可配	
美芬丁胺（硫酸盐）Mephentermine（Sulfate）	可配	
N 脑垂体后叶素® Pituitrin	可配	
能量合剂 Energy Composite	可配	
尼可刹米 Nikethamide	可配	
粘菌素（硫酸盐）Colymycin（Sulfate）	可配	
P 哌替啶（盐酸盐）Pethidine（Hydrochloride）	可配	
葡萄糖（5%，10%）Glucose（5%，10%）	可配	
葡萄糖氯化钠 Glucose and Sodium Chloride	可配	
葡萄糖酸钙（10%）Calcium Gluconate（10%）	可配	
普鲁卡因（盐酸盐）Procaine（Hydrochloride）	可配	
普鲁卡因胺（盐酸盐）Procainamide（Hydrochloride）	可配	
Q 青霉素钾® Benzylpenicillin Potassium	可配	
青霉素钠® Benzylpenicillin Sodium	可配	
氢化可的松 Hydrocortisone	可配	
氢化可的松琥珀酸钠 Hydrocortisone Sodium Succinate	可配	
氢化麦角碱 Dihydroergotoxine	可配	
庆大霉素（硫酸盐）® Gentamycin（Sulfate）	可配	
去甲肾上腺素（重酒石酸盐）Norepinephrine（Bitartrate）	可配	
去氧肾上腺素（盐酸盐）Phenylephrine（Hydrochloride）	可配	
去乙酰毛花苷 Deslanoside	可配	
R 乳酸钠（11.2%）Sodium Lactate（11.2%）	可配	
S 三磷腺苷 Adenosine Triphosphate	可配	
山莨菪碱（氢溴酸盐）Anisodamine（Hydrobromide）	可配	
山梨醇 Sorbitol	可配	
肾上腺素（盐酸盐）Adrenaline（Hydrochloride）	可配	
四环素（盐酸盐）Tetracycline（Hydrochloride）	**忌配**	
羧苄西林钠 Carbenicillin Sodium	可配	
T 碳酸氢钠（5%）Sodium Bicarbonate（5%）	可配	
W 万古霉素（盐酸盐）Vancomycin（Hydrochloride）	可配	
维生素 B_6 Vitamin B_6	可配	
维生素 C Vitamin C	可配	
维生素 K_3 Vitamin K_3	可配	
X 细胞色素 C Cytochrome C	可配	
溴化钙（5%）Calcium Bromide（5%）	可配	
Y 依他尼酸钠 Sodium Etacrynate	**忌配**	
异丙嗪（盐酸盐）Promethazine（Hydrochloride）	**忌配**	
异丙肾上腺素（盐酸盐）Isoprenaline（Hydrochloride）	可配	
异戊巴比妥钠 Amobarbital Sodium	可配	

葡醛内酯加入以下药品（续）	配伍结果	备　注
右旋糖酐 40（含盐） Dextran 40（Sodium Chloride）	可配	

谷胱甘肽

Glutathione

制剂规格与 pH 值　冻干粉针剂：每支 50mg，300mg，600mg。pH（30mg/mL）：4.99。附有专用溶剂。

药理作用及应用　本品是由谷氨酸、胱氨酸及甘氨酸组成的三肽，可在人体细胞内合成。能激活多种酶，促进糖、脂肪及蛋白质代谢，并能影响细胞的代谢过程；有助于减轻化疗、放疗的毒副作用。还能保护肝脏的合成、解毒、灭活激素等功能，并促进胆酸代谢。用于化疗、放疗患者，以及各种低氧血症，肝脏疾病，有机磷、胺基或硝基化合物中毒的辅助治疗。

用法用量　肌注，肝脏疾病每日 300mg 或 600mg，一般 30d 为 1 个疗程。

适宜溶剂　肌注：50～100mg 溶于所附维生素 C 注射液 2mL；静滴：600～2 100mg 稀释于 0.9% 氯化钠注射液 100mL。亦可注射用水溶解。

给药速度　静滴：0.5～1h。

稳定性　粉针剂溶于所附的维生素 C 注射液后立即使用，剩余药液不宜再用。

不良反应　罕见突发性皮疹。

禁忌/慎用证　对本品有过敏反应者禁用。

注意事项　本品应避免与泛酸钙、乳清酸、抗组胺药、长效磺胺药等药物混合使用。

配伍表

谷胱甘肽加入以下药品	配伍结果	备　注
A 阿米卡星（硫酸盐） Amikacin（Sulfate）	可配	
阿托品（硫酸盐） Atropine（Sulfate）	可配	
氨苄西林钠@ Ampicillin Sodium	可配	
氨茶碱 Aminophylline	可配	
氨甲苯酸 Aminomethylbenzoic Acid	可配	
氨甲环酸 Tranexamic Acid	可配	
B 胞磷胆碱 Citicoline	可配	
苯巴比妥钠 Phenobarbital Sodium	可配	
苯海拉明（盐酸盐） Diphenhydramine（Hydrochloride）	**忌配**	
D 地塞米松（磷酸盐） Dexamethasone（Phosphate）	可配	
地西泮® Diazepam	**忌配**	
F 酚磺乙胺 Etamsylate	可配	
呋塞米 Furosemide	可配	
辅酶 A Coenzyme A	可配	
G 肝素钠 Heparin Sodium	可配	
H 红霉素（乳糖酸盐） Erythromycin（Lactobionate）	可配	

谷胱甘肽加入以下药品（续）	配伍结果	备　注
环丙沙星　Ciprofloxacin	可配	
磺胺嘧啶钠　Sulfadiazine Sodium	**忌配**	
磺胺异噁唑（二醇胺盐）　Sulfafurazole（Diolamine）	**忌配**	
J　肌苷　Inosine	可配	
甲氧氯普胺（盐酸盐）　Metoclopramide（Hydrochloride）	可配	
K　克林霉素（磷酸盐）　Clindamycin（Phosphate）	可配	
L　利巴韦林　Ribavirin	可配	
利多卡因（盐酸盐）　Lidocaine（Hydrochloride）	可配	
利舍平　Reserpine	可配	
林可霉素（盐酸盐）　Lincomycin（Hydrochloride）	可配	
磷霉素　Fosfomycin	可配	
硫酸镁（10%，25%）　Magnesium Sulfate（10%，25%）	可配	
氯苯那敏　Chlorphenamine	**忌配**	
氯丙嗪（盐酸盐）　Chlorpromazine（Hydrochloride）	可配	
氯化钾（10%）　Potassium Chloride（10%）	可配	
氯化钠（0.9%）　Sodium Chloride（0.9%）	可配	
氯唑西林钠　Cloxacillin Sodium	可配	
M　美西律　Mexiletine	可配	
N　纳洛酮（盐酸盐）　Naloxone（Hydrochloride）	可配	
尼莫地平®　Nimodipine	可配	
P　哌拉西林钠　Piperacillin Sodium	可配	
葡醛内酯　Glucurolactone	可配	
葡萄糖（5%，10%）　Glucose（5%，10%）	可配	
葡萄糖氯化钠　Glucose and Sodium Chloride	可配	
葡萄糖酸钙（10%）　Calcium Gluconate（10%）	可配	
Q　青霉素钠@　Benzylpenicillin Sodium	可配	
氢化可的松　Hydrocortisone	可配	
氢化可的松琥珀酸钠　Hydrocortisone Sodium Succinate	可配	
庆大霉素（硫酸盐）@　Gentamycin（Sulfate）	可配	
R　乳酸钠（11.2%）　Sodium Lactate（11.2%）	可配	
S　三磷腺苷　Adenosine Triphosphate	可配	
山莨菪碱（氢溴酸盐）　Anisodamine（Hydrobromide）	可配	
山莨菪碱（盐酸盐）　Anisodamine（Hydrochloride）	可配	
四环素（盐酸盐）　Tetracycline（Hydrochloride）	**忌配**	
T　碳酸氢钠（5%）　Sodium Bicarbonate（5%）	可配	
头孢呋辛钠　Cefuroxime Sodium	可配	
头孢美唑钠　Cefmetazole Sodium	可配	
头孢哌酮钠　Cefoperazone Sodium	可配	
头孢曲松钠　Ceftriaxone Sodium	可配	
头孢噻肟钠　Cefotaxime Sodium	可配	

谷胱甘肽加入以下药品（续）	配伍结果	备　注
头孢他啶 Ceftazidime	可配	
头孢唑林钠 Cefazolin Sodium	可配	
W 维拉帕米（盐酸盐） Verapamil（Hydrochloride）	可配	
维生素 B_{12} Vitamin B_{12}	**忌配**	
维生素 B_6 Vitamin B_6	可配	
维生素 C Vitamin C	可配	
维生素 K_1 Vitamin K_1	可配	
维生素 K_3 Vitamin K_3	**忌配**	
X 西咪替丁（盐酸盐） Cimetidine（Hydrochloride）	可配	
Y 亚叶酸钙 Calcium Folinate	可配	
烟酸 Nicotinic Acid	可配	
伊达比星（盐酸盐） Idarubicin（Hydrochloride）	**忌配**	
罂粟碱（盐酸盐） Papaverine（Hydrochloride）	可配	
右旋糖酐 40（含盐） Dextran 40（Sodium Chloride）	可配	

甘草酸二铵

Diammonium Glycyrrhizinate

制剂规格与 pH 值　注射液：10mL：50mg。pH（5mg/mL）：5.5～7.0。

药理作用及应用　本品具有较强的抗炎作用，并改善免疫因子所致的肝细胞损伤，并能增强肝脏的解毒功能。还具有抗过敏、抑制钙离子内流、免疫调节及诱导产生 γ-干扰素等作用。主要用于伴有 ALT 升高的各型慢性肝炎、中毒性肝损害。

用法用量　静滴，每次 150mg，一日 1 次。

适宜溶剂　静滴：150mg 用 5%～10%葡萄糖注射液 250mL 稀释。

给药速度　缓慢滴注 1～1.5h。

不良反应　常见有瘙痒、荨麻疹、水肿、口干、纳差、恶心、呕吐、腹胀、多食、头痛、头晕、胸闷、心悸、血压增高。

禁忌/慎用证　严重低钾血症、高钠血症、高血压、心功能衰竭、肾衰竭患者，以及哺乳期妇女和孕妇不宜使用。

注意事项　治疗期间应定期监测血压，血清钾、钠浓度，如出现高血压、水钠潴留、低血钾等情况，应减量或停药。新生儿、婴幼儿的剂量和不良反应尚未确定。

配伍表

甘草酸二铵加入以下药品	配伍结果	备　注
L 林格液 Sodium Chloride Compound	可配	
氯化钠（0.9%） Sodium Chloride（0.9%）	可配	
M 门冬氨酸钾镁 Potassium Magnesium Aspartate	可配	
P 葡萄糖（5%，10%） Glucose（5%，10%）	可配	

甘草酸二铵加入以下药品（续）	配伍结果	备 注
葡萄糖氯化钠 Glucose and Sodium Chloride	可配	
Q 庆大霉素（硫酸盐）[@] Gentamycin（Sulfate）	**忌配**	
R 乳酸钠（11.2%） Sodium Lactate（11.2%）	稀释	
T 碳酸氢钠（5%） Sodium Bicarbonate（5%）	可配	
W 维生素 K₁ Vitamin K₁	可配	
Y 右旋糖酐 40（含盐） Dextran 40（Sodium Chloride）	可配	

第三节 胃动力药

甲氧氯普胺
（胃复安，灭吐灵）
Metoclopramide
（Maxolon）

制剂规格与 pH 值　盐酸盐注射液：1mL∶10mg；1mL∶20mg。pH（1%）：2.5～4.5。

药理作用及应用　本药呈现强大的中枢性镇吐作用，还能促使胃肠平滑肌对胆碱能的反应增加，使胃排空加快，促使胃窦、胃体与上部小肠间的功能协调。用于慢性胃炎、胃下垂伴有胃动力低下和功能性消化不良者，以及胆胰疾病等引起的腹胀、腹痛、嗳气、烧心及食欲不振等。

用法用量　肌注：每次 10～20mg。一日剂量不宜超过 0.5mg/kg。静注：每次 10～20mg。

适宜溶剂　静注：10mg 溶于 0.9%氯化钠或 5%葡萄糖注射液 5～10mL，或于静滴侧管内冲入。

给药速度　静注：2～3min。

稳定性　本品为无色溶液，对光敏感，变成黄色或黄棕色不能使用。但是稀释后溶液保存 24h 内不要求避光。

不良反应　一般的不良反应有嗜睡、头晕，偶见口干、颈强硬、激动、荨麻疹、便秘。用药过量可引起昏睡、烦躁不安、倦怠无力。注射后可致直立性低血压。

禁忌/慎用证　对普鲁卡因或普鲁卡因胺过敏、癫痫患者，使用单胺氧化酶抑制剂、三环类和拟交感胺药物者，嗜铬细胞瘤、进行放疗或化疗的乳癌患者，抗精神病药致迟发性运动功能障碍史、胃肠道出血、机械性梗阻或穿孔患者及孕妇禁用。抑郁症、高血压、肝或肾功能不全者减量慎用。

药物相互作用　本品拮抗比哌立登的胃肠道作用；增加氟奋乃静、氟哌啶醇的锥体外系症状；使环孢素血浆浓度增加；可待因及抗胆碱药拮抗本品对胃肠道的作用。

注意事项　快速静注可出现躁动不安，随即进入昏迷状态，静注速度宜缓慢。哺乳期妇女用药期间不宜授乳。醛固酮与血清泌乳素浓度可因甲氧氯普胺的使用而升高。

配伍表

甲氧氯普胺（盐酸盐）加入以下药品	配伍结果	备 注
2：3：1 注射液　2：3：1 Injection	可配	
A　阿糖胞苷（盐酸盐）　Cytarabine（Hydrochloride）	忌配	
阿托品（硫酸盐）　Atropine（Sulfate）	忌配	药效拮抗
氨茶碱　Aminophylline	忌配	
B　苯巴比妥钠　Phenobarbital Sodium	忌配	
C　长春新碱（硫酸盐）　Vincristine（Sulfate）	忌配	
D　地高辛　Digoxin	忌配	
地西泮®　Diazepam	忌配	
东莨菪碱（氢溴酸盐）　Scopolamine（Hydrobromide）	忌配	
F　呋塞米　Furosemide	忌配	
氟哌利多　Droperidol	可配	
复方醋酸钠　Sodium Acetate Compound	忌配	
H　磺胺嘧啶钠　Sulfadiazine Sodium	忌配	
L　林格液　Sodium Chloride Compound	忌配	△
硫喷妥钠　Thiopental Sodium	忌配	
氯化钠（0.9%）　Sodium Chloride（0.9%）	可配	
P　葡萄糖（5%，10%）　Glucose（5%，10%）	可配	
葡萄糖氯化钠　Glucose and Sodium Chloride	可配	
S　山莨菪碱（氢溴酸盐）　Anisodamine（Hydrobromide）	忌配	
司可巴比妥钠　Secobarbital Sodium	忌配	
Y　依他尼酸钠　Sodium Etacrynate	忌配	
异戊巴比妥钠　Amobarbital Sodium	忌配	
右旋糖酐 40（含盐）　Dextran 40（Sodium Chloride）	忌配	

多潘立酮

（吗丁啉）

Domperidone Maleate

（Moltilium）

制剂规格　多潘立酮马来酸盐注射液 10mg/2mL。原料药为白色或类白色粉末，几乎不溶于水。

药理作用及应用　多潘立酮可阻断胃肠道的多巴胺 D_2 受体而促进胃肠主要是上消化道包括食道下端、胃、十二指肠的张力与蠕动，使胃、十二指肠排空，抑制恶心呕吐、阻止胆汁反流。不影响结肠与脑内多巴胺受体（不透过脑脊液屏障），亦不影响胃液分泌，故对上腹胀满、食欲下降、嗳气、反胃疗效明显。适用于胃食道反流、慢性食道炎、慢性胃炎、手术后恶心呕吐、药源性（抗帕金森病药物、抗癌药）恶心呕吐及脑外伤、肾衰竭、放疗、各种感染引起的呕吐、恶心。多潘立酮口服 15～30min 达血药峰浓度，但患者频繁恶心呕吐难以服药，或不便使用栓剂，我国近几年开发的本品解决了这类患者的需求。

用法用量　成人用药量：肌注每次 10mg，必要时重复。亦可静注，每次 10mg，加或不加 0.9% 氯化钠注射液 10~20mL，20~30s 推完。本品多用临时医嘱，症状缓解亦改用口服。儿童用药可按每次 0.2~0.3mg/kg。

适宜溶剂　0.9%氯化钠注射液。

给药速度　10mg/2mL 约 0.5min 静注完毕。

稳定性　室温下避光密封保存。稀释后的注射液即时使用。

不良反应　均为偶见，如头痛、头晕、嗜睡、倦怠乏力、过敏性皮疹、瘙痒、过度警觉；口干、便秘、腹泻、腹痛；乳部胀痛可见男女患者；心电图可见 QT 延长、扭转型室性心动过速。

禁忌/慎用证　对本品过敏者禁用。嗜铬细胞瘤、乳腺癌、胃肠道出血、机械性胃肠梗阻、孕妇禁用。电解质紊乱、心律失常、化疗阶段患者，哺乳期妇女及婴儿慎用。

药物相互作用　由于本品主要经细胞色素 P450 酶系代谢灭活，凡抑制此酶系活性的药物都可使本药血药浓度上升、作用加强，如唑类抗真菌药（酮康唑、氟康唑、咪康唑等）、大环内酯类抗生素（如红霉素、克拉霉素、阿奇霉素、泰利霉素等）、抗艾滋病药（各种 HIV 蛋白酶抑制药）、抗 5-HT 的抗抑郁药（如奈法唑酮等）。使本品作用减弱的有各种抗胆碱药，如阿托品、颠茄类、普鲁本辛、山莨菪碱。本品促进胃排空，减弱助消化药如胃酶、多酶片的作用；本品加速胃排空使地高辛吸收减少，应注意心力衰竭患者的地高辛血药浓度监测，调整剂量。

注意事项　小儿肌注用药可致疼痛，应用 0.9%氯化钠注射液稀释后注射。

配伍表

多潘立酮加入以下药品	配伍结果	备　注
A 阿奇霉素（乳糖酸盐）　Azithromycin（Lactobionate）	忌配	
H 红霉素（乳糖酸盐）　Erythromycin（Lactobionate）	忌配	
J 吉他霉素（酒石酸盐）　Kitasamycin（Tartrate）	忌配	
K 卡泊芬净　Caspofungin	忌配	
L 氯化钠（0.9%）　Sodium Chloride（0.9%）	可配	
M 咪康唑　Miconazole	忌配	
P 葡萄糖（5%，10%）　Glucose（5%，10%）	忌配	忌肌注
Y 伊曲康唑　Itraconazole	忌配	

第七章 自主神经系统药

第一节 拟胆碱药

加兰他敏
Galantamine

制剂规格与 pH 值 氢溴酸盐注射液：1mL：1mg；1mL：2.5mg；1mL：5mg。pH（1mg/mL）：4.5～7.0。

药理作用及应用 本品是从石蒜提取的生物碱，为乙酰胆碱酯酶抑制药。对运动终板上的 N_2 胆碱受体有直接兴奋作用，可改善神经肌肉传导，并有一定的中枢拟胆碱作用。用于阿尔茨海默病（老年性痴呆）和血管性痴呆、重症肌无力、进行性肌营养不良症、脊髓灰质炎后遗症及儿童脑型麻痹、外伤性感觉运动障碍、多发性周围神经病的治疗。

用法用量 肌注或皮注：成人每次 2.5～10mg，儿童 0.05～0.1mg/kg；1 个疗程 2～6 周，一日 1 次。静注：每次 0.5mg/kg。用于逆转注射氢溴酸东莨菪碱所致的中枢抗胆碱作用。

不良反应 偶致过敏反应，出现心动过缓、眩晕、流涎及腹痛等，可用阿托品对抗。

禁忌/慎用证 癫痫、运动功能亢进、严重肝肾功能损害、机械性肠梗阻、青光眼、心绞痛、心动过缓及支气管哮喘等患者禁用。

药物相互作用 本品不能与抗胆碱药（见本章第二节）同时合用，以免拮抗，本品过量时可用抗胆碱药对抗。

注意事项 用药应由小剂量逐渐增大。

配伍表

加兰他敏（氢溴酸盐）加入以下药品	配伍结果	备 注
2：3：1 注射液　2：3：1 Injection	可配	
A 阿糖胞苷（盐酸盐）　Cytarabine（Hydrochloride）	**忌配**	
阿托品（硫酸盐）　Atropine（Sulfate）	**忌配**	
氨苄西林钠@ Ampicillin Sodium	可配	
氨茶碱 Aminophylline	可配	
氨基丁三醇（7.28%）　Trometamol（7.28%）	可配	
氨基丁酸 Aminobutyric Acid	可配	
氨基己酸 Aminocaproic Acid	可配	
氨甲苯酸 Aminomethylbenzoic Acid	可配	
B 苯巴比妥钠 Phenobarbital Sodium	可配	
苯海拉明（盐酸盐）　Diphenhydramine（Hydrochloride）	可配	
博来霉素 Bleomycin	可配	
C 长春新碱（硫酸盐）　Vincristine（Sulfate）	**忌配**	
促皮质素 Corticotrophin	可配	
D 地塞米松（磷酸盐）　Dexamethasone（Phosphate）	可配	
东莨菪碱（氢溴酸盐）　Scopolamine（Hydrobromide）	**忌配**	

加兰他敏（氢溴酸盐）加入以下药品（续）	配伍结果	备　注
毒毛旋花子苷 K　Strophanthin K	**忌配**	
对氨基水杨酸钠　Sodium Aminosalicylate	可配	
多巴胺（盐酸盐）　Dopamine（Hydrochloride）	可配	
多粘菌素 B（硫酸盐）　Polymyxin B（Sulfate）	**忌配**	
E　二甲弗林　Dimefline	可配	
F　放线菌素 D　Dactinomycin D	可配	
酚磺乙胺　Etamsylate	可配	
酚妥拉明（甲磺酸盐）　Phentolamine（Mesylate）	可配	
呋塞米　Furosemide	**忌配**	
氟尿嘧啶　Fluorouracil	可配	
辅酶 A　Coenzyme A	可配	
G　谷氨酸钙（5%）　Calcium Glutamate（5%）	可配	
谷氨酸钠（28.75%）　Sodium Glutamate（28.75%）	可配	
H　红霉素（乳糖酸盐）　Erythromycin（Lactobionate）	可配	
环磷酰胺　Cyclophosphamide	可配	
磺胺嘧啶钠　Sulfadiazine Sodium	**忌配**	
J　肌醇　Inositol	可配	
肌苷　Inosine	可配	
甲氧明（盐酸盐）　Methoxamine（Hydrochloride）	可配	
间羟胺（重酒石酸盐）　Metaraminol（Bitartrate）	可配	
精氨酸（25%，盐酸盐）　Arginine（25%，Hydrochloride）	可配	
K　卡那霉素（硫酸盐）　Kanamycin（Sulfate）	可配	
L　利多卡因（盐酸盐）　Lidocaine（Hydrochloride）	可配	
利舍平　Reserpine	可配	
链霉素（硫酸盐）　Streptomycin（Sulfate）	可配	供肌注
林格液　Sodium Chloride Compound	可配	
硫喷妥钠　Thiopental Sodium	**忌配**	
硫酸镁（10%，25%）　Magnesium Sulfate（10%，25%）	可配	
氯苯那敏　Chlorphenamine	可配	
氯丙嗪（盐酸盐）　Chlorpromazine（Hydrochloride）	可配	
氯化钙（3%，5%）　Calcium Chloride（3%，5%）	可配	
氯化钾（10%）　Potassium Chloride（10%）	可配	
氯化钠（0.9%）　Sodium Chloride（0.9%）	可配	
氯霉素　Chloramphenicol	可配	
罗通定（硫酸盐）　Rotundine（Sulfate）	**忌配**	
洛贝林（盐酸盐）　Lobeline（Hydrochloride）	可配	
M　麻黄碱（盐酸盐）　Ephedrine（Hydrochloride）	可配	
麦角新碱（马来酸盐）　Ergometrine（Maleate）	可配	
美芬丁胺（硫酸盐）　Mephentermine（Sulfate）	可配	
N　脑垂体后叶素®　Pituitrin	可配	

加兰他敏（氢溴酸盐）加入以下药品（续）	配伍结果	备 注
能量合剂 Energy Composite	可配	
尼可剎米 Nikethamide	可配	
粘菌素（硫酸盐） Colymycin（Sulfate）	可配	
P 哌替啶（盐酸盐） Pethidine（Hydrochloride）	可配	
葡醛内酯 Glucurolactone	可配	
葡萄糖（5%，10%） Glucose（5%，10%）	可配	
葡萄糖氯化钠 Glucose and Sodium Chloride	可配	
葡萄糖酸钙（10%） Calcium Gluconate（10%）	可配	
普鲁卡因（盐酸盐） Procaine（Hydrochloride）	可配	
普鲁卡因胺（盐酸盐） Procainamide（Hydrochloride）	可配	
Q 青霉素钾@ Benzylpenicillin Potassium	可配	
青霉素钠@ Benzylpenicillin Sodium	可配	
氢化可的松 Hydrocortisone	可配	
氢化可的松琥珀酸钠 Hydrocortisone Sodium Succinate	可配	
氢化麦角碱 Dihydroergotoxine	可配	
庆大霉素（硫酸盐）@ Gentamycin（Sulfate）	可配	
去甲肾上腺素（重酒石酸盐）Norepinephrine（Bitartrate）	可配	
去氧肾上腺素（盐酸盐） Phenylephrine（Hydrochloride）	可配	
去乙酰毛花苷 Deslanoside	**忌配**	
R 乳酸钠（11.2%） Sodium Lactate（11.2%）	可配	
S 三磷腺苷 Adenosine Triphosphate	可配	
山莨菪碱（氢溴酸盐） Anisodamine（Hydrobromide）	**忌配**	
山梨醇 Sorbitol	可配	
肾上腺素（盐酸盐） Adrenaline（Hydrochloride）	可配	
四环素（盐酸盐） Tetracycline（Hydrochloride）	可配	
羧苄西林钠 Carbenicillin Sodium	可配	
缩宫素 Oxytocin	可配	
T 碳酸氢钠（5%） Sodium Bicarbonate（5%）	可配	
W 万古霉素（盐酸盐） Vancomycin（Hydrochloride）	可配	
维生素 B_6 Vitamin B_6	可配	
维生素 C Vitamin C	可配	
维生素 K_3 Vitamin K_3	可配	
X 细胞色素 C Cytochrome C	**忌配**	
溴化钙（5%） Calcium Bromide（5%）	可配	
Y 依他尼酸钠 Sodium Etacrynate	**忌配**	
异丙嗪（盐酸盐） Promethazine（Hydrochloride）	可配	
异丙肾上腺素（盐酸盐） Isoprenaline（Hydrochloride）	可配	
异戊巴比妥钠 Amobarbital Sodium	可配	
右旋糖酐 40（含盐） Dextran 40（Sodium Chloride）	可配	

新斯的明

（甲硫酸新斯的明）

Neostigmine

（Neostigmine Methysulfate）

制剂规格与 pH 值 甲基硫酸盐注射液：1mL：0.25mg；1mL：0.5mg；2mL：1.0mg。pH（1mg/mL）：5.0～7.5。

药理作用及应用 属胆碱酯酶抑制药，通过抑制胆碱酯酶活性而发挥完全拟胆碱作用，此外能直接激动骨骼肌运动终板上烟碱样受体（N_2 受体）。用于对抗箭毒过量、手术结束时拮抗非去极化肌肉松弛药的残留肌松作用、重症肌无力、手术后功能性肠胀气及尿潴留、阵发性室上性心动过速、阿托品过量中毒、青光眼。

用法用量 用于非去极化型肌松药的拮抗：首次静注 0.5～2mg，勿超过 5mg，维持量每次 0.5mg，并与阿托品 0.5～1mg 同用。用于确诊重症肌无力：肌注，一般为 1.5mg，可改善肌力；治疗重症肌无力：肌注或皮注按体重 0.01～0.04mg/kg，静注用量减半；治疗手术后逼尿肌无力尿潴留：肌注或皮注，每次 0.25mg，每 4～6h 给药 1 次，持续 2～3d；治疗手术后腹胀：每次量可增至 0.5mg，并定时重复给药。

适宜溶剂 静注：0.5～2mg 溶于 5% 或 25% 葡萄糖注射液 20mL。

给药速度 静注：2～3min。

不良反应 可致药疹，大剂量时可引起恶心、呕吐、腹泻、流泪、流涎等，严重时可出现共济失调、惊厥、昏迷、语言不清、焦虑不安、恐惧甚至心搏停止。过量时可导致胆碱能危象，甚至心搏停止。

禁忌/慎用证 孕妇、癫痫、心绞痛、室性心动过速、机械性肠梗阻、泌尿道梗阻、哮喘、心律失常、窦性心动过缓、血压下降、迷走神经张力升高者禁用。甲状腺功能亢进和帕金森病等慎用。

药物相互作用 某些能干扰肌肉传递的药物如奎尼丁，使本品作用减弱，不宜合用。也不宜与去极化型肌松药合用。

注意事项 老年人及哺乳期妇女用药安全性尚不明确。已知本品及同类制剂（溴新斯的明及溴吡斯的明）可致子宫收缩使孕妇早产而列为禁忌。含溴的新斯的明制剂主要供口服。临床惯称的新斯的明系指甲硫酸新斯的明，主要供注射。

配伍表

新斯的明（甲基硫酸盐）加入以下药品	配伍结果	备 注
A 阿托品（硫酸盐） Atropine（Sulfate）	可配	
B 苯巴比妥钠 Phenobarbital Sodium	**忌配**	
苯妥英钠 Phenytoin Sodium	**忌配**	
D 地西泮® Diazepam	**忌配**	
多粘菌素 B（硫酸盐） Polymyxin B（Sulfate）	**忌配**	
F 芬太尼（枸橼酸盐） Fentanyl（Citrate）	**忌配**	
奋乃静（盐酸盐） Perphenazine（Hydrochloride）	**忌配**	

新斯的明（甲基硫酸盐）加入以下药品（续）	配伍结果	备 注
氟哌啶醇（乳酸盐） Haloperidol（Lactate）	忌配	
K 卡那霉素（硫酸盐） Kanamycin（Sulfate）	忌配	
L 硫喷妥钠 Thiopental Sodium	忌配	
氯丙嗪（盐酸盐） Chlorpromazine（Hydrochloride）	忌配	
氯化琥珀胆碱 Suxamethonium Chloride	忌配	
氯化钠（0.9%） Sodium Chloride（0.9%）	可配	
M 吗啡（盐酸盐） Morphine（Hydrochloride）	忌配	
N 粘菌素（硫酸盐） Colymycin（Sulfate）	忌配	
P 哌替啶（盐酸盐） Pethidine（Hydrochloride）	忌配	
葡萄糖（5%，10%） Glucose（5%，10%）	可配	
葡萄糖氯化钠 Glucose and Sodium Chloride	可配	
普鲁卡因（盐酸盐） Procaine（Hydrochloride）	忌配	
S 司可巴比妥钠 Secobarbital Sodium	忌配	
Y 异戊巴比妥钠 Amobarbital Sodium	忌配	

第二节　抗胆碱药

阿托品

Atropine

制剂规格与 pH 值　硫酸盐注射液：1mL：0.5mg；2mL：1mg；1mL：5mg；2mL：10mg；2mL：20mg。pH（0.5mg/mL）：5.5。

药理作用及应用　抗 M 胆碱受体药，可松弛内脏平滑肌、解除平滑肌痉挛，改善微循环。用于胃肠道功能紊乱及急性微循环障碍；有机磷农药中毒时作为解毒剂，对抗乙酰胆碱的 M 效应；也可用于麻醉前以抑制腺体分泌；可减轻帕金森病患者强直震颤，能控制流涎及出汗过多；对虹膜睫状体炎有消炎止痛之效。

用法用量　皮注、肌注或静脉给药。一般用药：每次 0.3～0.5mg，一日 0.5～3mg。极量：每次 2mg。重度有机磷农药中毒可按极量每 10～15min 静注一次，直至病情稳定后减量。

适宜溶剂　静滴：以 5%或 10%葡萄糖、0.9%氯化钠、葡萄糖氯化钠注射液稀释。静注：2～5mg 溶于 25%葡萄糖注射液 20mL。

给药速度　静注：5～10min。

稳定性　室温下贮存，避免高温或冰冻。

不良反应　常见有便秘、出汗减少（排汗受阻可致高热）、口鼻咽喉干燥、视力模糊、皮肤潮红、排尿困难（老年患者易发生急性尿潴留）、胃肠动力低下、胃食管反流。

禁忌/慎用证　青光眼、前列腺增生及高热患者禁用。心脏病，胃食管反流病、胃幽门梗阻、食管与胃的运动减弱、下食管括约肌松弛，溃疡性结肠炎，休克伴有心动过速及急性五氯酚钠中毒者慎用。

药物相互作用 本品同盐酸哌替啶、盐酸氯丙嗪、盐酸异丙嗪等合用时增加毒性，必须联合使用时需密切监护。与三环类抗抑郁药、抗组胺药、吩噻嗪类药、单胺氧化酶抑制剂、异烟肼、左旋多巴同用作用增强。本品可增强强心苷类药毒性。

注意事项 静注1mg或超过1mg剂量致心搏加快。成人中毒为5～10mg，致死量成人为≥80～130mg，儿童≥10mg。重度有机磷农药中毒的抢救常用大剂量静注或静滴，总量可达数十倍极量而获得成功；此种抢救静脉给药中不宜加入其他药物。

配伍表

阿托品（硫酸盐）加入以下药品	配伍结果	备　注
2∶3∶1注射液　2∶3∶1 Injection	可配	
A 阿糖胞苷（盐酸盐）　Cytarabine（Hydrochloride）	**忌配**	
氨苄西林钠@ Ampicillin Sodium	可配	
氨茶碱 Aminophylline	**忌配**	
氨基丁三醇（7.28%）　Trometamol（7.28%）	可配	
氨基丁酸 Aminobutyric Acid	可配	
氨基己酸 Aminocaproic Acid	可配	
氨甲苯酸 Aminomethylbenzoic Acid	**忌配**	
B 苯巴比妥钠 Phenobarbital Sodium	**忌配**	
苯海拉明（盐酸盐）　Diphenhydramine（Hydrochloride）	可配	
博来霉素 Bleomycin	可配	
C 长春新碱（硫酸盐）　Vincristine（Sulfate）	**忌配**	
促皮质素 Corticotrophin	可配	
D 地塞米松（磷酸盐）　Dexamethasone（Phosphate）	可配	
地西泮® Diazepam	**忌配**	
东莨菪碱（氢溴酸盐）　Scopolamine（Hydrobromide）	可配	
毒毛旋花子苷K　Strophanthin K	可配	
对氨基水杨酸钠 Sodium Aminosalicylate	可配	
多巴胺（盐酸盐）　Dopamine（Hydrochloride）	可配	
多粘菌素B（硫酸盐）　Polymyxin B（Sulfate）	可配	
E 二甲弗林 Dimefline	可配	
F 放线菌素D　Dactinomycin D	可配	
芬太尼（枸橼酸盐）　Fentanyl（Citrate）	可配	
酚磺乙胺 Etamsylate	可配	
酚妥拉明（甲磺酸盐）　Phentolamine（Mesylate）	可配	
呋塞米 Furosemide	**忌配**	
氟尿嘧啶 Fluorouracil	可配	
氟哌利多 Droperidol	可配	
辅酶A　Coenzyme A	可配	
复方醋酸钠 Sodium Acetate Compound	可配	
G 谷氨酸钙（5%）　Calcium Glutamate（5%）	可配	

阿托品（硫酸盐）加入以下药品（续）	配伍结果	备 注
谷氨酸钾（31.50%） Potassium Glutamate（31.50%）	可配	
谷氨酸钠（28.75%） Sodium Glutamate（28.75%）	可配	
H 红霉素（乳糖酸盐） Erythromycin（Lactobionate）	可配	
磺胺嘧啶钠 Sulfadiazine Sodium	忌配	
J 肌醇 Inositol	可配	
肌苷 Inosine	忌配	
加兰他敏（氢溴酸盐） Galantamine（Hydrobromide）	忌配	
甲氧氯普胺（盐酸盐） Metoclopramide（Hydrochloride）	忌配	
甲氧明（盐酸盐） Methoxamine（Hydrochloride）	可配	
间羟胺（重酒石酸盐） Metaraminol（Bitartrate）	可配	
精氨酸（25%，盐酸盐） Arginine（25%，Hydrochloride）	可配	
K 卡那霉素（硫酸盐） Kanamycin（Sulfate）	可配	
L 利舍平 Reserpine	可配	
链霉素（硫酸盐） Streptomycin（Sulfate）	可配	供肌注
林格液 Sodium Chloride Compound	可配	
硫喷妥钠 Thiopental Sodium	可配	
硫酸镁（10%，25%） Magnesium Sulfate（10%，25%）	可配	
氯苯那敏 Chlorphenamine	可配	
氯丙嗪（盐酸盐） Chlorpromazine（Hydrochloride）	可配	
氯化钙（3%，5%） Calcium Chloride（3%，5%）	可配	供静注
氯化钾（10%） Potassium Chloride（10%）	可配	供静滴
氯化钠（0.9%） Sodium Chloride（0.9%）	可配	
氯霉素 Chloramphenicol	可配	
罗通定（硫酸盐） Rotundine（Sulfate）	可配	
洛贝林（盐酸盐） Lobeline（Hydrochloride）	可配	
M 麻黄碱（盐酸盐） Ephedrine（Hydrochloride）	可配	
吗啡（盐酸盐） Morphine（Hydrochloride）	可配	
麦角新碱（马来酸盐） Ergometrine（Maleate）	可配	
美芬丁胺（硫酸盐） Mephentermine（Sulfate）	可配	
N 脑垂体后叶素® Pituitrin	可配	
能量合剂 Energy Composite	可配	
尼可刹米 Nikethamide	可配	
粘菌素（硫酸盐） Colymycin（Sulfate）	可配	
P 哌替啶（盐酸盐） Pethidine（Hydrochloride）	可配	
葡醛内酯 Glucurolactone	可配	
葡萄糖（5%，10%） Glucose（5%，10%）	可配	
葡萄糖氯化钠 Glucose and Sodium Chloride	可配	
葡萄糖酸钙（10%） Calcium Gluconate（10%）	可配	
普鲁卡因（盐酸盐） Procaine（Hydrochloride）	可配	
普鲁卡因胺（盐酸盐） Procainamide（Hydrochloride）	可配	

阿托品（硫酸盐）加入以下药品（续）	配伍结果	备　注
Q 青霉素钾[@] Benzylpenicillin Potassium	可配	
青霉素钠[@] Benzylpenicillin Sodium	稀释	
氢化可的松 Hydrocortisone	可配	
氢化可的松琥珀酸钠 Hydrocortisone Sodium Succinate	可配	
氢化麦角碱 Dihydroergotoxine	可配	
庆大霉素（硫酸盐）[@] Gentamycin（Sulfate）	可配	
去甲肾上腺素（重酒石酸盐）Norepinephrine（Bitartrate）	可配	
去氧肾上腺素（盐酸盐）Phenylephrine（Hydrochloride）	可配	
去乙酰毛花苷 Deslanoside	可配	
R 乳酸钠（11.2%）Sodium Lactate（11.2%）	可配	
S 三磷腺苷 Adenosine Triphosphate	可配	
山莨菪碱（氢溴酸盐）Anisodamine（Hydrobromide）	可配	
山梨醇 Sorbitol	可配	
肾上腺素（盐酸盐）Adrenaline（Hydrochloride）	可配	
四环素（盐酸盐）Tetracycline（Hydrochloride）	可配	
羧苄西林钠 Carbenicillin Sodium	可配	
缩宫素 Oxytocin	可配	
T 碳酸氢钠（5%）Sodium Bicarbonate（5%）	**忌配**	
W 万古霉素（盐酸盐）Vancomycin（Hydrochloride）	可配	
维生素 B₆ Vitamin B$_6$	可配	
维生素 C Vitamin C	**忌配**	
维生素 K₃ Vitamin K$_3$	可配	
X 西咪替丁（盐酸盐）Cimetidine（Hydrochloride）	可配	
细胞色素 C Cytochrome C	可配	
溴化钙（5%）Calcium Bromide（5%）	可配	
Y 依他尼酸钠 Sodium Etacrynate	**忌配**	
异丙嗪（盐酸盐）Promethazine（Hydrochloride）	可配	
异丙肾上腺素（盐酸盐）Isoprenaline（Hydrochloride）	可配	
异戊巴比妥钠 Amobarbital Sodium	可配	
异烟肼 Isoniazid	**忌配**	
右旋糖酐 40（含盐）Dextran 40（Sodium Chloride）	可配	

东莨菪碱

Scopolamine

制剂规格与 pH 值　氢溴酸盐注射液：1mL : 0.3mg；1mL : 0.5mg。pH（0.3mg/mL）：3.0～5.5。

药理作用及应用　本品为外周作用较强药效时间较短的抗胆碱药。用于麻醉前给药、震颤麻痹、晕动病、躁狂性精神病、胃肠胆肾平滑肌痉挛、胃酸分泌过多、感染性休克、有机磷农药中毒。

用法用量　皮注、肌注或静注：用于术前给药及止吐，每次 0.3～0.6mg，需要时一日可给药 3～

4 次。静滴：用于抢救乙型脑炎所致的呼吸抑制，每次 0.3mg 或 0.02～0.04mg/kg，每隔 20～30min 重复给予 1 次，总量不宜超过 6.3mg。

适宜溶剂 静注：0.3～0.6mg 溶于注射用水或 25%葡萄糖注射液 10mL；静滴：0.3mg 稀释于 10%葡萄糖注射液 30mL。

给药速度 静注：2～3min；静滴：10min。

稳定性 室温下避光贮存。当 pH 值为 3.5 时，药物分解速度最低。

不良反应 有口渴、视力调节障碍、嗜睡、心悸、面部潮红、恶心、呕吐、眩晕、头痛等。

禁忌/慎用证 严重心脏病、器质性幽门狭窄与麻痹性肠梗阻、尿道梗阻、前列腺增生、青光眼患者禁用。心脏病及 40 岁以上患者、婴幼儿与低血压患者慎用。

药物相互作用 本药不应与碱、碘及鞣酸溶液配伍使用。

注意事项 不宜用于因胃张力低下和胃运动障碍（胃轻瘫）及胃食管反流所引起的上腹痛、烧心等症状，以免病情加剧。

配伍表

东莨菪碱（氢溴酸盐）加入以下药品	配伍结果	备 注
2∶3∶1 注射液　2∶3∶1 Injection	可配	
A 阿糖胞苷（盐酸盐）　Cytarabine（Hydrochloride）	**忌配**	
阿托品（硫酸盐）　Atropine（Sulfate）	可配	
氨苄西林钠@ Ampicillin Sodium	可配	
氨茶碱 Aminophylline	**忌配**	
氨基丁三醇（7.28%）　Trometamol（7.28%）	可配	
氨基丁酸 Aminobutyric Acid	可配	
氨基己酸 Aminocaproic Acid	可配	
氨甲苯酸 Aminomethylbenzoic Acid	可配	
B 苯巴比妥钠 Phenobarbital Sodium	可配	
苯海拉明（盐酸盐）　Diphenhydramine（Hydrochloride）	可配	
博来霉素 Bleomycin	可配	
C 长春新碱（硫酸盐）　Vincristine（Sulfate）	**忌配**	
促皮质素 Corticotrophin	可配	
D 地塞米松（磷酸盐）　Dexamethasone（Phosphate）	**忌配**	
地西泮® Diazepam	**忌配**	中枢抑制
毒毛旋花子苷 K　Strophanthin K	可配	
对氨基水杨酸钠 Sodium Aminosalicylate	可配	
多巴胺（盐酸盐）　Dopamine（Hydrochloride）	可配	
多粘菌素 B（硫酸盐）　Polymyxin B（Sulfate）	可配	
E 二甲弗林 Dimefline	可配	
F 放线菌素 D　Dactinomycin D	可配	
芬太尼（枸橼酸盐）　Fentanyl（Citrate）	可配	
酚磺乙胺 Etamsylate	可配	
酚妥拉明（甲磺酸盐）　Phentolamine（Mesylate）	可配	

东莨菪碱（氢溴酸盐）加入以下药品（续）	配伍结果	备 注
呋塞米 Furosemide	忌配	
氟尿嘧啶 Fluorouracil	可配	
氟哌利多 Droperidol	可配	
辅酶 A Coenzyme A	可配	
G 谷氨酸钙（5%） Calcium Glutamate（5%）	可配	
谷氨酸钾（31.50%） Potassium Glutamate（31.50%）	可配	
谷氨酸钠（28.75%） Sodium Glutamate（28.75%）	可配	
H 红霉素（乳糖酸盐） Erythromycin（Lactobionate）	可配	
环磷酰胺 Cyclophosphamide	可配	
磺胺嘧啶钠 Sulfadiazine Sodium	忌配	
J 肌醇 Inositol	可配	
肌苷 Inosine	忌配	
加兰他敏（氢溴酸盐） Galantamine（Hydrobromide）	忌配	
甲氧氯普胺（盐酸盐） Metoclopramide（Hydrochloride）	忌配	
甲氧明（盐酸盐） Methoxamine（Hydrochloride）	可配	
间羟胺（重酒石酸盐） Metaraminol（Bitartrate）	可配	
精氨酸（25%，盐酸盐） Arginine（25%，Hydrochloride）	可配	
K 卡那霉素（硫酸盐） Kanamycin（Sulfate）	可配	
L 利多卡因（盐酸盐） Lidocaine（Hydrochloride）	可配	
利舍平 Reserpine	可配	
链霉素（硫酸盐） Streptomycin（Sulfate）	可配	供肌注
林格液 Sodium Chloride Compound	可配	
硫喷妥钠 Thiopental Sodium	忌配	
硫酸镁（10%，25%） Magnesium Sulfate（10%，25%）	可配	
氯苯那敏 Chlorphenamine	可配	
氯丙嗪（盐酸盐） Chlorpromazine（Hydrochloride）	可配	
氯化钙（3%，5%） Calcium Chloride（3%，5%）	可配	
氯化琥珀胆碱 Suxamethonium Chloride	可配	
氯化钾（10%） Potassium Chloride（10%）	可配	
氯化钠（0.9%） Sodium Chloride（0.9%）	可配	
氯霉素 Chloramphenicol	可配	
罗通定（硫酸盐） Rotundine（Sulfate）	可配	
洛贝林（盐酸盐） Lobeline（Hydrochloride）	可配	
M 麻黄碱（盐酸盐） Ephedrine（Hydrochloride）	可配	
吗啡（盐酸盐） Morphine（Hydrochloride）	可配	
麦角新碱（马来酸盐） Ergometrine（Maleate）	可配	
美芬丁胺（硫酸盐） Mephentermine（Sulfate）	可配	
N 脑垂体后叶素® Pituitrin	可配	
能量合剂 Energy Composite	可配	
尼可刹米 Nikethamide	可配	

东莨菪碱（氢溴酸盐）加入以下药品（续）	配伍结果	备 注
粘菌素（硫酸盐） Colymycin（Sulfate）	可配	
P 哌替啶（盐酸盐） Pethidine（Hydrochloride）	可配	
葡醛内酯 Glucurolactone	可配	
葡萄糖（5%，10%） Glucose（5%，10%）	可配	
葡萄糖氯化钠 Glucose and Sodium Chloride	可配	
葡萄糖酸钙（10%） Calcium Gluconate（10%）	可配	
普鲁卡因（盐酸盐） Procaine（Hydrochloride）	可配	
普鲁卡因胺（盐酸盐） Procainamide（Hydrochloride）	可配	
Q 青霉素钾@ Benzylpenicillin Potassium	可配	
青霉素钠@ Benzylpenicillin Sodium	可配	
氢化可的松 Hydrocortisone	可配	
氢化可的松琥珀酸钠 Hydrocortisone Sodium Succinate	可配	
氢化麦角碱 Dihydroergotoxine	可配	
庆大霉素（硫酸盐）@ Gentamycin（Sulfate）	可配	
去甲肾上腺素（重酒石酸盐）Norepinephrine（Bitartrate）	可配	
去氧肾上腺素（盐酸盐） Phenylephrine（Hydrochloride）	可配	
去乙酰毛花苷 Deslanoside	可配	
R 乳酸钠（11.2%） Sodium Lactate（11.2%）	可配	
S 三磷腺苷 Adenosine Triphosphate	可配	
山莨菪碱（氢溴酸盐） Anisodamine（Hydrobromide）	可配	
山梨醇 Sorbitol	可配	
肾上腺素（盐酸盐） Adrenaline（Hydrochloride）	可配	
四环素（盐酸盐） Tetracycline（Hydrochloride）	可配	
羧苄西林钠 Carbenicillin Sodium	可配	
缩宫素 Oxytocin	可配	
T 碳酸氢钠（5%） Sodium Bicarbonate（5%）	**忌配**	
W 万古霉素（盐酸盐） Vancomycin（Hydrochloride）	可配	
维生素 B_6 Vitamin B_6	可配	
维生素 C Vitamin C	可配	
维生素 K_3 Vitamin K_3	可配	
X 细胞色素 C Cytochrome C	**忌配**	
溴化钙（5%） Calcium Bromide（5%）	可配	
Y 依他尼酸钠 Sodium Etacrynate	**忌配**	
异丙嗪（盐酸盐） Promethazine（Hydrochloride）	可配	
异丙肾上腺素（盐酸盐） Isoprenaline（Hydrochloride）	可配	
异戊巴比妥钠 Amobarbital Sodium	可配	
异烟肼 Isoniazid	可配	
右旋糖酐 40（含盐） Dextran 40（Sodium Chloride）	可配	

山莨菪碱
Anisodamine

制剂规格与 pH 值　氢溴酸盐注射液：1mL：5mg；1mL：10mg；1mL：20mg。盐酸盐注射液：1mL：5mg；1mL：10mg；1mL：20mg。pH（10mg/mL）：5.5。

药理作用及应用　本药为 M 胆碱受体阻断药，作用与阿托品相似或稍弱。用于感染中毒性休克、血管痉挛和栓塞引起的循环障碍、平滑肌痉挛、各种神经痛、眩晕病、眼底疾病、突发性耳聋，也用于有机磷中毒，但效果不如阿托品。

用法用量　肌注：一般慢性疾病，每次 5～10mg，一日 1～2 次，可连用 1 个月以上；治疗严重的三叉神经痛，可加大剂量至每次 5～20mg；治疗腹痛，每次 5～10mg。静注：抢救感染中毒性休克，一次 10～40mg，需要时每隔 10～30min 重复给药；治疗血栓闭塞性脉管炎，一次 10～15mg，一日 1 次。静滴：治疗脑血栓，一日 30～40mg。

适宜溶剂　静注：10～20mg 溶于注射用水或 25%葡萄糖注射液 20mL；静滴：10～40mg 溶于 5%～10%葡萄糖注射液 250mL。

给药速度　静注：4～5min；静滴：0.5～1h。

不良反应　与阿托品相似，但毒性较低。

禁忌/慎用证　颅内压增高、脑出血急性期、青光眼、前列腺增生、尿潴留患者及哺乳期妇女禁用。严重肺功能不全、严重心力衰竭及心律失常患者慎用。

药物相互作用　本药与哌替啶合用可增强抗胆碱作用。

注意事项　静滴过程出现排尿困难时，可肌注氢溴酸加兰他敏 2.5～5mg 或新斯的明 0.5～1.0mg。

配伍表

1. 山莨菪碱（氢溴酸盐）加入以下药品	配伍结果	备　注
2：3：1 注射液　2：3：1 Injection	可配	
A 阿糖胞苷（盐酸盐）Cytarabine（Hydrochloride）	**忌配**	
阿托品（硫酸盐）Atropine（Sulfate）	可配	
氨苄西林钠@ Ampicillin Sodium	可配	
氨茶碱 Aminophylline	可配	
氨基丁三醇（7.28%）Trometamol（7.28%）	可配	
氨基丁酸 Aminobutyric Acid	可配	
氨基己酸 Aminocaproic Acid	可配	
氨甲苯酸 Aminomethylbenzoic Acid	可配	
B 苯巴比妥钠 Phenobarbital Sodium	可配	
苯海拉明（盐酸盐）Diphenhydramine（Hydrochloride）	可配	
博来霉素 Bleomycin	可配	
C 长春新碱（硫酸盐）Vincristine（Sulfate）	**忌配**	
促皮质素 Corticotrophin	**忌配**	
D 地塞米松（磷酸盐）Dexamethasone（Phosphate）	可配	
地西泮® Diazepam	**忌配**	
东莨菪碱（氢溴酸盐）Scopolamine（Hydrobromide）	可配	

1. 山莨菪碱（氢溴酸盐）加入以下药品（续）	配伍结果	备 注
毒毛旋花子苷 K　Strophanthin K	可配	
对氨基水杨酸钠　Sodium Aminosalicylate	**忌配**	
多巴胺（盐酸盐）　Dopamine（Hydrochloride）	可配	
E 二甲弗林　Dimefline	可配	
F 放线菌素 D　Dactinomycin D	可配	
酚磺乙胺　Etamsylate	可配	
酚妥拉明（甲磺酸盐）　Phentolamine（Mesylate）	可配	
呋塞米　Furosemide	**忌配**	
氟尿嘧啶　Fluorouracil	可配	
辅酶 A　Coenzyme A	稀释	
G 谷氨酸钙（5%）　Calcium Glutamate（5%）	可配	
谷氨酸钾（31.50%）　Potassium Glutamate（31.50%）	可配	
谷氨酸钠（28.75%）　Sodium Glutamate（28.75%）	可配	
H 红霉素（乳糖酸盐）　Erythromycin（Lactobionate）	可配	
环磷酰胺　Cyclophosphamide	可配	
磺胺嘧啶钠　Sulfadiazine Sodium	**忌配**	
J 肌醇　Inositol	**忌配**	
肌苷　Inosine	可配	
加兰他敏（氢溴酸盐）　Galantamine（Hydrobromide）	**忌配**	
甲氧氯普胺（盐酸盐）　Metoclopramide（Hydrochloride）	**忌配**	
甲氧明（盐酸盐）　Methoxamine（Hydrochloride）	可配	
间羟胺（重酒石酸盐）　Metaraminol（Bitartrate）	可配	
精氨酸（25%，盐酸盐）　Arginine（25%，Hydrochloride）	可配	
K 卡那霉素（硫酸盐）　Kanamycin（Sulfate）	可配	
L 利多卡因（盐酸盐）　Lidocaine（Hydrochloride）	可配	
利舍平　Reserpine	**忌配**	
链霉素（硫酸盐）　Streptomycin（Sulfate）	可配	供肌注
林格液　Sodium Chloride Compound	可配	
硫喷妥钠　Thiopental Sodium	**忌配**	
硫酸镁（10%，25%）　Magnesium Sulfate（10%，25%）	可配·	
氯苯那敏　Chlorphenamine	可配	
氯丙嗪（盐酸盐）　Chlorpromazine（Hydrochloride）	可配	
氯化钙（3%，5%）　Calcium Chloride（3%，5%）	可配	
氯化钾（10%）　Potassium Chloride（10%）	可配	
氯化钠（0.9%）　Sodium Chloride（0.9%）	可配	
氯霉素　Chloramphenicol	稀释	
罗通定（硫酸盐）　Rotundine（Sulfate）	可配	
洛贝林（盐酸盐）　Lobeline（Hydrochloride）	可配	
M 麻黄碱（盐酸盐）　Ephedrine（Hydrochloride）	可配	
麦角新碱（马来酸盐）　Ergometrine（Maleate）	可配	

1. 山莨菪碱（氢溴酸盐）加入以下药品（续）	配伍结果	备　注
美芬丁胺（硫酸盐）　Mephentermine（Sulfate）	可配	
N 脑垂体后叶素® Pituitrin	可配	
能量合剂　Energy Composite	可配	
尼可刹米　Nikethamide	可配	
粘菌素（硫酸盐）　Colymycin（Sulfate）	可配	
P 哌替啶（盐酸盐）　Pethidine（Hydrochloride）	可配	
葡醛内酯　Glucurolactone	可配	
葡萄糖（5%，10%）　Glucose（5%，10%）	可配	
葡萄糖氯化钠　Glucose and Sodium Chloride	可配	
葡萄糖酸钙（10%）　Calcium Gluconate（10%）	可配	
普鲁卡因（盐酸盐）　Procaine（Hydrochloride）	可配	
普鲁卡因胺（盐酸盐）　Procainamide（Hydrochloride）	可配	
Q 青霉素钾®　Benzylpenicillin Potassium	可配	
青霉素钠®　Benzylpenicillin Sodium	可配	
氢化可的松　Hydrocortisone	可配	
氢化可的松琥珀酸钠　Hydrocortisone Sodium Succinate	可配	
氢化麦角碱　Dihydroergotoxine	可配	
庆大霉素（硫酸盐）®　Gentamycin（Sulfate）	可配	
去甲肾上腺素（重酒石酸盐）　Norepinephrine（Bitartrate）	可配	
去氧肾上腺素（盐酸盐）　Phenylephrine（Hydrochloride）	可配	
去乙酰毛花苷　Deslanoside	可配	
R 乳酸钠（11.2%）　Sodium Lactate（11.2%）	可配	
S 三磷腺苷　Adenosine Triphosphate	可配	
山梨醇　Sorbitol	可配	
肾上腺素（盐酸盐）　Adrenaline（Hydrochloride）	可配	
四环素（盐酸盐）　Tetracycline（Hydrochloride）	可配	
羧苄西林钠　Carbenicillin Sodium	可配	
缩宫素　Oxytocin	可配	
T 碳酸氢钠（5%）　Sodium Bicarbonate（5%）	可配	
W 万古霉素（盐酸盐）　Vancomycin（Hydrochloride）	可配	
维生素 B$_6$　Vitamin B$_6$	可配	
维生素 C　Vitamin C	可配	
维生素 K$_3$　Vitamin K$_3$	可配	
X 细胞色素 C　Cytochrome C	可配	
溴化钙（5%）　Calcium Bromide（5%）	可配	
Y 依他尼酸钠　Sodium Etacrynate	**忌配**	
异丙嗪（盐酸盐）　Promethazine（Hydrochloride）	可配	
异丙肾上腺素（盐酸盐）　Isoprenaline（Hydrochloride）	可配	
异戊巴比妥钠　Amobarbital Sodium	可配	
异烟肼　Isoniazid	可配	
右旋糖酐 40（含盐）　Dextran 40（Sodium Chloride）	可配	

2. 山莨菪碱（盐酸盐）加入以下药品	配伍结果	备 注
2：3：1 注射液 2：3：1 Injection	可配	
A 阿米卡星（硫酸盐） Amikacin（Sulfate）	忌配	
阿糖胞苷（盐酸盐） Cytarabine（Hydrochloride）	可配	
安钠咖 Caffeine Sodium Benzoate	可配	
氨苄西林钠@ Ampicillin Sodium	可配	
氨苄西林-舒巴坦钠 Ampicillin-Sulbactam Sodium	可配	
氨茶碱 Aminophylline	可配	
氨基丁三醇（7.28%） Trometamol（7.28%）	可配	
氨基丁酸 Aminobutyric Acid	可配	
氨基己酸 Aminocaproic Acid	可配	
氨甲苯酸 Aminomethylbenzoic Acid	可配	
氨甲环酸 Tranexamic Acid	可配	
B 胞磷胆碱 Citicoline	可配	
贝美格 Bemegride	可配	
倍他司汀（盐酸盐） Betahistine（Hydrochloride）	可配	
苯巴比妥钠 Phenobarbital Sodium	可配	
博来霉素 Bleomycin	可配	
苯妥英钠 Phenytoin Sodium	可配	
苯唑西林钠 Oxacillin Sodium	可配	
玻璃酸酶 Hyaluronidase	可配	
C 长春新碱（硫酸盐） Vincristine（Sulfate）	可配	
促皮质素 Corticotrophin	忌配	
D 地塞米松（磷酸盐） Dexamethasone（Phosphate）	可配	
地西泮® Diazepam	忌配	
东莨菪碱（氢溴酸盐） Scopolamine（Hydrobromide）	可配	
毒毛旋花子苷 K Strophanthin K	可配	
对氨基水杨酸钠 Sodium Aminosalicylate	可配	
多巴胺（盐酸盐） Dopamine（Hydrochloride）	可配	
多巴酚丁胺（盐酸盐） Dobutamine（Hydrochloride）	可配	
多粘菌素 B（硫酸盐） Polymyxin B（Sulfate）	可配	
多柔比星（盐酸盐） Doxorubicin（Hydrochloride）	可配	
E 二甲弗林 Dimefline	可配	
二羟丙茶碱 Diprophylline	可配	
二氢麦角碱（甲磺酸盐） Dihydroergotamine（Mesylate）	可配	
F 放线菌素 D Dactinomycin D	可配	
酚磺乙胺 Etamsylate	可配	
呋塞米 Furosemide	可配	
氟尿嘧啶 Fluorouracil	可配	
氟哌啶醇（乳酸盐） Haloperidol（Lactate）	可配	
辅酶 A Coenzyme A	忌配	

2. 山莨菪碱（盐酸盐）加入以下药品（续）	配伍结果	备 注
复方氨基酸 Amino Acid Compound	可配	
G 甘露醇 Mannitol	可配	
肝素钠 Heparin Sodium	可配	
更昔洛韦钠 Ganciclovir Sodium	可配	
谷氨酸钙（5%） Calcium Glutamate（5%）	可配	
谷氨酸钾（31.50%） Potassium Glutamate（31.50%）	可配	
谷氨酸钠（28.75%） Sodium Glutamate（28.75%）	可配	
谷胱甘肽 Glutathione	可配	
H 红霉素（乳糖酸盐） Erythromycin（Lactobionate）	可配	
环磷酰胺 Cyclophosphamide	可配	
磺胺嘧啶钠 Sulfadiazine Sodium	**忌配**	
J 肌苷 Inosine	可配	
吉他霉素（酒石酸盐） Kitasamycin（Tartrate）	可配	
加兰他敏（氢溴酸盐） Galantamine（Hydrobromide）	**忌配**	
甲氨蝶呤 Methotrexate	可配	
甲泼尼龙琥珀酸钠 Methylprednisolone Sodium Succinate	可配	
甲硝唑 Metronidazole	可配	
甲氧明（盐酸盐） Methoxamine（Hydrochloride）	可配	
间羟胺（重酒石酸盐） Metaraminol（Bitartrate）	可配	
精氨酸（25%，盐酸盐） Arginine（25%，Hydrochloride）	可配	
K 卡络柳钠 Carbazochrome Salicylate	可配	
L 雷尼替丁（盐酸盐） Ranitidine（Hydrochloride）	可配	
利巴韦林 Ribavirin	可配	
利多卡因（盐酸盐） Lidocaine（Hydrochloride）	可配	
利舍平 Reserpine	**忌配**	
两性霉素 B Amphotericin B	可配	
林格液 Sodium Chloride Compound	可配	
林可霉素（盐酸盐） Lincomycin（Hydrochloride）	可配	
硫酸镁（10%，25%） Magnesium Sulfate（10%，25%）	可配	
氯丙嗪（盐酸盐） Chlorpromazine（Hydrochloride）	可配	
氯化钙（3%，5%） Calcium Chloride（3%，5%）	可配	
氯化琥珀胆碱 Suxamethonium Chloride	可配	
氯化钾（10%） Potassium Chloride（10%）	可配	
氯化钠（0.9%） Sodium Chloride（0.9%）	可配	
氯化筒箭毒碱 Tubocurarine Chloride	可配	
氯霉素 Chloramphenicol	**忌配**	
氯霉素琥珀酸酯钠 Chloramphenicol Succinate Sodium	可配	
氯唑西林钠 Cloxacillin Sodium	可配	
洛贝林（盐酸盐） Lobeline（Hydrochloride）	可配	
洛美沙星（盐酸盐） Lomefloxacin（Hydrochloride）	可配	

2. 山莨菪碱（盐酸盐）加入以下药品（续）	配伍结果	备 注
M 吗啡（盐酸盐） Morphine（Hydrochloride）	可配	
毛花苷丙 Lanatoside C	可配	
美芬丁胺（硫酸盐） Mephentermine（Sulfate）	可配	
N 脑垂体后叶素® Pituitrin	可配	
脑蛋白水解物 Cerebrolysin	可配	
能量合剂 Energy Composite	可配	
尼可刹米 Nikethamide	可配	
粘菌素（硫酸盐） Colymycin（Sulfate）	**忌配**	
尿激酶 Urokinase	可配	
P 哌甲酯 Methylphenidate	可配	
哌替啶（盐酸盐） Pethidine（Hydrochloride）	**忌配**	
葡萄糖（5%，10%） Glucose（5%，10%）	可配	
葡萄糖氯化钠 Glucose and Sodium Chloride	可配	
葡萄糖酸钙（10%） Calcium Gluconate（10%）	可配	
普鲁卡因（盐酸盐） Procaine（Hydrochloride）	可配	
普鲁卡因胺（盐酸盐） Procainamide（Hydrochloride）	可配	
普萘洛尔 Propranolol	可配	
Q 青霉素钾® Benzylpenicillin Potassium	可配	
青霉素钠® Benzylpenicillin Sodium	可配	
氢化可的松 Hydrocortisone	可配	
氢化可的松琥珀酸钠 Hydrocortisone Sodium Succinate	可配	
庆大霉素（硫酸盐）® Gentamycin（Sulfate）	可配	
去甲肾上腺素（重酒石酸盐）Norepinephrine（Bitartrate）	可配	
去氧肾上腺素（盐酸盐） Phenylephrine（Hydrochloride）	可配	
R 乳酸钠（11.2%） Sodium Lactate（11.2%）	可配	
S 三磷腺苷 Adenosine Triphosphate	可配	
山莨菪碱（氢溴酸盐） Anisodamine（Hydrobromide）	可配	
山梨醇 Sorbitol	可配	
肾上腺素（盐酸盐） Adrenaline（Hydrochloride）	可配	
顺铂 Cisplatin	可配	
丝裂霉素 Mitomycin	**忌配**	
四环素（盐酸盐） Tetracycline（Hydrochloride）	可配	
羧苄西林钠 Carbenicillin Sodium	可配	
缩宫素 Oxytocin	可配	
T 碳酸氢钠（5%） Sodium Bicarbonate（5%）	可配	
头孢呋辛钠 Cefuroxime Sodium	可配	
头孢拉定 Cefradine	可配	
头孢美唑钠 Cefmetazole Sodium	可配	
头孢哌酮钠 Cefoperazone Sodium	可配	
头孢噻肟钠 Cefotaxime Sodium	可配	

2.山莨菪碱（盐酸盐）加入以下药品（续）	配伍结果	备 注
头孢唑林钠 Cefazolin Sodium	可配	
妥布霉素（硫酸盐）@ Tobramycin（Sulfate）	可配	
妥拉唑林（盐酸盐） Tolazoline（Hydrochloride）	可配	
W 万古霉素（盐酸盐） Vancomycin（Hydrochloride）	可配	
维拉帕米（盐酸盐） Verapamil（Hydrochloride）	可配	
维生素 B_6 Vitamin B_6	忌配	
维生素 C Vitamin C	可配	
维生素 K_1 Vitamin K_1	可配	
X 西咪替丁（盐酸盐） Cimetidine（Hydrochloride）	可配	
硝普钠 Sodium Nitroprusside	可配	
新斯的明（甲基硫酸盐） Neostigmine（Methylsulfate）	忌配	药效拮抗
血管紧张素胺 Angiotensinamide	可配	
Y 伊达比星（盐酸盐） Idarubicin（Hydrochloride）	可配	
依他尼酸钠 Sodium Etacrynate	可配	
依他酸钙钠 Calcium Disodium Edetate	可配	
胰岛素（正规）® Insulin（Regular）	可配	
异丙嗪（盐酸盐） Promethazine（Hydrochloride）	可配	
异丙肾上腺素（盐酸盐） Isoprenaline（Hydrochloride）	可配	
异戊巴比妥钠 Amobarbital Sodium	可配	
异烟肼 Isoniazid	可配	
罂粟碱（盐酸盐） Papaverine（Hydrochloride）	可配	
右旋糖酐 40（含盐） Dextran 40（Sodium Chloride）	可配	
Z 左旋多巴 Levodopa	可配	

樟柳碱

Anisodine

制剂规格与 pH 值 氢溴酸盐注射液：2mg：1mL，5mg：1mL。pH：5.5。

药理作用及应用 为我国从山莨菪中提取的新的生物碱，类似于山莨菪碱（654-1，654-2），属于抗胆碱的阿托品类药物，但作用与毒性较弱。本品能阻断 M 胆碱受体，使平滑肌松弛、平喘、解痉、抑制唾液分泌及散瞳。用于血管性头痛、中心性视网膜炎、眼底血管痉挛、帕金森病、哮喘、运动症、较轻的有机磷农药中毒等。对有机磷农药中毒（尤其重症）的抢救还不属于标准化抢救用药。

用法用量 局部注射：用于眼底缺血性改变，做眼球后部注射，每次 0.2～0.75mg。肌注：成人量每次 2～5mg，一日 1～3 次；老年人减量 1/3～1/2；儿科参考剂量为每次 50μg/kg。静注：每支加 0.9%氯化钠注射液 10～20mL，一日 2 次。

适宜溶剂 0.9%氯化钠注射液。

给药速度 2mg/10mL 20～40s 静注完毕。

稳定性　室温下避光密封贮存。生理盐水稀释液 6h 内稳定。

不良反应　面红、口干、头晕、疲乏、视物模糊、一时性黄视、排尿困难、意识迟钝，均为暂时性，停药后消除。疗程中突然停药可致头晕、呕吐。

禁忌/慎用证　对阿托品或山莨菪类药物过敏者禁用。出血性疾病、排尿困难（如前列腺增生）、青光眼患者禁用。严重心衰、心率显著失常者慎用。

药物相互作用　新斯的明等拟胆碱药拮抗本品松弛平滑肌、抑制腺体分泌作用，多潘立酮的促胃蠕动与止吐作用可被樟柳碱减弱。

注意事项　用药按疗程安排的患者，宜在疗程后期逐渐停药，以免突然停药致头晕、呕吐。

配伍表

樟柳碱加入以下药品	配伍结果	备　注
D 地西泮® Diazepam	忌配	
多潘立酮 Domperidone	忌配	
F 呋塞米 Furosemide	忌配	
H 磺胺嘧啶钠 Sulfadiazine Sodium	忌配	
J 甲氧氯普胺（盐酸盐）　Metoclopramide Hydrochloride	忌配	
L 氯化钠（0.9%）　Sodium Chloride （0.9%）	可配	
林格液 Sodium Chloride Compound	可配	
硫喷妥钠 Thiopental Sodium	忌配	
P 葡萄糖（5%,10%）　Glucose（5%，10%）	可配	
葡萄糖氯化钠 Glucose and Sodium Chloride	可配	

第八章 生殖、血液系统药

第一节 子宫收缩及引产药

麦角新碱

Ergometrine

制剂规格与 pH 值 马来酸盐注射液：1mL∶0.2mg；2mL∶0.5mg。pH（0.2mg/mL）：5.0。

药理作用及应用 直接作用于子宫平滑肌，作用强而持久。在妊娠后期可使子宫对缩宫药的敏感性增加。可使宫颈强烈收缩，故不用于催产或引产。主要用在产后或流产后预防和治疗由于子宫收缩无力或缩复不良所致的子宫出血和产后子宫复旧不全。

用法用量 肌注：每次 0.2～0.5mg，必要时 2～4h 重复注射 1 次，最多 5 次。静注或静滴：每次 0.2mg。

适宜溶剂 静注：0.1～0.2mg 稀释于 25% 葡萄糖注射液 20mL；静滴：0.1～0.2mg 稀释于 5% 葡萄糖液 500mL。

给药速度 静注：4～5min；静滴：20～30min。

不良反应 可出现头痛、头晕、耳鸣、腹痛、恶心、呕吐、胸痛、心悸、呼吸困难、心率过缓；也有可能突然发生严重高血压；与其他麦角制剂有交叉过敏反应。

禁忌/慎用证 胎儿及胎盘未娩出前禁用。冠心病、肝功能损害、严重的高血压（包括妊娠高血压综合征）、低血钙、肝肾功能损害、脓毒血症患者慎用。

药物相互作用 与升压药合用，可引起剧烈头痛，并出现高血压、脑出血，禁忌配伍。

注意事项 静脉给药速度宜慢，监测血压，以防血压过度上升。

配伍表

麦角新碱（马来酸盐）加入以下药品	配伍结果	备 注
2∶3∶1 注射液 2∶3∶1 Injection	可配	
A 阿糖胞苷（盐酸盐） Cytarabine（Hydrochloride）	**忌配**	
阿托品（硫酸盐） Atropine（Sulfate）	可配	
氨苄西林钠@ Ampicillin Sodium	可配	
氨茶碱 Aminophylline	**忌配**	
氨基丁三醇（7.28%） Trometamol（7.28%）	可配	
氨基丁酸 Aminobutyric Acid	**忌配**	
氨基己酸 Aminocaproic Acid	可配	
氨甲苯酸 Aminomethylbenzoic Acid	可配	
B 苯巴比妥钠 Phenobarbital Sodium	可配	
苯海拉明（盐酸盐） Diphenhydramine（Hydrochloride）	可配	
博来霉素 Bleomycin	可配	
C 长春新碱（硫酸盐） Vincristine（Sulfate）	**忌配**	
促皮质素 Corticotrophin	可配	

麦角新碱（马来酸盐）加入以下药品（续）	配伍结果	备　注
D 地塞米松（磷酸盐）　Dexamethasone（Phosphate）	可配	
东莨菪碱（氢溴酸盐）　Scopolamine（Hydrobromide）	可配	
毒毛旋花子苷 K　Strophanthin K	可配	
对氨基水杨酸钠　Sodium Aminosalicylate	可配	
多巴胺（盐酸盐）　Dopamine（Hydrochloride）	**忌配**	
多粘菌素 B（硫酸盐）　Polymyxin B（Sulfate）	可配	
E 二甲弗林　Dimefline	可配	
F 放线菌素 D　Dactinomycin D	可配	
酚磺乙胺　Etamsylate	可配	
酚妥拉明（甲磺酸盐）　Phentolamine（Mesylate）	可配	
呋塞米　Furosemide	**忌配**	
氟尿嘧啶　Fluorouracil	可配	
辅酶 A　Coenzyme A	**忌配**	
复方醋酸钠　Sodium Acetate Compound	可配	
G 谷氨酸钙（5%）　Calcium Glutamate（5%）	**忌配**	
谷氨酸钾（31.50%）　Potassium Glutamate（31.50%）	可配	
谷氨酸钠（28.75%）　Sodium Glutamate（28.75%）	**忌配**	
H 红霉素（乳糖酸盐）　Erythromycin（Lactobionate）	可配	
环磷酰胺　Cyclophosphamide	可配	
磺胺嘧啶钠　Sulfadiazine Sodium	**忌配**	
磺胺异噁唑（二醇胺盐）　Sulfafurazole（Diolamine）	忌配	
J 肌醇　Inositol	可配	
肌苷　Inosine	**忌配**	
加兰他敏（氢溴酸盐）　Galantamine（Hydrobromide）	可配	
甲氧明（盐酸盐）　Methoxamine（Hydrochloride）	**忌配**	
间羟胺（重酒石酸盐）　Metaraminol（Bitartrate）	**忌配**	
精氨酸（25%，盐酸盐）　Arginine（25%，Hydrochloride）	可配	
K 卡那霉素（硫酸盐）　Kanamycin（Sulfate）	可配	
克林霉素（磷酸盐）　Clindamycin（Phosphate）	**忌配**	
L 利多卡因（盐酸盐）　Lidocaine（Hydrochloride）	可配	
利舍平　Reserpine	稀释	
链霉素（硫酸盐）　Streptomycin（Sulfate）	可配	供肌注
林格液　Sodium Chloride Compound	可配	
硫喷妥钠　Thiopental Sodium	**忌配**	
硫酸镁（10%，25%）　Magnesium Sulfate（10%，25%）	**忌配**	
氯苯那敏　Chlorphenamine	可配	
氯丙嗪（盐酸盐）　Chlorpromazine（Hydrochloride）	可配	
氯化钙（3%，5%）　Calcium Chloride（3%，5%）	可配	
氯化钾（10%）　Potassium Chloride（10%）	可配	
氯化钠（0.9%）　Sodium Chloride（0.9%）	可配	

麦角新碱（马来酸盐）加入以下药品（续）	配伍结果	备　注
氯霉素　Chloramphenicol	稀释	
罗通定（硫酸盐）　Rotundine（Sulfate）	可配	
洛贝林（盐酸盐）　Lobeline（Hydrochloride）	可配	
M 美芬丁胺（硫酸盐）　Mephentermine（Sulfate）	**忌配**	
N 脑垂体后叶素®　Pituitrin	**忌配**	
能量合剂　Energy Composite	**忌配**	
尼可刹米　Nikethamide	可配	
粘菌素（硫酸盐）　Colymycin（Sulfate）	可配	
P 哌替啶（盐酸盐）　Pethidine（Hydrochloride）	可配	
葡醛内酯　Glucurolactone	可配	
葡萄糖（5%，10%）　Glucose（5%，10%）	可配	
葡萄糖酸钙（10%）　Calcium Gluconate（10%）	可配	
葡萄糖氯化钠　Glucose and Sodium Chloride	可配	
普鲁卡因（盐酸盐）　Procaine（Hydrochloride）	可配	
普鲁卡因胺（盐酸盐）　Procainamide（Hydrochloride）	可配	
Q 青霉素钾®　Benzylpenicillin Potassium	**忌配**	
青霉素钠®　Benzylpenicillin Sodium	**忌配**	
氢化可的松　Hydrocortisone	可配	
氢化可的松琥珀酸钠 Hydrocortisone Sodium Succinate	可配	
氢化麦角碱　Dihydroergotoxine	可配	
庆大霉素（硫酸盐）®　Gentamycin（Sulfate）	可配	
去甲肾上腺素（重酒石酸盐）Norepinephrine（Bitartrate）	**忌配**	
去氧肾上腺素（盐酸盐）Phenylephrine（Hydrochloride）	**忌配**	
去乙酰毛花苷　Deslanoside	可配	
R 乳酸钠（11.2%）　Sodium Lactate（11.2%）	可配	
S 三磷腺苷　Adenosine Triphosphate	**忌配**	
山莨菪碱（氢溴酸盐）　Anisodamine（Hydrobromide）	可配	
山梨醇　Sorbitol	可配	供静滴
肾上腺素（盐酸盐）　Adrenaline（Hydrochloride）	**忌配**	
四环素（盐酸盐）　Tetracycline（Hydrochloride）	可配	供静滴
羧苄西林钠　Carbenicillin Sodium	可配	
缩宫素　Oxytocin	**忌配**	
T 碳酸氢钠（5%）　Sodium Bicarbonate（5%）	**忌配**	
托西溴苄铵　Bretylium Tosilate	**忌配**	
W 万古霉素（盐酸盐）　Vancomycin（Hydrochloride）	可配	
维生素 B_6　Vitamin B_6	可配	
维生素 C　Vitamin C	可配	
维生素 K_3　Vitamin K_3	可配	
X 细胞色素 C　Cytochrome C	可配	
溴化钙（5%）　Calcium Bromide（5%）	可配	

麦角新碱（马来酸盐）加入以下药品（续）	配伍结果	备　注
Y 依他尼酸钠 Sodium Etacrynate	忌配	
异丙嗪（盐酸盐） Promethazine（Hydrochloride）	可配	
异丙肾上腺素（盐酸盐） Isoprenaline（Hydrochloride）	可配	
异戊巴比妥钠 Amobarbital Sodium	可配	
异烟肼 Isoniazid	可配	
右旋糖酐 40（含盐） Dextran 40（Sodium Chloride）	可配	

缩宫素

（催产素）

Oxytocin

（Pitocin）

制剂规格与 pH 值　注射液：0.5mL∶2.5u；1mL∶5u；1mL∶10u。pH（10u/mL）：3.5。

药理作用及应用　有收缩子宫而松弛宫颈有利于分娩的作用；刺激乳腺的平滑肌收缩，有助于乳汁排出。用于引产、催产、产后及流产后因宫缩无力或缩复不良而引起的子宫出血；了解胎盘储备功能（催产素激惹试验）；滴鼻或鼻腔喷雾可促使排乳。

用法用量　引产或催产：静滴，每次 2.5～5u；控制产后出血：静滴 0.02～0.04u/min，胎盘排出后可肌注 5～10u；催乳：在喂奶前 2～3min，用喷雾或滴鼻液一次 3 滴，滴入一侧或两侧鼻孔内。

适宜溶剂　静注：5～10u 稀释于 5%葡萄糖注射液 20mL；静滴：5～10u 稀释于 5%葡萄糖注射液 500mL。

给药速度　静注：4～6min；静滴：初始滴速 0.001～0.002u/min，一般 8～10 滴/min，观察子宫收缩、出血及胎心状态，适当调整为 0.002～0.005u/min，最快不超过 0.02u/min。用于控制产后出血时，滴速 0.02～0.04u/min。

不良反应　偶有恶心、呕吐、心率增快、心律失常、高血压、胎儿宫内缺氧、新生儿黄疸。

禁忌/慎用证　分娩时明显的头盆不称、脐带先露或脱垂、完全性前置胎盘、前置血管、胎儿窘迫、宫缩过强者禁用。下列情况应慎用：用高渗盐水止妊娠终流产、胎盘早剥、严重的妊娠高血压综合征、心脏病、临界性头盆不称、多胎经产、子宫过大、曾有宫腔内感染史、受过损伤的难产史、子宫或宫颈曾经手术治疗（包括剖宫产史）、宫颈癌、部分性前置胎盘、早产、胎头未衔接、胎位或胎儿的先露部位不正常者及年龄已超过 35 岁的孕妇。

药物相互作用　环丙烷等碳氢化合物吸入全麻时，使用缩宫素可导致产妇出现低血压，窦性心动过缓或（和）房室节律失常；其他宫缩药与缩宫素同时用，可使子宫张力过高，产生子宫破裂或（和）宫颈撕裂。

注意事项　用于催产时必须指征明确，以免产妇和胎儿发生危险。骶管阻滞时用缩宫素，可发生严重的高血压，甚至脑血管破裂。用药前及用药时需检查及监护：①子宫收缩的频率、持续时间及强度；②孕妇脉搏及血压；③胎儿心率；④静止期间子宫肌张力；⑤胎儿成熟度；⑥骨盆大小及胎先露下降情况；⑦出入液量的平衡，尤其是长时间使用缩宫素的产妇。与肾上腺素类合用可致严重高血压，应禁忌配伍。

配伍表

缩宫素加入以下药品	配伍结果	备　注
2：3：1 注射液　2：3：1 Injection	可配	
A 阿糖胞苷（盐酸盐）Cytarabine（Hydrochloride）	**忌配**	
阿托品（硫酸盐）Atropine（Sulfate）	可配	
氨茶碱 Aminophylline	**忌配**	
氨基丁三醇（7.28%）Trometamol（7.28%）	可配	
氨基丁酸 Aminobutyric Acid	可配	
氨基己酸 Aminocaproic Acid	可配	
氨甲苯酸 Aminomethylbenzoic Acid	可配	
B 苯巴比妥钠 Phenobarbital Sodium	可配	
苯海拉明（盐酸盐）Diphenhydramine（Hydrochloride）	可配	
博来霉素 Bleomycin	可配	
C 长春新碱（硫酸盐）Vincristine（Sulfate）	**忌配**	
促皮质素 Corticotrophin	稀释	
D 地塞米松（磷酸盐）Dexamethasone（Phosphate）	可配	
东莨菪碱（氢溴酸盐）Scopolamine（Hydrobromide）	可配	
毒毛旋花子苷 K　Strophanthin K	可配	
对氨基水杨酸钠 Sodium Aminosalicylate	可配	
多粘菌素 B（硫酸盐）Polymyxin B（Sulfate）	可配	
E 二甲弗林 Dimefline	可配	
F 放线菌素 D　Dactinomycin D	**忌配**	
酚磺乙胺 Etamsylate	可配	
酚妥拉明（甲磺酸盐）Phentolamine（Mesylate）	可配	
呋塞米 Furosemide	**忌配**	
氟尿嘧啶 Fluorouracil	可配	
辅酶 A　Coenzyme A	可配	
复方醋酸钠 Sodium Acetate Compound	可配	
G 谷氨酸钙（5%）Calcium Glutamate（5%）	可配	
谷氨酸钾（31.50%）Potassium Glutamate（31.50%）	可配	
谷氨酸钠（28.75%）Sodium Glutamate（28.75%）	可配	
H 红霉素（乳糖酸盐）Erythromycin（Lactobionate）	可配	
环磷酰胺 Cyclophosphamide	可配	
磺胺嘧啶钠 Sulfadiazine Sodium	**忌配**	
磺胺异噁唑（二醇胺盐）Sulfafurazole（Diolamine）	**忌配**	
J 肌醇 Inositol	可配	
肌苷 Inosine	可配	
加兰他敏（氢溴酸盐）Galantamine（Hydrobromide）	可配	

缩宫素加入以下药品（续）	配伍结果	备　注
甲氧明（盐酸盐）　Methoxamine（Hydrochloride）	忌配	
间羟胺（重酒石酸盐）　Metaraminol（Bitartrate）	忌配	
精氨酸（25%，盐酸盐）　Arginine（25%，Hydrochloride）	可配	
K 卡那霉素（硫酸盐）　Kanamycin（Sulfate）	可配	
克林霉素（磷酸盐）　Clindamycin（Phosphate）	忌配	
L 利多卡因（盐酸盐）　Lidocaine（Hydrochloride）	可配	
利舍平　Reserpine	可配	
林格液　Sodium Chloride Compound	可配	
硫喷妥钠　Thiopental Sodium	忌配	
硫酸镁（10%，25%）　Magnesium Sulfate（10%，25%）	可配	
氯苯那敏　Chlorphenamine	可配	
氯丙嗪（盐酸盐）　Chlorpromazine（Hydrochloride）	可配	
氯化钙（3%，5%）　Calcium Chloride（3%，5%）	可配	
氯化琥珀胆碱　Suxamethonium Chloride	忌配	
氯化钾（10%）　Potassium Chloride（10%）	可配	
氯化钠（0.9%）　Sodium Chloride（0.9%）	可配	
氯霉素　Chloramphenicol	可配	
氯霉素琥珀酸酯钠　Chloramphenicol Succinate Sodium	可配	
罗通定（硫酸盐）　Rotundine（Sulfate）	可配	
洛贝林（盐酸盐）　Lobeline（Hydrochloride）	可配	
M 麦角新碱（马来酸盐）　Ergometrine（Maleate）	忌配	
美芬丁胺（硫酸盐）　Mephentermine（Sulfate）	忌配	
N 脑垂体后叶素®　Pituitrin	可配	
能量合剂　Energy Composite	可配	
尼可刹米　Nikethamide	可配	
粘菌素（硫酸盐）　Colymycin（Sulfate）	可配	
P 哌替啶（盐酸盐）　Pethidine（Hydrochloride）	可配	
葡萄糖（5%，10%）　Glucose（5%，10%）	可配	
葡萄糖氯化钠　Glucose and Sodium Chloride	可配	
葡萄糖酸钙（10%）　Calcium Gluconate（10%）	可配	
普鲁卡因（盐酸盐）　Procaine（Hydrochloride）	可配	
普鲁卡因胺（盐酸盐）　Procainamide（Hydrochloride）	可配	
Q 青霉素钾®　Benzylpenicillin Potassium	忌配	
青霉素钠®　Benzylpenicillin Sodium	忌配	
氢化可的松　Hydrocortisone	可配	
氢化可的松琥珀酸钠　Hydrocortisone Sodium Succinate	可配	
氢化麦角碱　Dihydroergotoxine	可配	
庆大霉素（硫酸盐）®　Gentamycin（Sulfate）	可配	
去甲肾上腺素（重酒石酸盐）　Norepinephrine（Bitartrate）	忌配	
去氧肾上腺素（盐酸盐）　Phenylephrine（Hydrochloride）	忌配	

缩宫素加入以下药品（续）	配伍结果	备 注
去乙酰毛花苷 Deslanoside	可配	
R 乳酸钠（11.2%） Sodium Lactate（11.2%）	可配	
S 三磷腺苷 Adenosine Triphosphate	可配	
山莨菪碱（氢溴酸盐） Anisodamine（Hydrobromide）	可配	
山梨醇 Sorbitol	可配	
肾上腺素（盐酸盐） Adrenaline（Hydrochloride）	**忌配**	
四环素（盐酸盐） Tetracycline（Hydrochloride）	可配	
羧苄西林钠 Carbenicillin Sodium	可配	
T 碳酸氢钠（5%） Sodium Bicarbonate（5%）	**忌配**	
托西溴苄铵 Bretylium Tosilate	**忌配**	
W 万古霉素（盐酸盐） Vancomycin（Hydrochloride）	可配	
维生素 B$_6$ Vitamin B$_6$	可配	
维生素 C Vitamin C	可配	
维生素 K$_3$ Vitamin K$_3$	可配	
X 细胞色素 C Cytochrome C	可配	
溴化钙（5%） Calcium Bromide（5%）	可配	
Y 依他尼酸钠 Sodium Etacrynate	**忌配**	
异丙嗪（盐酸盐） Promethazine（Hydrochloride）	可配	
异丙肾上腺素（盐酸盐） Isoprenaline（Hydrochloride）	可配	
异烟肼 Isoniazid	可配	
右旋糖酐 40（含盐） Dextran 40（Sodium Chloride）	可配	

脑垂体后叶素

Pituitrin

制剂规格与pH值 注射液：1mL：5u；1mL：10u。pH（10u/mL）：7.5。

药理作用及应用 本品含有缩宫素与加压素两种成分，缩宫素收缩子宫肌、收缩血管而起止血作用，加压素起抗利尿和升高血压作用。可用于产后子宫出血及尿崩症，也用于支气管和肺出血、食管或胃底区静脉曲张破裂出血。

用法用量 消化道出血：静滴，0.2～0.4u/min。呼吸道出血：5～10u加入5%葡萄糖缓慢静注或10u加入5%葡萄糖注射液500mL静滴。尿崩症：5～10u，肌注，一日4次。产后出血：于胎儿及胎盘娩出后肌注10u。

适宜溶剂 静注：5～10u 稀释于 5%葡萄糖注射液 20mL；静滴：5～20u 稀释于 5%葡萄糖注射液 500mL。

给药速度 静注：4～6min；静滴：一般为 20 滴/min。

稳定性 药液稀释后宜立即使用，否则置于冷处贮存，并避免冻结。本品与 PVC 器具接触会被吸附而损耗。

不良反应 静滴过速时可出现心悸、胸闷、出汗，面色苍白；偶可出现腹痛、腹泻。极少有过敏性休克。

禁忌/慎用证 高血压、动脉硬化、冠心病、心力衰竭、肺源性心脏病患者禁用；胎位不正、骨盆过狭、产道阻碍等孕妇禁用。

药物相互作用 与氯磺丙脲、氯贝丁酯、卡马西平合用，可增强本品的缩宫作用。

注意事项 用药中应监测血压，防止过度升压；出现面色苍白、出汗、心悸、胸闷、腹痛、荨麻疹、支气管哮喘、过敏性休克等，应立即停药。勿用于引产或催产。

配伍表

脑垂体后叶素®加入以下药品	配伍结果	备 注
2∶3∶1注射液　2∶3∶1 Injection	可配	
A 阿糖胞苷（盐酸盐）　Cytarabine（Hydrochloride）	**忌配**	
阿托品（硫酸盐）　Atropine（Sulfate）	可配	
氨苄西林钠@　Ampicillin Sodium	**忌配**	
氨茶碱　Aminophylline	**忌配**	
氨基丁三醇（7.28%）　Trometamol（7.28%）	可配	
氨基丁酸　Aminobutyric Acid	可配	
氨基己酸　Aminocaproic Acid	可配	
氨甲苯酸　Aminomethylbenzoic Acid	可配	
B 苯巴比妥钠　Phenobarbital Sodium	可配	
苯海拉明（盐酸盐）　Diphenhydramine（Hydrochloride）	可配	
博来霉素　Bleomycin	可配	
C 长春新碱（硫酸盐）　Vincristine（Sulfate）	**忌配**	
促皮质素　Corticotrophin	可配	
D 地塞米松（磷酸盐）　Dexamethasone（Phosphate）	**忌配**	
地西泮®　Diazepam	**忌配**	
东莨菪碱（氢溴酸盐）　Scopolamine（Hydrobromide）	可配	
毒毛旋花子苷K　Strophanthin K	可配	
对氨基水杨酸钠　Sodium Aminosalicylate	可配	
多巴胺（盐酸盐）　Dopamine（Hydrochloride）	**忌配**	
多粘菌素B（硫酸盐）　Polymyxin B（Sulfate）	可配	
E 二甲弗林　Dimefline	可配	
F 放线菌素D　Dactinomycin D	**忌配**	
酚磺乙胺　Etamsylate	可配	
酚妥拉明（甲磺酸盐）　Phentolamine（Mesylate）	**忌配**	
呋塞米　Furosemide	**忌配**	
氟尿嘧啶　Fluorouracil	可配	
辅酶A　Coenzyme A	可配	
G 肝素钠　Heparin Sodium	可配	
谷氨酸钙（5%）　Calcium Glutamate（5%）	可配	
谷氨酸钾（31.50%）　Potassium Glutamate（31.50%）	可配	

脑垂体后叶素®加入以下药品（续）	配伍结果	备 注
谷氨酸钠（28.75%） Sodium Glutamate（28.75%）	可配	
H 红霉素（乳糖酸盐） Erythromycin（Lactobionate）	稀释	
环磷酰胺 Cyclophosphamide	**忌配**	
磺胺嘧啶钠 Sulfadiazine Sodium	**忌配**	
磺胺异噁唑（二醇胺盐） Sulfafurazole（Diolamine）	**忌配**	
J 肌醇 Inositol	可配	
肌苷 Inosine	可配	
加兰他敏（氢溴酸盐） Galantamine（Hydrobromide）	可配	
甲基多巴 Methyldopa	**忌配**	
甲氧明（盐酸盐） Methoxamine（Hydrochloride）	**忌配**	
间羟胺（重酒石酸盐） Metaraminol（Bitartrate）	**忌配**	
精氨酸（25%，盐酸盐） Arginine（25%，Hydrochloride）	可配	
肼屈嗪（盐酸盐） Hydralazine（Hydrochloride）	**忌配**	
K 卡那霉素（硫酸盐） Kanamycin（Sulfate）	**忌配**	
可乐定（盐酸盐） Clonidine（Hydrochloride）	**忌配**	
克林霉素（磷酸盐） Clindamycin（Phosphate）	**忌配**	
L 利多卡因（盐酸盐） Lidocaine（Hydrochloride）	可配	
利舍平 Reserpine	**忌配**	
链霉素（硫酸盐） Streptomycin（Sulfate）	可配	供肌注
林格液 Sodium Chloride Compound	可配	
硫喷妥钠 Thiopental Sodium	可配	
硫酸镁（10%，25%） Magnesium Sulfate（10%，25%）	**忌配**	
氯苯那敏 Chlorphenamine	可配	
氯丙嗪（盐酸盐） Chlorpromazine（Hydrochloride）	**忌配**	
氯化钙（3%，5%） Calcium Chloride（3%，5%）	可配	
氯化钾（10%） Potassium Chloride（10%）	可配	供静滴
氯化钠（0.9%） Sodium Chloride（0.9%）	可配	
氯霉素 Chloramphenicol	稀释	
氯霉素琥珀酸酯钠 Chloramphenicol Succinate Sodium	**忌配**	
罗通定（硫酸盐） Rotundine（Sulfate）	可配	
洛贝林（盐酸盐） Lobeline（Hydrochloride）	可配	
M 麻黄碱（盐酸盐） Ephedrine（Hydrochloride）	**忌配**	
麦角新碱（马来酸盐） Ergometrine（Maleate）	**忌配**	
美芬丁胺（硫酸盐） Mephentermine（Sulfate）	**忌配**	
N 能量合剂 Energy Composite	可配	
尼可刹米 Nikethamide	可配	
粘菌素（硫酸盐） Colymycin（Sulfate）	可配	
P 哌替啶（盐酸盐） Pethidine（Hydrochloride）	可配	
葡醛内酯 Glucurolactone	可配	
葡萄糖（5%，10%） Glucose（5%，10%）	可配	

脑垂体后叶素®加入以下药品（续）	配伍结果	备 注
葡萄糖氯化钠 Glucose and Sodium Chloride	可配	
葡萄糖酸钙（10%） Calcium Gluconate（10%）	可配	
普鲁卡因（盐酸盐） Procaine（Hydrochloride）	可配	
普鲁卡因胺（盐酸盐） Procainamide（Hydrochloride）	可配	
Q 青霉素钾@ Benzylpenicillin Potassium	**忌配**	
青霉素钠@ Benzylpenicillin Sodium	**忌配**	
氢化可的松 Hydrocortisone	可配	
氢化可的松琥珀酸钠 Hydrocortisone Sodium Succinate	可配	
氢化麦角碱 Dihydroergotoxine	**忌配**	
庆大霉素（硫酸盐）@ Gentamycin（Sulfate）	可配	
去甲肾上腺素（重酒石酸盐） Norepinephrine（Bitartrate）	**忌配**	
去氧肾上腺素（盐酸盐） Phenylephrine（Hydrochloride）	**忌配**	
去乙酰毛花苷 Deslanoside	可配	
R 乳酸钠（11.2%） Sodium Lactate（11.2%）	可配	
S 三磷腺苷 Adenosine Triphosphate	可配	
山莨菪碱（氢溴酸盐） Anisodamine（Hydrobromide）	可配	
山梨醇 Sorbitol	**忌配**	
肾上腺素（盐酸盐） Adrenaline（Hydrochloride）	**忌配**	
四环素（盐酸盐） Tetracycline（Hydrochloride）	可配	
羧苄西林钠 Carbenicillin Sodium	**忌配**	
缩宫素 Oxytocin	可配	
T 碳酸氢钠（5%） Sodium Bicarbonate（5%）	**忌配**	
托西溴苄铵 Bretylium Tosilate	**忌配**	
W 万古霉素（盐酸盐） Vancomycin（Hydrochloride）	可配	
维生素 B_6 Vitamin B_6	可配	
维生素 C Vitamin C	可配	
维生素 K_3 Vitamin K_3	**忌配**	
X 细胞色素 C Cytochrome C	可配	
溴化钙（5%） Calcium Bromide（5%）	可配	勿肌注
Y 依他尼酸钠 Sodium Etacrynate	**忌配**	
异丙嗪（盐酸盐） Promethazine（Hydrochloride）	可配	
异丙肾上腺素（盐酸盐） Isoprenaline（Hydrochloride）	**忌配**	
异戊巴比妥钠 Amobarbital Sodium	可配	
异烟肼 Isoniazid	**忌配**	
右旋糖酐 40（含盐） Dextran 40（Sodium Chloride）	可配	

第二节 促凝血药

氨基己酸
（6-氨基己酸）
Aminocaproic Acid

制剂规格与 pH 值 注射液：10mL：1g；10mL：2g。pH（25%）：7.5。

药理作用及应用 抗纤维蛋白溶解药。可阻抑纤溶酶原与纤维蛋白结合，抑制纤维蛋白溶解，保持血凝块达到止血效果。适用于预防及治疗血纤维蛋白溶解亢进引起的各种出血。

用法用量 静滴，不可静注、肌注。本品在体内的有效抑制纤维蛋白溶解的浓度至少为 130μg/mL。初量可取 4～6g（20%溶液）溶于 0.9%氯化钠或 5%～10%葡萄糖注射液 100mL 中，60～90min 滴完。维持剂量为 1～1.25g/h。维持 12～24h 或更久，一日不超过 20g。依病情而定。

适宜溶剂 静滴：4～6g 稀释于 5%葡萄糖或 0.9%氯化钠注射液 100mL，维持用药按 1g 稀释于 5%～10%葡萄糖注射液 50mL 计算。

给药速度 静滴：1g 为 0.25～0.5h。

不良反应 常见有恶心、呕吐和腹泻。

禁忌/慎用证 有血栓形成倾向或过去有血管栓塞者忌用。孕妇、尿道手术后出血的患者和肾功能不全者慎用。

药物相互作用 不宜与止血敏混合注射。

注意事项 为防止引起心血管不良反应，不宜静注。静注过快可引起明显血压降低、心动过速和心律失常。本品排泄快，需持续给药，否则难以维持稳定的有效血药浓度。本品不能阻止小动脉出血，对活动性动脉出血，仍需结扎止血。严重贫血患者按所需血液成分输血有利于止血与本品的疗效。

配伍表

氨基己酸加入以下药品	配伍结果	备 注
2：3：1 注射液 2：3：1 Injection	可配	
A 阿糖胞苷（盐酸盐） Cytarabine（Hydrochloride）	忌配	
阿托品（硫酸盐） Atropine（Sulfate）	可配	
氨苄西林钠@ Ampicillin Sodium	可配	
氨茶碱 Aminophylline	可配	
氨丁三醇（7.28%） Trometamol（7.28%）	可配	
氨基丁酸 Aminobutyric Acid	可配	
氨甲苯酸 Aminomethylbenzoic Acid	稀释	
B 苯巴比妥钠 Phenobarbital Sodium	忌配	
苯海拉明（盐酸盐） Diphenhydramine（Hydrochloride）	可配	
博来霉素 Bleomycin	可配	
C 长春新碱（硫酸盐） Vincristine（Sulfate）	忌配	
促皮质素 Corticotrophin	忌配	

氨基己酸加入以下药品（续）	配伍结果	备注
D 地塞米松（磷酸盐） Dexamethasone（Phosphate）	可配	
地西泮® Diazepam	**忌配**	
东莨菪碱（氢溴酸盐） Scopolamine（Hydrobromide）	可配	
毒毛旋花子苷 K Strophanthin K	可配	
对氨基水杨酸钠 Sodium Aminosalicylate	可配	
多巴胺（盐酸盐） Dopamine（Hydrochloride）	可配	
多粘菌素 B（硫酸盐） Polymyxin B（Sulfate）	可配	
E 二甲弗林 Dimefline	可配	
F 放线菌素 D Dactinomycin D	可配	
酚磺乙胺 Etamsylate	**忌配**	
酚妥拉明（甲磺酸盐） Phentolamine（Mesylate）	可配	
氟尿嘧啶 Fluorouracil	可配	
辅酶 A Coenzyme A	可配	
G 谷氨酸钙（5%） Calcium Glutamate（5%）	可配	
谷氨酸钾（31.50%） Potassium Glutamate（31.50%）	可配	
谷氨酸钠（28.75%） Sodium Glutamate（28.75%）	可配	
H 红霉素（乳糖酸盐） Erythromycin（Lactobionate）	可配	
环磷酰胺 Cyclophosphamide	可配	
磺胺嘧啶钠 Sulfadiazine Sodium	**忌配**	
磺胺异噁唑（二醇胺盐） Sulfafurazole（Diolamine）	**忌配**	
J 肌醇 Inositol	可配	
肌苷 Inosine	可配	
加兰他敏（氢溴酸盐） Galantamine（Hydrobromide）	可配	
甲氧明（盐酸盐） Methoxamine（Hydrochloride）	可配	
间羟胺（重酒石酸盐） Metaraminol（Bitartrate）	可配	
精氨酸（25%，盐酸盐） Arginine（25%，Hydrochloride）	可配	
K 卡那霉素（硫酸盐） Kanamycin（Sulfate）	**忌配**	
克林霉素（磷酸盐） Clindamycin（Phosphate）	**忌配**	
L 利多卡因（盐酸盐） Lidocaine（Hydrochloride）	**忌配**	
利舍平 Reserpine	**忌配**	
链霉素（硫酸盐） Streptomycin（Sulfate）	**忌配**	△
林格液 Sodium Chloride Compound	可配	
硫喷妥钠 Thiopental Sodium	**忌配**	
硫酸镁（10%，25%） Magnesium Sulfate（10%，25%）	可配	
氯苯那敏 Chlorphenamine	可配	
氯丙嗪（盐酸盐） Chlorpromazine（Hydrochloride）	**忌配**	
氯化钙（3%，5%） Calcium Chloride（3%，5%）	可配	
氯化钾（10%） Potassium Chloride（10%）	可配	
氯化钠（0.9%） Sodium Chloride（0.9%）	可配	
氯霉素 Chloramphenicol	稀释	

氨基己酸加入以下药品（续）	配伍结果	备注
罗通定（硫酸盐）Rotundine（Sulfate）	**忌配**	
洛贝林（盐酸盐）Lobeline（Hydrochloride）	可配	
M 吗啡（盐酸盐）Morphine（Hydrochloride）	**忌配**	
麦角新碱（马来酸盐）Ergometrine（Maleate）	可配	
美芬丁胺（硫酸盐）Mephentermine（Sulfate）	可配	
N 脑垂体后叶素® Pituitrin	可配	
能量合剂 Energy Composite	**忌配**	
尼可刹米 Nikethamide	可配	
粘菌素（硫酸盐）Colymycin（Sulfate）	可配	
P 哌替啶（盐酸盐）Pethidine（Hydrochloride）	可配	
葡醛内酯 Glucurolactone	可配	
葡萄糖（5%，10%）Glucose（5%，10%）	可配	
葡萄糖氯化钠 Glucose and Sodium Chloride	可配	
葡萄糖酸钙（10%）Calcium Gluconate（10%）	可配	
普鲁卡因（盐酸盐）Procaine（Hydrochloride）	可配	
普鲁卡因胺（盐酸盐）Procainamide（Hydrochloride）	可配	
Q 青霉素钾@ Benzylpenicillin Potassium	可配	供静滴
青霉素钠@ Benzylpenicillin Sodium	可配	供静滴
氢化可的松 Hydrocortisone	可配	供静滴
氢化可的松琥珀酸钠 Hydrocortisone Sodium Succinate	可配	供静滴
氢化麦角碱 Dihydroergotoxine	可配	供静滴
庆大霉素（硫酸盐）@ Gentamycin（Sulfate）	可配	供静滴
去甲肾上腺素（重酒石酸盐）Norepinephrine（Bitartrate）	可配	供静滴
去氧肾上腺素（盐酸盐）Phenylephrine（Hydrochloride）	可配	
去乙酰毛花苷 Deslanoside	可配	
R 乳酸钠（11.2%）Sodium Lactate（11.2%）	可配	
S 三磷腺苷 Adenosine Triphosphate	可配	
山莨菪碱（氢溴酸盐）Anisodamine（Hydrobromide）	可配	
山梨醇 Sorbitol	可配	
肾上腺素（盐酸盐）Adrenaline（Hydrochloride）	可配	
四环素（盐酸盐）Tetracycline（Hydrochloride）	**忌配**	
羧苄西林钠 Carbenicillin Sodium	可配	
缩宫素 Oxytocin	可配	
T 碳酸氢钠（5%）Sodium Bicarbonate（5%）	可配	
W 万古霉素（盐酸盐）Vancomycin（Hydrochloride）	可配	
维生素 B_6 Vitamin B_6	稀释	
维生素 C Vitamin C	可配	
维生素 K_3 Vitamin K_3	可配	
X 细胞色素 C Cytochrome C	可配	
溴化钙（5%）Calcium Bromide（5%）	可配	供静滴

氨基己酸加入以下药品（续）	配伍结果	备　注
Y 依他尼酸钠　Sodium Etacrynate	忌配	
异丙嗪（盐酸盐）　Promethazine（Hydrochloride）	忌配	
异丙肾上腺素（盐酸盐）　Isoprenaline（Hydrochloride）	可配	
异戊巴比妥钠　Amobarbital Sodium	忌配	
异烟肼　Isoniazid	可配	
右旋糖酐 40（含盐）　Dextran 40（Sodium Chloride）	忌配	

氨甲环酸

（止血环酸）

Tranexamic Acid

制剂规格与 pH 值　注射液：2mL：0.1g；2mL：0.2g；5mL：0.25g；5mL：0.5g。pH（5%）：6.5～7.5。

药理作用及应用　为强效抗纤溶药，作用为氨基己酸的 5～10 倍。主要用于急性或慢性、局限性或全身性纤维蛋白溶解亢进所致的各种出血。

用法用量　静注或静滴：每次 0.25～0.5g，一日 0.75～2g。

适宜溶剂　静注：0.25g 稀释于 25% 葡萄糖注射液 10～20mL；静滴：0.25～0.5g 稀释于 5%～10% 葡萄糖或 0.9% 氯化钠注射液 100～250mL。

给药速度　静注：≥5min；静滴：0.5～1h。

不良反应　不良反应有腹泻、头晕、恶心、皮疹、肌痛、乏力、倦怠，一般较轻微。静脉给药速度过快可引起心动过缓、低血压。偶有药物过量所致颅内血栓形成和出血。

禁忌/慎用证　有血栓形成趋向者或有纤维蛋白沉积时禁用。血友病、肾功能不全或肾盂实质病变发生大量血尿时要减量慎用。

药物相互作用　如与其他凝血因子（如因子Ⅸ等）合用，应警惕血栓形成，一般认为在凝血因子使用 8h 后再用本品较为妥善。

注意事项　对应用本品患者要监护血栓形成并发症的可能性。应用本品时间较长者，应做视力、视觉、视野和眼底检查。其余参阅氨基己酸。

配伍表

氨甲环酸加入以下药品	配伍结果	备　注
2：3：1 注射液　2：3：1 Injection	可配	
A 阿米卡星（硫酸盐）　Amikacin（Sulfate）	可配	
阿糖胞苷（盐酸盐）　Cytarabine（Hydrochloride）	可配	
氨苄西林钠@ Ampicillin Sodium	可配	
氨基丁三醇（7.28%）　Trometamol（7.28%）	可配	
氨基己酸　Aminocaproic Acid	可配	
氨甲苯酸　Aminomethylbenzoic Acid	忌配	
氨基丁酸　Aminobutyric Acid	可配	

氨甲环酸加入以下药品（续）	配伍结果	备 注
B 胞磷胆碱 Citicoline	可配	
苯巴比妥钠 Phenobarbital Sodium	**忌配**	
苯妥英钠 Phenytoin Sodium	**忌配**	
苯唑西林钠 Oxacillin Sodium	**忌配**	
C 长春新碱（硫酸盐） Vincristine（Sulfate）	可配	
促皮质素 Corticotrophin	**忌配**	
D 大观霉素（盐酸盐） Spectinomycin（Hydrochloride）	**忌配**	
地塞米松（磷酸盐） Dexamethasone（Phosphate）	可配	
碘解磷定 Pyraloxime Iodide	可配	
东莨菪碱（氢溴酸盐） Scopolamine（Hydrobromide）	可配	
毒毛旋花子苷K Strophanthin K	可配	
多巴胺（盐酸盐） Dopamine（Hydrochloride）	可配	
多巴酚丁胺（盐酸盐） Dobutamine（Hydrochloride）	可配	
多粘菌素B（硫酸盐） Polymyxin B（Sulfate）	可配	
多柔比星（盐酸盐） Doxorubicin（Hydrochloride）	可配	
E 二氮嗪 Diazoxide	**忌配**	
二甲弗林 Dimefline	可配	
F 酚磺乙胺 Etamsylate	可配	
酚妥拉明（甲磺酸盐） Phentolamine（Mesylate）	可配	
呋塞米 Furosemide	可配	
辅酶A Coenzyme A	可配	
复方氨基酸 Amino Acid Compound	可配	
G 肝素钠 Heparin Sodium	可配	
谷氨酸钙（5%） Calcium Glutamate（5%）	可配	
谷氨酸钾（31.50%） Potassium Glutamate（31.50%）	可配	
谷氨酸钠（28.75%） Sodium Glutamate（28.75%）	可配	
H 红霉素（乳糖酸盐） Erythromycin（Lactobionate）	可配	
环磷酰胺 Cyclophosphamide	可配	
磺胺嘧啶钠 Sulfadiazine Sodium	**忌配**	
J 肌苷 Inosine	可配	
甲氨蝶呤 Methotrexate	可配	
甲氯芬酯（盐酸盐） Meclofenoxate（Hydrochloride）	可配	
甲泼尼龙琥珀酸钠 Methylprednisolone Sodium Succinate	可配	
甲硝唑 Metronidazole	可配	
甲氧明（盐酸盐） Methoxamine（Hydrochloride）	可配	
间羟胺（重酒石酸盐） Metaraminol（Bitartrate）	可配	
精氨酸（25%，盐酸盐） Arginine（25%，Hydrochloride）	可配	
K 卡那霉素（硫酸盐） Kanamycin（Sulfate）	可配	
L 雷尼替丁（盐酸盐） Ranitidine（Hydrochloride）	可配	
利巴韦林 Ribavirin	可配	

氨甲环酸加入以下药品（续）	配伍结果	备　注
利多卡因（盐酸盐）　Lidocaine（Hydrochloride）	可配	
利舍平　Reserpine	可配	
林格液　Sodium Chloride Compound	可配	
磷霉素　Fosfomycin	可配	
硫喷妥钠　Thiopental Sodium	**忌配**	
硫酸镁（10%，25%）　Magnesium Sulfate（10%，25%）	可配	
氯丙嗪（盐酸盐）　Chlorpromazine（Hydrochloride）	可配	
氯氮䓬Chlordiazepoxide	**忌配**	
氯化钙（3%，5%）　Calcium Chloride（3%，5%）	可配	静脉给药
氯化琥珀胆碱　Suxamethonium Chloride	可配	静脉给药
氯化钾（10%）　Potassium Chloride（10%）	可配	静脉给药
氯化钠（0.9%）　Sodium Chloride（0.9%）	可配	
氯霉素　Chloramphenicol	可配	
氯霉素琥珀酸酯钠　Chloramphenicol Succinate Sodium	可配	
氯唑西林钠　Cloxacillin Sodium	可配	
洛贝林（盐酸盐）　Lobeline（Hydrochloride）	可配	
M 吗啡（盐酸盐）　Morphine（Hydrochloride）	可配	
麦角新碱（马来酸盐）　Ergometrine（Maleate）	可配	
毛花苷丙　Lanatoside C	可配	
美西律　Mexiletine	可配	
门冬氨酸钾镁　Potassium Magnesium Aspartate	可配	
门冬酰胺酶　Asparaginase	可配	
N 脑垂体后叶素®　Pituitrin	可配	
能量合剂　Energy Composite	可配	
尼可刹米　Nikethamide	可配	
粘菌素（硫酸盐）　Colymycin（Sulfate）	可配	
尿激酶　Urokinase	**忌配**	
P 哌拉西林钠　Piperacillin Sodium	可配	
哌替啶（盐酸盐）　Pethidine（Hydrochloride）	可配	
平阳霉素　Pingyangmycin	可配	
葡萄糖（5%，10%）　Glucose（5%，10%）	可配	
葡萄糖氯化钠　Glucose and Sodium Chloride	可配	
葡萄糖酸钙（10%）　Calcium Gluconate（10%）	可配	静脉给药
普鲁卡因（盐酸盐）　Procaine（Hydrochloride）	可配	
普鲁卡因胺（盐酸盐）　Procainamide（Hydrochloride）	可配	
普萘洛尔　Propranolol	可配	
Q 青霉素钾®　Benzylpenicillin Potassium	**忌配**	
青霉素钠®　Benzylpenicillin Sodium	**忌配**	
氢化可的松　Hydrocortisone	可配	静脉给药
氢化可的松琥珀酸钠　Hydrocortisone Sodium Succinate	可配	静脉给药

氨甲环酸加入以下药品（续）	配伍结果	备　注
庆大霉素（硫酸盐）@ Gentamycin（Sulfate）	可配	静脉给药
去甲肾上腺素（重酒石酸盐） Norepinephrine（Bitartrate）	可配	静脉给药
去氧肾上腺素（盐酸盐） Phenylephrine（Hydrochloride）	可配	
去乙酰毛花苷 Deslanoside	可配	
全血 Whole Blood	忌配	
R 柔红霉素（盐酸盐） Daunorubicin（Hydrochloride）	可配	
乳酸钠（11.2%） Sodium Lactate（11.2%）	可配	
S 三磷腺苷 Adenosine Triphosphate	可配	
山莨菪碱（氢溴酸盐） Anisodamine（Hydrobromide）	可配	
山梨醇 Sorbitol	可配	
肾上腺素（盐酸盐） Adrenaline（Hydrochloride）	可配	
顺铂 Cisplatin	可配	
丝裂霉素 Mitomycin	可配	
四环素（盐酸盐） Tetracycline（Hydrochloride）	可配	
羧苄西林钠 Carbenicillin Sodium	可配	
缩宫素 Oxytocin	可配	
T 碳酸氢钠（5%） Sodium Bicarbonate（5%）	可配	
头孢拉定 Cefradine	可配	
头孢美唑钠 Cefmetazole Sodium	可配	
头孢哌酮钠 Cefoperazone Sodium	忌配	
头孢噻啶 Cefaloridine	可配	
头孢噻吩钠 Cefalothine Sodium	可配	
头孢噻肟钠 Cefotaxime Sodium	可配	
头孢他啶 Ceftazidime	可配	
头孢唑林钠 Cefazolin Sodium	可配	
托西溴苄铵 Bretylium Tosilate	可配	
妥布霉素（硫酸盐）@ Tobramycin（Sulfate）	可配	
妥拉唑林（盐酸盐） Tolazoline（Hydrochloride）	可配	
W 万古霉素（盐酸盐） Vancomycin（Hydrochloride）	可配	
维拉帕米（盐酸盐） Verapamil（Hydrochloride）	可配	
维生素 B_6　Vitamin B_6	可配	
维生素 C　Vitamin C	可配	
维生素 K_1　Vitamin K_1	可配	
X 西咪替丁（盐酸盐） Cimetidine（Hydrochloride）	可配	
细胞色素 C　Cytochrome C	可配	
硝普钠 Sodium Nitroprusside	忌配	
血浆 Blood Plasma	忌配	
Y 依他尼酸钠 Sodium Etacrynate	可配	
异丙嗪（盐酸盐） Promethazine（Hydrochloride）	可配	
异丙肾上腺素（盐酸盐） Isoprenaline（Hydrochloride）	可配	

氨甲环酸加入以下药品（续）	配伍结果	备 注
异戊巴比妥钠 Amobarbital Sodium	忌配	
异烟肼 Isoniazid	可配	
罂粟碱（盐酸盐） Papaverine（Hydrochloride）	可配	
右旋糖酐 40（含盐） Dextran 40（Sodium Chloride）	可配	
鱼精蛋白（硫酸盐） Protamine（Sulfate）	可配	

氨甲苯酸

（对羧基苄胺，止血芳酸）

Aminomethylbenzoic Acid

（PAMBA）

制剂规格与 pH 值 注射液：10mL：0.1g。pH（10mg/mL）：4.5。

药理作用及应用 为类似止血环酸的抗纤溶性促凝血药。主要用于因原发性纤维蛋白溶解过度所引起的出血，包括急性和慢性、局限性或全身性的高纤溶出血，后者常见于癌肿、白血病、妇产科意外、严重肝病出血等。

用法用量 静注或静滴，每次 0.1～0.3g，一日不超过 0.6g，缓慢注入。

适宜溶剂 静注：0.1～0.3g 稀释于 25%葡萄糖或 0.9%氯化钠注射液 10～20mL；静滴：0.1～0.3g 稀释于 5%～10%葡萄糖注射液 100～250mL。

给药速度 静注：≥5min；静滴：0.5～2h。

稳定性 碱性条件下易氧化。

不良反应 偶见头痛、腹部不适。

禁忌/慎用证 有血栓形成倾向者忌用。有心肌梗死倾向者慎用。

药物相互作用 与红霉素配伍可使本品的稳定性降低；与硝普钠配伍可降低疗效。

注意事项 静注速度应≥5min；慢性肾功能不全时用量酌减；治疗前列腺手术出血时，用量也应减少；其余同氨基己酸注射液。

配伍表

氨甲苯酸加入以下药品	配伍结果	备 注
2：3：1注射液 2：3：1 Injection	可配	
A 阿糖胞苷（盐酸盐） Cytarabine（Hydrochloride）	忌配	
阿托品（硫酸盐） Atropine（Sulfate）	忌配	
氨苄西林钠@ Ampicillin Sodium	可配	
氨茶碱 Aminophylline	可配	
氨基丁三醇（7.28%） Trometamol（7.28%）	可配	
氨基丁酸 Aminobutyric Acid	可配	
氨基己酸 Aminocaproic Acid	稀释	
B 苯巴比妥钠 Phenobarbital Sodium	忌配	
苯海拉明（盐酸盐） Diphenhydramine（Hydrochloride）	可配	
博来霉素 Bleomycin	可配	

氨甲苯酸加入以下药品（续）	配伍结果	备　注
C　长春新碱（硫酸盐）　Vincristine（Sulfate）	忌配	
促皮质素　Corticotrophin	忌配	
D　地塞米松（磷酸盐）　Dexamethasone（Phosphate）	可配	
地西泮® Diazepam	忌配	
东莨菪碱（氢溴酸盐）　Scopolamine（Hydrobromide）	可配	
毒毛旋花子苷 K　Strophanthin K	可配	
对氨基水杨酸钠　Sodium Aminosalicylate	忌配	
多巴胺（盐酸盐）　Dopamine（Hydrochloride）	可配	
多粘菌素 B（硫酸盐）　Polymyxin B（Sulfate）	可配	
E　二甲弗林　Dimefline	可配	
F　放线菌素 D　Dactinomycin D	可配	
酚磺乙胺　Etamsylate	可配	
酚妥拉明（甲磺酸盐）　Phentolamine（Mesylate）	可配	
呋塞米　Furosemide	忌配	
氟尿嘧啶　Fluorouracil	可配	
辅酶 A　Coenzyme A	可配	
G　谷氨酸钙（5%）　Calcium Glutamate（5%）	可配	静脉给药
谷氨酸钾（31.50%）　Potassium Glutamate（31.50%）	可配	静脉给药
谷氨酸钠（28.75%）　Sodium Glutamate（28.75%）	可配	静脉给药
H　红霉素（乳糖酸盐）　Erythromycin（Lactobionate）	忌配	
环磷酰胺　Cyclophosphamide	可配	静脉给药
磺胺嘧啶钠　Sulfadiazine Sodium	忌配	
磺胺异噁唑（二醇胺盐）　Sulfafurazole（Diolamine）	忌配	
J　肌醇　Inositol	可配	
肌苷　Inosine	可配	
加兰他敏（氢溴酸盐）　Galantamine（Hydrobromide）	可配	
甲氧明（盐酸盐）　Methoxamine（Hydrochloride）	可配	
间羟胺（重酒石酸盐）　Metaraminol（Bitartrate）	可配	
精氨酸（25%，盐酸盐）　Arginine（25%，Hydrochloride）	可配	静脉给药
K　卡那霉素（硫酸盐）　Kanamycin（Sulfate）	可配	
克林霉素（磷酸盐）　Clindamycin（Phosphate）	忌配	
L　利多卡因（盐酸盐）　Lidocaine（Hydrochloride）	可配	
利舍平　Reserpine	可配	
链霉素（硫酸盐）　Streptomycin（Sulfate）	忌配	△
林格液　Sodium Chloride Compound	可配	
硫喷妥钠　Thiopental Sodium	忌配	
硫酸镁（10%，25%）　Magnesium Sulfate（10%，25%）	可配	
氯苯那敏　Chlorphenamine	可配	
氯丙嗪（盐酸盐）　Chlorpromazine（Hydrochloride）	稀释	
氯化钙（3%，5%）　Calcium Chloride（3%，5%）	可配	

氢甲苯酸加入以下药品（续）	配伍结果	备　注
氯化钾（10%） Potassium Chloride（10%）	可配	
氯化钠（0.9%） Sodium Chloride（0.9%）	可配	
氯霉素 Chloramphenicol	稀释	
罗通定（硫酸盐） Rotundine（Sulfate）	可配	
洛贝林（盐酸盐） Lobeline（Hydrochloride）	可配	
M 麦角新碱（马来酸盐） Ergometrine（Maleate）	可配	
美芬丁胺（硫酸盐） Mephentermine（Sulfate）	可配	
N 脑垂体后叶素® Pituitrin	可配	
能量合剂 Energy Composite	可配	
尼可刹米 Nikethamide	可配	
粘菌素（硫酸盐） Colymycin（Sulfate）	可配	
P 哌替啶（盐酸盐） Pethidine（Hydrochloride）	可配	
葡醛内酯 Glucurolactone	可配	
葡萄糖（5%，10%） Glucose（5%，10%）	可配	
葡萄糖氯化钠 Glucose and Sodium Chloride	可配	
葡萄糖酸钙（10%） Calcium Gluconate（10%）	可配	静脉给药
普鲁卡因（盐酸盐） Procaine（Hydrochloride）	可配	
普鲁卡因胺（盐酸盐） Procainamide（Hydrochloride）	可配	
Q 青霉素钾® Benzylpenicillin Potassium	可配	
青霉素钠® Benzylpenicillin Sodium	可配	
氢化可的松 Hydrocortisone	可配	
氢化可的松琥珀酸钠 Hydrocortisone Sodium Succinate	忌配	
氢化麦角碱 Dihydroergotoxine	可配	
庆大霉素（硫酸盐）® Gentamycin（Sulfate）	可配	
去甲肾上腺素（重酒石酸盐）Norepinephrine（Bitartrate）	可配	
去氧肾上腺素（盐酸盐）Phenylephrine（Hydrochloride）	可配	
去乙酰毛花苷 Deslanoside	可配	
R 乳酸钠（11.2%） Sodium Lactate（11.2%）	可配	
S 三磷腺苷 Adenosine Triphosphate	可配	
山莨菪碱（氢溴酸盐） Anisodamine（Hydrobromide）	可配	
山梨醇 Sorbitol	可配	
肾上腺素（盐酸盐） Adrenaline（Hydrochloride）	可配	
四环素（盐酸盐） Tetracycline（Hydrochloride）	忌配	
羧苄西林钠 Carbenicillin Sodium	可配	
缩宫素 Oxytocin	可配	
T 碳酸氢钠（5%） Sodium Bicarbonate（5%）	可配	
W 万古霉素（盐酸盐） Vancomycin（Hydrochloride）	可配	
维生素 B₆ Vitamin B6	可配	
维生素 C Vitamin C	可配	
维生素 K₃ Vitamin K3	可配	

氨甲苯酸加入以下药品（续）	配伍结果	备 注
X 细胞色素 C　Cytochrome C	可配	
溴化钙（5%）　Calcium Bromide（5%）	可配	
Y 依他尼酸钠　Sodium Etacrynate	**忌配**	
异丙嗪（盐酸盐）　Promethazine（Hydrochloride）	**忌配**	
异丙肾上腺素（盐酸盐）　Isoprenaline（Hydrochloride）	可配	
异戊巴比妥钠　Amobarbital Sodium	**忌配**	
异烟肼　Isoniazid	可配	
右旋糖酐 40（含盐）　Dextran 40（Sodium Chloride）	可配	

酚磺乙胺

（止血敏）

Etamsylate

制剂规格与 pH 值　注射液：2mL：0.25g；2mL：0.5g；5mL：1g。pH（25%）：4.5～5.0。

药理作用及应用　本品能降低毛细血管通透性，增强血小板聚集性和黏附性，促进血小板释放凝血活性物质，从而缩短凝血时间，达到止血效果。用于防治各种小血管破裂与手术前后的出血，如脑出血、咯血、血尿、眼底出血。也可用于血小板功能不良、血管脆性增加而引起的出血紫癜。

用法用量　肌注或静注：每次 0.25g～0.5g，一日 0.5～1.5g；静滴：每次 0.25～0.75g，一日 2～3 次，稀释后滴注。预防手术后出血，术前 15～30min 静滴或肌注 0.25～0.5g，必要时 2h 后再注射 0.25g。

适宜溶剂　静注：0.25～0.5g 稀释于 25%葡萄糖或 0.9%氯化钠注射液 20mL；静滴：0.25～1g 稀释于 5%葡萄糖或 0.9%氯化钠注射液 250～500mL。

给药速度　静注：5min；静滴：1～2h，滴速 5mg/min。

稳定性　药液易氧化变色，在碱性环境、光照、与空气接触时间过长等均可加速氧化和变色。

不良反应　不良反应可有恶心、头痛、皮疹、暂时性低血压等。偶有静注后发生过敏性休克的报道。

禁忌/慎用证　血栓栓塞性疾病或有此病史者及肾功能不全者慎用。过敏者禁用。

药物相互作用　静注高分子血浆扩充剂时注意应在使用本品之后而不要在使用之前，因为右旋糖酐等抑制血小板聚集，延长出血及凝血时间，理论上与本品呈拮抗作用。

注意事项　不可与氨基己酸注射液混合使用，以免引起中毒；不宜与碱性药物配伍。其余参阅氨基己酸。

配伍表

酚磺乙胺加入以下药品	配伍结果	备 注
2：3：1 注射液　2：3：1 Injection	可配	
A 阿糖胞苷（盐酸盐）　Cytarabine（Hydrochloride）	**忌配**	
阿托品（硫酸盐）　Atropine（Sulfate）	可配	

酚磺乙胺加入以下药品（续）	配伍结果	备 注
氨苄西林钠@ Ampicillin Sodium	忌配	
氨茶碱 Aminophylline	忌配	
氨基丁三醇（7.28%） Trometamol（7.28%）	可配	
氨基丁酸 Aminobutyric Acid	可配	
氨基己酸 Aminocaproic Acid	忌配	
氨甲苯酸 Aminomethylbenzoic Acid	可配	
B 苯巴比妥钠 Phenobarbital Sodium	忌配	
苯海拉明（盐酸盐） Diphenhydramine（Hydrochloride）	忌配	
博来霉素 Bleomycin	可配	
C 长春新碱（硫酸盐） Vincristine（Sulfate）	忌配	
促皮质素 Corticotrophin	忌配	
D 地塞米松（磷酸盐） Dexamethasone（Phosphate）	忌配	
地西泮® Diazepam	忌配	
东莨菪碱（氢溴酸盐） Scopolamine（Hydrobromide）	可配	
毒毛旋花子苷 K Strophanthin K	可配	
对氨基水杨酸钠 Sodium Aminosalicylate	忌配	
多巴胺（盐酸盐） Dopamine（Hydrochloride）	可配	
多粘菌素 B（硫酸盐） Polymyxin B（Sulfate）	可配	
E 二甲弗林 Dimefline	可配	
F 放线菌素 D Dactinomycin D	可配	
酚妥拉明（甲磺酸盐） Phentolamine（Mesylate）	可配	
呋塞米 Furosemide	可配	
氟尿嘧啶 Fluorouracil	可配	
辅酶 A Coenzyme A	忌配	
复方醋酸钠 Sodium Acetate Compound	忌配	
G 谷氨酸钙（5%） Calcium Glutamate（5%）	可配	
谷氨酸钾（31.50%） Potassium Glutamate（31.50%）	忌配	
谷氨酸钠（28.75%） Sodium Glutamate（28.75%）	可配	
H 红霉素（乳糖酸盐） Erythromycin（Lactobionate）	忌配	
环磷酰胺 Cyclophosphamide	可配	
磺胺嘧啶钠 Sulfadiazine Sodium	忌配	
磺胺异噁唑（二醇胺盐） Sulfafurazole（Diolamine）	忌配	
J 肌醇 Inositol	可配	
肌苷 Inosine	稀释	
加兰他敏（氢溴酸盐） Galantamine（Hydrobromide）	可配	
甲氧明（盐酸盐） Methoxamine（Hydrochloride）	可配	
间羟胺（重酒石酸盐） Metaraminol（Bitartrate）	可配	
精氨酸（25%，盐酸盐） Arginine（25%，Hydrochloride）	可配	
K 卡那霉素（硫酸盐） Kanamycin（Sulfate）	忌配	
克林霉素（磷酸盐） Clindamycin（Phosphate）	忌配	

酚磺乙胺加入以下药品（续）	配伍结果	备　注
L 利多卡因（盐酸盐）Lidocaine（Hydrochloride）	可配	
利舍平 Reserpine	可配	
链霉素（硫酸盐）Streptomycin（Sulfate）	可配	供肌注
林格液 Sodium Chloride Compound	可配	
硫喷妥钠 Thiopental Sodium	**忌配**	
硫酸镁（10%，25%）Magnesium Sulfate（10%，25%）	可配	
氯苯那敏 Chlorphenamine	可配	
氯丙嗪（盐酸盐）Chlorpromazine（Hydrochloride）	**忌配**	
氯化钙（3%，5%）Calcium Chloride（3%，5%）	可配	静脉给药
氯化钾（10%）Potassium Chloride（10%）	可配	
氯化钠（0.9%）Sodium Chloride（0.9%）	可配	
氯霉素 Chloramphenicol	稀释	
罗通定（硫酸盐）Rotundine（Sulfate）	**忌配**	
洛贝林（盐酸盐）Lobeline（Hydrochloride）	可配	
M 麦角新碱（马来酸盐）Ergometrine（Maleate）	可配	
美芬丁胺（硫酸盐）Mephentermine（Sulfate）	可配	
N 脑垂体后叶素® Pituitrin	可配	
能量合剂 Energy Composite	可配	
尼可刹米 Nikethamide	可配	
粘菌素（硫酸盐）Colymycin（Sulfate）	可配	
P 哌替啶（盐酸盐）Pethidine（Hydrochloride）	可配	
葡醛内酯 Glucurolactone	可配	
葡萄糖（5%，10%）Glucose（5%，10%）	可配	
葡萄糖氯化钠 Glucose and Sodium Chloride	可配	
葡萄糖酸钙（10%）Calcium Gluconate（10%）	可配	
普鲁卡因（盐酸盐）Procaine（Hydrochloride）	可配	
普鲁卡因胺（盐酸盐）Procainamide（Hydrochloride）	可配	
Q 青霉素钾® Benzylpenicillin Potassium	可配	
青霉素钠® Benzylpenicillin Sodium	可配	
氢化可的松 Hydrocortisone	可配	
氢化可的松琥珀酸钠 Hydrocortisone Sodium Succinate	可配	
氢化麦角碱 Dihydroergotoxine	可配	
庆大霉素（硫酸盐）® Gentamycin（Sulfate）	可配	
去甲肾上腺素（重酒石酸盐）Norepinephrine（Bitartrate）	可配	
去氧肾上腺素（盐酸盐）Phenylephrine（Hydrochloride）	可配	
去乙酰毛花苷 Deslanoside	可配	
R 乳酸钠（11.2%）Sodium Lactate（11.2%）	**忌配**	
S 三磷腺苷 Adenosine Triphosphate	可配	
山莨菪碱（氢溴酸盐）Anisodamine（Hydrobromide）	可配	
山梨醇 Sorbitol	可配	

酚磺乙胺加入以下药品（续）	配伍结果	备　注
肾上腺素（盐酸盐）　Adrenaline（Hydrochloride）	可配	
四环素（盐酸盐）　Tetracycline（Hydrochloride）	可配	
羧苄西林钠　Carbenicillin Sodium	可配	
缩宫素　Oxytocin	可配	
T 碳酸氢钠（5%）　Sodium Bicarbonate（5%）	忌配	
W 万古霉素（盐酸盐）　Vancomycin（Hydrochloride）	忌配	
维生素 B_6　Vitamin B_6	可配	
维生素 C　Vitamin C	可配	
维生素 K_3　Vitamin K_3	可配	
X 细胞色素 C　Cytochrome C	可配	
溴化钙（5%）　Calcium Bromide（5%）	可配	
Y 依他尼酸钠　Sodium Etacrynate	忌配	
异丙嗪（盐酸盐）　Promethazine（Hydrochloride）	忌配	
异丙肾上腺素（盐酸盐）　Isoprenaline（Hydrochloride）	可配	
异戊巴比妥钠　Amobarbital Sodium	忌配	
异烟肼　Isoniazid	可配	
右旋糖酐 40（含盐）　Dextran 40（Sodium Chloride）	可配	

卡络柳钠

（安络血，卡巴克络水杨酸钠）

Carbazochrome

（Adrenosin，Carbazochrome Salicylate）

制剂规格与 pH 值　卡络柳钠注射液：1mL：5mg；2mL：10mg。pH（5mg/mL）：5.5～7.0。

药理作用及应用　增加毛细血管对损伤的抵抗力，降低其通透性，使其断端回缩而止血。用于泌尿系统、消化道、呼吸道、肺、眼底、妇产科疾病、痔疮、外伤或手术出血。

用法用量　肌注：每次 5～10mg，一日 2～3 次，重症每次 10～30mg，3～4h 1 次。

不良反应　可有眩晕、恶心、肌注部位红肿痛；偶见过敏反应。

禁忌/慎用证　对水杨酸过敏者禁用其水杨酸钠制剂。

注意事项　对较大血管损伤出血无效。对水杨酸盐过敏者禁用。其余参阅氨基己酸。本品不能静注或静滴，卡巴克络磺酸钠则可静脉给药。

配伍表

卡络柳钠加入以下药品	配伍结果	备　注
2:3:1 注射液　2:3:1 Injection	可配	
A 阿托品（硫酸盐）　Atropine（Sulfate）	可配	
氨苄西林钠@ Ampicillin Sodium	可配	
氨茶碱　Aminophylline	可配	
氨基丁三醇（7.28%）　Trometamol（7.28%）	可配	

卡络柳钠加入以下药品（续）	配伍结果	备 注
氨基丁酸 Aminobutyric Acid	可配	
氨基己酸 Aminocaproic Acid	可配	
氨甲苯酸 Aminomethylbenzoic Acid	可配	
氨甲环酸 Tranexamic Acid	可配	
B 贝美格 Bemegride	可配	
苯巴比妥钠 Phenobarbital Sodium	忌配	
苯海拉明（盐酸盐） Diphenhydramine（Hydrochloride）	忌配	
苯妥英钠 Phenytoin Sodium	可配	
苯唑西林钠 Oxacillin Sodium	可配	
玻璃酸酶 Hyaluronidase	可配	
博来霉素 Bleomycin	可配	
C 茶苯海明 Diphenhydramine	忌配	
促皮质素 Corticotrophin	可配	
D 地塞米松（磷酸盐） Dexamethasone（Phosphate）	可配	
丁卡因（盐酸盐） Tetracaine（Hydrochloride）	忌配	
东莨菪碱（氢溴酸盐） Scopolamine（Hydrobromide）	可配	
毒毛旋花子苷 K Strophanthin K	可配	
多巴胺（盐酸盐） Dopamine（Hydrochloride）	可配	
多粘菌素 B（硫酸盐） Polymyxin B（Sulfate）	可配	
E 二甲弗林 Dimefline	可配	
二氢麦角碱（甲磺酸盐） Dihydroergotamine（Mesylate）	可配	
F 放线菌素 D Dactinomycin D	可配	
酚磺乙胺 Etamsylate	可配	
酚妥拉明（甲磺酸盐） Phentolamine（Mesylate）	可配	
呋塞米 Furosemide	可配	
氟尿嘧啶 Fluorouracil	可配	
氟哌啶醇（乳酸盐） Haloperidol（Lactate）	忌配	
辅酶 A Coenzyme A	可配	
G 肝素钠 Heparin Sodium	忌配	药效拮抗
谷氨酸钙（5%） Calcium Glutamate（5%）	可配	
谷氨酸钾（31.50%） Potassium Glutamate（31.50%）	可配	
谷氨酸钠（28.75%） Sodium Glutamate（28.75%）	可配	
H 红霉素（乳糖酸盐） Erythromycin（Lactobionate）	可配	
环磷酰胺 Cyclophosphamide	可配	
磺胺嘧啶钠 Sulfadiazine Sodium	可配	
J 肌苷 Inosine	可配	
吉他霉素（酒石酸盐） Kitasamycin（Tartrate）	忌配	
甲氨蝶呤 Methotrexate	可配	
甲泼尼龙琥珀酸钠 Methylprednisolone Sodium Succinate	可配	
甲氧明（盐酸盐） Methoxamine（Hydrochloride）	可配	

卡络柳钠加入以下药品（续）	配伍结果	备　注
间羟胺（重酒石酸盐） Metaraminol（Bitartrate）	可配	
精氨酸（25%，盐酸盐） Arginine（25%，Hydrochloride）	可配	
L 利多卡因（盐酸盐） Lidocaine（Hydrochloride）	可配	
利舍平 Reserpine	**忌配**	
两性霉素 B　Amphotericin B	可配	
林格液 Sodium Chloride Compound	可配	
林可霉素（盐酸盐） Lincomycin（Hydrochloride）	可配	
硫酸镁（10%，25%） Magnesium Sulfate（10%，25%）	可配	
氯胺酮（盐酸盐） Ketamine（Hydrochloride）	可配	
氯苯那敏 Chlorphenamine	**忌配**	
氯丙嗪（盐酸盐） Chlorpromazine（Hydrochloride）	**忌配**	
氯化钙（3%，5%） Calcium Chloride（3%，5%）	可配	
氯化琥珀胆碱 Suxamethonium Chloride	可配	
氯化钾（10%） Potassium Chloride（10%）	可配	
氯化钠（0.9%） Sodium Chloride（0.9%）	可配	
氯化筒箭毒碱 Tubocurarine Chloride	可配	
氯霉素 Chloramphenicol	可配	
氯霉素琥珀酸酯钠 Chloramphenicol Succinate Sodium	可配	
洛贝林（盐酸盐） Lobeline（Hydrochloride）	**忌配**	
M 吗啡（盐酸盐） Morphine（Hydrochloride）	可配	
美芬丁胺（硫酸盐） Mephentermine（Sulfate）	可配	
N 脑垂体后叶素® Pituitrin	**忌配**	
能量合剂 Energy Composite	可配	
尼可刹米 Nikethamide	可配	
粘菌素（硫酸盐） Colymycin（Sulfate）	可配	
P 哌甲酯 Methylphenidate	可配	
哌替啶（盐酸盐） Pethidine（Hydrochloride）	**忌配**	
葡萄糖（5%，10%） Glucose（5%，10%）	可配	
葡萄糖氯化钠 Glucose and Sodium Chloride	可配	
葡萄糖酸钙（10%） Calcium Gluconate（10%）	可配	
普鲁卡因（盐酸盐） Procaine（Hydrochloride）	可配	
普鲁卡因胺（盐酸盐） Procainamide（Hydrochloride）	可配	
普萘洛尔 Propranolol	**忌配**	
Q 青霉素钾® Benzylpenicillin Potassium	**忌配**	
青霉素钠® Benzylpenicillin Sodium	**忌配**	
氢化可的松 Hydrocortisone	可配	
氢化可的松琥珀酸钠 Hydrocortisone Sodium Succinate	可配	
庆大霉素（硫酸盐）® Gentamycin（Sulfate）	可配	
去甲肾上腺素（重酒石酸盐） Norepinephrine（Bitartrate）	可配	
去氧肾上腺素（盐酸盐） Phenylephrine（Hydrochloride）	可配	

卡络柳钠加入以下药品（续）	配伍结果	备　注
R　乳酸钠（11.2%）　Sodium Lactate（11.2%）	可配	
S　三磷腺苷　Adenosine Triphosphate	可配	
山莨菪碱（氢溴酸盐）　Anisodamine（Hydrobromide）	可配	
山莨菪碱（盐酸盐）　Anisodamine（Hydrochloride）	可配	
山梨醇　Sorbitol	可配	
肾上腺素（盐酸盐）　Adrenaline（Hydrochloride）	可配	
四环素（盐酸盐）　Tetracycline（Hydrochloride）	**忌配**	
羧苄西林钠　Carbenicillin Sodium		
缩宫素　Oxytocin	可配	
T　碳酸氢钠（5%）　Sodium Bicarbonate（5%）	可配	
头孢西丁钠　Cefoxitin Sodium	可配	
妥拉唑林（盐酸盐）　Tolazoline（Hydrochloride）	可配	
W　万古霉素（盐酸盐）　Vancomycin（Hydrochloride）	可配	
维生素 B_6　Vitamin B_6	可配	
维生素 C　Vitamin C	可配	
维生素 K_1　Vitamin K_1	可配	
X　细胞色素 C　Cytochrome C	可配	
血管紧张素胺　Angiotensinamide	可配	
Y　烟酰胺　Nicotinamide	可配	
依他尼酸钠　Sodium Etacrynate	可配	
依他酸钙钠　Calcium Disodium Edetate	可配	
胰岛素（正规）®　Insulin（Regular）	可配	
异丙嗪（盐酸盐）　Promethazine（Hydrochloride）	**忌配**	
异丙肾上腺素（盐酸盐）　Isoprenaline（Hydrochloride）	可配	
异戊巴比妥钠　Amobarbital Sodium	可配	
异烟肼　Isoniazid	可配	
右旋糖酐 40（含盐）　Dextran 40（Sodium Chloride）	可配	
Z　左旋多巴　Levodopa	可配	

卡络磺钠

（卡巴克络磺酸钠）

Carbazochrome Sodium Sulfonate

制剂规格与 pH 值　粉针剂：每支 20mg。pH（2mg/mL）：5.4～7.2。

药理作用及应用　药理作用与卡络柳钠（卡巴克络水杨酸钠）相同；但不仅可供肌注，也可用于静注及静滴。

用法用量　肌注：粉针剂 20mg 以注射用水或 0.9%氯化钠注射液 2～3mL 溶解后，肌注 10mg，一日 1 次；静注：用注射用水或 0.9%氯化钠注射液 2～3mL 溶解，加入 5%葡萄糖注射液 20mL，一日 1 次；静滴：粉针剂溶解同静注，然后再加入 5%葡萄糖注射液 250～500mL，一日 1 次。

给药速度 静注：≥5min；静滴：0.5～1mg/min，共 1～3h。

不良反应 同卡络柳钠，但少见过敏。

注意事项 勿与卡巴克络水杨酸钠（卡络柳钠）混淆，因卡络柳钠不可静脉给药，也不可用于对水杨酸盐过敏者。其余参阅氨基己酸。

配伍表 同卡络柳钠。

维生素 K₁
（植物甲萘醌）
Vitamin K₁

制剂规格与 pH 值 注射液：1mL：2mg，10mg。pH（10mg/mL）：5.0～6.5。

药理作用及应用 本品可使凝血酶原（Ⅱ因子）及其他凝血因子转变成凝血酶及相应因子，达到较快止血的作用。用于维生素 K 缺乏引起的出血。其内啡肽介导的效应对胆绞痛有效。

用法用量 肌注或深部皮注：每次 10mg，一日 1～2 次，24h 内总量不超过 40mg。重症患者静注可用 10～50mg/d。

适宜溶剂 静注：20～50mg 稀释于 0.9%氯化钠或 5%葡萄糖注射液 20mL。

给药速度 静注：4～12min，开始 10min 只输入 1mg，无明显反应时速率不超过 1mg/min。

不良反应 静注可有过敏反应，如出现面部潮红、出汗、胸闷，严重时有支气管痉挛和血压下降。少数人可出现皮疹。

禁忌/慎用证 严重肝脏疾患或肝功不良者禁用，小肠吸引不良所致腹泻患者不宜使用。临产孕妇应尽量避免使用。

药物相互作用 与双香豆素类口服抗凝剂合用，作用相互抵消；与苯妥英钠混合 2h 后可出现颗粒沉淀，与维生素 B₁₂、右旋糖酐混合易出现混浊。

注意事项 有肝功能损伤的患者，本品的疗效不明显，盲目加量可加重肝损伤；本品对肝素引起的出血倾向无效，外伤出血无必要使用本品；静注给药速度不应超过 1mg/min；注意可有过敏反应，必要时先做皮试。

配伍表

维生素 K₁ 加入以下药品	配伍结果	备 注
2：3：1 注射液 2：3：1 Injection	可配	
A 阿米卡星（硫酸盐） Amikacin（Sulfate）	稀释	
氨苄西林钠@ Ampicillin Sodium	**忌配**	
B 苯巴比妥钠 Phenobarbital Sodium	**忌配**	
F 复方氨基酸 Amino Acid Compound	可配	
复方醋酸钠 Sodium Acetate Compound	可配	
G 谷氨酸钠（28.75%） Sodium Glutamate（28.75%）	**忌配**	△
L 两性霉素 B Amphotericin B	**忌配**	

维生素 K_1 加入以下药品（续）	配伍结果	备　注
林格液　Sodium Chloride Compound	可配	
硫喷妥钠　Thiopental Sodium	**忌配**	
氯化钠（0.9%）　Sodium Chloride（0.9%）	可配	
氯霉素琥珀酸酯钠　Chloramphenicol Succinate Sodium	稀释	
P 葡萄糖（5%，10%）　Glucose（5%，10%）	可配	
葡萄糖氯化钠　Glucose and Sodium Chloride	可配	
Q 青霉素钾@　Benzylpenicillin Potassium	**忌配**	
去甲肾上腺素（重酒石酸盐）　Norepinephrine（Bitartrate）	**忌配**	
R 乳酸钠（11.2%）　Sodium Lactate（11.2%）	可配	
S 四环素（盐酸盐）　Tetracycline（Hydrochloride）	**忌配**	
X 西咪替丁（盐酸盐）　Cimetidine（Hydrochloride）	稀释	
Y 叶酸　Folic Acid	可配	
异戊巴比妥钠　Amobarbital Sodium	**忌配**	
右旋糖酐 40（含盐）　Dextran 40（Sodium Chloride）	**忌配**	止血受碍

维生素 K_3

(甲萘醌亚硫酸氢钠)

Vitamin K_3

制剂规格与 pH 值　注射液：1mL：2mg；1mL：4mg。pH（4mg/mL）：5.5。

药理作用及应用　参与凝血酶原和凝血因子的合成，用于止血、解救灭鼠药中毒性出血，还具有缓解胆绞痛作用，但对其他疼痛无效。

用法用量　止血：肌注，每次 2～4mg，一日 4～8mg；胆石及蛔虫所致胆绞痛：肌注，每次 8～16mg。

不良反应　可致恶心、呕吐等胃肠道反应。

禁忌/慎用证　妊娠晚期妇女禁用。新生儿不宜使用本品。

注意事项　严格掌握用法、用量，不宜长期大量应用；肝硬化或晚期肝病患者出血使用本品无效。本品在体内数日方可使凝血酶原恢复正常，静注无益。急症宜用维生素 K_1。

配伍表

维生素 K_3 加入以下药品	配伍结果	备　注
2：3：1 注射液　2：3：1 Injection	可配	
A 阿糖胞苷（盐酸盐）　Cytarabine（Hydrochloride）	**忌配**	
阿托品（硫酸盐）　Atropine（Sulfate）	可配	
氨苄西林钠@　Ampicillin Sodium	可配	
氨茶碱　Aminophylline	**忌配**	
氨基丁三醇（7.28%）　Trometamol（7.28%）	可配	
氨基丁酸　Aminobutyric Acid	可配	
氨基己酸　Aminocaproic Acid	可配	

维生素 K₃ 加入以下药品（续）	配伍结果	备 注
氨甲苯酸 Aminomethylbenzoic Acid	可配	
B 苯巴比妥钠 Phenobarbital Sodium	可配	
苯海拉明（盐酸盐） Diphenhydramine（Hydrochloride）	可配	
博来霉素 Bleomycin	可配	
C 长春新碱（硫酸盐） Vincristine（Sulfate）	**忌配**	
促皮质素 Corticotrophin	可配	
D 地塞米松（磷酸盐） Dexamethasone（Phosphate）	可配	
东莨菪碱（氢溴酸盐） Scopolamine（Hydrobromide）	可配	
毒毛旋花子苷 K Strophanthin K	可配	
对氨基水杨酸钠 Sodium Aminosalicylate	可配	
多巴胺（盐酸盐） Dopamine（Hydrochloride）	**忌配**	
多粘菌素 B（硫酸盐） Polymyxin B（Sulfate）	可配	
E 二甲弗林 Dimefline	可配	
F 放线菌素 D Dactinomycin D	可配	
酚磺乙胺 Etamsylate	可配	
酚妥拉明（甲磺酸盐） Phentolamine（Mesylate）	可配	
呋塞米 Furosemide	**忌配**	
氟尿嘧啶 Fluorouracil	可配	
辅酶 A Coenzyme A	可配	
复方醋酸钠 Sodium Acetate Compound	可配	
G 谷氨酸钙（5%） Calcium Glutamate（5%）	可配	
谷氨酸钾（31.50%） Potassium Glutamate（31.50%）	可配	
谷氨酸钠（28.75%） Sodium Glutamate（28.75%）	可配	
H 红霉素（乳糖酸盐） Erythromycin（Lactobionate）	可配	
环磷酰胺 Cyclophosphamide	**忌配**	
磺胺嘧啶钠 Sulfadiazine Sodium	**忌配**	
磺胺异噁唑（二醇胺盐） Sulfafurazole（Diolamine）	**忌配**	
J 肌醇 Inositol	可配	
肌苷 Inosine	可配	
加兰他敏（氢溴酸盐） Galantamine（Hydrobromide）	可配	
甲氧明（盐酸盐） Methoxamine（Hydrochloride）	可配	
间羟胺（重酒石酸盐） Metaraminol（Bitartrate）	可配	
精氨酸（25%，盐酸盐） Arginine（25%，Hydrochloride）	可配	
K 卡那霉素（硫酸盐） Kanamycin（Sulfate）	可配	
克林霉素（磷酸盐） Clindamycin（Phosphate）	**忌配**	
L 利多卡因（盐酸盐） Lidocaine（Hydrochloride）	可配	
利舍平 Reserpine	可配	
链霉素（硫酸盐） Streptomycin（Sulfate）	可配	
两性霉素 B Amphotericin B	**忌配**	
林格液 Sodium Chloride Compound	可配	

维生素 K₃加入以下药品（续）	配伍结果	备　注
硫喷妥钠 Thiopental Sodium	**忌配**	
硫酸镁（10%，25%） Magnesium Sulfate（10%，25%）	可配	
氯苯那敏 Chlorphenamine	可配	
氯丙嗪（盐酸盐） Chlorpromazine（Hydrochloride）	**忌配**	
氯化钙（3%，5%） Calcium Chloride（3%，5%）	可配	
氯化钾（10%） Potassium Chloride（10%）	可配	
氯化钠（0.9%） Sodium Chloride（0.9%）	可配	
氯霉素 Chloramphenicol	稀释	
罗通定（硫酸盐） Rotundine（Sulfate）	**忌配**	
洛贝林（盐酸盐） Lobeline（Hydrochloride）	可配	
M 麦角新碱（马来酸盐） Ergometrine（Maleate）	可配	
美芬丁胺（硫酸盐） Mephentermine（Sulfate）	可配	
N 脑垂体后叶素® Pituitrin	**忌配**	
能量合剂 Energy Composite	可配	
尼可刹米 Nikethamide	可配	
粘菌素（硫酸盐） Colymycin（Sulfate）	可配	
P 哌替啶（盐酸盐） Pethidine（Hydrochloride）	可配	
葡醛内酯 Glucurolactone	可配	
葡萄糖（5%，10%） Glucose（5%，10%）	可配	
葡萄糖氯化钠 Glucose and Sodium Chloride	可配	
葡萄糖酸钙（10%） Calcium Gluconate（10%）	可配	
普鲁卡因（盐酸盐） Procaine（Hydrochloride）	稀释	
普鲁卡因胺（盐酸盐） Procainamide（Hydrochloride）	可配	
Q 青霉素钾@ Benzylpenicillin Potassium	**忌配**	
青霉素钠@ Benzylpenicillin Sodium	**忌配**	
氢化可的松 Hydrocortisone	可配	
氢化可的松琥珀酸钠 Hydrocortisone Sodium Succinate	可配	
氢化麦角碱 Dihydroergotoxine	可配	
庆大霉素（硫酸盐）@ Gentamycin（Sulfate）	可配	
去甲肾上腺素（重酒石酸盐）Norepinephrine（Bitartrate）	可配	
去氧肾上腺素（盐酸盐）Phenylephrine（Hydrochloride）	**忌配**	
去乙酰毛花苷 Deslanoside	可配	
R 乳酸钠（11.2%） Sodium Lactate（11.2%）	可配	
S 三磷腺苷 Adenosine Triphosphate	可配	
山莨菪碱（氢溴酸盐） Anisodamine（Hydrobromide）	可配	
山梨醇 Sorbitol	可配	
肾上腺素（盐酸盐） Adrenaline（Hydrochloride）	可配	
四环素（盐酸盐） Tetracycline（Hydrochloride）	可配	
羧苄西林钠 Carbenicillin Sodium	可配	
缩宫素 Oxytocin	可配	

维生素 K₃ 加入以下药品（续）	配伍结果	备 注
T 碳酸氢钠（5%） Sodium Bicarbonate（5%）	忌配	
头孢噻啶 Cefaloridine	忌配	
W 万古霉素（盐酸盐） Vancomycin（Hydrochloride）	忌配	
维生素 B₁₂ Vitamin B₁₂	忌配	
维生素 B₂ Vitamin B₂	可配	
维生素 B₆ Vitamin B₆	可配	
维生素 C Vitamin C	忌配	
X 细胞色素 C Cytochrome C	可配	
溴化钙（5%） Calcium Bromide（5%）	可配	
Y 依他尼酸钠 Sodium Etacrynate	忌配	
异丙嗪（盐酸盐） Promethazine（Hydrochloride）	稀释	
异丙肾上腺素（盐酸盐） Isoprenaline（Hydrochloride）	可配	
异戊巴比妥钠 Amobarbital Sodium	忌配	
异烟肼 Isoniazid	可配	
右旋糖酐 40（含盐） Dextran 40（Sodium Chloride）	忌配	

鱼精蛋白

Protamine

制剂规格与 pH 值　硫酸盐注射液：5mL：50mg；10mL：100mg。粉针剂：每支 50mg。pH（1%）：2.5～3.5。

药理作用及应用　具有强碱性基团，直接拮抗作用使肝素失去抗凝活性。专用于肝素过量所引起的出血。也用于自发性出血尤其是咯血的治疗。

用法用量　静注：抗肝素过量，用量与最后一次肝素剂量相配比（1mg 硫酸鱼精蛋白可中和100～130u 肝素），每次不超过 5mL（50mg），2h 内用药不宜超过 100mg。自发性出血：静滴 5～8mg/(kg·d)，一日 2 次，连用不超过 3d。

适宜溶剂　静注：25～50mg 直接静注或稀释于 0.9%氯化钠注射液 10mL；静滴：25～50mg 稀释于 0.9%氯化钠注射液 300～500mL。

给药速度　静注：10～12min；一般以 0.5mL/min 的速度静注。静滴：0.5～2h。

不良反应　可引起心动过缓、胸闷、呼吸困难及血压降低，大多因静注过快所致。注射后有恶心呕吐、面红潮热及倦怠，如作用短暂，无须治疗。偶有过敏反应。

禁忌/慎用证　孕妇及哺乳期妇女，对鱼过敏、男性不育或输精管切除者慎用。

药物相互作用　碱性药物可使其失去活性。

注意事项　静注应缓慢，并应备有抢救休克的药物和设备。一次用药 5～15min 后，可做"活化部分凝血活酶时间"或凝血酶时间测定，以估计用量是否适当，在大剂量肝素应用后更有必要。对血容量偏低患者，宜补充血容量后再用本品，以防周围循环衰竭。由于本品自身具有抗凝作用，因此 2h 内（本品作用有效时间内）剂量不宜超过 100mg。除非另有依据，不得加大剂量。曾用本品产生不良反应者勿再使用。

配伍表

鱼精蛋白（硫酸盐）加入以下药品	配伍结果	备 注
A 阿米卡星（硫酸盐） Amikacin（Sulfate）	可配	
阿糖胞苷（盐酸盐） Cytarabine（Hydrochloride）	可配	
阿托品（硫酸盐） Atropine（Sulfate）	可配	
氨苄西林钠@ Ampicillin Sodium	**忌配**	
氨苄西林–舒巴坦钠 Ampicillin-Sulbactam Sodium	**忌配**	
氨茶碱 Aminophylline	**忌配**	
氨基己酸 Aminocaproic Acid	可配	
氨甲苯酸 Aminomethylbenzoic Acid	可配	
氨甲环酸 Tranexamic Acid	可配	
B 胞磷胆碱 Citicoline	可配	
苯巴比妥钠 Phenobarbital Sodium	可配	
C 长春新碱（硫酸盐） Vincristine（Sulfate）	可配	
D 大观霉素（盐酸盐） Spectinomycin（Hydrochloride）	**忌配**	
地塞米松（磷酸盐） Dexamethasone（Phosphate）	可配	
东莨菪碱（氢溴酸盐） Scopolamine（Hydrobromide）	可配	
毒毛旋花子苷 K Strophanthin K	可配	
多巴胺（盐酸盐） Dopamine（Hydrochloride）	可配	
多巴酚丁胺（盐酸盐） Dobutamine（Hydrochloride）	可配	
多粘菌素 B（硫酸盐） Polymyxin B（Sulfate）	**忌配**	
多柔比星（盐酸盐） Doxorubicin（Hydrochloride）	可配	
E 二氮嗪 Diazoxide	**忌配**	
二甲弗林 Dimefline	可配	
F 法莫替丁 Famotidine	可配	
酚磺乙胺 Etamsylate	可配	
酚妥拉明（甲磺酸盐） Phentolamine（Mesylate）	可配	
呋塞米 Furosemide	**忌配**	
氟尿嘧啶 Fluorouracil	可配	
辅酶 A Coenzyme A	可配	
复方氨基酸 Amino Acid Compound	可配	
G 谷氨酸钠（28.75%） Sodium Glutamate（28.75%）	可配	
H 红霉素（乳糖酸盐） Erythromycin（Lactobionate）	**忌配**	
环丙沙星 Ciprofloxacin	可配	
J 肌苷 Inosine	可配	
甲泼尼龙琥珀酸钠 Methylprednisolone Sodium Succinate	**忌配**	
甲硝唑 Metronidazole	可配	
甲氧明（盐酸盐） Methoxamine（Hydrochloride）	可配	
间羟胺（重酒石酸盐） Metaraminol（Bitartrate）	可配	

鱼精蛋白（硫酸盐）加入以下药品（续）	配伍结果	备 注
精氨酸（25%，盐酸盐） Arginine（25%，Hydrochloride）	可配	
K 卡那霉素（硫酸盐） Kanamycin（Sulfate）	可配	
克林霉素（磷酸盐） Clindamycin（Phosphate）	可配	
L 雷尼替丁（盐酸盐） Ranitidine（Hydrochloride）	可配	
利巴韦林 Ribavirin	可配	
利舍平 Reserpine	可配	
林格液 Sodium Chloride Compound	可配	
硫酸镁（10%，25%） Magnesium Sulfate（10%，25%）	可配	
氯胺酮（盐酸盐） Ketamine（Hydrochloride）	可配	
氯丙嗪（盐酸盐） Chlorpromazine（Hydrochloride）	可配	
氯氮䓬 Chlordiazepoxide	忌配	
氯化钙（3%，5%） Calcium Chloride（3%，5%）	可配	
氯化钾（10%） Potassium Chloride（10%）	可配	
氯化钠（0.9%） Sodium Chloride（0.9%）	可配	
氯霉素 Chloramphenicol	可配	
洛贝林（盐酸盐） Lobeline（Hydrochloride）	可配	
M 麦角新碱（马来酸盐） Ergometrine（Maleate）	可配	
毛花苷丙 Lanatoside C	可配	
美芬丁胺（硫酸盐） Mephentermine（Sulfate）	可配	
N 脑垂体后叶素® Pituitrin	可配	
能量合剂 Energy Composite	忌配	
尼可刹米 Nikethamide	可配	
尿激酶 Urokinase	忌配	
P 葡萄糖（5%，10%） Glucose（5%，10%）	可配	
葡萄糖氯化钠 Glucose and Sodium Chloride	可配	
葡萄糖酸钙（10%） Calcium Gluconate（10%）	可配	
Q 青霉素钠® Benzylpenicillin Sodium	忌配	
氢化可的松 Hydrocortisone	可配	
氢化可的松琥珀酸钠 Hydrocortisone Sodium Succinate	可配	
庆大霉素（硫酸盐）® Gentamycin（Sulfate）	可配	
去甲肾上腺素（重酒石酸盐） Norepinephrine（Bitartrate）	可配	
全血 Whole Blood	忌配	
R 柔红霉素（盐酸盐） Daunorubicin（Hydrochloride）	可配	
乳酸钠（11.2%） Sodium Lactate（11.2%）	忌配	
S 三磷腺苷 Adenosine Triphosphate	忌配	
肾上腺素（盐酸盐） Adrenaline（Hydrochloride）	可配	
顺铂 Cisplatin	可配	
丝裂霉素 Mitomycin	忌配	
羧苄西林钠 Carbenicillin Sodium	忌配	
缩宫素 Oxytocin	可配	

鱼精蛋白（硫酸盐）加入以下药品（续）	配伍结果	备　注
T 碳酸氢钠（5%）　Sodium Bicarbonate（5%）	可配	
头孢呋辛钠　Cefuroxime Sodium	**忌配**	
头孢拉定　Cefradine	**忌配**	
头孢美唑钠　Cefmetazole Sodium	**忌配**	
头孢哌酮钠　Cefoperazone Sodium	**忌配**	
头孢噻肟钠　Cefotaxime Sodium	**忌配**	
头孢他啶　Ceftazidime	**忌配**	
头孢唑林钠　Cefazolin Sodium	**忌配**	
托西溴苄铵　Bretylium Tosilate	**忌配**	
妥布霉素（硫酸盐）@ Tobramycin（Sulfate）	可配	
W 维拉帕米（盐酸盐）　Verapamil（Hydrochloride）	可配	
维生素 B_6　Vitamin B_6	可配	
维生素 C　Vitamin C	可配	
维生素 K_1　Vitamin K_1	可配	
细胞色素 C　Cytochrome C	可配	
X 硝普钠　Sodium Nitroprusside	**忌配**	
血浆　Blood Plasma	**忌配**	
Y 氧氟沙星　Ofloxacin	可配	
异丙嗪（盐酸盐）　Promethazine（Hydrochloride）	可配	
异丙肾上腺素（盐酸盐）　Isoprenaline（Hydrochloride）	可配	
异烟肼　Isoniazid	可配	
罂粟碱（盐酸盐）　Papaverine（Hydrochloride）	**忌配**	
右旋糖酐 40（含盐）　Dextran 40（Sodium Chloride）	可配	

抑肽酶

（抑胰肽酶，胰蛋白酶抑制剂）

Aprotinin

制剂规格与 pH 值　注射用粉针剂：每支 5 万 u，10 万 u，50 万 u。抑肽酶注射液：5mL∶10 万 u；50mL∶50 万 u。pH（6u/mL）：5.0～7.0。

药理作用及应用　为牛腮、胰、肺组织提取的广谱蛋白酶抑制剂，对各种激肽释放酶、胰蛋白酶、糜蛋白酶、纤溶酶和凝血酶等均有抑制作用，对溶酶体内的水解酶也有一定的抑制作用。用于治疗和预防各种纤维蛋白溶解所引起的急性出血；用于血管通透性增加所引起的血压下降或休克状态；也用于各型胰腺炎的预防和治疗腹腔疾病或手术引起的腹腔粘连。本品每毫克效价不低于 3 600u，每毫升含 2 万 u。

用法用量　使用前用 5%葡萄糖或 0.9%氯化钠注射液溶解。纤维蛋白溶解引起的急性失血：立即静注 40 万～60 万 u，每分钟不超过 10 万 u，以后每 2h 注入 10 万 u，直至出血停止。手术出血：术前 20 万 u 缓慢静注，术中静注 20 万 u，术后 20 万～50 万 u/d，连续 2～3d。体外循环心内直视手术：分流前在预充液中一次性加入抑肽酶 200 万 u，此后每 2h 增加 100 万 u。创伤性或失血性休克：首剂 10min 内静注 50 万 u，以后 6h 补充注入 40 万～60 万 u/d，6min 内注完，连续 48～96h。治疗连续性渗血：局部喷洒或在内镜直视下，做病灶局部喷洒，用量为 10 万～20 万 u；婴幼儿抑肽酶用量以 15 万 u/次，或遵医嘱。各型胰腺炎：发病第一、二日，静注 40 万～60 万 u/d，首剂用量 20 万 u，静脉缓推，每分钟不超过 10 万 u，维持量应使用 4 次/d；静滴，每 4h 10 万～20 万 u。预防和治疗粘连：胸膜炎，腹膜结核病及腹腔手术关腹前，腹腔内或胸腔内直接注入 10 万～20 万 u。

适宜溶剂 静注：1 万～2 万 u 稀释于 0.9%氯化钠或 25%葡萄糖注射液 20mL；静滴：8 万～12 万 u 稀释于 5%葡萄糖注射液 250mL。

给药速度 静注：2～4min，速度 1 万 u/min；静滴：1h。

稳定性 冻干粉针宜贮存于冷暗处。

不良反应 偶有恶心、呕吐、腹泻，极少数患者 Cr 短暂增高、肌痛、过敏反应、类过敏反应。

禁忌/慎用证 对本药过敏者及弥漫性血管内凝血患者禁用。过敏性体质者慎用。

药物相互作用 与四环素、β内酰胺抗生素、肾上腺皮质激素、氨基酸营养液或脂肪乳配伍可出现混浊、沉淀、变色和活性降低。

注意事项 用药前应进行过敏反应试验。推荐使用抑肽酶的同时，静脉给予抗组胺剂。

配伍表

抑肽酶加入以下药品	配伍结果	备 注
A 阿替普酶 Alteplase	忌配	
氨苄西林钠@ Ampicillin Sodium	忌配	
C 促皮质素 Corticotrophin	忌配	
D 地塞米松（磷酸盐） Dexamethasone（Phosphate）	忌配	
F 复方氨基酸 Amino Acid Compound	忌配	
J 甲泼尼龙琥珀酸钠 Methylprednisolone Sodium Succinate	忌配	
L 拉氧头孢钠 Latamoxef Sodium	忌配	
林格液 Sodium Chloride Compound	可配	
氯化钠（0.9%） Sodium Chloride（0.9%）	可配	
M 美洛西林钠 Mezlocillin Sodium	忌配	
P 哌拉西林-他唑巴坦钠 Piperacillin-Tazobactam Sodium	忌配	
泼尼松龙磷酸钠 Prednisolone Phosphate Sodium	忌配	
葡萄糖（5%，10%） Glucose（5%，10%）	可配	
葡萄糖氯化钠 Glucose and Sodium Chloride	可配	
Q 羟乙基淀粉 Hydroxyethyl Starch	忌配	
青霉素钾@ Benzylpenicillin Potassium	忌配	
青霉素钠@ Benzylpenicillin Sodium	忌配	
氢化可的松 Hydrocortisone	忌配	
氢化可的松琥珀酸钠 Hydrocortisone Sodium Succinate	忌配	
S 四环素（盐酸盐） Tetracycline（Hydrochloride）	忌配	

抑肽酶加入以下药品（续）	配伍结果	备　注
羧苄西林钠 Carbenicillin Sodium	忌配	
T 替卡西林钠 Ticarcillin Sodium	忌配	
替卡西林-克拉维酸钾 Ticarcillin Sodium-Clavulanate Potassium	忌配	
头孢吡肟（盐酸盐）Cefepime（Hydrochloride）	忌配	
头孢呋辛钠 Cefuroxime Sodium	忌配	
头孢甲肟 Cefmenoxime	忌配	
头孢拉定 Cefradine	忌配	
头孢美唑钠 Cefmetazole Sodium	忌配	
头孢米诺钠 Cefminox Sodium	忌配	
头孢哌酮钠 Cefoperazone Sodium	忌配	
头孢哌酮钠-舒巴坦钠 Cefoperazone Sodium-Sulbactam Sodium	忌配	
头孢匹胺钠 Cefpiramide Sodium	忌配	
头孢匹林 Cefapirin	忌配	
头孢羟唑 Cefamandole	忌配	
头孢曲松钠 Ceftriaxone Sodium	忌配	
头孢噻啶 Cefaloridine	忌配	
头孢噻吩钠 Cefalothine Sodium	忌配	
头孢噻肟钠 Cefotaxime Sodium	忌配	
头孢他啶 Ceftazidime	忌配	
头孢西丁钠 Cefoxitin Sodium	忌配	
头孢唑林钠 Cefazolin Sodium	忌配	
头孢唑肟钠 Ceftizoxime Sodium	忌配	
X 血管舒缓素 Kallidinogenase	忌配	
Y 亚胺培南-西司他丁钠 Imipenem-Cilastatin Sodium	忌配	

血凝酶

（立芷雪，立止血，巴曲酶，蛇凝血素酶，矛头蝮蛇血凝酶）

Hemocoagulase atrox

（Reptilase，Batroxobin，Hemocoagulas）

制剂规格　注射用冻干粉针剂：每支 1 克氏单位（Ku）。1Ku，即 2 克劳伯茨基（Klubusitzky）单位，是指在体外 37℃，使 1mL 标准人血浆在 60s±20s 内凝固的血凝酶活性量。每支血凝酶附有 2mL 溶剂/支。该粉针剂为白色松散粉末，无臭，易溶于水。

药理作用及应用　本品为从矛头蝮蛇 Bathrops atrox 的毒液分离出来的凝血物质，是 17 种氨基酸组成的单链糖蛋白，总氨基酸数 231 个。含两种类酶成分：类凝血酶（巴西矛头蝮蛇巴曲酶 Batroxobin atrox）及磷脂依赖性凝血因子 X 激活物（Phospholipid-depending Factor χ Activator, FχA）。1998 年我国国家基本药物目录将本品以血凝酶作为通用名收载，并于 2000 年入编《国家基本医疗保险药品目录》。本品的类凝血酶作用是切断纤维蛋白原α链 N 端的 A 纤维蛋白肽，形成一种不稳定的纤维蛋白，能使血管收缩促进凝血；本品的类凝血激酶能促进凝血酶原转变为凝血酶，能使即便是无钙的血浆也能产生不稳定的纤维蛋白；另外，本品可提高血小板聚集功能，使之发生不可逆的聚集。以上三个方面共同作用，产生本品的止血效应。本品在体内逐步被 α_2 巨球蛋白、α-抗胰蛋白酶结合而降解，由网状内皮系统及肾脏清除。

用法用量 本品可静注、静滴、肌注、皮注或腹腔内注射，并可迅速吸收。体表伤口出血及鼻出血可用纱布蘸药（1:10～1:100 倍稀释）外用压迫止血。肌注在 15～25min、静注在 5～10min 起效，药效分别维持 48h 及 24h。本品每日仅需注射 1 次。各种内出血（肺、肾、食道、胃肠、癌肿等）可同时静注及肌注各 1Ku，以后每日肌注 1Ku 至出血停止（1～7d，通常 3d 显效时停药）。月经过多时每日肌注 1Ku，共 3d 可见显效。新生儿可与维生素 K 合用，每日肌注 0.2～0.5Ku 共 2d。外科手术前 1h 肌注 1Ku 或术前静滴 1Ku，术后连续 3d，每日肌注 1Ku 可显著减少创面渗血量。蛛网膜下隙出血可向腔内注射 1～2Ku，1～2d1 次。各种内出血时，在内窥镜直视下向出血点喷洒 1～2Ku 亦有止血作用。本品作用仅局限在出血部位的纤维蛋白形成与血小板聚集，对封闭的血管内不会有此效应，不存在引起 DIC 的不良作用。

给药速度 静注：1Ku/2min；静滴：以 0.9%氯化钠注射液稀释 1Ku（20～40mL），2～5min 滴完。

稳定性 冻干粉在 30℃以下室温避光密封贮存。注射液在室温下 6h 稳定。

不良反应 罕见。偶有过敏样反应，如皮疹、出汗、寒战、心动过速，可按抗过敏及输液反应处理。

禁忌/慎用证 对本品过敏者禁用，妊娠头 3 个月者慎用。

药物相互作用 止血与血凝固必须有正常血小板及凝血因子为前提。故血小板缺乏或某些凝血因子缺乏者应补充新鲜血液，使血凝酶正常发挥作用，对长时间手术、肝功不良、重症衰弱者更应如此。新生儿常有维生素 K 缺乏，本品宜与维生素 K_1 联用。

注意事项 ①本品不能代替较大血管断裂出血而进行外科手术的血管结扎缝合，只适用于无明显血管内正压的肺喷射性出血。②有几种蝮蛇（矛头蝮蛇、大具窍蝮蛇、枪蝰蛇等）的毒液都含有巴曲酶，但其药理作用可以不同甚至相反。如蝮蛇中的一个亚型 Bathrops mojeni（暮基蝮蛇）、长白山白眉蝮蛇、尖吻蝮蛇的毒液会含降纤酶，日本的基因工程产品东菱克栓酶，用于抗栓、溶栓，也称为巴曲酶，切勿混淆误用（见下一节降纤酶）。

配伍表

血凝酶加入以下药品	配伍结果	备 注
L 氯化钠（0.9%）Sodium Chloride（0.9%）	可配	供稀释静滴
Q 其他注射液 Other Injections	**忌配**	
Z 注射用水 Water for Injection	可配	

第三节 抗凝血及抗血栓药

肝素钠
Heparin Sodium

制剂规格与 pH 值 注射液：2mL：1 000u；2mL：5 000u；2mL：12.5 万 u。pH（1.25 万 u/mL）：7.0～8.5。

药理作用及应用 本品干扰血凝过程的许多环节，在体内外都有抗凝血作用。用于防治血栓形成或栓塞性疾病；各种原因引起的弥漫性血管内凝血；也用于血液透析、体外循环、导管术、微血管手术等操作中及某些血液标本或器械的抗凝处理。

用法用量 深部皮注：首次 5 000～10 000u，以后 8 000～10 000u，8h 1 次；或 1.5 万～2 万 u 每 12h 1 次，24h 总量为 3 万～4 万 u。静注：首次 5 000～10 000u，之后 100u/kg，4h 1 次。静滴：一日 2 万～4 万 u，静滴前可先静注 5 000u 作为初次剂量。预防性治疗：高危血栓形成患者，大多是用于腹部手术之后，以防止深部静脉血栓。在外科手术前 2h 先给 5 000u 肝素皮下注射，然后 8～12h 给 5 000u，共约 7d。

适宜溶剂 静注：5 000～10 000u 稀释于 0.9%氯化钠注射液 20mL；静滴：5 000～10 000u 稀释于 0.9%氯化钠或 5%葡萄糖氯化钠注射液 500mL。

给药速度 静注：2～5min；静滴：1h，持续滴速 15～20u/（kg·h）。

稳定性 本品颜色为无色至浅黄色。颜色的轻微变化不影响其药效。稀释液应避免冻存。玻璃容器、塑料注射器和过滤器对肝素有吸附作用，但不降低疗效。

不良反应 用药过多可致自发性出血、骨质疏松，偶见过敏反应、血小板减少及注射部位红肿。

禁忌/慎用证 对肝素过敏、有自发出血倾向者，血液凝固迟缓者，溃疡病、创伤、产后出血者及严重肝功能不全者禁用。有过敏性疾病及哮喘病史、口腔手术等易致出血的操作、已口服足量的抗凝药者，以及月经量过多者、妊娠后期及产后妇女慎用。60 岁以上老年人应减量并加强监测。

药物相互作用 本品与依那普利合用，增加高血钾的危险；与布洛芬合用，可能增加出血的危险。

注意事项 除皮注外不宜局部注射或肌注，以免注射局部发生红斑、肿痛、血肿。本品供深部皮注或静脉给药。皮注 30～60min 起效，急症多用静脉给药。用药期间应定时检测凝血时间；60 岁以上老年人应减少用量，加强监测；用药时应备有对抗肝素过量出血的鱼精蛋白注射液（1mg 对抗肝素 100～130u）。

配伍表

肝素钠加入以下药品	配伍结果	备 注
A 阿米卡星（硫酸盐） Amikacin（Sulfate）	忌配	
阿糖胞苷（盐酸盐） Cytarabine（Hydrochloride）	忌配	
氨苄西林钠@ Ampicillin Sodium	忌配	
氨茶碱 Aminophylline	可配	
B 苯海拉明（盐酸盐） Diphenhydramine（Hydrochloride）	忌配	

肝素钠加入以下药品（续）	配伍结果	备　注
C 长春新碱（硫酸盐）　Vincristine（Sulfate）	忌配	
D 地塞米松（磷酸盐）　Dexamethasone（Phosphate）	可配	
多巴胺（盐酸盐）　Dopamine（Hydrochloride）	可配	
多粘菌素 B（硫酸盐）　Polymyxin B（Sulfate）	忌配	
多柔比星（盐酸盐）　Doxorubicin（Hydrochloride）	忌配	
F 呋塞米　Furosemide	忌配	
氟哌利多　Droperidol	稀释	
复方氨基酸　Amino Acid Compound	可配	
复方醋酸钠　Sodium Acetate Compound	忌配	
H 红霉素（乳糖酸盐）　Erythromycin（Lactobionate）	忌配	
磺胺嘧啶钠　Sulfadiazine Sodium	可配	
磺胺异噁唑（二醇胺盐）　Sulfafurazole（Diolamine）	忌配	
J 甲基多巴　Methyldopa	可配	
肼屈嗪（盐酸盐）　Hydralazine（Hydrochloride）	忌配	
K 卡那霉素（硫酸盐）　Kanamycin（Sulfate）	忌配	
克林霉素（磷酸盐）　Clindamycin（Phosphate）	可配	
L 利多卡因（盐酸盐）　Lidocaine（Hydrochloride）	可配	
利舍平　Reserpine	忌配	
链霉素（硫酸盐）　Streptomycin（Sulfate）	忌配	
两性霉素 B　Amphotericin B	可配	
林格液　Sodium Chloride Compound	可配	
氯苯那敏　Chlorphenamine	忌配	
氯丙嗪（盐酸盐）　Chlorpromazine（Hydrochloride）	忌配	
氯化钾（10%）　Potassium Chloride（10%）	可配	
氯化钠（0.9%）　Sodium Chloride（0.9%）	可配	
氯霉素　Chloramphenicol	忌配	
氯霉素琥珀酸酯钠　Chloramphenicol Succinate Sodium	可配	
M 吗啡（盐酸盐）　Morphine（Hydrochloride）	忌配	
N 脑垂体后叶素®　Pituitrin	可配	
尼可刹米　Nikethamide	可配	
粘菌素（硫酸盐）　Colymycin（Sulfate）	忌配	
P 哌替啶（盐酸盐）　Pethidine（Hydrochloride）	忌配	
葡萄糖（5%，10%）　Glucose（5%，10%）	忌配	
葡萄糖氯化钠　Glucose and Sodium Chloride	可配	
葡萄糖酸钙（10%）　Calcium Gluconate（10%）	可配	
普鲁卡因（盐酸盐）　Procaine（Hydrochloride）	忌配	
Q 青霉素钾®　Benzylpenicillin Potassium	忌配	
青霉素钠®　Benzylpenicillin Sodium	忌配	
氢化可的松　Hydrocortisone	稀释	
氢化可的松琥珀酸钠　Hydrocortisone Sodium Succinate	忌配	

肝素钠加入以下药品（续）	配伍结果	备　注
庆大霉素（硫酸盐）@ Gentamycin（Sulfate）	忌配	
去甲肾上腺素（重酒石酸盐）Norepinephrine（Bitartrate）	可配	
S 四环素（盐酸盐）Tetracycline（Hydrochloride）	忌配	
T 头孢噻啶 Cefaloridine	忌配	
头孢噻吩钠 Cefalothine Sodium	忌配	
W 万古霉素（盐酸盐）Vancomycin（Hydrochloride）	忌配	
维生素 C　Vitamin C	可配	
X 西咪替丁（盐酸盐）Cimetidine（Hydrochloride）	可配	
新生霉素 Novobiocin	忌配	
Y 烟酰胺 Nicotinamide	稀释	
洋地黄毒苷 Digitoxin	稀释	
依他尼酸钠 Sodium Etacrynate	忌配	
异丙嗪（盐酸盐）Promethazine（Hydrochloride）	忌配	
异丙肾上腺素（盐酸盐）Isoprenaline（Hydrochloride）	可配	

肝素钙

Heparin Calcium

制剂规格　注射剂：2 500u：0.3mL；5 000u：1mL；7 500u：1mL；1 万 u：1mL。

药理作用及应用　与肝素钠相似。肝素钠为氨基葡聚糖硫酸钠；本品为氨基葡聚糖硫酸钙，以离子交换法由肝素钠制备。肝素钙的优点是皮下注射后不会降低皮下组织毛细血管钙胶质含量与通透性，不会引起局部出血；肝素钙还有抗肾素与抗醛固酮活性，适用于人工肾、人工肝与体外循环。

用法用量　用法以深部皮注为主，皮注的刺激性比肝素钠小。亦可用于静注或静滴。主要用于血栓-栓塞疾病的防治。皮注：成人用量（参照《美国药典》剂量标准）深部皮下（皮下脂肪内）注射，首剂 1 万~2 万 u，然后每 8h 注射 8 000～10 000u，或按凝血时间参数调整用量。首剂亦可采用静注，以 0.9%氯化钠 50~100mL 稀释后缓慢推注，小儿用量：初始量按 50u/kg 静注，然后 4h 静注 50～100u/kg，按凝血时间参数指导用量；静滴给药时，首剂为 50u/kg，继为 100u/kg，4h1 次。

适宜溶剂　0.9%氯化钠注射液 50～100mL(静注)，150～250mL(静滴)。

给药速度　静注：1～2min；静滴：15～20min。

稳定性　可在室温下（15~30℃）密封、避光保存，有变色、沉淀时不可使用，以葡萄糖注射液稀释易发生此种改变。

不良反应　过敏反应如皮疹、寒战、发热、鼻炎、哮喘、休克，消化道反应如恶心、呕吐、厌食，局部反应如注射部位疼痛、红肿、血肿（但都比肝素钠为轻）。偶见血小板减少。肝素钙肌注可致局部血肿。

禁忌/慎用证　对本品过敏，存在活动性出血且不易控制、患有出血性疾病如血友病、血小板减少、紫癜、溃疡病、溃疡性结肠炎、颅内出血史、高血压重症、流产、伤口渗血或出血、胃肠或腰椎留置导管者禁用。有过敏史、哮喘病、月经过多、视网膜血管病变、孕妇慎用。

药物相互作用　甲巯咪唑、丙硫氧嘧啶等抗甲状腺药可增强肝素的抗凝作用；香豆素类、水杨酸类、潘生丁、皮质激素等亦可使抗凝作用加强。抗组胺药（如苯海拉明）、四环素、洋地黄类可拮抗本品的作用。与碱性注射药混合即可产生沉淀、混浊。

注意事项　皮注应深达脂肪层，但勿穿过脂肪层到达肌肉（肌注可致血肿），部位选择以腹壁脐以下，距脐 3cm 以上为宜。

配伍表

肝素钙加入以下药品	配伍结果	备　注
A　阿米卡星（硫酸盐）　Amikacin（Sulfate）	忌配	
阿曲库铵（苯磺酸盐）　Atracurine（Besilate）	忌配	
阿替普酶　Alteplase	忌配	
安吖啶　Amsacrine	忌配	
氨力农　Amrinone	忌配	
胺碘酮（盐酸盐）⑫　Amiodarone（Hydrochloride）	忌配	
B　苯妥英钠　Phenytoin sodium	忌配	
表柔比星　Epriubicin	忌配	
玻璃酸酶　Hyaluronidase	忌配	
C　长春新碱　Vincristine	忌配	
D　地尔硫䓬（盐酸盐）　Diltiazem（Hydrochloride）	忌配	
地西泮®　Diazepam	忌配	
多巴酚丁胺（盐酸盐）　Dobutamine（Hydrochloride）	忌配	
多粘菌素 E　Polymycin E	忌配	
多粘菌素 B　Polymyxin B	忌配	
多柔比星　Adriamycin	忌配	
多西环素（盐酸盐）　Doxycycline（Hydrochloride）	忌配	
对氨基水杨酸钠　Sodium Aminosalicylate	忌配	
F　非格司亭　Filgrastim	忌配	
氟哌啶醇（乳酸盐）　Haloperidol（Lactate）	忌配	
氟哌利多　Droperidol	忌配	
H　红霉素（乳糖酸盐）　Erythromycin（Lactobionate）	忌配	
环丙沙星　Ciprofloxacin	忌配	
J　吉他霉素（酒石酸盐）　Kitasamycin（Tartrate）	忌配	
甲氧西林钠　Meticillin Sodium	忌配	
K　卡那霉素（硫酸盐）　Kanamycin（Sulfate）	忌配	
可待因（磷酸盐）　Codeine（Phosphate）	忌配	
L　拉贝洛尔（盐酸盐）　Labetalol（Hydrochloride）	忌配	
利舍平　Reserpine	忌配	
链霉素（硫酸盐）　Streptomycin（Sulfate）	忌配	
氯丙嗪（盐酸盐）　Chlorpromazine（Hydrochloride）	忌配	

肝素钙加入以下药品（续）	配伍结果	备　注
氯化钠（0.9%） Sodium Chloride（0.9%）	可配	
M 美沙酮（盐酸盐）Methadone Hydrochloride	忌配	
米托蒽醌（盐酸盐）Mitoxantrone Hydrochloride	忌配	
N 尼卡地平（盐酸盐） Nicardipine（Hydrochloride）	忌配	
P 哌替啶（盐酸盐） Pethidine（Hydrochloride）	忌配	
Q 青霉素钠@ Benzylpenicillin Sodium	忌配	
青霉素钾@ Benzylpenicillin Sotassium	忌配	
庆大霉素（硫酸盐）@ Gentamycin（Sulfate）	忌配	
氢化可的松琥珀酸钠 Hydrocortisone sodium succinate	忌配	
R 乳酸钠 Sodium lactate	忌配	
柔红霉素 Daunorubicin	忌配	
S 三氟拉嗪（盐酸盐）Trifluoperazine（Hydrochloride）	忌配	
T 头孢噻啶 Cefaloridine	忌配	
妥布霉素（硫酸盐）@ Tobramycin（Sulfate）	忌配	
W 万古霉素（盐酸盐） Vancomycin（Hydrochloride）	忌配	
X 新生霉素钠 Novobiocin Sodium	忌配	
Y 鱼精蛋白（硫酸盐）Protamine（Sulfate）	忌配	

华法林钠

（苄丙酮香豆素，华法令）

Warfarin Sodium

制剂规格与 pH 值　冻干粉针剂（美国杜邦公司）：每支含华法林钠 2mg 或 5mg 及其他辅料甘露醇等。pH（1mg/mL）：8.1～8.3。

药理作用及应用　为双香豆素类中效抗凝剂。具有抗凝和抗血小板聚集功能。预防和治疗深部血栓栓塞性疾病，包括肺栓塞、深部静脉栓塞、脑血管栓塞、心肌梗死，可替代肝素用于需长期持续抗凝者。其作用机制为对维生素 K 的竞争性抑制，使维生素 K 依赖性凝血因子合成受阻，故用药并非立即产生抗凝作用，不适用于紧急抗凝。

用法用量　仅供静注：每次 5～15mg，一日 1 次，剂量按凝血酶原时间调整。

适宜溶剂　每支稀释于注射用水 3～10mL 中。

给药速度　缓慢静注：1～2min。

稳定性　药液溶解后宜在 4h 内用毕，药液在 pH 值<8 时可析出沉淀。

不良反应　过量易致各种出血。偶见有恶心、呕吐、腹泻、瘙痒性皮疹、过敏性反应及皮肤坏死。曾报道大量口服出现双侧乳房坏死、微血管病或溶血性贫血及大范围皮肤坏疽；一次量过大时尤其危险。

禁忌/慎用证　近期手术及手术后 3d 内、有出血倾向、严重肝肾疾病、活动性消化性溃疡、各种原因的维生素 K 缺乏症和脑、脊髓、眼科手术者、先兆流产及孕妇禁用。恶病质、衰弱或发热、慢性酒精中毒、活动性肺结核、充血性心力衰竭、月经过多、精神病患者慎用。

药物相互作用 与血浆蛋白的亲和力高、抑制肝微粒体酶、减少维生素 K 的吸收和影响凝血酶原合成等药物与本品合用均可影响本品的抗凝作用。

注意事项 严格掌握适应证，在无血浆凝血酶原时间测定的条件时，切不可滥用本品，该测定正常值为 12~14s，与参照标准品相差<3s；个体差异较大，治疗期间应依据凝血酶原时间国际标准化比值（INR）调整用量；治疗期间还应严密观察口腔黏膜，鼻腔、皮下出血及大便隐血、血尿等，用药期间应避免不必要的手术操作；本品系间接作用抗凝药，半衰期长，维持量是否足够要观察 5~7d 才下结论。

配伍表

华法林钠加入以下药品	配伍结果	备　注
2：3：1 注射液　2：3：1 Injection	忌配	
A 阿米卡星（硫酸盐）　Amikacin（Sulfate）	忌配	
F 复合维生素 B　Compound Vitamin B	忌配	
J 间羟胺（重酒石酸盐）　Metaraminol（Bitartrate）	忌配	
L 氯化钠（0.9%）　Sodium Chloride（0.9%）	可配	
P 葡萄糖（5%，10%）　Glucose（5%，10%）	忌配	
葡萄糖氯化钠 Glucose and Sodium Chloride	忌配	
R 乳酸钠（11.2%）　Sodium Lactate（11.2%）	可配	
S 肾上腺素（盐酸盐）　Adrenaline（Hydrochloride）	忌配	
四环素（盐酸盐）　Tetracycline（Hydrochloride）	忌配	
缩宫素 Oxytocin	忌配	
T 头孢匹林 Cefapirin	稀释	用 0.9%氯化钠注射液稀释
W 万古霉素（盐酸盐）　Vancomycin（Hydrochloride）	忌配	
维生素 C　Vitamin C	忌配	
Y 右旋糖酐 40（含盐）　Dextran 40（Sodium Chloride）	可配	

重组水蛭素

Lepirudin

制剂规格 粉针剂：每支 50mg。

药理作用及应用 本品是一种来源于酵母细胞的基因工程重组水蛭素，直接抑制凝血酶的作用。除抑制肝素诱导的血小板活化外，对血小板功能无直接影响。可用于 DIC（弥散性血管内凝血）、手术后血栓形成、体外循环、血管成形术、深静脉血栓形成等的抗血栓治疗。

用法用量 静注：起始剂量为 0.4mg/kg，一次性注射（15~20s）给药，溶液浓度为 5mg/mL，最大注射量为 8.8mL。静滴：维持剂量为 0.15mg/（kg·h），连续静脉输注 2~10d。剂量应根据部分活化凝血活酶原时间测定（APTT）值进行调整。

适宜溶剂 静滴：50mg 溶解于 1mL 注射用水或 0.9%氯化钠注射液，再稀释于 0.9%氯化钠注射液或 5%葡萄糖注射液 250mL 或 500mL。

稳定性 重新配制的溶液应立即使用，使用前将溶液加热至室温。

不良反应 可见心力衰竭、心包积液及心室颤动，罕见血管性水肿等不良反应。

禁忌/慎用证 对本药过敏者禁用。

药物相互作用 与丹参合用有增加出血的危险。

注意事项 用药前后及用药时应当检查或监测活化部分凝血活酶时间、凝血时间、出血症状或体征。肾功能不全时剂量要调整。

配伍表

重组水蛭素加入以下药品	配伍结果	备 注
L 氯化钠（0.9%） Sodium Chloride（0.9%）	可配	
P 葡萄糖（5%，10%） Glucose（5%，10%）	可配	

尿激酶
Urokinase

制剂规格与 pH 值 注射用粉针剂：每支 500u，1 000u，5 000u，1 万 u，2 万 u，5 万 u，10 万 u，20 万 u，25 万 u。pH（1 000u/mL）：7.43。

药理作用及应用 本品直接使血块表面的纤溶酶原转变为纤溶酶，致血栓溶解。用于急性 ST 段抬高的心肌梗死、肺动脉栓塞、深静脉血栓、动脉血栓或栓塞。

用法用量 急性心肌梗死：100 万～150 万 u 溶于 0.9%氯化钠注射液静滴。肺栓塞：25 万 u 溶于 0.9%氯化钠注射液，30min 静滴，然后以 4 000u/(kg·h)的剂量持续静滴 12～24h。深静脉血栓形成，肢体动脉栓塞：用 10 万～20 万 u 于 30min 内静滴，然后以 10 万～20 万 u/h 的剂量持续静滴 24～72h。

适宜溶剂 静注：初始量 2 万～4 万 u 溶于 0.9%氯化钠注射液 10～20mL；静滴：5 万～150 万 u 溶于 0.9%氯化钠或低分子右旋糖酐或 5%葡萄糖注射液 250～500mL；眼结膜下注射：150～250u 溶于注射用水 0.5～1mL。本品稀释液宜接近中性，如采用葡萄糖注射液稀释，则其 pH 值应不低于 4.5。

给药速度 静注：初始量 10min；静滴：初始量 0.5～1h。

稳定性 水溶液不稳定，需新鲜配制，已配制的药液置于室温（25℃）下不能超过 8h，低温（2～5℃）不可超过 48h。

不良反应 可发生程度不同的出血，偶见轻度血压下降、头晕及一般性过敏反应。急性心肌梗死溶栓后可发生再灌注心律失常。

禁忌/慎用证 以下患者禁用：活动性内脏出血、既往任何时间的出血性脑卒中和 1 年以内的缺血性脑卒中或脑血管事件、颅内肿瘤、可疑主动脉夹层患者，血压>170/110mmHg 且不能控制、严重高血压史者，1 个月内外伤和大手术、创伤性或较长时间（>10min）的心脏复苏、不能压迫的大血管穿刺、2～4 周内脏出血史、活动性消化道溃疡、有出血倾向或正在应用抗凝剂者，糖尿病合并视网膜病变的患者，感染性心内膜炎、二尖瓣病变伴心房颤动且怀疑左心房内血栓者，严重肝肾功能障碍及进展性疾病者及孕妇。凝血障碍者和哺乳期妇女慎用。

药物相互作用 与肝素同时合用，会使尿激酶的活性受到抑制，可采取两者相隔 2～3h 交替给药的方法加以避免。合用口服抗凝药可能有加剧出血的风险。美国药典会组织编写的药物信息手册（USP DI）27 版（2007）指出：尿激酶勿加入其他注射剂或输注其他注射液的导管中。

注意事项 为防止效价降低，溶解时宜用少量注射用水溶解，避免剧烈振摇。应用本品前，应对患者进行红细胞压积、血小板计数、凝血酶时间（TT）、凝血酶原时间（PT）、活化部分凝血活酶时间（APTT）测定，TT 和 APTT 应控制在小于延长 2 倍的范围内。用药期间应密切观察患者反应，如脉率、体温、呼吸频率和血压、出血倾向等。静脉给药时，要求穿刺一次成功，以避免局部出血或血肿，本品不可局部注射或肌注。

配伍表

尿激酶加入以下药品	配伍结果	备 注
2：3：1 注射液　2：3：1 Injection	忌配	
A 阿米卡星（硫酸盐）　Amikacin（Sulfate）	可配	
阿糖胞苷（盐酸盐）　Cytarabine（Hydrochloride）	可配	
阿托品（硫酸盐）　Atropine（Sulfate）	可配	
氨苄西林钠@ Ampicillin Sodium	可配	
氨苄西林-舒巴坦钠 Ampicillin-Sulbactam Sodium	可配	
氨茶碱 Aminophylline	忌配	
氨基己酸 Aminocaproic Acid	忌配	
氨甲苯酸 Aminomethylbenzoic Acid	忌配	
氨甲环酸 Tranexamic Acid	忌配	
氨力农（乳酸盐）　Amrinone （Lactate）	忌配	
B 胞磷胆碱 Citicoline	忌配	
苯巴比妥钠 Phenobarbital Sodium	稀释	
苯唑西林钠 Oxacillin Sodium	可配	
C 长春新碱（硫酸盐）　Vincristine（Sulfate）	忌配	
D 大观霉素（盐酸盐）　Spectinomycin（Hydrochloride）	忌配	
地塞米松（磷酸盐）　Dexamethasone（Phosphate）	可配	
地西泮® Diazepam	稀释	
碘解磷定 Pyraloxime Iodide	可配	
东莨菪碱（氢溴酸盐）　Scopolamine（Hydrobromide）	可配	
毒毛旋花子苷 K　Strophanthin K	可配	
多巴胺（盐酸盐）　Dopamine（Hydrochloride）	可配	
多巴酚丁胺（盐酸盐）　Dobutamine（Hydrochloride）	可配	
多粘菌素 B（硫酸盐）　Polymyxin B（Sulfate）	可配	
多柔比星（盐酸盐）　Doxorubicin（Hydrochloride）	忌配	
E 二氮嗪 Diazoxide	忌配	
二甲弗林 Dimefline	可配	

尿激酶加入以下药品（续）	配伍结果	备　注
F 法莫替丁 Famotidine	稀释	
酚苄明（盐酸盐） Phenoxybenzamine（Hydrochloride）	可配	
酚磺乙胺 Etamsylate	忌配	
呋塞米 Furosemide	忌配	
氟尿嘧啶 Fluorouracil	可配	
氟哌啶醇（乳酸盐） Haloperidol（Lactate）	可配	
辅酶A Coenzyme A	可配	
复方氨基酸 Amino Acid Compound	忌配	
G 肝素钠 Heparin Sodium	忌配	
谷氨酸钠（28.75%） Sodium Glutamate（28.75%）	可配	
H 红霉素（乳糖酸盐） Erythromycin（Lactobionate）	可配	
华法林钠 Warfarin Sodium	忌配	
环丙沙星 Ciprofloxacin	忌配	
环磷酰胺 Cyclophosphamide	忌配	
J 肌苷 Inosine	可配	
吉他霉素（酒石酸盐） Kitasamycin（Tartrate）	忌配	
甲氯芬酯（盐酸盐） Meclofenoxate（Hydrochloride）	可配	
甲泼尼龙琥珀酸钠 Methylprednisolone Sodium Succinate	可配	
甲硝唑 Metronidazole	可配	
甲氧明（盐酸盐） Methoxamine（Hydrochloride）	可配	
间羟胺（重酒石酸盐） Metaraminol（Bitartrate）	可配	
K 卡那霉素（硫酸盐） Kanamycin（Sulfate）	可配	
克林霉素（磷酸盐） Clindamycin（Phosphate）	可配	
L 雷尼替丁（盐酸盐） Ranitidine（Hydrochloride）	可配	
利巴韦林 Ribavirin	可配	
利多卡因（盐酸盐） Lidocaine（Hydrochloride）	可配	
利舍平 Reserpine	忌配	
林格液 Sodium Chloride Compound	可配	
硫酸镁（10%，25%） Magnesium Sulfate（10%，25%）	可配	
氯胺酮（盐酸盐） Ketamine（Hydrochloride）	可配	
氯氮䓬Chlordiazepoxide	忌配	
氯化钙（3%，5%） Calcium Chloride（3%，5%）	可配	
氯化钾（10%） Potassium Chloride（10%）	可配	
氯化钠（0.9%） Sodium Chloride（0.9%）	可配	
氯霉素 Chloramphenicol	稀释	
氯唑西林钠 Cloxacillin Sodium	可配	
洛贝林（盐酸盐） Lobeline（Hydrochloride）	可配	
M 麦角新碱（马来酸盐） Ergometrine（Maleate）	可配	
毛花苷丙 Lanatoside C	可配	
美西律 Mexiletine	可配	

尿激酶加入以下药品（续）	配伍结果	备 注
门冬氨酸钾镁 Potassium Magnesium Aspartate	可配	
门冬酰胺酶 Asparaginase	可配	
N 脑垂体后叶素® Pituitrin	**忌配**	
能量合剂 Energy Composite	**忌配**	
尼可刹米 Nikethamide	可配	
P 平阳霉素 Pingyangmycin	可配	
葡萄糖（5%，10%） Glucose（5%，10%）	可配	
葡萄糖氯化钠 Glucose and Sodium Chloride	可配	
葡萄糖酸钙（10%） Calcium Gluconate（10%）	可配	
普萘洛尔 Propranolol	可配	
Q 青霉素钠@ Benzylpenicillin Sodium	**忌配**	
氢化可的松 Hydrocortisone	稀释	
氢化可的松琥珀酸钠 Hydrocortisone Sodium Succinate	可配	
庆大霉素（硫酸盐）@ Gentamycin（Sulfate）	可配	
去甲肾上腺素（重酒石酸盐） Norepinephrine（Bitartrate）	可配	
去乙酰毛花苷 Deslanoside	可配	
全血 Whole Blood	**忌配**	
S 三磷腺苷 Adenosine Triphosphate	可配	
肾上腺素（盐酸盐） Adrenaline（Hydrochloride）	可配	
顺铂 Cisplatin	可配	
丝裂霉素 Mitomycin	可配	
四环素（盐酸盐） Tetracycline（Hydrochloride）	稀释	
羧苄西林钠 Carbenicillin Sodium	可配	
缩宫素 Oxytocin	可配	
T 碳酸氢钠（5%） Sodium Bicarbonate（5%）	可配	
头孢拉定 Cefradine	可配	
头孢美唑钠 Cefmetazole Sodium	可配	
头孢哌酮钠 Cefoperazone Sodium	可配	
头孢噻啶 Cefaloridine	可配	
头孢噻肟钠 Cefotaxime Sodium	可配	
头孢他啶 Ceftazidime	可配	
头孢唑林钠 Cefazolin Sodium	**忌配**	
托西溴苄铵 Bretylium Tosilate	可配	
妥布霉素（硫酸盐）@ Tobramycin（Sulfate）	可配	
W 维生素 B₆ Vitamin B₆	可配	
维生素 C Vitamin C	可配	
维生素 K₁ Vitamin K₁	可配	
X 西咪替丁（盐酸盐） Cimetidine（Hydrochloride）	可配	
细胞色素 C Cytochrome C	可配	
硝普钠 Sodium Nitroprusside	**忌配**	

尿激酶加入以下药品（续）	配伍结果	备　注
血浆　Blood Plasma	忌配	
Y 氧氟沙星　Ofloxacin	可配	
异丙嗪（盐酸盐）　Promethazine（Hydrochloride）	可配	
异丙肾上腺素（盐酸盐）　Isoprenaline（Hydrochloride）	可配	
异烟肼　Isoniazid	可配	
罂粟碱（盐酸盐）　Papaverine（Hydrochloride）	可配	
右旋糖酐 40（含盐）　Dextran 40（Sodium Chloride）	可配	
鱼精蛋白（硫酸盐）　Protamine（Sulfate）	可配	

阿替普酶

Alteplase

制剂规格　注射用粉针剂：每瓶 50mg。

药理作用及应用　本品为糖蛋白，含 526 个氨基酸，可显著激活循环中的纤溶酶原，还可抑制血小板活性。用于急性心肌梗死和肺栓塞的溶栓治疗。

用法用量　静注：将 50mg 溶于灭菌注射用水，使溶液浓度为 1mg/mL。静滴：将 100mg 溶于 0.9%氯化钠注射液 500mL，在 3h 内按以下方式滴完：前 2min 先注入 10mg，以后 1h 内滴入 50mg，最后剩余时间内滴完所余 40mg。

适宜溶剂　以注射用水溶解后，用 0.9%氯化钠注射液稀释，不宜用葡萄糖注射液作为溶剂或稀释。

稳定性　已配制的药液在冰箱中可存放 24h，在 30℃室温下可存放 8h。

不良反应　不良反应较少，可见注射部位出血，但不影响继续用药，如发现其他部位出血迹象，应停药。

禁忌/慎用证　出血性疾病、近期内有严重内出血、脑出血或 2 个月内曾进行过颅脑手术，10d 内发生过严重创伤或做过大手术，有未能控制的严重高血压病患者禁用。细菌性心内膜炎、急性胰腺炎、食管静脉曲张、主动脉瘤、有出血因素、妊娠期及产后 2 周及 70 岁以上患者应慎用。

药物相互作用　曾服用口服抗凝剂者用本品出血的危险性增加。

注意事项　用药期间监测心电图。不能与其他药配伍静滴，也不能与其他药共用一个静滴器具。

配伍表

阿替普酶加入以下药品	配伍结果	备　注
L 氯化钠（0.9%）　Sodium Chloride（0.9%）	可配	
P 葡萄糖（5%，10%）　Glucose（5%，10%）	忌配	
Y 抑肽酶　Aprotinin	忌配	

比伐卢丁

Bivalirudin

制剂规格 注射用粉针剂：每支 250mg。

药理作用及应用 本药是一种 20 个氨基酸的合成肽，能够使可溶性凝血酶、血块结合凝血酶失活，其作用是暂时的。对血块结合凝血酶的抑制作用比水蛭素强。与阿司匹林联用，在不稳定型心绞痛患者的冠状动脉血管成形术中作抗凝药，可预防局部缺血性并发症的发生。

用法用量 常规剂量应同时给予阿司匹林 300～325mg。在血管成形术即将开始前静脉注射 1mg/kg，然后静滴给药。静滴在静注后以 2.5mg/（kg·h）连续滴注 4h，再以 0.2mg/（kg·h）滴注 14～20h。

适宜溶剂 用 5%葡萄糖或 0.9%氯化钠注射液溶解后使用。

给药速度 参见"用法用量"。

稳定性 溶解后可在 2～8℃保存 24h。

不良反应 常见不良反应是出血。

禁忌/慎用证 活动性大出血患者禁用。脑动脉瘤、恶病质、血小板减少、胃及十二指肠溃疡、高血压、肝脏疾病、新近手术或创伤、接受近距离放射治疗及肾功能不全患者慎用。

药物相互作用 与替坦异贝莫单抗、溶栓药、银杏等中药成分合用增加发生出血的危险。

注意事项 不得用于肌注。

配伍表

比伐卢丁加入以下药品	配伍结果	备　注
D 大蒜素 Da Suan Su	**忌配**	
丹参 DanShen	**忌配**	
L 膦甲酸钠 Foscarnet Sodium	**忌配**	
氯化钠（0.9%） Sodium Chloride（0.9%）	可配	
M 脉络宁 Mai Luo Ning	**忌配**	
P 葡萄糖（5%，10%） Glucose（5%，10%）	可配	

曲克芦丁

（羟乙基芦丁，维脑路通）

Troxerutin

（Venorutun）

制剂规格与 pH 值 注射液：2mL：0.1g。pH（2%）：5.4～6.0。

药理作用及应用 能抑制血小板的聚集，有防止血栓形成的作用。同时能对抗 5-HT、缓激肽引起的血管损伤，增加毛细血管抵抗力，降低毛细血管通透性，可防止血管通透性升高引起的水肿。用于缺血性脑血管病脑血栓形成、脑栓塞所致脑梗死、中心性视网膜炎、动脉硬化、冠心病、血栓性静脉炎、静脉曲张、慢性静脉功能不全等。曲克芦丁口服后 1～6h 达血药峰浓度，$t_{1/2}$ 为 10～25h，能口服尽量口服。

用法用量 肌注：每次 0.1g～0.2g，一日 2 次。静滴：每次 0.4g，一日 1 次，20d 为 1 个疗程。

适宜溶剂 静滴：0.4 g 用 5%～10%葡萄糖注射液 100～200mL 稀释。

给药速度 静滴：30～50min。

稳定性 在 0.9%氯化钠及葡萄糖氯化钠注射液中于 25℃下 24h 内稳定。

不良反应 偶见过敏反应、头部不适及胃肠道障碍等。

注意事项 曲克芦丁口服吸收较快，消除慢，其颗粒剂仅需每日服 1 包，不宜偏重注射剂。

配伍表

曲克芦丁加入以下药品	配伍结果	备 注
A 氨乙异硫脲 Antiradon	忌配	
B 胞磷胆碱 Citicoline	可配	
C 刺五加 Ci Wu Jia	稀释	
D 丹参 Dan Shen	★	
多粘菌素 B（硫酸盐） Polymyxin B（Sulfate）	忌配	
F 复方醋酸钠 Sodium Acetate Compound	可配	
J 甲氯芬酯（盐酸盐） Meclofenoxate（Hydrochloride）	忌配	
间羟胺（重酒石酸盐） Metaraminol（Bitartrate）	忌配	
L 林格液 Sodium Chloride Compound	可配	
氯化钠（0.9%） Sodium Chloride（0.9%）	可配	
氯霉素 Chloramphenicol	稀释	
M 美西律 Mexiletine	忌配	
P 葡萄糖（5%，10%） Glucose（5%，10%）	可配	
葡萄糖氯化钠 Glucose and Sodium Chloride	可配	
葡萄糖酸钙（10%） Calcium Gluconate（10%）	忌配	
Q 羟乙基淀粉 Hydroxyethyl Starch	可配	
S 羧苄西林钠 Carbenicillin Sodium	忌配	
T 碳酸氢钠（5%） Sodium Bicarbonate（5%）	忌配	
W 维生素 C Vitamin C	可配	
Y 右旋糖酐 40（含盐） Dextran 40（Sodium Chloride）	可配	
Z 左氧氟沙星（盐酸盐） Levofloxacin（Hydrochloride）	可配	

降纤酶

（去纤酶，克塞灵，去纤维蛋白酶）

Defibrase

（Defibrin，Defibrinogenase）

制剂规格与 pH 值 注射液：2mL∶20u；粉针剂：每支 5u，10u。pH：4.8～6。

药理作用及应用 为我国长白山白眉蝮蛇或尖吻蝮蛇的毒液分离出的丝氨酸蛋白酶（Serine Protease），此酶可降低血浆中的凝血因子 I 的含量、抗血小板聚集与降低血液黏滞度，虽可使凝血因子 I 的 α 链释放 A 纤维蛋白肽，但此肽很容易被酶水解而清除，而凝血因子 I 降低是抗凝的主要效应；降纤酶还使纤酶原转化为纤溶酶，使血液黏滞度下降，抑制红细胞与血小板聚集，改善微循环，并使血栓溶解。临床用于治疗血栓闭塞型脉管炎、动脉栓塞、脑栓塞、一过性脑缺血发作（TIA），心绞痛与心肌梗死的防治，消除血液高凝、高黏滞状态。对内耳血循环障碍引起的突发性耳聋亦有疗效。

用法用量　本品仅供静滴给药。成人量：急性期一日 1 次，每次 10u，共 3～4d；非急性期首剂 10u，以后 5～10u，24～48h 1 次，14d 为 1 个疗程。

适宜溶剂　0.9%氯化钠注射液 250～500mL。

给药速度　10u/250mL 在 60～90min 滴完。滴速过快可致心悸。胸痛。

稳定性　注射液在 5℃以下保存，勿冷冻；粉针剂在 10℃以下保存，避光，密封。静滴溶液配制后即时使用，勿在室温下久置，以免活性降低。

不良反应　过敏性反应如瘙痒、荨麻疹、恶寒或发热甚至休克，出血反应可见瘀斑、鼻出血、牙龈出血，较轻微反应有头晕、头痛、一过性转氨酶升高。

禁忌/慎用证　对本品过敏、肝肾功能严重不全、心源性休克、心脏乳头肌断裂、心室中隔穿孔、多脏器功能衰竭、出血倾向、出血病史、术后伤口未完全愈合者禁用。70 岁以上老年人、脑血栓后遗症、过敏性体质者慎用。用药期间暂停哺乳。溃疡病患者、孕妇及儿童慎用。

药物相互作用　与抗凝药、阿司匹林等非甾体镇痛药合用可加剧出血风险；抗纤溶药如氨基己酸、氨甲苯酸、止血环酸等拮抗本品的作用，不应合用。

注意事项　①发生过敏、出血时立即停药处理。②用药期间避免做深部穿刺与手术。③对用药者进行凝血因子 I 及出、凝血功能检查，控制抗凝强度。

配伍表

降纤酶加入以下药品	配伍结果	备　注
A 氨基己酸 Aminocaproic Acid	忌配	拮抗
氨甲环酸 Tranexamic Acid	忌配	拮抗
氨甲苯酸 Aminonethylbenzoic Acid	忌配	拮抗
G 各种止血药 Hemostatics	忌配	拮抗
K 卡巴克络 Carbazochrome	忌配	拮抗
L 氯化钠（0.9%）Sodium Chloride（0.9%）	可配	
X 血凝酶 Hemocoagulase	忌配	拮抗
Z 注射用水 Water for Injection	可配	

阿加曲班

（诺保思泰）

Argatroban

（Novastan）

制剂规格与 pH 值　注射液：每支 10mg/20mL；250mg/2.5mL。pH（1mg/mL）：3.2~7.5。

药理作用及应用 为半合成左旋精氨酸衍生物，用于抗凝血。其抑制凝血酶的作用使人体血液的凝血时间延长。改善动脉慢性闭塞患者缺血组织的血液供应。适用于血栓闭塞性脉管炎、闭塞性动脉硬化。

用法用量 静滴：成人每次 10mg，以常用大输液 250～500mL 稀释，2～3h 滴完，一日 2 次。

适宜溶剂 5%葡萄糖注射液或 0.9%氯化钠注射液或乳酸钠林格液。

给药速度 静滴：10mg/250mL 约 2h 滴完。

稳定性 原装注射液澄明，略有黏滞性，无色或浅黄色，可在室温下避光密封保存。勿冷冻。稀释液（1mg/mL）在室温下，无直射光时，24h 稳定，冷藏 48h 稳定。滴注时应避直射光。

不良反应 偶见过敏性反应、出血倾向、贫血、休克、心律失常、血管炎，罕见恶寒、发热、呼吸困难。

禁忌/慎用证 对本品过敏及出血倾向的患者禁用。曾患脑出血、溃疡病出血者慎用。孕妇及哺乳期妇女应避免使用。

药物相互作用 与抗凝药（香豆素类、肝素类）、溶栓药、血小板聚集抑制药（阿司匹林、噻氯匹定等）有协同作用，易致出血。应减量慎用。

注意事项 使用过程应监测血凝指标、注意出血症状或体征。

配伍表

阿加曲班加入以下药品	配伍结果	备　注
A 阿托品（硫酸盐） Atropine（Sulfate）	可配	
胺碘酮（盐酸盐）℗ Amiodarone（Hydrochloride）	**忌配**	
B 苯海拉明（盐酸盐） Diphenhydramine（Hydrochloride）	可配	
D 地尔硫䓬（盐酸盐） Diltiazem（Hydrochloride）	可配	
多巴酚丁胺（盐酸盐） Dobutamine（Hydrochloride）	可配	
多巴胺（盐酸盐） Dopamine（Hydrobromide）	可配	
F 非诺多泮（甲磺酸盐） Fenoldopam（Mesylate）	可配	
芬太尼（枸橼酸盐） Fentanyl（Citrate）	可配	
呋塞米 Furosemide	可配	
J 加压素 Vasopressin	可配	
L 利多卡因（2%）（盐酸盐） Lidocaine（2%）（Hydrochloride）	可配	
氯化钠（0.9%） Sodium Chloride（0.9%）	可配	
M 吗啡（硫酸盐） Morphine（Sulfate）	可配	
咪达唑仑（盐酸盐） Midazolam（Hydrochloride）	可配	
米力农（乳酸盐） Milrinone（Lactate）	可配	
美托洛尔（酒石酸盐） Metoprolol（Tartrate）	可配	
N 奈西利肽 Nesiritide	可配	
P 葡萄糖（5%） Glucose（5%）	可配	
Q 氢化可的松琥珀酸钠 Hydrocortisone sodium succinate	可配	
去甲肾上腺素（重酒石酸盐） Noradrenaline（Bitartrate）	可配	
去氧肾上腺素（盐酸盐） Phenylephrine（Hydrochlorid）	可配	
R 乳酸盐林格液 Ringer's Injection, Lactated	可配	

阿加曲班加入以下药品（续）	配伍结果	备 注
W 维拉帕米（盐酸盐）　Verapamil（Hydrochloride）	可配	
X 硝普钠 Sodium Nitroprusside	可配	

奥扎格雷钠

Ozagrel Sodium

（Unblot，Cataclot）

制剂规格　粉针剂：每支 20mg，40mg。注射剂：每支 40mg/2mL。80mg/0.9%氯化钠或 5%葡萄糖注射液 250mL。

药理作用及应用　为血栓素合成酶抑制剂，能抑制血栓烷 A_2（TXA_2）的生成使血小板聚集受阻，同时又促使前列腺素 PGI_2 生成而拮抗血管痉缩。抗凝作用与扩血管作用共同有利于脑血管梗死的治疗，为减轻缺血症状的优选药物。常用于急性血栓性脑梗死与蛛网膜下腔手术后，由于脑血管痉挛、脑缺血所致功能障碍，改善脑部血液循环。本品在血液中清除较快，连续滴注 2h 可达血液稳态浓度。停药 24h 可全部从尿排泄，其代谢物无药理活性。

用法用量　静滴：急性血栓性脑梗死所致运动障碍，每次 80mg，一日 2 次，2 周 1 个疗程；或以奥扎格雷钠 80mg 加入 5%葡萄糖或 0.9%氯化钠注射液 250~500mL 中使用。蛛网膜下腔出血手术后脑血管痉挛的用药与上相同。主要用于成年患者，儿科用药安全性不明。

适宜溶剂　0.9%氯化钠注射液，5%葡萄糖注射液。

给药速度　脑梗死患者每次静滴 1~2h 完成；术后脑血管痉挛的控制可将一日量 80mg 稀释至 1 000mL，维持 24h 缓慢滴注。

稳定性　针剂及注射液应避光密闭保存。

不良反应　各种出血（颅内、消化道、皮下、硬膜外）、血小板减少、贫血、出血倾向；心律不齐、血压下降、休克；恶心、呕吐、纳差、腹胀、腹泻较少见；偶见转氨酶升高及黄疸、血尿素氮升高；荨麻疹、瘙痒等过敏反应偶见。

禁忌/慎用证　对本药过敏、脑出血或梗死并出血、大面积脑梗死致深度昏迷者禁用。严重心、肺、肝、肾功能不全，以及严重心律失常、血液病出血倾向、严重高血压等患者禁用。老年人、孕妇、哺乳期妇女慎用。用药后血压下降者或出现心律不齐，应减量慎用。

药物相互作用　与抗凝药、抗血小板药、血栓溶解药有协同效应，合用时注意调整剂量，观察出血倾向。

注意事项　在急性血栓性脑梗死治疗中，本品的性价比明显高于依达拉奉，为 WHO 所倡用。

配伍表

奥扎格雷钠加入以下药品	配伍结果	备 注
L 林格液 Sodium Chloride Compound	忌配	
氯化钙（3%，5%）　Calcium chloride（3%，5%）	忌配	
氯化钠（0.9%）　Sodium Chloride（0.9%）	可配	
P 葡萄糖（5%，10%）　Glucose（5%，10%）	可配	

奥扎格雷钠加入以下药品（续）	配伍结果	备　注
W　维生素 K$_1$，K$_3$ Vitamin K$_1$，K$_3$	忌配	
X　血凝酶 Hemocoagulase	忌配	

复方枸橼酸钠

（血液保养液）

Sodium Citrate Compound

制剂规格与 pH 值　100mL 含枸橼酸钠 1.33g、枸橼酸 0.47g、葡萄糖 3g；或含 2%枸橼酸钠。pH：4.5～5.5。

药理作用及应用　本品通过枸橼酸根对血液钙离子的络合使血液不凝。用于血库中血液保存剂及体外血液抗凝。

用法用量　输血用作体外抗凝，每 100mL 全血加 2%枸橼酸钠 10mL。

注意事项　本品中加枸橼酸是为调节 pH 值，与枸橼酸钠形成缓冲对，使 pH 值达 4.5～5.5。可防止葡萄糖变黄，还能起稳定血细胞的作用。葡萄糖除调节渗透压外，对红细胞还有营养作用，有利于血液的保存。大量输血时应给患者从另一途径注射钙剂适量，防止低血钙。

配伍表

复方枸橼酸钠加入以下药品	配伍结果	备　注
2∶3∶1 注射液　2∶3∶1 Injection	可配	
G　谷氨酸钙（5%）　Calcium Glutamate（5%）	忌配	
L　林格液 Sodium Chloride Compound	忌配	
氯化钙（3%，5%）　Calcium Chloride（3%，5%）	忌配	
氯化钠（0.9%）　Sodium Chloride（0.9%）	可配	
P　葡萄糖（5%，10%）　Glucose（5%，10%）	可配	
葡萄糖氯化钠 Glucose and Sodium Chloride	可配	
葡萄糖酸钙（10%）　Calcium Gluconate（10%）	忌配	
Q　全血 Whole Blood	可配	
X　溴化钙（5%）　Calcium Bromide（5%）	忌配	
血浆　Blood Plasma	可配	
Y　亚叶酸钙 Calcium Folinate	忌配	

阿昔单抗

Abciximab

制剂规格　注射液：5mL∶10mg。

药理作用及应用　本品是一种带有精氨酸-甘氨酸-天门冬氨酸（RGD）合成的肽，为嵌合性单克隆抗体 7E3 的碎片，能与血小板表面的糖蛋白Ⅱb/Ⅲ受体结合，防止纤维蛋白原与有关血小板聚集因子与受体结合从而阻止血小板聚集。适用于防止冠状血管堵塞而进行经皮穿刺冠状血管成形术或动脉粥样化切除术的辅助用药。

用法用量 在血管成形术前 10min，以本品 250μg/kg 一次性快速静注（约 1min），然后 10μg/min 滴入，维持 12h。

不良反应 给药后头 36h 发生出血是最常见的不良反应。

禁忌/慎用证 本品不可用于有活动性出血或出血倾向的患者。儿童及哺乳期妇女不宜使用。孕妇慎用。

药物相互作用 与溶血栓药、口服抗凝药、非甾体抗炎药及潘生丁等抗凝血的药物合用时要防止过度抗凝而发生出血。

注意事项 本品不能与低分子右旋糖酐混合。

配伍表

阿昔单抗加入以下药品	配伍结果	备　注
L 氯化钠（0.9%）　Sodium Chloride（0.9%）	可配	
P 葡萄糖（5%，10%）　Glucose（5%，10%）	可配	
Y 右旋糖酐 40（含盐）　Dextran 40（Sodium Chloride）	**忌配**	

第四节　抗贫血药及促白细胞增生药

叶酸

（维生素 M，维生素 Bc）

Folic Acid

制剂规格与 pH 值 注射液：1mL : 15mg。pH（5mg/mL）：8.0～10.0。

药理作用及应用 属于 B 族维生素，为细胞生长和分裂所必需的物质。缺乏时可致巨细胞性贫血、舌炎、胃炎。用于预防叶酸缺乏症、抗贫血，妇女怀孕早期增补叶酸可以降低胎儿发生神经管畸形的危险。

用法用量 肌注：用于恶性贫血或妊娠早期补充叶酸，15～20mg，一日 1 次，到红细胞数量恢复正常为止。

不良反应 偶见过敏反应。

禁忌/慎用证 早产儿忌用。对叶酸及代谢产物过敏者禁用。怀疑有叶酸盐依赖性肿瘤的育龄妇女慎用。

药物相互作用 本品可能降低苯妥因的血浆浓度。

注意事项 不宜采用静脉给药；营养性巨幼红细胞性贫血常合并缺铁，应同时补充铁，并补充蛋白质及其他 B 族维生素；恶性贫血及疑有维生素 B_{12} 缺乏的患者，不单独用叶酸，应以补充维生素 B_{12} 为主，叶酸为辅。

配伍表

叶酸加入以下药品	配伍结果	备注
2:3:1注射液 2:3:1 Injection	可配	不用于静注
F 复方氨基酸 Amino Acid Compound	可配	不用于静注
复方醋酸钠 Sodium Acetate Compound	忌配	△
L 林格液 Sodium Chloride Compound	可配	不用于静注
硫酸镁（10%，25%） Magnesium Sulfate（10%，25%）	可配	仅供肌注
氯化钠（0.9%） Sodium Chloride（0.9%）	可配	不用于静注
氯霉素 Chloramphenicol	忌配	
P 葡萄糖（5%，10%） Glucose（5%，10%）	可配	不用于静注
葡萄糖氯化钠 Glucose and Sodium Chloride	可配	不用于静注
葡萄糖酸钙（10%） Calcium Gluconate（10%）	忌配	△
R 乳酸钠（11.2%） Sodium Lactate（11.2%）	忌配	△
S 三磷腺苷 Adenosine Triphosphate	可配	
W 维生素 B₁ Vitamin B₁	忌配	
维生素 B₂ Vitamin B₂	可配	
维生素 K₁ Vitamin K₁	可配	
Y 烟酰胺 Nicotinamide	忌配	△

亚叶酸钙

（甲酰四氢叶酸钙，甲叶钙）

Calcium Folinate

制剂规格与 pH 值 注射液：1mL:3mg；1mL:5mg；1mL:100mg。粉针剂：每支 3mg，5mg，25mg，30mg，50mg，100mg。pH（3mg/mL）：7.7～8.1。

药理作用及应用 本品是叶酸在体内的活化形式。主要用作叶酸拮抗剂如乙胺嘧啶、甲氧苄啶、甲氨蝶呤的解毒剂，也用于预防甲氨蝶呤过量或大剂量治疗后所引起的严重毒性作用及由叶酸缺乏所引起的巨幼细胞性贫血。

用法用量 肌注：①甲氨蝶呤的"解救"疗法，剂量按 9～15mg/m² 使用，自甲氨蝶呤停药开始，6～8h 1 次，持续 2d，直至甲氨蝶呤血清浓度在 $5×10^{-8}$mol/L 以下。②作为乙胺嘧啶或甲氧苄啶等的解毒剂，视中毒情况，每次肌注 9～15mg。③用于巨幼细胞性贫血，一日肌注 1mg。

静注：作为结肠直肠癌的辅助治疗，与氟尿嘧啶联合应用；本品静注 200mg/m²，注射时间不短于 3min，接着用氟尿嘧啶 300～400mg/m² 静注，一日 1 次，连续 5d 为 1 个疗程，根据毒性反应，4～5 周后可重复 1 次。

适宜溶剂 肌注：3～25mg 溶于注射用水或 5%葡萄糖注射液 2～4mL；静注：200～250mg 溶于 5%葡萄糖注射液 20mL。

给药速度 静注：4～5min。不宜超过 160mg/min。

稳定性 室温避光避热贮存。溶液在 pH 值 6.5～10 时保持稳定。配制后立即使用。

不良反应　偶见皮疹、荨麻疹或哮喘等过敏反应。

禁忌/慎用证　恶性贫血及维生素 B_{12} 缺乏所引起的巨幼细胞性贫血者禁用。老年人及服用抗癫痫药的儿童慎用。

药物相互作用　本品较大剂量与巴比妥、扑米酮或苯妥英钠同用，可影响抗癫痫作用。

注意事项　禁止鞘内注射；用于甲氨蝶呤"解救"疗法者应进行下列监测：①治疗前检测肌酐清除率；②血清甲氨蝶呤浓度；③治疗前后测定 Cr；④测尿液 pH 值。

配伍表

亚叶酸钙加入以下药品	配伍结果	备　注
2 : 3 : 1 注射液　2 : 3 : 1 Injection	可配	
D 地高辛　Digoxin	**忌配**	
毒毛旋花子苷 K　Strophanthin K	**忌配**	
L 林格液　Sodium Chloride Compound	可配	
氯化钠（0.9%）　Sodium Chloride（0.9%）	可配	
P 哌拉西林钠　Piperacillin Sodium	**忌配**	
葡萄糖（5%，10%）　Glucose（5%，10%）	可配	
葡萄糖氯化钠　Glucose and Sodium Chloride	可配	
Q 去乙酰毛花苷　Deslanoside	**忌配**	
R 乳酸钠（11.2%）　Sodium Lactate（11.2%）	可配	
Y 洋地黄毒苷　Digitoxin	**忌配**	

维生素 B_{12}

（氰钴胺）

Vitamin B_{12}

制剂规格与 pH 值　注射剂：1mL：50μg；1mL：100μg；1mL：250μg；1mL：500μg；1mL：1 000μg。pH（100～1 000μg/mL）：3.5～5.5。

药理作用及应用　抗贫血药。用于巨幼细胞性贫血，也可用于神经炎的辅助治疗。

用法用量　肌注，治疗维生素 B_{12} 缺乏症，起始一日 25～100μg 或隔日 50～200μg，共 2 周；如伴有神经系统表现，一日用量可增加至 500μg。以后每周肌注 2 次，每次 50～100μg，直到血象恢复正常；维持量每月肌注 100μg。亦可做深部皮注。

不良反应　偶可引起皮疹、瘙痒、腹泻及过敏性哮喘，极个别有过敏性休克；可引起低血钾及高尿酸血症。维生素 B_{12} 静注曾有致死报道。

禁忌/慎用证　对本药过敏、家庭遗传性球后视神经炎及抽烟性弱视症者禁用。

注意事项　静脉给药后会迅速从尿排出，且有致死案例故禁忌静脉给药；大剂量维生素 B_{12} 治疗巨幼细胞性贫血，在起始 48h 宜查血钾有无下降；抗生素可影响血清和红细胞内维生素 B_{12} 测定，特别是应用微生物学检查方法，可产生假性低值。

配伍表

维生素 B$_{12}$ 加入以下药品	配伍结果	备　注
A 氨苄西林钠[@]　Ampicillin Sodium	忌配	
氨基丁三醇（7.28%）　Trometamol（7.28%）	忌配	
B 苯巴比妥钠　Phenobarbital Sodium	忌配	
F 复方氨基酸　Amino Acid Compound	可配	
复合维生素 B　Compound Vitamin B	稀释	
G 肝素钠　Heparin Sodium	稀释	
H 磺胺嘧啶钠　Sulfadiazine Sodium	忌配	
J 间羟胺（重酒石酸盐）　Metaraminol（Bitartrate）	稀释	
L 林格液　Sodium Chloride Compound	可配	局部注射
硫喷妥钠　Thiopental Sodium	忌配	
氯丙嗪　Chlorpromazine	忌配	
氯化钾（10%）　Potassium Chloride（10%）	忌配	
氯化钠（0.9%）　Sodium Chloride（0.9%）	可配	局部注射
P 葡萄糖（5%，10%）　Glucose（5%，10%）	忌配	
葡萄糖氯化钠　Glucose and Sodium Chloride	忌配	
Q 氢化可的松琥珀酸钠　Hydrocortisone Sodium Succinate	稀释	
R 乳酸钠（11.2%）　Sodium Lactate（11.2%）	忌配	△
S 司可巴比妥钠　Secobarbital Sodium	忌配	
羧苄西林钠　Carbenicillin Sodium	忌配	
T 碳酸氢钠（5%）　Sodium Bicarbonate（5%）	忌配	
W 维生素 B$_1$　Vitamin B$_1$	可配	
维生素 B$_2$　Vitamin B$_2$	可配	
维生素 B$_6$　Vitamin B$_6$	可配	
维生素 C　Vitamin C	忌配	
维生素 K$_3$　Vitamin K$_3$	忌配	
Y 烟酰胺　Nicotinamide	可配	
叶酸　Folic Acid	可配	
异戊巴比妥钠　Amobarbital Sodium	忌配	
右旋糖酐 40（含盐）　Dextran 40（Sodium Chloride）	忌配	

沙格司亭

Sargramostim

(Neupogen，Leukine，Prokine)

制剂规格与 pH 值　粉针剂：每支 50μg，100μg，150μg，250μg，300μg，400μg，700μg。注射液：500μg∶1mL。pH：7.1～7.7。

药理作用及应用　本品为 127 个氨基酸组成的非糖基化水溶性蛋白质，由大肠杆菌产生的基因工程产品，用于白细胞缺乏症的防治。对粒细胞、单核细胞、T 淋巴细胞有刺激生长作用，使这些细胞数量明显增长，可诱导粒细胞集落形成单位、巨噬细胞集落形成单位、粒细胞/巨噬细胞集落形成单位，可促进多能体细胞生长分化并与高浓度红细胞生成因子协同促进红细胞活力。从而使肿瘤细胞裂解、抗感染与免疫功能提高。本品皮注后 3～4h 血药浓度达峰值，$t_{1/2}$ 为 2～3h，静注后 $t_{1/2}$ 为 1～2h。临床用于白细胞缺乏症，尤其是化疗所致骨髓抑制、再生障碍性贫血（再障）与感染所致白细胞减少。

用法用量 皮注或静滴。皮注时将粉针剂加入 1mL 注射用水，轻轻旋转安瓿促进溶解，勿用力振荡形成泡沫。静滴时使用 0.9%氯化钠注射液将注射液（粉针剂每支加注射用水 1mL，或原装 500μg/mL）稀释至<10μg/mL（7～9μg/mL）时，要添加 0.1%终浓度的标准人血清白蛋白 1mg/mL，防止本品被输液器具所吸附。骨髓移植患者采用静滴，剂量为 5～10μg/(kg·d)，一日 1 次，每次 4～6h 滴完，持续至中性粒细胞计数≥1000/μL 连续 3d 以上。治疗骨髓增生异常综合征及再障采用皮注 3μg/(kg·d)，一日 1 次，3～4 次显效后减量。癌症化疗辅助用药为 5～10μg/(kg·d)，皮注一日 1 次，共 7～10d，于化疗结束后 1 日开始，至少隔 48h 方可进行第 2 个疗程化疗。艾滋病患者皮注一日 1 次，剂量为 1μg/(kg·d)。见效后 3～5d 调整剂量 1 次。

适宜溶剂 0.9%氯化钠或 5%葡萄糖注射液。

给药速度 静滴：每次 50～100mL，4～6h 完。

稳定性 本注射液及其稀释液无色、澄明，配制后 6h 内使用。未开启的原装药品应冷藏，但勿冷冻。

不良反应 急性过敏性反应如休克、血管神经性水肿、支气管痉挛偶有发生。常见不良反应为恶心、呕吐、腹泻、厌食、口炎、骨痛、疲乏、发热、瘙痒、注射部位充血疼痛，偶见心衰、神经错乱、颅内压上升、肺水肿、心包炎。

禁忌/慎用证 对本品过敏者禁用。孕妇、哺乳期妇女、未成年人、自身免疫性血小板减少性紫癜禁用。年老体弱者减量慎用。

药物相互作用 与抗肿瘤药多数可发生理化配伍禁忌，勿盲目混合使用。

注意事项 治疗时应由有经验的专科医生指导，治疗中应定期检测血液学指标。

配伍表

沙格司亭加入以下药品	配伍结果	备 注
A 阿米卡星（硫酸盐） Amikacin（Sulfate）	可配	
阿糖胞苷 Cytarabine	可配	
阿昔洛韦钠 Aciclovir Sodium	**忌配**	
氨苄西林钠[@] Ampicillin Sodium	**忌配**	
氨苄西林-舒巴坦钠 Ampicillin Sulbactam Sodium	**忌配**	
氨茶碱 Aminophylline	可配	
氨曲南[@] Aztreonam	可配	
昂丹司琼（盐酸盐）[@] Ondansetron（Hydrochloride）	**忌配**	
B 博来霉素（硫酸盐） Bleomycin（Sulfate）	可配	
布托啡诺（酒石酸盐） Butorphanol（Tartrate）	可配	

沙格司亭加入以下药品（续）	配伍结果	备　注
苯海拉明（盐酸盐）　Diphenhydramine（Hydrochloride）	可配	
丙氯拉嗪（乙二磺酸盐）　Prochlorperazine（Edicylate）	可配	
C 长春碱（硫酸盐）　Vinblastine（Sulfate）	可配	
长春新碱（硫酸盐）　Vincristine（Sulfate）	可配	
D 达卡巴嗪　Dacarbazine	可配	
氮芥（盐酸盐）　Chlormethine（Hydrochloride）	可配	
地塞米松磷酸钠　Dexamethasone Sodium Phosphate	可配	
多巴胺（盐酸盐）　Dopamine（Hydrochloride）	可配	
多柔比星（盐酸盐）　Doxorubicin（Hydrochloride）	可配	
多西环素（盐酸盐）　Doxycycline（Hydrochloride）	可配	
F 法莫替丁　Famotidine	可配	
放线菌素 D　Dactinomycin D	可配	（更生霉素）
芬太尼（枸橼酸盐）　Fentanyl（Citrate）	可配	
氟哌利多　Droperidol	可配	
氟尿苷　Floxuridine	可配	
氟康唑　Fluconazole	可配	
氟尿嘧啶　Fluorouracil	可配	
氟哌啶醇（乳酸盐）　Haloperidol（Lactate）	**忌配**	
复方磺胺甲噁唑　Trimethoprim-Sulfamethoxazole	可配	
G 肝素钠　Heparin Sodium	可配	
甘露醇　Mannitol	可配	
更昔洛韦钠　Ganciclovir Sodium	**忌配**	
H 环孢素　Cyclosporine	可配	
环磷酰胺　Cyclophosphamide	可配	
J 甲氨蝶呤钠　Methotrexate Sodium	可配	
甲泼尼龙琥珀酸钠　Methylprednisolone Sodium Succinate	**忌配**	
甲硝唑　Metronidazole	可配	
甲氧氯普胺（盐酸盐）　Metoclopramide（Hydrochloride）	可配	
K 卡铂　Carboplatin	可配	
卡莫司汀　Carmustine	可配	
克林霉素（磷酸盐）　Clindamycin（Phosphate）	可配	
L 劳拉西泮　Lorazepam	**忌配**	
两性霉素 B　Amphotericin B	**忌配**	△
硫酸镁　Magnesium Sulfate	可配	
氯丙嗪（盐酸盐）　Chlorpromazine（Hydrochloride）	**忌配**	
氯化钾（10%）　Potassium Chloride（10%）	可配	
氯化钠（0.9%）　Sodium Chloride（0.9%）	可配	
M 吗啡（硫酸盐）　Morphine Sulfate	**忌配**	
美司钠　Mesna	可配	
米托蒽醌（盐酸盐）　Mitoxantrone（Hydrochloride）	可配	

沙格司亭加入以下药品（续）	配伍结果	备　注
免疫球蛋白（静注用）Immune Globulin（IV）	可配	
N 纳布啡（盐酸盐）Nalbuphine Hydrochloride	**忌配**	
P 哌拉西林钠 Piperacillin Sodium	**忌配**	
哌拉西林-他唑巴坦钠 Piperacillin Sodium-Tazobactam Sodium	可配	
哌替啶（盐酸盐）Pethidine（Hydrochloride）	可配	
喷司他丁 Pentostatin	可配	
葡萄糖酸钙 Calcium gluconate	可配	
葡萄糖注射液（5%）Glucose（5%）	可配	
Q 齐多夫定 Zidovudine	可配	
羟嗪（盐酸盐）Hydroxyzine（Hydrochloride）	**忌配**	
氢吗啡酮（盐酸盐）Hydromorphone（Hydrochlorid）	**忌配**	
氢化可的松琥珀酸钠 Hydrocortisone sodium succinate	**忌配**	
氢化可的松磷酸钠 Hydrocortisone sodium Phosphate	**忌配**	
庆大霉素（硫酸盐）@ Gentamycin Sulfate	可配	
R 雷尼替丁（盐酸盐）Ranitidine（Hydrochloride）	可配	
S 顺铂 Cisplatin	可配	
丝裂霉素 Mitomycin	**忌配**	
T 替卡西林-克拉维酸钾 Ticarcillin Disodium- Clavulanate Potassium	可配	
头孢吡肟（盐酸盐）Cefepime（Hydrochloride）	可配	
头孢呋辛钠 Cefuroxime Sodium	可配	
头孢曲松钠 Ceftriaxone Sodium	可配	
头孢噻肟钠 Cefotaxime	可配	
头孢他啶 Ceftazidime	**忌配**	△
头孢替坦二钠 Cefotetan Disodium	可配	
头孢唑林钠 Cefazolin sodium	可配	
头孢唑肟钠 Ceftizoxime Sodium	可配	
妥布霉素（硫酸盐）@ Tobramycin Sulfate	**忌配**	
W 万古霉素（盐酸盐）Vancomycin（Hydrochloride）	**忌配**	△
Y 亚胺培南西司他丁钠 Imipenem-Cilastatin Sodium	**忌配**	
伊达比星（盐酸盐）Idarubicin（Hydrochloride）	可配	
依托泊苷 Etoposide	可配	
异丙嗪（盐酸盐）Promethazine Hydrochloride	可配	
异环磷酰胺 Ifosfamide	可配	

右旋糖酐铁

Ferrum Dextran

制剂规格与 pH 值　注射液：2mL∶50mg，100mg（以 Fe 计）。pH（25mg/mL）：5.2～6.5。

药理作用及应用　可溶性三价铁与右旋糖酐的络合物，含铁量 5%。可改善因铁缺乏而引起的贫血。适用于不能口服铁剂或口服铁剂治疗不满意的缺铁性贫血患者。

用法用量 肌注：用于缺铁性贫血，每次 25～50mg，一日 1 次；或每次 50～100mg，1～3d 给予 1 次深部肌注，连续 2～3 周。

不良反应 最常见有皮肤瘙痒、呼吸困难。注射铁剂可能引起过敏或中毒反应。静注过快可能引起低血压。

禁忌/慎用证 非缺铁性贫血（如溶血性贫血）、铁超负荷或铁利用紊乱、已知对铁剂过敏、代偿失调的肝硬化、传染性肝炎、急慢性感染的患者禁用；哮喘、湿疹或其他特异性变态反应患者慎用。4 个月以下小儿不宜使用。

注意事项 右旋糖酐铁勿应用于妊娠期头三个月的妇女。勿静脉给药。

配伍表

右旋糖酐铁加入以下药品	配伍结果	备 注
B 苯巴比妥钠 Phenobarbital Sodium	忌配	
苯妥英钠 Phenytoin Sodium	忌配	
E 二氮嗪 Diazoxide	忌配	
F 呋塞米 Furosemide	忌配	
H 磺胺嘧啶钠 Sulfadiazine Sodium	忌配	
J 甲氯芬酯（盐酸盐） Meclofenoxate（Hydrochloride）	可配	
L 硫喷妥钠 Thiopental Sodium	忌配	
P 葡萄糖（5%，10%） Glucose（5%，10%）	可配	
S 司可巴比妥钠 Secobarbital Sodium	忌配	
Y 依他酸钙钠 Calcium Disodium Edetate	忌配	
异戊巴比妥钠 Amobarbital Sodium	忌配	

第五节 血容量扩充剂

右旋糖酐 40
（低分子右旋糖酐）
Dextran 40

制剂规格与 pH 值 含 5%葡萄糖或 0.9%氯化钠注射液：100mL：10g；250mL：25g；500mL：50g；100mL：6g；250mL：15g；500mL：30g。pH（6%）：5.5。

药理作用及应用 能提高血浆胶体渗透压，使聚集的红细胞、血小板解聚，改善血循环，维持血压；防止休克后期的血管内凝血；防止血栓形成。此外，还具渗透性利尿作用。用于各种休克、血栓性疾病、预防肢体再植和血管外科手术的术后血栓形成，体外循环时代替部分血液预充心肺机，并可改善血液循环，提高再植成功率。

用法用量 静滴：每次 250～500mL，一日不超过 20mL/kg，抗休克快速滴注时，速度为 20～

40mL/min，在 15～30min 滴完。冠心病和脑血栓患者应缓慢滴注。疗程视病情而定，通常一日或隔日 1 次，7～14 次为 1 个疗程。

给药速度 用于抗失血性休克、创伤、烧伤、中毒性休克等，用粗针头或静脉插管快速静滴 20～40mL/min。

不良反应 少数患者应用后出现皮肤瘙痒、荨麻疹、红色丘疹等皮肤过敏反应，也有引起哮喘发作，偶见发热反应，用量过大可致出血。

禁忌/慎用证 有出血倾向及出血性疾病、充血性心力衰竭、少尿或无尿、伴有急性脉管炎患者禁用。肝肾疾患、过敏性体质及活动性肺结核患者慎用。

药物相互作用 勿与双嘧达莫、维生素 K 和维生素 B_{12} 混合以免发生理化变化，与卡那霉素、庆大霉素和巴龙霉素在体外可配伍，但联用可能增加其肾毒性。

注意事项 一日用量勿超过 1500mL，否则有致出血的危险；右旋糖酐 40 以 5%葡萄糖或 0.9%氯化钠注射液为溶剂，与其他注射液混合时，还应注意同葡萄糖或 0.9%氯化钠注射液的配伍相容性，选择适当的溶剂。抗休克时本品不宜稀释以免降效。

配伍表

右旋糖酐 40 加入以下药品	配伍结果	备 注
2：3：1 注射液　2：3：1 Injection	**忌配**	
A 阿米卡星（硫酸盐）　Amikacin（Sulfate）	可配	
阿糖胞苷（盐酸盐）　Cytarabine（Hydrochloride）	**忌配**	
阿托品（硫酸盐）　Atropine（Sulfate）	可配	
氨苄西林钠@ Ampicillin Sodium	**忌配**	
氨茶碱 Aminophylline	可配	
氨基丁三醇（7.28%）　Trometamol（7.28%）	可配	
氨基丁酸 Aminobutyric Acid	可配	
氨基己酸 Aminocaproic Acid	**忌配**	
氨甲苯酸 Aminomethylbenzoic Acid	可配	
胺碘酮（盐酸盐）® Amiodarone（Hydrochloride）	可配	
B 苯巴比妥钠 Phenobarbital Sodium	**忌配**	
苯海拉明（盐酸盐）　Diphenhydramine（Hydrochloride）	**忌配**	
博来霉素 Bleomycin	可配	
C 长春新碱（硫酸盐）　Vincristine（Sulfate）	**忌配**	
促皮质素 Corticotrophin	**忌配**	
D 地塞米松（磷酸盐）　Dexamethasone（Phosphate）	可配	
地西泮® Diazepam	稀释	
丁卡因（盐酸盐）　Tetracaine（Hydrochloride）	可配	
东莨菪碱（氢溴酸盐）　Scopolamine（Hydrobromide）	可配	
毒毛旋花子苷 K　Strophanthin K	可配	
对氨基水杨酸钠 Sodium Aminosalicylate	可配	
多巴胺（盐酸盐）　Dopamine（Hydrochloride）	可配	
多粘菌素 B（硫酸盐）　Polymyxin B（Sulfate）	可配	

右旋糖酐 40 加入以下药品（续）	配伍结果	备 注
E 二甲弗林 Dimefline	可配	
F 放线菌素 D Dactinomycin D	可配	
芬太尼（枸橼酸盐） Fentanyl（Citrate）	可配	
酚磺乙胺 Etamsylate	可配	
酚妥拉明（甲磺酸盐） Phentolamine（Mesylate）	可配	
氟尿嘧啶 Fluorouracil	可配	
辅酶 A Coenzyme A	可配	
复方醋酸钠 Sodium Acetate Compound	忌配	
G 谷氨酸钙（5%） Calcium Glutamate（5%）	可配	
谷氨酸钾（31.50%） Potassium Glutamate（31.50%）	可配	
谷氨酸钠（28.75%） Sodium Glutamate（28.75%）	可配	
H 红霉素（乳糖酸盐） Erythromycin（Lactobionate）	可配	
环磷酰胺 Cyclophosphamide	可配	
磺胺嘧啶钠 Sulfadiazine Sodium	稀释	
磺胺异噁唑（二醇胺盐） Sulfafurazole（Diolamine）	忌配	
J 肌醇 Inositol	可配	
肌苷 Inosine	可配	
加兰他敏（氢溴酸盐） Galantamine（Hydrobromide）	可配	
甲氧氯普胺（盐酸盐） Metoclopramide（Hydrochloride）	忌配	
甲氧明（盐酸盐） Methoxamine（Hydrochloride）	可配	
间羟胺（重酒石酸盐） Metaraminol（Bitartrate）	可配	
精氨酸（25%，盐酸盐） Arginine（25%，Hydrochloride）	可配	
K 卡那霉素（硫酸盐） Kanamycin（Sulfate）	可配	
克林霉素（磷酸盐） Clindamycin（Phosphate）	忌配	
L 利多卡因（盐酸盐） Lidocaine（Hydrochloride）	可配	
利福霉素钠 Rifamycine Sodium	稀释	
利舍平 Reserpine	可配	
链霉素（硫酸盐） Streptomycin（Sulfate）	忌配	△
两性霉素 B Amphotericin B	忌配	
林格液 Sodium Chloride Compound	忌配	
硫喷妥钠 Thiopental Sodium	稀释	
硫酸镁（10%，25%） Magnesium Sulfate（10%，25%）	可配	
氯苯那敏 Chlorphenamine	忌配	△
氯丙嗪（盐酸盐） Chlorpromazine（Hydrochloride）	可配	
氯化铵（2%） Ammonium Chloride（2%）	可配	
氯化钙（3%，5%） Calcium Chloride（3%，5%）	可配	
氯化钾（10%） Potassium Chloride（10%）	可配	
氯化钠（0.9%） Sodium Chloride（0.9%）	忌配	不利高渗
氯霉素 Chloramphenicol	可配	
罗通定（硫酸盐） Rotundine（Sulfate）	可配	

右旋糖酐 40 加入以下药品（续）	配伍结果	备　注
洛贝林（盐酸盐）　Lobeline（Hydrochloride）	可配	
M 麻黄碱（盐酸盐）　Ephedrine（Hydrochloride）	可配	
麦角新碱（马来酸盐）　Ergometrine（Maleate）	可配	
美芬丁胺（硫酸盐）　Mephentermine（Sulfate）	可配	
N 脑垂体后叶素®　Pituitrin	可配	
能量合剂　Energy Composite	可配	
尼可刹米　Nikethamide	可配	
粘菌素（硫酸盐）　Colymycin（Sulfate）	可配	
P 哌替啶（盐酸盐）　Pethidine（Hydrochloride）	可配	
葡醛内酯　Glucurolactone	可配	
葡萄糖（5%，10%）　Glucose（5%，10%）	忌配	
葡萄糖氯化钠　Glucose and Sodium Chloride	忌配	
葡萄糖酸钙（10%）　Calcium Gluconate（10%）	可配	
普鲁卡因（盐酸盐）　Procaine（Hydrochloride）	可配	
普鲁卡因胺（盐酸盐）　Procainamide（Hydrochloride）	可配	
Q 青霉素钾@　Benzylpenicillin Potassium	可配	
青霉素钠@　Benzylpenicillin Sodium	可配	
氢化可的松　Hydrocortisone	可配	
氢化可的松琥珀酸钠　Hydrocortisone Sodium Succinate	忌配	
氢化麦角碱　Dihydroergotoxine	可配	
庆大霉素（硫酸盐）@　Gentamycin（Sulfate）	可配	
去甲肾上腺素（重酒石酸盐）　Norepinephrine（Bitartrate）	可配	
去氧肾上腺素（盐酸盐）　Phenylephrine（Hydrochloride）	可配	
去乙酰毛花苷　Deslanoside	可配	
R 乳酸钠（11.2%）　Sodium Lactate（11.2%）	可配	
S 三磷腺苷　Adenosine Triphosphate	可配	
山莨菪碱（氢溴酸盐）　Anisodamine（Hydrobromide）	可配	
山梨醇　Sorbitol	忌配	
肾上腺素（盐酸盐）　Adrenaline（Hydrochloride）	可配	
四环素（盐酸盐）　Tetracycline（Hydrochloride）	可配	
缩宫素　Oxytocin	可配	
T 碳酸氢钠（5%）　Sodium Bicarbonate（5%）	可配	
W 万古霉素（盐酸盐）　Vancomycin（Hydrochloride）	可配	
维生素 B_2　Vitamin B_2	可配	
维生素 B_6　Vitamin B_6	可配	
维生素 C　Vitamin C	可配	
维生素 K_1　Vitamin K_1	忌配	
维生素 K_3　Vitamin K_3	忌配	
X 细胞色素 C　Cytochrome C	可配	
新生霉素　Novobiocin	忌配	

右旋糖酐 40 加入以下药品（续）	配伍结果	备 注
溴化钙（5%） Calcium Bromide（5%）	可配	
Y 烟酰胺 Nicotinamide	可配	
依他尼酸钠 Sodium Etacrynate	可配	
异丙嗪（盐酸盐） Promethazine（Hydrochloride）	**忌配**	
异丙肾上腺素（盐酸盐） Isoprenaline（Hydrochloride）	可配	
异戊巴比妥钠 Amobarbital Sodium	**忌配**	
异烟肼 Isoniazid	可配	

羟乙基淀粉

（706 代血浆）

Hydroxyethyl Starch

制剂规格与 pH 值 注射液：6%羟乙基淀粉生理盐水 500mL（含平均相对分子质量为 2.5 万～4.5 万的羟乙基淀粉 30g，Na^+154mmol/L，Cl^-154mmol/L）。pH（6%）：7.6。

药理作用及应用 为合成的血浆代用品，可预防和治疗各种原因引起的血容量不足和休克，特别是创伤性休克和失血性休克。适用于节约用血技术（血液稀释）时补充血容量。也可以用于治疗性血液稀释。

用法用量 仅供静滴，其用量和滴注速度依患者失血情况及血容量而定。

适宜溶剂 直接静滴。

给药速度 静滴：1～3h，最大滴速为 20mL/（kg·h），视病情而调整。

稳定性 本品为澄明溶液，颜色在浅黄色至琥珀色之间，室温下贮存，防止冷冻和过热。长时间处于高温 40℃环境中，会变成混浊的深褐色溶液或形成晶体沉淀物，不能再使用。

不良反应 大剂量输注后能够抑制凝血因子，特别是Ⅷ因子的活性，引起凝血障碍。个别病例可发生过敏反应。

禁忌/慎用证 对羟乙基淀粉过敏及严重凝血功能异常、严重充血性心力衰竭、肾衰竭、体液负荷过重或脑出血患者禁用。

注意事项 本品的扩容效能较强，作用时间较长，应注意勿稀释，滴速适宜，并及时监测患者的血循环状态，避免容量超负荷，导致心力衰竭。

配伍表

羟乙基淀粉加入以下药品名称	配伍结果	备 注
Y 右旋糖酐 40（含盐） Dextran 40（Sodium Chloride）	可配	快速输注时忌配其他药物

全血

Whole Blood

制剂规格与 pH 值　注射剂：每袋 100mL，250mL，500mL（含抗凝剂）。pH：7.3～7.5。

药理作用及应用　用于纠正或预防血浆、全血容量缺乏引起的循环功能不全。适用于低血容量性休克、全血或血浆丢失、填充心肺循环。

用量用法　静滴：全血或血浆丢失预防休克，500～1 500mL；容量缺乏性休克，最多 2 000mL，急救以血压作参考按所需要量补充本品。当血细胞比容降至 25%以下时必须立即给予浓缩红细胞或全血。

给药速度　静滴：滴速为 60~120 滴/min，按病情调整，急救时可加压输注，可在 5～15min 输完 500mL。

不良反应　偶见一过性荨麻疹、低血压、心动过速或过缓、恶心、呕吐、呼吸困难、发热或寒战，可能与输注速度有关。严重过敏性休克罕见。血型错配可致死亡。

禁忌/慎用证　对充血性心力衰竭、高血压、食道静脉曲张、肺水肿、有出血倾向、肾性及肾后性无尿患者慎用。

注意事项　过敏体质及 7d 内使用过促组胺释放药物的患者应给予抗组胺药物后再应用全血。输注本品可导致暂时性红细胞沉降率加快。本品中含钙量高，使用后短期内可出现血清钙轻度上升。每个包装的全血来自特定供血者，应单独使用，不予混合。

配伍表

全血加入以下药品	配伍结果	备　注
F 复方枸橼酸钠（ACD）Sodium Citrate Compound	可配	国际输血学会认为，不可在血液中加入其他药物
L 氯化钠（0.9%）　Sodium Chloride（0.9%）	可配	

血浆

（冻干血浆）

Blood Plasma

（Lyophilized Blood Plasma）

制剂规格与 pH 值　冻干健康人血浆：每瓶相当于 400mL 全血的血浆量。pH：6.4～7.4。

药理作用及应用　用于失血性休克、严重烧伤及低蛋白血症。对任何血型患者均可用，不需要检查血型，可代替部分全血，且较方便。

用量用法　静滴：用前以 0.1%枸橼酸钠溶液、无热原蒸馏水或 5%葡萄糖注射液冻干血浆溶解稀释至 200mL（为黄色微带混浊的液体），用带滤网的输血器或用漏斗纱布过滤后滴注。

注意事项　冻干粉加溶剂后，仅需轻轻振摇，不可剧烈振摇，一般 10min 内即可溶解。如血浆瓶有破损，标签不清或溶解后有明显混浊及不溶物时，不宜使用。溶解后的血浆，应在 3h 内输完，剩余部分不宜再用。

配伍表

血浆加入以下药品	配伍结果	备　注
2：3：1注射液　2：3：1 Injection	可配	
F 复方枸橼酸钠（ACD）　Sodium Citrate Compound（ACD）	可配	
L 林格液 Sodium Chloride Compound	**忌配**	
氯化钙（3%，5%）　Calcium Chloride（3%，5%）	**忌配**	
氯化钠（0.9%）　Sodium Chloride（0.9%）	可配	
P 葡醛内酯 Glucurolactone	**忌配**	
葡萄糖（5%，10%）　Glucose（5%，10%）	可配	
葡萄糖氯化钠 Glucose and Sodium Chloride	可配	
葡萄糖酸钙（10%）　Calcium Gluconate（10%）	**忌配**	
Q 全血 Whole Blood	可配	
R 乳酸钠（11.2%）　Sodium Lactate（11.2%）	可配	
X 溴化钙（5%）　Calcium Bromide（5%）	**忌配**	
Y 亚叶酸钙 Calcium Folinate	**忌配**	
右旋糖酐 40（含盐）　Dextran 40（Sodium Chloride）	可配	

第九章　泌尿系统药

第一节　利尿药

呋塞米
（呋喃苯胺酸，速尿）
Furosemide

制剂规格与 pH 值　注射液：2mL：20mg。pH（10mg/mL）：8.5～10.0。

药理作用及应用　为高效利尿药。具有扩张肾血管的作用，使肾血流量增加。用于水肿、高血压、预防急性肾功能衰竭、高钾血症及高钙血症、稀释性低钠血症、抗利尿激素分泌过多症、急性药物或毒物中毒促进排毒。

用法用量　治疗水肿性疾病，紧急情况或不能口服者，可静注，开始 20～40mg，必要时 2h 后加剂量，直至出现满意疗效，最大量可达 200mg/d。

适宜溶剂　静注：20～80mg 稀释于 0.9%氯化钠注射液 20mL；静滴：200～400mg 稀释于 0.9%氯化钠注射液 100mL。

给药速度　静注：2～4min；静滴：1～2h，滴速 4mg/min。

稳定性　见光可能引起变色，呈黄色时不能使用。室温下贮存，不宜冷藏。过滤器对本品无吸附作用。

不良反应　可引起低钾、低钠、低氯性碱中毒等及与此有关的口干、乏力、肌肉酸痛、恶心、腹泻、关节痛、心律失常；还可引起高尿酸血症、高血糖、过敏性反应等。老年人应用时发生低血压、电解质紊乱，血栓形成和肾功能损害的机会增多。

禁忌/慎用证　对本品或其他磺酰胺类药物过敏、肝昏迷、低血钾患者禁用。下列情况慎用：①无尿或严重肾功能损害者；②糖尿病；③高尿酸血症或有痛风病史；④严重肝功能损害者；⑤急性心肌梗死；⑥胰腺炎或有此病史者；⑦有低钾血症倾向者，尤其是应用洋地黄类药物或有室性心律失常者；⑧红斑狼疮；⑨前列腺肥大，排尿障碍；⑩孕妇及哺乳期妇女。

药物相互作用　不能与锂剂合用；与乙酰唑胺合用，可增加其低血钾的危险；与阿米替林、依那普利、硝酸甘油、屈肼嗪联用，均可增加体位性低血压的危险；饮酒及含酒精制剂和可引起血压下降的药物能增强本药的利尿和降压作用；与巴比妥类药物、麻醉药合用，易引起体位性低血压。与氨基糖苷类或顺铂联用，增加耳、肾毒性；与二甲双胍合用，拮抗其降血糖的作用。

注意事项　同磺胺药和噻嗪类利尿药有交叉过敏；新生儿用药间隔应延长；注射液遇酸可析出沉淀。

配伍表

呋塞米加入以下药品	配伍结果	备　注
2：3：1 注射液　2：3：1 Injection	可配	
A 阿米卡星（硫酸盐）　Amikacin（Sulfate）	**忌配**	
阿糖胞苷（盐酸盐）　Cytarabine（Hydrochloride）	**忌配**	

呋塞米加入以下药品（续）	配伍结果	备　注
阿托品（硫酸盐）　Atropine（Sulfate）	忌配	
氨苄西林钠@　Ampicillin Sodium	忌配	
氨茶碱　Aminophylline	忌配	
氨基丁三醇（7.28%）　Trometamol（7.28%）	稀释	
氨基丁酸　Aminobutyric Acid	忌配	
氨甲苯酸　Aminomethylbenzoic Acid	忌配	
胺碘酮（盐酸盐）®Amiodarone（Hydrochloride）	忌配	
B　苯巴比妥钠　Phenobarbital Sodium	忌配	
苯海拉明（盐酸盐）　Diphenhydramine（Hydrochloride）	忌配	
博来霉素　Bleomycin	忌配	
C　长春新碱（硫酸盐）　Vincristine（Sulfate）	忌配	
促皮质素　Corticotrophin	忌配	
D　地高辛　Digoxin	忌配	
地塞米松（磷酸盐）　Dexamethasone（Phosphate）	忌配	
地西泮®　Diazepam	忌配	
丁卡因（盐酸盐）　Tetracaine（Hydrochloride）	忌配	
东莨菪碱（氢溴酸盐）　Scopolamine（Hydrobromide）	忌配	
毒毛旋花子苷K　Strophanthin K	忌配	
对氨基水杨酸钠　Sodium Aminosalicylate	忌配	
多巴胺（盐酸盐）　Dopamine（Hydrochloride）	忌配	
多粘菌素B（硫酸盐）　Polymyxin B（Sulfate）	忌配	
多西环素（盐酸盐）　Doxycycline（Hydrochloride）	忌配	
E　二甲弗林　Dimefline	忌配	
F　放线菌素D　Dactinomycin D	可配	
芬太尼（枸橼酸盐）　Fentanyl（Citrate）	忌配	
酚磺乙胺　Etamsylate	可配	
酚妥拉明（甲磺酸盐）　Phentolamine（Mesylate）	稀释	
氟尿嘧啶　Fluorouracil	忌配	
氟哌利多　Droperidol	忌配	
辅酶A　Coenzyme A	忌配	
复方氨基酸　Amino Acid Compound	可配	
复方醋酸钠　Sodium Acetate Compound	可配	
G　肝素钠　Heparin Sodium	忌配	
谷氨酸钙（5%）　Calcium Glutamate（5%）	忌配	
谷氨酸钾（31.50%）　Potassium Glutamate（31.50%）	忌配	
谷氨酸钠（28.75%）　Sodium Glutamate（28.75%）	忌配	
H　红霉素（乳糖酸盐）　Erythromycin（Lactobionate）	忌配	
环磷酰胺　Cyclophosphamide	忌配	
磺胺嘧啶钠　Sulfadiazine Sodium	忌配	
磺胺异噁唑（二醇胺盐）　Sulfafurazole（Diolamine）	忌配	

呋塞米加入以下药品（续）	配伍结果	备 注
J 肌醇 Inositol	忌配	
肌苷 Inosine	忌配	
加兰他敏（氢溴酸盐） Galantamine（Hydrobromide）	忌配	
甲氧苄胺嘧啶 Trimethoprim	忌配	
甲氧氯普胺（盐酸盐） Metoclopramide（Hydrochloride）	忌配	
甲氧明（盐酸盐） Methoxamine（Hydrochloride）	忌配	
间羟胺（重酒石酸盐） Metaraminol（Bitartrate）	稀释	
精氨酸（25%，盐酸盐） Arginine（25%，Hydrochloride）	忌配	
肼屈嗪（盐酸盐） Hydralazine（Hydrochloride）	忌配	
K 卡那霉素（硫酸盐） Kanamycin（Sulfate）	忌配	
可乐定（盐酸盐） Clonidine（Hydrochloride）	忌配	
克林霉素（磷酸盐） Clindamycin（Phosphate）	忌配	
L 利多卡因（盐酸盐） Lidocaine（Hydrochloride）	忌配	
利福霉素钠 Rifamycine Sodium	忌配	
利舍平 Reserpine	忌配	
链霉素（硫酸盐） Streptomycin（Sulfate）	忌配	
两性霉素 B Amphotericin B	忌配	
林格液 Sodium Chloride Compound	可配	
硫喷妥钠 Thiopental Sodium	忌配	
硫酸镁（10%，25%） Magnesium Sulfate（10%，25%）	忌配	
氯苯那敏 Chlorphenamine	忌配	
氯丙嗪（盐酸盐） Chlorpromazine（Hydrochloride）	忌配	
氯化钙（3%，5%） Calcium Chloride（3%，5%）	忌配	
氯化琥珀胆碱 Suxamethonium Chloride	忌配	
氯化钾（10%） Potassium Chloride（10%）	忌配	
氯化钠（0.9%） Sodium Chloride（0.9%）	可配	
氯霉素 Chloramphenicol	忌配	
氯霉素琥珀酸酯钠 Chloramphenicol Succinate Sodium	忌配	
罗通定（硫酸盐） Rotundine（Sulfate）	忌配	
洛贝林（盐酸盐） Lobeline（Hydrochloride）	忌配	
M 麻黄碱（盐酸盐） Ephedrine（Hydrochloride）	忌配	
吗啡（盐酸盐） Morphine（Hydrochloride）	忌配	
麦角新碱（马来酸盐） Ergometrine（Maleate）	忌配	
美芬丁胺（硫酸盐） Mephentermine（Sulfate）	忌配	
N 脑垂体后叶素® Pituitrin	忌配	
能量合剂 Energy Composite	忌配	
尼可刹米 Nikethamide	忌配	
粘菌素（硫酸盐） Colymycin（Sulfate）	忌配	
P 哌替啶（盐酸盐） Pethidine（Hydrochloride）	忌配	
葡醛内酯 Glucurolactone	忌配	

呋塞米加入以下药品（续）	配伍结果	备　注
葡萄糖（5%，10%）Glucose（5%，10%）	可配	
葡萄糖氯化钠 Glucose and Sodium Chloride	可配	
葡萄糖酸钙（10%）Calcium Gluconate（10%）	忌配	
普鲁卡因（盐酸盐）Procaine（Hydrochloride）	忌配	
普鲁卡因胺（盐酸盐）Procainamide（Hydrochloride）	忌配	
Q 青霉素钾@ Benzylpenicillin Potassium	忌配	
青霉素钠@ Benzylpenicillin Sodium	忌配	
氢化可的松 Hydrocortisone	忌配	
氢化可的松琥珀酸钠 Hydrocortisone Sodium Succinate	忌配	
氢化麦角碱 Dihydroergotoxine	忌配	
庆大霉素（硫酸盐）@ Gentamycin（Sulfate）	忌配	
去甲肾上腺素（重酒石酸盐）Norepinephrine（Bitartrate）	稀释	
去氧肾上腺素（盐酸盐）Phenylephrine（Hydrochloride）	忌配	
去乙酰毛花苷 Deslanoside	忌配	
R 乳酸钠（11.2%）Sodium Lactate（11.2%）	可配	
S 三磷腺苷 Adenosine Triphosphate	忌配	
山莨菪碱（氢溴酸盐）Anisodamine（Hydrobromide）	忌配	
山梨醇 Sorbitol	忌配	
肾上腺素（盐酸盐）Adrenaline（Hydrochloride）	忌配	
司可巴比妥钠 Secobarbital Sodium	忌配	
四环素（盐酸盐）Tetracycline（Hydrochloride）	忌配	
羧苄西林钠 Carbenicillin Sodium	忌配	
缩宫素 Oxytocin	忌配	
T 碳酸氢钠（5%）Sodium Bicarbonate（5%）	稀释	
头孢噻啶 Cefaloridine	忌配	
头孢噻吩钠 Cefalothine Sodium	忌配	
托西溴苄铵 Bretylium Tosilate	忌配	
W 万古霉素（盐酸盐）Vancomycin（Hydrochloride）	忌配	
维生素 B_2　Vitamin B_2	忌配	
维生素 B_6　Vitamin B_6	忌配	
维生素 C　Vitamin C	忌配	
维生素 K_3　Vitamin K_3	忌配	
X 西咪替丁（盐酸盐）Cimetidine（Hydrochloride）	稀释	
细胞色素 C　Cytochrome C	忌配	
新生霉素 Novobiocin	忌配	
溴化钙（5%）Calcium Bromide（5%）	忌配	
Y 洋地黄毒苷 Digitoxin	忌配	
依他尼酸钠 Sodium Etacrynate	忌配	
胰岛素（正规）® Insulin（Regular）	忌配	
异丙嗪（盐酸盐）Promethazine（Hydrochloride）	忌配	

呋塞米加入以下药品（续）	配伍结果	备　注
异丙肾上腺素（盐酸盐） Isoprenaline （Hydrochloride）	稀释	
异戊巴比妥钠 Amobarbital Sodium	忌配	
异烟肼 Isoniazid	忌配	

布美他尼

（丁苯氧酸，丁尿胺）

Bumetanide

制剂规格与 pH 值　注射液：2mL∶0.5mg。pH（0.25mg/mL）：6.5～8.5。

药理作用及应用　本品为呋塞米的衍生物，属髓襻类强效利尿药。用途同呋塞米，等剂量时其利尿效果约强 30 倍。对某些呋塞米无效的病例可能有效。

用法用量　治疗水肿性疾病或高血压，静注或肌注起始 0.5～1mg。必要时隔 2～3h 重复。最大剂量为一日 10mg。治疗急性肺水肿，静注起始 1～2mg，必要时隔 20min 重复，也可 2～5mg 稀释后缓慢滴注（不短于 30～60min）。

适宜溶剂　静注：0.5～1mg 稀释于 0.9%氯化钠或 25%葡萄糖注射液 20mL；静滴：2～5mg 稀释于 0.9%氯化钠注射液 500mL，忌钠的水肿、心力衰竭患者可用 5%葡萄糖注射液 500mL 稀释。

给药速度　静注：2～4min；静滴：0.5～1h。

稳定性　在 0.9%氯化钠或 25%葡萄糖注射液中于 25℃下放置 8h 稳定。

不良反应　同呋塞米。

禁忌/慎用证　对本品过敏者、孕妇及婴幼儿患者忌用。慎用证同呋塞米。

注意事项　注射液不宜加入酸性溶液中静滴，以免引起沉淀。

配伍表

	布美他尼加入以下药品	配伍结果	备　注
A	阿米卡星（硫酸盐） Amikacin （Sulfate）	忌配	
	胺碘酮（盐酸盐）⑪ Amiodarone （Hydrochloride）	可配	
C	长春瑞滨（重酒石酸盐） Vinorelbine （Bitartrate）	可配	
D	大观霉素（盐酸盐） Spectinomycin （Hydrochloride）	忌配	
	地尔硫䓬（盐酸盐） Diltiazem （Hydrochloride）	可配	
	多巴酚丁胺（盐酸盐） Dobutamine （Hydrochloride）	忌配	
	多粘菌素 B（硫酸盐） Polymyxin B （Sulfate）	忌配	
	多沙普仑（盐酸盐） Doxapram （Hydrochloride）	可配	
F	呋塞米 Furosemide	可配	
G	格拉司琼（盐酸盐） Granisetron （Hydrochloride）	可配	
K	卡铂 Carboplatin	忌配	
L	劳拉西泮 Lorazepam	可配	
	两性霉素 B Amphotericin B	忌配	
	氯化钠（0.9%） Sodium Chloride （0.9%）	可配	

布美他尼加入以下药品（续）	配伍结果	备　注
M 咪达唑仑（盐酸盐）Midazolam（Hydrochloride）	**忌配**	
米力农（乳酸盐）Milrinone（Lactate）	可配	
N 奈替米星（硫酸盐）Netilmicin（Sulfate）	**忌配**	
粘菌素（硫酸盐）Colymycin（Sulfate）	**忌配**	
P 哌拉西林-他唑巴坦钠 Piperacillin-Tazobactam Sodium	可配	
葡萄糖（5%，10%）Glucose（5%，10%）	可配	
葡萄糖氯化钠 Glucose and Sodium Chloride	可配	
Q 庆大霉素（硫酸盐）@ Gentamycin（Sulfate）	**忌配**	
S 塞替派 Thiotepa	可配	
三磷腺苷 Adenosine Triphosphate	可配	
顺铂 Cisplatin	**忌配**	
T 替尼泊苷® Teniposide	可配	
头孢吡肟（盐酸盐）Cefepime（Hydrochloride）	可配	
头孢他啶 Ceftazidime	**忌配**	
头孢唑林钠 Cefazolin Sodium	**忌配**	
妥布霉素（硫酸盐）@ Tobramycin（Sulfate）	**忌配**	
Y 异丙肾上腺素（盐酸盐）Isoprenaline（Hydrochloride）	可配	
异帕米星（硫酸盐）Isepamicin（Sulfate）	**忌配**	

依他尼酸钠

（利尿酸钠）

Ethacrynate Sodium

制剂规格与 pH 值　注射用粉针剂：每支 25mg（内含利尿酸钠 25mg、甘露醇 31.25mg）。注射液：2mL∶20mg。pH（1mg/mL）：6.3～7.7。

药理作用及应用　同呋塞米。过敏、高血糖反应比呋塞米少见，但耳、胃肠反应较大。

用法用量　静注或静滴：用于急性肺水肿，每次 25～50mg；用于急性肾衰竭，每次 25～50mg，每次剂量不宜超过 100mg。必要时于 2～4h 后可重复注射。

适宜溶剂　静注：25～50mg 溶于 0.9%氯化钠注射液 20～40mL；静滴：25～50mg 溶于 0.9%氯化钠注射液 50mL。

给药速度　静注：10～20min；静滴：0.4～0.5h。

稳定性　注射用粉针剂配成溶液后不稳定，应在 24h 内用完。

不良反应　常见有体液失衡、电解质紊乱、高尿酸血症、高血糖、体位性低血压、口干、乏力、肌肉痉挛、视力模糊、感觉异常、食欲减退、耳聋、头痛、胃肠不适等。因耳毒性较大，目前临床上少用。

禁忌/慎用证　对本药过敏者、严重水样腹泻患者及婴儿禁用。无尿、低血压、低渗性脱水、严重口干、严重肝肾功能不全、晚期肝硬化、肝昏迷、低血钾、洋地黄过量、心力衰竭患者慎用。

注意事项 注射局部刺激作用强，不可皮注或肌注；静脉穿刺部位需经常更换，以免出现静脉炎；利尿作用强大和迅速，初始剂量不宜过大，达到利尿效果后，维持量宜用最小有效量并间歇用药，并注意补钾；监测电解质水平、二氧化碳结合力变化从而调整用药方案。

配伍表

依他尼酸钠加入以下药品名称	配伍结果	备　注
2∶3∶1 注射液　2∶3∶1 Injection	可配	
A 阿米卡星（硫酸盐）　Amikacin（Sulfate）	忌配	
阿糖胞苷（盐酸盐）　Cytarabine（Hydrochloride）	忌配	
阿托品（硫酸盐）　Atropine（Sulfate）	忌配	
氨苄西林钠@ Ampicillin Sodium	忌配	
氨茶碱　Aminophylline	忌配	
氨基丁三醇（7.28%）　Trometamol（7.28%）	忌配	
氨基丁酸　Aminobutyric Acid	忌配	
氨基己酸　Aminocaproic Acid	忌配	
氨甲苯酸　Aminomethylbenzoic Acid	忌配	
B 苯巴比妥钠　Phenobarbital Sodium	忌配	
苯海拉明（盐酸盐）　Diphenhydramine（Hydrochloride）	忌配	
博来霉素　Bleomycin	忌配	
C 长春新碱（硫酸盐）　Vincristine（Sulfate）	忌配	
促皮质素　Corticotrophin	忌配	
D 地高辛　Digoxin	忌配	
地塞米松（磷酸盐）　Dexamethasone（Phosphate）	忌配	
地西泮® Diazepam	忌配	
丁卡因（盐酸盐）　Tetracaine（Hydrochloride）	忌配	
东莨菪碱（氢溴酸盐）　Scopolamine（Hydrobromide）	忌配	
毒毛旋花子苷 K　Strophanthin K	忌配	
对氨基水杨酸钠　Sodium Aminosalicylate	忌配	
多巴胺（盐酸盐）　Dopamine（Hydrochloride）	忌配	
多粘菌素 B（硫酸盐）　Polymyxin B（Sulfate）	忌配	
多西环素（盐酸盐）　Doxycycline（Hydrochloride）	忌配	
E 二甲弗林　Dimefline	忌配	
F 放线菌素 D　Dactinomycin D	忌配	
芬太尼（枸橼酸盐）　Fentanyl（Citrate）	忌配	
酚磺乙胺　Etamsylate	忌配	
酚妥拉明（甲磺酸盐）　Phentolamine（Mesylate）	忌配	
呋塞米　Furosemide	忌配	
氟尿嘧啶　Fluorouracil	忌配	
辅酶 A　Coenzyme A	忌配	
复方醋酸钠　Sodium Acetate Compound	可配	

依他尼酸钠加入以下药品名称（续）	配伍结果	备 注
G 肝素钠 Heparin Sodium	忌配	
谷氨酸钙（5%） Calcium Glutamate（5%）	忌配	
谷氨酸钾（31.50%） Potassium Glutamate（31.50%）	忌配	
谷氨酸钠（28.75%） Sodium Glutamate（28.75%）	忌配	
H 红霉素（乳糖酸盐） Erythromycin（Lactobionate）	忌配	
环磷酰胺 Cyclophosphamide	忌配	
磺胺嘧啶钠 Sulfadiazine Sodium	忌配	
磺胺异噁唑（二醇胺盐） Sulfafurazole（Diolamine）	忌配	
J 肌醇 Inositol	忌配	
肌苷 Inosine	忌配	
加兰他敏（氢溴酸盐） Galantamine（Hydrobromide）	忌配	
甲氧苄胺嘧啶 Trimethoprim	忌配	
甲氧氯普胺（盐酸盐） Metoclopramide（Hydrochloride）	忌配	
甲氧明（盐酸盐） Methoxamine（Hydrochloride）	忌配	
间羟胺（重酒石酸盐） Metaraminol（Bitartrate）	忌配	
精氨酸（25%，盐酸盐） Arginine（25%，Hydrochloride）	忌配	
肼屈嗪（盐酸盐） Hydralazine（Hydrochloride）	忌配	
K 卡那霉素（硫酸盐） Kanamycin（Sulfate）	忌配	
可乐定（盐酸盐） Clonidine（Hydrochloride）	忌配	
克林霉素（磷酸盐） Clindamycin（Phosphate）	忌配	
L 利多卡因（盐酸盐） Lidocaine（Hydrochloride）	忌配	
利福霉素钠 Rifamycine Sodium	忌配	
利舍平 Reserpine	忌配	
链霉素（硫酸盐） Streptomycin（Sulfate）	忌配	
两性霉素 B Amphotericin B	忌配	
林格液 Sodium Chloride Compound	可配	
硫喷妥钠 Thiopental Sodium	忌配	
硫酸镁（10%，25%） Magnesium Sulfate（10%，25%）	可配	
氯苯那敏 Chlorphenamine	忌配	
氯丙嗪（盐酸盐） Chlorpromazine（Hydrochloride）	忌配	
氯化钙（3%，5%） Calcium Chloride（3%，5%）	忌配	
氯化琥珀胆碱 Suxamethonium Chloride	忌配	
氯化钾（10%） Potassium Chloride（10%）	忌配	
氯化钠（0.9%） Sodium Chloride（0.9%）	可配	
氯霉素 Chloramphenicol	忌配	
氯霉素琥珀酸酯钠 Chloramphenicol Succinate Sodium	忌配	
罗通定（硫酸盐） Rotundine（Sulfate）	忌配	
洛贝林（盐酸盐） Lobeline（Hydrochloride）	忌配	
M 麻黄碱（盐酸盐） Ephedrine（Hydrochloride）	忌配	
吗啡（盐酸盐） Morphine（Hydrochloride）	忌配	

依他尼酸钠加入以下药品名称（续）	配伍结果	备　注
麦角新碱（马来酸盐）Ergometrine（Maleate）	忌配	
美芬丁胺（硫酸盐）Mephentermine（Sulfate）	忌配	
N 脑垂体后叶素® Pituitrin	忌配	
能量合剂 Energy Composite	忌配	
尼可刹米 Nikethamide	忌配	
粘菌素（硫酸盐）Colymycin（Sulfate）	忌配	
P 哌替啶（盐酸盐）Pethidine（Hydrochloride）	忌配	
葡醛内酯 Glucurolactone	忌配	
葡萄糖（5%，10%）Glucose（5%，10%）	可配	
葡萄糖氯化钠 Glucose and Sodium Chloride	可配	
葡萄糖酸钙（10%）Calcium Gluconate（10%）	忌配	
普鲁卡因（盐酸盐）Procaine（Hydrochloride）	忌配	
普鲁卡因胺（盐酸盐）Procainamide（Hydrochloride）	忌配	
Q 青霉素钾® Benzylpenicillin Potassium	忌配	
青霉素钠® Benzylpenicillin Sodium	忌配	
氢化可的松 Hydrocortisone	忌配	
氢化可的松琥珀酸钠 Hydrocortisone Sodium Succinate	忌配	
氢化麦角碱 Dihydroergotoxine	忌配	
庆大霉素（硫酸盐）® Gentamycin（Sulfate）	忌配	
去甲肾上腺素（重酒石酸盐）Norepinephrine（Bitartrate）	忌配	
去氧肾上腺素（盐酸盐）Phenylephrine（Hydrochloride）	忌配	
去乙酰毛花苷 Deslanoside	忌配	
R 乳酸钠（11.2%）Sodium Lactate（11.2%）	可配	
S 三磷腺苷 Adenosine Triphosphate	忌配	
山莨菪碱（氢溴酸盐）Anisodamine（Hydrobromide）	忌配	
山梨醇 Sorbitol	忌配	
肾上腺素（盐酸盐）Adrenaline（Hydrochloride）	忌配	
四环素（盐酸盐）Tetracycline（Hydrochloride）	忌配	
羧苄西林钠 Carbenicillin Sodium	忌配	
缩宫素 Oxytocin	忌配	
T 碳酸氢钠（5%）Sodium Bicarbonate（5%）	忌配	
头孢噻啶 Cefaloridine	忌配	
头孢噻吩钠 Cefalothine Sodium	忌配	
托西溴苄铵 Bretylium Tosilate	忌配	
W 万古霉素（盐酸盐）Vancomycin（Hydrochloride）	忌配	
维生素 B_6 Vitamin B_6	忌配	
维生素 C Vitamin C	忌配	
维生素 K_3 Vitamin K_3	忌配	
X 西咪替丁（盐酸盐）Cimetidine（Hydrochloride）	稀释	
细胞色素 C Cytochrome C	忌配	

依他尼酸钠加入以下药品名称（续）	配伍结果	备　注
新生霉素　Novobiocin	忌配	
溴化钙（5%）　Calcium Bromide（5%）	忌配	
Y　洋地黄毒苷　Digitoxin	忌配	
胰岛素（正规）®　Insulin（Regular）	忌配	
异丙嗪（盐酸盐）　Promethazine（Hydrochloride）	忌配	
异丙肾上腺素（盐酸盐）　Isoprenaline（Hydrochloride）	忌配	
异戊巴比妥钠　Amobarbital Sodium	忌配	
异烟肼　Isoniazid	忌配	
右旋糖酐 40（含盐）　Dextran 40（Sodium Chloride）	可配	

乙酰唑胺

（醋唑磺胺，醋氮酰胺）

Acetazolamide

制剂规格与 pH 值　注射用粉针剂：每支 500mg；注射液：5mL∶250mg。pH（50mg/mL）：9.2。

药理作用及应用　本品为碳酸酐酶抑制剂，能抑制房水生成，降低眼压。主要用于急性闭角型青光眼、开角型青光眼（局部降眼压药物效果不满意时），以及其他类型青光眼（如晚期开角型和闭角型青光眼）、先天性青光眼（由于眼压太高或全身情况不宜手术者），外伤、葡萄膜炎等引起的继发性青光眼、青光眼-虹膜睫状体炎综合征。内眼手术前后可用本品降低眼压。其利尿作用，已被作用较强的利尿剂取代。

适宜溶剂　5%葡萄糖或 0.9%氯化钠注射液 5～20mL。

用法用量　肌注或静注 500mg；也可静注 250mg 与肌注 250mg 交替使用，可在 2～4h 重复使用，或根据患者反应改用口服。

不良反应　一般的不良反应有四肢麻木及刺痛感、全身不适、胃肠道反应、肾脏反应、暂时性近视，磺胺样皮疹及剥脱性皮炎。

禁忌/慎用证　肝肾功能不全致低钠血症、低钾血症、高氯性酸中毒、肾上腺衰竭及肾上腺皮质机能减退、肝昏迷患者禁用。慢性闭角型青光眼患者、哺乳期妇女和孕妇特别在怀孕前 3 个月不宜使用本品。前房积血引起的继发性青光眼及糖尿病慎用。

药物相互作用　阿米替林、阿替洛尔、氯胺酮、左旋多巴、甲基多巴、硝苯地平、普萘洛尔、硝普钠和维拉帕米增加本品低血压危险；顺铂增加本品耳、肾毒性；地塞米松、氢化可的松、强的松龙、布洛芬拮抗本品利尿作用，还可增加肾毒性。

注意事项　使用 6 周以上要定期检查血常规、尿常规、水和电解质平衡状态；患者应该定期到医院复查，根据病情调整用药；长期使用本品加服钾盐，预防低血钾。

配伍表

乙酰唑胺加入以下药品	配伍结果	备　注
2∶3∶1 注射液　2∶3∶1 Injection	可配	

乙酰唑胺加入以下药品（续）	配伍结果	备　注
L 林格液　Sodium Chloride Compound	可配	
氯化钠（0.9%）　Sodium Chloride（0.9%）	可配	
P 葡萄糖（5%，10%）　Glucose（5%，10%）	可配	
葡萄糖氯化钠　Glucose and Sodium Chloride	可配	
X 西咪替丁（盐酸盐）　Cimetidine（Hydrochloride）	稀释	
Y 右旋糖酐 40（含盐）　Dextran 40（Sodium Chloride）	可配	

第二节　脱水药

甘露醇

Mannitol

制剂规格与 pH 值　注射液：250mL：50g；100mL：20g。pH（20%）：5.0。

药理作用及应用　其高渗作用使组织中的水分回渗入血液而排出体外。甘露醇尚可清除在缺血性损伤中起重要作用的自由基，并可降低血黏度，改善脑部血液循环，使脑血管收缩、脑血容量减少，颅内压下降。用于脑水肿及降低颅内压。

用法用量　静滴：一般用 20%的溶液 250～500mL，每次 1～4.5g/kg。4～6h 根据需要重复 1 次。

适宜溶剂　静滴：20%注射液应直接静滴，勿稀释，以免影响其高渗作用。

给药速度　静滴：0.5～1h，滴速 8～10mL/min。

稳定性　本品为饱和溶液，气温较低时常析出结晶，可用热水（80℃浸泡）加热药瓶摇匀后应用。

不良反应　注入过快会发生一时性偏头痛、头晕或眩晕、视物模糊、注射部位疼痛等；大量长期使用可造成患者低钠血症及血尿。个别患者出现过敏反应，应立即停药处理。

禁忌/慎用证　活动性脑出血者（除开颅手术外）不宜应用。急性或慢性肾衰竭、严重脱水、颅内活动出血、急性肺水肿或严重肺淤血及孕妇忌用。心功能不全、因脱水而尿少、高钾血症或低钠血症、低血容量患者慎用。

药物相互作用　化疗时顺铂与甘露醇注射液同时缓慢滴注，可减轻顺铂对消化道和肾脏毒性。本品可增加洋地黄苷毒性，与导致低血钾有关。

注意事项　本品应避免与无机盐类药物（如氯化钠、氯化钾等）配伍，以免降低疗效或引起甘露醇结晶析出；静脉注入时漏出血管外，可引起组织肿胀或坏死。

配伍表

甘露醇加入以下药品	配伍结果	备　注
2：3：1 注射液　2：3：1 Injection	忌配	
A 阿糖胞苷（盐酸盐）　Cytarabine（Hydrochloride）	可配	

甘露醇加入以下药品（续）	配伍结果	备　注
B 苯巴比妥钠 Phenobarbital Sodium	可配	
博来霉素 Bleomycin	可配	
C 长春碱（硫酸盐） Vinblastine（Sulfate）	稀释	
D 地高辛 Digoxin		
毒毛旋花子苷 K Strophanthin K	可配	
多巴胺（盐酸盐） Dopamine（Hydrochloride）	可配	
E 二甲弗林 Dimefline	可配	
F 放线菌素 D Dactinomycin D	可配	
芬太尼（枸橼酸盐） Fentanyl（Citrate）	可配	
氟尿嘧啶 Fluorouracil	可配	
复方醋酸钠 Sodium Acetate Compound	**忌配**	
H 环磷酰胺 Cyclophosphamide	稀释	
J 甲氧明（盐酸盐） Methoxamine（Hydrochloride）	可配	
间羟胺（重酒石酸盐） Metaraminol（Bitartrate）	可配	
L 两性霉素 B Amphotericin B	稀释	
林格液 Sodium Chloride Compound	**忌配**	
硫喷妥钠 Thiopental Sodium	可配	
硫酸罗通定 Rotundine Sulfate	可配	
氯丙嗪（盐酸盐） Chlorpromazine（Hydrochloride）	稀释	本品应快速输注，忌配其他应缓滴的药物及无机盐类，以免降低脱水效果
氯化钙（3%，5%） Calcium Chloride（3%，5%）	**忌配**	
氯化钾（10%） Potassium Chloride（10%）	**忌配**	
氯化钠（0.9%） Sodium Chloride（0.9%）	**忌配**	
氯化筒箭毒碱 Tubocurarine Chloride	**忌配**	
洛贝林（盐酸盐） Lobeline（Hydrochloride）	可配	
M 麻黄碱（盐酸盐） Ephedrine（Hydrochloride）	可配	
吗啡（盐酸盐） Morphine（Hydrochloride）	可配	
美芬丁胺（硫酸盐） Mephentermine（Sulfate）	可配	
N 尼可刹米 Nikethamide	可配	
P 哌替啶（盐酸盐） Pethidine（Hydrochloride）	可配	
葡萄糖（5%，10%） Glucose（5%，10%）	可配	
葡萄糖氯化钠 Glucose and Sodium Chloride	**忌配**	
葡萄糖酸钙（10%） Calcium Gluconate（10%）	**忌配**	
Q 去甲肾上腺素（重酒石酸盐）Norepinephrine（Bitartrate）	可配	
去氧肾上腺素（盐酸盐）Phenylephrine（Hydrochloride）	可配	
去乙酰毛花苷 Deslanoside	可配	
全血 Whole Blood	**忌配**	
S 肾上腺素（盐酸盐） Adrenaline（Hydrochloride）	可配	
司可巴比妥钠 Secobarbital Sodium	可配	
T 碳酸氢钠（5%） Sodium Bicarbonate（5%）	**忌配**	
头孢匹林 Cefapirin	**忌配**	

甘露醇加入以下药品（续）	配伍结果	备　注
托西溴苄铵　Bretylium Tosilate	可配	本品应快速输注，忌配其他应缓滴的药物及无机盐类，以免降低脱水效果
X 西咪替丁（盐酸盐）　Cimetidine（Hydrochloride）	可配	
细胞色素 C　Cytochrome C	可配	
Y 洋地黄毒苷　Digitoxin	可配	
异丙肾上腺素（盐酸盐）Isoprenaline（Hydrochloride）	可配	
异戊巴比妥钠　Amobarbital Sodium	可配	

山梨醇

Sorbitol

制剂规格与 pH 值　注射液：250mL∶62.5g；100mL∶25g。pH（25%）：4.5～5.0。

药理作用及应用　为甘露醇的同分异构体，其作用类似甘露醇而较弱，可降低颅内压 30%～40%。用于治疗脑水肿及青光眼，也可用于心肾功能正常的水肿少尿。

用法用量　静滴：每次 62.5～125g 或 25%溶液 250～500mL，必要时 6～12h 重复滴注 1 次。勿与其他输液剂混合以保持本品的高渗性与疗效。

适宜溶剂　静滴：25～62.5g 溶于注射用水 100～250mL。

给药速度　静滴：0.4～0.5h。

不良反应　可出现乳酸性酸中毒，老年人较易出现肾损害。常致水、电解质紊乱，快速大量静注可引起体内山梨醇积聚，血容量迅速大量增多，导致心力衰竭。

禁忌/慎用证　明显心、肺功能损害和糖尿病患者，哺乳期妇女及幼儿慎用。

药物相互作用　与头孢唑林、硝普钠配伍出现沉淀、混浊、药效降低。

注意事项　适当控制剂量；用药后可能影响驾车，宜休息半天。其余同甘露醇。

配伍表

山梨醇加入以下药品名称	配伍结果	备　注
2∶3∶1 注射液　2∶3∶1 Injection	忌配	
A 阿米卡星（硫酸盐）　Amikacin（Sulfate）	忌配	
阿糖胞苷（盐酸盐）　Cytarabine（Hydrochloride）	忌配	
阿托品（硫酸盐）　Atropine（Sulfate）	可配	
氨苄西林钠@ Ampicillin Sodium	可配	
氨茶碱　Aminophylline	可配	
氨基丁三醇（7.28%）　Trometamol（7.28%）	忌配	
氨基丁酸　Aminobutyric Acid	可配	
氨基己酸　Aminocaproic Acid	可配	
氨甲苯酸　Aminomethylbenzoic Acid	可配	
B 苯巴比妥钠　Phenobarbital Sodium	忌配	
苯海拉明（盐酸盐）　Diphenhydramine（Hydrochloride）	忌配	△
博来霉素　Bleomycin	可配	

山梨醇加入以下药品名称（续）	配伍结果	备　注
C 长春新碱（硫酸盐）　Vincristine（Sulfate）	忌配	
促皮质素　Corticotrophin	可配	
D 地高辛　Digoxin	忌配	
地塞米松（磷酸盐）　Dexamethasone（Phosphate）	可配	
东莨菪碱（氢溴酸盐）　Scopolamine（Hydrobromide）	可配	
毒毛旋花子苷 K　Strophanthin K	忌配	
对氨基水杨酸钠　Sodium Aminosalicylate	可配	
多粘菌素 B（硫酸盐）　Polymyxin B（Sulfate）	忌配	
E 二甲弗林　Dimefline	可配	
F 放线菌素 D　Dactinomycin D	忌配	
酚磺乙胺　Etamsylate	可配	
酚妥拉明（甲磺酸盐）　Phentolamine（Mesylate）	忌配	
呋塞米　Furosemide	忌配	
氟尿嘧啶　Fluorouracil	可配	
辅酶 A　Coenzyme A	可配	
复方醋酸钠　Sodium Acetate Compound	忌配	
G 谷氨酸钙（5%）　Calcium Glutamate（5%）	可配	
谷氨酸钾（31.50%）　Potassium Glutamate（31.50%）	可配	
谷氨酸钠（28.75%）　Sodium Glutamate（28.75%）	可配	
H 红霉素（乳糖酸盐）　Erythromycin（Lactobionate）	可配	
环磷酰胺　Cyclophosphamide	可配	
磺胺嘧啶钠　Sulfadiazine Sodium	可配	
磺胺异噁唑（二醇胺盐）　Sulfafurazole（Diolamine）	忌配	
J 肌醇　Inositol	可配	
肌苷　Inosine	可配	
加兰他敏（氢溴酸盐）　Galantamine（Hydrobromide）	可配	
甲氧明（盐酸盐）　Methoxamine（Hydrochloride）	可配	
间羟胺（重酒石酸盐）　Metaraminol（Bitartrate）	可配	
精氨酸（25%，盐酸盐）　Arginine（25%，Hydrochloride）	可配	
K 卡那霉素（硫酸盐）　Kanamycin（Sulfate）	忌配	
克林霉素（磷酸盐）　Clindamycin（Phosphate）	忌配	
L 利多卡因（盐酸盐）　Lidocaine（Hydrochloride）	可配	
利舍平　Reserpine	可配	
链霉素（硫酸盐）　Streptomycin（Sulfate）	可配	
林格液　Sodium Chloride Compound	忌配	
硫喷妥钠　Thiopental Sodium	忌配	
硫酸镁（10%，25%）　Magnesium Sulfate（10%，25%）	可配	
氯苯那敏　Chlorphenamine	忌配	△
氯丙嗪（盐酸盐）　Chlorpromazine（Hydrochloride）	稀释	
氯化钙（3%，5%）　Calcium Chloride（3%，5%）	忌配	

山梨醇加入以下药品名称（续）	配伍结果	备 注
氯化钾（10%） Potassium Chloride（10%）	忌配	
氯化钠（0.9%） Sodium Chloride（0.9%）	忌配	
氯霉素 Chloramphenicol	可配	
罗通定（硫酸盐） Rotundine（Sulfate）	可配	
洛贝林（盐酸盐） Lobeline（Hydrochloride）	可配	
M 麦角新碱（马来酸盐） Ergometrine（Maleate）	可配	
美芬丁胺（硫酸盐） Mephentermine（Sulfate）	可配	
N 脑垂体后叶素® Pituitrin	忌配	
能量合剂 Energy Composite	可配	
尼可刹米 Nikethamide	可配	
粘菌素（硫酸盐） Colymycin（Sulfate）	忌配	
P 哌替啶（盐酸盐） Pethidine（Hydrochloride）	可配	
葡醛内酯 Glucurolactone	可配	
葡萄糖（5%，10%） Glucose（5%，10%）	可配	
葡萄糖氯化钠 Glucose and Sodium Chloride	忌配	
葡萄糖酸钙（10%） Calcium Gluconate（10%）	忌配	
普鲁卡因（盐酸盐） Procaine（Hydrochloride）	可配	
普鲁卡因胺（盐酸盐） Procainamide（Hydrochloride）	可配	
Q 青霉素钾® Benzylpenicillin Potassium	可配	
青霉素钠® Benzylpenicillin Sodium	可配	
氢化可的松 Hydrocortisone	可配	
氢化可的松琥珀酸钠 Hydrocortisone Sodium Succinate	可配	
氢化麦角碱 Dihydroergotoxine	忌配	
庆大霉素（硫酸盐）® Gentamycin（Sulfate）	可配	
去甲肾上腺素（重酒石酸盐）Norepinephrine（Bitartrate）	可配	
去氧肾上腺素（盐酸盐）Phenylephrine（Hydrochloride）	可配	
去乙酰毛花苷 Deslanoside	忌配	
R 乳酸钠（11.2%） Sodium Lactate（11.2%）	忌配	
S 三磷腺苷 Adenosine Triphosphate	可配	
山莨菪碱（氢溴酸盐） Anisodamine（Hydrobromide）	可配	
肾上腺素（盐酸盐） Adrenaline（Hydrochloride）	可配	
四环素（盐酸盐） Tetracycline（Hydrochloride）	可配	
羧苄西林钠 Carbenicillin Sodium	可配	
缩宫素 Oxytocin	可配	
T 碳酸氢钠（5%） Sodium Bicarbonate（5%）	忌配	
W 万古霉素（盐酸盐） Vancomycin（Hydrochloride）	可配	
维生素 B$_6$ Vitamin B$_6$	可配	
维生素 C Vitamin C	可配	
维生素 K$_3$ Vitamin K$_3$	可配	
X 硝普钠 Sodium Nitroprusside	忌配	

山梨醇加入以下药品名称（续）	配伍结果	备　注
细胞色素 C　Cytochrome C	可配	
溴化钙（5%）　Calcium Bromide（5%）	可配	
Y 依他尼酸钠　Sodium Etacrynate	**忌配**	
异丙嗪（盐酸盐）　Promethazine（Hydrochloride）	稀释	
异丙肾上腺素（盐酸盐）　Isoprenaline（Hydrochloride）	可配	
异戊巴比妥钠　Amobarbital Sodium	**忌配**	
异烟肼　Isoniazid	可配	
右旋糖酐 40（含盐）　Dextran 40（Sodium Chloride）	**忌配**	

第十章 激素、胰岛素类、性激素及相关药物

氢化可的松
（可的索，皮质醇）
Hydrocortisone

制剂规格与 pH 值 氢化可的松注射液（醇型）：2mL∶10mg；5mL∶25mg；10mL∶50mg；20mL∶100mg。pH（5mg/mL）：5.7。

药理作用及应用 为肾上腺皮质激素类，具有抗炎、抗过敏、抗风湿、免疫抑制作用。主要用于肾上腺皮质功能减退症的替代治疗及伴有皮质醇合成酶缺陷的先天性肾上腺皮质功能增生症，也可用于类风湿性关节炎、风湿性发热、痛风、支气管哮喘、过敏性疾病，并可用于严重感染和抗休克治疗等。

用法用量 静注：用于治疗肾上腺皮质功能减退及垂体前叶功能减退危象、严重过敏性反应、哮喘持续状态、休克，每次用本品 100mg 加 5%葡萄糖或 0.9%氯化钠注射液 20mL；静滴，可用至一日 300～500mg，1 个疗程不超过 3～5d。

适宜溶剂 100～200mg 稀释于 5%～10%葡萄糖或 0.9%氯化钠注射液 500mL。

给药速度 静滴：2～3h；静注：3～5min。

不良反应 长期大量服用引起库欣综合征、水和钠潴留、精神症状、消化系统溃疡、骨质疏松、生长发育受抑制。

禁忌/慎用证 对甾体激素过敏者禁用。心脏病、高脂蛋白血症、骨质疏松、青光眼等患者慎用；对某些感染性疾病应慎用，必需使用时应同时用抗感染药，如感染不易控制应停药。下列疾病患者一般不宜使用，特殊情况应权衡利弊使用，但应注意病情恶化可能：严重的精神病（过去或现在）和癫痫、活动性消化性溃疡病、新近胃肠吻合手术、骨折、创伤修复期、角膜溃疡、肾上腺皮质功能亢进症、高血压、糖尿病、妊娠、抗菌药物不能控制的感染（如水痘、麻疹、霉菌感染）、较重的骨质疏松等。

药物相互作用 本品拮抗乙酰唑胺、呋塞米、螺内酯、阿米洛利的利尿作用，并可增加前两种利尿药致低血钾的危险；与盐酸哌替啶（虽在体外可配伍）、盐酸吗啡、毛花丙苷、西咪替丁、依地尼酸钠等合用均可增加毒性。

注意事项 注射液含 50%乙醇，必须稀释至 0.2mg/mL 浓度后滴注；停药时应逐渐减量或同时使用促肾上腺皮质激素类药物。

配伍表

氢化可的松加入以下药品	配伍结果	备　注
2∶3∶1 注射液　2∶3∶1 Injection	可配	
A 阿米卡星（硫酸盐）　Amikacin（Sulfate）	**忌配**	
阿糖胞苷（盐酸盐）　Cytarabine（Hydrochloride）	**忌配**	
阿托品（硫酸盐）　Atropine（Sulfate）	可配	
氨苄西林钠@　Ampicillin Sodium	**忌配**	

氢化可的松加入以下药品（续）	配伍结果	备注
氨茶碱　Aminophylline	忌配	
氨基丁三醇（7.28%）　Trometamol（7.28%）	忌配	
氨基丁酸　Aminobutyric Acid	可配	
氨基己酸　Aminocaproic Acid	可配	
氨甲苯酸　Aminomethylbenzoic Acid	可配	
B 苯巴比妥钠　Phenobarbital Sodium	忌配	
苯海拉明（盐酸盐）　Diphenhydramine（Hydrochloride）	忌配	
博来霉素　Bleomycin	可配	
C 长春新碱（硫酸盐）　Vincristine（Sulfate）	忌配	
促皮质素　Corticotrophin	可配	
D 地塞米松（磷酸盐）　Dexamethasone（Phosphate）	可配	
地西泮®　Diazepam	稀释	
东莨菪碱（氢溴酸盐）　Scopolamine（Hydrobromide）	可配	
毒毛旋花子苷K　Strophanthin K	忌配	
对氨基水杨酸钠　Sodium Aminosalicylate	可配	
多巴胺（盐酸盐）　Dopamine（Hydrochloride）	忌配	
多粘菌素B（硫酸盐）　Polymyxin B（Sulfate）	忌配	
多柔比星（盐酸盐）　Doxorubicin（Hydrochloride）	稀释	
E 二甲弗林　Dimefline	可配	
F 放线菌素D　Dactinomycin D	可配	
酚磺乙胺　Etamsylate	可配	
酚妥拉明（甲磺酸盐）　Phentolamine（Mesylate）	可配	
呋塞米　Furosemide	忌配	
氟尿嘧啶　Fluorouracil	忌配	
辅酶A　Coenzyme A	稀释	
复方氨基酸　Amino Acid Compound	忌配	
复方醋酸钠　Sodium Acetate Compound	可配	
G 肝素钠　Heparin Sodium	稀释	
谷氨酸钙（5%）　Calcium Glutamate（5%）	稀释	
谷氨酸钾（31.50%）　Potassium Glutamate（31.50%）	稀释	
谷氨酸钠（28.75%）　Sodium Glutamate（28.75%）	稀释	
H 红霉素（乳糖酸盐）　Erythromycin（Lactobionate）	可配	
环磷酰胺　Cyclophosphamide	可配	
磺胺嘧啶钠　Sulfadiazine Sodium	忌配	
磺胺异噁唑（二醇胺盐）　Sulfafurazole（Diolamine）	忌配	
J 肌醇　Inositol	可配	
肌苷　Inosine	可配	
加兰他敏（氢溴酸盐）　Galantamine（Hydrobromide）	可配	
甲氧明（盐酸盐）　Methoxamine（Hydrochloride）	可配	
间羟胺（重酒石酸盐）　Metaraminol（Bitartrate）	忌配	

氢化可的松加入以下药品（续）	配伍结果	备　注
精氨酸（25%，盐酸盐）　Arginine（25%，Hydrochloride）	可配	
K 卡那霉素（硫酸盐）　Kanamycin（Sulfate）	**忌配**	
克林霉素（磷酸盐）　Clindamycin（Phosphate）	**忌配**	
L 利多卡因（盐酸盐）　Lidocaine（Hydrochloride）	可配	
利舍平　Reserpine	**忌配**	
链霉素（硫酸盐）　Streptomycin（Sulfate）	**忌配**	
两性霉素 B　Amphotericin B	**忌配**	
林格液　Sodium Chloride Compound	可配	
硫喷妥钠　Thiopental Sodium	稀释	
硫酸镁（10%，25%）　Magnesium Sulfate（10%，25%）	稀释	
氯苯那敏　Chlorphenamine	**忌配**	
氯丙嗪（盐酸盐）　Chlorpromazine（Hydrochloride）	可配	
氯化钙（3%，5%）　Calcium Chloride（3%，5%）	可配	
氯化钾（10%）　Potassium Chloride（10%）	稀释	
氯化钠（0.9%）　Sodium Chloride（0.9%）	可配	
氯霉素　Chloramphenicol	稀释	
氯霉素琥珀酸酯钠　Chloramphenicol Succinate Sodium	可配	
罗通定（硫酸盐）　Rotundine（Sulfate）	可配	
洛贝林（盐酸盐）　Lobeline（Hydrochloride）	可配	
M 麻黄碱（盐酸盐）　Ephedrine（Hydrochloride）	**忌配**	
麦角新碱（马来酸盐）　Ergometrine（Maleate）	可配	
美芬丁胺（硫酸盐）　Mephentermine（Sulfate）	可配	
N 脑垂体后叶素®　Pituitrin	可配	
能量合剂　Energy Composite	稀释	
尼可刹米　Nikethamide	可配	
粘菌素（硫酸盐）　Colymycin（Sulfate）	**忌配**	
P 哌替啶（盐酸盐）　Pethidine（Hydrochloride）	可配	
葡醛内酯　Glucurolactone	可配	
葡萄糖（5%，10%）　Glucose（5%，10%）	可配	
葡萄糖氯化钠　Glucose and Sodium Chloride	可配	
葡萄糖酸钙（10%）　Calcium Gluconate（10%）	稀释	
普鲁卡因（盐酸盐）　Procaine（Hydrochloride）	可配	
普鲁卡因胺（盐酸盐）　Procainamide（Hydrochloride）	可配	
Q 青霉素钾®　Benzylpenicillin Potassium	稀释	
青霉素钠®　Benzylpenicillin Sodium	稀释	
氢化可的松琥珀酸钠　Hydrocortisone Sodium Succinate	可配	
氢化麦角碱　Dihydroergotoxine	可配	
庆大霉素（硫酸盐）®　Gentamycin（Sulfate）	稀释	
去甲肾上腺素（重酒石酸盐）　Norepinephrine（Bitartrate）	稀释	
去氧肾上腺素（盐酸盐）　Phenylephrine（Hydrochloride）	可配	

氢化可的松加入以下药品（续）	配伍结果	备　注
去乙酰毛花苷　Deslanoside	忌配	
R　乳酸钠（11.2%）　Sodium Lactate（11.2%）	稀释	
S　三磷腺苷　Adenosine Triphosphate	可配	
山莨菪碱（氢溴酸盐）　Anisodamine（Hydrobromide）	可配	
山梨醇　Sorbitol	可配	
肾上腺素（盐酸盐）　Adrenaline（Hydrochloride）	稀释	
四环素（盐酸盐）　Tetracycline（Hydrochloride）	稀释	
羧苄西林钠　Carbenicillin Sodium	可配	
缩宫素　Oxytocin	可配	
T　碳酸氢钠（5%）　Sodium Bicarbonate（5%）	稀释	
头孢噻啶　Cefaloridine	忌配	
头孢噻吩钠　Cefalothine Sodium	忌配	
W　万古霉素（盐酸盐）　Vancomycin（Hydrochloride）	可配	
维生素 B_6　Vitamin B_6	忌配	
维生素 C　Vitamin C	可配	
维生素 K_3　Vitamin K_3	可配	
X　细胞色素 C　Cytochrome C	可配	
新生霉素　Novobiocin	忌配	
溴化钙（5%）　Calcium Bromide（5%）	可配	
Y　依他尼酸钠　Sodium Etacrynate	忌配	
胰岛素（正规）ⓟ　Insulin（Regular）	忌配	
异丙嗪（盐酸盐）　Promethazine（Hydrochloride）	忌配	
异丙肾上腺素（盐酸盐）　Isoprenaline（Hydrochloride）	可配	
异戊巴比妥钠　Amobarbital Sodium	忌配	
异烟肼　Isoniazid	可配	
右旋糖酐 40（含盐）　Dextran 40（Sodium Chloride）	可配	

氢化可的松琥珀酸钠

Hydrocortisone Sodium Succinate

制剂规格与 pH 值　粉针剂：每支 50mg，100mg，500mg（按氢化可的松计算）。pH（10mg/mL）：5.0～7.0。

药理作用及应用　本品是氢化可的松的盐类化合物，与氢化可的松相比，水溶性好，不必以乙醇助溶，可大剂量给药及局部注射。具有抗炎、抗过敏和抑制免疫等作用。用于抢救危重中毒性感染、过敏性休克、严重的肾上腺皮质功能减退症、结缔组织病、严重的支气管哮喘等过敏性疾病，并可用于预防和治疗移植物急性排斥反应。

用法用量　静注或静滴：每次用氢化可的松琥珀酸钠 135mg（含氢化可的松 100mg）静滴，最多可用至一日 3 次，共 3～5d。软组织或关节腔内注射，每次 1～2mL（25mg/mL）；鞘内注射每次 1mL。肌注：一日 50～100mg，分 4 次注射。

适宜溶剂 临用前，以 0.9%氯化钠或 5%葡萄糖注射液 100～250mL 稀释后使用。

给药速度 静注：3～5min；静滴：20～40min。

稳定性 配制的溶液室温避光避热保存。PVC 注射器具对本品没有吸附作用。

不良反应 偶见有局部刺激和过敏反应、瘙痒、烧灼、干燥感。长期大量使用可致皮肤萎缩、色素脱失、毛细血管扩张、酒渣样皮炎、口周皮炎。

禁忌/慎用证 严重的精神病（过去或现在）和癫痫、活动性消化性溃疡病、新近胃肠吻合手术、骨折、创伤修复期、角膜溃疡、肾上腺皮质功能亢进症、高血压、糖尿病，抗菌药物不能控制的感染（如水痘、麻疹、霉菌感染）患者，较重的骨质疏松者及孕妇禁用。

注意事项 用药过程中宜注意患者的血压、体重、血糖、电解质含量的改变。

配伍表

氢化可的松琥珀酸钠加入以下药品	配伍结果	备　注
2∶3∶1 注射液　2∶3∶1 Injection	可配	
A 阿糖胞苷（盐酸盐）Cytarabine（Hydrochloride）	忌配	
阿托品（硫酸盐）Atropine（Sulfate）	可配	
氨苄西林钠[@] Ampicillin Sodium	忌配	
氨茶碱 Aminophylline	忌配	
氨基丁三醇（7.28%）Trometamol（7.28%）	可配	
氨基丁酸 Aminobutyric Acid	可配	
氨基己酸 Aminocaproic Acid	可配	
氨甲苯酸 Aminomethylbenzoic Acid	忌配	
B 苯巴比妥钠 Phenobarbital Sodium	忌配	
苯海拉明（盐酸盐）Diphenhydramine（Hydrochloride）	忌配	
博来霉素 Bleomycin	可配	
C 长春新碱（硫酸盐）Vincristine（Sulfate）	忌配	
促皮质素 Corticotrophin	稀释	
D 地高辛 Digoxin	忌配	
地塞米松（磷酸盐）Dexamethasone（Phosphate）	可配	
地西泮® Diazepam	忌配	
丁卡因（盐酸盐）Tetracaine（Hydrochloride）	忌配	
东莨菪碱（氢溴酸盐）Scopolamine（Hydrobromide）	可配	
毒毛旋花子苷 K　Strophanthin K	忌配	
对氨基水杨酸钠 Sodium Aminosalicylate	可配	
多巴胺（盐酸盐）Dopamine（Hydrochloride）	可配	
多粘菌素 B（硫酸盐）Polymyxin B（Sulfate）	忌配	
多柔比星（盐酸盐）Doxorubicin（Hydrochloride）	忌配	
E 二甲弗林 Dimefline	可配	

氢化可的松琥珀酸钠加入以下药品（续）	配伍结果	备　注
F 放线菌素 D　Dactinomycin D	可配	
酚磺乙胺　Etamsylate	可配	
酚妥拉明（甲磺酸盐）　Phentolamine（Mesylate）	**忌配**	
呋塞米　Furosemide	**忌配**	
氟尿嘧啶　Fluorouracil	可配	
氟哌利多　Droperidol	稀释	
辅酶 A　Coenzyme A	**忌配**	
复方醋酸钠　Sodium Acetate Compound	可配	
G 谷氨酸钙（5%）　Calcium Glutamate（5%）	可配	
谷氨酸钾（31.50%）　Potassium Glutamate（31.50%）	**忌配**	
谷氨酸钠（28.75%）　Sodium Glutamate（28.75%）	可配	
H 红霉素（乳糖酸盐）　Erythromycin（Lactobionate）	可配	
环磷酰胺　Cyclophosphamide	**忌配**	
磺胺嘧啶钠　Sulfadiazine Sodium	**忌配**	
磺胺异噁唑（二醇胺盐）　Sulfafurazole（Diolamine）	可配	
J 肌醇　Inositol	可配	
肌苷　Inosine	可配	
加兰他敏（氢溴酸盐）　Galantamine（Hydrobromide）	可配	
甲氧明（盐酸盐）　Methoxamine（Hydrochloride）	可配	
间羟胺（重酒石酸盐）　Metaraminol（Bitartrate）	**忌配**	
精氨酸（25%，盐酸盐）　Arginine（25%，Hydrochloride）	可配	
肼屈嗪（盐酸盐）　Hydralazine（Hydrochloride）	**忌配**	
K 卡那霉素（硫酸盐）　Kanamycin（Sulfate）	**忌配**	
克林霉素（磷酸盐）　Clindamycin（Phosphate）	可配	
L 利多卡因（盐酸盐）　Lidocaine（Hydrochloride）	**忌配**	
利舍平　Reserpine	**忌配**	
链霉素（硫酸盐）　Streptomycin（Sulfate）	可配	
两性霉素 B　Amphotericin B	**忌配**	
林格液　Sodium Chloride Compound	可配	
硫喷妥钠　Thiopental Sodium	稀释	
硫酸镁（10%，25%）　Magnesium Sulfate（10%，25%）	稀释	
氯苯那敏　Chlorphenamine	**忌配**	
氯丙嗪（盐酸盐）　Chlorpromazine（Hydrochloride）	**忌配**	
氯化钙（3%，5%）　Calcium Chloride（3%，5%）	**忌配**	
氯化钾（10%）　Potassium Chloride（10%）	可配	
氯化钠（0.9%）　Sodium Chloride（0.9%）	可配	
氯霉素　Chloramphenicol	**忌配**	
氯霉素琥珀酸酯钠　Chloramphenicol Succinate Sodium	可配	
罗通定（硫酸盐）　Rotundine（Sulfate）	**忌配**	
洛贝林（盐酸盐）　Lobeline（Hydrochloride）	**忌配**	

氢化可的松琥珀酸钠加入以下药品（续）	配伍结果	备　注
M 麻黄碱（盐酸盐）Ephedrine（Hydrochloride）	忌配	
吗啡（盐酸盐）Morphine（Hydrochloride）	忌配	
麦角新碱（马来酸盐）Ergometrine（Maleate）	可配	
美芬丁胺（硫酸盐）Mephentermine（Sulfate）	可配	
N 脑垂体后叶素® Pituitrin	可配	
能量合剂 Energy Composite	忌配	
尼可刹米 Nikethamide	可配	
粘菌素（硫酸盐）Colymycin（Sulfate）	忌配	
P 哌替啶（盐酸盐）Pethidine（Hydrochloride）	忌配	
葡醛内酯 Glucurolactone	可配	
葡萄糖（5%，10%）Glucose（5%，10%）	可配	
葡萄糖氯化钠 Glucose and Sodium Chloride	可配	
葡萄糖酸钙（10%）Calcium Gluconate（10%）	可配	
普鲁卡因（盐酸盐）Procaine（Hydrochloride）	可配	
普鲁卡因胺（盐酸盐）Procainamide（Hydrochloride）	可配	
Q 青霉素钾@ Benzylpenicillin Potassium	可配	
青霉素钠@ Benzylpenicillin Sodium	可配	
氢化可的松 Hydrocortisone	可配	
氢化麦角碱 Dihydroergotoxine	忌配	
庆大霉素（硫酸盐）@ Gentamycin（Sulfate）	稀释	
去甲肾上腺素（重酒石酸盐）Norepinephrine（Bitartrate）	忌配	
去氧肾上腺素（盐酸盐）Phenylephrine（Hydrochloride）	可配	
去乙酰毛花苷 Deslanoside	忌配	
R 乳酸钠（11.2%）Sodium Lactate（11.2%）	可配	
S 三磷腺苷 Adenosine Triphosphate	可配	
山莨菪碱（氢溴酸盐）Anisodamine（Hydrobromide）	可配	
山梨醇 Sorbitol	可配	
肾上腺素（盐酸盐）Adrenaline（Hydrochloride）	忌配	
司可巴比妥钠 Secobarbital Sodium	忌配	
四环素（盐酸盐）Tetracycline（Hydrochloride）	忌配	
羧苄西林钠 Carbenicillin Sodium	忌配	
缩宫素 Oxytocin	可配	
T 碳酸氢钠（5%）Sodium Bicarbonate（5%）	忌配	
头孢噻啶 Cefaloridine	可配	
头孢噻吩钠 Cefalothine Sodium	可配	
W 万古霉素（盐酸盐）Vancomycin（Hydrochloride）	忌配	
维生素 B_6 Vitamin B_6	稀释	
维生素 C Vitamin C	可配	
维生素 K_3 Vitamin K_3	可配	
X 细胞色素 C Cytochrome C	忌配	

氢化可的松琥珀酸钠加入以下药品（续）	配伍结果	备 注
新生霉素 Novobiocin	忌配	
溴化钙（5%） Calcium Bromide（5%）	可配	
Y 烟酰胺 Nicotinamide	稀释	
洋地黄毒苷 Digitoxin	忌配	
依他尼酸钠 Sodium Etacrynate	忌配	
胰岛素（正规）® Insulin（Regular）	忌配	
异丙嗪（盐酸盐） Promethazine（Hydrochloride）	忌配	
异丙肾上腺素（盐酸盐） Isoprenaline（Hydrochloride）	可配	
异戊巴比妥钠 Amobarbital Sodium	忌配	
异烟肼 Isoniazid	可配	
右旋糖酐 40（含盐） Dextran 40（Sodium Chloride）	忌配	

甲泼尼龙琥珀酸钠
（甲基强的松龙琥珀酸钠）
Methylprednisolone Sodium Succinate

制剂规格与 pH 值 粉针剂：有两种规格，每支相当于甲泼尼松龙 40mg 或 500mg。pH（0.2%）：7.8。

药理作用及应用 为肾上腺皮质激素类药，作用同泼尼松。甲基化可延长其半衰期。适用于危重型系统性红斑狼疮（狼疮脑病、血小板显著低下、肾炎、心肌损害）、重症多发性神经炎、皮肌炎及血管炎、哮喘发作、严重急性感染、器官移植术前后。

用法用量 肌注、静滴或静注：每次 10～40mg，最大剂量可用至 30mg/kg，必要时 4h 可重复用药。避免在上臂部位肌注。

适宜溶剂 静注：10～40mg 溶于 25%葡萄糖注射液 10mL；静滴：800～1 000mg 溶于 5%～10%葡萄糖注射液 250～500mL 或 0.9%氯化钠注射液 50～100mL。

给药速度 静脉给药速度勿少于 30min。大剂量冲击治疗、红斑狼疮和肾炎性狼疮静滴 1h 以上，大剂量静脉输注时速度不应过快。

稳定性 注射液在紫外线和荧光下易分解破坏，故应避光。

不良反应 长期大量使用引起库欣综合征，诱发神经精神症状、消化系统溃疡及骨质疏松，生长发育受抑制，并发和加重感染。

禁忌/慎用证 对本药成分过敏、全身性霉菌感染者禁用。

药物相互作用 长期用药在合用强心苷时应监测血钾及强心苷浓度，防止低血钾。

注意事项 本品片剂口服吸收迅速，起效比肌注快，可口服者尽早口服。治疗期间不应接种天花疫苗，以免引起神经系统并发症，近期接种肝炎病毒疫苗者应用本品，发生病毒感染的危险增大。其余同氢化可的松琥珀酸钠。

配伍表

甲泼尼龙琥珀酸钠加入以下药品	配伍结果	备注
2:3:1注射液 2:3:1 Injection	可配	
A 阿米卡星（硫酸盐） Amikacin（Sulfate）	可配	
阿糖胞苷（盐酸盐） Cytarabine（Hydrochloride）	可配	
阿托品（硫酸盐） Atropine（Sulfate）	可配	
氨苄西林钠@ Ampicillin Sodium	可配	
氨苄西林-舒巴坦钠 Ampicillin-Sulbactam Sodium	可配	
氨茶碱 Aminophylline	可配	
氨基丁三醇（7.28%） Trometamol（7.28%）	可配	
氨基己酸 Aminocaproic Acid	可配	
氨甲苯酸 Aminomethylbenzoic Acid	可配	
氨甲环酸 Tranexamic Acid	可配	
氨基丁酸 Aminobutyric Acid	可配	
B 胞磷胆碱 Citicoline	忌配	
苯巴比妥钠 Phenobarbital Sodium	忌配	
苯妥英钠 Phenytoin Sodium	忌配	
苯唑西林钠 Oxacillin Sodium	可配	
C 长春新碱（硫酸盐） Vincristine（Sulfate）	可配	
促皮质素 Corticotrophin	可配	
D 大观霉素（盐酸盐） Spectinomycin（Hydrochloride）	忌配	
地塞米松（磷酸盐） Dexamethasone（Phosphate）	可配	
丁卡因（盐酸盐） Tetracaine（Hydrochloride）	忌配	
东莨菪碱（氢溴酸盐） Scopolamine（Hydrobromide）	可配	
毒毛旋花子苷K Strophanthin K	忌配	
多巴胺（盐酸盐） Dopamine（Hydrochloride）	可配	
多巴酚丁胺（盐酸盐） Dobutamine（Hydrochloride）	忌配	
多粘菌素B（硫酸盐） Polymyxin B（Sulfate）	可配	
多柔比星（盐酸盐） Doxorubicin（Hydrochloride）	忌配	
E 二氮嗪 Diazoxide	忌配	
二甲弗林 Dimefline	可配	
F 酚磺乙胺 Etamsylate	可配	
酚妥拉明（甲磺酸盐） Phentolamine（Mesylate）	可配	
呋塞米 Furosemide	忌配	
氟康唑 Fluconazole	可配	
氟尿嘧啶 Fluorouracil	可配	
氟哌啶醇（乳酸盐） Haloperidol（Lactate）	可配	
辅酶A Coenzyme A	可配	
复方氨基酸 Amino Acid Compound	可配	
G 肝素钠 Heparin Sodium	忌配	

甲泼尼龙琥珀酸钠加入以下药品（续）	配伍结果	备　注
谷氨酸钙（5%）　Calcium Glutamate（5%）	可配	
谷氨酸钾（31.50%）　Potassium Glutamate（31.50%）	可配	
谷氨酸钠（28.75%）　Sodium Glutamate（28.75%）	可配	
H　红霉素（乳糖酸盐）　Erythromycin（Lactobionate）	可配	
华法林钠　Warfarin Sodium	**忌配**	
环磷酰胺　Cyclophosphamide	**忌配**	
磺胺嘧啶钠　Sulfadiazine Sodium	**忌配**	
J　肌苷　Inosine	可配	
甲氨蝶呤　Methotrexate	可配	
甲氧明（盐酸盐）　Methoxamine（Hydrochloride）	可配	
间羟胺（重酒石酸盐）　Metaraminol（Bitartrate）	**忌配**	
精氨酸（25%，盐酸盐）　Arginine（25%，Hydrochloride）	可配	
K　卡那霉素（硫酸盐）　Kanamycin（Sulfate）	可配	
L　雷尼替丁（盐酸盐）　Ranitidine（Hydrochloride）	可配	
利巴韦林　Ribavirin	可配	
利多卡因（盐酸盐）　Lidocaine（Hydrochloride）	可配	
利舍平　Reserpine	可配	
两性霉素 B　Amphotericin B	**忌配**	
林格液　Sodium Chloride Compound	可配	
硫酸镁（10%，25%）　Magnesium Sulfate（10%，25%）	可配	
氯丙嗪（盐酸盐）　Chlorpromazine（Hydrochloride）	**忌配**	
氯氮䓬　Chlordiazepoxide	**忌配**	
氯化钙（3%，5%）　Calcium Chloride（3%，5%）	可配	
氯化琥珀胆碱　Suxamethonium Chloride	可配	
氯化钾（10%）　Potassium Chloride（10%）	可配	
氯化钠（0.9%）　Sodium Chloride（0.9%）	可配	
氯化筒箭毒碱　Tubocurarine Chloride	可配	
氯霉素　Chloramphenicol	**忌配**	
氯霉素琥珀酸酯钠　Chloramphenicol Succinate Sodium	可配	
洛贝林（盐酸盐）　Lobeline（Hydrochloride）	可配	
M　吗啡（盐酸盐）　Morphine（Hydrochloride）	可配	
麦角新碱（马来酸盐）　Ergometrine（Maleate）	可配	
毛花苷丙　Lanatoside C	**忌配**	
美芬丁胺（硫酸盐）　Mephentermine（Sulfate）	可配	
美西律　Mexiletine	可配	
门冬氨酸钾镁　Potassium Magnesium Aspartate	可配	
门冬酰胺酶　Asparaginase	可配	
咪康唑（硝酸盐）　Miconazole（Nitrate）	可配	
N　脑垂体后叶素®　Pituitrin	可配	
能量合剂　Energy Composite	可配	

甲泼尼龙琥珀酸钠加入以下药品（续）	配伍结果	备　注
尼可刹米 Nikethamide	可配	
粘菌素（硫酸盐） Colymycin（Sulfate）	**忌配**	
尿激酶 Urokinase	可配	
P 哌甲酯 Methylphenidate	可配	
哌替啶（盐酸盐） Pethidine（Hydrochloride）	可配	
葡萄糖（5%，10%） Glucose（5%，10%）	可配	
葡萄糖氯化钠 Glucose and Sodium Chloride	可配	
葡萄糖酸钙（10%） Calcium Gluconate（10%）	可配	
普鲁卡因（盐酸盐） Procaine（Hydrochloride）	**忌配**	
普鲁卡因胺（盐酸盐） Procainamide（Hydrochloride）	可配	
普萘洛尔 Propranolol	可配	
Q 青霉素钾@ Benzylpenicillin Potassium	可配	
青霉素钠@ Benzylpenicillin Sodium	可配	
氢化可的松 Hydrocortisone	可配	
氢化可的松琥珀酸钠 Hydrocortisone Sodium Succinate	可配	
庆大霉素（硫酸盐）@ Gentamycin（Sulfate）	可配	
去甲肾上腺素（重酒石酸盐） Norepinephrine（Bitartrate）	可配	
去氧肾上腺素（盐酸盐） Phenylephrine（Hydrochloride）	可配	
去乙酰毛花苷 Deslanoside	**忌配**	
全血 Whole Blood	**忌配**	
R 乳酸钠（11.2%） Sodium Lactate（11.2%）	可配	
S 三磷腺苷 Adenosine Triphosphate	可配	
山莨菪碱（氢溴酸盐） Anisodamine（Hydrobromide）	可配	
山梨醇 Sorbitol	可配	
肾上腺素（盐酸盐） Adrenaline（Hydrochloride）	可配	
顺铂 Cisplatin	可配	
丝裂霉素 Mitomycin	可配	
四环素（盐酸盐） Tetracycline（Hydrochloride）	**忌配**	
羧苄西林钠 Carbenicillin Sodium	可配	
缩宫素 Oxytocin	可配	
T 碳酸氢钠（5%） Sodium Bicarbonate（5%）	可配	
头孢呋辛钠 Cefuroxime Sodium	可配	
头孢拉定 Cefradine	可配	
头孢美唑钠 Cefmetazole Sodium	可配	
头孢哌酮钠 Cefoperazone Sodium	可配	
头孢噻啶 Cefaloridine	可配	
头孢噻吩钠 Cefalothine Sodium	可配	
头孢噻肟钠 Cefotaxime Sodium	可配	
头孢他啶 Ceftazidime	可配	
头孢唑林钠 Cefazolin Sodium	可配	

甲泼尼龙琥珀酸钠加入以下药品（续）	配伍结果	备　注
托西溴苄铵　Bretylium Tosilate	可配	
妥布霉素（硫酸盐）@ Tobramycin（Sulfate）	可配	
妥拉唑林（盐酸盐）　Tolazoline（Hydrochloride）	**忌配**	
W 万古霉素（盐酸盐）　Vancomycin（Hydrochloride）	可配	
维拉帕米（盐酸盐）　Verapamil（Hydrochloride）	可配	
维生素 B$_6$　Vitamin B$_6$	可配	
维生素 C　Vitamin C	可配	
X 西咪替丁（盐酸盐）　Cimetidine（Hydrochloride）	可配	
细胞色素 C　Cytochrome C	可配	
硝普钠　Sodium Nitroprusside	**忌配**	
血浆　Blood Plasma	**忌配**	
Y 叶酸　Folic Acid	可配	
依他尼酸钠　Sodium Etacrynate	**忌配**	
胰岛素（正规）℗　Insulin（Regular）	**忌配**	
异丙嗪（盐酸盐）　Promethazine（Hydrochloride）	**忌配**	
异丙肾上腺素（盐酸盐）　Isoprenaline（Hydrochloride）	可配	
异戊巴比妥钠　Amobarbital Sodium	可配	
异烟肼　Isoniazid	可配	
罂粟碱（盐酸盐）　Papaverine（Hydrochloride）	可配	
右旋糖酐 40（含盐）　Dextran 40（Sodium Chloride）	可配	
鱼精蛋白（硫酸盐）　Protamine（Sulfate）	**忌配**	

泼尼松龙磷酸钠

Prednisolone Sodium Phosphate

制剂规格与 pH 值　注射液：1mL：20mg，2mL：10mg。pH（20mg/mL）：7.0～8.0。

药理作用及应用　人工合成的中效糖皮质激素。主要用于过敏性与自身免疫性炎症性疾病。由于潴钠作用较弱，故一般不用作肾上腺皮质功能减退的替代治疗。

用法用量　肌注：一日 10～40mg，必要时可加量。静滴：每次 10～20mg。静注用于危重患者，每次 10～20mg，必要时可重复。

适宜溶剂　静滴：10～20mg 加入 5%葡萄糖注射液 500mL。

注意事项　本品水溶性大，作用快速。避光保存。余参阅"氢化可的松"。

配伍表

泼尼松龙磷酸钠加入以下药品	配伍结果	备　注
A 阿糖胞苷（盐酸盐）　Cytarabine（Hydrochloride）	稀释	
D 多粘菌素 B（硫酸盐）　Polymyxin B（Sulfate）	**忌配**	
F 氟尿嘧啶　Fluorouracil	稀释	
复合维生素 B　Compound Vitamin B	稀释	

泼尼松龙磷酸钠加入以下药品（续）	配伍结果	备 注
G 肝素钠 Heparin Sodium	稀释	
H 红霉素（乳糖酸盐） Erythromycin（Lactobionate）	稀释	
J 甲氨蝶呤 Methotrexate	**忌配**	
间羟胺（重酒石酸盐） Metaraminol（Bitartrate）	**忌配**	
P 葡萄糖（5%，10%） Glucose（5%，10%）	可配	
葡萄糖酸钙（10%） Calcium Gluconate（10%）	**忌配**	
Q 青霉素钾@ Benzylpenicillin Potassium	稀释	
青霉素钠@ Benzylpenicillin Sodium	稀释	
T 头孢噻吩钠 Cefalothine Sodium	稀释	
W 维生素C Vitamin C	稀释	
Y 异丙嗪（盐酸盐） Promethazine（Hydrochloride）	**忌配**	

地塞米松磷酸钠

Dexamethasone Sodium Phosphate

制剂规格与 pH 值　注射液：1mL：1mg，1mL：2mg，1mL：4mg，1mL：5mg，2mL：8mg，5mL：10mg。pH（2mg/mL）：7.0～8.5。

药理作用及应用　为肾上腺皮质激素类药，具有抗炎、抗过敏、抗风湿、免疫抑制作用。抗炎作用及控制皮肤过敏的作用比泼尼松更显著，而对水钠潴留和促进排钾作用较轻微，对垂体肾上腺皮质轴的抑制作用较强。本品主要用于过敏性与自身免疫性炎症性疾病。还可用于预防新生儿呼吸窘迫综合征、降低颅内高压、缓解肿瘤所致脑水肿及库欣综合征的诊断与病因鉴别诊断。

用法用量　静脉给药：①用于危重疾病，如严重休克等的治疗，一般剂量，静注地塞米松磷酸钠，每次 2～20mg，可 2～6h 重复给药至病情稳定，但大剂量连续给药一般不超过 72h。②用于缓解恶性肿瘤所致的脑水肿，首剂静注 10mg，随后 6h 肌注 4mg，一般 12～24h 患者可有所好转，于 2～4d 后逐渐减量，5～7d 停药。③不宜手术的脑肿瘤，首剂可静注 50mg，以后每 2h 重复给予 8mg，数日后再渐减至一日 2mg，分 2～3 次静脉给予。④用于关节损害时的关节腔内注射，每次 0.8～4mg，2 周 1 次。

适宜溶剂　静注：2～20mg 稀释于 5%葡萄糖注射液 5～20mL；静滴：2～20mg 稀释于 5%～10%葡萄糖注射液 100～250mL。

给药速度　静注：2～4min；静滴：0.25～0.5h。

稳定性　必须避光，冷冻贮存。遇热不稳定。PVC 注射器具对本品没有吸附作用。

不良反应　较大剂量易引起糖尿病、消化道溃疡和类库欣综合征症状，对下丘脑-垂体-肾上腺轴抑制作用较强；并发感染为主要的不良反应。偶见低血钾反应。

禁忌/慎用证　对本品及肾上腺皮质激素类药物有过敏史患者禁用。高血压、血栓症、胃及十二指肠溃疡、精神病、电解质代谢异常、心肌梗死、内脏手术、青光眼等患者一般不宜使用。结核病、急性细菌性或病毒性感染、糖尿病、骨质疏松症、肝硬化、肾功能不全、甲状腺功能低下患者慎用。

药物相互作用　与巴比妥类、苯妥英、利福平同用，减弱本品促进代谢作用。与水杨酸类药合用，增加其毒性。可减弱抗凝血剂、口服降糖药作用。

注意事项　孕妇使用应仔细权衡利弊；用药期间应停止哺乳。长期用药者注意防止低血钾。

配伍表

地塞米松磷酸钠加入以下药品	配伍结果	备　注
2：3：1注射液　2：3：1 Injection	可配	
A 阿米卡星（硫酸盐）　Amikacin（Sulfate）	稀释	
阿糖胞苷（盐酸盐）　Cytarabine（Hydrochloride）	**忌配**	
阿托品（硫酸盐）　Atropine（Sulfate）	可配	
氨苄西林钠@ Ampicillin Sodium	可配	
氨茶碱　Aminophylline	可配	
氨基丁三醇（7.28%）　Trometamol（7.28%）	可配	
氨基丁酸　Aminobutyric Acid	可配	
氨基己酸　Aminocaproic Acid	可配	
氨甲苯酸　Aminomethylbenzoic Acid	可配	
B 苯巴比妥钠　Phenobarbital Sodium	**忌配**	
苯海拉明（盐酸盐）　Diphenhydramine（Hydrochloride）	**忌配**	
博来霉素　Bleomycin	可配	
C 长春新碱（硫酸盐）　Vincristine（Sulfate）	**忌配**	
促皮质素　Corticotrophin	**忌配**	
D 丁卡因（盐酸盐）　Tetracaine（Hydrochloride）	**忌配**	
东莨菪碱（氢溴酸盐）　Scopolamine（Hydrobromide）	**忌配**	
毒毛旋花子苷K　Strophanthin K	**忌配**	
对氨基水杨酸钠　Sodium Aminosalicylate	可配	
多巴胺（盐酸盐）　Dopamine（Hydrochloride）	可配	
多粘菌素B（硫酸盐）　Polymyxin B（Sulfate）	**忌配**	
多柔比星（盐酸盐）　Doxorubicin（Hydrochloride）	**忌配**	
E 二甲弗林　Dimefline	可配	
F 放线菌素D　Dactinomycin D	可配	
酚磺乙胺　Etamsylate	**忌配**	
呋塞米　Furosemide	**忌配**	
氟尿嘧啶　Fluorouracil	可配	
辅酶A　Coenzyme A	**忌配**	
复方醋酸钠　Sodium Acetate Compound	可配	
G 肝素钠　Heparin Sodium	可配	
谷氨酸钙（5%）　Calcium Glutamate（5%）	**忌配**	
谷氨酸钾（31.50%）　Potassium Glutamate（31.50%）	可配	
谷氨酸钠（28.75%）　Sodium Glutamate（28.75%）	可配	
H 红霉素（乳糖酸盐）　Erythromycin（Lactobionate）	**忌配**	
环磷酰胺　Cyclophosphamide	可配	

地塞米松磷酸钠加入以下药品（续）	配伍结果	备　注
磺胺嘧啶钠　Sulfadiazine Sodium	忌配	
磺胺异噁唑（二醇胺盐）　Sulfafurazole（Diolamine）	忌配	
J 肌醇　Inositol	可配	
肌苷　Inosine	可配	
加兰他敏（氢溴酸盐）　Galantamine（Hydrobromide）	可配	
甲氧苄胺嘧啶　Trimethoprim	稀释	
甲氧明（盐酸盐）　Methoxamine（Hydrochloride）	可配	
间羟胺（重酒石酸盐）　Metaraminol（Bitartrate）	忌配	
精氨酸（25%，盐酸盐）　Arginine（25%，Hydrochloride）	忌配	
K 卡那霉素（硫酸盐）　Kanamycin（Sulfate）	可配	
克林霉素（磷酸盐）　Clindamycin（Phosphate）	忌配	
L 利多卡因（盐酸盐）　Lidocaine（Hydrochloride）	可配	
利福霉素钠　Rifamycine Sodium	稀释	
利舍平　Reserpine	忌配	
链霉素（硫酸盐）　Streptomycin（Sulfate）	忌配	△
两性霉素 B　Amphotericin B	忌配	
林格液　Sodium Chloride Compound	可配	
硫喷妥钠　Thiopental Sodium	稀释	
硫酸镁（10%，25%）　Magnesium Sulfate（10%，25%）	可配	
氯苯那敏　Chlorphenamine	忌配	
氯丙嗪（盐酸盐）　Chlorpromazine（Hydrochloride）	忌配	
氯化钙（3%，5%）　Calcium Chloride（3%，5%）	忌配	
氯化钾（10%）　Potassium Chloride（10%）	可配	
氯化钠（0.9%）　Sodium Chloride（0.9%）	可配	
氯霉素　Chloramphenicol	稀释	
洛贝林（盐酸盐）　Lobeline（Hydrochloride）	忌配	
M 吗啡（盐酸盐）　Morphine（Hydrochloride）	忌配	
麦角新碱（马来酸盐）　Ergometrine（Maleate）	可配	
美芬丁胺（硫酸盐）　Mephentermine（Sulfate）	可配	
N 脑垂体后叶素®　Pituitrin	忌配	
能量合剂　Energy Composite	可配	
尼可刹米　Nikethamide	可配	
粘菌素（硫酸盐）　Colymycin（Sulfate）	忌配	
P 哌替啶（盐酸盐）　Pethidine（Hydrochloride）	忌配	
葡醛内酯　Glucurolactone	可配	
葡萄糖（5%，10%）　Glucose（5%，10%）	可配	
葡萄糖氯化钠　Glucose and Sodium Chloride	可配	
葡萄糖酸钙（10%）　Calcium Gluconate（10%）	可配	
普鲁卡因（盐酸盐）　Procaine（Hydrochloride）	忌配	
普鲁卡因胺（盐酸盐）　Procainamide（Hydrochloride）	忌配	

地塞米松磷酸钠加入以下药品（续）	配伍结果	备 注
Q 青霉素钾@ Benzylpenicillin Potassium	**忌配**	
青霉素钠@ Benzylpenicillin Sodium	**忌配**	
氢化可的松 Hydrocortisone	可配	
氢化可的松琥珀酸钠 Hydrocortisone Sodium Succinate	可配	
氢化麦角碱 Dihydroergotoxine	**忌配**	
庆大霉素（硫酸盐）@ Gentamycin（Sulfate）	**忌配**	
去甲肾上腺素（重酒石酸盐）Norepinephrine（Bitartrate）	可配	
去氧肾上腺素（盐酸盐）Phenylephrine（Hydrochloride）	可配	
去乙酰毛花苷 Deslanoside	**忌配**	
R 乳酸钠（11.2%）Sodium Lactate（11.2%）	可配	
S 三磷腺苷 Adenosine Triphosphate	可配	
山莨菪碱（氢溴酸盐）Anisodamine（Hydrobromide）	可配	
山梨醇 Sorbitol	可配	
肾上腺素（盐酸盐）Adrenaline（Hydrochloride）	可配	
四环素（盐酸盐）Tetracycline（Hydrochloride）	稀释	
羧苄西林钠 Carbenicillin Sodium	可配	
缩宫素 Oxytocin	可配	
T 碳酸氢钠（5%）Sodium Bicarbonate（5%）	可配	
W 万古霉素（盐酸盐）Vancomycin（Hydrochloride）	**忌配**	
维生素 B_6 Vitamin B_6	**忌配**	
维生素 C Vitamin C	可配	
维生素 K_3 Vitamin K_3	可配	
X 西咪替丁（盐酸盐）Cimetidine（Hydrochloride）	稀释	
细胞色素 C Cytochrome C	可配	
溴化钙（5%）Calcium Bromide（5%）	**忌配**	
Y 依他尼酸钠 Sodium Etacrynate	**忌配**	
胰岛素（正规）® Insulin（Regular）	**忌配**	
异丙嗪（盐酸盐）Promethazine（Hydrochloride）	**忌配**	
异丙肾上腺素（盐酸盐）Isoprenaline（Hydrochloride）	可配	
异戊巴比妥钠 Amobarbital Sodium	可配	
异烟肼 Isoniazid	可配	
右旋糖酐 40（含盐）Dextran 40（Sodium Chloride）	可配	

地塞米松（醋酸盐）

Dexamethasone （Acetate）

制剂规格与 pH 值 注射液：0.5mL：2.5mg；1mL：5mg；5mL：5mg。pH（5mg/mL）：4.5～6.5。

药理作用及应用 作用同地塞米松磷酸钠。醋酸地塞米松用于肌内、腔内或局部给药；地塞米松磷酸钠用于静注或静滴为主。

用法用量　按病情一日肌注 1～3 次，每次 1～8mg。关节腔内注射及软组织损伤部位内注射，每 2 周 1 次，每次 0.8～4mg；鞘内注射每 1～3 周 1 次，每次 5～10mg。眼球玻璃体内注射宜用地塞米松磷酸钠。

注意事项　地塞米松的醋酸盐与磷酸盐两种制剂在临床应用上主要区别是其醋酸盐不溶于水，易溶于丙酮、甲醇、乙醇，故其注射制剂不用于静脉给药和滑膜腔内（鞘内）注射。两者都可用于肌注、关节腔内注射、病损局部注射或软组织内注射。临床选用还要从成本效果考虑。其他参阅地塞米松磷酸钠。不用于静脉给药，忌配其他注射液。

配伍表

地塞米松（醋酸盐）加入以下药品	配伍结果	备　注
Q 其他注射液 Other Injections	忌配	局部或肌注专用

促皮质素
（促肾上腺皮质激素，去氢皮质素）
Corticotropin
（ACTH）

制剂规格与 pH 值　注射用粉针：每支 25u，50u；促皮质素 16%明胶注射液：1mL∶40u，1mL∶80u。促皮质素氢氧化锌混悬液：1mL∶40u（长效制剂）。pH（2u/mL）：4.2。

药理作用及应用　能刺激肾上腺皮质，使其增生、重量增加，主要为促进糖皮质激素（皮质醇）分泌。肾上腺雄激素的合成和分泌也增多。用于胶原病，如急性风湿性关节炎、风湿性心脏病和过敏性疾病（如支气管哮喘、过敏性皮炎、药物过敏性反应），也用于急性痛风、严重烫伤、创伤休克、红斑狼疮及皮质激素不足的辅助治疗。长期使用皮质激素致肾上腺皮质功能下降，可在停用皮质激素前 3～7d 使用本品。

用法用量　促皮质素氢氧化锌混悬液（长效促皮质素）肌注，每次 40～80u，1～3d 1 次；或明胶剂肌注，每次 25u（1 支），一日 2 次；静滴用粉针剂，每次 12.5～25u，一日 25～50u。

适宜溶剂　粉针剂用注射用水溶解供肌注或加 5%葡萄糖注射液稀释供静注或静滴。长效制剂仅供肌注，即 20～80u 溶于注射用水 1～2mL；静滴：40～80u 溶解于注射用水 5mL，稀释于 5%葡萄糖注射液 500mL。

给药速度　用于诊断肾上腺皮质功能不全时，250mL 或 500mL 静滴 8h；用于治疗急性痛风，静滴 2～3h。

不良反应　长期使用可产生糖皮质激素的副作用，出现医源性库欣综合征及明显的水、钠潴留和相当程度的失钾，可使皮肤色素沉着。有时产生过敏反应，包括发热、皮疹、血管神经性水肿，偶可发生过敏性休克。

禁忌/慎用证　对猪蛋白过敏、手术后、骨质疏松、全身真菌感染患者禁用。高血压、糖尿病、结核病、化脓性或霉菌感染、胃及十二指肠溃疡病和心力衰竭患者，以及孕妇、哺乳期妇女一般不宜使用。

药物相互作用 与非甾体抗炎药中的吲哚美辛、水杨酸盐同时应用，可提高肾小球滤过率而增强后者的清除率，但增加胃肠道发生溃疡的危险性。与依他尼酸、呋塞米、氢氯噻嗪类利尿药合用可增加钾的丢失，并可减弱肾上腺皮质对本品的反应。

注意事项 粉针剂不可用氯化钠注射液溶解，也不宜加入氯化钠静滴。

配伍表

促皮质素加入以下药品	配伍结果	备注
2∶3∶1注射液　2∶3∶1 Injection	忌配	
A 阿糖胞苷（盐酸盐）　Cytarabine（Hydrochloride）	忌配	
阿托品（硫酸盐）　Atropine（Sulfate）	可配	
氨苄西林钠@　Ampicillin Sodium	忌配	
氨茶碱　Aminophylline	忌配	
氨基丁三醇（7.28%）　Trometamol（7.28%）	稀释	
氨基丁酸　Aminobutyric Acid	忌配	
氨基己酸　Aminocaproic Acid	忌配	
氨甲苯酸　Aminomethylbenzoic Acid	忌配	
B 苯巴比妥钠　Phenobarbital Sodium	忌配	
苯海拉明（盐酸盐）　Diphenhydramine（Hydrochloride）	忌配	
博来霉素　Bleomycin	可配	
C 长春新碱（硫酸盐）　Vincristine（Sulfate）	忌配	
D 地塞米松（醋酸盐）　Dexamethasone（Acetate）	忌配	
地塞米松（磷酸盐）　Dexamethasone（Phosphate）	忌配	
地西泮®　Diazepam	忌配	
东莨菪碱（氢溴酸盐）　Scopolamine（Hydrobromide）	可配	
毒毛旋花子苷K　Strophanthin K	忌配	
对氨基水杨酸钠　Sodium Aminosalicylate	忌配	
多巴胺（盐酸盐）　Dopamine（Hydrochloride）	忌配	
多粘菌素B（硫酸盐）　Polymyxin B（Sulfate）	忌配	
E 二甲弗林　Dimefline	忌配	
F 放线菌素D　Dactinomycin D	可配	
酚磺乙胺　Etamsylate	忌配	
呋塞米　Furosemide	忌配	
氟尿嘧啶　Fluorouracil	忌配	
辅酶A　Coenzyme A	忌配	
复方醋酸钠　Sodium Acetate Compound	可配	
G 谷氨酸钙（5%）　Calcium Glutamate（5%）	忌配	
谷氨酸钾（31.50%）　Potassium Glutamate（31.50%）	忌配	
谷氨酸钠（28.75%）　Sodium Glutamate（28.75%）	忌配	
H 红霉素（乳糖酸盐）　Erythromycin（Lactobionate）	稀释	
环磷酰胺　Cyclophosphamide	可配	
磺胺嘧啶钠　Sulfadiazine Sodium	忌配	
磺胺异噁唑（二醇胺盐）　Sulfafurazole（Diolamine）	忌配	

促皮质素加入以下药品（续）	配伍结果	备 注
J 肌醇 Inositol	可配	
肌苷 Inosine	**忌配**	
加兰他敏（氢溴酸盐） Galantamine（Hydrobromide）	可配	
甲氧明（盐酸盐） Methoxamine（Hydrochloride）	**忌配**	
间羟胺（重酒石酸盐） Metaraminol（Bitartrate）	可配	
K 卡那霉素（硫酸盐） Kanamycin（Sulfate）	可配	
克林霉素（磷酸盐） Clindamycin（Phosphate）	**忌配**	
L 利多卡因（盐酸盐） Lidocaine（Hydrochloride）	可配	
利舍平 Reserpine	**忌配**	
链霉素（硫酸盐） Streptomycin（Sulfate）	**忌配**	
两性霉素 B Amphotericin B	**忌配**	
林格液 Sodium Chloride Compound	**忌配**	
硫喷妥钠 Thiopental Sodium	**忌配**	
硫酸镁（10%，25%） Magnesium Sulfate（10%，25%）	**忌配**	
氯苯那敏 Chlorphenamine	**忌配**	
氯丙嗪（盐酸盐） Chlorpromazine（Hydrochloride）	可配	
氯化钙（3%，5%） Calcium Chloride（3%，5%）	**忌配**	
氯化钾（10%） Potassium Chloride（10%）	**忌配**	
氯化钠（0.9%） Sodium Chloride（0.9%）	**忌配**	
氯霉素 Chloramphenicol	可配	
洛贝林（盐酸盐） Lobeline（Hydrochloride）	可配	
M 麦角新碱（马来酸盐） Ergometrine（Maleate）	可配	
美芬丁胺（硫酸盐） Mephentermine（Sulfate）	**忌配**	
N 脑垂体后叶素® Pituitrin	可配	
能量合剂 Energy Composite	可配	
尼可刹米 Nikethamide	**忌配**	
P 哌替啶（盐酸盐） Pethidine（Hydrochloride）	可配	
葡醛内酯 Glucurolactone	**忌配**	
葡萄糖（5%，10%） Glucose（5%，10%）	稀释	
葡萄糖氯化钠 Glucose and Sodium Chloride	稀释	
葡萄糖酸钙（10%） Calcium Gluconate（10%）	稀释	
普鲁卡因（盐酸盐） Procaine（Hydrochloride）	稀释	
普鲁卡因胺（盐酸盐） Procainamide（Hydrochloride）	**忌配**	
Q 青霉素钾® Benzylpenicillin Potassium	**忌配**	
青霉素钠® Benzylpenicillin Sodium	**忌配**	
氢化可的松 Hydrocortisone	可配	
氢化可的松琥珀酸钠 Hydrocortisone Sodium Succinate	稀释	
氢化麦角碱 Dihydroergotoxine	可配	
庆大霉素（硫酸盐）® Gentamycin（Sulfate）	**忌配**	
去甲肾上腺素（重酒石酸盐） Norepinephrine（Bitartrate）	可配	

促皮质素加入以下药品（续）	配伍结果	备 注
去氧肾上腺素（盐酸盐）Phenylephrine（Hydrochloride）	忌配	
去乙酰毛花苷 Deslanoside	忌配	
R 乳酸钠（11.2%）Sodium Lactate（11.2%）	忌配	
S 三磷腺苷 Adenosine Triphosphate	忌配	
山莨菪碱（氢溴酸盐）Anisodamine（Hydrobromide）	忌配	
山梨醇 Sorbitol	可配	
肾上腺素（盐酸盐）Adrenaline（Hydrochloride）	可配	
四环素（盐酸盐）Tetracycline（Hydrochloride）	可配	
羧苄西林钠 Carbenicillin Sodium	忌配	
缩宫素 Oxytocin	稀释	
T 碳酸氢钠（5%）Sodium Bicarbonate（5%）	忌配	
W 万古霉素（盐酸盐）Vancomycin（Hydrochloride）	可配	
维生素 B_6 Vitamin B_6	可配	
维生素 C Vitamin C	忌配	
维生素 K_3 Vitamin K_3	可配	
X 细胞色素 C Cytochrome C	忌配	
新生霉素 Novobiocin	忌配	
溴化钙（5%）Calcium Bromide（5%）	可配	
Y 烟酰胺 Nicotinamide	稀释	
依他尼酸钠 Sodium Etacrynate	忌配	
胰岛素（正规）® Insulin（Regular）	忌配	
异丙嗪（盐酸盐）Promethazine（Hydrochloride）	可配	
异丙肾上腺素（盐酸盐）Isoprenaline（Hydrochloride）	忌配	
异戊巴比妥钠 Amobarbital Sodium	忌配	
异烟肼 Isoniazid	忌配	
右旋糖酐 40（含盐）Dextran 40（Sodium Chloride）	忌配	

胰岛素（正规）

Insulin（Regular）

制剂规格与 pH 值 注射液：10mL：400u；10mL：800u；10mL：1000u。粉针剂：每支 50u，100u，400u。pH（40u/mL）：7.0～7.8。

药理作用及应用 胰岛素有短效、速效、中效、长效四类制剂，通常说的胰岛素是指其短效制剂，即正规胰岛素或普通胰岛素，其中加入不同剂量的硫酸鱼精蛋白与氯化锌可延缓吸收而成为中效或长效胰岛素；如中性鱼精蛋白锌胰岛素（中效）与鱼精蛋白锌胰岛素（长效）。其主要作用是：

1. 促进糖代谢：①促进葡萄糖磷酸化；②加速葡萄糖氧化；③促进糖原合成与贮存；④抑制糖原异生。

2. 促进脂肪合成，抑制脂肪分解。

3. 促进蛋白质合成，抑制蛋白质分解。

4. 胰岛素和葡萄糖同用促进钾从细胞外进入细胞内，纠正高血钾和细胞内缺钾。从而促进葡萄糖的转运、摄取、氧化、利用；抑制肝糖原分解，总效应是降低血糖，并抑制酮体生成。主要用于糖尿病患者。

用法用量 一般为皮注，一日 3～4 次。用量按血糖水平与临床表现调整，个体差异较大（5～60u/d）。

适宜溶剂 静注：10u 溶于 0.9%氯化钠注射液 10mL；静滴：10～20u 溶于 0.9%氯化钠注射液 100～250mL；皮注：粉针剂以生理盐水溶解，配成 4～40u/mL 溶液。

给药速度 静注：4～6min；静滴：2～3h，滴速 0.1u/(kg·h)。

稳定性 建议冷藏，不能冷冻。冷冻后不可再用。正规胰岛素注射液仅在澄明无色的状态下可用。变色、混浊或不正常的黏滞变化，均表示注射液已变质或沾污。本品与 PVC 器具接触会被吸附。

不良反应 有过敏反应、低血糖反应、胰岛素抵抗、注射部位脂肪萎缩等不良反应。

禁忌/慎用证 胰岛素过敏患者及低血糖患者禁用。

药物相互作用 本品降血糖作用受左炔诺孕酮、甲羟孕酮、炔诺酮拮抗；胰岛素与噻吗洛尔、普萘洛尔合用，可能要减少剂量。

注意事项 用药期间应定期检查血糖、尿常规、肝肾功能、视力、眼底视网膜血管、血压及心电图等，以了解降糖效果及病情。本品宜与专用的胰岛素注射笔配套使用。使用各种胰岛素制剂者都应自备葡萄糖粉，并熟悉低血糖症状，必要时口服葡萄糖 15～20g。重症糖尿病患者使用胰岛素的首要目标是防止血糖不稳定而导致的低血糖，因其危险性远高于高血糖。

配伍表

胰岛素（正规）®加入以下药品	配伍结果	备　注
2∶3∶1注射液　2∶3∶1 Injection	可配	
A 阿糖胞苷（盐酸盐）　Cytarabine（Hydrochloride）	忌配	
氨苄西林钠®　Ampicillin Sodium	忌配	
氨茶碱 Aminophylline	忌配	
B 苯巴比妥钠 Phenobarbital Sodium	忌配	
C 长春新碱（硫酸盐）　Vincristine（Sulfate）	忌配	
促皮质素 Corticotrophin	忌配	
D 地塞米松（醋酸盐）　Dexamethasone（Acetate）	忌配	
地塞米松（磷酸盐）　Dexamethasone（Phosphate）	忌配	
对氨基水杨酸钠 Sodium Aminosalicylate	忌配	
F 呋塞米 Furosemide	忌配	
辅酶 A　Coenzyme A	可配	
复方氨基酸 Amino Acid Compound	可配	
复方醋酸钠 Sodium Acetate Compound	可配	
H 磺胺嘧啶钠 Sulfadiazine Sodium	忌配	

胰岛素（正规）®加入以下药品（续）	配伍结果	备　注
磺胺异噁唑（二醇胺盐）　Sulfafurazole（Diolamine）	忌配	
J　甲基多巴　Methyldopa	忌配	
K　卡那霉素（硫酸盐）　Kanamycin（Sulfate）	忌配	
克林霉素（磷酸盐）　Clindamycin（Phosphate）	忌配	
L　林格液　Sodium Chloride Compound	可配	
硫喷妥钠　Thiopental Sodium	忌配	
氯化钙（3%，5%）　Calcium Chloride（3%，5%）	稀释	
氯化钾（10%）　Potassium Chloride（10%）	稀释	
氯化钠（0.9%）　Sodium Chloride（0.9%）	可配	
洛贝林（盐酸盐）　Lobeline（Hydrochloride）	忌配	
N　能量合剂　Energy Composite	可配	
P　哌替啶（盐酸盐）　Pethidine（Hydrochloride）	忌配	
葡萄糖（5%，10%）　Glucose（5%，10%）	可配	
葡萄糖氯化钠　Glucose and Sodium Chloride	可配	
葡萄糖酸钙（10%）　Calcium Gluconate（10%）	稀释	
Q　青霉素钾®　Benzylpenicillin Potassium	忌配	
青霉素钠®　Benzylpenicillin Sodium	忌配	
氢化可的松　Hydrocortisone	忌配	
氢化可的松琥珀酸钠　Hydrocortisone Sodium Succinate	忌配	
氢化麦角碱　Dihydroergotoxine	忌配	
S　三磷腺苷　Adenosine Triphosphate	可配	
肾上腺素（盐酸盐）　Adrenaline（Hydrochloride）	忌配	
司可巴比妥钠　Secobarbital Sodium	忌配	
T　碳酸氢钠（5%）　Sodium Bicarbonate（5%）	忌配	
W　维生素 B_6　Vitamin B_6	可配	
维生素 C　Vitamin C	忌配	
X　西咪替丁（盐酸盐）　Cimetidine（Hydrochloride）	稀释	
细胞色素 C　Cytochrome C	可配	
新生霉素　Novobiocin	忌配	
Y　依他尼酸钠　Sodium Etacrynate	忌配	
异丙嗪（盐酸盐）　Promethazine（Hydrochloride）	忌配	
异戊巴比妥钠　Amobarbital Sodium	忌配	

赖脯胰岛素

Insuline Lispro

（Humalog）

制剂规格　注射剂：每瓶1000u，每小管150u（1.5mL）。

药理作用及应用　以基因工程在大肠杆菌内合成。其结构类似人胰岛素，而其 β 链上的 28 位与 29 位的脯氨酸与赖氨酸对换。与人胰岛素等效，两者降血糖的效果相同，但本品在稀溶液中主要以单体方式存在，吸收比正规人胰岛素快，皮下给药后 15min 内开始作用，是一个快速作用的胰岛素。适于糖尿病患者高血糖的控制。若 2 型糖尿病患者使用本品，可联用磺酰脲类降糖药而不必加用长效胰岛素。

用法用量 皮注给药，应根据体重、身体的活动度及餐饮计划尤其是血糖水平确定个人所需剂量，在发生其他疾病、情绪失常或压抑期间需调整剂量，肾脏和胰脏损伤的患者也需调整剂量。通常为每次 5～20u，一日 1～2 次。

稳定性 该药与 PVC 器具接触会被吸附而损耗。

不良反应 本品有低血糖、过敏反应和注射部位反应等不良反应。

药物相互作用 与其他降血糖药物合用会增加低血糖的危险。

注意事项 在某些患者中，β-肾上腺素能阻滞剂可能会掩盖低血糖症状；可能对某些由抗体引起的对胰岛素耐药的糖尿病患者有用。

配伍表

赖脯胰岛素®加入以下药品	配伍结果	备　注
L 氯化钠（0.9%）　Sodium Chloride（0.9%）	可配	
P 葡萄糖（5%，10%）　Glucose（5%，10%）	可配	

精蛋白锌胰岛素

Insulin Zinc Protamine

制剂规格与 pH 值 注射液：每支 10mL，含 400u、800u、1 000u；pH：6.7～7.4。每 100u 混悬液含鱼精蛋白 1.0～1.5mg、锌 0.2～0.25mg。外观为白色混悬液，无凝块。

药理作用及应用 与普通正规胰岛素相比，本品的降血糖作用起效、达峰与维持时间都延迟 3～5 倍。皮下注射后 3～6h 起效，14～20h 达峰，维持 24～36h，每日仅需注射 1 次。与普通胰岛素相比，本品的低血糖反应多出现在午后而非夜间，便于发现与及时处理；轻中度患者注射次数也从一日 3 次减为 1 次。因起效慢，勿单用于危重症的急救。

用法用量 本品仅可做皮下注射，不可静脉给药。通常为早餐前 30min 给药。按血糖值从小剂量开始用药。每日用量＜40u 的轻、中度患者可一次注入；＞40u 者也可分早餐及晚餐前两次注射。危重高血糖尿病的急救可将普通胰岛素按 2：1 或 3：1 加入本品皮注。

稳定性 本品为白色或类白色注射剂，静置时分两层，振荡后混悬状态方可使用。避光、避热、防冰冻，宜在 2～10℃冰箱保存。

不良反应 低血糖反应：饥饿感、不安、震颤、紫癜、出汗、心悸，重症可致昏迷、休克。过敏性反应：荨麻疹、瘙痒、紫癜、休克。耐受性：因急性感染或产生抗体使降糖作用减弱。

禁忌/慎用证 对本品过敏者禁用。肝肾功能不全者减量慎用。

药物相互作用 ①使降糖作用增加的药物：磺胺药、普萘洛尔、甲氨蝶呤、奥曲肽、水杨酸盐、氯霉素、口服抗凝药、口服降糖药、饮酒及使用促进蛋白质合成的激素（孕酮、睾酮）、氯喹、奎尼丁、茶碱、酮康唑等。②使降糖作用减弱的药物：避孕药、利尿药、可乐定、肝素、生长激素、吗啡、钙通道阻滞药、吸烟等。

注意事项　①血糖监测数据是调整用药剂量所必需的，建议患者配备简易血糖检测仪自用，使血糖控制在正常范围（空腹 4.4～6.1mmol/L，餐后 2h 为 4.4～8.0mmol/L，空腹血糖不宜大于7mmol/L，非空腹时不宜大于 10mmol/L）。②重症患者本品应与普通胰岛素合并使用以免延误治疗。③胰岛素疗效以良好的饮食管理为基础，血脂血压异常应同时控制。

配伍表

精蛋白锌胰岛素加入以下药品	配伍结果	备　注
Q 其他注射液 Other Injections	忌配	
Y 胰岛素（正规）® Regular Insuline	可配	

精蛋白生物合成人胰岛素
（预混 30R，诺和灵 30R）
Isophane Protamine Biosynthetic Human Insulin
(Pre-mixed 30R, Novolin 30R)

制剂规格　3mL：300IU（笔芯）。为可溶性中性胰岛素和低精蛋白锌胰岛素混悬液（NPH）的混合物。

药理作用及应用　本品活性成分为以基因重组技术，利用酵母生产的生物合成人胰岛素。1IU 相当于 0.035mg 无水人胰岛素。药理作用可参阅胰岛素（正规）。

用法用量　本品为双时相胰岛素制剂，包含短效胰岛素和中效胰岛素。需快速起效并使效应持久时，通常一日给药 1～2 次。用量：按病情个体化，0.3～1IU/(kg.d)。当青春期或肥胖患者存在胰岛素抵抗时，用量可能较大。而患者体内存在残余的胰岛素分泌时，用量可能较少。治疗中需密切关注血糖水平，以调整注射用量。注射后 30min 内，必须进餐。感染发热患者常需加大用量。肝肾功能不全时则相反。

稳定性　本品为白色或类白色混悬液，振荡后可均匀分散。镜检晶体呈棒状，晶体大小为 1～20μm。本品在开封前应冷藏 2～8℃冰箱中，勿冷冻。开封后室温下可存放 6 周（不超过 30℃）。应在包装盒内避光保存，勿过热及避免阳光直射。

不良反应　有过敏性反应、低血糖反应、胰岛素抵抗、注射部位脂肪萎缩等。其他偶见过敏性反应（皮疹、瘙痒、出汗、血管神经性水肿、呼吸困难、心悸、血压下降甚至昏厥等）。神经系统异常偶见外周神经病、急性神经痛、屈光异常（一过性）、视网膜病变。水肿亦偶有发生。

禁忌/慎用证　对本品成分过敏者禁用。未排除低血糖者慎用。

药物相互作用　可参阅"胰岛素（正规）"。

注意事项　本品常与专用的胰岛素注射笔配合使用。胰岛素注射笔的正确使用方法：胰岛素笔芯（内装混悬液）应与配套的注射器和针头一起使用；注射前必须把混悬液充分摇匀，为此应手持笔芯（或注射笔）前臂呈 9°上下摇动，使笔芯内的玻璃珠向两端迅速滚动 20～30 次；临注射前，再重复以上动作 10 次，使笔芯内的药液呈均匀的白色混悬体方可注射；确保针头以 45° 刺入皮下脂肪层，在 3～10s 推注完毕后，针头应在皮下停留至少 6s 才拔出，以确保药液不从针孔反流。每次注射后都应卸下针头，避免温度变化时药液从针头漏出及空气进入笔芯内形成气泡。正在使用的注射系统不必存放于冰箱，但在室温过高（超过 30℃）时例外，但再次使用时应需使本品恢复至 30℃ 左右。

附：胰岛素皮注的技术要点

正确的注射部位的轮换、注射手法及对针头的更换也很重要。①注射点不可随意选择。反复在同一注射点注射可致局部组织增生，产生硬结，而阻碍吸收而引起血糖控制不良。故注射时要注意点的轮换。②适宜的注射部位有腹壁、股外侧、上臂外侧和臀部，上述部位皮下脂肪厚度不同对胰岛素的吸收速度和吸收率差别也很大。短效胰岛素或早餐前注射预混胰岛素，优先考虑是在腹壁皮下注射。中效胰岛素或睡前注射中效胰岛素，最好是在臀部或股外侧。轮换注射部位是指：一是注射部位的轮换，二是同一注射部位的不同注射点轮换。前者是指在腹壁、股外侧、上臂外侧和臀部进行轮换注射；后者是指从上次的注射点移开约 1cm 进针，避免重复使用同一注射点。一旦注射部位有疼痛、凹陷、硬结，应停止继续在该处注射，直至该现象消失。以腹壁注射为例，可按时钟方向以及注射点和肚脐的距离绘出 5～6 个同心圆，每个注射点相隔 1cm 足可供在不同注射点注射 2～3 个月。③正确的注射手法。患者不论肥瘦在腹壁注射时未捏出皮褶；即使捏了也往往过早地松开皮褶。若使用的是 8mm 长的针头，不捏皮就可能注入肌内，使胰岛素吸收过快，半衰期过短，影响疗效。若用 5mm 长的笔用针头，则无需捏皮，可直接垂直进针至皮下。④针头不宜重复使用。若重复使用可能会导致针头折断、堵塞、污染、钝化、注射疼痛等一系列问题。

配伍表

精蛋白生物合成人胰岛素加入以下药品	配伍结果	备　注
Q 其他注射液 Other Injections	忌配	笔芯为专用

高血糖素

Glucagon

制剂规格与 pH 值　注射用粉针剂：每支 1mg，10mg，配有专用溶剂（含酚 0.2%）。pH（1mg/mL）：2.5～4.0。

药理作用及应用　系胰岛 α_2 细胞分泌的单链多肽类激素，具有升高血糖作用，正性肌力作用，对消化系统有松弛平滑肌、减少蠕动的作用等。其松弛消化道平滑肌作用可协助 X 线钡餐检查。此外可增加肾血流量，促进尿中钠、钾、钙的排泄。主要用于不能口服或静注葡萄糖的低血糖症。

用法用量　肌注、皮注或静注，用于低血糖症，每次 0.5～1.0mg，约 5min 见效。如静注 20min 或肌注或皮注 30min 后仍不见效，则应尽快使用葡萄糖。

给药速度　用于心源性休克，连续静滴，1～12mg/h。

稳定性 稀释后立即使用。在 0.9%氯化钠注射液或 pH 值 3.0～9.5 的其他溶液中可发生沉淀。

不良反应 恶心、呕吐、低血钾、过敏反应，长期使用可引起肝脏损害，突然停药会出现低血糖。

禁忌/慎用证 嗜铬细胞瘤、低血钾患者禁用。胰岛素瘤患者慎用。

药物相互作用 本品可干扰维生素 K 的合成，必要时补充维生素 K。

注意事项 注射液浓度不得高于 1mg/mL；如对危急病例仅怀疑低血糖而尚未肯定时，不可代替葡萄糖静注；使用本品后，一旦低血糖昏迷患者恢复知觉，即应给予葡萄糖（如可能，最好口服），以防再次陷入昏迷；用时须警惕血糖过高，有时可见低血钾。

配伍表

高血糖素加入以下药品	配伍结果	备 注
B 苯妥英钠 Phenytoin Sodium	忌配	
比伐卢丁 Bivalirudin	忌配	
C 重组水蛭素 Lepirudin	忌配	
G 肝素钠 Heparin Sodium	忌配	
H 华法林钠 Warfarin Sodium	忌配	
P 葡萄糖（5%，10%）Glucose（5%，10%）	可配	
普萘洛尔 Propranolol	忌配	

奥曲肽（醋酸盐）

（善得定）

Octreotide Acetate

（Sandostatin）

制剂规格与 pH 值 注射液：1mL : 0.05mg，1mL : 0.1mg，1mL : 0.5mg，1mg；5mL : 1mg。pH（1mg/mL）：4.0～4.5。

药理作用及应用 为人工合成的生长抑素八肽环状化合物，具有内源性生长抑素类似的作用，但作用持续时间更长。除了抑制生长激素外，还具有广泛地抑制内分泌和外分泌的作用。用于门脉高压引起的食管和胃底静脉曲张破裂出血、应激性及消化性溃疡所致的出血（因此本品有时列为止血药）、重症胰腺炎、胰腺损伤、手术后胰瘘、突眼性甲状腺肿及肢端肥大症，也可用于缓解与功能性胃、肠及胰腺内分泌肿瘤有关的症状和体征。

用法用量 初量皮注每次 50μg，一日 1～2 次；逐渐增至每次 200μg，一日 3 次；通常维持于每次 0.1～0.2mg，8h 1 次，1 个疗程 5～14d。急症上消化道出血首剂缓慢静注 0.1mg，后以 25～50μg/h 速率至少滴注 48h。

适宜溶剂 静注：0.05～0.1 mg 溶于 0.9%氯化钠注射液 2～4mL；静滴：0.25～0.75mg 溶于 0.9%氯化钠或 5%葡萄糖注射液 50～200mL。

给药速度 静注：4～5min；静滴：0.25～0.5h。

稳定性 置于冷处和遮光处保存 2 周。不可加入全胃肠外营养注射液、复方氨基酸、静脉脂肪乳剂、微量元素/维生素注射液中。

不良反应 有注射部位疼痛、消化道不良反应，长期应用可致胆石症和胃炎，偶见高血糖、糖耐量异常和肝功能异常。少数患者长期使用本药有形成胆石的报道。

禁忌/慎用证 对本药过敏者、孕妇、哺乳期妇女及儿童禁用。肾功能异常、胰腺功能异常、胆石症、胰岛素瘤、高尿酸血症、全身感染、糖尿病患者及老年人慎用。

药物相互作用 与其他主要通过药物代谢酶 CYP3A4 代谢且疗效范围较窄的药物如特非那丁合用时应小心。与溴隐亭合用会增加溴隐亭的生物利用度。会减少肠道对环孢素的吸收，也可推迟对西咪替丁的吸收。

注意事项 注射前使药液达室温，并避免短期在同一部位重复多次注射。

配伍表

奥曲肽（醋酸盐）加入以下药品	配伍结果	备　注
A 阿米卡星（硫酸盐）　Amikacin（Sulfate）	可配	
阿托品（硫酸盐）　Atropine（Sulfate）	可配	
氨苄西林钠@ Ampicillin Sodium	可配	
氨茶碱　Aminophylline	可配	
氨甲苯酸　Aminomethylbenzoic Acid	可配	
氨甲环酸　Tranexamic Acid	可配	
B 胞磷胆碱　Citicoline	可配	
苯巴比妥钠　Phenobarbital Sodium	可配	
D 地塞米松（磷酸盐）　Dexamethasone（Phosphate）	可配	
东莨菪碱（氢溴酸盐）　Scopolamine（Hydrobromide）	可配	
E 二羟丙茶碱　Diprophylline	可配	
F 酚磺乙胺　Etamsylate	可配	
呋塞米　Furosemide	可配	
辅酶 A　Coenzyme A	可配	
G 肝素钠　Heparin Sodium	可配	
H 环丙沙星　Ciprofloxacin	可配	
磺胺嘧啶钠　Sulfadiazine Sodium	可配	
J 肌苷　Inosine	可配	
甲氧氯普胺（盐酸盐）　Metoclopramide（Hydrochloride）	可配	
K 克林霉素（磷酸盐）　Clindamycin（Phosphate）	可配	
L 利巴韦林　Ribavirin	可配	
利舍平　Reserpine	可配	
林可霉素（盐酸盐）　Lincomycin（Hydrochloride）	可配	
磷霉素　Fosfomycin	可配	
硫酸镁（10%，25%）　Magnesium Sulfate（10%，25%）	可配	
氯丙嗪（盐酸盐）　Chlorpromazine（Hydrochloride）	可配	
氯化钾（10%）　Potassium Chloride（10%）	可配	
氯化钠（0.9%）　Sodium Chloride（0.9%）	可配	
氯唑西林钠　Cloxacillin Sodium	可配	

奥曲肽（醋酸盐）加入以下药品（续）	配伍结果	备　注
M 美西律　Mexiletine	可配	
N 纳洛酮（盐酸盐）　Naloxone（Hydrochloride）	可配	
尼可刹米　Nikethamide	**忌配**	
P 哌拉西林钠　Piperacillin Sodium	可配	
葡醛内酯　Glucurolactone	可配	
葡萄糖（5%，10%）　Glucose（5%，10%）	可配	
葡萄糖氯化钠　Glucose and Sodium Chloride	可配	
葡萄糖酸钙（10%）　Calcium Gluconate（10%）	可配	
Q 青霉素钠@　Benzylpenicillin Sodium	可配	
氢化可的松　Hydrocortisone	可配	
氢化可的松琥珀酸钠　Hydrocortisone Sodium Succinate	可配	
庆大霉素（硫酸盐）@　Gentamycin（Sulfate）	可配	
R 乳酸钠（11.2%）　Sodium Lactate（11.2%）	可配	
S 三磷腺苷　Adenosine Triphosphate	可配	
山莨菪碱（盐酸盐）　Anisodamine（Hydrochloride）	可配	
T 碳酸氢钠（5%）　Sodium Bicarbonate（5%）	可配	
头孢呋辛钠　Cefuroxime Sodium	可配	
头孢美唑钠　Cefmetazole Sodium	可配	
头孢哌酮钠　Cefoperazone Sodium	可配	
头孢曲松钠　Ceftriaxone Sodium	可配	
头孢噻肟钠　Cefotaxime Sodium	可配	
头孢他啶　Ceftazidime	可配	
头孢唑林钠　Cefazolin Sodium	可配	
W 维生素 B_6　Vitamin B_6	可配	
维生素 C　Vitamin C	可配	
维生素 K_1　Vitamin K_1	可配	
X 西咪替丁（盐酸盐）　Cimetidine（Hydrochloride）	可配	
硝酸甘油®　Nitroglycerin	**忌配**	
Y 亚叶酸钙　Calcium Folinate	可配	
烟酸　Nicotinic Acid	可配	
胰岛素（正规）®　Insulin（Regular）	**忌配**	
异丙嗪（盐酸盐）　Promethazine（Hydrochloride）	可配	
罂粟碱（盐酸盐）　Papaverine（Hydrochloride）	可配	
右旋糖酐 40（含盐）　Dextran 40（Sodium Chloride）	可配	

苯丙酸诺龙

Nandrolone Phenylpropionate

制剂规格　注射用油溶液：1mL：10mg，1mL：25mg，1mL：50mg。

药理作用及应用　本品蛋白同化作用为丙酸睾酮的 12 倍，而雄性化作用仅为丙酸睾酮的 1/2，因而有较强的逆转机体分解代谢或组织消耗，纠正负氮平衡作用。用于女性晚期乳腺癌姑息性治疗，也可用于伴有蛋白分解的消耗性疾病的治疗。

用法用量　肌注：女性转移性乳腺癌姑息性治疗，每周 1 次，每次 25～100mg，共 12 周;如有必要，治疗结束 4 周后，可进行第 2 个疗程。蛋白大量分解的严重消耗性疾病的辅助治疗，如严重烧伤、慢性腹泻、大手术后等，每周 25～50mg。

不良反应　女性成人和儿童使用本品均可出现雄性化表现，长期使用可引起水及钠潴留、血清胆固醇升高，并可能引起胆汁瘀积性黄疸、肝功能损害。

禁忌/慎用证　孕妇及哺乳期妇女、高血压患者、前列腺癌及男性乳房疾病患者禁用。心肝肾功能不全、癌症患者骨转移、糖尿病、前列腺增生等患者慎用。

药物相互作用　与双香豆素类或茚满二丙酮衍生物合用时，使抗凝血活性增强，合用时宜减量；与胰岛素合用可因雄激素使血糖下降，须注意低血糖反应的发生；与肾上腺皮质激素合用时，可使水肿和痤疮的发生率增加；与具有肝毒性药物合用可加重肝损害，尤其对长期应用或原有的肝病患者。

注意事项　需深部肌注；肌注 100mg 药效可持续 1～2 周，出现黄疸应即停药。

配伍表

苯丙酸诺龙加入以下药品	配伍结果	备　注
Q 其他注射液 Other Injections	忌配	本品为油溶液

己烯雌酚

Diethylstilbestrol

制剂规格　注射用油溶液：1mL：0.5mg，1mL：1mg，1mL：2mg。

药理作用及应用　为人工合成的非甾体雌激素。用于补充体内雌激素不足，乳腺癌、绝经后及男性晚期乳腺癌、不能进行手术治疗者，前列腺癌不能手术治疗的晚期患者，也可用于需停止哺乳者退乳。

用法用量　肌注：每次 0.5～1mg，一日 0.5～6mg。

不良反应　不规则阴道流血、尿频、小便疼痛、恶心、纳差、腹胀、乳胀、足肿等。

禁忌/慎用证　孕妇、哺乳期妇女、有血栓性静脉炎和肺栓塞性病史患者、有胆汁瘀积性黄疸史、子宫内膜异位症与雌激素有关的肿痛患者及未确诊的阴道不规则流血患者禁用。心功能不全、癫痫、糖尿病、肝肾功能障碍、精神抑郁患者慎用。

药物相互作用　与抗凝药同用时，可降低后者抗凝效应；与卡马西平、苯巴比妥、苯妥英钠、扑米酮、利福平等同时使用，可减低本品的效应；与抗高血压药同用时，可减低抗高血压药的作用。

注意事项　长期使用应定期检查血压、肝功能、阴道脱落细胞，每年 1 次宫颈防癌刮片。对诊断的干扰：美替拉酮试验反应减低；增加去甲肾上腺素导致的血小板凝集试验；BSP 试验滞留增加。

配伍表

己烯雌酚加入以下药品	配伍结果	备　注
Q 其他注射液 Other Injections	忌配	本品为油溶液
Y 孕酮类 Progestogen	可配	

黄体酮

（孕酮）

Progesterone

制剂规格　注射用油溶液：1mL：10mg，1mL：20mg。

药理作用及应用　为卵巢分泌的天然孕激素。主要用于习惯性流产、痛经、经血过多或血崩症、闭经等。与己烯雌酚交替应用于绝经期症候群。

用法用量　肌注：习惯性流产，每次 10～20mg，一日 1 次或一周 2～3 次，直至妊娠第 4 个月；痛经，在月经之前 6～8d 一日注射 5～10mg，共 4～6d，疗程可重复若干次；经血过多和血崩症，一日肌注 10～20mg，5～7d 为 1 个疗程，可重复 3～4 个疗程，每疗程间隔 15～20d；闭经，先给雌激素 2～3 周后，立即给予本品一日 10mg，10d 为 1 个疗程，总剂量不宜超过 300～350mg，疗程可重复 2～3 次。

不良反应　偶见恶心、呕吐、头痛及乳胀，大剂量可致水、钠潴留，孕期用药可致女胎男性化等不良反应。

禁忌/慎用证　肝肾功能不全、血栓栓塞性疾病、过期流产、心脏病、水肿患者禁用。有抑郁史、肾脏疾病者慎用。

注意事项　糖尿病、哮喘、癫痫、胆囊疾病、偏头痛患者，以及对本药及花生油过敏者，孕妇不宜使用本药。

配伍表

黄体酮加入以下药品	配伍结果	备　注
J 己烯雌酚 Diethylstilbestrol	可配	
Q 其他注射液 Other Injections	忌配	本品为油溶液

丙酸睾酮

Testosterone Propionate

制剂规格　注射用油溶液：1mL：25mg。pH（5%）：6.5～7.5。

药理作用及应用　雄激素。具有男性化作用和蛋白同化或生长刺激作用。用于原发性或继发性男性性功能低下、男性青春期发育迟缓、绝经期后女性晚期乳腺癌的姑息性治疗、再生障碍性贫血等症。

用法用量　深部肌注。①男性性腺功能低下：每次 25～50mg，每周 2～3 次。②绝经后晚期乳腺癌：每次 50～100mg，每周 3 次。③功能性子宫出血：配合黄体酮使用，每次 25～50mg，一日 1 次，共 3～4 次。④再生障碍性贫血：一日或隔日 100mg，共 3～6 个月。

不良反应 可出现注射部位疼痛、硬结、感染及荨麻疹；大剂量可致女性男性化，男性睾丸萎缩，精子减少；水肿、黄疸、肝功能异常、皮疹等不良反应。

禁忌/慎用证 孕妇、哺乳期妇女、前列腺癌患者及男性乳房疾病患者禁用。儿童及心脏病、肝肾疾病患者慎用。

药物相互作用 与肾上腺皮质激素合用，可增加水肿的危险性；与双香豆素类或茚满酮衍生物合用时可增加后者作用，要减少用量；与口服降糖药和胰岛素合用时，要注意低血糖的发生；与具有肝毒性的药物合用加重对肝损害。

注意事项 本品为油性针剂，应做深部肌注，不能静注，也不能与其他注射剂混合；注射液如有结晶析出，可加温溶解后再用。

配伍表

丙酸睾酮加入以下药品	配伍结果	备　注
Q 其他注射液 Other Injections	忌配	本品为油溶液

第十一章 抗变态反应药

异丙嗪
（非那更）
Promethazine
（Phenergan）

制剂规格与 pH 值 盐酸盐注射液：2mL：50mg。pH（25mg/mL）：5.5。

药理作用及应用 吩噻嗪类衍生物，属抗组胺药，具有镇吐、抗晕眩或晕动症及镇静催眠作用。常用于荨麻疹、血管神经性水肿、过敏性鼻炎等过敏症。亦可防治晕动病、镇静、催眠，治疗恶心、呕吐及术后止痛，亦可作为全麻的辅助用药。

用法用量 肌注：用于过敏性鼻炎、荨麻疹、皮肤过敏或食物过敏，每次 25mg，必要时间隔 2h 重复给药，对严重过敏者可每次 25～50mg，最大剂量为每次 100mg；用于止吐，每次 12.5～25mg，必要时间隔 4h 重复给药；用于镇静或催眠，每次 25～50mg，必要时间隔 4～6h 重复给药。静注：每次 25～50mg。

适宜溶剂 静注：25～50mg 稀释于 25%葡萄糖注射液 10～20mL；静滴：25～50mg 加入 5%葡萄糖或 0.9%氯化钠注射液 250～500mL。

给药速度 静注：4～6min；静滴：30～60min。

稳定性 室温下避光贮存，防止冷冻。PVC 器具对其有吸附作用。

不良反应 常见有嗜睡、反应迟钝、眩晕及低血压。

禁忌/慎用证 早产儿、新生儿及对吩噻嗪过敏者禁用。过敏性休克、癫痫、肝肾功能不全、闭角型青光眼、骨髓抑制、心血管疾病患者慎用。

药物相互作用 与中枢神经抑制药合用时，可相互加强效应；碳酸氢钠等碱性药物能降低本品的排泄；与溴苄胺、异奎胍或胍乙啶等同用时，后者的降压作用增强；与抗胆碱类药物（特别是阿托品类药）同用时，二者的抗胆碱作用互相增强。

注意事项 孕妇在临产前 1～2 周应停用本品；用药期间应停止驾车、操纵精密仪器及高空作业。

配伍表

异丙嗪（盐酸盐）加入以下药品	配伍结果	备 注
2：3：1注射液 2：3：1 Injection	可配	
A 阿米卡星（硫酸盐） Amikacin（Sulfate）	忌配	
阿糖胞苷（盐酸盐） Cytarabine（Hydrochloride）	忌配	
阿托品（硫酸盐） Atropine（Sulfate）	可配	
氨苄西林钠@ Ampicillin Sodium	忌配	
氨茶碱 Aminophylline	忌配	
氨基丁三醇（7.28%） Trometamol（7.28%）	忌配	
氨基丁酸 Aminobutyric Acid	忌配	
氨基己酸 Aminocaproic Acid	忌配	
氨甲苯酸 Aminomethylbenzoic Acid	忌配	

异丙嗪（盐酸盐）加入以下药品（续）	配伍结果	备　注
B　苯巴比妥钠　Phenobarbital Sodium	忌配	
苯海拉明（盐酸盐）　Diphenhydramine（Hydrochloride）	忌配	
博来霉素　Bleomycin	可配	
C　长春新碱（硫酸盐）　Vincristine（Sulfate）	忌配	
促皮质素　Corticotrophin	可配	
D　地高辛　Digoxin	可配	
地塞米松（磷酸盐）　Dexamethasone（Phosphate）	忌配	
地西泮®　Diazepam	稀释	
东莨菪碱（氢溴酸盐）　Scopolamine（Hydrobromide）	可配	
毒毛旋花子苷K　Strophanthin K	可配	
对氨基水杨酸钠　Sodium Aminosalicylate	可配	
多巴胺（盐酸盐）　Dopamine（Hydrochloride）	稀释	
多粘菌素B（硫酸盐）　Polymyxin B（Sulfate）	可配	
E　二甲弗林　Dimefline	可配	
F　放线菌素D　Dactinomycin D	可配	
芬太尼（枸橼酸盐）　Fentanyl（Citrate）	可配	
酚磺乙胺　Etamsylate	忌配	
酚妥拉明（甲磺酸盐）　Phentolamine（Mesylate）	可配	
呋塞米　Furosemide	忌配	
氟尿嘧啶　Fluorouracil	忌配	
氟哌利多　Droperidol	可配	
辅酶A　Coenzyme A	忌配	
复方氨基酸　Amino Acid Compound	可配	
复方醋酸钠　Sodium Acetate Compound	可配	
G　肝素钠　Heparin Sodium	忌配	
谷氨酸钙（5%）　Calcium Glutamate（5%）	可配	
谷氨酸钾（31.50%）　Potassium Glutamate（31.50%）	忌配	
谷氨酸钠（28.75%）　Sodium Glutamate（28.75%）	忌配	
H　红霉素（乳糖酸盐）　Erythromycin（Lactobionate）	可配	
环磷酰胺　Cyclophosphamide	可配	
磺胺嘧啶钠　Sulfadiazine Sodium	忌配	
磺胺异噁唑（二醇胺盐）　Sulfafurazole（Diolamine）	忌配	
J　肌醇　Inositol	可配	
肌苷　Inosine	忌配	
加兰他敏（氢溴酸盐）　Galantamine（Hydrobromide）	可配	
甲氧明（盐酸盐）　Methoxamine（Hydrochloride）	可配	
间羟胺（重酒石酸盐）　Metaraminol（Bitartrate）	忌配	
精氨酸（25%，盐酸盐）　Arginine（25%，Hydrochloride）	可配	
K　卡那霉素（硫酸盐）　Kanamycin（Sulfate）	忌配	
L　利多卡因（盐酸盐）　Lidocaine（Hydrochloride）	可配	

异丙嗪（盐酸盐）加入以下药品（续）	配伍结果	备　注
利舍平　Reserpine	忌配	
链霉素（硫酸盐）　Streptomycin（Sulfate）	可配	
两性霉素 B　Amphotericin B	忌配	
林格液　Sodium Chloride Compound	可配	
硫喷妥钠　Thiopental Sodium	忌配	
硫酸镁（10%，25%）　Magnesium Sulfate（10%，25%）	可配	
氯苯那敏　Chlorphenamine	忌配	
氯丙嗪（盐酸盐）　Chlorpromazine（Hydrochloride）	可配	
氯化钙（3%，5%）　Calcium Chloride（3%，5%）	可配	静脉给药
氯化琥珀胆碱　Suxamethonium Chloride	忌配	
氯化钾（10%）　Potassium Chloride（10%）	可配	静脉给药
氯化钠（0.9%）　Sodium Chloride（0.9%）	可配	
氯霉素　Chloramphenicol	可配	
氯霉素琥珀酸酯钠 Chloramphenicol Succinate Sodium	忌配	
罗通定（硫酸盐）　Rotundine（Sulfate）	可配	
洛贝林（盐酸盐）　Lobeline（Hydrochloride）	可配	
M 吗啡（盐酸盐）　Morphine（Hydrochloride）	忌配	
麦角新碱（马来酸盐）　Ergometrine（Maleate）	可配	
美芬丁胺（硫酸盐）　Mephentermine（Sulfate）	可配	
N 脑垂体后叶素® Pituitrin	可配	
能量合剂　Energy Composite	忌配	
尼可刹米　Nikethamide	忌配	
粘菌素（硫酸盐）　Colymycin（Sulfate）	可配	
P 哌替啶（盐酸盐）　Pethidine（Hydrochloride）	可配	
葡醛内酯　Glucurolactone	忌配	
葡萄糖（5%，10%）　Glucose（5%，10%）	可配	
葡萄糖氯化钠 Glucose and Sodium Chloride	可配	
葡萄糖酸钙（10%）　Calcium Gluconate（10%）	可配	
普鲁卡因（盐酸盐）　Procaine（Hydrochloride）	可配	
普鲁卡因胺（盐酸盐）　Procainamide（Hydrochloride）	可配	
Q 青霉素钾@ Benzylpenicillin Potassium	忌配	
青霉素钠@ Benzylpenicillin Sodium	忌配	
氢化可的松　Hydrocortisone	忌配	
氢化可的松琥珀酸钠 Hydrocortisone Sodium Succinate	忌配	
氢化麦角碱　Dihydroergotoxine	可配	
庆大霉素（硫酸盐）@ Gentamycin（Sulfate）	可配	
去甲肾上腺素（重酒石酸盐）Norepinephrine（Bitartrate）	可配	静脉给药
去氧肾上腺素（盐酸盐）Phenylephrine（Hydrochloride）	忌配	
去乙酰毛花苷　Deslanoside	可配	
R 乳酸钠（11.2%）　Sodium Lactate（11.2%）	可配	

异丙嗪（盐酸盐）加入以下药品（续）	配伍结果	备　注
S 三磷腺苷 Adenosine Triphosphate	**忌配**	
山莨菪碱（氢溴酸盐） Anisodamine（Hydrobromide）	可配	
山梨醇 Sorbitol	稀释	
肾上腺素（盐酸盐） Adrenaline（Hydrochloride）	**忌配**	
四环素（盐酸盐） Tetracycline（Hydrochloride）	可配	静脉给药
羧苄西林钠 Carbenicillin Sodium	**忌配**	
缩宫素 Oxytocin	可配	
T 碳酸氢钠（5%） Sodium Bicarbonate（5%）	**忌配**	
头孢哌酮钠 Cefoperazone sodium	**忌配**	
头孢哌酮钠-舒巴坦钠 Cefoperazone Sodium-Sulbactam Sodium	**忌配**	
W 万古霉素（盐酸盐） Vancomycin（Hydrochloride）	可配	
维生素 B$_6$ Vitamin B$_6$	可配	
维生素 C Vitamin C	稀释	
维生素 K$_3$ Vitamin K$_3$	稀释	
X 细胞色素 C Cytochrome C	**忌配**	
溴化钙（5%） Calcium Bromide（5%）	可配	静脉给药
Y 依他尼酸钠 Sodium Etacrynate	**忌配**	
胰岛素（正规）® Insulin（Regular）	**忌配**	
异丙肾上腺素（盐酸盐） Isoprenaline（Hydrochloride）	可配	
异戊巴比妥钠 Amobarbital Sodium	**忌配**	
异烟肼 Isoniazid	可配	
右旋糖酐 40（含盐） Dextran 40（Sodium Chloride）	**忌配**	

茶苯海明

（乘晕宁）

Dimenhydrinate

制剂规格与 pH 值　注射液：1mL：50mg；5mL：250mg。pH（50mg/mL）：6.0～8.0。

药理作用及应用　本品系苯海拉明与 8-氯茶碱（8-Chlortheophylline）的复盐，具有抗组胺作用，可抑制血管渗出，减轻组织水肿，并有镇静和镇吐作用。用于晕动病，如晕车、晕船、晕机所致的恶心、呕吐。

用法用量　肌注：成人每次 50～100mg，视情况 4～6h 后重复给药 1 次，一日剂量不超过 400mg。静注：剂量同肌注。

适宜溶剂　静注：50～100mg 以氯化钠注射液 20mL 稀释后缓慢静注。

给药速度　静注：≥2min。

不良反应　常见有迟钝、嗜睡、注意力不集中、疲乏、头晕，也可有胃肠不适。

禁忌/慎用证　对其他乙醇胺类药物过敏、青光眼、慢性肺疾病、前列腺增生排尿困难、孕妇、新生儿及早产儿禁用。哮喘、老年人及 12 岁以下患儿慎用。

药物相互作用　本品可使乙醇、中枢神经抑制剂、三环类抗抑郁药增效；与对氨基水杨酸钠同用时，使后者的血药浓度降低。

注意事项　用药期间不得驾驶，不得从事高空作业、机械作业及操作精密仪器，不得饮酒或含有酒精的饮料。

配伍表

茶苯海明加入以下药品	配伍结果	备　注
A 阿米卡星（硫酸盐）Amikacin（Sulfate）	可配	
阿托品（硫酸盐）Atropine（Sulfate）	可配	
氨茶碱 Aminophylline	**忌配**	
B 苯巴比妥钠 Phenobarbital Sodium	**忌配**	
苯妥英钠 Phenytoin Sodium	**忌配**	
D 东莨菪碱（氢溴酸盐）Scopolamine（Hydrobromide）	可配	
G 肝素钠 Heparin Sodium	**忌配**	
格隆溴铵 Glycopyrronium Bromide	**忌配**	
H 红霉素（乳糖酸盐）Erythromycin（Lactobionate）	可配	
J 肌苷 Inosine	**忌配**	
甲氧氯普胺（盐酸盐）Metoclopramide（Hydrochloride）	可配	
甲氧明（盐酸盐）Methoxamine（Hydrochloride）	**忌配**	
K 可待因（磷酸盐）Codeine（Phosphate）	可配	
L 利舍平 Reserpine	**忌配**	
两性霉素 B Amphotericin B	**忌配**	
硫喷妥钠 Thiopental Sodium	**忌配**	
氯丙嗪（盐酸盐）Chlorpromazine（Hydrochloride）	**忌配**	
氯化钠（0.9%）Sodium Chloride（0.9%）	可配	
氯霉素 Chloramphenicol	**忌配**	
氯霉素琥珀酸酯钠 Chloramphenicol Succinate Sodium	**忌配**	
P 哌替啶（盐酸盐）Pethidine（Hydrochloride）	可配	
葡萄糖（5%，10%）Glucose（5%，10%）	可配	
葡萄糖酸钙（10%）Calcium Gluconate（10%）	可配	
Q 青霉素钾@ Benzylpenicillin Potassium	可配	
氢化可的松 Hydrocortisone	**忌配**	
氢化可的松琥珀酸钠 Hydrocortisone Sodium Succinate	**忌配**	
S 四环素（盐酸盐）Tetracycline（Hydrochloride）	**忌配**	
Y 异丙嗪（盐酸盐）Promethazine（Hydrochloride）	**忌配**	
异戊巴比妥钠 Amobarbital Sodium	**忌配**	

苯海拉明

Diphenhydramine

（Benadryl）

制剂规格与 pH 值　盐酸盐注射液：1mL：20mg。pH（20mg/mL）：5.9。

药理作用及应用　为乙二胺类抗组胺药，作用不及异丙嗪，作用持续时间也较短，镇静作用两药一致，有局麻、镇吐和抗 M 胆碱样作用。用于急性重症过敏反应，手术后药物引起的恶心、呕吐，帕金森病和锥体外系症状，牙科局麻手术，其他过敏反应不宜口服用药者。

用法用量　深部肌注，每次 20mg，一日 1～2 次。

不良反应　常见中枢神经抑制、共济失调、恶心、呕吐、消化不良、嗜睡等。

禁忌/慎用证　对本品过敏者和早孕、重症肌无力、闭角型青光眼、前列腺肥大排尿障碍者及哺乳期妇女、新生儿、早产儿禁用。幽门或十二指肠梗阻、消化性溃疡所致幽门狭窄、膀胱颈狭窄、心血管病、高血压、下呼吸道感染、哮喘、甲状腺功能亢进者及老年人慎用。

药物相互作用　与对氨基水杨酸钠同用可降低后者血药浓度；可增强中枢神经抑制药的作用。

注意事项　不能皮下注射或静脉给药；用药后避免驾驶、高空作业或操作机器；本品的镇吐作用可给某些呕吐疾病的诊断造成困难。

配伍表

苯海拉明（盐酸盐）加入以下药品	配伍结果	备　注
2：3：1 注射液　2：3：1 Injection	可配	仅供肌注
A 阿糖胞苷（盐酸盐）　Cytarabine（Hydrochloride）	忌配	
阿托品（硫酸盐）　Atropine（Sulfate）	可配	
氨苄西林钠@ Ampicillin Sodium	可配	
氨茶碱　Aminophylline	忌配	
氨基丁三醇（7.28%）　Trometamol（7.28%）	忌配	
氨基丁酸　Aminobutyric Acid	可配	
氨基己酸　Aminocaproic Acid	可配	
氨甲苯酸　Aminomethylbenzoic Acid	可配	
B 苯巴比妥钠　Phenobarbital Sodium	忌配	
博来霉素　Bleomycin	可配	
C 长春新碱（硫酸盐）　Vincristine（Sulfate）	忌配	
促皮质素　Corticotrophin	忌配	
D 地塞米松（磷酸盐）　Dexamethasone（Phosphate）	忌配	
东莨菪碱（氢溴酸盐）　Scopolamine（Hydrobromide）	可配	
毒毛旋花子苷 K　Strophanthin K	可配	
对氨基水杨酸钠　Sodium Aminosalicylate	忌配	△
多巴胺（盐酸盐）　Dopamine（Hydrochloride）	可配	
多粘菌素 B（硫酸盐）　Polymyxin B（Sulfate）	可配	
E 二甲弗林　Dimefline	可配	
F 放线菌素 D　Dactinomycin D	忌配	△

苯海拉明（盐酸盐）加入以下药品（续）	配伍结果	备 注
芬太尼（枸橼酸盐） Fentanyl（Citrate）	可配	
酚磺乙胺 Etamsylate	**忌配**	
酚妥拉明（甲磺酸盐） Phentolamine（Mesylate）	可配	
呋塞米 Furosemide	**忌配**	
氟尿嘧啶 Fluorouracil	**忌配**	△
氟哌利多 Droperidol	可配	
G 肝素钠 Heparin Sodium	**忌配**	
谷氨酸钙（5%） Calcium Glutamate（5%）	**忌配**	△
谷氨酸钾（31.50%） Potassium Glutamate（31.50%）	**忌配**	
谷氨酸钠（28.75%） Sodium Glutamate（28.75%）	**忌配**	△
H 红霉素（乳糖酸盐） Erythromycin（Lactobionate）	**忌配**	△
环磷酰胺 Cyclophosphamide	**忌配**	△
磺胺嘧啶钠 Sulfadiazine Sodium	**忌配**	
J 肌醇 Inositol	可配	
肌苷 Inosine	**忌配**	
加兰他敏（氢溴酸盐） Galantamine（Hydrobromide）	可配	
甲氧明（盐酸盐） Methoxamine（Hydrochloride）	可配	
间羟胺（重酒石酸盐） Metaraminol（Bitartrate）	可配	
精氨酸（25%，盐酸盐）Arginine（25%，Hydrochloride）	**忌配**	△
K 卡那霉素（硫酸盐） Kanamycin（Sulfate）	**忌配**	
L 利多卡因（盐酸盐） Lidocaine（Hydrochloride）	**忌配**	
利舍平 Reserpine	可配	
链霉素（硫酸盐） Streptomycin（Sulfate）	**忌配**	
两性霉素 B Amphotericin B	**忌配**	
林格液 Sodium Chloride Compound	可配	
硫喷妥钠 Thiopental Sodium	**忌配**	
硫酸镁（10%，25%） Magnesium Sulfate（10%，25%）	可配	
氯苯那敏 Chlorphenamine	可配	
氯丙嗪（盐酸盐） Chlorpromazine（Hydrochloride）	可配	
氯化钙（3%，5%） Calcium Chloride（3%，5%）	**忌配**	△
氯化钾（10%） Potassium Chloride（10%）	**忌配**	△
氯化钠（0.9%） Sodium Chloride（0.9%）	可配	
氯霉素 Chloramphenicol	可配	
罗通定（硫酸盐） Rotundine（Sulfate）	可配	
洛贝林（盐酸盐） Lobeline（Hydrochloride）	可配	
M 吗啡（盐酸盐） Morphine（Hydrochloride）	可配	
麦角新碱（马来酸盐） Ergometrine（Maleate）	可配	
美芬丁胺（硫酸盐） Mephentermine（Sulfate）	可配	
N 脑垂体后叶素® Pituitrin	可配	
能量合剂 Energy Composite	可配	

苯海拉明（盐酸盐）加入以下药品（续）	配伍结果	备　注
尼可刹米 Nikethamide	可配	
粘菌素（硫酸盐）Colymycin（Sulfate）	可配	
P 哌替啶（盐酸盐）Pethidine（Hydrochloride）	可配	
葡醛内酯 Glucurolactone	可配	
葡萄糖（5%，10%）Glucose（5%，10%）	可配	仅供肌注
葡萄糖氯化钠 Glucose and Sodium Chloride	可配	
葡萄糖酸钙（10%）Calcium Gluconate（10%）	忌配	△
普鲁卡因（盐酸盐）Procaine（Hydrochloride）	可配	
普鲁卡因胺（盐酸盐）Procainamide（Hydrochloride）	可配	
Q 青霉素钾@ Benzylpenicillin Potassium	可配	
青霉素钠@ Benzylpenicillin Sodium	可配	
氢化可的松 Hydrocortisone	忌配	
氢化可的松琥珀酸钠 Hydrocortisone Sodium Succinate	忌配	
氢化麦角碱 Dihydroergotoxine	可配	
庆大霉素（硫酸盐）@ Gentamycin（Sulfate）	忌配	
去甲肾上腺素（重酒石酸盐）Norepinephrine（Bitartrate）	忌配	△
去氧肾上腺素（盐酸盐）Phenylephrine（Hydrochloride）	可配	
去乙酰毛花苷 Deslanoside	可配	
R 乳酸钠（11.2%）Sodium Lactate（11.2%）	忌配	△
S 三磷腺苷 Adenosine Triphosphate	可配	
山莨菪碱（氢溴酸盐）Anisodamine（Hydrobromide）	可配	
山梨醇 Sorbitol	忌配	△
肾上腺素（盐酸盐）Adrenaline（Hydrochloride）	忌配	
司可巴比妥钠 Secobarbital Sodium	可配	仅供肌注
四环素（盐酸盐）Tetracycline（Hydrochloride）	忌配	△
羧苄西林钠 Carbenicillin Sodium	忌配	
缩宫素 Oxytocin	可配	仅供肌注
T 碳酸氢钠（5%）Sodium Bicarbonate（5%）	忌配	△
头孢噻吩钠 Cefalothine Sodium	忌配	
W 万古霉素（盐酸盐）Vancomycin（Hydrochloride）	可配	
维生素 B$_6$ Vitamin B$_6$	可配	
维生素 C Vitamin C	忌配	
维生素 K$_3$ Vitamin K$_3$	可配	
X 细胞色素 C Cytochrome C	可配	
溴化钙（5%）Calcium Bromide（5%）	忌配	△
Y 烟酰胺 Nicotinamide	稀释	
依他尼酸钠 Sodium Etacrynate	忌配	
异丙嗪（盐酸盐）Promethazine（Hydrochloride）	忌配	
异丙肾上腺素（盐酸盐）Isoprenaline（Hydrochloride）	可配	
异戊巴比妥钠 Amobarbital Sodium	忌配	

苯海拉明（盐酸盐）加入以下药品（续）	配伍结果	备　注
异烟肼　Isoniazid	可配	
右旋糖酐 40（含盐）　Dextran 40（Sodium Chloride）	忌配	△

氯苯那敏

（扑尔敏）

Chlorpheniramine Maleate

（Chlortrimeton）

制剂规格与 pH 值　马来酸盐注射液：1mL：10mg；2mL：20mg。pH（5mg/mL）：5.5。

药理作用及应用　组胺 H₁ 受体拮抗剂，能对抗过敏反应所致的毛细血管扩张，降低毛细血管的通透性，缓解哮喘发作。抗组胺作用较持久，也具有明显的中枢抑制作用，能增加麻醉药、镇痛药、催眠药和局麻药的作用。用于过敏性鼻炎、荨麻疹、各种过敏性皮肤病、防治输血输液及药物过敏反应。

用法用量　肌注，每次 5～20mg。一日不超过 40mg，亦可做皮注。

不良反应　有嗜睡、疲劳、口干、咽干、咽痛，少见有皮肤淤斑及出血倾向、胸闷、心悸，个别患者有烦躁、失眠等中枢兴奋症状，甚至可能诱发癫痫。

禁忌/慎用证　癫痫、接受单胺氧化酶抑制剂治疗者禁用。闭角型青光眼、膀胱颈部或幽门/十二指肠梗阻或消化性溃疡致幽门狭窄、心血管疾病及肝功能不全者，以及新生儿、早产儿、孕妇及哺乳期妇女慎用。

药物相互作用　与中枢镇静药、催眠药合用可加重对中枢神经系统的抑制；本品可增强三环类抗抑郁药、金刚烷胺、抗胆碱药、吩噻嗪类抗精神病药、拟肾上腺素能药的作用；不宜与氨茶碱、哌替啶、阿托品（三者虽在体外可与本品配伍）等合用。

注意事项　不宜静脉给药。用药期间应避免驾驶和高空作业。

配伍表

氯苯那敏（马来酸盐）加入以下药品	配伍结果	备　注
2：3：1 注射液　2：3：1 Injection	可配	
A 阿糖胞苷（盐酸盐）　Cytarabine（Hydrochloride）	**忌配**	
阿托品（硫酸盐）　Atropine（Sulfate）	可配	
氨苄西林钠@ Ampicillin Sodium	可配	
氨茶碱　Aminophylline	可配	
氨基丁三醇（7.28%）　Trometamol（7.28%）	**忌配**	
氨基丁酸　Aminobutyric Acid	可配	
氨基己酸　Aminocaproic Acid	可配	
氨甲苯酸　Aminomethylbenzoic Acid	可配	
B 苯巴比妥钠 Phenobarbital Sodium	**忌配**	
苯海拉明（盐酸盐）Diphenhydramine（Hydrochloride）	可配	
博来霉素　Bleomycin	可配	

氯苯那敏（马来酸盐）加入以下药品（续）	配伍结果	备 注
C 长春新碱（硫酸盐） Vincristine（Sulfate）	忌配	
促皮质素 Corticotrophin	忌配	
D 地塞米松（磷酸盐） Dexamethasone（Phosphate）	忌配	
地西泮® Diazepam	忌配	
东莨菪碱（氢溴酸盐） Scopolamine（Hydrobromide）	可配	
毒毛旋花子苷 K Strophanthin K	可配	
对氨基水杨酸钠 Sodium Aminosalicylate	忌配	△
多巴胺（盐酸盐） Dopamine（Hydrochloride）	可配	
多粘菌素 B（硫酸盐） Polymyxin B（Sulfate）	可配	
E 二甲弗林 Dimefline	可配	
F 放线菌素 D Dactinomycin D	忌配	△
酚磺乙胺 Etamsylate	可配	
酚妥拉明（甲磺酸盐） Phentolamine（Mesylate）	可配	
呋塞米 Furosemide	忌配	
氟尿嘧啶 Fluorouracil	忌配	△
辅酶 A Coenzyme A	可配	
复方醋酸钠 Sodium Acetate Compound	忌配	△
G 肝素钠 Heparin Sodium	忌配	
谷氨酸钙（5%） Calcium Glutamate（5%）	忌配	△
谷氨酸钾（31.50%） Potassium Glutamate（31.50%）	忌配	△
谷氨酸钠（28.75%） Sodium Glutamate（28.75%）	忌配	△
H 红霉素（乳糖酸盐） Erythromycin（Lactobionate）	忌配	△
环磷酰胺 Cyclophosphamide	忌配	△
磺胺嘧啶钠 Sulfadiazine Sodium	忌配	
J 肌醇 Inositol	可配	
肌苷 Inosine	忌配	
加兰他敏（氢溴酸盐） Galantamine（Hydrobromide）	可配	
甲氧明（盐酸盐） Methoxamine（Hydrochloride）	可配	
间羟胺（重酒石酸盐） Metaraminol（Bitartrate）	可配	
精氨酸（25%，盐酸盐） Arginine（25%，Hydrochloride）	忌配	△
K 卡那霉素（硫酸盐） Kanamycin（Sulfate）	稀释	
L 利多卡因（盐酸盐） Lidocaine（Hydrochloride）	可配	
利舍平 Reserpine	可配	
链霉素（硫酸盐） Streptomycin（Sulfate）	可配	
两性霉素 B Amphotericin B	忌配	
林格液 Sodium Chloride Compound	可配	仅供肌注
硫喷妥钠 Thiopental Sodium	忌配	
硫酸镁（10%，25%） Magnesium Sulfate（10%，25%）	可配	
氯化钙（3%，5%） Calcium Chloride（3%，5%）	忌配	△
氯化钾（10%） Potassium Chloride（10%）	忌配	△

氯苯那敏（马来酸盐）加入以下药品（续）	配伍结果	备 注
氯化钠（0.9%） Sodium Chloride（0.9%）	可配	
氯霉素 Chloramphenicol	可配	
罗通定（硫酸盐） Rotundine（Sulfate）	可配	
洛贝林（盐酸盐） Lobeline（Hydrochloride）	可配	
M 麻黄碱（盐酸盐） Ephedrine（Hydrochloride）	可配	
麦角新碱（马来酸盐） Ergometrine（Maleate）	可配	
美芬丁胺（硫酸盐） Mephentermine（Sulfate）	可配	
N 脑垂体后叶素® Pituitrin	可配	
能量合剂 Energy Composite	可配	
尼可刹米 Nikethamide	可配	
粘菌素（硫酸盐） Colymycin（Sulfate）	可配	
P 哌替啶（盐酸盐） Pethidine（Hydrochloride）	可配	
葡醛内酯 Glucurolactone	可配	
葡萄糖（5%，10%） Glucose（5%，10%）	可配	仅供肌注
葡萄糖氯化钠 Glucose and Sodium Chloride	可配	仅供肌注
葡萄糖酸钙（10%） Calcium Gluconate（10%）	忌配	△
普鲁卡因（盐酸盐） Procaine（Hydrochloride）	可配	
普鲁卡因胺（盐酸盐） Procainamide（Hydrochloride）	可配	
Q 青霉素钾® Benzylpenicillin Potassium	忌配	
青霉素钠® Benzylpenicillin Sodium	忌配	
氢化可的松 Hydrocortisone	忌配	
氢化可的松琥珀酸钠 Hydrocortisone Sodium Succinate	忌配	
氢化麦角碱 Dihydroergotoxine	可配	
庆大霉素（硫酸盐）® Gentamycin（Sulfate）	可配	
去甲肾上腺素（重酒石酸盐） Norepinephrine（Bitartrate）	忌配	△
去氧肾上腺素（盐酸盐） Phenylephrine（Hydrochloride）	可配	
去乙酰毛花苷 Deslanoside	可配	
R 乳酸钠（11.2%） Sodium Lactate（11.2%）	忌配	△
S 三磷腺苷 Adenosine Triphosphate	可配	
山莨菪碱（氢溴酸盐） Anisodamine（Hydrobromide）	可配	
山梨醇 Sorbitol	可配	
肾上腺素（盐酸盐） Adrenaline（Hydrochloride）	忌配	△
四环素（盐酸盐） Tetracycline（Hydrochloride）	忌配	△
羧苄西林钠 Carbenicillin Sodium	可配	
缩宫素 Oxytocin	可配	仅供肌注
T 碳酸氢钠（5%） Sodium Bicarbonate（5%）	忌配	
W 万古霉素（盐酸盐） Vancomycin（Hydrochloride）	可配	
维生素 B_6 Vitamin B_6	可配	
维生素 C Vitamin C	可配	
维生素 K_3 Vitamin K_3	可配	

氯苯那敏（马来酸盐）加入以下药品（续）	配伍结果	备　注
X 细胞色素 C　Cytochrome C	可配	
溴化钙（5%）　Calcium Bromide（5%）	忌配	△
Y 依他尼酸钠 Sodium Etacrynate	忌配	
异丙嗪（盐酸盐）　Promethazine（Hydrochloride）	忌配	
异丙肾上腺素（盐酸盐）Isoprenaline（Hydrochloride）	可配	
异戊巴比妥钠 Amobarbital Sodium	忌配	
异烟肼 Isoniazid	可配	
右旋糖酐 40（含盐）　Dextran 40（Sodium Chloride）	忌配	△

羟嗪

（盐酸羟嗪，安泰乐）

Hydroxyzine Hydrochloride

（Atarax）

制剂规格与 pH 值　盐酸盐注射液：1mL∶50mg；2mL∶100mg；10mL∶250mg；10mL∶500mg。
pH（25mg/mL）：3.5～6.0。

药理作用及应用　哌嗪类化合物，具有中枢镇静、弱抗焦虑及肌肉松弛作用，并有抗组胺作用。
用于慢性特发性荨麻疹等过敏性疾病，治疗神经症或躯体疾病所致的焦虑、紧张、激动等症状。

用法用量　肌注，注射液不用稀释，肌内深层注射。

不良反应　常见有嗜睡、晕眩、无力、头痛、低血压与心悸，偶见药疹，罕见骨髓抑制。

禁忌/慎用证　孕妇及哺乳期妇女、婴幼儿禁用。肝肾功能不全、肺功能不全患者慎用，6 岁以
下儿童和老年患者慎用。

药物相互作用　与巴比妥类、阿片类或其他中枢抑制药合用，能增强其他中枢抑制药的作用，
增强阿片类的镇痛和镇静作用，但不增加呼吸抑制作用；术前使用本品可延长麻醉药——氯胺
酮的麻醉恢复时间（延长 30%～40%）。

注意事项　不宜静注。长期使用可产生依赖性；应定期检查肝功能与白细胞计数；用药期间不
宜驾驶、操作机械或高空作业，勿饮酒。

配伍表

羟嗪（盐酸盐）加入以下药品	配伍结果	备　注
A 阿糖胞苷 Cytarabine	可配	
阿托品（硫酸盐）　Atropine（Sulfate）	可配	
氨茶碱 Aminophylline	忌配	
昂丹司琼（盐酸盐）@ Ondansetron（Hydrochloride）	可配	
奥沙利铂 Oxaliplatin	可配	
B 苯巴比妥钠 Phenobarbital Sodium	忌配	
苯海拉明（盐酸盐）　Diphenhydramine（Hydrochloride）	可配	

羟嗪（盐酸盐）加入以下药品（续）	配伍结果	备 注
苯妥英钠 Phenytoin Sodium	忌配	
丙泊酚 Propofol	可配	
C 长春瑞滨（重酒石酸盐） Vinorelbine（Bitartrate）	可配	
D 东莨菪碱（氢溴酸盐） Scopolamine（Hydrobromide）	可配	
多沙普仑（盐酸盐） Doxapram（Hydrochloride）	可配	
多西他赛 Docetaxel	可配	
F 法莫替丁 Famotidine	可配	
非格司亭 Filgrastim	可配	
芬太尼（枸橼酸盐） Fentanyl（Citrate）	可配	
氟达拉滨（磷酸盐） Fludarabine（Phosphate）	忌配	
氟康唑 Fluconazole	忌配	
氟哌啶醇（乳酸盐） Haloperidol（Lactate）	忌配	
氟哌利多 Droperidol	可配	
G 肝素钠 Heparin Sodium	忌配	
格拉司琼（盐酸盐） Granisetron（Hydrochloride）	可配	
H 环丙沙星 Ciprofloxacin	可配	
环磷酰胺 Cyclophosphamide	忌配	△
J 吉西他滨（盐酸盐） Gemcitabine（Hydrochtoride）	忌配	△
甲氨蝶呤钠 Methotrexate Sodium	可配	
甲氧氯普胺（盐酸盐） Metoclopramide（Hydrochloride）	可配	
L 兰索拉唑 Lansoprazole	忌配	
雷尼替丁（盐酸盐） Ranitidine（Hydrochloride）	忌配	
利多卡因（盐酸盐） Lidocaine（Hydrochloride）	可配	
利奈唑胺 Linezolid	忌配	△
膦甲酸钠 Foscarnet Sodium	可配	
氯丙嗪（盐酸盐） Chlorpromazine（Hydrochloride）	可配	
氯霉素琥珀酸钠 Chloramphenicol Sodium Succinate	忌配	
M 吗啡（硫酸盐） Morphine（Sulfate）	可配	
美沙酮（盐酸盐） Methadone（Hydrochloride）	可配	
美司钠 Mesna	可配	
P 哌拉西林-他唑巴坦钠 Piperacillin-Tazobactam Sodium	忌配	
哌替啶（盐酸盐） Pethidine（Hydrochloride）	可配	
普鲁卡因（盐酸盐） Procaine（Hydrochloride）	可配	
Q 青霉素钾@ Benzylpenicillin Potassium	忌配	
青霉素钠@ Benzylpenicillin Sodium	忌配	
S 塞替派 Thiotepa	可配	

羟嗪（盐酸盐）加入以下药品（续）	配伍结果	备 注
顺铂 Cisplatin	忌配	△
T 头孢吡肟（盐酸盐） Cefepime（Hydrochloride）	忌配	
W 戊巴比妥钠 Pentobarbital Sodium	忌配	
Y 依托泊苷 Etoposide	忌配	△
异丙嗪（盐酸盐） Promethazine（Hydrochloride）	可配	
异戊巴比妥钠 Amobarbital Sodium	忌配	
Z 紫杉醇® Paclitaxel	忌配	

第十二章　酶类及能量代谢药

辅酶 A

Coenzyme A

制剂规格与 pH 值　粉针剂：每支 50u，100u，200u。pH（25u/mL）：5.5。

药理作用及应用　为乙酰化反应的辅酶，对糖、脂肪和蛋白质的代谢有重要作用。用于白细胞减少症、血小板减少性紫癜、营养支持疗法及功能性低热的辅助治疗。

用法用量　静滴：每次 50～200u，一日 50～400u。肌注：每次 50～200u，一日 50～400u。

适宜溶剂　肌注：50～100u 溶于 0.9%氯化钠注射液 2mL；静注：50～100u 溶于 0.9%氯化钠注射液 20mL；静滴：50～200u 溶于 5%～10%葡萄糖注射液 500mL。

给药速度　静注：4～6min；静滴：2～3h。

稳定性　配制后的溶液不稳定，宜于临用前溶解，随配随用。

不良反应　偶见过敏反应。

禁忌/慎用证　急性心肌梗死及对本品过敏患者禁用。

注意事项　静滴速度宜缓慢；多与三磷腺苷、细胞色素 C 联合应用。

配伍表

辅酶 A 加入以下药品	配伍结果	备　注
2∶3∶1 注射液　2∶3∶1 Injection	忌配	
A 阿糖胞苷（盐酸盐）　Cytarabine（Hydrochloride）	忌配	
阿托品（硫酸盐）　Atropine（Sulfate）	可配	
氨苄西林钠@ Ampicillin Sodium	忌配	
氨茶碱 Aminophylline	忌配	
氨基丁三醇（7.28%）　Trometamol（7.28%）	可配	
氨基丁酸 Aminobutyric Acid	可配	
氨基己酸 Aminocaproic Acid	可配	
氨甲苯酸 Aminomethylbenzoic Acid	可配	
B 苯巴比妥钠 Phenobarbital Sodium	可配	
博来霉素 Bleomycin	可配	
C 长春新碱（硫酸盐）　Vincristine（Sulfate）	忌配	
促皮质素 Corticotrophin	忌配	
D 地塞米松（磷酸盐）　Dexamethasone（Phosphate）	忌配	
东莨菪碱（氢溴酸盐）　Scopolamine（Hydrobromide）	可配	
毒毛旋花子苷 K　Strophanthin K	稀释	
对氨基水杨酸钠 Sodium Aminosalicylate	可配	
多巴胺（盐酸盐）　Dopamine（Hydrochloride）	可配	
多粘菌素 B（硫酸盐）　Polymyxin B（Sulfate）	可配	
多柔比星（盐酸盐）　Doxorubicin（Hydrochloride）	忌配	

辅酶 A 加入以下药品（续）	配伍结果	备 注
E 二甲弗林 Dimefline	可配	
F 放线菌素 D Dactinomycin D	稀释	
酚磺乙胺 Etamsylate	**忌配**	
酚妥拉明（甲磺酸盐） Phentolamine（Mesylate）	可配	
呋塞米 Furosemide	**忌配**	
氟尿嘧啶 Fluorouracil	**忌配**	
G 谷氨酸钙（5%） Calcium Glutamate（5%）	**忌配**	
谷氨酸钾（31.50%） Potassium Glutamate（31.50%）	可配	
谷氨酸钠（28.75%） Sodium Glutamate（28.75%）	可配	
H 红霉素（乳糖酸盐） Erythromycin（Lactobionate）	**忌配**	
环磷酰胺 Cyclophosphamide	可配	
磺胺嘧啶钠 Sulfadiazine Sodium	**忌配**	
磺胺异噁唑（二醇胺盐） Sulfafurazole（Diolamine）	**忌配**	
J 肌醇 Inositol	可配	
肌苷 Inosine	可配	
加兰他敏（氢溴酸盐） Galantamine（Hydrobromide）	可配	
甲氧明（盐酸盐） Methoxamine（Hydrochloride）	可配	
间羟胺（重酒石酸盐） Metaraminol（Bitartrate）	**忌配**	
精氨酸（25%，盐酸盐） Arginine（25%，Hydrochloride）	可配	
K 卡那霉素（硫酸盐） Kanamycin（Sulfate）	**忌配**	
克林霉素（磷酸盐） Clindamycin（Phosphate）	**忌配**	
L 利多卡因（盐酸盐） Lidocaine（Hydrochloride）	可配	
利舍平 Reserpine	**忌配**	
链霉素（硫酸盐） Streptomycin（Sulfate）	可配	供肌注
林格液 Sodium Chloride Compound	可配	
硫喷妥钠 Thiopental Sodium	可配	
硫酸镁（10%，25%） Magnesium Sulfate（10%，25%）	可配	
氯苯那敏 Chlorphenamine	可配	供肌注
氯丙嗪（盐酸盐） Chlorpromazine（Hydrochloride）	**忌配**	
氯化钙（3%，5%） Calcium Chloride（3%，5%）	可配	
氯化钾（10%） Potassium Chloride（10%）	可配	
氯化钠（0.9%） Sodium Chloride（0.9%）	可配	
氯霉素 Chloramphenicol	稀释	
罗通定（硫酸盐） Rotundine（Sulfate）	可配	
洛贝林（盐酸盐） Lobeline（Hydrochloride）	稀释	
M 麦角新碱（马来酸盐） Ergometrine（Maleate）	**忌配**	
美芬丁胺（硫酸盐） Mephentermine（Sulfate）	可配	
N 脑垂体后叶素® Pituitrin	可配	
能量合剂 Energy Composite	可配	
尼可刹米 Nikethamide	可配	

辅酶 A 加入以下药品（续）	配伍结果	备 注
粘菌素（硫酸盐） Colymycin（Sulfate）	可配	
P 哌替啶（盐酸盐） Pethidine（Hydrochloride）	可配	
葡醛内酯 Glucurolactone	可配	
葡萄糖（5%，10%） Glucose（5%，10%）	可配	
葡萄糖氯化钠 Glucose and Sodium Chloride	可配	
葡萄糖酸钙（10%） Calcium Gluconate（10%）	**忌配**	
普鲁卡因（盐酸盐） Procaine（Hydrochloride）	稀释	
普鲁卡因胺（盐酸盐） Procainamide（Hydrochloride）	稀释	
Q 青霉素钾@ Benzylpenicillin Potassium	**忌配**	
青霉素钠@ Benzylpenicillin Sodium	**忌配**	
氢化可的松 Hydrocortisone	稀释	
氢化可的松琥珀酸钠 Hydrocortisone Sodium Succinate	**忌配**	
氢化麦角碱 Dihydroergotoxine	可配	
庆大霉素（硫酸盐）@ Gentamycin（Sulfate）	可配	
去甲肾上腺素（重酒石酸盐） Norepinephrine（Bitartrate）	可配	
去氧肾上腺素（盐酸盐） Phenylephrine（Hydrochloride）	可配	
去乙酰毛花苷 Deslanoside	稀释	
R 乳酸钠（11.2%） Sodium Lactate（11.2%）	可配	
S 三磷腺苷 Adenosine Triphosphate	可配	
山莨菪碱（氢溴酸盐） Anisodamine（Hydrobromide）	稀释	
山梨醇 Sorbitol	可配	
肾上腺素（盐酸盐） Adrenaline（Hydrochloride）	可配	
四环素（盐酸盐） Tetracycline（Hydrochloride）	**忌配**	
羧苄西林钠 Carbenicillin Sodium	可配	
缩宫素 Oxytocin	可配	
T 碳酸氢钠（5%） Sodium Bicarbonate（5%）	**忌配**	
W 万古霉素（盐酸盐） Vancomycin（Hydrochloride）	**忌配**	
维生素 B6 Vitamin B6	可配	
维生素 C Vitamin C	可配	
维生素 K3 Vitamin K3	可配	
X 细胞色素 C Cytochrome C	可配	
溴化钙（5%） Calcium Bromide（5%）	可配	
Y 依他尼酸钠 Sodium Etacrynate	**忌配**	
胰岛素（正规）℗ Insulin（Regular）	可配	
异丙嗪（盐酸盐） Promethazine（Hydrochloride）	**忌配**	
异丙肾上腺素（盐酸盐） Isoprenaline（Hydrochloride）	可配	
异戊巴比妥钠 Amobarbital Sodium	可配	
异烟肼 Isoniazid	可配	
右旋糖酐 40（含盐） Dextran 40（Sodium Chloride）	可配	

能量合剂
Energy Composite

制剂规格与 pH 值　冻干粉针剂：每支内含三磷腺苷 20mg、辅酶A 50u、胰岛素 4u。pH：5.5～6.0。

药理作用及应用　有助于补充人体所需能量，促进代谢，有利于病变器官功能的改善。用于肝炎、肝硬化、肾炎、心衰等。与其他药物合用可改善食欲，促进合成代谢，增强体质，缩短疗程，减少病情恶化。

用法用量　肌注：每次 1 支，一日 1～2 次；静注：每次 1～2 支，一日1～2 次。静滴：每次 1～2 支，一日 1～2 次。多与葡萄糖注射液合用。

适宜溶剂　肌注：1 支溶于氯化钠注射液 2mL；静注：1～2 支稀释于 25%葡萄糖注射液。静滴：1～2 支稀释于 5%～10%葡萄糖注射液 500mL。

不良反应　静注过快易引起心悸、出汗、血压降低等。

禁忌/慎用证　房室传导阻滞、急性心肌梗死、脑出血初期患者禁用。

配伍表

能量合剂加入以下药品	配伍结果	备　注
2：3：1注射液　2：3：1 Injection	忌配	
A 阿糖胞苷（盐酸盐）　Cytarabine（Hydrochloride）	忌配	
阿托品（硫酸盐）　Atropine（Sulfate）	可配	
氨苄西林钠@　Ampicillin Sodium	忌配	
氨茶碱　Aminophylline	忌配	
氨基丁三醇（7.28%）　Trometamol（7.28%）	可配	
氨基丁酸　Aminobutyric Acid	可配	
氨基己酸　Aminocaproic Acid	忌配	
氨甲苯酸　Aminomethylbenzoic Acid	可配	
B 苯巴比妥钠　Phenobarbital Sodium	可配	
苯海拉明（盐酸盐）　Diphenhydramine（Hydrochloride）	可配	供肌注
博来霉素　Bleomycin	可配	
C 长春新碱（硫酸盐）　Vincristine（Sulfate）	忌配	
促皮质素　Corticotrophin	可配	
D 地塞米松（磷酸盐）　Dexamethasone（Phosphate）	可配	
东莨菪碱（氢溴酸盐）　Scopolamine（Hydrobromide）	可配	
毒毛旋花子苷 K　Strophanthin K	稀释	
对氨基水杨酸钠　Sodium Aminosalicylate	可配	
多巴胺（盐酸盐）　Dopamine（Hydrochloride）	可配	
多粘菌素 B（硫酸盐）　Polymyxin B（Sulfate）	忌配	
E 二甲弗林　Dimefline	可配	
F 放线菌素 D　Dactinomycin D	忌配	
酚磺乙胺　Etamsylate	可配	
酚妥拉明（甲磺酸盐）　Phentolamine（Mesylate）	忌配	

能量合剂加入以下药品（续）	配伍结果	备 注
呋塞米 Furosemide	忌配	
氟尿嘧啶 Fluorouracil	可配	
辅酶 A Coenzyme A	可配	
G 谷氨酸钙（5%） Calcium Glutamate（5%）	忌配	
谷氨酸钾（31.50%） Potassium Glutamate（31.50%）	可配	
谷氨酸钠（28.75%） Sodium Glutamate（28.75%）	可配	
H 红霉素（乳糖酸盐） Erythromycin（Lactobionate）	忌配	
环磷酰胺 Cyclophosphamide	可配	
磺胺嘧啶钠 Sulfadiazine Sodium	忌配	
磺胺异噁唑（二醇胺盐） Sulfafurazole（Diolamine）	忌配	
J 肌醇 Inositol	可配	
肌苷 Inosine	可配	
加兰他敏（氢溴酸盐） Galantamine（Hydrobromide）	可配	
甲氧苄胺嘧啶 Trimethoprim	稀释	
甲氧明（盐酸盐） Methoxamine（Hydrochloride）	忌配	
间羟胺（重酒石酸盐） Metaraminol（Bitartrate）	可配	
精氨酸（25%，盐酸盐） Arginine（25%，Hydrochloride）	可配	
K 卡那霉素（硫酸盐） Kanamycin（Sulfate）	忌配	
克林霉素（磷酸盐） Clindamycin（Phosphate）	忌配	
L 利多卡因（盐酸盐） Lidocaine（Hydrochloride）	可配	
利福霉素钠 Rifamycine Sodium	稀释	
利舍平 Reserpine	忌配	
链霉素（硫酸盐） Streptomycin（Sulfate）	可配	
林格液 Sodium Chloride Compound	忌配	
硫喷妥钠 Thiopental Sodium	忌配	
硫酸镁（10%，25%） Magnesium Sulfate（10%，25%）	可配	
氯苯那敏 Chlorphenamine	可配	供肌注
氯丙嗪（盐酸盐） Chlorpromazine（Hydrochloride）	忌配	
氯化钙（3%，5%） Calcium Chloride（3%，5%）	可配	
氯化钾（10%） Potassium Chloride（10%）	可配	
氯化钠（0.9%） Sodium Chloride（0.9%）	忌配	
氯霉素 Chloramphenicol	忌配	
罗通定（硫酸盐） Rotundine（Sulfate）	可配	
洛贝林（盐酸盐） Lobeline（Hydrochloride）	可配	
M 麦角新碱（马来酸盐） Ergometrine（Maleate）	忌配	
美芬丁胺（硫酸盐） Mephentermine（Sulfate）	可配	
N 脑垂体后叶素® Pituitrin	可配	
尼可刹米 Nikethamide	可配	
粘菌素（硫酸盐） Colymycin（Sulfate）	忌配	
P 哌替啶（盐酸盐） Pethidine（Hydrochloride）	可配	

能量合剂加入以下药品（续）	配伍结果	备　注
葡醛内酯　Glucurolactone	可配	
葡萄糖（5%，10%）　Glucose（5%，10%）	可配	
葡萄糖氯化钠　Glucose and Sodium Chloride	可配	
葡萄糖酸钙（10%）　Calcium Gluconate（10%）	**忌配**	
普鲁卡因（盐酸盐）　Procaine（Hydrochloride）	可配	
普鲁卡因胺（盐酸盐）　Procainamide（Hydrochloride）	可配	
Q 青霉素钾@ Benzylpenicillin Potassium	可配	
青霉素钠@ Benzylpenicillin Sodium	可配	
氢化可的松　Hydrocortisone	稀释	
氢化可的松琥珀酸钠 Hydrocortisone Sodium Succinate	**忌配**	
氢化麦角碱　Dihydroergotoxine	可配	
庆大霉素（硫酸盐）@ Gentamycin（Sulfate）	**忌配**	
去甲肾上腺素（重酒石酸盐）Norepinephrine（Bitartrate）	可配	供肌注
去氧肾上腺素（盐酸盐）Phenylephrine（Hydrochloride）	**忌配**	
去乙酰毛花苷　Deslanoside	稀释	
R 乳酸钠（11.2%）　Sodium Lactate（11.2%）	可配	
S 三磷腺苷　Adenosine Triphosphate	可配	
山莨菪碱（氢溴酸盐）　Anisodamine（Hydrobromide）	可配	
山梨醇　Sorbitol	可配	
肾上腺素（盐酸盐）　Adrenaline（Hydrochloride）	**忌配**	
四环素（盐酸盐）　Tetracycline（Hydrochloride）	**忌配**	
羧苄西林钠　Carbenicillin Sodium	可配	
缩宫素　Oxytocin	可配	
T 碳酸氢钠（5%）　Sodium Bicarbonate（5%）	**忌配**	
W 万古霉素（盐酸盐）　Vancomycin（Hydrochloride）	**忌配**	
维生素 B$_6$　Vitamin B$_6$	可配	
维生素 C　Vitamin C	可配	
维生素 K$_3$　Vitamin K$_3$	可配	
X 细胞色素 C　Cytochrome C	可配	
溴化钙（5%）　Calcium Bromide（5%）	可配	静脉给药
Y 依他尼酸钠　Sodium Etacrynate	**忌配**	
胰岛素（正规）® Insulin（Regular）	可配	
异丙嗪（盐酸盐）　Promethazine（Hydrochloride）	**忌配**	
异丙肾上腺素（盐酸盐）　Isoprenaline（Hydrochloride）	可配	
异戊巴比妥钠　Amobarbital Sodium	可配	
异烟肼　Isoniazid	可配	
右旋糖酐 40（含盐）　Dextran 40（Sodium Chloride）	可配	

玻璃酸酶

（透明质酸酶）

Hyaluronidase

（Sodium Hyaluronate）

制剂规格与 pH 值　粉针剂：每支 150u，1 500u。pH（1.5u/mL）：6.0～7.5。

药理作用及应用　由动物睾丸或微生物提取而得。能水解透明质酸，提高毛细血管与组织的通透性，促进皮下输液或局部渗出液或血液扩散而利于吸收。适用于静脉穿刺困难者（如婴幼儿）。促进皮下滴注的药物（如氨基酸、水解蛋白）的吸收。

用法用量　皮注或肌注：每次 1 500u，可用于：①皮注药物（如氨基酸、水解蛋白等），合用本品时溶于 0.9%氯化钠注射液，配成 0.7u/mL、1.5u/mL 或 2u/mL 的注射液，事先注射于灌注部位。②皮注抗生素或其他化疗药（异烟肼等）及麦角制剂时联合应用，溶于 0.9%氯化钠注射液，按 1.5u/mL 或 2u/mL 配制注射液。③用于加速局麻，减少局麻药的用量，以 150u 溶解于 25～50mL 局麻药液，再加入肾上腺素。④在需要由皮下输液或给药时，在 1 000mL 液体中加入本品 150u，以 10mL/min 的速度进行皮下输注。⑤促进外伤或手术后水肿或血肿的吸收，可用本品溶于 0.9% 氯化钠注射液，事先于输注部位 1～2u/mL 局部浸润。⑥用于静注药液渗漏于血管外或渗出所致的肿胀、组织坏死，150u/mL 药液皮注可促进药物吸收，防止发生组织坏死。结膜下注射：每次 50～150u，溶于 0.9%氯化钠注射液 0.5mL；眼球后注射：每次 100～300u，溶于 0.9%氯化钠注射 1mL。

稳定性　药物溶液极不稳定，遇乙醇或重金属可失效，宜临用时配制。

不良反应　常见有过敏反应，用前最好先做皮肤过敏试验。

禁忌/慎用证　对感染区和肿瘤部位禁用，心力衰竭、休克者忌用。孕妇及哺乳期妇女慎用。

药物相互作用　与盐酸氢吗啡酮、肾上腺素配伍可出现混浊、沉淀、变色和活性降低；与水杨酸类药、肾上腺皮质激素、促皮质激素和抗组胺药、雌激素配伍可降低疗效。

注意事项　不可静脉给药。对由多巴胺、肾上腺素能 α-受体激动剂药液渗漏所引起组织肿胀，不宜使用本品。眼球后注射时术中应密切观察眼压，防止充填过量，手术后及时清除残余药液。不要在未取下隐形眼镜情况下应用本品，以免损伤角膜。

配伍表

玻璃酸酶加入以下药品	配伍结果	备　注
2∶3∶1注射液　2∶3∶1 Injection	可配	
A 阿托品（硫酸盐）　Atropine（Sulfate）	可配	
安钠咖 Caffeine Sodium Benzoate	可配	
氨苄西林钠@ Ampicillin Sodium	可配	
氨茶碱 Aminophylline	**忌配**	△
氨基丁酸 Aminobutyric Acid	可配	
氨基己酸 Aminocaproic Acid	可配	
氨甲苯酸 Aminomethylbenzoic Acid	可配	
氨甲环酸 Tranexamic Acid	可配	

玻璃酸酶加入以下药品（续）	配伍结果	备 注
B 贝美格 Bemegride	可配	
苯妥英钠 Phenytoin Sodium	可配	
苯唑西林钠 Oxacillin Sodium	可配	
博来霉素 Bleomycin	可配	
C 促皮质素 Corticotrophin	可配	
D 地塞米松（磷酸盐） Dexamethasone（Phosphate）	可配	
东莨菪碱（氢溴酸盐） Scopolamine（Hydrobromide）	可配	
毒毛旋花子苷 K Strophanthin K	可配	
多巴胺（盐酸盐） Dopamine（Hydrochloride）	可配	
多粘菌素 B（硫酸盐） Polymyxin B（Sulfate）	忌配	
E 二甲弗林 Dimefline	可配	
二氢麦角碱（甲磺酸盐） Dihydroergotamine（Mesylate）	可配	
F 法莫替丁 Famotidine	可配	
放线菌素 D Dactinomycin D	可配	
酚磺乙胺 Etamsylate	可配	
酚妥拉明（甲磺酸盐） Phentolamine（Mesylate）	可配	
呋塞米 Furosemide	可配	
氟尿嘧啶 Fluorouracil	可配	
氟哌啶醇（乳酸盐） Haloperidol（Lactate）	可配	
辅酶 A Coenzyme A	可配	
G 肝素钠 Heparin Sodium	忌配	
谷氨酸钙（5%） Calcium Glutamate（5%）	忌配	△
谷氨酸钾（31.50%） Potassium Glutamate（31.50%）	忌配	△
谷氨酸钠（28.75%） Sodium Glutamate（28.75%）	忌配	△
H 红霉素（乳糖酸盐） Erythromycin（Lactobionate）	忌配	△
环丙沙星 Ciprofloxacin	可配	
环磷酰胺 Cyclophosphamide	可配	
磺胺嘧啶钠 Sulfadiazine Sodium	可配	
J 肌苷 Inosine	可配	
吉他霉素（酒石酸盐） Kitasamycin（Tartrate）	可配	
甲氨蝶呤 Methotrexate	可配	
甲泼尼龙琥珀酸钠 Methylprednisolone Sodium Succinate	忌配	
甲氧明（盐酸盐） Methoxamine（Hydrochloride）	可配	
间羟胺（重酒石酸盐） Metaraminol（Bitartrate）	可配	
精氨酸（25%，盐酸盐） Arginine（25%, Hydrochloride）	可配	
K 卡络柳钠 Carbazochrome Salicylate	可配	
克林霉素（磷酸盐） Clindamycin（Phosphate）	可配	
L 利多卡因（盐酸盐） Lidocaine（Hydrochloride）	可配	
利舍平 Reserpine	可配	
两性霉素 B Amphotericin B	可配	

玻璃酸酶加入以下药品（续）	配伍结果	备 注
林格液 Sodium Chloride Compound	可配	
林可霉素（盐酸盐） Lincomycin（Hydrochloride）	可配	
硫酸镁（10%，25%） Magnesium Sulfate（10%，25%）	可配	
氯胺酮（盐酸盐） Ketamine（Hydrochloride）	可配	
氯丙嗪（盐酸盐） Chlorpromazine（Hydrochloride）	可配	
氯化钙（3%，5%） Calcium Chloride（3%，5%）	可配	充分稀释
氯化琥珀胆碱 Suxamethonium Chloride	可配	
氯化钾（10%） Potassium Chloride（10%）	可配	充分稀释
氯化钠（0.9%） Sodium Chloride（0.9%）	可配	
氯化筒箭毒碱 Tubocurarine Chloride	可配	
氯霉素 Chloramphenicol	可配	
氯霉素琥珀酸酯钠 Chloramphenicol Succinate Sodium	可配	
氯唑西林钠 Cloxacillin Sodium	可配	
洛贝林（盐酸盐） Lobeline（Hydrochloride）	可配	
M 吗啡（盐酸盐） Morphine（Hydrochloride）	可配	
麦角新碱（马来酸盐） Ergometrine（Maleate）	可配	
毛花苷丙 Lanatoside C	可配	
美芬丁胺（硫酸盐） Mephentermine（Sulfate）	可配	
N 脑垂体后叶素® Pituitrin	可配	
能量合剂 Energy Composite	可配	
尼可刹米 Nikethamide	可配	
粘菌素（硫酸盐） Colymycin（Sulfate）	可配	
P 哌甲酯 Methylphenidate	可配	
哌替啶（盐酸盐） Pethidine（Hydrochloride）	可配	
培氟沙星（甲磺酸盐） Pefloxacin（Mesylate）	可配	
葡萄糖（5%，10%） Glucose（5%，10%）	忌配	
葡萄糖氯化钠 Glucose and Sodium Chloride	可配	
葡萄糖酸钙（10%） Calcium Gluconate（10%）	可配	
普鲁卡因（盐酸盐） Procaine（Hydrochloride）	可配	
普鲁卡因胺（盐酸盐） Procainamide（Hydrochloride）	可配	
普萘洛尔 Propranolol	可配	
Q 青霉素钠@ Benzylpenicillin Sodium	可配	
氢化可的松 Hydrocortisone	忌配	乙醇灭活
氢化可的松琥珀酸钠 Hydrocortisone Sodium Succinate	可配	
庆大霉素（硫酸盐）@ Gentamycin（Sulfate）	可配	
去甲肾上腺素（重酒石酸盐） Norepinephrine（Bitartrate）	可配	
去氧肾上腺素（盐酸盐） Phenylephrine（Hydrochloride）	忌配	△
R 柔红霉素（盐酸盐） Daunorubicin（Hydrochloride）	可配	
乳酸钠（11.2%） Sodium Lactate（11.2%）	可配	充分稀释
S 三磷腺苷 Adenosine Triphosphate	可配	

玻璃酸酶加入以下药品（续）	配伍结果	备　注
山莨菪碱（氢溴酸盐）　Anisodamine（Hydrobromide）	可配	
山莨菪碱（盐酸盐）　Anisodamine（Hydrochloride）	可配	
山梨醇　Sorbitol	可配	
肾上腺素（盐酸盐）　Adrenaline（Hydrochloride）	**忌配**	
四环素（盐酸盐）　Tetracycline（Hydrochloride）	可配	
羧苄西林钠　Carbenicillin Sodium	可配	
缩宫素　Oxytocin	可配	
T 碳酸氢钠（5%）　Sodium Bicarbonate（5%）	可配	
头孢呋辛钠　Cefuroxime Sodium	可配	
头孢米诺钠　Cefminox Sodium	可配	
妥布霉素（硫酸盐）@ Tobramycin（Sulfate）	可配	
妥拉唑林（盐酸盐）　Tolazoline（Hydrochloride）	可配	
W 万古霉素（盐酸盐）　Vancomycin（Hydrochloride）	可配	
维生素 B_6　Vitamin B_6	可配	
维生素 C　Vitamin C	可配	
维生素 K_1　Vitamin K_1	可配	
X 细胞色素 C　Cytochrome C	可配	
血管紧张素胺　Angiotensinamide	可配	
Y 氧氟沙星　Ofloxacin	可配	
依他尼酸钠　Sodium Etacrynate	可配	
依他酸钙钠　Calcium Disodium Edetate	可配	
胰岛素（正规）®　Insulin（Regular）	可配	
异丙嗪（盐酸盐）　Promethazine（Hydrochloride）	可配	
异丙肾上腺素（盐酸盐）　Isoprenaline（Hydrochloride）	可配	
异戊巴比妥钠　Amobarbital Sodium	可配	
异烟肼　Isoniazid	可配	
右旋糖酐 40（含盐）　Dextran 40（Sodium Chloride）	可配	
Z 左旋多巴　Levodopa	可配	

三磷腺苷

（腺酸苷，腺三磷，三磷酸腺苷）

Adenosine Triphosphate

（ATP）

制剂规格与 pH 值　粉针剂：每支 20mg；注射剂：2mL : 20mg。pH（10mg/mL）：4.5。

药理作用及应用　本品为一种辅酶，有改善机体代谢的作用，参与体内脂肪、蛋白质、糖、核苷酸的代谢，同时又是体内能量的主要来源。用于心力衰竭、心肌炎、心肌梗死、脑动脉硬化、冠状动脉硬化、心绞痛、急性脊髓灰质炎、进行性肌萎缩性疾患、肝炎、肾炎、眼疲劳、眼肌麻痹、视网膜出血、中心性视网膜炎、视神经炎、视神经萎缩等疾病的辅助治疗。

用法用量　肌注、静注或静滴：用于心力衰竭、心肌炎、脑动脉硬化、脑出血后遗症，每次20mg，一日1～2次。曾用快速静注本品终止室上性心动过速，但疗效不如维拉帕米且不够安全，今已不用此种疗法。

适宜溶剂　肌注：20mg溶于所附的磷酸缓冲液或0.9%氯化钠注射液2mL；静注：20mg溶于5%葡萄糖注射液5～20mL；静滴：20～40mg溶于缓冲液或注射用水2mL，稀释于5%～10%葡萄糖注射液250～500mL。

给药速度　静注：2～4min；静滴：1～2h。

稳定性　水溶液不稳定，粉针剂宜在临用前溶解，冰箱内保存。

不良反应　常见不良反应有暂时性呼吸困难、低血压、头晕、头胀、面部潮红、胸闷、气促、咳嗽、呃逆、无力、哮喘。

禁忌/慎用证　窦房综合征或窦房结功能不全者，冠心病、急性心肌梗死、房室传导阻滞，严重慢性支气管炎、哮喘，正在应用普萘洛尔、双嘧达莫和地西泮者禁用。脑出血初期禁用。60岁以上老年人及冠心病、窦性心动过缓者慎用。

药物相互作用　卡马西平可加重腺苷对心脏传导的阻滞作用，合用时应注意；与头孢拉定、磺苄西林钠、硝普钠、丝裂霉素配伍可降低效价。

注意事项　静滴宜缓慢。静注过快可引起短暂低血压；有学者指出，本品不易通过细胞膜进入细胞，其药理作用可疑。

配伍表

三磷腺苷加入以下药品	配伍结果	备 注
2∶3∶1注射液　2∶3∶1 Injection	可配	
A 阿糖胞苷（盐酸盐）Cytarabine（Hydrochloride）	**忌配**	
阿托品（硫酸盐）Atropine（Sulfate）	可配	
氨苄西林钠@　Ampicillin Sodium	**忌配**	
氨茶碱　Aminophylline	**忌配**	
氨基丁三醇（7.28%）Trometamol（7.28%）	可配	
氨基丁酸　Aminobutyric Acid	可配	
氨基己酸　Aminocaproic Acid	可配	
氨甲苯酸　Aminomethylbenzoic Acid	可配	
B 苯巴比妥钠　Phenobarbital Sodium	可配	
苯海拉明（盐酸盐）Diphenhydramine（Hydrochloride）	可配	
博来霉素　Bleomycin	可配	
C 长春新碱（硫酸盐）Vincristine（Sulfate）	**忌配**	
促皮质素　Corticotrophin	**忌配**	
D 地塞米松（磷酸盐）Dexamethasone（Phosphate）	可配	
地西泮®　Diazepam	**忌配**	
东莨菪碱（氢溴酸盐）Scopolamine（Hydrobromide）	可配	
毒毛旋花子苷K　Strophanthin K	稀释	

三磷腺苷加入以下药品（续）	配伍结果	备 注
对氨基水杨酸钠 Sodium Aminosalicylate	可配	
多巴胺（盐酸盐） Dopamine（Hydrochloride）	可配	
多粘菌素 B（硫酸盐） Polymyxin B（Sulfate）	可配	
E 二甲弗林 Dimefline	可配	
F 放线菌素 D Dactinomycin D	可配	
酚磺乙胺 Etamsylate	可配	
酚妥拉明（甲磺酸盐） Phentolamine（Mesylate）	可配	
呋塞米 Furosemide	忌配	
氟尿嘧啶 Fluorouracil	可配	
辅酶 A Coenzyme A	可配	
复方氨基酸 Amino Acid Compound	可配	
G 谷氨酸钙（5%） Calcium Glutamate（5%）	忌配	
谷氨酸钾（31.50%） Potassium Glutamate（31.50%）	可配	
谷氨酸钠（28.75%） Sodium Glutamate（28.75%）	可配	
H 红霉素（乳糖酸盐） Erythromycin（Lactobionate）	可配	
环磷酰胺 Cyclophosphamide	可配	
磺胺嘧啶钠 Sulfadiazine Sodium	忌配	
磺胺异噁唑（二醇胺盐） Sulfafurazole（Diolamine）	忌配	
J 肌醇 Inositol	可配	
肌苷 Inosine	可配	
加兰他敏（氢溴酸盐） Galantamine（Hydrobromide）	可配	
甲氧明（盐酸盐） Methoxamine（Hydrochloride）	可配	
间羟胺（重酒石酸盐） Metaraminol（Bitartrate）	可配	
精氨酸（25%，盐酸盐）Arginine（25%，Hydrochloride）	可配	
K 卡那霉素（硫酸盐） Kanamycin（Sulfate）	可配	
克林霉素（磷酸盐） Clindamycin（Phosphate）	忌配	
L 利多卡因（盐酸盐） Lidocaine（Hydrochloride）	可配	
利舍平 Reserpine	可配	
链霉素（硫酸盐） Streptomycin（Sulfate）	可配	
林格液 Sodium Chloride Compound	可配	
硫喷妥钠 Thiopental Sodium	忌配	
硫酸镁（10%，25%） Magnesium Sulfate（10%，25%）	可配	
氯苯那敏 Chlorphenamine	可配	
氯丙嗪（盐酸盐） Chlorpromazine（Hydrochloride）	忌配	
氯化钙（3%，5%） Calcium Chloride（3%，5%）	可配	
氯化钾（10%） Potassium Chloride（10%）	可配	
氯化钠（0.9%） Sodium Chloride（0.9%）	可配	
氯霉素 Chloramphenicol	可配	
罗通定（硫酸盐） Rotundine（Sulfate）	可配	
洛贝林（盐酸盐） Lobeline（Hydrochloride）	可配	

三磷腺苷加入以下药品（续）	配伍结果	备 注
M 麦角新碱（马来酸盐） Ergometrine（Maleate）	忌配	
美芬丁胺（硫酸盐） Mephentermine（Sulfate）	可配	
N 脑垂体后叶素⑰ Pituitrin	可配	
能量合剂 Energy Composite	可配	
尼可刹米 Nikethamide	可配	
粘菌素（硫酸盐） Colymycin（Sulfate）	可配	
P 哌替啶（盐酸盐） Pethidine（Hydrochloride）	可配	
葡醛内酯 Glucurolactone	可配	
葡萄糖（5%，10%） Glucose（5%，10%）	可配	
葡萄糖氯化钠 Glucose and Sodium Chloride	可配	
葡萄糖酸钙（10%） Calcium Gluconate（10%）	可配	
普鲁卡因（盐酸盐） Procaine（Hydrochloride）	可配	
普鲁卡因胺（盐酸盐） Procainamide（Hydrochloride）	可配	
Q 青霉素钾@ Benzylpenicillin Potassium	可配	
青霉素钠@ Benzylpenicillin Sodium	可配	
氢化可的松 Hydrocortisone	可配	
氢化可的松琥珀酸钠 Hydrocortisone Sodium Succinate	可配	
氢化麦角碱 Dihydroergotoxine	可配	
庆大霉素（硫酸盐）@ Gentamycin（Sulfate）	可配	
去甲肾上腺素（重酒石酸盐） Norepinephrine（Bitartrate）	可配	
去氧肾上腺素（盐酸盐） Phenylephrine（Hydrochloride）	可配	
去乙酰毛花苷 Deslanoside	可配	
R 乳酸钠（11.2%） Sodium Lactate（11.2%）	可配	
S 山莨菪碱（氢溴酸盐） Anisodamine（Hydrobromide）	可配	
山梨醇 Sorbitol	可配	
肾上腺素（盐酸盐） Adrenaline（Hydrochloride）	可配	
四环素（盐酸盐） Tetracycline（Hydrochloride）	可配	
羧苄西林钠 Carbenicillin Sodium	可配	
缩宫素 Oxytocin	可配	
T 碳酸氢钠（5%） Sodium Bicarbonate（5%）	忌配	
W 万古霉素（盐酸盐） Vancomycin（Hydrochloride）	忌配	
维生素 B_6 Vitamin B_6	可配	
维生素 C Vitamin C	可配	
维生素 K_3 Vitamin K_3	可配	
X 细胞色素 C Cytochrome C	可配	
溴化钙（5%） Calcium Bromide（5%）	忌配	
Y 叶酸 Folic Acid	可配	
依他尼酸钠 Sodium Etacrynate	忌配	
胰岛素（正规）⑰ Insulin（Regular）	可配	
异丙嗪（盐酸盐） Promethazine（Hydrochloride）	忌配	

三磷腺苷加入以下药品（续）	配伍结果	备　注
异丙肾上腺素（盐酸盐） Isoprenaline（Hydrochloride）	可配	
异戊巴比妥钠 Amobarbital Sodium	**忌配**	
异烟肼 Isoniazid	可配	
右旋糖酐 40（含盐） Dextran 40（Sodium Chloride）	可配	

环磷腺苷

（环化腺苷酸）

Adenosine Cyclophosphate

制剂规格与 pH 值　粉针剂：每支 20mg。pH（10mg/mL）：5.0～7.0。

药理作用及应用　改善心肌缺氧、扩张冠脉、增强心肌收缩力、增加心排血量。用于心绞痛、急性心肌梗死的辅助治疗，作用持续时间较短。

用法用量　肌注或静注：每次 20mg，一日 2 次。静滴：一日 1 次。

适宜溶剂　肌注：20mg 溶于 0.9%氯化钠注射液 2mL；静注：20mg 溶于 5%～10%葡萄糖或 0.9%氯化钠注射液 20mL；静滴：40mg 溶于 5%葡萄糖注射液 500mL。

给药速度　静滴：0.5～1h。

不良反应　偶见头昏、恶心、胸部发闷、无力感、便秘、皮疹等。

药物相互作用　氨茶碱、咖啡因等药物能对抗磷酸二酯酶的水解，提高本品疗效。

注意事项　冷藏保存。

配伍表

环磷腺苷加入以下药品	配伍结果	备　注
A 阿米卡星（硫酸盐） Amikacin（Sulfate）	可配	
阿托品（硫酸盐） Atropine（Sulfate）	可配	
氨苄西林钠@ Ampicillin Sodium	可配	
氨茶碱 Aminophylline	可配	
氨甲苯酸 Aminomethylbenzoic Acid	可配	
氨甲环酸 Tranexamic Acid	可配	
B 胞磷胆碱 Citicoline	可配	
苯巴比妥钠 Phenobarbital Sodium	可配	
D 地塞米松（磷酸盐） Dexamethasone（Phosphate）	可配	
地西泮® Diazepam	可配	
东莨菪碱（氢溴酸盐） Scopolamine（Hydrobromide）	可配	
F 酚磺乙胺 Etamsylate	可配	
呋塞米 Furosemide	可配	
辅酶 A Coenzyme A	可配	
G 肝素钠 Heparin Sodium	可配	
H 红霉素（乳糖酸盐） Erythromycin（Lactobionate）	可配	
环丙沙星 Ciprofloxacin	可配	

环磷腺苷加入以下药品（续）	配伍结果	备　注
磺胺嘧啶钠 Sulfadiazine Sodium	**忌配**	
J 肌苷 Inosine	可配	
甲硫酸新斯的明 Neostigmine Methylsulfate	可配	
甲氧氯普胺（盐酸盐） Metoclopramide（Hydrochloride）	可配	.
K 克林霉素（磷酸盐） Clindamycin（Phosphate）	可配	
L 利巴韦林 Ribavirin	可配	
利多卡因（盐酸盐） Lidocaine（Hydrochloride）	可配	
利舍平 Reserpine	可配	
林可霉素（盐酸盐） Lincomycin（Hydrochloride）	可配	
磷霉素 Fosfomycin	可配	
硫酸镁（10%，25%） Magnesium Sulfate（10%，25%）	可配	
氯丙嗪（盐酸盐） Chlorpromazine（Hydrochloride）	可配	
氯化钾（10%） Potassium Chloride（10%）	可配	
氯化钠（0.9%） Sodium Chloride（0.9%）	可配	
M 美西律 Mexiletine	可配	
N 纳洛酮（盐酸盐） Naloxone（Hydrochloride）	可配	
P 哌拉西林钠 Piperacillin Sodium	可配	
葡醛内酯 Glucurolactone	可配	
葡萄糖（5%，10%） Glucose（5%，10%）	可配	
葡萄糖氯化钠 Glucose and Sodium Chloride	可配	
葡萄糖酸钙（10%） Calcium Gluconate（10%）	可配	
Q 青霉素钠@ Benzylpenicillin Sodium	可配	
氢化可的松 Hydrocortisone	可配	
氢化可的松琥珀酸钠 Hydrocortisone Sodium Succinate	可配	
庆大霉素（硫酸盐）@ Gentamycin（Sulfate）	可配	
R 乳酸钠（11.2%） Sodium Lactate（11.2%）	可配	
S 三磷腺苷 Adenosine Triphosphate	可配	
山莨菪碱（盐酸盐） Anisodamine（Hydrochloride）	可配	
T 碳酸氢钠（5%） Sodium Bicarbonate（5%）	可配	
头孢呋辛钠 Cefuroxime Sodium	可配	
头孢美唑钠 Cefmetazole Sodium	可配	
头孢曲松钠 Ceftriaxone Sodium	可配	
头孢噻肟钠 Cefotaxime Sodium	可配	
头孢他啶 Ceftazidime	可配	
头孢唑林钠 Cefazolin Sodium	可配	
W 维拉帕米（盐酸盐） Verapamil（Hydrochloride）	可配	
维生素 B_6 Vitamin B_6	可配	
维生素 C Vitamin C	可配	
维生素 K_1 Vitamin K_1	可配	
X 西咪替丁（盐酸盐） Cimetidine（Hydrochloride）	可配	

环磷腺苷加入以下药品（续）	配伍结果	备 注
Y 亚叶酸钙 Calcium Folinate	可配	
烟酸 Nicotinic Acid	可配	
异丙嗪（盐酸盐） Promethazine（Hydrochloride）	可配	
罂粟碱（盐酸盐） Papaverine（Hydrochloride）	可配	
右旋糖酐 40（含盐） Dextran 40（Sodium Chloride）	可配	

肌苷

Inosine

制剂规格与 pH 值 注射液：2mL：0.1g；5mL：0.2g；250mL：0.5g，2.25g（含 5%葡萄糖或 0.9% 氯化钠注射液）。粉针剂：每支 0.3g。pH（2%～4%）：8.8。

药理作用及应用 本品能使处于低能缺氧状态下的细胞继续顺利进行代谢，并参与能量代谢与蛋白质的合成。主要用于白细胞或血小板减少症（属升白细胞药），也用于急慢性肝病，冠心病、肺心病、风湿性心脏病，中心性视网膜炎及视神经萎缩的辅助治疗。

用法用量 肌注、静注或静滴：成人每次 0.2～0.6g，一日 1～2 次。

适宜溶剂 静注：100～600mg 溶于 25%葡萄糖或 0.9%氯化钠注射液 20mL；静滴：100～600mg 溶于 5%葡萄糖或复方氨基酸注射液 250～500mL。

给药速度 静注：2～4min；静滴：2～3h。

稳定性 在 0.9%氯化钠、5%葡萄糖或葡萄糖氯化钠注射液中 8h 内稳定。

不良反应 本品静滴有引起心搏骤停和过敏性休克死亡的报道，建议应用时缓慢滴注并严密观察生命指征变化及有无过敏反应。静注偶有恶心、颜面潮红。

禁忌/慎用证 对本品过敏者禁用。儿童、孕妇及哺乳期妇女慎用。

药物相互作用 盐酸多巴胺、酚磺乙胺（止血敏）和维生素 C 注射液先稀释再与本品混合；不宜与氯霉素、双嘧达莫等注射液配伍应用。

注意事项 本药粉针剂仅用于静滴。也不适用于限钠的患者。

配伍表

肌苷加入以下药品	配伍结果	备 注
2：3：1注射液 2：3：1 Injection	可配	
A 阿糖胞苷（盐酸盐） Cytarabine（Hydrochloride）	**忌配**	
阿托品（硫酸盐） Atropine（Sulfate）	**忌配**	
氨苄西林钠@ Ampicillin Sodium	可配	
氨茶碱 Aminophylline	可配	
氨基丁三醇（7.28%） Trometamol（7.28%）	可配	
氨基丁酸 Aminobutyric Acid	可配	
氨基己酸 Aminocaproic Acid	可配	
氨甲苯酸 Aminomethylbenzoic Acid	可配	
B 苯巴比妥钠 Phenobarbital Sodium	可配	

肌苷加入以下药品（续）	配伍结果	备 注
苯海拉明（盐酸盐） Diphenhydramine（Hydrochloride）	忌配	
博来霉素 Bleomycin	可配	
C 长春新碱（硫酸盐） Vincristine（Sulfate）	忌配	
促皮质素 Corticotrophin	忌配	
D 地塞米松（磷酸盐） Dexamethasone（Phosphate）	可配	
丁卡因（盐酸盐） Tetracaine（Hydrochloride）	忌配	
东莨菪碱（氢溴酸盐） Scopolamine（Hydrobromide）	忌配	
毒毛旋花子苷 K Strophanthin K	可配	
对氨基水杨酸钠 Sodium Aminosalicylate	可配	
多巴胺（盐酸盐） Dopamine（Hydrochloride）	稀释	
多粘菌素 B（硫酸盐） Polymyxin B（Sulfate）	可配	
E 二甲弗林 Dimefline	可配	
F 放线菌素 D Dactinomycin D	可配	
酚磺乙胺 Etamsylate	稀释	
酚妥拉明（甲磺酸盐） Phentolamine（Mesylate）	可配	
呋塞米 Furosemide	忌配	
氟尿嘧啶 Fluorouracil	可配	
辅酶 A Coenzyme A	可配	
G 谷氨酸钙（5%） Calcium Glutamate（5%）	可配	
谷氨酸钾（31.50%） Potassium Glutamate（31.50%）	可配	
谷氨酸钠（28.75%） Sodium Glutamate（28.75%）	可配	
H 红霉素（乳糖酸盐） Erythromycin（Lactobionate）	可配	
环磷酰胺 Cyclophosphamide	可配	
磺胺嘧啶钠 Sulfadiazine Sodium	可配	
磺胺异噁唑（二醇胺盐） Sulfafurazole（Diolamine）	忌配	
J 肌醇 Inositol	可配	
加兰他敏（氢溴酸盐） Galantamine（Hydrobromide）	可配	
甲氧明（盐酸盐） Methoxamine（Hydrochloride）	可配	
间羟胺（重酒石酸盐） Metaraminol（Bitartrate）	可配	
K 卡那霉素（硫酸盐） Kanamycin（Sulfate）	可配	
克林霉素（磷酸盐） Clindamycin（Phosphate）	忌配	
L 利多卡因（盐酸盐） Lidocaine（Hydrochloride）	可配	
利舍平 Reserpine	忌配	
链霉素（硫酸盐） Streptomycin（Sulfate）	可配	
林格液 Sodium Chloride Compound	可配	
硫喷妥钠 Thiopental Sodium	忌配	
硫酸镁（10%，25%） Magnesium Sulfate（10%，25%）	可配	
氯苯那敏 Chlorphenamine	忌配	
氯丙嗪（盐酸盐） Chlorpromazine（Hydrochloride）	忌配	
氯化钙（3%，5%） Calcium Chloride（3%，5%）	可配	

肌苷加入以下药品（续）	配伍结果	备 注
氯化钾（10%） Potassium Chloride（10%）	可配	
氯化钠（0.9%） Sodium Chloride（0.9%）	可配	
氯霉素 Chloramphenicol	忌配	
洛贝林（盐酸盐） Lobeline（Hydrochloride）	忌配	
M 麦角新碱（马来酸盐） Ergometrine（Maleate）	忌配	
美芬丁胺（硫酸盐） Mephentermine（Sulfate）	可配	
N 脑垂体后叶素® Pituitrin	可配	
能量合剂 Energy Composite	可配	
尼可刹米 Nikethamide	可配	
P 哌替啶（盐酸盐） Pethidine（Hydrochloride）	可配	
葡醛内酯 Glucurolactone	可配	
葡萄糖（5%，10%） Glucose（5%，10%）	可配	
葡萄糖氯化钠 Glucose and Sodium Chloride	可配	
葡萄糖酸钙（10%） Calcium Gluconate（10%）	可配	
普鲁卡因（盐酸盐） Procaine（Hydrochloride）	忌配	
普鲁卡因胺（盐酸盐） Procainamide（Hydrochloride）	可配	
Q 青霉素钾® Benzylpenicillin Potassium	可配	
青霉素钠® Benzylpenicillin Sodium	可配	
氢化可的松 Hydrocortisone	可配	
氢化可的松琥珀酸钠 Hydrocortisone Sodium Succinate	可配	
氢化麦角碱 Dihydroergotoxine	可配	
庆大霉素（硫酸盐）® Gentamycin（Sulfate）	可配	
去甲肾上腺素（重酒石酸盐）Norepinephrine（Bitartrate）	忌配	
去氧肾上腺素（盐酸盐）Phenylephrine（Hydrochloride）	可配	
去乙酰毛花苷 Deslanoside	可配	
R 乳酸钠（11.2%） Sodium Lactate（11.2%）	可配	
S 三磷腺苷 Adenosine Triphosphate	可配	
山莨菪碱（氢溴酸盐） Anisodamine（Hydrobromide）	可配	
山梨醇 Sorbitol	可配	
肾上腺素（盐酸盐） Adrenaline（Hydrochloride）	可配	
四环素（盐酸盐） Tetracycline（Hydrochloride）	忌配	
羧苄西林钠 Carbenicillin Sodium	可配	
缩宫素 Oxytocin	可配	
T 碳酸氢钠（5%） Sodium Bicarbonate（5%）	可配	
W 万古霉素（盐酸盐） Vancomycin（Hydrochloride）	忌配	
维生素 B$_2$ Vitamin B$_2$	忌配	
维生素 B$_6$ Vitamin B$_6$	忌配	
维生素 C Vitamin C	稀释	
维生素 K$_3$ Vitamin K$_3$	可配	
X 细胞色素 C Cytochrome C	忌配	

肌苷加入以下药品（续）	配伍结果	备　注
溴化钙（5%）　Calcium Bromide（5%）	可配	
Y 依他尼酸钠　Sodium Etacrynate	**忌配**	
异丙嗪（盐酸盐）　Promethazine（Hydrochloride）	**忌配**	
异丙肾上腺素（盐酸盐）　Isoprenaline（Hydrochloride）	可配	
异戊巴比妥钠　Amobarbital Sodium	可配	
异烟肼　Isoniazid	可配	
右旋糖酐 40（含盐）　Dextran 40（Sodium Chloride）	可配	

第十三章　维生素类

维生素 C
（抗坏血酸）
Vitamin C

制剂规格与 pH 值　维生素 C 注射液：2mL：0.1g；2mL：0.25g；5mL：0.5g；20mL：2.5g。维生素 C 钠注射液：2mL：0.5g（含无水碳酸钠 0.125g）；2mL：1g（含无水碳酸钠 0.5g）。pH（0.25mg/mL）：6.0。

药理作用及应用　维生素类药。可降低毛细血管的通透性，加速血液的凝固，刺激凝血功能，促进铁在肠内吸收，促使血脂下降，增加对感染的抵抗力，参与解毒功能，且有抗组胺的作用及阻止致癌物质（亚硝胺）生成的作用。用于防治坏血病，急、慢性传染病，肝硬化，急性肝炎，以及各种贫血、过敏性皮肤病、口疮，促进伤口愈合等。维生素 C 注射液中加入适量无水碳酸钠可减轻肌注痛。

用法用量　肌注或静注：每次 0.1～0.25g，一日 1～3 次。必要时，每次 2～4g，一日 1～2 次，或遵医嘱。

适宜溶剂　静注：0.5～3g 溶于 25%葡萄糖注射液 20～40mL；静滴：1～5g 溶于 5%～10%葡萄糖注射液 100～500mL。

给药速度　静注：4～6min；静滴：1～3h。

稳定性　久置色泽易变为微黄色，遇日光颜色可变深。注射剂药液色泽变黄后不可应用。

不良反应　快速静注可引起头晕、昏厥。静滴除输液反应外，通常无明显不良反应。

禁忌/慎用证　半胱氨酸尿症、痛风、高草酸盐尿症、草酸盐沉积症、尿酸盐性肾结石、糖尿病、葡萄糖-6-磷酸脱氢酶缺乏症、血色病、铁粒幼细胞性贫血或地中海贫血、镰形红细胞贫血患者，勿超过正常需要量（每日 60～100mg）使用。

药物相互作用　不宜与碱性药物、铜、铁离子（微量）的溶液配伍。

注意事项　长期大量服用突然停药，有可能出现坏血病症状，故宜逐渐减量停药；大剂量应用可提高免疫、抗病毒能力的观点已证明无循证依据，并且影响以下诊断性试验的结果：①大便隐血可致假阳性；②能干扰血清乳酸脱氢酶和血清转氨酶浓度的自动分析结果；③尿糖(硫酸铜法)、葡萄糖(氧化酶法)均可致假阳性；④尿中草酸盐、尿酸盐和半胱氨酸等浓度增高；⑤血清胆红素浓度下降；⑥尿 pH 值下降。

配伍表

维生素 C 加入以下药品	配伍结果	备　注
2：3：1 注射液　2：3：1 Injection	可配	
A 阿米卡星（硫酸盐）　Amikacin（Sulfate）	稀释	
阿糖胞苷（盐酸盐）　Cytarabine（Hydrochloride）	**忌配**	
阿托品（硫酸盐）　Atropine（Sulfate）	**忌配**	
氨苄西林钠@　Ampicillin Sodium	**忌配**	

维生素 C 加入以下药品（续）	配伍结果	备　注
氨茶碱　Aminophylline	忌配	
氨基丁三醇（7.28%）　Trometamol（7.28%）	可配	
氨基丁酸　Aminobutyric Acid	可配	
氨基己酸　Aminocaproic Acid	可配	
氨甲苯酸　Aminomethylbenzoic Acid	可配	
B　苯巴比妥钠　Phenobarbital Sodium	稀释	
苯海拉明（盐酸盐）　Diphenhydramine（Hydrochloride）	忌配	
博来霉素　Bleomycin	忌配	△
C　长春新碱（硫酸盐）　Vincristine（Sulfate）	忌配	
促皮质素　Corticotrophin	忌配	
D　地塞米松（磷酸盐）　Dexamethasone（Phosphate）	可配	
地西泮®　Diazepam	稀释	
东莨菪碱（氢溴酸盐）　Scopolamine（Hydrobromide）	可配	
毒毛旋花子苷 K　Strophanthin K	可配	
对氨基水杨酸钠　Sodium Aminosalicylate	可配	
多巴胺（盐酸盐）　Dopamine（Hydrochloride）	稀释	
多粘菌素 B（硫酸盐）　Polymyxin B（Sulfate）	可配	
E　二甲弗林　Dimefline	可配	
F　放线菌素 D　Dactinomycin D	可配	
酚磺乙胺　Etamsylate	可配	
酚妥拉明（甲磺酸盐）　Phentolamine（Mesylate）	可配	
呋塞米　Furosemide	忌配	
氟尿嘧啶　Fluorouracil	可配	
辅酶 A　Coenzyme A	可配	
复方醋酸钠　Sodium Acetate Compound	可配	
G　肝素钠　Heparin Sodium	可配	
谷氨酸钙（5%）　Calcium Glutamate（5%）	可配	
谷氨酸钾（31.50%）　Potassium Glutamate（31.50%）	忌配	
谷氨酸钠（28.75%）　Sodium Glutamate（28.75%）	忌配	
H　红霉素（乳糖酸盐）　Erythromycin（Lactobionate）	稀释	
环磷酰胺　Cyclophosphamide	可配	
磺胺嘧啶钠　Sulfadiazine Sodium	忌配	
磺胺异噁唑（二醇胺盐）　Sulfafurazole（Diolamine）	忌配	
J　肌醇　Inositol	可配	
肌苷　Inosine	稀释	
加兰他敏（氢溴酸盐）　Galantamine（Hydrobromide）	可配	
甲基多巴　Methyldopa	可配	
甲氧苄胺嘧啶　Trimethoprim	稀释	
甲氧明（盐酸盐）　Methoxamine（Hydrochloride）	可配	
间羟胺（重酒石酸盐）　Metaraminol（Bitartrate）	可配	

维生素 C 加入以下药品（续）	配伍结果	备 注
精氨酸（25%，盐酸盐）Arginine（25%，Hydrochloride）	忌配	
K 卡那霉素（硫酸盐）Kanamycin（Sulfate）	可配	
克林霉素（磷酸盐）Clindamycin（Phosphate）	忌配	
L 利多卡因（盐酸盐）Lidocaine（Hydrochloride）	可配	
利福霉素钠 Rifamycine Sodium	稀释	
利舍平 Reserpine	忌配	
链霉素（硫酸盐）Streptomycin（Sulfate）	可配	
两性霉素 B Amphotericin B	忌配	
林格液 Sodium Chloride Compound	可配	
硫喷妥钠 Thiopental Sodium	忌配	
硫酸镁（10%，25%）Magnesium Sulfate（10%，25%）	可配	
氯苯那敏 Chlorphenamine	可配	
氯丙嗪（盐酸盐）Chlorpromazine（Hydrochloride）	忌配	
氯化钙（3%，5%）Calcium Chloride（3%，5%）	可配	
氯化钾（10%）Potassium Chloride（10%）	可配	
氯化钠（0.9%）Sodium Chloride（0.9%）	可配	
氯霉素 Chloramphenicol	忌配	
氯霉素琥珀酸酯钠 Chloramphenicol Succinate Sodium	忌配	
罗通定（硫酸盐）Rotundine（Sulfate）	忌配	
洛贝林（盐酸盐）Lobeline（Hydrochloride）	可配	
M 麦角新碱（马来酸盐）Ergometrine（Maleate）	可配	
美芬丁胺（硫酸盐）Mephentermine（Sulfate）	可配	
N 脑垂体后叶素® Pituitrin	可配	
能量合剂 Energy Composite	可配	
尼可刹米 Nikethamide	可配	
粘菌素（硫酸盐）Colymycin（Sulfate）	可配	
P 哌替啶（盐酸盐）Pethidine（Hydrochloride）	可配	
葡醛内酯 Glucurolactone	可配	
葡萄糖（5%，10%）Glucose（5%，10%）	可配	
葡萄糖氯化钠 Glucose and Sodium Chloride	可配	
葡萄糖酸钙（10%）Calcium Gluconate（10%）	可配	
普鲁卡因（盐酸盐）Procaine（Hydrochloride）	可配	
普鲁卡因胺（盐酸盐）Procainamide（Hydrochloride）	可配	
Q 青霉素钾@ Benzylpenicillin Potassium	忌配	
青霉素钠@ Benzylpenicillin Sodium	忌配	
氢化可的松 Hydrocortisone	可配	
氢化可的松琥珀酸钠 Hydrocortisone Sodium Succinate	可配	
氢化麦角碱 Dihydroergotoxine	可配	
庆大霉素（硫酸盐）@ Gentamycin（Sulfate）	可配	
去甲肾上腺素（重酒石酸盐）Norepinephrine（Bitartrate）	可配	

维生素 C 加入以下药品（续）	配伍结果	备　注
去氧肾上腺素（盐酸盐）Phenylephrine（Hydrochloride）	可配	
去乙酰毛花苷 Deslanoside	可配	
R 乳酸钠（11.2%）Sodium Lactate（11.2%）	**忌配**	
S 三磷腺苷 Adenosine Triphosphate	可配	
山莨菪碱（氢溴酸盐）Anisodamine（Hydrobromide）	可配	
山梨醇 Sorbitol	可配	
肾上腺素（盐酸盐）Adrenaline（Hydrochloride）	**忌配**	
四环素（盐酸盐）Tetracycline（Hydrochloride）	稀释	
羧苄西林钠 Carbenicillin Sodium	**忌配**	
缩宫素 Oxytocin	可配	
T 碳酸氢钠（5%）Sodium Bicarbonate（5%）	**忌配**	
头孢噻吩钠 Cefalothine Sodium	可配	
W 万古霉素（盐酸盐）Vancomycin（Hydrochloride）	**忌配**	
维生素 B$_{12}$ Vitamin B$_{12}$	**忌配**	
维生素 B$_2$ Vitamin B$_2$	**忌配**	
维生素 B$_6$ Vitamin B$_6$	可配	
维生素 K$_3$ Vitamin K$_3$	**忌配**	
X 西咪替丁（盐酸盐）Cimetidine（Hydrochloride）	稀释	
细胞色素 C Cytochrome C	可配	
溴化钙（5%）Calcium Bromide（5%）	可配	
Y 烟酰胺 Nicotinamide	可配	
依他尼酸钠 Sodium Etacrynate	**忌配**	
胰岛素（正规）® Insulin（Regular）	**忌配**	
异丙嗪（盐酸盐）Promethazine（Hydrochloride）	稀释	
异丙肾上腺素（盐酸盐）Isoprenaline（Hydrochloride）	可配	
异戊巴比妥钠 Amobarbital Sodium	**忌配**	
异烟肼 Isoniazid	**忌配**	
右旋糖酐 40（含盐）Dextran 40（Sodium Chloride）	可配	

维生素 B$_1$

（盐酸硫胺）

Vitamin B$_1$

制剂规格与 pH 值　盐酸盐注射液：1mL：10mg；1mL：25mg；1mL：50mg；2mL：100mg。pH（50mg/mL）：2.5～4.5。

药理作用及应用　本品能抑制胆碱酯酶的活性，缺乏时胆碱酯酶活性增强，乙酰胆碱水解加速，致神经冲动传导障碍，影响胃肠、心肌功能。用于维生素 B$_1$ 缺乏的预防和治疗。

用法用量　肌注：每次 100mg，一日 2～3 次。

稳定性 在碱性药液中易于分解。

不良反应 注射给药偶见过敏反应，个别甚至可发生过敏性休克致死。

禁忌/慎用证 对硫胺制剂有过敏史者慎用。

药物相互作用 本品遇碱性药物如碳酸氢钠等可发生变质；与青霉素类、链霉素、卡那霉素、红霉素、磺胺嘧啶钠、异烟肼、两性霉素 B、氨茶碱、呋塞米、苯巴比妥钠、地西泮不可混合。

注意事项 维生素 B_1 口服及肌注都易于吸收，故本品不必静注，也不宜冒过敏性休克风险静脉给药；大剂量应用时，测定血清茶碱浓度可受到干扰，测定尿酸浓度可呈假性增高，尿胆原可呈假阳性。虽只是偶见过敏，肌注前宜以经过稀释的注射液（5mg/mL）0.1mL 做皮肤过敏试验较为安全。避免静脉给药，不考虑与输液剂混合。

配伍表

维生素 B_1 加入以下药品	配伍结果	备 注
L 两性霉素 B　Amphotericin B	忌配	
W 维生素 B_{12}　Vitamin B_{12}	可配	
维生素 B_2　Vitamin B_2	可配	
维生素 B_6　Vitamin B_6	可配	
维生素 C　Vitamin C	可配	
Y 烟酰胺　Nicotinamide	可配	
叶酸　Folic Acid	**忌配**	

维生素 B_2

（核黄素）

Vitamin B_2

（Riboflavin）

制剂规格与 pH 值 注射液：2mL：1mg；2mL：5mg；2mL：10mg。pH（2.5～5mg/mL）：4.0～6.0。

药理作用及应用 本品为水溶性维生素，是体内黄素酶类辅基的组成部分，在生物氧化的呼吸链中起递氢作用。用于防治维生素 B_2 缺乏症引起的口角炎、唇干裂、舌炎、阴囊炎、角膜血管化、结膜炎、脂溢性皮炎等。

用法用量 皮注及肌注：每次 5～10mg，一日 10～30mg。

禁忌/慎用证 对本药过敏者禁用。极低体重儿慎用。

药物相互作用 应用吩噻嗪、三环类抗抑郁药、丙磺舒等药时，维生素 B_2 需加量。忌配碱性注射液。

注意事项 维生素 B 缺乏多伴有同族维生素缺乏，以使用复合维生素 B 为好。

配伍表

维生素 B_2 加入以下药品	配伍结果	备 注
2∶3∶1 注射液　2∶3∶1 Injection	可配	
A 氨苄西林钠@　Ampicillin Sodium	忌配	
氨茶碱　Aminophylline	忌配	

维生素 B₂ 加入以下药品（续）	配伍结果	备 注
氨基丁三醇（7.28%） Trometamol（7.28%）	忌配	
氨基丁酸 Aminobutyric Acid	忌配	
B 苯巴比妥钠 Phenobarbital Sodium	忌配	
博来霉素 Bleomycin	忌配	
D 多西环素（盐酸盐） Doxycycline（Hydrochloride）	忌配	
F 呋塞米 Furosemide	忌配	
氟尿嘧啶 Fluorouracil	忌配	
G 谷氨酸钾（31.50%） Potassium Glutamate（31.50%）	忌配	
H 红霉素（乳糖酸盐） Erythromycin（Lactobionate）	忌配	
磺胺嘧啶钠 Sulfadiazine Sodium	忌配	
磺胺异噁唑（二醇胺盐） Sulfafurazole（Diolamine）	忌配	
J 肌苷 Inosine	忌配	
K 克林霉素（磷酸盐） Clindamycin（Phosphate）	忌配	
L 链霉素（硫酸盐） Streptomycin（Sulfate）	忌配	
林格液 Sodium Chloride Compound	可配	
硫喷妥钠 Thiopental Sodium	忌配	
氯化钠（0.9%） Sodium Chloride（0.9%）	可配	
氯霉素 Chloramphenicol	可配	
氯霉素琥珀酸酯钠 Chloramphenicol Succinate Sodium	可配	
洛贝林（盐酸盐） Lobeline（Hydrochloride）	忌配	
P 葡萄糖（5%，10%） Glucose（5%，10%）	可配	
葡萄糖氯化钠 Glucose and Sodium Chloride	可配	
普鲁卡因（盐酸盐） Procaine（Hydrochloride）	忌配	
Q 青霉素钾@ Benzylpenicillin Potassium	可配	
青霉素钠@ Benzylpenicillin Sodium	可配	
S 司可巴比妥钠 Secobarbital Sodium	忌配	
四环素（盐酸盐） Tetracycline（Hydrochloride）	忌配	
羧苄西林钠 Carbenicillin Sodium	忌配	
T 碳酸氢钠（5%） Sodium Bicarbonate（5%）	忌配	
W 维生素 B₆ Vitamin B₆	可配	
维生素 C Vitamin C	忌配	
维生素 K₃ Vitamin K₃	可配	
Y 烟酰胺 Nicotinamide	忌配	△
叶酸 Folic Acid	可配	
异戊巴比妥钠 Amobarbital Sodium	忌配	
右旋糖酐 40（含盐） Dextran 40（Sodium Chloride）	可配	

复合维生素 B

Vitamin B Compound

制剂规格与 pH 值　注射液：每支 2mL。pH：4.0～5.0。

药理作用及应用　本品含维生素 B_1、维生素 B_2、维生素 B_6、烟酰胺及泛酸钙。预防和治疗 B 族维生素缺乏所致的各种疾病。

用法用量　皮注、肌注或静滴：每次 2mL，一日 1 次。适当时改口服。

不良反应　偶见皮肤潮红、瘙痒。

注意事项　用药后尿液可能呈黄色。

配伍表

复合维生素 B 加入以下药品	配伍结果	备　注
2∶3∶1 注射液　　2∶3∶1 Injection	可配	
D 多西环素（盐酸盐）　Doxycycline（Hydrochloride）	**忌配**	
F 复方氨基酸 Amino Acid Compound	可配	
复方醋酸钠 Sodium Acetate Compound	可配	
Q 肝素钠 Heparin Sodium	稀释	
H 红霉素（乳糖酸盐）　Erythromycin（Lactobionate）	**忌配**	
K 卡那霉素（硫酸盐）　Kanamycin（Sulfate）	**忌配**	
克林霉素（磷酸盐）　Clindamycin（Phosphate）	**忌配**	
L 链霉素（硫酸盐）　Streptomycin（Sulfate）	**忌配**	
两性霉素 B　Amphotericin B	**忌配**	
林格液 Sodium Chloride Compound	可配	
氯化钠（0.9%）　Sodium Chloride（0.9%）	可配	
P 葡萄糖（5%，10%）　Glucose（5%，10%）	可配	
葡萄糖氯化钠 Glucose and Sodium Chloride	可配	
R 乳酸钠（11.2%）　Sodium Lactate（11.2%）	可配	
S 四环素（盐酸盐）　Tetracycline（Hydrochloride）	**忌配**	
T 头孢噻吩钠 Cefalothine Sodium	**忌配**	
X 西咪替丁（盐酸盐）　Cimetidine（Hydrochloride）	稀释	

维生素 B_6

（吡多辛）

Vitamin B_6

（Pyridoxine Hydrochloride）

制剂规格与 pH 值　注射液：1mL∶25mg；1mL∶50mg；2mL∶100mg。pH（50mg/mL）：3.8。

药理作用及应用　本品在体内与 ATP 经酶作用生成具有生理活性的磷酸吡哆醛和磷酸吡哆胺，是某些氨基酸的氨基转移酶、脱羧酶及消旋酶的辅酶，参与许多代谢过程。适用于维生素 B_6 缺乏的预防和治疗，防治异烟肼、环丝氨酸中毒；也可用于妊娠、放射病及抗癌药所致的呕吐、脂溢性皮炎等。亦可减轻秋水仙碱的毒性。

用法用量　皮注、肌注或静脉给药：每次 50～100mg，一日 1 次。用于环丝氨酸中毒的解毒时，一日 300mg 或 300mg 以上。用于异烟肼中毒解毒时，每克异烟肼给 1g 维生素 B_6 静注。

适宜溶剂　静注：50～300mg 溶于 5%葡萄糖注射液 20～40mL；静滴：1 000mg 溶于 5%～10%葡萄糖注射液 250～500mL。

给药速度　静注：4～6min；静滴：2～3h。

稳定性　碱性、高温、光线可加速维生素 B_6 失活。

不良反应　大量应用可引起严重神经感觉异常，进行性步态不稳至足麻木、手不灵活，停药后可缓解，但仍软弱无力。

禁忌/慎用证　同时使用左旋多巴治疗的患者及婴儿惊厥者慎用。

药物相互作用　维生素 B_6 降低左旋多巴治疗帕金森病的疗效，但对卡比多巴无影响。

注意事项　孕妇接受大量维生素 B_6，可致新生儿产生维生素 B_6 依赖综合征；本品可引起尿胆原试验呈假阳性。

配伍表

维生素 B_6 加入以下药品	配伍结果	备　注
2：3：1注射液　2：3：1 Injection	可配	
A 阿糖胞苷（盐酸盐）　Cytarabine（Hydrochloride）	**忌配**	
阿托品（硫酸盐）　Atropine（Sulfate）	可配	
氨苄西林钠@　Ampicillin Sodium	**忌配**	
氨茶碱　Aminophylline	**忌配**	
氨基丁三醇（7.28%）　Trometamol（7.28%）	可配	
氨基丁酸　Aminobutyric Acid	可配	
氨基己酸　Aminocaproic Acid	稀释	
氨甲苯酸　Aminomethylbenzoic Acid	可配	
B 苯巴比妥钠　Phenobarbital Sodium	**忌配**	
苯海拉明（盐酸盐）　Diphenhydramine（Hydrochloride）	可配	勿静注
博来霉素　Bleomycin	可配	
C 长春新碱（硫酸盐）　Vincristine（Sulfate）	**忌配**	
促皮质素　Corticotrophin	可配	
D 地塞米松（磷酸盐）　Dexamethasone（Phosphate）	**忌配**	
地西泮®　Diazepam	**忌配**	
东莨菪碱（氢溴酸盐）　Scopolamine（Hydrobromide）	可配	
毒毛旋花子苷 K　Strophanthin K	可配	
对氨基水杨酸钠　Sodium Aminosalicylate	**忌配**	
多巴胺（盐酸盐）　Dopamine（Hydrochloride）	可配	
多粘菌素 B（硫酸盐）　Polymyxin B（Sulfate）	可配	
E 二甲弗林　Dimefline	可配	
F 放线菌素 D　Dactinomycin D	可配	
酚磺乙胺　Etamsylate	可配	

维生素 B₆加入以下药品（续）	配伍结果	备　注
酚妥拉明（甲磺酸盐） Phentolamine（Mesylate）	可配	
呋塞米 Furosemide	忌配	
氟尿嘧啶 Fluorouracil	可配	
辅酶 A　Coenzyme A	可配	
G 谷氨酸钙（5%） Calcium Glutamate（5%）	可配	
谷氨酸钾（31.50%） Potassium Glutamate（31.50%）	忌配	
谷氨酸钠（28.75%） Sodium Glutamate（28.75%）	忌配	
H 红霉素（乳糖酸盐） Erythromycin（Lactobionate）	忌配	
环磷酰胺 Cyclophosphamide	可配	
磺胺嘧啶钠 Sulfadiazine Sodium	忌配	
磺胺异噁唑（二醇胺盐） Sulfafurazole（Diolamine）	忌配	
J 肌醇 Inositol	可配	
肌苷 Inosine	忌配	
加兰他敏（氢溴酸盐） Galantamine（Hydrobromide）	可配	
甲氧明（盐酸盐） Methoxamine（Hydrochloride）	可配	
间羟胺（重酒石酸盐） Metaraminol（Bitartrate）	可配	
精氨酸（25%，盐酸盐） Arginine（25%，Hydrochloride）	可配	
K 卡那霉素（硫酸盐） Kanamycin（Sulfate）	可配	
克林霉素（磷酸盐） Clindamycin（Phosphate）	忌配	
L 利多卡因（盐酸盐） Lidocaine（Hydrochloride）	可配	
利舍平 Reserpine	忌配	
链霉素（硫酸盐） Streptomycin（Sulfate）	可配	
两性霉素 B　Amphotericin B	忌配	
林格液 Sodium Chloride Compound	可配	
硫喷妥钠 Thiopental Sodium	忌配	
硫酸镁（10%，25%） Magnesium Sulfate（10%，25%）	可配	
氯苯那敏 Chlorphenamine	可配	
氯丙嗪（盐酸盐） Chlorpromazine（Hydrochloride）	可配	
氯化钙（3%，5%） Calcium Chloride（3%，5%）	可配	
氯化钾（10%） Potassium Chloride（10%）	可配	
氯化钠（0.9%） Sodium Chloride（0.9%）	可配	
氯霉素 Chloramphenicol	可配	
氯霉素琥珀酸酯钠 Chloramphenicol Succinate Sodium	忌配	
罗通定（硫酸盐） Rotundine（Sulfate）	可配	
洛贝林（盐酸盐） Lobeline（Hydrochloride）	可配	
M 麦角新碱（马来酸盐） Ergometrine（Maleate）	可配	
美芬丁胺（硫酸盐） Mephentermine（Sulfate）	可配	
N 脑垂体后叶素® Pituitrin	可配	
能量合剂 Energy Composite	可配	
尼可刹米 Nikethamide	可配	

维生素 B₆ 加入以下药品（续）	配伍结果	备 注
粘菌素（硫酸盐） Colymycin（Sulfate）	可配	
P 哌替啶（盐酸盐） Pethidine（Hydrochloride）	可配	
葡醛内酯 Glucurolactone	可配	
葡萄糖（5%，10%） Glucose（5%，10%）	可配	
葡萄糖氯化钠 Glucose and Sodium Chloride	可配	
葡萄糖酸钙（10%） Calcium Gluconate（10%）	可配	
普鲁卡因（盐酸盐） Procaine（Hydrochloride）	可配	
普鲁卡因胺（盐酸盐） Procainamide（Hydrochloride）	可配	
Q 青霉素钾@ Benzylpenicillin Potassium	忌配	
青霉素钠@ Benzylpenicillin Sodium	忌配	
氢化可的松 Hydrocortisone	忌配	
氢化可的松琥珀酸钠 Hydrocortisone Sodium Succinate	稀释	
氢化麦角碱 Dihydroergotoxine	可配	
庆大霉素（硫酸盐）@ Gentamycin（Sulfate）	稀释	
去甲肾上腺素（重酒石酸盐） Norepinephrine（Bitartrate）	可配	
去氧肾上腺素（盐酸盐） Phenylephrine（Hydrochloride）	可配	
去乙酰毛花苷 Deslanoside	可配	
R 乳酸钠（11.2%） Sodium Lactate（11.2%）	可配	
S 三磷腺苷 Adenosine Triphosphate	可配	
山莨菪碱（氢溴酸盐） Anisodamine（Hydrobromide）	可配	
山梨醇 Sorbitol	可配	
肾上腺素（盐酸盐） Adrenaline（Hydrochloride）	可配	
四环素（盐酸盐） Tetracycline（Hydrochloride）	可配	
羧苄西林钠 Carbenicillin Sodium	忌配	
缩宫素 Oxytocin	可配	
T 碳酸氢钠（5%） Sodium Bicarbonate（5%）	忌配	
W 万古霉素（盐酸盐） Vancomycin（Hydrochloride）	可配	
维生素 B₂ Vitamin B₂	可配	
维生素 C Vitamin C	可配	
维生素 K₃ Vitamin K₃	可配	
X 细胞色素 C Cytochrome C	可配	
溴化钙（5%） Calcium Bromide（5%）	可配	
Y 烟酰胺 Nicotinamide	可配	
依他尼酸钠 Sodium Etacrynate	忌配	
胰岛素（正规）® Insulin（Regular）	可配	
异丙嗪（盐酸盐） Promethazine（Hydrochloride）	可配	
异丙肾上腺素（盐酸盐） Isoprenaline（Hydrochloride）	可配	
异戊巴比妥钠 Amobarbital Sodium	忌配	
异烟肼 Isoniazid	可配	
右旋糖酐 40（含盐） Dextran 40（Sodium Chloride）	可配	

烟酰胺

Nicotinamide

制剂规格与 pH 值　注射液：1mL：50mg；1mL：100mg。pH（0.1g/mL）：5.0～7.0。

药理作用及应用　本品在体内与核糖、磷酸、腺嘌呤形成烟酰胺腺嘌呤（辅酶 I）和烟酰胺腺嘌呤二核苷酸(辅酶 II)，为脂质代谢、组织呼吸的氧化作用和糖原分解所必需。用于防治糙皮病、舌炎、口炎等烟酸缺乏病，还有防治心脏传导阻滞和提高窦房结功能的作用。无扩血管、降血脂的作用。

用法用量　治疗烟酸缺乏病：皮注、肌注、静注或静滴，每次 50～200mg，一日 1 次。症状消失后改用口服。

适宜溶剂　静滴：50～200mg 加入 5%～10%葡萄糖注射液 250mL。静注：50～200mg 稀释于 5%～10%葡萄糖注射液 20mL。

给药速度　静滴：20～30min；静注：3～5min。

不良反应　个别有头痛、恶心、食欲不振等，可自行消失。

注意事项　有刺激性，注射可致局部疼痛，酌情避免使用；早孕者过量用药可能致畸胎。

配伍表

烟酰胺加入以下药品	配伍结果	备　注
2：3：1 注射液　2：3：1 Injection	可配	
A 阿米卡星（硫酸盐）　Amikacin（Sulfate）	**忌配**	
氨茶碱　Aminophylline	**忌配**	
B 苯海拉明（盐酸盐）　Diphenhydramine（Hydrochloride）	**忌配**	△
C 促皮质素　Corticotrophin	稀释	
F 复方醋酸钠　Sodium Acetate Compound	可配	
G 肝素钠　Heparin Sodium	稀释	
J 甲基多巴　Methyldopa	稀释	
K 卡那霉素（硫酸盐）　Kanamycin（Sulfate）	可配	
克林霉素（磷酸盐）　Clindamycin（Phosphate）	稀释	
L 利多卡因（盐酸盐）　Lidocaine（Hydrochloride）	稀释	
林格液　Sodium Chloride Compound	可配	
氯丙嗪（盐酸盐）　Chlorpromazine（Hydrochloride）	稀释	
氯化钙（3%，5%）　Calcium Chloride（3%，5%）	稀释	
氯化钾（10%）　Potassium Chloride（10%）	可配	
氯化钠（0.9%）　Sodium Chloride（0.9%）	可配	
氯霉素琥珀酸酯钠　Chloramphenicol Succinate Sodium	稀释	
洛贝林（盐酸盐）　Lobeline（Hydrochloride）	**忌配**	
P 葡萄糖（5%，10%）　Glucose（5%，10%）	可配	
葡萄糖氯化钠　Glucose and Sodium Chloride	可配	
葡萄糖酸钙（10%）　Calcium Gluconate（10%）	稀释	
氢化可的松琥珀酸钠　Hydrocortisone Sodium Succinate	稀释	
R 乳酸钠（11.2%）　Sodium Lactate（11.2%）	可配	

烟酰胺加入以下药品（续）	配伍结果	备 注
S 羧苄西林钠 Carbenicillin Sodium	忌配	
T 头孢噻吩钠 Cefalothine Sodium	稀释	
W 维生素B$_2$ Vitamin B$_2$	忌配	△
维生素B$_6$ Vitamin B$_6$	可配	
维生素C Vitamin C	可配	
X 西咪替丁（盐酸盐） Cimetidine（Hydrochloride）	稀释	
Y 叶酸 Folic Acid	忌配	△
异丙肾上腺素（盐酸盐） Isoprenaline（Hydrochloride）	稀释	
右旋糖酐40（含盐） Dextran 40（Sodium Chloride）	可配	

烟酸

Nicotinic Acid

制剂规格与pH值　注射液：1mL∶50mg；1mL∶100mg。pH（100mg/mL）：3.0～4.5。

药理作用及应用　烟酸在体内转化为烟酰胺发挥作用，可减低辅酶A的利用，抑制极低密度脂蛋白合成而影响血中胆固醇的运载。大剂量可降低血清胆固醇及甘油三酯浓度，50mg/d以下无扩血管降血脂作用。用于防治糙皮病等烟酸缺乏病。

用法用量　治疗糙皮病：肌注，每次50～100mg，一日2次；缓慢静注，每次25～100mg，一日2次。脑血管疾病：静滴，50～200mg，一日1次。

适宜溶剂　静滴：50～200mg加入5%～10%葡萄糖注射液100～200mL。

给药速度　缓慢静滴：30～60 min。

不良反应　静注可有过敏反应如潮红、灼热感、头晕，以及恶心、呕吐等胃肠道反应。

禁忌/慎用证　2岁以下小儿不推荐使用。活动性消化性溃疡或动脉出血者，原因未明的氨基转移酶升高或活动性肝病患者禁用。动脉出血、糖尿病、青光眼、痛风、高尿酸血症、肝病、溃疡病、低血压患者慎用。

药物相互作用　与他汀类降血脂药物联合使用，发生肌病、横纹肌溶解的危险性加大。

注意事项　使用本品荧光测定尿中儿茶酚胺浓度呈假阳性，尿糖班氏试剂测定呈假阳性，血尿酸测定可增高（仅在应用大剂量烟酸时发生）；给药过程中应注意检查肝功能、血糖。烟酸、烟酰胺在临床上对动脉硬化、高血脂无效，已逐渐成为共识。

配伍表

烟酸加入以下药品	配伍结果	备 注
A 氨苄西林钠@ Ampicillin Sodium	忌配	
氨茶碱 Aminophylline	忌配	
B 苯巴比妥钠 Phenobarbital Sodium	忌配	
苯妥英钠 Phenytoin Sodium	忌配	
F 氟尿嘧啶 Fluorouracil	忌配	
H 磺胺嘧啶钠·Sulfadiazine Sodium	忌配	

烟酸加入以下药品（续）	配伍结果	备 注
L 林格液 Sodium Chloride Compound	可配	
硫喷妥钠 Thiopental Sodium	**忌配**	
氯化钠（0.9%） Sodium Chloride（0.9%）	可配	
P 葡萄糖（5%，10%） Glucose（5%，10%）	可配	
葡萄糖氯化钠 Glucose and Sodium Chloride	可配	
S 司可巴比妥钠 Secobarbital Sodium	**忌配**	
T 碳酸氢钠（5%） Sodium Bicarbonate（5%）	**忌配**	
Y 烟酰胺 Nicotinamide	可配	
异戊巴比妥钠 Amobarbital Sodium	**忌配**	

维生素 A

Vitamin A

制剂规格与 pH 值　脂溶性注射液：0.5mL∶2.5 万 u；1mL∶2.5 万 u；水溶性注射液：1mL∶5 万 u。pH（5 万 u/mL）：6.5～7.1。

药理作用及应用　具有促进生长，维持上皮组织如皮肤、结膜、角膜等正常功能的作用；参与视紫红质的合成及体内许多氧化过程。用于维生素 A 缺乏症（如角膜软化、干眼病、夜盲症、皮肤角化粗糙等）的预防与治疗。

用法用量　维生素 A 缺乏，伴有呕吐、恶心，或在手术前后、吸收不良综合征、眼损害较严重时，可给维生素 A 肌注，成人一日 6 万～10 万 u，连用 3d，继用一日 5 万 u，共 2 周，之后视病情改为口服。

不良反应　正常用量未见不良反应报道。大剂量或长期用维生素 A 可能引起齿龈出血、唇干裂。长期应用大剂量可引起维生素 A 过多症，表现为食欲不振、皮肤发痒、毛发干枯、脱发、口唇皲裂、易激动、骨痛、骨折、颅内压增高、畸胎或胎儿发育不良，若不查明原因以为是维生素 A 缺乏，滥用维生素 A 将使病情恶化。

禁忌/慎用证　婴幼儿及肾功能衰竭患者慎用。

药物相互作用　口服避孕药可提高血浆维生素 A 浓度。

注意事项　妊娠期一日不宜超过 6 000u。

配伍表

维生素 A 加入以下药品	配伍结果	备 注
Q 其他注射液 Other Injections	**忌配**	
W 维生素 D Vitamin D	可配	

维生素 D

（骨化醇，钙化醇）

Vitamin D

（Calciferol）

制剂规格　维生素 D_2（油）注射液：1mL：5mg（20 万 u）；1mL：10mg（40 万 u）。　维生素 D_3（油）注射液：1mL：7.5mg（30 万 u）；1mL：15mg（60 万 u）。

药理作用及应用　维生素 D 是具有骨化醇生物活性的类固醇衍生物。主要包括维生素 D_2（麦角骨化醇）与维生素 D_3（胆骨化醇），两者对人体效力相同。维生素 D 促进小肠黏膜刷状缘对钙的吸收及肾小管重吸收磷，维持及调节血浆钙、磷正常浓度，促进骨钙化及成骨细胞功能和骨样组织成熟。主要用于维生素 D 缺乏症、营养不良、慢性低钙血症、低磷血症、佝偻病、甲状旁腺功能不全、老年骨质疏松、手足搐搦症的预防与治疗。

用法用量　预防维生素 D 缺乏：不能坚持口服者，可每月或隔月肌注维生素 D_2 5mg，佝偻病及甲状旁腺功能不全的治疗：一次性注射 30 万～60 万 u，必要时一个月后重复一次。

不良反应　维生素 D 可促使血清磷酸浓度降低，血清钙、胆固醇、磷酸盐和镁的浓度可能升高，尿液内钙和磷酸盐的浓度亦增高。

禁忌/慎用证　高钙血症、维生素 D 增多症、高磷血症伴肾性佝偻病患者禁用。动脉硬化、心功能不全、高胆固醇血症、高磷血症，以及对维生素 D 高度敏感及肾病用维生素 D 治疗时慎用。

药物相互作用　含镁的制酸药与维生素 D 同用，特别在慢性肾功能衰竭患者，可引起高镁血症；大量钙剂或利尿药与常用量维生素 D 并用，有发生高钙血症的危险；洋地黄与维生素 D 同用时应谨慎，因维生素 D 如引起高钙血症，容易诱发心律失常。大量的含磷药与维生素 D 同用，可诱发高磷血症。

注意事项　维生素 D 中毒可因肾、心血管功能衰竭而致死。妊娠动物摄入过量维生素 D 可致胎仔畸形。全母乳喂养婴儿易发生维生素 D 缺乏。疗程中应注意检查不良反应，缺钙要同时补钙。

配伍表

维生素 D 加入以下药品	配伍结果	备　注
Q　其他注射液　Other Injections	忌配	油溶液
W　维生素 A　Vitamin A	可配	

维生素 E

（生育酚）

Vitamin E

制剂规格　油性注射液：1mL：5mg；1mL：50mg。

药理作用及应用　本品为维生素类药。用于习惯性流产、不育症、更年期障碍、进行性肌营养不良及间歇性跛行等。亦用于高脂血症、动脉硬化、冠心病的辅助治疗。

用法用量　皮注或肌注：每次5～10mg，一日1～2次。

不良反应　长期大量使用（一日 400～800mg），可引起视力模糊、乳腺肿大、腹泻、头晕、流感样症状、头痛、恶心及胃痉挛、乏力软弱。个别患者有皲裂、唇炎、口角炎、胃肠功能紊乱、肌无力，停药后上述反应可逐渐消失。长期大量使用（一日超过 800mg）可改变内分泌、影响性功能，并有出现血栓性静脉炎或栓塞的危险。

注意事项　严禁静脉给药；对维生素 K 缺乏而引起的低凝血酶原血症及缺铁性贫血患者，应谨慎补充维生素 E，勿过度用药，以免病情加重。

配伍表

维生素 E 加入以下药品	配伍结果	备　注
Q 其他注射液 Other Injections	忌配	油溶液

第十四章 调节水、电解质及酸碱平衡药

0.9%氯化钠

（生理盐水）

Sodium Chloride 0.9%

（Normal Saline）

制剂规格与 pH 值 注射液：每支 2mL，10mL；每瓶（袋）：100mL，125mL，250mL，500mL，1 000mL，为含 0.9%氯化钠的灭菌水溶液。pH（0.9%）：5.5～6.0。

药理作用及应用 是补充 Na^+、Cl^- 与水的等渗溶液，维持血液和细胞外液的容量和渗透压。用于各种原因所致的失水，纠正失水，Na^+、Cl^- 失衡和血液浓缩高渗状态。亦用于纠正高钾血症及其他药物的溶剂。

用法用量 皮注、静注、静滴：一般每次 500～1 000mL。急症可静注。

不良反应 不适当大量使用可致高钠血症。输注过多、过快可致心衰。

禁忌/慎用证 妊娠高血压综合征者禁用。水肿患者如肾病综合征、肝硬化腹水、充血性心力衰竭、急性左心衰竭、脑水肿及特发性水肿等，急性肾功能衰竭少尿期，慢性肾衰尿量少而对利尿药反应不佳者，高血压患者，低钾血症患者等慎用。

注意事项 老年人和小儿补液量和速度应严格控制。皮注应按容量适当分区注射。注射量较大时可适当加入玻璃酸酶促进吸收。

配伍表

0.9%氯化钠加入以下药品	配伍结果	备 注
2：3：1注射液　2：3：1 Injection	可配	
A 阿米卡星（硫酸盐）　Amikacin（Sulfate）	可配	
阿糖胞苷（盐酸盐）　Cytarabine（Hydrochloride）	可配	
阿托品（硫酸盐）　Atropine（Sulfate）	可配	
氨苄西林钠@ Ampicillin Sodium	可配	
氨茶碱 Aminophylline	可配	
氨基丁三醇（7.28%）　Trometamol（7.28%）	可配	
氨基丁酸 Aminobutyric Acid	可配	
氨基己酸 Aminocaproic Acid	可配	
氨甲苯酸 Aminomethylbenzoic Acid	可配	
胺碘酮（盐酸盐）® Amiodarone（Hydrochloride）	**忌配**	△
B 苯巴比妥钠 Phenobarbital Sodium	可配	
苯海拉明（盐酸盐）　Diphenhydramine（Hydrochloride）	可配	勿静注
博来霉素 Bleomycin	可配	
C 长春新碱（硫酸盐）　Vincristine（Sulfate）	可配	
促皮质素 Corticotrophin	**忌配**	
D 地塞米松（磷酸盐）　Dexamethasone（Phosphate）	可配	

0.9%氯化钠加入以下药品（续）	配伍结果	备注
地西泮® Diazepam	稀释	
丁卡因（盐酸盐）Tetracaine（Hydrochloride）	可配	
东莨菪碱（氢溴酸盐）Scopolamine（Hydrobromide）	可配	
毒毛旋花子苷 K Strophanthin K	可配	
对氨基水杨酸钠 Sodium Aminosalicylate	可配	
多巴胺（盐酸盐）Dopamine（Hydrochloride）	可配	
多粘菌素 B（硫酸盐）Polymyxin B（Sulfate）	可配	
多柔比星（盐酸盐）Doxorubicin（Hydrochloride）	可配	
E 二甲弗林 Dimefline	可配	
F 放线菌素 D Dactinomycin D	可配	
芬太尼（枸橼酸盐）Fentanyl（Citrate）	可配	
酚磺乙胺 Etamsylate	可配	
酚妥拉明（甲磺酸盐）Phentolamine（Mesylate）	可配	
呋塞米 Furosemide	可配	
氟尿嘧啶 Fluorouracil	可配	
氟哌利多 Droperidol	可配	
辅酶 A Coenzyme A	可配	
复方醋酸钠 Sodium Acetate Compound	可配	
G 甘露醇 Mannitol	忌配	不利高渗
肝素钠 Heparin Sodium	可配	
谷氨酸钙（5%）Calcium Glutamate（5%）	可配	
谷氨酸钾（31.50%）Potassium Glutamate（31.50%）	可配	
谷氨酸钠（28.75%）Sodium Glutamate（28.75%）	可配	
H 红霉素（乳糖酸盐）Erythromycin（Lactobionate）	稀释	
环磷酰胺 Cyclophosphamide	可配	
磺胺嘧啶钠 Sulfadiazine Sodium	可配	
磺胺异噁唑（二醇胺盐）Sulfafurazole（Diolamine）	可配	
J 肌醇 Inositol	可配	
肌苷 Inosine	可配	
加兰他敏（氢溴酸盐）Galantamine（Hydrobromide）	可配	
甲基多巴 Methyldopa	可配	
甲氧苄胺嘧啶 Trimethoprim	可配	
甲氧氯普胺（盐酸盐）Metoclopramide（Hydrochloride）	可配	
甲氧明（盐酸盐）Methoxamine（Hydrochloride）	可配	
间羟胺（重酒石酸盐）Metaraminol（Bitartrate）	可配	
精氨酸（25%，盐酸盐）Arginine（25%，Hydrochloride）	可配	
肼屈嗪（盐酸盐）Hydralazine（Hydrochloride）	可配	
K 卡那霉素（硫酸盐）Kanamycin（Sulfate）	可配	
可乐定（盐酸盐）Clonidine（Hydrochloride）	可配	
克林霉素（磷酸盐）Clindamycin（Phosphate）	可配	

0.9%氯化钠加入以下药品（续）	配伍结果	备　注
L 利多卡因（盐酸盐）　Lidocaine（Hydrochloride）	可配	
利福霉素钠　Rifamycine Sodium	可配	
利舍平　Reserpine	可配	
链霉素（硫酸盐）　Streptomycin（Sulfate）	可配	
两性霉素 B　Amphotericin B	**忌配**	
林格液　Sodium Chloride Compound	可配	
硫喷妥钠　Thiopental Sodium	可配	
硫酸镁（10%，25%）　Magnesium Sulfate（10%，25%）	可配	
氯苯那敏　Chlorphenamine	可配	勿静注
氯丙嗪（盐酸盐）　Chlorpromazine（Hydrochloride）	可配	
氯化铵（2%）　Ammonium Chloride（2%）	可配	
氯化钙（3%，5%）　Calcium Chloride（3%，5%）	可配	
氯化琥珀胆碱　Suxamethonium Chloride	可配	
氯化钾（10%）　Potassium Chloride（10%）	可配	
氯霉素　Chloramphenicol	可配	
氯霉素琥珀酸酯钠　Chloramphenicol Succinate Sodium	可配	
罗通定（硫酸盐）　Rotundine（Sulfate）	可配	
洛贝林（盐酸盐）　Lobeline（Hydrochloride）	可配	
M 麻黄碱（盐酸盐）　Ephedrine（Hydrochloride）	可配	
吗啡（盐酸盐）　Morphine（Hydrochloride）	可配	
麦角新碱（马来酸盐）　Ergometrine（Maleate）	可配	
美芬丁胺（硫酸盐）　Mephentermine（Sulfate）	可配	
N 脑垂体后叶素®　Pituitrin	可配	
能量合剂　Energy Composite	**忌配**	
尼可刹米　Nikethamide	可配	
粘菌素（硫酸盐）　Colymycin（Sulfate）	可配	
P 哌替啶（盐酸盐）　Pethidine（Hydrochloride）	可配	
葡醛内酯　Glucurolactone	可配	
葡萄糖（5%，10%）　Glucose（5%，10%）	可配	
葡萄糖氯化钠　Glucose and Sodium Chloride	可配	
葡萄糖酸钙（10%）　Calcium Gluconate（10%）	可配	
普鲁卡因（盐酸盐）　Procaine（Hydrochloride）	可配	
普鲁卡因胺（盐酸盐）　Procainamide（Hydrochloride）	可配	
Q 青霉素钾®　Benzylpenicillin Potassium	可配	
青霉素钠®　Benzylpenicillin Sodium	可配	
氢化可的松　Hydrocortisone	可配	
氢化可的松琥珀酸钠　Hydrocortisone Sodium Succinate	可配	
庆大霉素（硫酸盐）®　Gentamycin（Sulfate）	可配	
去甲肾上腺素（重酒石酸盐）Norepinephrine（Bitartrate）	可配	
去氧肾上腺素（盐酸盐）Phenylephrine（Hydrochloride）	可配	

0.9%氯化钠加入以下药品（续）	配伍结果	备　注
去乙酰毛花苷　Deslanoside	可配	
R　乳酸钠（11.2%）　Sodium Lactate（11.2%）	可配	
S　三磷腺苷　Adenosine Triphosphate	可配	
山莨菪碱（氢溴酸盐）　Anisodamine（Hydrobromide）	可配	
山梨醇　Sorbitol	**忌配**	不利高渗
肾上腺素（盐酸盐）　Adrenaline（Hydrochloride）	可配	
司可巴比妥钠　Secobarbital Sodium	可配	
丝裂霉素　Mitomycin	可配	
四环素（盐酸盐）　Tetracycline（Hydrochloride）	可配	
羧苄西林钠　Carbenicillin Sodium	可配	
缩宫素　Oxytocin	可配	
T　碳酸氢钠（5%）　Sodium Bicarbonate（5%）	可配	
头孢噻啶　Cefaloridine	可配	
头孢噻吩钠　Cefalothine Sodium	可配	
托西溴苄铵　Bretylium Tosilate	可配	
W　万古霉素（盐酸盐）　Vancomycin（Hydrochloride）	可配	
维生素 B_2　Vitamin B_2	可配	
维生素 B_6　Vitamin B_6	可配	
维生素 C　Vitamin C	可配	
维生素 K_1　Vitamin K_1	可配	
维生素 K_3　Vitamin K_3	可配	
X　西咪替丁（盐酸盐）　Cimetidine（Hydrochloride）	可配	
细胞色素 C　Cytochrome C	可配	
新生霉素　Novobiocin	可配	
溴化钙（5%）　Calcium Bromide（5%）	可配	
Y　烟酰胺　Nicotinamide	可配	
洋地黄毒苷　Digitoxin	可配	
叶酸　Folic Acid	可配	
依他尼酸钠　Sodium Etacrynate	可配	
胰岛素（正规）®　Insulin（Regular）	可配	
异丙嗪（盐酸盐）　Promethazine（Hydrochloride）	可配	
异丙肾上腺素（盐酸盐）　Isoprenaline（Hydrochloride）	可配	
异戊巴比妥钠　Amobarbital Sodium	可配	
异烟肼　Isoniazid	可配	
右旋糖酐 40（含盐）　Dextran 40（Sodium Chloride）	**忌配**	不利高渗

复方氯化钠

（林格液）

Sodium Chloride Compound

制剂规格与pH值 注射液：每支2mL，50mL，250mL，500mL，1 000mL；每100mL中含氯化钠0.82～0.90g、氯化钾0.025～0.035g、氯化钙0.03～0.036g。pH：5.5。

药理作用及应用 复方氯化钠是体液补充及调节水和电解质平衡的溶液。用于各种原因的失水、高渗性非酮症昏迷、低氯性代谢性碱中毒。作用类似0.9%氯化钠注射液。

用法用量 静滴或皮下滴注。剂量根据病情决定。每次 500～1 000mL。

不良反应 输注过多、过快，可致水、钠潴留，引起水肿、血压升高、心率加快、胸闷、呼吸困难，甚至急性左心衰竭。

禁忌/慎用证 肺水肿患者禁用。下列情况慎用：①水肿性疾病，如肾病综合征、肝硬化、腹水、充血性心力衰竭、急性左心衰竭、脑水肿及特发性水肿等；②急性肾功能衰竭少尿期，慢性肾功能衰竭尿量减少而对利尿药反应不佳者；③高血压；④低钾血症；⑤高钠血症。

注意事项 同0.9%氯化钠。

配伍表

复方氯化钠加入以下药品	配伍结果	备　注
2：3：1注射液　2：3：1 Injection	可配	
A 阿米卡星（硫酸盐）　Amikacin（Sulfate）	可配	
阿糖胞苷（盐酸盐）　Cytarabine（Hydrochloride）	可配	
阿托品（硫酸盐）　Atropine（Sulfate）	可配	
氨苄西林钠@ Ampicillin Sodium	可配	
氨茶碱 Aminophylline	可配	
氨基丁三醇（7.28%）　Trometamol（7.28%）	可配	
氨基丁酸 Aminobutyric Acid	可配	
氨基己酸 Aminocaproic Acid	可配	
氨甲苯酸 Aminomethylbenzoic Acid	可配	
B 苯巴比妥钠 Phenobarbital Sodium	可配	
苯海拉明（盐酸盐）　Diphenhydramine（Hydrochloride）	可配	
博来霉素 Bleomycin	可配	
C 促皮质素 Corticotrophin	**忌配**	
D 地高辛 Digoxin	可配	
地塞米松（磷酸盐）　Dexamethasone（Phosphate）	可配	
地西泮® Diazepam	稀释	
丁卡因（盐酸盐）　Tetracaine（Hydrochloride）	可配	
东莨菪碱（氢溴酸盐）　Scopolamine（Hydrobromide）	可配	
毒毛旋花子苷 K　Strophanthin K	可配	
对氨基水杨酸钠 Sodium Aminosalicylate	可配	
多巴胺（盐酸盐）　Dopamine（Hydrochloride）	可配	
多粘菌素 B（硫酸盐）　Polymyxin B（Sulfate）	可配	

复方氯化钠加入以下药品（续）	配伍结果	备　注
多柔比星（盐酸盐）　Doxorubicin（Hydrochloride）	可配	
多西环素（盐酸盐）　Doxycycline（Hydrochloride）	**忌配**	
E 二甲弗林　Dimefline	可配	
F 放线菌素 D　Dactinomycin D	可配	
芬太尼（枸橼酸盐）　Fentanyl（Citrate）	可配	
酚磺乙胺　Etamsylate	可配	
酚妥拉明（甲磺酸盐）　Phentolamine（Mesylate）	可配	
呋塞米　Furosemide	可配	
氟尿嘧啶　Fluorouracil	可配	
氟哌利多　Droperidol	可配	
辅酶 A　Coenzyme A	可配	
复方醋酸钠　Sodium Acetate Compound	可配	
G 甘露醇　Mannitol	**忌配**	
肝素钠　Heparin Sodium	可配	
谷氨酸钙（5%）　Calcium Glutamate（5%）	可配	
谷氨酸钾（31.50%）　Potassium Glutamate（31.50%）	可配	
谷氨酸钠（28.75%）　Sodium Glutamate（28.75%）	可配	
H 红霉素（乳糖酸盐）　Erythromycin（Lactobionate）	**忌配**	
环磷酰胺　Cyclophosphamide	可配	
磺胺嘧啶钠　Sulfadiazine Sodium	可配	
磺胺异噁唑（二醇胺盐）　Sulfafurazole（Diolamine）	可配	
J 肌醇　Inositol	可配	
肌苷　Inosine	可配	
加兰他敏（氢溴酸盐）　Galantamine（Hydrobromide）	可配	
甲基多巴　Methyldopa	可配	
甲氧苄胺嘧啶　Trimethoprim	可配	
甲氧氯普胺（盐酸盐）Metoclopramide（Hydrochloride）	**忌配**	△
甲氧明（盐酸盐）　Methoxamine（Hydrochloride）	可配	
间羟胺（重酒石酸盐）　Metaraminol（Bitartrate）	可配	
精氨酸（25%，盐酸盐）Arginine（25%，Hydrochloride）	可配	
肼屈嗪（盐酸盐）　Hydralazine（Hydrochloride）	可配	
K 卡那霉素（硫酸盐）　Kanamycin（Sulfate）	可配	
克林霉素（磷酸盐）　Clindamycin（Phosphate）	可配	
L 利多卡因（盐酸盐）　Lidocaine（Hydrochloride）	可配	
利舍平　Reserpine	可配	
链霉素（硫酸盐）　Streptomycin（Sulfate）	可配	
两性霉素 B　Amphotericin B	**忌配**	
硫喷妥钠　Thiopental Sodium	稀释	
硫酸镁（10%，25%）Magnesium Sulfate（10%，25%）	可配	
氯苯那敏　Chlorphenamine	可配	

复方氯化钠加入以下药品（续）	配伍结果	备　注
氯丙嗪（盐酸盐）Chlorpromazine（Hydrochloride）	忌配	△
氯化铵（2%）Ammonium Chloride（2%）	可配	
氯化钙（3%，5%）Calcium Chloride（3%，5%）	可配	
氯化琥珀胆碱 Suxamethonium Chloride	可配	
氯化钾（10%）Potassium Chloride（10%）	可配	
氯化钠（0.9%）Sodium Chloride（0.9%）	可配	
氯霉素 Chloramphenicol	可配	
氯霉素琥珀酸酯钠 Chloramphenicol Succinate Sodium	可配	
罗通定（硫酸盐）Rotundine（Sulfate）	可配	
洛贝林（盐酸盐）Lobeline（Hydrochloride）	可配	
M 麻黄碱（盐酸盐）Ephedrine（Hydrochloride）	可配	
吗啡（盐酸盐）Morphine（Hydrochloride）	可配	
麦角新碱（马来酸盐）Ergometrine（Maleate）	可配	
美芬丁胺（硫酸盐）Mephentermine（Sulfate）	可配	
N 脑垂体后叶素® Pituitrin	可配	
能量合剂 Energy Composite	忌配	
尼可刹米 Nikethamide	稀释	
粘菌素（硫酸盐）Colymycin（Sulfate）	忌配	
P 哌替啶（盐酸盐）Pethidine（Hydrochloride）	可配	
葡醛内酯 Glucurolactone	可配	
葡萄糖（5%，10%）Glucose（5%，10%）	可配	
葡萄糖氯化钠 Glucose and Sodium Chloride	可配	
葡萄糖酸钙（10%）Calcium Gluconate（10%）	可配	
普鲁卡因（盐酸盐）Procaine（Hydrochloride）	可配	
普鲁卡因胺（盐酸盐）Procainamide（Hydrochloride）	可配	
Q 青霉素钾® Benzylpenicillin Potassium	可配	
青霉素钠® Benzylpenicillin Sodium	可配	
氢化可的松 Hydrocortisone	可配	
氢化可的松琥珀酸钠 Hydrocortisone Sodium Succinate	可配	
氢化麦角碱 Dihydroergotoxine	可配	
庆大霉素（硫酸盐）® Gentamycin（Sulfate）	可配	
去甲肾上腺素（重酒石酸盐）Norepinephrine（Bitartrate）	可配	
去氧肾上腺素（盐酸盐）Phenylephrine（Hydrochloride）	可配	
去乙酰毛花苷 Deslanoside	可配	
R 乳酸钠（11.2%）Sodium Lactate（11.2%）	可配	
S 三磷腺苷 Adenosine Triphosphate	可配	
山莨菪碱（氢溴酸盐）Anisodamine（Hydrobromide）	可配	
山梨醇 Sorbitol	忌配	不利高渗
肾上腺素（盐酸盐）Adrenaline（Hydrochloride）	可配	
司可巴比妥钠 Secobarbital Sodium	可配	

复方氯化钠加入以下药品（续）	配伍结果	备　注
四环素（盐酸盐）　Tetracycline（Hydrochloride）	可配	
羧苄西林钠　Carbenicillin Sodium	可配	
缩宫素　Oxytocin	可配	
T 碳酸氢钠（5%）　Sodium Bicarbonate（5%）	**忌配**	
头孢噻啶　Cefaloridine	可配	
头孢噻吩钠　Cefalothine Sodium	可配	
W 万古霉素（盐酸盐）　Vancomycin（Hydrochloride）	可配	
维生素 B_2　Vitamin B_2	可配	
维生素 B_6　Vitamin B_6	可配	
维生素 C　Vitamin C	可配	
维生素 K_1　Vitamin K_1	可配	
维生素 K_3　Vitamin K_3	可配	
X 西咪替丁（盐酸盐）　Cimetidine（Hydrochloride）	可配	
细胞色素 C　Cytochrome C	可配	
新生霉素　Novobiocin	**忌配**	
溴化钙（5%）　Calcium Bromide（5%）	可配	
Y 烟酰胺　Nicotinamide	可配	
洋地黄毒苷　Digitoxin	可配	
叶酸　Folic Acid	可配	
依他尼酸钠　Sodium Etacrynate	可配	
胰岛素（正规）®　Insulin（Regular）	可配	
异丙嗪（盐酸盐）　Promethazine（Hydrochloride）	可配	
异丙肾上腺素（盐酸盐）Isoprenaline（Hydrochloride）	可配	
异戊巴比妥钠　Amobarbital Sodium	可配	
异烟肼　Isoniazid	可配	
右旋糖酐 40（含盐）　Dextran 40（Sodium Chloride）	**忌配**	不利高渗

葡萄糖

（右旋糖）

Glucose

（Dextrose）

制剂规格与 pH 值　注射液：每瓶（袋）（5%，10%）100mL，125mL，500mL；每支（50%）20mL。pH（5%，10%）：5.0。

药理作用及应用　葡萄糖是人体主要的热量来源，水是代谢必需物质，葡萄糖溶液用于进食不足、脱水、肠道外营养与静滴给药的配制、饥饿性酮症、低血糖症及高钾血症，其高渗溶液用于脱水及配制透析液。

用法用量　补充热能及水分：一般可予 10%～25%葡萄糖注射液静滴。低血糖症：重者可先给予 50%葡萄糖注射液 20～40mL 静注。饥饿性酮症：严重者则可应用 5%～25%葡萄糖注射液静滴。失水：等渗性失水给予 5%葡萄糖注射液静滴。高钾血症：应用 10%～25%注射液，每 2～4g 葡萄糖加胰岛素（正规）0.5～1u 输注。用于皮下组织脱水（消肿）：可用 50%注射液快速静注 20～50mL。

适宜溶剂　直接抽取药液或溶于注射用水。用作其他注射剂的溶剂时，使用 5%或 10%的葡萄糖注射液。

给药速度　静注：5～10min；静滴：5%～10%葡萄糖注射液 500～1 000mL/(1～3h)。

不良反应　主要为静脉炎、高浓度溶液注射外渗致局部肿痛、反应性低血糖、高血糖非酮症昏迷、电解质紊乱。注射过多过快使原有心功能不全者发生心悸、心律失常，甚至心衰。临产时滥用可导致新生儿低血糖（胰岛素分泌过多）。

禁忌/慎用证　糖尿病酮症酸中毒未控制、高血糖非酮症性高渗状态禁用。下列情况慎用：周期性麻痹、低钾血症患者，应激状态或应用糖皮质激素，水肿及严重心、肾功能不全，肝硬化腹水者，心功能不全者。

药物相互作用　与丝裂霉素配伍后＞3h，丝裂霉素分解增加，可致抗肿瘤作用下降。临床常见并应纠正的错误是：以丝裂霉素加入葡萄糖液缓慢静滴数小时以致丝裂霉素分解较多，抗癌作用减弱。

注意事项　胃大部分切除患者做口服糖耐量试验时易出现倾倒综合征及低血糖反应，应改为静脉葡萄糖试验。5%与 10%的葡萄糖作为稀释液与其他药品配伍相容性通常相同，但有报道指出依地酸钙钠可与 5%而不可与 10%的葡萄糖混合。青霉素钾或钠与 5%葡萄糖混合后超过 6h，可由于青霉素分解增多，影响安全性。临床证明两者混合后不超过 6h 用完未见不良反应。通常青霉素剂量不超过 800 万 u/d，稀释液不超过 1L/d。P. Lundren 曾报道青霉素钠 600 万 u 溶解在 5%葡萄糖 1L 中，在 25℃时效力保持 24h。J. Jacobs 等报道青霉素钠 2 000 万 u 溶于 5%葡萄糖 1L 中于 25℃时，可分解 25%，不可使用。

配伍表

葡萄糖加入以下药品	配伍结果	备　注
2∶3∶1 注射液　2∶3∶1 Injection	可配	
A　阿米卡星（硫酸盐）　Amikacin（Sulfate）	可配	
阿糖胞苷（盐酸盐）　Cytarabine（Hydrochloride）	可配	
阿托品（硫酸盐）　Atropine（Sulfate）	可配	
氨苄西林钠[@]　Ampicillin Sodium	**忌配**	
氨茶碱　Aminophylline	可配	
氨基丁三醇（7.28%）　Trometamol（7.28%）	可配	
氨基丁酸　Aminobutyric Acid	可配	
氨基己酸　Aminocaproic Acid	可配	
氨甲苯酸　Aminomethylbenzoic Acid	可配	
胺碘酮（盐酸盐）[P]　Amiodarone（Hydrochloride）	可配	
B　苯巴比妥钠　Phenobarbital Sodium	可配	
苯海拉明（盐酸盐）　Diphenhydramine（Hydrochloride）	**忌配**	△

葡萄糖加入以下药品（续）	配伍结果	备　注
博来霉素　Bleomycin	可配	
C 长春新碱（硫酸盐）　Vincristine（Sulfate）	可配	
促皮质素　Corticotrophin	稀释	
D 地高辛　Digoxin	可配	
地塞米松（磷酸盐）　Dexamethasone（Phosphate）	可配	
地西泮®　Diazepam	稀释	
丁卡因（盐酸盐）　Tetracaine（Hydrochloride）	可配	
东莨菪碱（氢溴酸盐）　Scopolamine（Hydrobromide）	可配	
毒毛旋花子苷 K　Strophanthin K	可配	
对氨基水杨酸钠　Sodium Aminosalicylate	可配	
多巴胺（盐酸盐）　Dopamine（Hydrochloride）	可配	
多粘菌素 B（硫酸盐）　Polymyxin B（Sulfate）	可配	
多柔比星（盐酸盐）　Doxorubicin（Hydrochloride）	可配	
多西环素（盐酸盐）　Doxycycline（Hydrochloride）	可配	
E 二甲弗林　Dimefline	可配	
F 放线菌素 D　Dactinomycin D	可配	
芬太尼（枸橼酸盐）　Fentanyl（Citrate）	可配	
酚磺乙胺　Etamsylate	可配	
酚妥拉明（甲磺酸盐）　Phentolamine（Mesylate）	可配	
呋塞米　Furosemide	可配	
氟尿嘧啶　Fluorouracil	可配	
氟哌利多　Droperidol	可配	
辅酶 A　Coenzyme A	可配	
复方氨基酸　Amino Acid Compound	可配	
复方醋酸钠　Sodium Acetate Compound	可配	
G 肝素钠　Heparin Sodium	**忌配**	
谷氨酸钙（5%）　Calcium Glutamate（5%）	可配	
谷氨酸钾（31.50%）　Potassium Glutamate（31.50%）	可配	
谷氨酸钠（28.75%）　Sodium Glutamate（28.75%）	可配	
H 红霉素（乳糖酸盐）　Erythromycin（Lactobionate）	**忌配**	
环磷酰胺　Cyclophosphamide	可配	
磺胺嘧啶钠　Sulfadiazine Sodium	稀释	
磺胺异噁唑（二醇胺盐）　Sulfafurazole（Diolamine）	可配	
J 肌醇　Inositol	可配	
肌苷　Inosine	可配	
加兰他敏（氢溴酸盐）　Galantamine（Hydrobromide）	可配	
甲基多巴　Methyldopa	可配	
甲氧苄胺嘧啶　Trimethoprim	可配	
甲氧氯普胺（盐酸盐）　Metoclopramide（Hydrochloride）	可配	
甲氧明（盐酸盐）　Methoxamine（Hydrochloride）	可配	

葡萄糖加入以下药品（续）	配伍结果	备 注
间羟胺（重酒石酸盐）　Metaraminol（Bitartrate）	可配	
精氨酸（25%，盐酸盐）　Arginine（25%，Hydrochloride）	可配	
肼屈嗪（盐酸盐）　Hydralazine（Hydrochloride）	可配	
K 卡那霉素（硫酸盐）　Kanamycin（Sulfate）	**忌配**	
可乐定（盐酸盐）　Clonidine（Hydrochloride）	可配	
克林霉素（磷酸盐）　Clindamycin（Phosphate）	可配	
L 利多卡因（盐酸盐）　Lidocaine（Hydrochloride）	可配	
利福霉素钠　Rifamycine Sodium	可配	
利舍平　Reserpine	可配	
链霉素（硫酸盐）　Streptomycin（Sulfate）	可配	
两性霉素 B　Amphotericin B	可配	
林格液　Sodium Chloride Compound	可配	
硫喷妥钠　Thiopental Sodium	稀释	
硫酸镁（10%，25%）　Magnesium Sulfate（10%，25%）	可配	
氯苯那敏　Chlorphenamine	**忌配**	△
氯丙嗪（盐酸盐）　Chlorpromazine（Hydrochloride）	可配	
氯化铵（2%）　Ammonium Chloride（2%）	可配	
氯化钙（3%，5%）　Calcium Chloride（3%，5%）	可配	
氯化琥珀胆碱　Suxamethonium Chloride	可配	
氯化钾（10%）　Potassium Chloride（10%）	可配	
氯化钠（0.9%）　Sodium Chloride（0.9%）	可配	
氯霉素　Chloramphenicol	可配	
氯霉素琥珀酸酯钠 Chloramphenicol Succinate Sodium	可配	
罗通定（硫酸盐）　Rotundine（Sulfate）	可配	
洛贝林（盐酸盐）　Lobeline（Hydrochloride）	可配	
M 麻黄碱（盐酸盐）　Ephedrine（Hydrochloride）	可配	
吗啡（盐酸盐）　Morphine（Hydrochloride）	可配	
麦角新碱（马来酸盐）　Ergometrine（Maleate）	可配	
美芬丁胺（硫酸盐）　Mephentermine（Sulfate）	可配	
N 脑垂体后叶素® Pituitrin	可配	
能量合剂　Energy Composite	可配	
尼可刹米　Nikethamide	可配	
粘菌素（硫酸盐）　Colymycin（Sulfate）	可配	
P 哌替啶（盐酸盐）　Pethidine（Hydrochloride）	可配	
葡醛内酯　Glucurolactone	可配	
葡萄糖氯化钠　Glucose and Sodium Chloride	可配	
葡萄糖酸钙（10%）　Calcium Gluconate（10%）	可配	
普鲁卡因（盐酸盐）　Procaine（Hydrochloride）	**忌配**	
普鲁卡因胺（盐酸盐）　Procainamide（Hydrochloride）	可配	
Q 青霉素钾@ Benzylpenicillin Potassium	可配	勿>6h

葡萄糖加入以下药品（续）	配伍结果	备注
青霉素钠@ Benzylpenicillin Sodium	可配	勿>6h
氢化可的松 Hydrocortisone	可配	
氢化可的松琥珀酸钠 Hydrocortisone Sodium Succinate	可配	
氢化麦角碱 Dihydroergotoxine	可配	
庆大霉素（硫酸盐）@ Gentamycin（Sulfate）	可配	
去甲肾上腺素（重酒石酸盐）Norepinephrine（Bitartrate）	可配	
去氧肾上腺素（盐酸盐）Phenylephrine（Hydrochloride）	可配	
去乙酰毛花苷 Deslanoside	可配	
R 乳酸钠（11.2%）Sodium Lactate（11.2%）	可配	
S 三磷腺苷 Adenosine Triphosphate	可配	
山莨菪碱（氢溴酸盐）Anisodamine（Hydrobromide）	可配	
山梨醇 Sorbitol	可配	
肾上腺素（盐酸盐）Adrenaline（Hydrochloride）	可配	
司可巴比妥钠 Secobarbital Sodium	可配	
丝裂霉素 Mitomycin	**忌配**	
四环素（盐酸盐）Tetracycline（Hydrochloride）	可配	
羧苄西林钠 Carbenicillin Sodium	可配	
缩宫素 Oxytocin	可配	
T 碳酸氢钠（5%）Sodium Bicarbonate（5%）	**忌配**	
头孢噻啶 Cefaloridine	可配	
头孢噻吩钠 Cefalothine Sodium	可配	
托西溴苄铵 Bretylium Tosilate	可配	
W 万古霉素（盐酸盐）Vancomycin（Hydrochloride）	可配	
维生素 B_{12} Vitamin B_{12}	**忌配**	
维生素 B_2 Vitamin B_2	可配	
维生素 B_6 Vitamin B_6	可配	
维生素 C Vitamin C	可配	
维生素 K_1 Vitamin K_1	可配	
维生素 K_3 Vitamin K_3	可配	
X 西咪替丁（盐酸盐）Cimetidine（Hydrochloride）	可配	
细胞色素 C Cytochrome C	可配	
新生霉素 Novobiocin	**忌配**	
溴化钙（5%）Calcium Bromide（5%）	可配	静脉给药
Y 烟酰胺 Nicotinamide	可配	
洋地黄毒苷 Digitoxin	可配	
叶酸 Folic Acid	可配	
依他尼酸钠 Sodium Etacrynate	可配	
胰岛素（正规）® Insulin（Regular）	可配	
异丙嗪（盐酸盐）Promethazine（Hydrochloride）	可配	
异丙肾上腺素（盐酸盐）Isoprenaline（Hydrochloride）	可配	

葡萄糖加入以下药品（续）	配伍结果	备 注
异戊巴比妥钠 Amobarbital Sodium	稀释	
异烟肼 Isoniazid	可配	
右旋糖酐40（含盐） Dextran 40（Sodium Chloride）	**忌配**	

葡萄糖氯化钠
Glucose and Sodium Chloride

制剂规格与pH值 注射液：100mL：葡萄糖5g与氯化钠0.9g；250mL：葡萄糖12.5g与氯化钠2.25g；500mL：葡萄糖25g与氯化钠4.5g。pH：5.0。

药理作用及应用 葡萄糖是人体主要的热量来源之一。钠和氯是机体内重要的电解质，对维持人体正常的血液和细胞外液的容量和渗透压起着非常重要的作用。补充热能和体液。用于进食不足或大量体液丢失及用作其他注射剂的溶剂或稀释液。

用法用量 静滴，用量视病情而定。紧急时可供静注。

不良反应 输注过多、过快，可致水和钠潴留，引起水肿、血压升高、心率加快、胸闷、呼吸困难，甚至急性左心衰竭。

禁忌/慎用证 显著的心、肾功能不全者，血浆蛋白过低者，糖尿病及酮症酸中毒未控制患者，高渗性脱水患者禁用。高血钠症者慎用。

注意事项 参阅葡萄糖液与0.9%氯化钠。

配伍表

葡萄糖氯化钠加入以下药品	配伍结果	备 注
2∶3∶1注射液 2∶3∶1 Injection	可配	
A 阿米卡星（硫酸盐） Amikacin（Sulfate）	可配	
阿糖胞苷（盐酸盐） Cytarabine（Hydrochloride）	可配	
阿托品（硫酸盐） Atropine（Sulfate）	可配	
氨苄西林钠@ Ampicillin Sodium	**忌配**	
氨茶碱 Aminophylline	可配	
氨基丁三醇（7.28%） Trometamol（7.28%）	可配	
氨基丁酸 Aminobutyric Acid	可配	
氨基己酸 Aminocaproic Acid	可配	
氨甲苯酸 Aminomethylbenzoic Acid	可配	
胺碘酮（盐酸盐）® Amiodarone（Hydrochloride）	**忌配**	
B 苯巴比妥钠 Phenobarbital Sodium	可配	
苯海拉明（盐酸盐） Diphenhydramine（Hydrochloride）	可配	仅供肌注
博来霉素 Bleomycin	可配	
C 长春新碱（硫酸盐） Vincristine（Sulfate）	可配	
促皮质素 Corticotrophin	稀释	
D 地高辛 Digoxin	可配	
地塞米松（磷酸盐） Dexamethasone（Phosphate）	可配	

葡萄糖氯化钠加入以下药品（续）	配伍结果	备　注
地西泮® Diazepam	忌配	
丁卡因（盐酸盐）Tetracaine（Hydrochloride）	可配	
东莨菪碱（氢溴酸盐）Scopolamine（Hydrobromide）	可配	
毒毛旋花子苷 K　Strophanthin K	可配	
对氨基水杨酸钠 Sodium Aminosalicylate	可配	
多巴胺（盐酸盐）Dopamine（Hydrochloride）	可配	
多粘菌素 B（硫酸盐）Polymyxin B（Sulfate）	可配	
多柔比星（盐酸盐）Doxorubicin（Hydrochloride）	可配	
多西环素（盐酸盐）Doxycycline（Hydrochloride）	可配	
E 二甲弗林 Dimefline	可配	
F 放线菌素 D　Dactinomycin D	可配	
芬太尼（枸橼酸盐）Fentanyl（Citrate）	可配	
酚磺乙胺 Etamsylate	可配	
酚妥拉明（甲磺酸盐）Phentolamine（Mesylate）	可配	
呋塞米 Furosemide	可配	
氟尿嘧啶 Fluorouracil	可配	
辅酶 A　Coenzyme A	可配	
复方醋酸钠 Sodium Acetate Compound	可配	
G 甘露醇 Mannitol	忌配	不利高渗
肝素钠 Heparin Sodium	可配	
谷氨酸钙（5%）Calcium Glutamate（5%）	可配	
谷氨酸钾（31.50%）Potassium Glutamate（31.50%）	可配	
谷氨酸钠（28.75%）Sodium Glutamate（28.75%）	可配	
H 红霉素（乳糖酸盐）Erythromycin（Lactobionate）	忌配	
环磷酰胺 Cyclophosphamide	可配	
磺胺嘧啶钠 Sulfadiazine Sodium	稀释	
磺胺异噁唑（二醇胺盐）Sulfafurazole（Diolamine）	可配	
J 肌醇 Inositol	可配	
肌苷 Inosine	可配	
加兰他敏（氢溴酸盐）Galantamine（Hydrobromide）	可配	
甲基多巴 Methyldopa	可配	
甲氧苄胺嘧啶 Trimethoprim	可配	
甲氧氯普胺（盐酸盐）Metoclopramide（Hydrochloride）	可配	
甲氧明（盐酸盐）Methoxamine（Hydrochloride）	可配	
间羟胺（重酒石酸盐）Metaraminol（Bitartrate）	可配	
精氨酸（25%，盐酸盐）Arginine（25%，Hydrochloride）	可配	
肼屈嗪（盐酸盐）Hydralazine（Hydrochloride）	可配	
K 卡那霉素（硫酸盐）Kanamycin（Sulfate）	可配	
可乐定（盐酸盐）Clonidine（Hydrochloride）	可配	
克林霉素（磷酸盐）Clindamycin（Phosphate）	可配	

葡萄糖氯化钠加入以下药品（续）	配伍结果	备　注
L 利多卡因（盐酸盐） Lidocaine（Hydrochloride）	可配	
利福霉素钠 Rifamycine Sodium	可配	
利舍平 Reserpine	可配	
链霉素（硫酸盐） Streptomycin（Sulfate）	可配	
两性霉素 B Amphotericin B	**忌配**	
林格液 Sodium Chloride Compound	可配	
硫喷妥钠 Thiopental Sodium	稀释	
硫酸镁（10%，25%） Magnesium Sulfate（10%，25%）		
氯苯那敏 Chlorphenamine	可配	仅供肌注
氯丙嗪（盐酸盐） Chlorpromazine（Hydrochloride）	可配	
氯化铵（2%） Ammonium Chloride（2%）	可配	
氯化钙（3%，5%） Calcium Chloride（3%，5%）	可配	
氯化琥珀胆碱 Suxamethonium Chloride	可配	
氯化钾（10%） Potassium Chloride（10%）	可配	
氯化钠（0.9%） Sodium Chloride（0.9%）	可配	
氯霉素 Chloramphenicol	可配	
氯霉素琥珀酸酯钠 Chloramphenicol Succinate Sodium	可配	
洛贝林（盐酸盐） Lobeline（Hydrochloride）	可配	
M 麻黄碱（盐酸盐） Ephedrine（Hydrochloride）	可配	
吗啡（盐酸盐） Morphine（Hydrochloride）	可配	
麦角新碱（马来酸盐） Ergometrine（Maleate）	可配	
美芬丁胺（硫酸盐） Mephentermine（Sulfate）	可配	
N 脑垂体后叶素® Pituitrin	可配	
能量合剂 Energy Composite	可配	
尼可刹米 Nikethamide	可配	
粘菌素（硫酸盐） Colymycin（Sulfate）	可配	
P 哌替啶（盐酸盐） Pethidine（Hydrochloride）	可配	
葡醛内酯 Glucurolactone	可配	
葡萄糖（5%，10%） Glucose（5%，10%）	可配	
葡萄糖酸钙（10%） Calcium Gluconate（10%）	可配	
普鲁卡因（盐酸盐） Procaine（Hydrochloride）	可配	
普鲁卡因胺（盐酸盐） Procainamide（Hydrochloride）	可配	
Q 青霉素钾@ Benzylpenicillin Potassium	可配	勿>6h
青霉素钠@ Benzylpenicillin Sodium	可配	勿>6h
氢化可的松 Hydrocortisone	可配	
氢化可的松琥珀酸钠 Hydrocortisone Sodium Succinate	可配	
氢化麦角碱 Dihydroergotoxine	可配	
庆大霉素（硫酸盐）@ Gentamycin（Sulfate）	可配	
去甲肾上腺素（重酒石酸盐） Norepinephrine（Bitartrate）	可配	
去氧肾上腺素（盐酸盐） Phenylephrine（Hydrochloride）	可配	

葡萄糖氯化钠加入以下药品（续）	配伍结果	备　注
去乙酰毛花苷　Deslanoside	可配	
R　乳酸钠（11.2%）　Sodium Lactate（11.2%）	可配	
S　三磷腺苷　Adenosine Triphosphate	可配	
山莨菪碱（氢溴酸盐）　Anisodamine（Hydrobromide）	可配	
山梨醇　Sorbitol	**忌配**	不利高渗
肾上腺素（盐酸盐）　Adrenaline（Hydrochloride）	可配	
司可巴比妥钠　Secobarbital Sodium	可配	
四环素（盐酸盐）　Tetracycline（Hydrochloride）	可配	
羧苄西林钠　Carbenicillin Sodium	可配	
缩宫素　Oxytocin	可配	
T　碳酸氢钠（5%）　Sodium Bicarbonate（5%）	**忌配**	
头孢噻啶　Cefaloridine	可配	
头孢噻吩钠　Cefalothine Sodium	可配	
托西溴苄铵　Bretylium Tosilate	可配	
W　万古霉素（盐酸盐）　Vancomycin（Hydrochloride）	可配	
维生素 B_{12}　Vitamin B_{12}	**忌配**	
维生素 B_2　Vitamin B_2	可配	
维生素 B_6　Vitamin B_6	可配	
维生素 C　Vitamin C	可配	
维生素 K_1　Vitamin K_1	可配	
维生素 K_3　Vitamin K_3	可配	
X　西咪替丁（盐酸盐）　Cimetidine（Hydrochloride）	可配	
细胞色素 C　Cytochrome C	可配	
新生霉素　Novobiocin	**忌配**	
溴化钙（5%）　Calcium Bromide（5%）	可配	
Y　烟酰胺　Nicotinamide	可配	
洋地黄毒苷　Digitoxin	可配	
叶酸　Folic Acid	可配	仅供肌注
依他尼酸钠　Sodium Etacrynate	可配	
胰岛素（正规）®　Insulin（Regular）	可配	
异丙嗪（盐酸盐）　Promethazine（Hydrochloride）	可配	
异丙肾上腺素（盐酸盐）　Isoprenaline（Hydrochloride）	可配	
异戊巴比妥钠　Amobarbital Sodium	**忌配**	
异烟肼　Isoniazid	可配	
右旋糖酐 40（含盐）　Dextran 40（Sodium Chloride）	**忌配**	不利高渗

乳酸钠

Sodium Lactate

制剂规格与 pH 值　11.2%注射液为克分子浓度溶液（20mL：2.24g；50mL：5.60g），pH（11.2%）：6.5～7.0。

药理作用及应用　乳酸钠最终代谢产物为碳酸氢钠，适用于代谢性酸中毒及高钾血症伴严重心律失常，也用作腹膜透析液的缓冲剂。但起效速度比碳酸氢钠缓慢，休克、缺氧、重症酸中毒宜选用碳酸氢钠。

用法用量　代谢性酸中毒：按酸中毒程度计算剂量，静滴或静注。高钾血症：首次可给予静滴11.2%注射液 40～60mL，以后酌情重复。严重高钾血症导致缓慢异位心律失常，特别是 QRS 波增宽时，应在心电图监护下给药。

适宜溶剂　静滴：80～240mL 稀释于 5%葡萄糖注射液 500～2 000mL，使溶液为 1.87%（1/6mol/L）的等渗液。不宜用含氯化钠的溶液稀释，以免出现高钠血症。

给药速度　静滴速度不宜过快，以免发生碱中毒、低钾及低钙血症。

不良反应　心率加速、胸闷、气急、肺水肿、心力衰竭、血压升高、高钾血症。

禁忌/慎用证　心力衰竭及急性肺水肿、脑水肿、显著乳酸性酸中毒、重症肝功能不全和严重肾功能衰竭少尿或无尿患者禁用。

注意事项　勿肌注。静滴时注射液不可渗漏于血管外，否则可致剧痛、组织坏死；在治疗高钾血症时，若患者存在有缓慢异位心律失常尤其是 QRS 波增宽时，应在心电图监护下用药，应注意血钠浓度及防止心衰；醉酒者可伴有乳酸性酸中毒，不宜应用本品。

配伍表

乳酸钠加入以下药品	配伍结果	备　注
2：3：1注射液　2：3：1 Injection	可配	
A 阿米卡星（硫酸盐）　Amikacin（Sulfate）	可配	
阿糖胞苷（盐酸盐）　Cytarabine（Hydrochloride）	**忌配**	
阿托品（硫酸盐）　Atropine（Sulfate）	可配	
氨苄西林钠@　Ampicillin Sodium	**忌配**	
氨茶碱 Aminophylline	可配	
氨基丁三醇（7.28%）　Trometamol（7.28%）	可配	
氨基丁酸 Aminobutyric Acid	可配	
氨基己酸 Aminocaproic Acid	可配	
氨甲苯酸 Aminomethylbenzoic Acid	可配	
B 苯巴比妥钠 Phenobarbital Sodium	可配	
苯海拉明（盐酸盐）　Diphenhydramine（Hydrochloride）	**忌配**	△
博来霉素 Bleomycin	可配	
C 长春新碱（硫酸盐）　Vincristine（Sulfate）	**忌配**	
促皮质素 Corticotrophin	**忌配**	
D 地塞米松（磷酸盐）　Dexamethasone（Phosphate）	可配	
地西泮® Diazepam	**忌配**	

乳酸钠加入以下药品（续）	配伍结果	备注
东莨菪碱（氢溴酸盐） Scopolamine（Hydrobromide）	可配	
毒毛旋花子苷 K Strophanthin K	可配	
对氨基水杨酸钠 Sodium Aminosalicylate	可配	
多巴胺（盐酸盐） Dopamine（Hydrochloride）	忌配	
多粘菌素 B（硫酸盐） Polymyxin B（Sulfate）	忌配	
多柔比星（盐酸盐） Doxorubicin（Hydrochloride）	可配	
多西环素（盐酸盐） Doxycycline（Hydrochloride）	忌配	
E 二甲弗林 Dimefline	可配	
F 放线菌素 D Dactinomycin D	可配	
酚磺乙胺 Etamsylate	忌配	
酚妥拉明（甲磺酸盐） Phentolamine（Mesylate）	可配	
呋塞米 Furosemide	可配	
氟尿嘧啶 Fluorouracil	可配	
氟哌利多 Droperidol	可配	
辅酶 A Coenzyme A	可配	
复方醋酸钠 Sodium Acetate Compound	忌配	
G 谷氨酸钙（5%） Calcium Glutamate（5%）	可配	
谷氨酸钾（31.50%） Potassium Glutamate（31.50%）	可配	
谷氨酸钠（28.75%） Sodium Glutamate（28.75%）	可配	
H 红霉素（乳糖酸盐） Erythromycin（Lactobionate）	稀释	
环磷酰胺 Cyclophosphamide	可配	
磺胺嘧啶钠 Sulfadiazine Sodium	稀释	
磺胺异噁唑（二醇胺盐） Sulfafurazole（Diolamine）	忌配	
J 肌醇 Inositol	可配	
肌苷 Inosine	可配	
加兰他敏（氢溴酸盐） Galantamine（Hydrobromide）	可配	
甲氧明（盐酸盐） Methoxamine（Hydrochloride）	可配	
间羟胺（重酒石酸盐） Metaraminol（Bitartrate）	稀释	
精氨酸（25%，盐酸盐） Arginine（25%，Hydrochloride）	可配	
K 卡那霉素（硫酸盐） Kanamycin（Sulfate）	可配	
克林霉素（磷酸盐） Clindamycin（Phosphate）	忌配	
L 利多卡因（盐酸盐） Lidocaine（Hydrochloride）	可配	
利舍平 Reserpine	可配	
链霉素（硫酸盐） Streptomycin（Sulfate）	可配	
两性霉素 B Amphotericin B	忌配	
林格液 Sodium Chloride Compound	可配	
硫喷妥钠 Thiopental Sodium	忌配	
硫酸镁（10%，25%） Magnesium Sulfate（10%，25%）	可配	
氯苯那敏 Chlorphenamine	忌配	△
氯丙嗪（盐酸盐） Chlorpromazine（Hydrochloride）	可配	

乳酸钠加入以下药品（续）	配伍结果	备　注
氯化铵（2%）　Ammonium Chloride（2%）	**忌配**	治疗矛盾
氯化钙（3%，5%）　Calcium Chloride（3%，5%）	可配	
氯化琥珀胆碱　Suxamethonium Chloride	**忌配**	
氯化钾（10%）　Potassium Chloride（10%）	可配	
氯化钠（0.9%）　Sodium Chloride（0.9%）	可配	
氯霉素　Chloramphenicol	稀释	
罗通定（硫酸盐）　Rotundine（Sulfate）	**忌配**	
洛贝林（盐酸盐）　Lobeline（Hydrochloride）	可配	
M 吗啡（盐酸盐）　Morphine（Hydrochloride）	**忌配**	
麦角新碱（马来酸盐）　Ergometrine（Maleate）	可配	
美芬丁胺（硫酸盐）　Mephentermine（Sulfate）	可配	
N 脑垂体后叶素®　Pituitrin	可配	
能量合剂　Energy Composite	可配	
尼可刹米　Nikethamide	可配	
粘菌素（硫酸盐）　Colymycin（Sulfate）	可配	
P 哌替啶（盐酸盐）　Pethidine（Hydrochloride）	可配	
葡醛内酯　Glucurolactone	可配	
葡萄糖（5%，10%）　Glucose（5%，10%）	可配	
葡萄糖氯化钠　Glucose and Sodium Chloride	可配	
葡萄糖酸钙（10%）　Calcium Gluconate（10%）	可配	
普鲁卡因（盐酸盐）　Procaine（Hydrochloride）	可配	
普鲁卡因胺（盐酸盐）　Procainamide（Hydrochloride）	可配	
Q 青霉素钾@　Benzylpenicillin Potassium	可配	
青霉素钠@　Benzylpenicillin Sodium	可配	
氢化可的松　Hydrocortisone	稀释	
氢化可的松琥珀酸钠　Hydrocortisone Sodium Succinate	可配	
氢化麦角碱　Dihydroergotoxine	可配	
庆大霉素（硫酸盐）@　Gentamycin（Sulfate）	可配	
去甲肾上腺素（重酒石酸盐）Norepinephrine（Bitartrate）	**忌配**	
去氧肾上腺素（盐酸盐）Phenylephrine（Hydrochloride）	可配	
去乙酰毛花苷　Deslanoside	可配	
S 三磷腺苷　Adenosine Triphosphate	可配	
山莨菪碱（氢溴酸盐）　Anisodamine（Hydrobromide）	可配	
山梨醇　Sorbitol	**忌配**	
肾上腺素（盐酸盐）　Adrenaline（Hydrochloride）	可配	
司可巴比妥钠　Secobarbital Sodium	**忌配**	
四环素（盐酸盐）　Tetracycline（Hydrochloride）	稀释	
羧苄西林钠　Carbenicillin Sodium	**忌配**	
缩宫素　Oxytocin	可配	
T 碳酸氢钠（5%）　Sodium Bicarbonate（5%）	可配	

乳酸钠加入以下药品（续）	配伍结果	备 注
头孢噻啶 Cefaloridine	忌配	
头孢噻吩钠 Cefalothine Sodium	忌配	
W 万古霉素（盐酸盐） Vancomycin（Hydrochloride）	忌配	
维生素 B$_6$ Vitamin B$_6$	可配	
维生素 C Vitamin C	忌配	
维生素 K$_1$ Vitamin K$_1$	可配	
维生素 K$_3$ Vitamin K$_3$	可配	
X 西咪替丁（盐酸盐） Cimetidine（Hydrochloride）	可配	
细胞色素 C Cytochrome C	可配	
新生霉素 Novobiocin	忌配	
溴化钙（5%） Calcium Bromide（5%）	可配	
Y 烟酰胺 Nicotinamide	可配	
洋地黄毒苷 Digitoxin	可配	
叶酸 Folic Acid	忌配	△
依他尼酸钠 Sodium Etacrynate	可配	
异丙嗪（盐酸盐） Promethazine（Hydrochloride）	可配	
异丙肾上腺素（盐酸盐） Isoprenaline（Hydrochloride）	可配	
异戊巴比妥钠 Amobarbital Sodium	可配	
异烟肼 Isoniazid	可配	
右旋糖酐 40（含盐） Dextran 40（Sodium Chloride）	可配	

盐水葡萄糖乳酸钠
（2：3：1 注射液）
Glucose Sodium Chloride and Sodium Lactate

制剂规格与 pH 值 注射液：每瓶 500mL；或按 0.9%氯化钠注射液 2 份、5%葡萄糖注射液 3 份、1/6 mol/L 乳酸钠 1 份，即配即用。pH：5.5～6.0。

药理作用及应用 可调节体液容量、渗透压，具有补充钠、氯离子作用，并能供给热量。用于调节体液容量、电解质及酸碱平衡。如代谢性酸中毒或有代谢性酸中毒倾向并需要补充热量的脱水病例，比单用其中的一种补液更安全有效。

用法用量 静滴：每次 500～1 000mL。一日总量视脱水程度、尿量而定。

不良反应 快速大量给药时，可能出现水和钠潴留，引起水肿、血压升高、心率加快、胸闷、呼吸困难，甚至急性左心衰竭。

禁忌/慎用证 高血钠及糖尿病患者禁用。肾病综合征、肝硬化腹水、充血性心力衰竭、急性左心衰竭、脑水肿及特发性水肿等水肿性疾病，急性肾功能衰竭少尿，慢性肾功能衰竭尿量减少而对利尿剂反应不佳及高血压患者慎用。

配伍表

盐水葡萄糖乳酸钠加入以下药品	配伍结果	备 注
A 阿米卡星（硫酸盐） Amikacin（Sulfate）	可配	
阿糖胞苷（盐酸盐） Cytarabine（Hydrochloride）	可配	
阿托品（硫酸盐） Atropine（Sulfate）	可配	
氨苄西林钠@ Ampicillin Sodium	**忌配**	
氨茶碱 Aminophylline	可配	
氨基丁三醇（7.28%） Trometamol（7.28%）	可配	
氨基丁酸 Aminobutyric Acid	可配	
氨基己酸 Aminocaproic Acid	可配	
氨甲苯酸 Aminomethylbenzoic Acid	可配	
B 苯巴比妥钠 Phenobarbital Sodium	可配	
苯海拉明（盐酸盐） Diphenhydramine（Hydrochloride）	可配	勿静脉给药
博来霉素 Bleomycin	可配	
C 促皮质素 Corticotrophin	**忌配**	
D 地高辛 Digoxin	可配	
地塞米松（磷酸盐） Dexamethasone（Phosphate）	可配	
地西泮® Diazepam	稀释	
丁卡因（盐酸盐） Tetracaine（Hydrochloride）	可配	
东莨菪碱（氢溴酸盐） Scopolamine（Hydrobromide）	可配	
毒毛旋花子苷K Strophanthin K	可配	
对氨基水杨酸钠 Sodium Aminosalicylate	可配	
多巴胺（盐酸盐） Dopamine（Hydrochloride）	可配	
多粘菌素B（硫酸盐） Polymyxin B（Sulfate）	稀释	
多柔比星（盐酸盐） Doxorubicin（Hydrochloride）	可配	
E 二甲弗林 Dimefline	可配	
F 放线菌素D Dactinomycin D	可配	
芬太尼（枸橼酸盐） Fentanyl（Citrate）	可配	
酚磺乙胺 Etamsylate	可配	
酚妥拉明（甲磺酸盐） Phentolamine（Mesylate）	可配	
呋塞米 Furosemide	可配	
氟尿嘧啶 Fluorouracil	可配	
辅酶A Coenzyme A	**忌配**	
复方醋酸钠 Sodium Acetate Compound	可配	
G 甘露醇 Mannitol	**忌配**	
谷氨酸钙（5%） Calcium Glutamate（5%）	可配	
谷氨酸钾（31.50%） Potassium Glutamate（31.50%）	可配	
谷氨酸钠（28.75%） Sodium Glutamate（28.75%）	可配	
H 红霉素（乳糖酸盐） Erythromycin（Lactobionate）	**忌配**	
环磷酰胺 Cyclophosphamide	可配	
磺胺嘧啶钠 Sulfadiazine Sodium	**忌配**	

盐水葡萄糖乳酸钠加入以下药品（续）	配伍结果	备 注
磺胺异噁唑（二醇胺盐） Sulfafurazole（Diolamine）	可配	
J 肌醇 Inositol	可配	
肌苷 Inosine	可配	
加兰他敏（氢溴酸盐） Galantamine（Hydrobromide）	可配	
甲基多巴 Methyldopa	可配	
甲氧苄胺嘧啶 Trimethoprim	可配	
甲氧氯普胺（盐酸盐） Metoclopramide（Hydrochloride）	**忌配**	
甲氧明（盐酸盐） Methoxamine（Hydrochloride）	可配	
间羟胺（重酒石酸盐） Metaraminol（Bitartrate）	可配	
精氨酸（25%，盐酸盐） Arginine（25%，Hydrochloride）	可配	
K 卡那霉素（硫酸盐） Kanamycin（Sulfate）	可配	
克林霉素（磷酸盐） Clindamycin（Phosphate）	可配	
L 利多卡因（盐酸盐） Lidocaine（Hydrochloride）	可配	
利舍平 Reserpine	可配	
链霉素（硫酸盐） Streptomycin（Sulfate）	可配	
两性霉素 B Amphotericin B	**忌配**	
林格液 Sodium Chloride Compound	可配	
硫喷妥钠 Thiopental Sodium	可配	
硫酸镁（10%，25%） Magnesium Sulfate（10%，25%）	可配	
氯苯那敏 Chlorphenamine	可配	勿静脉给药
氯丙嗪（盐酸盐） Chlorpromazine（Hydrochloride）	可配	
氯化铵（2%） Ammonium Chloride（2%）	可配	
氯化钙（3%，5%） Calcium Chloride（3%，5%）	可配	
氯化琥珀胆碱 Suxamethonium Chloride	**忌配**	
氯化钾（10%） Potassium Chloride（10%）	可配	
氯化钠（0.9%） Sodium Chloride（0.9%）	可配	
氯霉素 Chloramphenicol	可配	
氯霉素琥珀酸酯钠 Chloramphenicol Succinate Sodium	可配	
罗通定（硫酸盐） Rotundine（Sulfate）	**忌配**	
洛贝林（盐酸盐） Lobeline（Hydrochloride）	可配	
M 麻黄碱（盐酸盐） Ephedrine（Hydrochloride）	可配	
吗啡（盐酸盐） Morphine（Hydrochloride）	可配	
麦角新碱（马来酸盐） Ergometrine（Maleate）	可配	
美芬丁胺（硫酸盐） Mephentermine（Sulfate）	可配	
N 脑垂体后叶素® Pituitrin	可配	
能量合剂 Energy Composite	**忌配**	
尼可刹米 Nikethamide	可配	
粘菌素（硫酸盐） Colymycin（Sulfate）	可配	
P 哌替啶（盐酸盐） Pethidine（Hydrochloride）	可配	
葡醛内酯 Glucurolactone	可配	

盐水葡萄糖乳酸钠加入以下药品（续）	配伍结果	备 注
葡萄糖（5%，10%） Glucose（5%，10%）	可配	
葡萄糖氯化钠 Glucose and Sodium Chloride	可配	
葡萄糖酸钙（10%） Calcium Gluconate（10%）	可配	
普鲁卡因（盐酸盐） Procaine（Hydrochloride）	可配	
普鲁卡因胺（盐酸盐） Procainamide（Hydrochloride）	可配	
Q 青霉素钾@ Benzylpenicillin Potassium	可配	
青霉素钠@ Benzylpenicillin Sodium	可配	
氢化可的松 Hydrocortisone	可配	
氢化可的松琥珀酸钠 Hydrocortisone Sodium Succinate	可配	
氢化麦角碱 Dihydroergotoxine	可配	
庆大霉素（硫酸盐）@ Gentamycin（Sulfate）	可配	
去甲肾上腺素（重酒石酸盐）Norepinephrine（Bitartrate）	可配	
去氧肾上腺素（盐酸盐）Phenylephrine（Hydrochloride）	可配	
去乙酰毛花苷 Deslanoside	可配	
R 乳酸钠（11.2%） Sodium Lactate（11.2%）	可配	
S 三磷腺苷 Adenosine Triphosphate	可配	
山莨菪碱（氢溴酸盐） Anisodamine（Hydrobromide）	可配	
山梨醇 Sorbitol	**忌配**	
肾上腺素（盐酸盐） Adrenaline（Hydrochloride）	可配	
司可巴比妥钠 Secobarbital Sodium	可配	
四环素（盐酸盐） Tetracycline（Hydrochloride）	稀释	
羧苄西林钠 Carbenicillin Sodium	可配	
缩宫素 Oxytocin	可配	
T 碳酸氢钠（5%） Sodium Bicarbonate（5%）	可配	
头孢噻啶 Cefaloridine	可配	
W 万古霉素（盐酸盐） Vancomycin（Hydrochloride）	**忌配**	
维生素 B_2 Vitamin B_2	可配	
维生素 B_6 Vitamin B_6	可配	
维生素 C Vitamin C	可配	
维生素 K_1 Vitamin K_1	可配	
维生素 K_3 Vitamin K_3	可配	
X 西咪替丁（盐酸盐） Cimetidine（Hydrochloride）	可配	
细胞色素 C Cytochrome C	可配	
溴化钙（5%） Calcium Bromide（5%）	可配	
Y 烟酰胺 Nicotinamide	可配	
洋地黄毒苷 Digitoxin	可配	
叶酸 Folic Acid	可配	勿静脉给药
依他尼酸钠 Sodium Etacrynate	可配	
胰岛素（正规）℗ Insulin（Regular）	可配	
异丙嗪（盐酸盐） Promethazine（Hydrochloride）	可配	

盐水葡萄糖乳酸钠加入以下药品（续）	配伍结果	备 注
异丙肾上腺素（盐酸盐）Isoprenaline（Hydrochloride）	可配	
异戊巴比妥钠 Amobarbital Sodium	可配	
异烟肼 Isoniazid	可配	
右旋糖酐 40（含盐）Dextran 40（Sodium Chloride）	忌配	

碳酸氢钠

Sodium Bicarbonate

制剂规格与 pH 值 5%注射液：10mL：0.5g；100mL：5g；250mL：12.5g。pH（5%）：8.5。

药理作用及应用 治疗代谢性酸中毒、碱化尿液。

用法用量 碱化尿液：静滴，2～5mmoL/kg。代谢性酸中毒：静滴，所需 5%碳酸氢钠溶液体积（mL）=［50-患者的二氧化碳结合力（V%）］×0.5×体重（kg）。

适宜溶剂 直接静滴。

给药速度 静滴：4～8h 滴完，危重症可加快速度。

稳定性 注射液为澄明、无色，澄明度降低或存在沉淀物的溶液不能使用。室温下贮存，防止冷冻和高温。

不良反应 大量注射时可出现心律失常、肌肉痉挛、疼痛、异常疲倦虚弱等。

禁忌/慎用证 限制钠摄入的患者禁用。下列情况慎用：①少尿或无尿；②钠潴留并有水肿时，如肝硬化、充血性心力衰竭、肾功能不全患者及孕妇；③原发性高血压。

药物相互作用 与苯丙胺、奎尼丁合用，后两者经肾排泄减少。

注意事项 下列情况不做静脉内用药：①代谢性或呼吸性碱中毒；②因呕吐或持续胃肠负压吸引导致大量氯丢失，而极有可能发生代谢性碱中毒；③低钙血症时。

配伍表

碳酸氢钠加入以下药品	配伍结果	备 注
2：3：1 注射液 2：3：1 Injection	可配	
A 阿糖胞苷（盐酸盐）Cytarabine（Hydrochloride）	可配	
阿托品（硫酸盐）Atropine（Sulfate）	忌配	△
氨苄西林钠@ Ampicillin Sodium	忌配	
氨茶碱 Aminophylline	可配	
氨基丁三醇（7.28%）Trometamol（7.28%）	可配	
氨基丁酸 Aminobutyric Acid	可配	
氨基己酸 Aminocaproic Acid	可配	
氨甲苯酸 Aminomethylbenzoic Acid	可配	
B 苯巴比妥钠 Phenobarbital Sodium	可配	
苯海拉明（盐酸盐）Diphenhydramine（Hydrochloride）	忌配	△
博来霉素 Bleomycin	可配	
C 长春新碱（硫酸盐）Vincristine（Sulfate）	忌配	

碳酸氢钠加入以下药品（续）	配伍结果	备 注
促皮质素 Corticotrophin	忌配	
D 地高辛 Digoxin	忌配	
地塞米松（磷酸盐） Dexamethasone（Phosphate）	可配	
地西泮® Diazepam	忌配	
丁卡因（盐酸盐） Tetracaine（Hydrochloride）	忌配	
东莨菪碱（氢溴酸盐） Scopolamine（Hydrobromide）	忌配	
毒毛旋花子苷K Strophanthin K	忌配	
对氨基水杨酸钠 Sodium Aminosalicylate	可配	
多巴胺（盐酸盐） Dopamine（Hydrochloride）	忌配	
多粘菌素B（硫酸盐） Polymyxin B（Sulfate）	忌配	
多西环素（盐酸盐） Doxycycline（Hydrochloride）	忌配	
E 二甲弗林 Dimefline	可配	
F 放线菌素D Dactinomycin D	忌配	
酚磺乙胺 Etamsylate	忌配	
酚妥拉明（甲磺酸盐） Phentolamine（Mesylate）	可配	
呋塞米 Furosemide	稀释	
氟尿嘧啶 Fluorouracil	可配	
辅酶A Coenzyme A	忌配	
复方醋酸钠 Sodium Acetate Compound	可配	
G 甘露醇 Mannitol	忌配	
谷氨酸钙（5%） Calcium Glutamate（5%）	忌配	
谷氨酸钾（31.50%） Potassium Glutamate（31.50%）	可配	
谷氨酸钠（28.75%） Sodium Glutamate（28.75%）	可配	
H 红霉素（乳糖酸盐） Erythromycin（Lactobionate）	忌配	
环磷酰胺 Cyclophosphamide	可配	
磺胺嘧啶钠 Sulfadiazine Sodium	稀释	
磺胺异噁唑（二醇胺盐） Sulfafurazole（Diolamine）	忌配	
J 肌醇 Inositol	可配	
肌苷 Inosine	可配	
加兰他敏（氢溴酸盐） Galantamine（Hydrobromide）	可配	
甲基多巴 Methyldopa	可配	
甲氧苄胺嘧啶 Trimethoprim	稀释	
甲氧明（盐酸盐） Methoxamine（Hydrochloride）	可配	
间羟胺（重酒石酸盐） Metaraminol（Bitartrate）	忌配	
精氨酸（25%，盐酸盐） Arginine（25%，Hydrochloride）	忌配	
K 卡那霉素（硫酸盐） Kanamycin（Sulfate）	可配	
克林霉素（磷酸盐） Clindamycin（Phosphate）	可配	
L 利多卡因（盐酸盐） Lidocaine（Hydrochloride）	忌配	
利福霉素钠 Rifamycine Sodium	稀释	
利舍平 Reserpine	忌配	

碳酸氢钠加入以下药品（续）	配伍结果	备　注
链霉素（硫酸盐）　Streptomycin（Sulfate）	忌配	
两性霉素 B　Amphotericin B	忌配	
林格液　Sodium Chloride Compound	忌配	
硫喷妥钠　Thiopental Sodium	忌配	
硫酸镁（10%，25%）　Magnesium Sulfate（10%，25%）	忌配	
氯苯那敏　Chlorphenamine	忌配	
氯丙嗪（盐酸盐）　Chlorpromazine（Hydrochloride）	忌配	
氯化铵（2%）　Ammonium Chloride（2%）	忌配	
氯化钙（3%，5%）　Calcium Chloride（3%，5%）	忌配	
氯化琥珀胆碱　Suxamethonium Chloride	忌配	
氯化钾（10%）　Potassium Chloride（10%）	可配	
氯化钠（0.9%）　Sodium Chloride（0.9%）	可配	
氯霉素　Chloramphenicol	稀释	
氯霉素琥珀酸酯钠 Chloramphenicol Succinate Sodium	可配	
罗通定（硫酸盐）　Rotundine（Sulfate）	忌配	
洛贝林（盐酸盐）　Lobeline（Hydrochloride）	忌配	
M 吗啡（盐酸盐）　Morphine（Hydrochloride）	忌配	
麦角新碱（马来酸盐）　Ergometrine（Maleate）	忌配	
美芬丁胺（硫酸盐）　Mephentermine（Sulfate）	忌配	
N 脑垂体后叶素　Pituitrin	忌配	
能量合剂　Energy Composite	忌配	
尼可刹米　Nikethamide	可配	
粘菌素（硫酸盐）　Colymycin（Sulfate）	忌配	
P 哌替啶（盐酸盐）　Pethidine（Hydrochloride）	忌配	
葡醛内酯　Glucurolactone	可配	
葡萄糖（5%，10%）　Glucose（5%，10%）	忌配	
葡萄糖氯化钠　Glucose and Sodium Chloride	忌配	
葡萄糖酸钙（10%）　Calcium Gluconate（10%）	忌配	
普鲁卡因（盐酸盐）　Procaine（Hydrochloride）	忌配	
普鲁卡因胺（盐酸盐）　Procainamide（Hydrochloride）	可配	
Q 青霉素钾@　Benzylpenicillin Potassium	忌配	
青霉素钠@　Benzylpenicillin Sodium	忌配	
氢化可的松　Hydrocortisone	稀释	
氢化可的松琥珀酸钠 Hydrocortisone Sodium Succinate	忌配	
氢化麦角碱　Dihydroergotoxine	可配	
庆大霉素（硫酸盐）@　Gentamycin（Sulfate）	可配	
去甲肾上腺素（重酒石酸盐）Norepinephrine（Bitartrate）	忌配	
去氧肾上腺素（盐酸盐）Phenylephrine（Hydrochloride）	忌配	
去乙酰毛花苷　Deslanoside	忌配	
R 乳酸钠（11.2%）　Sodium Lactate（11.2%）	可配	

碳酸氢钠加入以下药品（续）	配伍结果	备 注
S 三磷腺苷 Adenosine Triphosphate	忌配	
山莨菪碱（氢溴酸盐） Anisodamine（Hydrobromide）	可配	
山梨醇 Sorbitol	忌配	不利高渗
肾上腺素（盐酸盐） Adrenaline（Hydrochloride）	忌配	
司可巴比妥钠 Secobarbital Sodium	忌配	
四环素（盐酸盐） Tetracycline（Hydrochloride）	忌配	
羧苄西林钠 Carbenicillin Sodium	可配	
缩宫素 Oxytocin	忌配	
T 头孢噻吩钠 Cefalothine Sodium	忌配	
W 万古霉素（盐酸盐） Vancomycin（Hydrochloride）	忌配	
维生素 B_2 Vitamin B_2	忌配	
维生素 B_6 Vitamin B_6	忌配	
维生素 C Vitamin C	忌配	
维生素 K_3 Vitamin K_3	忌配	
X 西咪替丁（盐酸盐） Cimetidine（Hydrochloride）	可配	
细胞色素 C Cytochrome C	忌配	
溴化钙（5%） Calcium Bromide（5%）	忌配	
Y 洋地黄毒苷 Digitoxin	忌配	
依他尼酸钠 Sodium Etacrynate	忌配	
胰岛素（正规）® Insulin（Regular）	忌配	
异丙嗪（盐酸盐） Promethazine（Hydrochloride）	忌配	
异丙肾上腺素（盐酸盐） Isoprenaline（Hydrochloride）	忌配	
异戊巴比妥钠 Amobarbital Sodium	忌配	
异烟肼 Isoniazid	可配	
右旋糖酐 40（含盐） Dextran 40（Sodium Chloride）	可配	

氨基丁三醇
（缓血酸胺）
Trometamol

制剂规格与 pH 值 注射液：10mL：0.728g；20mL：1.456g；100mL：7.28g。pH（3.64%）：10.5。

药理作用及应用 氨基丁三醇为一氨基缓冲剂，能摄取氢离子而纠正酸中毒。用于急性代谢性及呼吸性酸中毒症。对需要控制钠盐及二氧化碳潴留者疗效较好。

用法用量 静滴：7.28%（0.6mol/L）注射液每次 3mL/kg，一日 1～2 次。用 3.6%（0.3mol/L）溶液则剂量加倍。

适宜溶剂 静滴：7.28%注射液 150～200mL 稀释于 5%葡萄糖注射液 150～200mL（等量混合），或直接用 3.6%注射液 500mL。

给药速度 静滴：1～2h，滴速 6～8mL/min。

不良反应 静滴时常见有低血糖、低血压、高血钾、恶心、呕吐等反应，滴注过快亦可抑制呼吸中枢甚至引起呼吸暂停。

禁忌/慎用证 慢性呼吸性酸中毒症者或肾性酸血症者忌用；少尿、无尿者禁用。

注意事项 注射液碱性大、刺激性强，不可渗漏于血管外；肾功能不全时易致碱中毒；一般情况下宜用 3.64%等渗液体，对限制水分的患者可用 7.28%的液体静滴。

配伍表

氨基丁三醇加入以下药品	配伍结果	备　注
2∶3∶1 注射液　2∶3∶1 Injection	可配	
A 阿糖胞苷（盐酸盐）　Cytarabine（Hydrochloride）	**忌配**	
阿托品（硫酸盐）　Atropine（Sulfate）	可配	
氨苄西林钠@　Ampicillin Sodium	**忌配**	
氨茶碱　Aminophylline	可配	
氨基丁酸　Aminobutyric Acid	可配	
氨基己酸　Aminocaproic Acid	可配	
氨甲苯酸　Aminomethylbenzoic Acid	可配	
B 苯巴比妥钠　Phenobarbital Sodium	可配	
苯海拉明（盐酸盐）　Diphenhydramine（Hydrochloride）	**忌配**	
博来霉素　Bleomycin	可配	
C 长春新碱（硫酸盐）　Vincristine（Sulfate）	**忌配**	
促皮质素　Corticotrophin	稀释	
D 地塞米松（磷酸盐）　Dexamethasone（Phosphate）	可配	
地西泮®　Diazepam	**忌配**	
丁卡因（盐酸盐）　Tetracaine（Hydrochloride）	**忌配**	
东莨菪碱（氢溴酸盐）　Scopolamine（Hydrobromide）	可配	
毒毛旋花子苷 K　Strophanthin K	稀释	
对氨基水杨酸钠　Sodium Aminosalicylate	可配	
多巴胺（盐酸盐）　Dopamine（Hydrochloride）	**忌配**	
多粘菌素 B（硫酸盐）　Polymyxin B（Sulfate）	**忌配**	
E 二甲弗林　Dimefline	**忌配**	
F 放线菌素 D　Dactinomycin D	可配	
酚磺乙胺　Etamsylate	可配	
酚妥拉明（甲磺酸盐）　Phentolamine（Mesylate）	稀释	
呋塞米　Furosemide	稀释	
氟尿嘧啶　Fluorouracil	可配	
辅酶 A　Coenzyme A	可配	
G 谷氨酸钙（5%）　Calcium Glutamate（5%）	可配	
谷氨酸钾（31.50%）　Potassium Glutamate（31.50%）	可配	
谷氨酸钠（28.75%）　Sodium Glutamate（28.75%）	可配	
H 红霉素（乳糖酸盐）　Erythromycin（Lactobionate）	**忌配**	
环磷酰胺　Cyclophosphamide	可配	

氨基丁三醇加入以下药品（续）	配伍结果	备 注
磺胺嘧啶钠 Sulfadiazine Sodium	可配	
磺胺异噁唑（二醇胺盐） Sulfafurazole（Diolamine）	忌配	
J 肌醇 Inositol	可配	
肌苷 Inosine	可配	
加兰他敏（氢溴酸盐） Galantamine（Hydrobromide）	可配	
甲基多巴 Methyldopa	忌配	
甲氧明（盐酸盐） Methoxamine（Hydrochloride）	可配	
间羟胺（重酒石酸盐） Metaraminol（Bitartrate）	忌配	
K 卡那霉素（硫酸盐） Kanamycin（Sulfate）	可配	
克林霉素（磷酸盐） Clindamycin（Phosphate）	忌配	
L 利多卡因（盐酸盐） Lidocaine（Hydrochloride）	忌配	
利舍平 Reserpine	忌配	
链霉素（硫酸盐） Streptomycin（Sulfate）	可配	
两性霉素 B Amphotericin B	忌配	
林格液 Sodium Chloride Compound	可配	
硫喷妥钠 Thiopental Sodium	可配	
硫酸镁（10%，25%） Magnesium Sulfate（10%，25%）	可配	
氯苯那敏 Chlorphenamine	忌配	
氯丙嗪（盐酸盐） Chlorpromazine（Hydrochloride）	忌配	
氯化铵（2%） Ammonium Chloride（2%）	忌配	
氯化钙（3%，5%） Calcium Chloride（3%，5%）	可配	
氯化琥珀胆碱 Suxamethonium Chloride	忌配	
氯化钾（10%） Potassium Chloride（10%）	可配	
氯化钠（0.9%） Sodium Chloride（0.9%）	可配	
氯霉素 Chloramphenicol	可配	
M 吗啡（盐酸盐） Morphine（Hydrochloride）	忌配	
麦角新碱（马来酸盐） Ergometrine（Maleate）	可配	
美芬丁胺（硫酸盐） Mephentermine（Sulfate）	可配	
N 脑垂体后叶素® Pituitrin	可配	
能量合剂 Energy Composite	可配	
尼可刹米 Nikethamide	可配	
粘菌素（硫酸盐） Colymycin（Sulfate）	忌配	
P 哌替啶（盐酸盐） Pethidine（Hydrochloride）	忌配	
葡醛内酯 Glucurolactone	可配	
葡萄糖（5%，10%） Glucose（5%，10%）	可配	
葡萄糖氯化钠 Glucose and Sodium Chloride	可配	
葡萄糖酸钙（10%） Calcium Gluconate（10%）	可配	
普鲁卡因（盐酸盐） Procaine（Hydrochloride）	可配	
普鲁卡因胺（盐酸盐） Procainamide（Hydrochloride）	可配	
Q 青霉素钾@ Benzylpenicillin Potassium	忌配	

氨基丁三醇加入以下药品（续）	配伍结果	备 注
青霉素钠[@] Benzylpenicillin Sodium	**忌配**	
氢化可的松 Hydrocortisone	**忌配**	
氢化可的松琥珀酸钠 Hydrocortisone Sodium Succinate	可配	
氢化麦角碱 Dihydroergotoxine	可配	
庆大霉素（硫酸盐）[@] Gentamycin（Sulfate）	可配	
去甲肾上腺素（重酒石酸盐）Norepinephrine（Bitartrate）	**忌配**	
去氧肾上腺素（盐酸盐）Phenylephrine（Hydrochloride）	**忌配**	
去乙酰毛花苷 Deslanoside	可配	
R 乳酸钠（11.2%） Sodium Lactate（11.2%）	可配	
S 三磷腺苷 Adenosine Triphosphate	可配	
山莨菪碱（氢溴酸盐） Anisodamine（Hydrobromide）	可配	
山梨醇 Sorbitol	**忌配**	
肾上腺素（盐酸盐） Adrenaline（Hydrochloride）	**忌配**	
四环素（盐酸盐） Tetracycline（Hydrochloride）	**忌配**	
羧苄西林钠 Carbenicillin Sodium	**忌配**	
缩宫素 Oxytocin	可配	
T 碳酸氢钠（5%） Sodium Bicarbonate（5%）	可配	
头孢噻啶 Cefaloridine	**忌配**	
W 万古霉素（盐酸盐） Vancomycin（Hydrochloride）	**忌配**	
维生素 B_2 Vitamin B_2	**忌配**	
维生素 B_6 Vitamin B_6	可配	
维生素 C Vitamin C	可配	
维生素 K_3 Vitamin K_3	可配	
X 细胞色素 C Cytochrome C	可配	
溴化钙（5%） Calcium Bromide（5%）	可配	
Y 洋地黄毒苷 Digitoxin	**忌配**	
依他尼酸钠 Sodium Etacrynate	**忌配**	
异丙嗪（盐酸盐） Promethazine（Hydrochloride）	**忌配**	
异丙肾上腺素（盐酸盐）Isoprenaline（Hydrochloride）	可配	
异戊巴比妥钠 Amobarbital Sodium	可配	
异烟肼 Isoniazid	可配	
右旋糖酐 40（含盐） Dextran 40（Sodium Chloride）	可配	

氯化铵

Ammonium Chloride

制剂规格与 pH 值　2%，10%注射液：20mL：0.4g；20mL：2g；250mL：5g。pH（2.14%）：5.1。

药理作用及应用　可纠正代谢性碱中毒，酸化尿液。

用法用量　用于纠正碱血症时：静滴，一日剂量 2～20g。按 2%氯化铵 1mL/kg 能使 CO_2 结合率下降 0.45mmol/L 计算用量。

适宜溶剂　静滴：氯化铵 2～6g（2%注射液 100～300mL）以 5%～10%葡萄糖注射液稀释成 0.9%（等渗）使用。

给药速度　滴注：每小时不超过氯化铵 5g（约 0.9%溶液 550mL）。

不良反应　在镰状细胞贫血患者可引起缺氧或（和）酸中毒。

禁忌/慎用证　代谢性酸中毒患者、肝肾功能严重损害者禁用。溃疡病、镰状细胞贫血患者及肝肾功能不全者慎用。

药物相互作用　本品与呋喃妥因呈配伍禁忌。

注意事项　静滴时可有注射部位疼痛，偶有惊厥、呼吸停顿。

配伍表

氯化铵加入以下药品	配伍结果	备　注
2∶3∶1 注射液　2∶3∶1 Injection	可配	
A 阿米卡星（硫酸盐）　Amikacin（Sulfate）	忌配	
氨茶碱　Aminophylline	忌配	
氨基丁三醇（7.28%）　Trometamol（7.28%）	忌配	
B 苯巴比妥钠　Phenobarbital Sodium	忌配	
D 地西泮®　Diazepam	忌配	
F 复方醋酸钠　Sodium Acetate Compound	可配	
G 谷氨酸钙（5%）　Calcium Glutamate（5%）	忌配	
谷氨酸钾（31.50%）　Potassium Glutamate（31.50%）	忌配	
谷氨酸钠（28.75%）　Sodium Glutamate（28.75%）	忌配	
H 磺胺嘧啶钠　Sulfadiazine Sodium	忌配	
磺胺异噁唑（二醇胺盐）　Sulfafurazole（Diolamine）	忌配	
J 精氨酸（25%，盐酸盐）　Arginine（25%，Hydrochloride）	忌配	
K 卡那霉素（硫酸盐）　Kanamycin（Sulfate）	忌配	
L 链霉素（硫酸盐）　Streptomycin（Sulfate）	忌配	
林格液　Sodium Chloride Compound	可配	
硫喷妥钠　Thiopental Sodium	忌配	
氯化钾（10%）　Potassium Chloride（10%）	可配	
氯化钠（0.9%）　Sodium Chloride（0.9%）	可配	
洛贝林（盐酸盐）　Lobeline（Hydrochloride）	忌配	
P 葡萄糖（5%，10%）　Glucose（5%，10%）	可配	
葡萄糖氯化钠　Glucose and Sodium Chloride	可配	
Q 庆大霉素（硫酸盐）@　Gentamycin（Sulfate）	忌配	
R 乳酸钠（11.2%）　Sodium Lactate（11.2%）	忌配	治疗矛盾
S 司可巴比妥钠　Secobarbital Sodium	忌配	
T 碳酸氢钠（5%）　Sodium Bicarbonate（5%）	忌配	
W 万古霉素（盐酸盐）　Vancomycin（Hydrochloride）	忌配	
Y 异戊巴比妥钠　Amobarbital Sodium	忌配	
右旋糖酐 40（含盐）　Dextran 40（Sodium Chloride）	可配	

氯化钾

Potassium Chloride

制剂规格与 pH 值　10%，15%注射液：10mL：1g；10mL：1.5g。pH（10%）：5.0 。

药理作用及应用　钾参与糖、蛋白质的合成及二磷酸腺苷转化为三磷酸腺苷的能量代谢。钾也参与神经冲动传导和神经末梢递质乙酰胆碱的合成。参与酸碱平衡的调节。治疗各种原因引起的低钾血症，洋地黄中毒引起频发性、多源性早搏或快速心律失常，预防低钾血症。

用法用量　低钾血症又不能口服给药者，可用 10%氯化钾注射液 10～15mL 加入 5%葡萄糖注射液 500mL 静滴。

适宜溶剂　静滴：10～20mL 稀释于 5%～10%葡萄糖或 5%葡萄糖氯化钠注射液 500～1 000mL。

给药速度　静滴：2～3h。速度不宜超过 0.75g/h。对体内缺钾引起严重快速室性异位心律失常、低血钾威胁生命时，输注的钾盐浓度要高（0.5%～1%），滴速可达 1.5g/h。

稳定性　室温贮存。溶液澄明才可使用。

不良反应　静滴浓度较高，速度较快或静脉较细时，易刺激静脉内膜引起疼痛；输注过快引起显著高血钾可致心搏骤停。原有肾功能损害时应注意发生高钾血症。

禁忌/慎用证　急慢性肾功能不全、严重脱水、高钾血症患者禁用。肾功能严重减退者尿少时慎用。

药物相互作用　皮质激素尤其是具有较明显盐皮质激素作用者、肾上腺盐皮质激素和促肾上腺皮质激素（ACTH）都有排钾作用而降低钾盐疗效；肝素（虽在体外可与本品配伍）能抑制醛固酮的合成，尿钾排泄减少，合用时易发生高钾血症，并胃肠道出血机会增加。

注意事项　禁忌静注。静滴时，除非严重低钾的急救，一般速度宜慢，溶液不可太浓（一般不超过 0.3%，治疗心律失常时可加至 0.6%～0.7%）。静滴浓度较高，速度较快或静脉较细时，易刺激静脉内膜引起疼痛。脱水无尿病例，等补液排尿后再补钾。补钾过程应监测血钾。避免发生一过性高钾血症。

配伍表

氯化钾加入以下药品	配伍结果	备 注
2：3：1 注射液　2：3：1 Injection	可配	
A 阿糖胞苷（盐酸盐）　Cytarabine（Hydrochloride）	**忌配**	
阿托品（硫酸盐）　Atropine（Sulfate）	可配	
氨苄西林钠[@] Ampicillin Sodium	可配	
氨茶碱 Aminophylline	可配	
氨基丁三醇（7.28%）　Trometamol（7.28%）	可配	
氨基丁酸 Aminobutyric Acid	可配	
氨基己酸 Aminocaproic Acid	可配	
氨甲苯酸 Aminomethylbenzoic Acid	可配	
胺碘酮（盐酸盐）®　Amiodarone（Hydrochloride）	可配	
B 苯巴比妥钠 Phenobarbital Sodium	可配	
苯海拉明（盐酸盐）Diphenhydramine（Hydrochloride）	**忌配**	△
博来霉素 Bleomycin	可配	
C 长春新碱（硫酸盐）　Vincristine（Sulfate）	**忌配**	

氯化钾加入以下药品（续）	配伍结果	备　注
促皮质素　Corticotrophin	忌配	
D　地塞米松（磷酸盐）　Dexamethasone（Phosphate）	可配	
地西泮®　Diazepam	忌配	
东莨菪碱（氢溴酸盐）　Scopolamine（Hydrobromide）	可配	
毒毛旋花子苷 K　Strophanthin K	可配	
对氨基水杨酸钠　Sodium Aminosalicylate	可配	
多巴胺（盐酸盐）　Dopamine（Hydrochloride）	可配	
多粘菌素 B（硫酸盐）　Polymyxin B（Sulfate）	可配	
多柔比星（盐酸盐）　Doxorubicin（Hydrochloride）	可配	
E　二甲弗林　Dimefline	可配	
F　放线菌素 D　Dactinomycin D	可配	
酚磺乙胺　Etamsylate	可配	
酚妥拉明（甲磺酸盐）　Phentolamine（Mesylate）	可配	
呋塞米　Furosemide	忌配	
氟尿嘧啶　Fluorouracil	可配	
氟哌利多　Droperidol	稀释	
辅酶 A　Coenzyme A	可配	
复方醋酸钠　Sodium Acetate Compound	可配	
G　甘露醇　Mannitol	忌配	
肝素钠　Heparin Sodium	可配	
谷氨酸钙（5%）　Calcium Glutamate（5%）	可配	
谷氨酸钾（31.50%）　Potassium Glutamate（31.50%）	可配	
谷氨酸钠（28.75%）　Sodium Glutamate（28.75%）	可配	
H　红霉素（乳糖酸盐）　Erythromycin（Lactobionate）	稀释	
环磷酰胺　Cyclophosphamide	可配	
磺胺嘧啶钠　Sulfadiazine Sodium	忌配	
磺胺异噁唑（二醇胺盐）　Sulfafurazole（Diolamine）	可配	
J　肌醇　Inositol	可配	
肌苷　Inosine	可配	
加兰他敏（氢溴酸盐）　Galantamine（Hydrobromide）	可配	
甲基多巴　Methyldopa	可配	
甲氧苄胺嘧啶　Trimethoprim	稀释	
甲氧明（盐酸盐）　Methoxamine（Hydrochloride）	可配	
间羟胺（重酒石酸盐）　Metaraminol（Bitartrate）	可配	
精氨酸（25%，盐酸盐）　Arginine（25%，Hydrochloride）	可配	
K　卡那霉素（硫酸盐）　Kanamycin（Sulfate）	可配	
克林霉素（磷酸盐）　Clindamycin（Phosphate）	可配	
L　利多卡因（盐酸盐）　Lidocaine（Hydrochloride）	可配	
利福霉素钠　Rifamycine Sodium	稀释	
利舍平　Reserpine	可配	

氯化钾加入以下药品（续）	配伍结果	备 注
链霉素（硫酸盐） Streptomycin（Sulfate）	忌配	△
两性霉素 B Amphotericin B	忌配	
林格液 Sodium Chloride Compound	可配	
硫喷妥钠 Thiopental Sodium	忌配	
硫酸镁（10%，25%） Magnesium Sulfate（10%，25%）	可配	
氯苯那敏 Chlorphenamine	忌配	△
氯丙嗪（盐酸盐） Chlorpromazine（Hydrochloride）	稀释	
氯化铵（2%） Ammonium Chloride（2%）	可配	
氯化钙（3%，5%） Calcium Chloride（3%，5%）	可配	
氯化琥珀胆碱 Suxamethonium Chloride	忌配	
氯化钠（0.9%） Sodium Chloride（0.9%）	可配	
氯霉素 Chloramphenicol	稀释	
氯霉素琥珀酸酯钠 Chloramphenicol Succinate Sodium	可配	
罗通定（硫酸盐） Rotundine（Sulfate）	忌配	
洛贝林（盐酸盐） Lobeline（Hydrochloride）	可配	
M 麦角新碱（马来酸盐） Ergometrine（Maleate）	可配	
美芬丁胺（硫酸盐） Mephentermine（Sulfate）	可配	
N 脑垂体后叶素® Pituitrin	可配	
能量合剂 Energy Composite	可配	
尼可刹米 Nikethamide	可配	
粘菌素（硫酸盐） Colymycin（Sulfate）	可配	
P 哌替啶（盐酸盐） Pethidine（Hydrochloride）	可配	
葡醛内酯 Glucurolactone	可配	
葡萄糖（5%，10%） Glucose（5%，10%）	可配	
葡萄糖氯化钠 Glucose and Sodium Chloride	可配	
葡萄糖酸钙（10%） Calcium Gluconate（10%）	可配	
普鲁卡因（盐酸盐） Procaine（Hydrochloride）	可配	
普鲁卡因胺（盐酸盐） Procainamide（Hydrochloride）	可配	
Q 青霉素钾® Benzylpenicillin Potassium	忌配	△
青霉素钠® Benzylpenicillin Sodium	忌配	△
氢化可的松 Hydrocortisone	稀释	
氢化可的松琥珀酸钠 Hydrocortisone Sodium Succinate	可配	
氢化麦角碱 Dihydroergotoxine	可配	
庆大霉素（硫酸盐）® Gentamycin（Sulfate）	可配	
去甲肾上腺素（重酒石酸盐）Norepinephrine（Bitartrate）	可配	
去氧肾上腺素（盐酸盐）Phenylephrine（Hydrochloride）	可配	
去乙酰毛花苷 Deslanoside	可配	
R 乳酸钠（11.2%） Sodium Lactate（11.2%）	可配	
S 三磷腺苷 Adenosine Triphosphate	可配	
山莨菪碱（氢溴酸盐） Anisodamine（Hydrobromide）	可配	

氯化钾加入以下药品（续）	配伍结果	备 注
山梨醇 Sorbitol	**忌配**	△
肾上腺素（盐酸盐） Adrenaline（Hydrochloride）	**忌配**	△
四环素（盐酸盐） Tetracycline（Hydrochloride）	稀释	
羧苄西林钠 Carbenicillin Sodium	可配	
缩宫素 Oxytocin	可配	
T 碳酸氢钠（5%） Sodium Bicarbonate（5%）	可配	
头孢噻啶 Cefaloridine	可配	
头孢噻吩钠 Cefalothine Sodium	可配	
W 万古霉素（盐酸盐） Vancomycin（Hydrochloride）	**忌配**	
维生素 B6 Vitamin B6	可配	
维生素 C Vitamin C	可配	
维生素 K3 Vitamin K3	可配	
X 西咪替丁（盐酸盐） Cimetidine（Hydrochloride）	稀释	
细胞色素 C Cytochrome C		
新生霉素 Novobiocin	可配	
溴化钙（5%） Calcium Bromide（5%）	可配	
Y 烟酰胺 Nicotinamide	可配	
洋地黄毒苷 Digitoxin	稀释	
依他尼酸钠 Sodium Etacrynate	**忌配**	
胰岛素（正规）Ⓟ Insulin（Regular）	稀释	
异丙嗪（盐酸盐） Promethazine（Hydrochloride）	可配	
异丙肾上腺素（盐酸盐） Isoprenaline（Hydrochloride）	可配	
异戊巴比妥钠 Amobarbital Sodium	可配	
异烟肼 Isoniazid	可配	
右旋糖酐 40（含盐） Dextran 40（Sodium Chloride）	可配	

氯化钙

Calcium Chloride

制剂规格与 pH 值 注射液（3%或 5%）：10mL∶0.5g；20mL∶1g；10mL∶0.3g。pH（5%）：5.0。

药理作用及应用 钙离子能降低毛细管渗透性，使渗出减少，有消肿与抗过敏作用。高浓度时，有拮抗镁的作用，也有缓解平滑肌痉挛等作用。用于皮肤过敏性疾病、手足抽搐、各种绞痛，以及钾中毒、镁中毒。治疗低钙血症、高钾血症、高镁血症和心脏复苏。

用法用量 静注：5%注射液每次 10～20mL，一日 1～2 次用于钙缺乏、急性低钙血症、手足抽搐、肠绞痛、输尿管绞痛、荨麻疹、急性湿疹、皮炎或瘙痒等；用于心脏复苏，5%注射液每次 4～8mL。静滴：1～2mg/min，用于甲状旁腺功能亢进术后的骨质再矿化；用于强心，每次 0.5～1g。

适宜溶剂 静注：4～10mL 稀释于 25%葡萄糖注射液 5～10mL（等量混合）；静滴：0.5～1g 稀

释于 0.9%氯化钠或右旋糖酐注射液 500～1 000mL。

给药速度 静注：5～10min，速度不超过 50mg/min；静滴：2～3h。

稳定性 室温下贮存。

不良反应 静注时常见有全身发热感、皮肤发热、血管扩张，静注速度过快可引起恶心、呕吐、血压下降、心律失常，甚至心脏停搏；偶见有引起软组织钙化、一过性失声、过敏性休克。

禁忌/慎用证 除非已知有低血钙，方可对心功能不全者应用，在强心苷治疗期间或停药 7d 内慎用；高血钙及高钙尿、患有含钙肾结石或有肾结石、类肉瘤患者禁用。

药物相互作用 用药期间慎用洋地黄类强心苷，以免后者的毒性增强；与卡那霉素合用可增加毒性。

注意事项 不可皮注和肌注。注射液不可渗漏于血管外，否则可致剧痛、组织坏死。5%浓度注射液刺激性强，不宜直接注射，临用前须以等量葡萄糖注射液稀释，否则不仅引起剧痛，且可致心脏停搏。对脱水或低血钾者等电解质紊乱时宜先纠正低血钾，再纠正血钙，以免增加心肌应激性。注射液不可口服，因对胃肠道平滑肌有强烈的刺激。肾功能不全者的低钙血症及呼吸性酸中毒者查明血钙水平使用。

配伍表

氯化钙加入以下药品	配伍结果	备 注
2：3：1 注射液　2：3：1 Injection	可配	
A 阿糖胞苷（盐酸盐）Cytarabine（Hydrochloride）	**忌配**	
阿托品（硫酸盐）Atropine（Sulfate）	可配	
氨苄西林钠@ Ampicillin Sodium	可配	
氨茶碱 Aminophylline	可配	
氨基丁三醇（7.28%）Trometamol（7.28%）	可配	
氨基丁酸 Aminobutyric Acid	可配	
氨基己酸 Aminocaproic Acid	可配	
氨甲苯酸 Aminomethylbenzoic Acid	可配	
B 苯巴比妥钠 Phenobarbital Sodium	可配	
苯海拉明（盐酸盐）Diphenhydramine（Hydrochloride）	**忌配**	△
博来霉素 Bleomycin	可配	
C 长春新碱（硫酸盐）Vincristine（Sulfate）	**忌配**	
促皮质素 Corticotrophin	**忌配**	
D 地高辛 Digoxin	**忌配**	
地塞米松（磷酸盐）Dexamethasone（Phosphate）	**忌配**	
东莨菪碱（氢溴酸盐）Scopolamine（Hydrobromide）	可配	
毒毛旋花子苷 K Strophanthin K	**忌配**	
对氨基水杨酸钠 Sodium Aminosalicylate	可配	
多巴胺（盐酸盐）Dopamine（Hydrochloride）	可配	
多粘菌素 B（硫酸盐）Polymyxin B（Sulfate）	可配	
E 二甲弗林 Dimefline	可配	
F 放线菌素 D Dactinomycin D	可配	

氯化钙加入以下药品（续）	配伍结果	备注
酚磺乙胺 Etamsylate	可配	
酚妥拉明（甲磺酸盐） Phentolamine（Mesylate）	可配	
呋塞米 Furosemide	**忌配**	
氟尿嘧啶 Fluorouracil	可配	
辅酶 A Coenzyme A	可配	
复方醋酸钠 Sodium Acetate Compound	可配	
G 甘露醇 Mannitol	**忌配**	
谷氨酸钙（5%） Calcium Glutamate（5%）	可配	
谷氨酸钾（31.50%） Potassium Glutamate（31.50%）	可配	
谷氨酸钠（28.75%） Sodium Glutamate（28.75%）	可配	
H 红霉素（乳糖酸盐） Erythromycin（Lactobionate）	稀释	
环磷酰胺 Cyclophosphamide	可配	
磺胺嘧啶钠 Sulfadiazine Sodium	**忌配**	
磺胺异噁唑（二醇胺盐） Sulfafurazole（Diolamine）	**忌配**	
J 肌醇 Inositol	可配	
肌苷 Inosine	可配	
加兰他敏（氢溴酸盐） Galantamine（Hydrobromide）	可配	
甲氧明（盐酸盐） Methoxamine（Hydrochloride）	可配	
间羟胺（重酒石酸盐） Metaraminol（Bitartrate）	可配	
精氨酸（25%，盐酸盐） Arginine（25%，Hydrochloride）	可配	
K 卡那霉素（硫酸盐） Kanamycin（Sulfate）	**忌配**	
克林霉素（磷酸盐） Clindamycin（Phosphate）	**忌配**	
L 利多卡因（盐酸盐） Lidocaine（Hydrochloride）	可配	
利舍平 Reserpine	可配	
链霉素（硫酸盐） Streptomycin（Sulfate）	**忌配**	
两性霉素 B Amphotericin B	**忌配**	
林格液 Sodium Chloride Compound	可配	
硫喷妥钠 Thiopental Sodium	**忌配**	
硫酸镁（10%，25%） Magnesium Sulfate（10%，25%）	**忌配**	
氯苯那敏 Chlorphenamine	**忌配**	△
氯丙嗪（盐酸盐） Chlorpromazine（Hydrochloride）	可配	
氯化钾（10%） Potassium Chloride（10%）	可配	
氯化钠（0.9%） Sodium Chloride（0.9%）	可配	
氯霉素 Chloramphenicol	稀释	
氯霉素琥珀酸酯钠 Chloramphenicol Succinate Sodium	可配	
罗通定（硫酸盐） Rotundine（Sulfate）	**忌配**	
洛贝林（盐酸盐） Lobeline（Hydrochloride）	可配	
M 麦角新碱（马来酸盐） Ergometrine（Maleate）	可配	
美芬丁胺（硫酸盐） Mephentermine（Sulfate）	可配	
N 脑垂体后叶素® Pituitrin	可配	

氯化钙加入以下药品（续）	配伍结果	备　注
能量合剂　Energy Composite	可配	
尼可刹米　Nikethamide	可配	
粘菌素（硫酸盐）　Colymycin（Sulfate）	稀释	
P 哌替啶（盐酸盐）　Pethidine（Hydrochloride）	可配	
葡醛内酯　Glucurolactone	可配	
葡萄糖（5%，10%）　Glucose（5%，10%）	可配	
葡萄糖氯化钠　Glucose and Sodium Chloride	可配	
葡萄糖酸钙（10%）　Calcium Gluconate（10%）	可配	
普鲁卡因（盐酸盐）　Procaine（Hydrochloride）	可配	
普鲁卡因胺（盐酸盐）　Procainamide（Hydrochloride）	可配	
Q 青霉素钾@ Benzylpenicillin Potassium	忌配	△
青霉素钠@ Benzylpenicillin Sodium	忌配	△
氢化可的松　Hydrocortisone	可配	
氢化可的松琥珀酸钠 Hydrocortisone Sodium Succinate	忌配	
氢化麦角碱　Dihydroergotoxine	可配	
庆大霉素（硫酸盐）@ Gentamycin（Sulfate）	稀释	
去甲肾上腺素（重酒石酸盐）Norepinephrine（Bitartrate）	可配	
去氧肾上腺素（盐酸盐）Phenylephrine（Hydrochloride）	可配	
去乙酰毛花苷　Deslanoside	忌配	
R 乳酸钠（11.2%）　Sodium Lactate（11.2%）	可配	
S 三磷腺苷　Adenosine Triphosphate	可配	
山莨菪碱（氢溴酸盐）　Anisodamine（Hydrobromide）	可配	
山梨醇　Sorbitol	忌配	
肾上腺素（盐酸盐）　Adrenaline（Hydrochloride）	可配	
四环素（盐酸盐）　Tetracycline（Hydrochloride）	可配	
羧苄西林钠　Carbenicillin Sodium	可配	
缩宫素　Oxytocin	可配	
T 碳酸氢钠（5%）　Sodium Bicarbonate（5%）	忌配	
头孢噻啶　Cefaloridine	忌配	
头孢噻吩钠　Cefalothine Sodium	忌配	
W 万古霉素（盐酸盐）　Vancomycin（Hydrochloride）	忌配	
维生素 B$_6$　Vitamin B$_6$	可配	
维生素 C　Vitamin C	可配	
维生素 K$_3$　Vitamin K$_3$	可配	
X 细胞色素 C　Cytochrome C	可配	
溴化钙（5%）　Calcium Bromide（5%）	可配	
Y 烟酰胺　Nicotinamide	稀释	
洋地黄毒苷　Digitoxin	忌配	
依他尼酸钠　Sodium Etacrynate	忌配	
胰岛素（正规）℗ Insulin（Regular）	稀释	

氯化钙加入以下药品（续）	配伍结果	备注
异丙嗪（盐酸盐） Promethazine（Hydrochloride）	可配	
异丙肾上腺素（盐酸盐） Isoprenaline（Hydrochloride）	可配	
异戊巴比妥钠 Amobarbital Sodium	**忌配**	
异烟肼 Isoniazid	可配	
右旋糖酐 40（含盐） Dextran（40 Sodium Chloride）	可配	

硫酸镁

Magnesium Sulfate

制剂规格与 pH 值　注射液（10%或 25%）：10mL : 1g；10mL : 2.5g。pH（5%）：5.8。

药理作用及应用　镁离子可抑制中枢神经的活动，降低或解除肌肉收缩作用，对血管平滑肌有舒张作用，对子痫有预防和治疗作用。对子宫平滑肌收缩有抑制作用。可用于低镁血症的预防和治疗，治疗先兆子痫和子痫、子宫肌肉痉挛。

用法用量　肌注或静注：用于低镁血症，每次 1g，12h 1 次；并依据个体情况调整剂量；用于松弛支气管平滑肌，每次 2g，一日 1 次；用于先兆子痫或子痫，每次 1～2g；用于妊娠高血压综合征，每次 2.5～4g，以后以静滴维持，滴速为 2g/h 或 30mg/(kg·h)；用于心律失常，首剂 2g，以后 3～20mg/min 静滴。静滴：用于抗惊厥，每次 1～2.5g；用于轻症妊娠高血压综合征，一日 15g，1.5～2g/h；用于治疗先兆子痫或子痫，每次 4g；用于防治低镁血症，每次 2.5g。

适宜溶剂　静注：1～2g 稀释于 5%葡萄糖注射液 10～20mL；静滴：1～4g 稀释于 5%葡萄糖注射液 250～500mL。

给药速度　静注：1g 4～6min；静滴：速度视病情为 2g/h 或 3～20mg/min。

稳定性　室温下贮存，防止冷冻。浓缩液在冷藏情况下可能出现沉淀。

不良反应　静注后常见有潮热、出汗、口干等不良反应。

禁忌/慎用证　肠道出血、腹痛待查、急腹症、严重肾功能不全者，孕妇及月经期妇女，心脏传导阻滞者禁用。呼吸系统疾病、正在应用强心苷、严重心血管疾病者及老年人慎用。

药物相互作用　本品可增强钙通道阻滞剂、神经肌肉接头阻滞剂的作用；应用强心苷者，合用本品可发生严重的心脏传导阻滞甚至心搏骤停。

注意事项　肾功能不全时应酌减剂量，尤其是老年人，剂量宜酌情减少。

配伍表

硫酸镁加入以下药品	配伍结果	备注
2 : 3 : 1 注射液　2 : 3 : 1 Injection	可配	
A 阿糖胞苷（盐酸盐） Cytarabine（Hydrochloride）	**忌配**	
阿托品（硫酸盐） Atropine（Sulfate）	可配	
氨苄西林钠@ Ampicillin Sodium	**忌配**	
氨茶碱 Aminophylline	**忌配**	
氨基丁三醇（7.28%） Trometamol（7.28%）	可配	

硫酸镁加入以下药品（续）	配伍结果	备 注
氨基丁酸 Aminobutyric Acid	可配	
氨基己酸 Aminocaproic Acid	可配	
氨甲苯酸 Aminomethylbenzoic Acid	可配	
B 苯巴比妥钠 Phenobarbital Sodium	可配	
苯海拉明（盐酸盐） Diphenhydramine（Hydrochloride）	可配	供肌注
博来霉素 Bleomycin	可配	
C 长春新碱（硫酸盐） Vincristine（Sulfate）	忌配	
促皮质素 Corticotrophin	忌配	
D 地塞米松（磷酸盐） Dexamethasone（Phosphate）	可配	
东莨菪碱（氢溴酸盐） Scopolamine（Hydrobromide）	可配	
毒毛旋花子苷 K Strophanthin K	可配	
对氨基水杨酸钠 Sodium Aminosalicylate	可配	
多巴胺（盐酸盐） Dopamine（Hydrochloride）	忌配	
多粘菌素 B（硫酸盐） Polymyxin B（Sulfate）	忌配	
E 二甲弗林 Dimefline	可配	
F 放线菌素 D Dactinomycin D	可配	
酚磺乙胺 Etamsylate	可配	
呋塞米 Furosemide	忌配	
氟尿嘧啶 Fluorouracil	可配	
辅酶 A Coenzyme A	可配	
复方醋酸钠 Sodium Acetate Compound	可配	
G 谷氨酸钙（5%） Calcium Glutamate（5%）	忌配	
谷氨酸钾（31.50%） Potassium Glutamate（31.50%）	可配	
谷氨酸钠（28.75%） Sodium Glutamate（28.75%）	可配	
H 红霉素（乳糖酸盐） Erythromycin（Lactobionate）	稀释	
环磷酰胺 Cyclophosphamide	可配	
磺胺嘧啶钠 Sulfadiazine Sodium	可配	
磺胺异噁唑（二醇胺盐） Sulfafurazole（Diolamine）	忌配	
J 肌醇 Inositol	可配	
肌苷 Inosine	可配	
加兰他敏（氢溴酸盐） Galantamine（Hydrobromide）	可配	
甲基多巴 Methyldopa	可配	
甲氧明（盐酸盐） Methoxamine（Hydrochloride）	忌配	
间羟胺（重酒石酸盐） Metaraminol（Bitartrate）	忌配	
K 卡那霉素（硫酸盐） Kanamycin（Sulfate）	忌配	
克林霉素（磷酸盐） Clindamycin（Phosphate）	忌配	
L 利多卡因（盐酸盐） Lidocaine（Hydrochloride）	可配	
利舍平 Reserpine	可配	
链霉素（硫酸盐） Streptomycin（Sulfate）	忌配	
林格液 Sodium Chloride Compound	可配	

硫酸镁加入以下药品（续）	配伍结果	备　注
硫喷妥钠 Thiopental Sodium	忌配	
氯苯那敏 Chlorphenamine	可配	供肌注
氯丙嗪（盐酸盐） Chlorpromazine（Hydrochloride）	可配	
氯化钙（3%，5%） Calcium Chloride（3%，5%）	忌配	
氯化琥珀胆碱 Suxamethonium Chloride	忌配	
氯化钾（10%） Potassium Chloride（10%）	可配	
氯化钠（0.9%） Sodium Chloride（0.9%）	可配	
氯霉素 Chloramphenicol	稀释	
氯霉素琥珀酸酯钠 Chloramphenicol Succinate Sodium	可配	
洛贝林（盐酸盐） Lobeline（Hydrochloride）	可配	
M 麦角新碱（马来酸盐） Ergometrine（Maleate）	忌配	
美芬丁胺（硫酸盐） Mephentermine（Sulfate）	忌配	
N 脑垂体后叶素® Pituitrin	忌配	
能量合剂 Energy Composite	可配	
尼可刹米 Nikethamide	可配	
P 哌替啶（盐酸盐） Pethidine（Hydrochloride）	可配	
葡醛内酯 Glucurolactone	可配	
葡萄糖（5%，10%） Glucose（5%，10%）	可配	
葡萄糖氯化钠 Glucose and Sodium Chloride	可配	
葡萄糖酸钙（10%） Calcium Gluconate（10%）	忌配	
普鲁卡因胺（盐酸盐） Procainamide（Hydrochloride）	忌配	
Q 青霉素钾@ Benzylpenicillin Potassium	忌配	青霉素遇酸不稳定
青霉素钠@ Benzylpenicillin Sodium	忌配	
氢化可的松 Hydrocortisone	稀释	
氢化可的松琥珀酸钠 Hydrocortisone Sodium Succinate	稀释	
氢化麦角碱 Dihydroergotoxine	可配	
庆大霉素（硫酸盐）@ Gentamycin（Sulfate）	忌配	
去甲肾上腺素（重酒石酸盐）Norepinephrine（Bitartrate）	忌配	
去氧肾上腺素（盐酸盐）Phenylephrine（Hydrochloride）	忌配	
去乙酰毛花苷 Deslanoside	可配	
R 乳酸钠（11.2%） Sodium Lactate（11.2%）	可配	
S 三磷腺苷 Adenosine Triphosphate	可配	
山莨菪碱（氢溴酸盐） Anisodamine（Hydrobromide）	可配	
山梨醇 Sorbitol	可配	
肾上腺素（盐酸盐） Adrenaline（Hydrochloride）	忌配	
四环素（盐酸盐） Tetracycline（Hydrochloride）	忌配	
羧苄西林钠 Carbenicillin Sodium	忌配	
缩宫素 Oxytocin	可配	
T 碳酸氢钠（5%） Sodium Bicarbonate（5%）	忌配	
头孢噻吩钠 Cefalothine Sodium	忌配	

硫酸镁加入以下药品（续）	配伍结果	备 注
W 维生素 B₆ Vitamin B₆	可配	
维生素 C Vitamin C	可配	
维生素 K₃ Vitamin K₃	可配	
X 细胞色素 C Cytochrome C	可配	
新生霉素 Novobiocin	**忌配**	
溴化钙（5%） Calcium Bromide（5%）	**忌配**	
Y 叶酸 Folic Acid	可配	供肌注
依他尼酸钠 Sodium Etacrynate	可配	
异丙嗪（盐酸盐） Promethazine（Hydrochloride）	可配	
异丙肾上腺素（盐酸盐） Isoprenaline（Hydrochloride）	可配	
异戊巴比妥钠 Amobarbital Sodium	可配	
异烟肼 Isoniazid	可配	
右旋糖酐 40（含盐） Dextran 40（Sodium Chloride）	可配	

葡萄糖酸钙

Calcium Gluconate

制剂规格与 pH 值　10%注射液：10mL : 1g。pH（10%）：6.0。

药理作用及应用　钙离子补充剂。治疗钙缺乏，用于急性血钙过低、碱中毒、甲状旁腺功能低下及新生儿手足搐搦症、过敏性疾患、心脏复苏、镁和氟中毒时的急救。

用法用量　治疗低血钙、抗过敏：静注 1g，需要时可重复注射至抽搐控制；抗高血钾：静注 1～2g，心电图监测控制用量；抗高血镁：用法同抗高血钾；氟中毒解救：静注 1g，1h 后重复，如有搐搦可静注 3g。一日用量不超过 15g。

适宜溶剂　静滴：已在滴注或同时需要输注葡萄糖液、生理盐水、2 : 3 : 1 溶液者，可在 500mg 加入本品 1～2g，0.5～1h 滴完。静注：5～20mL 稀释于 5%或 25%葡萄糖注射液 5～20mL（等量混合）。

给药速度　静注：5～10min，10%溶液静注速度不超过 2mL/min。

稳定性　室温下贮存，防止冷冻。

不良反应　静注过快可产生呕吐、恶心、心律失常甚至心脏停搏。

禁忌/慎用证　高钙血症、高钙尿症、含钙肾结石或有肾结石病史患者禁用。肾功能不全患者与呼吸性酸中毒患者慎用。

药物相互作用　应用强心苷期间禁止静注本品；与噻嗪类利尿药同用，可增加肾脏对钙的重吸收而致高钙血症。

注意事项　刺激性强，不宜皮注和肌注。静注时如漏出血管外，可致注射部位皮肤发红、皮疹和疼痛，并可随后出现脱皮和组织坏死。可使血清淀粉酶增高，血清羟基皮质醇浓度短暂升高；长期或大量应用本品，血清磷酸盐浓度降低。

配伍表

葡萄糖酸钙加入以下药品	配伍结果	备 注
2:3:1注射液 2:3:1 Injection	可配	
A 阿糖胞苷（盐酸盐） Cytarabine（Hydrochloride）	忌配	
阿托品（硫酸盐） Atropine（Sulfate）	可配	
氨苄西林钠@ Ampicillin Sodium	可配	
氨茶碱 Aminophylline	可配	
氨基丁三醇（7.28%） Trometamol（7.28%）	可配	
氨基丁酸 Aminobutyric Acid	可配	
氨基己酸 Aminocaproic Acid	可配	
氨甲苯酸 Aminomethylbenzoic Acid	可配	
B 苯巴比妥钠 Phenobarbital Sodium	可配	
苯海拉明（盐酸盐） Diphenhydramine（Hydrochloride）	忌配	△
博来霉素 Bleomycin	可配	
C 长春新碱（硫酸盐） Vincristine（Sulfate）	忌配	
促皮质素 Corticotrophin	稀释	
D 地高辛 Digoxin	忌配	
地塞米松（磷酸盐） Dexamethasone（Phosphate）	可配	
地西泮® Diazepam	可配	
东莨菪碱（氢溴酸盐） Scopolamine（Hydrobromide）	可配	
毒毛旋花子苷 K Strophanthin K	忌配	
对氨基水杨酸钠 Sodium Aminosalicylate	忌配	
多粘菌素 B（硫酸盐） Polymyxin B（Sulfate）	可配	
多柔比星（盐酸盐） Doxorubicin（Hydrochloride）	忌配	
E 二甲弗林 Dimefline	可配	
F 放线菌素 D Dactinomycin D	忌配	
酚磺乙胺 Etamsylate	可配	
酚妥拉明（甲磺酸盐） Phentolamine（Mesylate）	可配	
呋塞米 Furosemide	忌配	
氟尿嘧啶 Fluorouracil	可配	
辅酶 A Coenzyme A	忌配	
复方氨基酸 Amino Acid Compound	可配	
复方醋酸钠 Sodium Acetate Compound	可配	
G 甘露醇 Mannitol	忌配	
肝素钠 Heparin Sodium	可配	
谷氨酸钙（5%） Calcium Glutamate（5%）	可配	
谷氨酸钾（31.50%） Potassium Glutamate（31.50%）	可配	
谷氨酸钠（28.75%） Sodium Glutamate（28.75%）	可配	
H 红霉素（乳糖酸盐） Erythromycin（Lactobionate）	稀释	
环磷酰胺 Cyclophosphamide	可配	
磺胺嘧啶钠 Sulfadiazine Sodium	忌配	

葡萄糖酸钙加入以下药品（续）	配伍结果	备 注
磺胺异噁唑（二醇胺盐） Sulfafurazole（Diolamine）	可配	
J 肌醇 Inositol	可配	
肌苷 Inosine	可配	
加兰他敏（氢溴酸盐） Galantamine（Hydrobromide）	可配	
甲氧明（盐酸盐） Methoxamine（Hydrochloride）	可配	
间羟胺（重酒石酸盐） Metaraminol（Bitartrate）	可配	
精氨酸（25%，盐酸盐） Arginine（25%，Hydrochloride）	可配	
K 卡那霉素（硫酸盐） Kanamycin（Sulfate）	**忌配**	
克林霉素（磷酸盐） Clindamycin（Phosphate）	**忌配**	
L 利多卡因（盐酸盐） Lidocaine（Hydrochloride）	可配	
利舍平 Reserpine	可配	
链霉素（硫酸盐） Streptomycin（Sulfate）	**忌配**	
两性霉素 B Amphotericin B	**忌配**	
林格液 Sodium Chloride Compound	可配	
硫喷妥钠 Thiopental Sodium	**忌配**	
硫酸镁（10%，25%） Magnesium Sulfate（10%，25%）	**忌配**	
氯苯那敏 Chlorphenamine	**忌配**	△
氯丙嗪（盐酸盐） Chlorpromazine（Hydrochloride）	可配	
氯化钙（3%，5%） Calcium Chloride（3%，5%）	可配	
氯化钾（10%） Potassium Chloride（10%）	可配	
氯化钠（0.9%） Sodium Chloride（0.9%）	可配	
氯霉素 Chloramphenicol	稀释	
氯霉素琥珀酸酯钠 Chloramphenicol Succinate Sodium	可配	
罗通定（硫酸盐） Rotundine（Sulfate）	可配	
洛贝林（盐酸盐） Lobeline（Hydrochloride）	可配	
M 麦角新碱（马来酸盐） Ergometrine（Maleate）	可配	
美芬丁胺（硫酸盐） Mephentermine（Sulfate）	可配	
N 脑垂体后叶素® Pituitrin	可配	
能量合剂 Energy Composite	**忌配**	
尼可刹米 Nikethamide	可配	
粘菌素（硫酸盐） Colymycin（Sulfate）	可配	
P 哌替啶（盐酸盐） Pethidine（Hydrochloride）	可配	
葡醛内酯 Glucurolactone	可配	
葡萄糖（5%，10%） Glucose（5%，10%）	可配	
葡萄糖氯化钠 Glucose and Sodium Chloride	可配	
普鲁卡因（盐酸盐） Procaine（Hydrochloride）	可配	
普鲁卡因胺（盐酸盐） Procainamide（Hydrochloride）	可配	
Q 青霉素钾® Benzylpenicillin Potassium	**忌配**	
青霉素钠® Benzylpenicillin Sodium	**忌配**	
氢化可的松 Hydrocortisone	稀释	

葡萄糖酸钙加入以下药品（续）	配伍结果	备　注
氢化可的松琥珀酸钠 Hydrocortisone Sodium Succinate	可配	
氢化麦角碱 Dihydroergotoxine	可配	
庆大霉素（硫酸盐）@ Gentamycin（Sulfate）	可配	
去甲肾上腺素（重酒石酸盐）Norepinephrine（Bitartrate）	可配	
去氧肾上腺素（盐酸盐）Phenylephrine（Hydrochloride）	可配	
去乙酰毛花苷 Deslanoside	忌配	
R 乳酸钠（11.2%）　Sodium Lactate（11.2%）	可配	
S 三磷腺苷 Adenosine Triphosphate	可配	
山莨菪碱（氢溴酸盐）　Anisodamine（Hydrobromide）	可配	
山梨醇 Sorbitol	忌配	
肾上腺素（盐酸盐）　Adrenaline（Hydrochloride）	可配	
四环素（盐酸盐）　Tetracycline（Hydrochloride）	忌配	
羧苄西林钠 Carbenicillin Sodium	可配	
缩宫素 Oxytocin	可配	
T 碳酸氢钠（5%）　Sodium Bicarbonate（5%）	忌配	
头孢噻啶 Cefaloridine	忌配	
头孢噻吩钠 Cefalothine Sodium	忌配	
W 万古霉素（盐酸盐）　Vancomycin（Hydrochloride）	可配	
维生素 B_6　Vitamin B_6	可配	
维生素 C　Vitamin C	可配	
维生素 K_3　Vitamin K_3	可配	
X 细胞色素 C　Cytochrome C	可配	
新生霉素 Novobiocin	忌配	
溴化钙（5%）　Calcium Bromide（5%）	可配	
Y 烟酰胺 Nicotinamide	稀释	
洋地黄毒苷 Digitoxin	忌配	
叶酸 Folic Acid	忌配	△
依他尼酸钠 Sodium Etacrynate	忌配	
胰岛素（正规）® Insulin（Regular）	稀释	
异丙嗪（盐酸盐）　Promethazine（Hydrochloride）	可配	
异丙肾上腺素（盐酸盐）　Isoprenaline（Hydrochloride）	可配	
异戊巴比妥钠 Amobarbital Sodium	忌配	
异烟肼 Isoniazid	可配	
右旋糖酐 40（含盐）　Dextran 40（Sodium Chloride）	可配	

复方醋酸钠

Sodium Acetate Compound

制剂规格与 pH 值　注射液：500mL 内含醋酸钠 0.612%、氯化钠 0.585%、氯化钙 0.033%、氯化钾 0.03%。pH（5%）：7.1～7.4。

药理作用及应用　液体及无机盐补充药。用于外伤性休克和感染性休克及溶血性出血热。浓度为 16.4%及 32.8%的药液静滴时以 0.9%氯化钠注射液稀释 10～20 倍。

用法用量　临用前加 50%葡萄糖注射液适量，使葡萄糖含量达 5%，静滴，成人一日 1 000～3 000mL，或视病情而定。

注意事项　相关内容参见氯化钠、氯化钾、氯化钙等。

配伍表

复方醋酸钠加入以下药品	配伍结果	备　注
2:3:1 注射液　2:3:1 Injection	可配	
A 阿米卡星（硫酸盐）　Amikacin（Sulfate）	可配	
阿糖胞苷（盐酸盐）　Cytarabine（Hydrochloride）	可配	
阿托品（硫酸盐）　Atropine（Sulfate）	可配	
氨苄西林钠@　Ampicillin Sodium	**忌配**	
氨茶碱 Aminophylline	可配	
B 苯巴比妥钠 Phenobarbital Sodium	可配	
苯海拉明（盐酸盐）　Diphenhydramine（Hydrochloride）	**忌配**	△
C 促皮质素 Corticotrophin	可配	
D 地塞米松（磷酸盐）　Dexamethasone（Phosphate）	可配	
地西泮® Diazepam	**忌配**	
丁卡因（盐酸盐）　Tetracaine（Hydrochloride）	可配	
多巴胺（盐酸盐）　Dopamine（Hydrochloride）	可配	
多粘菌素 B（硫酸盐）　Polymyxin B（Sulfate）	可配	
多柔比星（盐酸盐）　Doxorubicin（Hydrochloride）	可配	
多西环素（盐酸盐）　Doxycycline（Hydrochloride）	可配	
F 芬太尼（枸橼酸盐）　Fentanyl（Citrate）	可配	
酚磺乙胺 Etamsylate	**忌配**	
呋塞米 Furosemide	可配	
氟尿嘧啶 Fluorouracil	可配	
氟哌利多 Droperidol	可配	
复方氨基酸 Amino Acid Compound	可配	
G 甘露醇 Mannitol	**忌配**	
肝素钠 Heparin Sodium	**忌配**	
H 红霉素（乳糖酸盐）　Erythromycin（Lactobionate）	可配	
磺胺异噁唑（二醇胺盐）　Sulfafurazole（Diolamine）	可配	
J 甲基多巴 Methyldopa	可配	
甲氧苄胺嘧啶 Trimethoprim	可配	
甲氧氯普胺（盐酸盐）Metoclopramide（Hydrochloride）	**忌配**	
甲氧明（盐酸盐）　Methoxamine（Hydrochloride）	可配	
间羟胺（重酒石酸盐）　Metaraminol（Bitartrate）	可配	
肼屈嗪（盐酸盐）　Hydralazine（Hydrochloride）	可配	

复方醋酸钠加入以下药品（续）	配伍结果	备　注
K 卡那霉素（硫酸盐）　Kanamycin（Sulfate）	可配	
克林霉素（磷酸盐）　Clindamycin（Phosphate）	可配	
L 利多卡因（盐酸盐）　Lidocaine（Hydrochloride）	可配	
两性霉素 B　Amphotericin B	**忌配**	
林格液　Sodium Chloride Compound	可配	
硫喷妥钠　Thiopental Sodium	稀释	
硫酸镁（10%，25%）　Magnesium Sulfate（10%，25%）	可配	
氯苯那敏　Chlorphenamine	**忌配**	△
氯丙嗪（盐酸盐）　Chlorpromazine（Hydrochloride）	可配	
氯化铵（2%）　Ammonium Chloride（2%）	可配	
氯化钙（3%，5%）　Calcium Chloride（3%，5%）	可配	
氯化琥珀胆碱　Suxamethonium Chloride	可配	
氯化钾（10%）　Potassium Chloride（10%）	可配	
氯化钠（0.9%）　Sodium Chloride（0.9%）	可配	
氯霉素　Chloramphenicol	可配	
氯霉素琥珀酸酯钠　Chloramphenicol Succinate Sodium	可配	
洛贝林（盐酸盐）　Lobeline（Hydrochloride）	**忌配**	
M 麻黄碱（盐酸盐）　Ephedrine（Hydrochloride）	可配	
吗啡（盐酸盐）　Morphine（Hydrochloride）	可配	
麦角新碱（马来酸盐）　Ergometrine（Maleate）	可配	
美芬丁胺（硫酸盐）　Mephentermine（Sulfate）	可配	
N 尼可刹米　Nikethamide	可配	
P 哌替啶（盐酸盐）　Pethidine（Hydrochloride）	可配	
葡萄糖（5%，10%）　Glucose（5%，10%）	可配	
葡萄糖氯化钠　Glucose and Sodium Chloride	可配	
葡萄糖酸钙（10%）　Calcium Gluconate（10%）	可配	
普鲁卡因（盐酸盐）　Procaine（Hydrochloride）	可配	
普鲁卡因胺（盐酸盐）　Procainamide（Hydrochloride）	可配	
Q 青霉素钾@ Benzylpenicillin Potassium	可配	
青霉素钠@ Benzylpenicillin Sodium	可配	
氢化可的松　Hydrocortisone	可配	
氢化可的松琥珀酸钠　Hydrocortisone Sodium Succinate	可配	
庆大霉素（硫酸盐）@　Gentamycin（Sulfate）	可配	
去甲肾上腺素（重酒石酸盐）Norepinephrine（Bitartrate）	可配	
去氧肾上腺素（盐酸盐）Phenylephrine（Hydrochloride）	可配	
去乙酰毛花苷　Deslanoside	可配	
R 乳酸钠（11.2%）　Sodium Lactate（11.2%）	**忌配**	
S 山梨醇　Sorbitol	**忌配**	
肾上腺素（盐酸盐）　Adrenaline（Hydrochloride）	可配	
司可巴比妥钠　Secobarbital Sodium	可配	

复方醋酸钠加入以下药品（续）	配伍结果	备　注
四环素（盐酸盐）　Tetracycline（Hydrochloride）	可配	
羧苄西林钠　Carbenicillin Sodium	可配	
缩宫素　Oxytocin	可配	
T 碳酸氢钠（5%）　Sodium Bicarbonate（5%）	可配	
头孢噻啶　Cefaloridine	可配	
头孢噻吩钠　Cefalothine Sodium	可配	
托西溴苄铵　Bretylium Tosilate	可配	
W 万古霉素（盐酸盐）　Vancomycin（Hydrochloride）	可配	
维生素 C　Vitamin C	可配	
维生素 K_1　Vitamin K_1	可配	
维生素 K_3　Vitamin K_3	可配	
X 西咪替丁（盐酸盐）　Cimetidine（Hydrochloride）	可配	
Y 烟酰胺　Nicotinamide	可配	
洋地黄毒苷　Digitoxin	可配	
叶酸　Folic Acid	忌配	△
依他尼酸钠　Sodium Etacrynate	可配	
胰岛素（正规）®　Insulin（Regular）	可配	
异丙嗪（盐酸盐）　Promethazine（Hydrochloride）	可配	
异丙肾上腺素（盐酸盐）　Isoprenaline（Hydrochloride）	可配	
异戊巴比妥钠　Amobarbital Sodium	可配	
右旋糖酐 40（含盐）　Dextran 40（Sodium Chloride）	忌配	

门冬氨酸钾镁

Potassium Magnesium Aspartate

制剂规格与 pH 值　10%注射液：10mL∶1g（含门冬氨酸 850mg、钾 114mg、镁 42mg）。pH（2%）：6.7。

药理作用及应用　为门冬氨酸钾盐与镁盐的复方，可同时提高细胞内钾、镁离子的浓度，可加速肝细胞三羧酸循环，降低血氨，对改善肝功能、促进肝糖原贮存、降低血清胆红素有效，对肝硬化并发肝昏迷患者有苏醒作用。用于低钾血症、低钾及洋地黄中毒引起的心律失常，病毒性肝炎，肝硬化及肝性脑病的治疗。

用法用量　静滴：每次 10～20mL，一日 1 次。

适宜溶剂　静滴：10～20mL 稀释于 5%～10%葡萄糖或 0.9%氯化钠注射液 250～500mL。

给药速度　静滴：2～3h。

不良反应　静滴快时引起恶心、呕吐、血管疼痛、潮红、血压下降等；偶见心率减慢。

禁忌/慎用证　高钾血症，急、慢性肾功能衰竭，艾迪生病，Ⅲ度房室传导阻滞，心源性休克者禁用。除洋地黄中毒患者外，其他房室传导阻滞、肾功能损害患者，以及孕妇、哺乳期妇女慎用。

药物相互作用　不宜与保钾利尿药合用。

注意事项　不能肌注或静注；滴速不宜过快。

配伍表

门冬氨酸钾镁加入以下药品	配伍结果	备　注
2∶3∶1注射液　2∶3∶1 Injection	**忌配**	
A 阿米卡星（硫酸盐）　Amikacin（Sulfate）	可配	
阿托品（硫酸盐）　Atropine（Sulfate）	可配	
氨苄西林钠@ Ampicillin Sodium	可配	
氨茶碱　Aminophylline	**忌配**	
氨基丁三醇（7.28%）　Trometamol（7.28%）	可配	
氨基己酸　Aminocaproic Acid	可配	
氨甲苯酸　Aminomethylbenzoic Acid	可配	
氨甲环酸　Tranexamic Acid	可配	
B 胞磷胆碱　Citicoline	可配	
苯唑西林钠　Oxacillin Sodium	可配	
C 长春新碱（硫酸盐）　Vincristine（Sulfate）	可配	
D 大观霉素（盐酸盐）　Spectinomycin（Hydrochloride）	**忌配**	
地塞米松（磷酸盐）　Dexamethasone（Phosphate）	可配	
东莨菪碱（氢溴酸盐）　Scopolamine（Hydrobromide）	可配	
多巴胺（盐酸盐）　Dopamine（Hydrochloride）	可配	
多粘菌素 B（硫酸盐）　Polymyxin B（Sulfate）	可配	
多柔比星（盐酸盐）　Doxorubicin（Hydrochloride）	可配	
E 二氮嗪　Diazoxide	**忌配**	
二甲弗林　Dimefline	可配	
F 酚磺乙胺　Etamsylate	可配	
酚妥拉明（甲磺酸盐）　Phentolamine（Mesylate）	可配	
呋塞米　Furosemide	可配	
氟尿嘧啶　Fluorouracil	可配	
辅酶 A　Coenzyme A	可配	
复方氨基酸　Amino Acid Compound	可配	
G 肝素钠　Heparin Sodium	可配	
谷氨酸钙（5%）　Calcium Glutamate（5%）	**忌配**	
谷氨酸钠（28.75%）　Sodium Glutamate（28.75%）	可配	
H 红霉素（乳糖酸盐）　Erythromycin（Lactobionate）	可配	
环磷酰胺　Cyclophosphamide	可配	
J 肌苷　Inosine	可配	
甲氨蝶呤　Methotrexate	**忌配**	
甲氯芬酯（盐酸盐）　Meclofenoxate（Hydrochloride）	可配	
甲泼尼龙琥珀酸钠 Methylprednisolone Sodium Succinate	可配	

门冬氨酸钾镁加入以下药品（续）	配伍结果	备 注
甲氧明（盐酸盐） Methoxamine（Hydrochloride）	可配	
间羟胺（重酒石酸盐） Metaraminol（Bitartrate）	可配	
精氨酸（25%，盐酸盐） Arginine（25%，Hydrochloride）	可配	
K 卡那霉素（硫酸盐） Kanamycin（Sulfate）	可配	
L 利多卡因（盐酸盐） Lidocaine（Hydrochloride）	可配	
利舍平 Reserpine	忌配	
林格液 Sodium Chloride Compound	忌配	
硫酸镁（10%，25%） Magnesium Sulfate（10%，25%）	可配	
氯丙嗪（盐酸盐） Chlorpromazine（Hydrochloride）	可配	
氯氮䓬 Chlordiazepoxide	忌配	
氯化钙（3%，5%） Calcium Chloride（3%，5%）	忌配	
氯化钾（10%） Potassium Chloride（10%）	可配	
氯化钠（0.9%） Sodium Chloride（0.9%）	可配	
氯霉素 Chloramphenicol	稀释	
氯唑西林钠 Cloxacillin Sodium	可配	
洛贝林（盐酸盐） Lobeline（Hydrochloride）	可配	
M 麦角新碱（马来酸盐） Ergometrine（Maleate）	可配	
美芬丁胺（硫酸盐） Mephentermine（Sulfate）	可配	
美西律 Mexiletine	可配	
门冬酰胺酶 Asparaginase	可配	
N 脑垂体后叶素® Pituitrin	可配	
能量合剂 Energy Composite	可配	
尼可刹米 Nikethamide	可配	
粘菌素（硫酸盐） Colymycin（Sulfate）	可配	
尿激酶 Urokinase	可配	
P 哌甲酯 Methylphenidate	可配	
哌替啶（盐酸盐） Pethidine（Hydrochloride）	可配	
喷他佐辛（乳酸盐） Pentazocine（Lactate）	可配	
葡萄糖（5%，10%） Glucose（5%，10%）	可配	
葡萄糖氯化钠 Glucose and Sodium Chloride	可配	
葡萄糖酸钙（10%） Calcium Gluconate（10%）	忌配	
普萘洛尔 Propranolol	可配	
Q 青霉素钠@ Benzylpenicillin Sodium	可配	
氢化可的松 Hydrocortisone	忌配	
氢化可的松琥珀酸钠 Hydrocortisone Sodium Succinate	可配	
庆大霉素（硫酸盐）@ Gentamycin（Sulfate）	可配	
去甲肾上腺素（重酒石酸盐）Norepinephrine（Bitartrate）	可配	
去氧肾上腺素（盐酸盐） Phenylephrine（Hydrochloride）	可配	
全血 Whole Blood	忌配	
R 乳酸钠（11.2%） Sodium Lactate（11.2%）	可配	

门冬氨酸钾镁加入以下药品（续）	配伍结果	备 注
S 三磷腺苷 Adenosine Triphosphate	可配	
山梨醇 Sorbitol	可配	
丝裂霉素 Mitomycin	可配	
四环素（盐酸盐） Tetracycline（Hydrochloride）	忌配	
T 碳酸氢钠（5%） Sodium Bicarbonate（5%）	忌配	
头孢哌酮钠 Cefoperazone Sodium	忌配	
头孢噻啶 Cefaloridine	可配	
托西溴苄铵 Bretylium Tosilate	可配	
妥布霉素（硫酸盐）@ Tobramycin（Sulfate）	可配	
W 维拉帕米（盐酸盐） Verapamil（Hydrochloride）	可配	
维生素 B_6 Vitamin B_6	可配	
维生素 C Vitamin C	可配	
维生素 K_1 Vitamin K_1	可配	
X 西咪替丁（盐酸盐） Cimetidine（Hydrochloride）	可配	
细胞色素 C Cytochrome C	可配	
溴化钙（5%） Calcium Bromide（5%）	忌配	
血浆 Blood Plasma	忌配	
Y 亚叶酸钙 Calcium Folinate	忌配	
异丙嗪（盐酸盐） Promethazine（Hydrochloride）	可配	
依他尼酸钠 Sodium Etacrynate	忌配	
右旋糖酐 40（含盐） Dextran 40（Sodium Chloride）	可配	

第十五章 营养药

复方氨基酸
Amino Acid Compound

制剂规格与pH值 注射液：250mL：12.5g；500mL：25g；250mL：30g。pH（5%）：5.0～7.0。

药理作用及应用 本品为复方制剂，由多种氨基酸加山梨醇配制的水溶液，或临用时加入10%葡萄糖注射液。因氨基酸与葡萄糖溶液混合后灭菌时有配伍禁忌，多用木糖醇或山梨醇溶液配制，以提供热量。用于蛋白质摄入不足、吸收障碍等氨基酸缺乏的患者及手术后患者的营养补充。

用法用量 静滴：每次250～500mL。氨基酸0.7g/kg，一日1次。

给药速度 静滴：2～4h，滴速2～3mL/min。

稳定性 注射液在冬季或遇冷时可析出结晶，可将药液微温至结晶溶解，开瓶后仅供一次性应用，剩余药液不宜再用。

不良反应 可致疹样过敏反应。滴注过快可致恶心、呕吐、胸闷、心悸、头痛。

禁忌/慎用证 严重肝肾功能不全、严重尿毒症和氨基酸代谢障碍禁用。严重酸中毒、充血型心力衰竭慎用。

药物相互作用 不能与磺胺等碱性药物配伍。

注意事项 应严格控制滴速及用量；大量输注可能导致酸碱失衡及电解质紊乱。应补足葡萄糖，避免本品参与热量代谢而无从合成蛋白质。

配伍表

复方氨基酸加入以下药品	配伍结果	备 注
A 阿糖胞苷（盐酸盐） Cytarabine（Hydrochloride）	可配	
氨苄西林钠@ Ampicillin Sodium	**忌配**	
氨茶碱 Aminophylline	可配	
B 苯巴比妥钠 Phenobarbital Sodium	**忌配**	
博来霉素 Bleomycin	**忌配**	
D 地高辛 Digoxin	可配	
多巴胺（盐酸盐） Dopamine（Hydrochloride）	可配	
F 呋塞米 Furosemide	可配	
氟尿嘧啶 Fluorouracil	可配	
复方醋酸钠 Sodium Acetate Compound	可配	
G 肝素钠 Heparin Sodium	可配	
H 红霉素（乳糖酸盐） Erythromycin（Lactobionate）	**忌配**	
环磷酰胺 Cyclophosphamide	可配	
磺胺嘧啶钠 Sulfadiazine Sodium	**忌配**	
磺胺异噁唑（二醇胺盐） Sulfafurazole（Diolamine）	**忌配**	
J 甲基多巴 Methyldopa	可配	
间羟胺（重酒石酸盐） Metaraminol（Bitartrate）	可配	

复方氨基酸加入以下药品（续）	配伍结果	备 注
K 卡那霉素（硫酸盐） Kanamycin（Sulfate）	忌配	
克林霉素（磷酸盐） Clindamycin（Phosphate）	可配	
L 利多卡因（盐酸盐） Lidocaine（Hydrochloride）	可配	
两性霉素 B Amphotericin B	忌配	
硫喷妥钠 Thiopental Sodium	忌配	
洛贝林（盐酸盐） Lobeline（Hydrochloride）	忌配	
P 葡萄糖（5%，10%） Glucose（5%，10%）	可配	
葡萄糖酸钙（10%） Calcium Gluconate（10%）	可配	
Q 青霉素钾@ Benzylpenicillin Potassium	可配	
氢化可的松 Hydrocortisone	忌配	
庆大霉素（硫酸盐）@ Gentamycin（Sulfate）	忌配	
去甲肾上腺素（重酒石酸盐） Norepinephrine（Bitartrate）	可配	
S 三磷腺苷 Adenosine Triphosphate	可配	
四环素（盐酸盐） Tetracycline（Hydrochloride）	可配	
羧苄西林钠 Carbenicillin Sodium	可配	
T 头孢噻吩钠 Cefalothine Sodium	忌配	
W 维生素 K_1 Vitamin K_1	可配	
X 西咪替丁（盐酸盐） Cimetidine（Hydrochloride）	可配	
Y 叶酸 Folic Acid	可配	
胰岛素（正规）® Insulin（Regular）	可配	
异丙嗪（盐酸盐） Promethazine（Hydrochloride）	可配	
异丙肾上腺素（盐酸盐） Isoprenaline（Hydrochloride）	可配	
异戊巴比妥钠 Amobarbital Sodium	忌配	

长链脂肪乳

Fat Emulsion（LCT）

（Long Chain Triglycerides）

制剂规格 由大豆油、卵黄磷脂、注射用水组成的白色乳剂。常用含有 10%与 20%大豆油两种制剂，其中成分有所不同，见下表。每瓶 100mL，250mL，500mL。

项 目	10% LCT 中的量	20% LCT 中的量
大豆油	100g	200g
卵黄磷脂	12g	12g
甘油	22.5g	22.5g
注射用水	加至 1 000mL	加至 1 000mL
pH 值	5.5～9.0	5.5～9.0
热卡含量	1 100kcal	2 000kcal

注：卡（cal）为非法定计量单位。1cal=4.184J，在此沿用。

药理作用及应用 其组成类似人体的乳糜微粒，为主要能源。可供补充不能正常进食患者静脉输注或通过 Y 形管加入葡萄糖、氨基酸、维生素、电解质、微量元素等配制成全静脉营养液静注；油脂以脂肪酸形式给人体氧化供能，磷脂为细胞组成主要成分。

用法用量　以大豆油计算，成人：不超过 3g/(kg·d)，输注时间不少于 5h。新生儿与婴儿：0.5～4g/(kg·d)，速度不超过 0.17g/(kg·h)。

稳定性　电解质溶液不可加入本乳剂中以免造成脂肪凝聚；光照可使本品产生脂质过氧化物，故用药时避免光照。本品启封后应一次性使用，残留部分应舍弃以免污染伤害。本品可在室温（5～25℃）避光保存，勿冷冻。

不良反应　可致发热，偶有畏寒、恶心、呕吐，过敏者罕见，可出现荨麻疹、红斑、呼吸急速、血压波动、腹痛、头痛、疲乏等，迟发型过敏表面为肝大、脂肪肝、脾肿大、溶血、血细胞减少。用药过量表现为脂肪超载综合征，出现高脂血症、脂肪肝、脏器功能紊乱；停药后即好转。

禁忌/慎用证　对本品过敏、休克、严重高血脂者禁用。肝肾功能不全、重症糖尿病及胰腺炎、败血症慎用。不推荐用于婴儿及儿童；孕妇权衡利弊使用。出现明显反应性高血糖时应停药。

药物相互作用　主要应注意防止配伍禁忌引起本品的乳化状态破坏。

注意事项　适当补充葡萄糖输注可减少发生代谢性酸中毒的不良作用，长期不能进食者使用本品应注意营养素平衡，监测血脂、肝功、血常规。

配伍表

长链脂肪乳加入以下药品	配伍结果	备　注
A　氨基酸注射液 Injection Amino Acid	可配	
D　电解质溶液 Electrolyte Solutions	**忌配**	油、水不相溶
G　肝素钠 Heparin Sodium	可配	
P　葡萄糖（5%，10%）Glucose （5%，10%）	可配	
W　维生素 K_1 Vitamin K_1	可配	

第十六章 抗肿瘤药及辅助用药

第一节 烷化剂

环磷酰胺
Cyclophosphamide

制剂规格与 pH 值 注射用粉针剂：每支 100mg，200mg。pH（0.2%）：6.0。

药理作用及应用 本品在体外无抗肿瘤活性，进入体内经肝脏代谢的产物可干扰 DNA 及 RNA 功能，尤其是与 DNA 发生交叉连接，抑制 DNA 合成，对 S 期作用最明显。适用于恶性淋巴瘤、多发性骨髓瘤、淋巴细胞白血病、实体瘤（如神经母细胞瘤）、卵巢癌、乳癌、各种肉瘤及肺癌等。此外，尚有免疫抑制和抗炎作用。

用法用量 用法：静注。用量：①抗肿瘤：按体表面积每次 500mg/m²，一周 1 次，2～4 周为 1 个疗程。②免疫抑制：100～200mg/次，1～2 日 1 次，共 4～6 周。③抗炎（脑血管炎）：0.5～1.0g/(m²·次)，1～3 个月 1 次。

适宜溶剂 静注：500～1 000mg 溶于 0.9%氯化钠注射液 20～30mL，由正在静滴 5%葡萄糖注射液侧管内注入，然后继续静滴葡萄糖注射液 50～100mL；或 200～600mg 溶于注射用水或 0.9%氯化钠注射液 5～20mL，用 5min 缓慢静注。胸腹腔注射：400mg 溶于 0.9%氯化钠注射液 10mL；肿瘤内注射：100～200mg 溶于 0.9%氯化钠注射液 4mL。

给药速度 静注：5min。

稳定性 贮存于 25℃以下。配制好的注射液如果在室温下保存，1 周失活 12%，故应在配制后 2～3h 内使用；如冷藏保存，应在 6d 内使用。

不良反应 常见有恶心、呕吐及骨髓抑制。剂量与严重程度为正相关。

禁忌/慎用证 对本品过敏者、孕妇及哺乳期妇女禁用。骨髓抑制、肝肾功能不全、有痛风或泌尿系统结石史患者慎用。

药物相互作用 避免与活疫苗联用。与抗痛风药如别嘌呤醇、秋水仙碱、丙磺舒等同用时，应调整抗痛风药物的剂量。可加强琥珀胆碱的神经肌肉阻滞作用，延长可卡因的作用并增加毒性。大剂量巴比妥类、皮质激素类药物可影响环磷酰胺的代谢，同时应用可增加环磷酰胺的急性毒性。

注意事项 不宜肌注。用药期间须监测血象、肾功能、肝功能及血清尿酸水平。

配伍表

环磷酰胺加入以下药品	配伍结果	备 注
2：3：1 注射液　2：3：1 Injection	可配	
A 氨苄西林钠@ Ampicillin Sodium	可配	
氨茶碱 Aminophylline	可配	
氨基丁三醇（7.28%） Trometamol（7.28%）	可配	
氨基丁酸 Aminobutyric Acid	可配	
氨基己酸 Aminocaproic Acid	可配	

环磷酰胺加入以下药品（续）	配伍结果	备 注
氨甲苯酸 Aminomethylbenzoic Acid	可配	
B 苯巴比妥钠 Phenobarbital Sodium	可配	
苯海拉明（盐酸盐） Diphenhydramine（Hydrochloride）	**忌配**	△
博来霉素 Bleomycin	可配	
C 促皮质素 Corticotrophin	可配	
D 地塞米松（磷酸盐） Dexamethasone（Phosphate）	可配	
地西泮® Diazepam	**忌配**	
丁卡因（盐酸盐） Tetracaine（Hydrochloride）	**忌配**	
东莨菪碱（氢溴酸盐） Scopolamine（Hydrobromide）	可配	
毒毛旋花子苷 K Strophanthin K	可配	
对氨基水杨酸钠 Sodium Aminosalicylate	可配	
多巴胺（盐酸盐） Dopamine（Hydrochloride）	可配	
多粘菌素 B（硫酸盐） Polymyxin B（Sulfate）	可配	
E 二甲弗林 Dimefline	可配	
F 放线菌素 D Dactinomycin D	可配	
酚磺乙胺 Etamsylate	可配	
呋塞米 Furosemide	**忌配**	
氟尿嘧啶 Fluorouracil	可配	
辅酶 A Coenzyme A	可配	
复方氨基酸 Amino Acid Compound	可配	
G 谷氨酸钙（5%） Calcium Glutamate（5%）	可配	
谷氨酸钾（31.50%） Potassium Glutamate（31.50%）	**忌配**	
谷氨酸钠（28.75%） Sodium Glutamate（28.75%）	可配	
H 红霉素（乳糖酸盐） Erythromycin（Lactobionate）	可配	
磺胺嘧啶钠 Sulfadiazine Sodium	可配	
磺胺异噁唑（二醇胺盐） Sulfafurazole（Diolamine）	**忌配**	
J 肌醇 Inositol	可配	
肌苷 Inosine	可配	
加兰他敏（氢溴酸盐） Galantamine（Hydrobromide）	可配	
甲氧明（盐酸盐） Methoxamine（Hydrochloride）	可配	
间羟胺（重酒石酸盐） Metaraminol（Bitartrate）	可配	
精氨酸（25%，盐酸盐） Arginine（25%，Hydrochloride）	可配	
K 卡那霉素（硫酸盐） Kanamycin（Sulfate）	可配	
L 利多卡因（盐酸盐） Lidocaine（Hydrochloride）	可配	
利舍平 Reserpine	可配	
链霉素（硫酸盐） Streptomycin（Sulfate）	可配	
林格液 Sodium Chloride Compound	可配	
硫喷妥钠 Thiopental Sodium	可配	
硫酸镁（10%，25%） Magnesium Sulfate（10%，25%）	可配	
氯苯那敏 Chlorphenamine	**忌配**	△

环磷酰胺加入以下药品（续）	配伍结果	备 注
氯丙嗪（盐酸盐） Chlorpromazine（Hydrochloride）	可配	
氯化钙（3%，5%） Calcium Chloride（3%，5%）	可配	
氯化钾（10%） Potassium Chloride（10%）	可配	
氯化钠（0.9%） Sodium Chloride（0.9%）	可配	
氯霉素 Chloramphenicol	可配	
罗通定（硫酸盐） Rotundine（Sulfate）	忌配	
洛贝林（盐酸盐） Lobeline（Hydrochloride）	可配	
M 麦角新碱（马来酸盐） Ergometrine（Maleate）	可配	
美芬丁胺（硫酸盐） Mephentermine（Sulfate）	可配	
N 脑垂体后叶素® Pituitrin	忌配	
能量合剂 Energy Composite	可配	
尼可刹米 Nikethamide	可配	
P 哌替啶（盐酸盐） Pethidine（Hydrochloride）	可配	
葡醛内酯 Glucurolactone	可配	
葡萄糖（5%，10%） Glucose（5%，10%）	可配	
葡萄糖氯化钠 Glucose and Sodium Chloride	可配	
葡萄糖酸钙（10%） Calcium Gluconate（10%）	可配	
普鲁卡因（盐酸盐） Procaine（Hydrochloride）	可配	
普鲁卡因胺（盐酸盐） Procainamide（Hydrochloride）	可配	
Q 羟嗪（盐酸盐） Hydroxyzine（Hydrochloride）	忌配	△
青霉素钾® Benzylpenicillin Potassium	可配	
青霉素钠® Benzylpenicillin Sodium	可配	
氢化可的松 Hydrocortisone	可配	
氢化可的松琥珀酸钠 Hydrocortisone Sodium Succinate	忌配	
氢化麦角碱 Dihydroergotoxine	可配	
庆大霉素（硫酸盐）® Gentamycin（Sulfate）	可配	
去甲肾上腺素（重酒石酸盐）Norepinephrine（Bitartrate）	可配	
去氧肾上腺素（盐酸盐）Phenylephrine（Hydrochloride）	可配	
去乙酰毛花苷 Deslanoside	可配	
R 乳酸钠（11.2%） Sodium Lactate（11.2%）	可配	
S 三磷腺苷 Adenosine Triphosphate	可配	
山莨菪碱（氢溴酸盐） Anisodamine（Hydrobromide）	可配	
山梨醇 Sorbitol	可配	
肾上腺素（盐酸盐） Adrenaline（Hydrochloride）	可配	
四环素（盐酸盐） Tetracycline（Hydrochloride）	可配	
羧苄西林钠 Carbenicillin Sodium	可配	
缩宫素 Oxytocin	可配	
T 碳酸氢钠（5%） Sodium Bicarbonate（5%）	可配	
W 万古霉素（盐酸盐） Vancomycin（Hydrochloride）	可配	
维生素 B_6 Vitamin B_6	可配	

环磷酰胺加入以下药品（续）	配伍结果	备　注
维生素 C　Vitamin C	可配	
维生素 K₃　Vitamin K₃	**忌配**	
X　细胞色素 C　Cytochrome C	可配	
溴化钙（5%）　Calcium Bromide（5%）	可配	
Y　洋地黄毒苷　Digitoxin	**忌配**	
依他尼酸钠　Sodium Etacrynate	**忌配**	
异丙嗪（盐酸盐）　Promethazine（Hydrochloride）	可配	
异丙肾上腺素（盐酸盐）　Isoprenaline（Hydrochloride）	可配	
异戊巴比妥钠　Amobarbital Sodium	可配	
异烟肼　Isoniazid	可配	
右旋糖酐 40（含盐）　Dextran 40（Sodium Chloride）	可配	

异环磷酰胺

Ifosfamide

（Isophosphamide）

制剂规格与 pH 值　注射用异环磷酰胺：每支 0.5g，1.0g。pH（50mg/mL）：6.0。

药理作用及应用　本品是环磷酰胺的同分异构体，溶解度较高，代谢活性增强。属氮芥类烷化剂及细胞周期非特异性药物，在体外无抗肿瘤活性，在肝内转化为异环磷胺氮芥方可干扰 DNA 和 RNA 二者功能从而产生细胞毒作用，此活性代谢产物血浆半衰期比环磷酰胺长。此外也具有抑制蛋白合成作用。适用于睾丸癌、卵巢癌、乳腺癌、肉瘤、恶性淋巴瘤和肺癌等。对环磷酰胺耐药者，本品加大剂量仍有效。

用法用量　单药治疗：按 1.2～2.5g/(m²·d)，静脉给药，连续 5d 为 1 个疗程。联合用药：按 1.2～2.0g/(m²·d)，静脉给药，连续 5d 为 1 个疗程。

适宜溶剂　静注：200mg 溶于注射用水 5mL；静滴：1 200～2 500mg/m² 溶于 0.9%氯化钠液或复方氯化钠注射液 500～1 000mL。

给药速度　静注：5～10min；静滴：3～4h。

稳定性　药液溶解后宜尽快应用，并置 25℃以下。

不良反应　主要毒性为骨髓抑制。少见的不良反应有一过性无症状肝肾功能异常，高剂量可致肾毒性产生代谢性酸中毒。注射部位可致静脉炎。

禁忌/慎用证　对本品过敏者禁用。孕妇及哺乳期妇女，严重骨髓抑制、双侧输尿管阻塞、低白蛋白血症、肝肾功能不全、骨髓抑制患者及育龄者等慎用。

药物相互作用　用药期间中枢神经抑制药效应加强；与抗凝血药华法林合用，可引起凝血机制紊乱而致出血。

注意事项　定期检查白细胞、血小板计数、神经系统和肝肾功能，尿量应>2L/d。

配伍表

异环磷酰胺加入以下药品	配伍结果	备　注
B　苯巴比妥钠　Phenobarbital Sodium	忌配	
苯妥英钠　Phenytoin Sodium	忌配	
C　长春瑞滨（重酒石酸盐）　Vinorelbine（Bitartrate）	可配	
F　芬太尼（枸橼酸盐）　Fentanyl（Citrate）	忌配	
氟达拉滨（磷酸盐）　Fludarabine（Phosphate）	可配	
氟尿嘧啶　Fluorouracil	可配	
复合维生素 B　Compound Vitamin B	可配	
G　格拉司琼（盐酸盐）　Granisetron（Hydrochloride）	可配	
J　甲氨蝶呤　Methotrexate	忌配	
甲丙氨酯　Meprobamate	忌配	
K　卡铂　Carboplatin	可配	
L　硫喷妥钠　Thiopental Sodium	忌配	
氯苯那敏　Chlorphenamine	忌配	
氯氮䓬　Chlordiazepoxide	忌配	
氯化钠（0.9%）　Sodium Chloride（0.9%）	可配	
M　吗啡（盐酸盐）　Morphine（Hydrochloride）	忌配	
美沙酮（盐酸盐）　Methadone（Hydrochloride）	忌配	
美司钠　Mesna	可配	
P　哌拉西林-他唑巴坦钠　Piperacillin-Tazobactam Sodium	可配	
哌替啶（盐酸盐）　Pethidine（Hydrochloride）	忌配	
喷他佐辛（乳酸盐）　Pentazocine（Lactate）	忌配	
葡萄糖（5%，10%）　Glucose（5%，10%）	可配	
葡萄糖氯化钠　Glucose and Sodium Chloride	可配	
R　乳酸钠（11.2%）　Sodium Lactate（11.2%）	可配	
S　塞替派　Thiotepa	可配	
顺铂　Cisplatin	可配	
司可巴比妥钠　Secobarbital Sodium	忌配	
T　碳酸氢钠（5%）　Sodium Bicarbonate（5%）	可配	
替尼泊苷®　Teniposide	可配	
头孢吡肟（盐酸盐）　Cefepime（Hydrochloride）	忌配	
Y　异帕米星（硫酸盐）　Isepamicin（Sulfate）	可配	
异戊巴比妥钠　Amobarbital Sodium	忌配	
Z　紫杉醇®　Paclitaxel	可配	

塞替派

Thiotepa

制剂规格与 pH 值　粉针剂：每支 5mg，10mg。注射液：1mL∶10mg。pH（0.75%）：7.0～8.2。

药理作用及应用 为细胞周期非特异性药物，使细胞 DNA 烷基化而影响其分裂。主要用于乳腺癌、卵巢癌、癌性体腔积液的腔内注射及膀胱癌的局部灌注等，也可用于原发性肝癌、子宫颈癌、肺癌、胃肠道癌和黑色素瘤等。

用法用量 静注或肌注：每次 10mg（0.2mg/kg），一日 1 次，连续 5 次后改为一周 3 次，1 个疗程总量 300mg，如血象正常可重复疗程。胸腹腔或心包腔内注射：每次 10～30mg，一周 1～2 次。动脉注射：每次 10～20mg，一日 1 次，总量 200～300mg。膀胱腔内灌注：每次排空尿液后将导尿管插入膀胱腔内，注入塞替派 50～100mg，一周 1～2 次，10 次为 1 个疗程。

适宜溶剂 肌注：10mg 溶于 0.9%氯化钠注射液或注射用水 4mL；静注：10mg 溶于 0.9%氯化钠注射液 10mL；腔内注射：10～30mg 溶于 0.9%氯化钠注射液 10mL；膀胱灌注：50～100mg 溶于 0.9%氯化钠注射液 50～100mL，由导管注入膀胱。

给药速度 静注：5min。

稳定性 避光、干燥、低温（<12℃）贮存。水溶液不稳定。粉针剂以注射用水溶解后宜立即注射或由导管注入，不宜稀释静滴，如色泽发黄或混浊不可再用。

不良反应 骨髓抑制是最常见毒性，多在用药后 1～6 周发生，停药后大多可恢复。

禁忌/慎用证 对本药过敏、严重肝肾功能不全、严重骨髓抑制、孕妇及哺乳期妇女禁用。骨髓抑制、肝功能损害、感染、肾功能损害、肿瘤细胞浸润骨髓、有泌尿系结石史和痛风病史者慎用。

药物相互作用 与琥珀酰胆碱联合应用可抑制假胆碱酯酶的活性，延长后者的作用时间；与尿激酶合用治疗膀胱癌时，可增加本品在肿瘤组织中浓度。

注意事项 用药期间须定期检查白细胞与血小板及肝肾功能；当白细胞计数低于 $3 \times 10^9/L$ 时，应停药。

配伍表

塞替派加入以下药品	配伍结果	备 注
A 阿米卡星（硫酸盐） Amikacin（Sulfate）	可配	
阿糖胞苷（盐酸盐） Cytarabine（Hydrochloride）	**忌配**	
阿昔洛韦钠 Aciclovir Sodium	可配	
氨苄西林钠[@] Ampicillin Sodium	可配	
氨苄西林-舒巴坦钠 Ampicillin-Sulbactam Sodium	可配	
氨茶碱 Aminophylline	可配	
昂丹司琼（盐酸盐）[@] Ondansetron（Hydrochloride）	可配	
B 苯海拉明（盐酸盐） Diphenhydramine（Hydrochloride）	可配	
博来霉素 Bleomycin	**忌配**	
C 长春碱（硫酸盐） Vinblastine（Sulfate）	可配	
长春瑞滨（重酒石酸盐） Vinorelbine（Bitartrate）	**忌配**	
D 地塞米松（磷酸盐） Dexamethasone（Phosphate）	可配	
多巴胺（盐酸盐） Dopamine（Hydrochloride）	可配	
多巴酚丁胺（盐酸盐） Dobutamine（Hydrochloride）	可配	
多西环素（盐酸盐） Doxycycline（Hydrochloride）	可配	
F 放线菌素 D Dactinomycin D	可配	

塞替派加入以下药品（续）	配伍结果	备 注
非格司亭 Filgrastim	忌配	
呋塞米 Furosemide	可配	
氟康唑 Fluconazole	可配	
氟尿嘧啶 Fluorouracil	可配	
氟哌啶醇（乳酸盐） Haloperidol（Lactate）	可配	
G 甘露醇 Mannitol	忌配	
肝素钠 Heparin Sodium	可配	
更昔洛韦钠 Ganciclovir Sodium	可配	
H 磺胺异噁唑（二醇胺盐） Sulfafurazole（Diolamine）	可配	
环丙沙星 Ciprofloxacin	可配	
环磷酰胺 Cyclophosphamide	可配	
J 甲氨蝶呤 Methotrexate	可配	
甲泼尼龙琥珀酸钠 Methylprednisolone Sodium Succinate	可配	
甲硝唑 Metronidazole	可配	
K 卡铂 Carboplatin	可配	
克林霉素（磷酸盐） Clindamycin（Phosphate）	可配	
L 劳拉西泮 Lorazepam	可配	
两性霉素 B Amphotericin B	忌配	
硫酸镁（10%，25%） Magnesium Sulfate（10%，25%）	可配	
氯丙嗪（盐酸盐） Chlorpromazine（Hydrochloride）	忌配	
氯化钾（10%） Potassium Chloride（10%）	可配	
氯化钠（0.9%） Sodium Chloride（0.9%）	可配	
M 吗啡（盐酸盐） Morphine（Hydrochloride）	忌配	
美司钠 Mesna	可配	
N 奈替米星（硫酸盐） Netilmicin（Sulfate）	可配	
P 哌拉西林钠 Piperacillin Sodium	可配	
哌替啶（盐酸盐） Pethidine（Hydrochloride）	可配	
葡萄糖（5%，10%） Glucose（5%，10%）	可配	
葡萄糖氯化钠 Glucose and Sodium Chloride	可配	
葡萄糖酸钙（10%） Calcium Gluconate（10%）	可配	
Q 齐多夫定 Zidovudine	可配	
羟嗪（盐酸盐） Hydroxyzine（Hydrochloride）	可配	
氢化可的松琥珀酸钠 Hydrocortisone Sodium Succinate	可配	
氢化可的松磷酸钠 Hydrocortisone Sodium Phosphate	可配	
庆大霉素（硫酸盐）@ Gentamycin（Sulfate）	可配	
R 柔红霉素（盐酸盐） Daunorubicin（Hydrochloride）	可配	
S 顺铂 Cisplatin	忌配	
丝裂霉素 Mitomycin	可配	
T 碳酸氢钠（5%） Sodium Bicarbonate（5%）	可配	
替卡西林钠 Ticarcillin Sodium	可配	

塞替派加入以下药品（续）	配伍结果	备　注
头孢吡肟（盐酸盐）　Cefepime（Hydrochloride）	可配	
头孢呋辛钠 Cefuroxime Sodium	可配	
头孢哌酮钠 Cefoperazone Sodium	可配	
头孢曲松钠 Ceftriaxone Sodium	可配	
头孢噻肟钠 Cefotaxime Sodium	可配	
头孢他啶 Ceftazidime	可配	
头孢西丁钠 Cefoxitin Sodium	可配	
头孢唑林钠 Cefazolin Sodium	可配	
妥布霉素（硫酸盐）@ Tobramycin（Sulfate）	**忌配**	△
X 西咪替丁（盐酸盐）　Cimetidine（Hydrochloride）	可配	
Y 亚叶酸钙 Calcium Folinate	可配	
伊达比星（盐酸盐）　Idarubicin（Hydrochloride）	可配	
异丙嗪（盐酸盐）　Promethazine（Hydrochloride）	可配	
异环磷酰胺 Ifosfamide	可配	

美法仑

（左旋溶肉瘤素，左旋苯丙氨酸氮芥）

Melphalan

（L-Sarcolysin，Alkeran）

制剂规格与 pH 值　粉针剂：盐酸美法仑为白色结晶粉末每支 20mg，40mg，50mg。pH（0.1%）：5.0～7.0。

药理作用及应用　为细胞周期非特异性药物，可与 DNA 及 RNA 交义连接亦可抑制蛋白质合成而起抗肿瘤作用。用于乳腺癌、卵巢癌、多发性骨髓瘤、睾丸精原细胞瘤、慢性白血病、软组织肉瘤、骨肉瘤、骨软骨病、真性红细胞增多症、原发性巨球蛋白血症。肢体肿瘤可由动脉灌注给药，每次 20~40mg。大剂量用于造血干细胞移植的预处理。腹腔注射用于癌性腹水的控制。药物代谢产物 50%以上由尿排出。

用法用量　注射剂用于不能口服患者。多发性骨髓瘤按 16mg（16mg/m²），成人量 25～50mg，溶于 0.9%氯化钠 50～100mL 静注，5～10min 注射完毕，每 2 周 1 次共 4 次，血象正常后每 4 周给药 1 次。乳腺癌、卵巢癌可参照口服剂量，不超过 0.15～0.2mg/kg，一日 1 次，连用 5d，日剂量不超过 10mg，总剂量不超过 100mg，每 6 周按血象允许重复 1 次。肾功能不全（血清肌酐>1.5mg/dL 或血清尿素氮>30mg/dL）药量减半。

适宜溶剂　0.9%氯化钠注射液。外周静脉给药时，药物浓度不超过 0.45mg/mL；中心静脉给药时，药度浓物不超过 2mg/mL。腹腔注射：20～40mg 溶于 0.9%氯化钠注射液 10mL 注入。

给药速度　静注或静滴：不超过 10mg/min。

稳定性　粉针剂含聚烯吡酮 20mg，枸橼酸钠 200mg、丙二醇及乙醇适量，易溶于水，水溶液易降解，30℃环境中，3h 可降解 10%，以 0.9%氯化钠注射液稀释后每 10min 降解 1%。厂家建议药物溶解后应在 1h 内用完，本品在 pH 值 3～7 时较稳定，pH 值＞9 降解加速，避光有利于本品稳定性。

不良反应 过敏反应：皮疹、脱发、瘙痒等一般较轻。胃肠反应：口服给药较明显，如恶心、呕吐、厌食。骨髓抑制：血小板、血细胞减少，停药后可恢复。

禁忌/慎用证 对本品过敏、孕妇、曾用药无效者、严重骨髓抑制以致贫血显著者及哺乳期妇女禁用。中度肾功能不全减量慎用，并监测肾功能指标。

药物相互作用 忌与环孢素合用以免引起严重肾损害；与萘啶酸联用可增加出血性坏死性结肠炎风险。

注意事项 用药者应监测血象，白细胞＜3×10^9/L，血小板＜10^{11}/L 应减量或停药观察。肾功能不全 BUN＞30mg/dL 者剂量减半并继续监测肾功能指标，必要时停药。

配伍表

美法仑加入以下药品	配伍结果	备注
L 氯丙嗪（盐酸盐）Chlorpromazine（Hydrochloride）	忌配	
氯化钠（0.9%）Sodium Chloride（0.9%）	可配	
林格液 Sodium Chloride Compoumd	忌配	
R 乳酸盐林格液 Ringer's Injection，Lactated	忌配	
Q 其他注射剂 Other Injections	忌配	厂家不推荐

第二节 抗代谢及相关药物

甲氨蝶呤

（氨甲蝶呤，氨甲叶酸）

Methotrexate

（MTX）

制剂规格与 pH 值 注射用粉针剂：每支 5mg，10mg，25mg，50mg，100mg，1g。pH（1.25%）：6.5～8.0。

药理作用及应用 为叶酸还原酶抑制剂，使 DNA 的生物合成明显受抑制。主要作用于细胞周期的 S 期，属细胞周期特异性药物。适用于各类型急性白血病，主要是急性淋巴细胞白血病。鞘内注射可防治脑膜白血病及恶性淋巴瘤的神经系统侵犯。其免疫抑制作用对皮肌炎、多发性肉芽肿、银屑病也有一定疗效。

用法用量 肌注或静注：每次 15～30mg，一周 1～2 次。骨肉瘤大剂量疗法：每次 1～5g/m²；用药前 1d 至用药后 1～2d 每日补液 3L，以碳酸氢钠碱化尿液，一日尿量应不少于 2L。为控制毒性开始用药 24h 后每 3h 肌注四氢叶酸钙 9～12mg，连用 3～6 次或直至甲氨蝶呤血药浓度降至 5×10^{-8}mol/L 以下。

适宜溶剂 肌注：溶于 0.9%氯化钠注射液或注射用水，浓度为 2.5～4mg/mL。静滴：溶于 5%

葡萄糖注射液，浓度为 0.4～0.8mg/mL；用于骨肉瘤，溶于 0.9%氯化钠或 5%葡萄糖氯化钠注射液，浓度为 10～40mg/mL。动脉滴注：5～10mg 溶于 5%葡萄糖注射液 500mL。鞘内注射：溶于 0.9%氯化钠注射液，浓度为 1mg/mL。

给药速度　静滴：4～6h；动脉滴注：24h。

稳定性　室温下避光贮存。随配随用。PVC 器具对本品没有吸附作用。

不良反应　主要为肝肾功能损害、骨髓抑制，长期用药可引起咳嗽、气短、肺炎或肺纤维化，口腔炎、消化道出血、腹痛、腹泻、血尿、高尿酸血症、肾损害，皮炎，中枢神经损害等。

禁忌/慎用证　极度衰竭、恶病质、肝功能和肾功能不全、骨髓抑制、心脏功能不全、对本药过敏者及孕妇禁用。感染性疾病、消化性溃疡或溃疡性结肠炎患者慎用。

药物相互作用　避免和乙醇、肝损害药物同用，以防增加肝脏的毒性。氨苯蝶啶、乙胺嘧啶与本品同用可增加其毒副作用。与氟尿嘧啶、左旋门冬酰胺酶同用可导致减效，本品与放疗或其他骨髓抑制药同用时宜谨慎。

治疗药物监测　本品在人体内的过程复杂，影响血药浓度的因素很多，血浆水平存在较大的个体差异，因此临床上需常规监测血药浓度。安全范围为：用药后 24h$<4×10^{-5}$mol/L，48h$<5×10^{-7}$mol/L，72h$<5×10^{-8}$mol/L；$>10^{-6}$mol/L 持续超过 48h，产生的不良反应常不可逆。影响因素如下：

1. 血药浓度升高：①疾病：肾疾病、酸尿症（尿 pH 值<6.5）、尿量减少；腹水、胸腔积液、其他体腔积液使其血浆半衰期延迟；②药物：曾使用肾毒性药物、丙磺舒、水杨酸盐类、非甾体抗炎药、磺胺类。

2. 血药浓度下降：甲氨蝶呤片与不吸收的抗生素类同用时会导致血药浓度下降。

注意事项　每次滴注时间不宜超过 6h。在用药前一日及滴注的第 1、2 日补充电解质、水分及碳酸氢钠，使尿液量一日在 3L 以上，并保持碱性，同时应避免酸性的饮食。本药治疗结束后 8～12 周内绝对禁止受孕。对肝功能、肾功能、血象及血浆甲氨蝶呤的浓度均应逐日检查。开启安瓿配制药液时，应戴防护手套，如液体与皮肤或黏膜接触，应立即用肥皂水和清水清洗，配制药品后的器具应装入密封的聚乙烯袋内，高温焚化。此种抗癌药废弃物处理原则多适用于其他抗癌药，以保证工作人员与环境的安全。与多种药物连用可致毒性加大或抗癌作用降低（见下表）。

配伍表

甲氨蝶呤加入以下药品	配伍结果	备　注
A 阿糖胞苷（盐酸盐）Cytarabine（Hydrochloride）	稀释	
B 苯妥英钠 Phenytoin Sodium	**忌配**	毒性加大
C 长春新碱（硫酸盐）Vincristine（Sulfate）	稀释	
F 氟尿嘧啶 Fluorouracil	**忌配**	
复方氨基酸 Amino Acid Compound	可配	
H 磺胺异噁唑（二醇胺盐）Sulfafurazole（Diolamine）	**忌配**	
L 雷尼替丁（盐酸盐）Ranitidine（Hydrochloride）	**忌配**	Y_1
氯化钠（0.9%）Sodium Chloride（0.9%）	可配	
氯霉素 Chloramphenicol	**忌配**	毒性加大

甲氨蝶呤加入以下药品（续）	配伍结果	备　注
氯霉素琥珀酸酯钠 Chloramphenicol Succinate Sodium	**忌配**	毒性加大
P 泼尼松龙磷酸钠 Prednisolone Phosphate Sodium	**忌配**	毒性加大
葡萄糖（5%，10%） Glucose（5%，10%）	**可配**	
葡萄糖氯化钠 Glucose and Sodium Chloride	**可配**	
Q 青霉素钾@ Benzylpenicillin Potassium	**忌配**	毒性加大
青霉素钠@ Benzylpenicillin Sodium	**忌配**	毒性加大
S 四环素（盐酸盐） Tetracycline（Hydrochloride）	**忌配**	毒性加大
T 碳酸氢钠（5%） Sodium Bicarbonate（5%）	**可配**	
头孢噻吩钠 Cefalothine Sodium	**稀释**	

氟尿嘧啶

（5-氟尿嘧啶）

Fluorouracil

制剂规格与 pH 值　注射液：5mL：125mg；10mL：0.25g。输液剂：含氟尿嘧啶 0.25%～0.5%的 5%葡萄糖或 0.9%氯化钠注射液，每瓶 100mL，200mL，250mL，500mL。pH（2.5%）：8.4～9.2。

药理作用及应用　在体内先转变为 5-氟-2-脱氧尿嘧啶核苷酸而抑制 DNA 合成，还能以假代谢物形式渗入 RNA 而抑制其合成。用于乳腺癌、消化道癌、恶性葡萄胎、绒毛膜上皮癌、浆膜腔癌性积液和膀胱癌等。对肿瘤及正常组织生长均有抑制作用。

用法用量　静滴：一日 0.5～1g，每 3～4 周连用 5d；也可一周 1 次，每次 0.5～0.75g，连用 2～4 周后休息 2 周作为 1 个疗程。动脉插管注射：0.75～1g/次。青光眼减压手术后结膜下注射 5mg/次，可抑制伤口愈合及瘢痕形成，每疗程总量 50mg。

适宜溶剂　静注：500～700mg 或 300～500 mg/m^2 溶于 0.9%氯化钠注射液 20～40mL；静滴：300～500mg/m^2 溶于 0.9%氯化钠或 5%葡萄糖氯化钠注射液 500～1 000mL；动脉插管注射：750～1 000mg 溶于 5%葡萄糖注射液 1 000mL；腹腔注射：500～600mg/m^2 溶于 0.9%氯化钠注射液 10～20mL。

给药速度　静注：10min；静滴：6～8h；动脉滴注：6～8h。

稳定性　本品为无色至淡黄色溶液，如出现暗黄色、琥珀色或褐色时，不能使用。室温下贮存。PVC 器具对本品无明显吸附。

不良反应　常见不良反应为恶心、食欲减退或呕吐、周围血白细胞减少。血小板减少、咳嗽、气急或小脑共济失调等罕见。偶见用药后心肌缺血，可出现心绞痛和心电图变化。长期应用可导致神经系统毒性。

禁忌/慎用证　伴发水痘或带状疱疹者、怀孕 3 个月内妇女及哺乳期妇女禁用。肝功能明显异常及白细胞计数低于 3.5×10^9/L、血小板低于 5×10^{10}/L 者，感染、出血（包括皮下和胃肠道）或发热超过 38℃患者，明显胃肠道梗阻患者，以及脱水或（和）酸碱、电解质平衡失调患者慎用。

药物相互作用　与甲氨蝶呤、甲硝唑及四氢叶酸同用可影响抗癌作用或毒性；避免与活疫苗同用，以免抑制免疫效果或发生疫苗感染；本品可增强华法林抗血凝作用。

注意事项 静滴速度每次在 6～8h，不宜过快，以减轻毒副反应。不宜肌注和鞘内注射。开始治疗前及疗程中应每周定期检查周围血象。静注或滴注部位药物渗入组织可引起局部疼痛、坏死或蜂窝织炎。使用本品时不宜饮酒或同用阿司匹林类药物；一般不宜和放射治疗药同用。

配伍表

氟尿嘧啶加入以下药品	配伍结果	备　注
2∶3∶1 注射液 2∶3∶1 Injection	可配	
A 阿糖胞苷（盐酸盐） Cytarabine（Hydrochloride）	稀释	
阿托品（硫酸盐） Atropine（Sulfate）	可配	
氨苄西林钠@ Ampicillin Sodium	可配	
氨茶碱 Aminophylline	可配	
氨基丁三醇（7.28%） Trometamol（7.28%）	可配	
氨基丁酸 Aminobutyric Acid	可配	
氨基己酸 Aminocaproic Acid	可配	
氨甲苯酸 Aminomethylbenzoic Acid	可配	
胺碘酮（盐酸盐）℗ Amiodarone（Hydrochloride）	忌配	
B 苯巴比妥钠 Phenobarbital Sodium	可配	
苯海拉明（盐酸盐） Diphenhydramine（Hydrochloride）	忌配	△
博来霉素 Bleomycin	可配	
C 长春新碱（硫酸盐） Vincristine（Sulfate）	忌配	
促皮质素 Corticotrophin	忌配	
D 地塞米松（磷酸盐） Dexamethasone（Phosphate）	可配	
地西泮℗ Diazepam	忌配	
丁卡因（盐酸盐） Tetracaine（Hydrochloride）	忌配	
东莨菪碱（氢溴酸盐） Scopolamine（Hydrobromide）	可配	
毒毛旋花子苷 K Strophanthin K	可配	
对氨基水杨酸钠 Sodium Aminosalicylate	可配	
多巴胺（盐酸盐） Dopamine（Hydrochloride）	可配	
多粘菌素 B（硫酸盐） Polymyxin B（Sulfate）	可配	
多柔比星（盐酸盐） Doxorubicin（Hydrochloride）	忌配	
E 二甲弗林 Dimefline	可配	
F 放线菌素 D Dactinomycin D	可配	
酚磺乙胺 Etamsylate	可配	
呋塞米 Furosemide	忌配	
辅酶 A Coenzyme A	忌配	
复方氨基酸 Amino Acid Compound	可配	
复方醋酸钠 Sodium Acetate Compound	可配	
G 谷氨酸钙（5%） Calcium Glutamate（5%）	忌配	
谷氨酸钾（31.50%） Potassium Glutamate（31.50%）	可配	
谷氨酸钠（28.75%） Sodium Glutamate（28.75%）	可配	
H 红霉素（乳糖酸盐） Erythromycin（Lactobionate）	可配	

氟尿嘧啶加入以下药品（续）	配伍结果	备　注
环磷酰胺　Cyclophosphamide	可配	
磺胺嘧啶钠　Sulfadiazine Sodium	可配	
磺胺异噁唑（二醇胺盐）　Sulfafurazole（Diolamine）	**忌配**	
J 肌醇　Inositol	可配	
肌苷　Inosine	可配	
加兰他敏（氢溴酸盐）　Galantamine（Hydrobromide）	可配	
甲氧明（盐酸盐）　Methoxamine（Hydrochloride）	可配	
间羟胺（重酒石酸盐）　Metaraminol（Bitartrate）	可配	
精氨酸（25%，盐酸盐）　Arginine（25%，Hydrochloride）	可配	
K 卡那霉素（硫酸盐）　Kanamycin（Sulfate）	可配	
L 利多卡因（盐酸盐）　Lidocaine（Hydrochloride）	**忌配**	
利舍平　Reserpine	**忌配**	
链霉素（硫酸盐）　Streptomycin（Sulfate）	可配	
林格液　Sodium Chloride Compound	可配	
硫喷妥钠　Thiopental Sodium	**忌配**	
硫酸镁（10%，25%）　Magnesium Sulfate（10%，25%）	可配	
氯苯那敏　Chlorphenamine	**忌配**	△
氯丙嗪（盐酸盐）　Chlorpromazine（Hydrochloride）	**忌配**	
氯化钙（3%，5%）　Calcium Chloride（3%，5%）	可配	
氯化钾（10%）　Potassium Chloride（10%）	可配	
氯化钠（0.9%）　Sodium Chloride（0.9%）	可配	
氯霉素　Chloramphenicol	**忌配**	
洛贝林（盐酸盐）　Lobeline（Hydrochloride）	**忌配**	
M 吗啡（盐酸盐）　Morphine（Hydrochloride）	**忌配**	
麦角新碱（马来酸盐）　Ergometrine（Maleate）	可配	
美芬丁胺（硫酸盐）　Mephentermine（Sulfate）	可配	
N 脑垂体后叶素®　Pituitrin	可配	
能量合剂　Energy Composite	可配	
尼可刹米　Nikethamide	可配	
P 哌替啶（盐酸盐）　Pethidine（Hydrochloride）	**忌配**	
葡醛内酯　Glucurolactone	可配	
葡萄糖（5%，10%）　Glucose（5%，10%）	可配	
葡萄糖氯化钠　Glucose and Sodium Chloride	可配	
葡萄糖酸钙（10%）　Calcium Gluconate（10%）	可配	
普鲁卡因（盐酸盐）　Procaine（Hydrochloride）	可配	
普鲁卡因胺（盐酸盐）　Procainamide（Hydrochloride）	可配	
Q 青霉素钾®　Benzylpenicillin Potassium	可配	
青霉素钠®　Benzylpenicillin Sodium	可配	
氢化可的松　Hydrocortisone	**忌配**	
氢化可的松琥珀酸钠　Hydrocortisone Sodium Succinate	可配	

氟尿嘧啶加入以下药品（续）	配伍结果	备　注
氢化麦角碱　Dihydroergotoxine	可配	
庆大霉素（硫酸盐）@　Gentamycin（Sulfate）	可配	
去甲肾上腺素（重酒石酸盐）Norepinephrine（Bitartrate）	忌配	
去氧肾上腺素（盐酸盐）Phenylephrine（Hydrochloride）	可配	
去乙酰毛花苷　Deslanoside	可配	
R 乳酸钠（11.2%）　Sodium Lactate（11.2%）	可配	
S 三磷腺苷　Adenosine Triphosphate	可配	
山莨菪碱（氢溴酸盐）　Anisodamine（Hydrobromide）	可配	
山梨醇　Sorbitol	可配	
肾上腺素（盐酸盐）　Adrenaline（Hydrochloride）	可配	
四环素（盐酸盐）　Tetracycline（Hydrochloride）	忌配	
羧苄西林钠　Carbenicillin Sodium	可配	
缩宫素　Oxytocin	可配	
T 碳酸氢钠（5%）　Sodium Bicarbonate（5%）	可配	
头孢噻吩钠　Cefalothine Sodium	可配	
W 万古霉素（盐酸盐）　Vancomycin（Hydrochloride）	忌配	
维生素 B_2　Vitamin B_2	忌配	
维生素 B_6　Vitamin B_6	可配	
维生素 C　Vitamin C	可配	
维生素 K_3　Vitamin K_3	可配	
X 细胞色素 C　Cytochrome C	可配	
溴化钙（5%）　Calcium Bromide（5%）	可配	
Y 洋地黄毒苷　Digitoxin	忌配	
依他尼酸钠　Sodium Etacrynate	忌配	
异丙嗪（盐酸盐）　Promethazine（Hydrochloride）	忌配	
异丙肾上腺素（盐酸盐）　Isoprenaline（Hydrochloride）	可配	
异戊巴比妥钠　Amobarbital Sodium	忌配	
异烟肼　Isoniazid	可配	
右旋糖酐 40（含盐）　Dextran 40（Sodium Chloride）	可配	

阿糖胞苷

（阿糖胞嘧啶）

Cytarabine

制剂规格与 pH 值　盐酸盐粉针剂：每支 50mg，100mg。注射液：1mL：100mg；2mL：40mg；5mL：100mg；10mL：500mg；10mL：1g。pH（30mg/mL）：5.0～6.5。

药理作用及应用　是主要作用于细胞增殖期 S 的抗代谢药物，通过抑制细胞 DNA 的合成，干扰细胞的增殖；抑制单纯疱疹病毒、牛痘病毒的繁殖及免疫反应。适用于急性淋巴细胞及非淋巴细胞白血病的诱导缓解期及维持巩固期；慢性粒细胞白血病的急变期。亦适用于恶性淋巴瘤。眼科用于病毒性结膜炎、带状疱疹（0.1%滴眼液）。

用法用量　诱导：静注，按 1～3mg/(kg·d)，连用 8～15d，如无明显不良反应，剂量可增大至 4mg/(kg·d)；静滴，0.5～1mg/(kg·d)，持续 1～24h，连用 10d，如无明显不良反应，剂量可增大至 2mg/(kg·d)。维持：完全缓解后改用 1mg/(kg·d)，一日皮下注射 1～2 次。静滴本品稀释应达到 0.5mg/mL，给药速度快易致恶心、呕吐。

适宜溶剂　静注：溶于 0.9%氯化钠或 25%葡萄糖注射液；静滴：溶于 5%～10%葡萄糖注射液；鞘内注射：25～75mg 溶于 0.9%氯化钠注射液 1～3mL。

给药速度　静注：10min；静滴：1～3h。

稳定性　室温下配制好的注射液 24h 保持稳定。PVC 器具对本品没有吸附作用。

不良反应　主要有造血系统损害、血细胞减少、口腔炎、食管炎、肝功能损害、血栓性静脉炎、高尿酸血症，严重者可发生尿酸性肾病。

禁忌/慎用证　对本品过敏者、孕妇、哺乳期妇女禁用。骨髓抑制、白细胞及血小板显著减低、肝肾功能不全、胆道疾患、有痛风病史、尿酸盐肾结石病史、近期接受过细胞毒药物或放射治疗者慎用。

药物相互作用　合用胞苷或四氢尿苷可延长阿糖胞苷血浆半衰期，提高血药浓度，起增效作用；联合应用柔红霉素、阿霉素、环磷酰胺及亚硝脲类药物可以增效。合用地高辛、两性霉素 B 则使本品作用减弱。

注意事项　定期检查血象、骨髓涂片及肝肾功能；勿接种活疫苗，以免被疫苗感染。本品与大多数常用注射剂虽无理化配伍禁忌，除必要的输液剂外，以不混合使用为宜，以便有足够稀释度缓慢给药。

配伍表

阿糖胞苷加入以下药品	配伍结果	备　注
2：3：1 注射液　2：3：1 Injection	可配	
A 阿托品（硫酸盐）　Atropine（Sulfate）	忌配	
氨苄西林钠@　Ampicillin Sodium	忌配	
氨茶碱　Aminophylline	忌配	
氨基丁三醇（7.28%）　Trometamol（7.28%）	忌配	
氨基丁酸　Aminobutyric Acid	忌配	
氨基己酸　Aminocaproic Acid	忌配	
氨甲苯酸　Aminomethylbenzoic Acid	忌配	
B 苯巴比妥钠　Phenobarbital Sodium	忌配	
苯海拉明（盐酸盐）　Diphenhydramine（Hydrochloride）	忌配	
博来霉素　Bleomycin	忌配	
C 长春新碱（硫酸盐）　Vincristine（Sulfate）	可配	
促皮质素　Corticotrophin	忌配	
D 地高辛　Digoxin	忌配	
地塞米松（磷酸盐）　Dexamethasone（Phosphate）	忌配	

阿糖胞苷加入以下药品（续）	配伍结果	备 注
地西泮® Diazepam	忌配	
丁卡因（盐酸盐） Tetracaine（Hydrochloride）	忌配	
东莨菪碱（氢溴酸盐） Scopolamine（Hydrobromide）	忌配	
对氨基水杨酸钠 Sodium Aminosalicylate	忌配	
多巴胺（盐酸盐） Dopamine（Hydrochloride）	忌配	
多粘菌素 B（硫酸盐） Polymyxin B（Sulfate）	忌配	
多西环素（盐酸盐） Doxycycline（Hydrochloride）	忌配	
E 二甲弗林 Dimefline	忌配	
F 放线菌素 D Dactinomycin D	忌配	
芬太尼（枸橼酸盐） Fentanyl（Citrate）	忌配	
酚磺乙胺 Etamsylate	忌配	
呋塞米 Furosemide	忌配	
氟尿嘧啶 Fluorouracil	稀释	
复方氨基酸 Amino Acid Compound	可配	
复方醋酸钠 Sodium Acetate Compound	可配	
G 肝素钠 Heparin Sodium	忌配	
谷氨酸钙（5%） Calcium Glutamate（5%）	忌配	
谷氨酸钾（31.50%） Potassium Glutamate（31.50%）	忌配	
谷氨酸钠（28.75%） Sodium Glutamate（28.75%）	忌配	
H 红霉素（乳糖酸盐） Erythromycin（Lactobionate）	忌配	
磺胺嘧啶钠 Sulfadiazine Sodium	忌配	
磺胺异噁唑（二醇胺盐） Sulfafurazole（Diolamine）	忌配	
J 肌醇 Inositol	忌配	
肌苷 Inosine	忌配	
加兰他敏（氢溴酸盐） Galantamine（Hydrobromide）	忌配	
甲氧苄胺嘧啶 Trimethoprim	忌配	
甲氧氯普胺（盐酸盐）Metoclopramide（Hydrochloride）	忌配	
甲氧明（盐酸盐） Methoxamine（Hydrochloride）	忌配	
间羟胺（重酒石酸盐） Metaraminol（Bitartrate）	忌配	
精氨酸（25%，盐酸盐） Arginine（25%，Hydrochloride）	忌配	
肼屈嗪（盐酸盐） Hydralazine（Hydrochloride）	忌配	
K 卡那霉素（硫酸盐） Kanamycin（Sulfate）	忌配	
可乐定（盐酸盐） Clonidine（Hydrochloride）	忌配	
克林霉素（磷酸盐） Clindamycin（Phosphate）	忌配	
L 利多卡因（盐酸盐） Lidocaine（Hydrochloride）	忌配	
利福霉素钠 Rifamycine Sodium	忌配	
利舍平 Reserpine	忌配	
链霉素（硫酸盐） Streptomycin（Sulfate）	忌配	
两性霉素 B Amphotericin B	忌配	
林格液 Sodium Chloride Compound	可配	

阿糖胞苷加入以下药品（续）	配伍结果	备注
硫喷妥钠 Thiopental Sodium	忌配	
硫酸镁（10%，25%）Magnesium Sulfate（10%，25%）	忌配	
氯苯那敏 Chlorphenamine	忌配	
氯丙嗪（盐酸盐）Chlorpromazine（Hydrochloride）	忌配	
氯化钙（3%，5%）Calcium Chloride（3%，5%）	忌配	
氯化琥珀胆碱 Suxamethonium Chloride	忌配	
氯化钾（10%）Potassium Chloride（10%）	忌配	
氯化钠（0.9%）Sodium Chloride（0.9%）	可配	
氯霉素 Chloramphenicol	忌配	
罗通定（硫酸盐）Rotundine（Sulfate）	忌配	
洛贝林（盐酸盐）Lobeline（Hydrochloride）	忌配	
M 麻黄碱（盐酸盐）Ephedrine（Hydrochloride）	忌配	
吗啡（盐酸盐）Morphine（Hydrochloride）	忌配	
麦角新碱（马来酸盐）Ergometrine（Maleate）	忌配	
美芬丁胺（硫酸盐）Mephentermine（Sulfate）	忌配	
N 脑垂体后叶素® Pituitrin	忌配	
能量合剂 Energy Composite	忌配	
尼可刹米 Nikethamide	忌配	
粘菌素（硫酸盐）Colymycin（Sulfate）	忌配	
P 哌替啶（盐酸盐）Pethidine（Hydrochloride）	忌配	
葡醛内酯 Glucurolactone	忌配	
葡萄糖（5%，10%）Glucose（5%，10%）	可配	
葡萄糖氯化钠　Glucose and Sodium Chloride	可配	
葡萄糖酸钙（10%）Calcium Gluconate（10%）	忌配	
普鲁卡因（盐酸盐）Procaine（Hydrochloride）	忌配	
普鲁卡因胺（盐酸盐）Procainamide（Hydrochloride）	忌配	
Q 青霉素钾@ Benzylpenicillin Potassium	忌配	
青霉素钠@ Benzylpenicillin Sodium	忌配	
氢化可的松 Hydrocortisone	忌配	
氢化可的松琥珀酸钠 Hydrocortisone Sodium Succinate	忌配	
氢化麦角碱 Dihydroergotoxine	忌配	
庆大霉素（硫酸盐）@ Gentamycin（Sulfate）	忌配	
去甲肾上腺素（重酒石酸盐）Norepinephrine（Bitartrate）	忌配	
去氧肾上腺素（盐酸盐）Phenylephrine（Hydrochloride）	忌配	
去乙酰毛花苷 Deslanoside	忌配	
R 乳酸钠（11.2%）Sodium Lactate（11.2%）	忌配	
S 三磷腺苷 Adenosine Triphosphate	忌配	
山莨菪碱（氢溴酸盐）Anisodamine（Hydrobromide）	忌配	
山梨醇 Sorbitol	忌配	
肾上腺素（盐酸盐）Adrenaline（Hydrochloride）	忌配	

阿糖胞苷加入以下药品（续）	配伍结果	备 注
四环素（盐酸盐） Tetracycline（Hydrochloride）	忌配	
羧苄西林钠 Carbenicillin Sodium	忌配	
缩宫素 Oxytocin	忌配	
T 碳酸氢钠（5%） Sodium Bicarbonate（5%）	可配	
头孢噻啶 Cefaloridine	忌配	
头孢噻吩钠 Cefalothine Sodium	忌配	
托西溴苄铵 Bretylium Tosilate	忌配	
W 万古霉素（盐酸盐） Vancomycin（Hydrochloride）	忌配	
维生素 B_6 Vitamin B_6	忌配	
维生素 C Vitamin C	忌配	
维生素 K_3 Vitamin K_3	忌配	
X 细胞色素 C Cytochrome C	忌配	
新生霉素 Novobiocin	忌配	
溴化钙（5%） Calcium Bromide（5%）	忌配	
Y 洋地黄毒苷 Digitoxin	忌配	
依他尼酸钠 Sodium Etacrynate	忌配	
胰岛素（正规）® Insulin（Regular）	忌配	
异丙嗪（盐酸盐） Promethazine（Hydrochloride）	忌配	
异丙肾上腺素（盐酸盐） Isoprenaline（Hydrochloride）	忌配	
异戊巴比妥钠 Amobarbital Sodium	忌配	
异烟肼 Isoniazid	忌配	
右旋糖酐 40（含盐） Dextran 40（Sodium Chloride）	忌配	

安西他滨

（环胞苷，环胞啶）

Ancitabine

制剂规格与 pH 值 盐酸盐粉针剂：每支 100mg。pH（5mg/mL）：5.47。

药理作用及应用 为阿糖胞苷衍生物，属细胞周期特异性药物，在体内转化为阿糖胞苷，主要作用于 S 期、并对 G_1/S 及 S/G_2 转换期也有作用。应用于急性白血病、实体瘤、脑膜白血病、恶性淋巴瘤等。

用法用量 静注或静滴：每次 4～12mg/kg，一日 1 次，5～10d 为 1 个疗程。

适宜溶剂 静注：200～600mg 溶于 0.9%氯化钠或 5%葡萄糖注射液 10～20mL；静滴：200～600mg 溶于 0.9%氯化钠或 5%葡萄糖注射液 250～500mL。

给药速度 静注：5min；静滴：1h。

稳定性 水溶液不稳定，宜临用时配制。

不良反应 参阅阿糖胞苷。

禁忌/慎用证 严重肝肾功能不全者、有骨髓抑制者、对本品过敏者、孕妇及哺乳期妇女禁用。

药物相互作用 参阅阿糖胞苷。

注意事项 治疗期间宜定期监测血常规、肝功能、肾功能、骨髓。

配伍表

安西他滨加入以下药品	配伍结果	备 注
A 阿米卡星（硫酸盐）Amikacin（Sulfate）	可配	
阿糖胞苷（盐酸盐）Cytarabine（Hydrochloride）	可配	
阿托品（硫酸盐）Atropine（Sulfate）	可配	
氨苄西林钠@ Ampicillin Sodium	可配	
氨苄西林-舒巴坦钠 Ampicillin-Sulbactam Sodium	可配	
氨茶碱 Aminophylline	可配	
氨甲苯酸 Aminomethylbenzoic Acid	可配	
B 胞磷胆碱 Citicoline	可配	
贝美格 Bemegride	可配	
倍他司汀（盐酸盐）Betahistine（Hydrochloride）	可配	
苯巴比妥钠 Phenobarbital Sodium	可配	
苯唑西林钠 Oxacillin Sodium	可配	
C 长春新碱（硫酸盐）Vincristine（Sulfate）	可配	
D 地塞米松（磷酸盐）Dexamethasone（Phosphate）	可配	
东莨菪碱（氢溴酸盐）Scopolamine（Hydrobromide）	可配	
毒毛旋花子苷K Strophanthin K	可配	
多巴胺（盐酸盐）Dopamine（Hydrochloride）	可配	
多巴酚丁胺（盐酸盐）Dobutamine（Hydrochloride）	可配	
多粘菌素B（硫酸盐）Polymyxin B（Sulfate）	可配	
多柔比星（盐酸盐）Doxorubicin（Hydrochloride）	可配	
E 二甲弗林 Dimefline	可配	
F 酚磺乙胺 Etamsylate	可配	
呋塞米 Furosemide	可配	
氟尿嘧啶 Fluorouracil	**忌配**	
氟哌啶醇（乳酸盐）Haloperidol（Lactate）	可配	
辅酶A Coenzyme A	可配	
复方氨基酸 Amino Acid Compound	可配	
G 肝素钠 Heparin Sodium	可配	
谷氨酸钠（28.75%）Sodium Glutamate（28.75%）	可配	
H 红霉素（乳糖酸盐）Erythromycin（Lactobionate）	可配	
J 肌苷 Inosine	可配	
吉他霉素（酒石酸盐）Kitasamycin（Tartrate）	可配	
甲泼尼龙琥珀酸钠 Methylprednisolone Sodium Succinate	可配	
甲硝唑 Metronidazole	可配	
甲氧明（盐酸盐）Methoxamine（Hydrochloride）	可配	
间羟胺（重酒石酸盐）Metaraminol（Bitartrate）	可配	

安西他滨加入以下药品（续）	配伍结果	备　注
精氨酸（25%，盐酸盐） Arginine（25%，Hydrochloride）	可配	
L 雷尼替丁（盐酸盐） Ranitidine（Hydrochloride）	可配	
利巴韦林 Ribavirin	可配	
利多卡因（盐酸盐） Lidocaine（Hydrochloride）	可配	
利舍平 Reserpine	可配	
两性霉素 B Amphotericin B	可配	
林格液 Sodium Chloride Compound	可配	
硫酸镁（10%，25%） Magnesium Sulfate（10%，25%）	可配	
氯丙嗪（盐酸盐） Chlorpromazine（Hydrochloride）	可配	
氯化钙（3%，5%） Calcium Chloride（3%，5%）	可配	
氯化钾（10%） Potassium Chloride（10%）	可配	
氯化钠（0.9%） Sodium Chloride（0.9%）	可配	
氯霉素 Chloramphenicol	可配	
氯唑西林钠 Cloxacillin Sodium	可配	
洛贝林（盐酸盐） Lobeline（Hydrochloride）	可配	
M 麦角新碱（马来酸盐） Ergometrine（Maleate）	可配	
毛花苷丙 Lanatoside C	可配	
美芬丁胺（硫酸盐） Mephentermine（Sulfate）	可配	
N 脑垂体后叶素® Pituitrin	可配	
脑蛋白水解物 Cerebrolysin	可配	
能量合剂 Energy Composite	可配	
尼可刹米 Nikethamide	可配	
尿激酶 Urokinase	可配	
P 葡萄糖（5%，10%） Glucose（5%，10%）	可配	
葡萄糖氯化钠 Glucose and Sodium Chloride	可配	
葡萄糖酸钙（10%） Calcium Gluconate（10%）	可配	
普萘洛尔 Propranolol	可配	
Q 青霉素钠® Benzylpenicillin Sodium	可配	
氢化可的松 Hydrocortisone	可配	
氢化可的松琥珀酸钠 Hydrocortisone Sodium Succinate	可配	
庆大霉素（硫酸盐）® Gentamycin（Sulfate）	可配	
去甲肾上腺素（重酒石酸盐）Norepinephrine（Bitartrate）	可配	
R 乳酸钠（11.2%） Sodium Lactate（11.2%）	可配	
S 塞替派 Thiotepa	**忌配**	
三磷腺苷 Adenosine Triphosphate	可配	
山莨菪碱（盐酸盐） Anisodamine（Hydrochloride）	可配	
山梨醇 Sorbitol	可配	
肾上腺素（盐酸盐） Adrenaline（Hydrochloride）	可配	
顺铂 Cisplatin	可配	
丝裂霉素 Mitomycin	可配	

安西他滨加入以下药品（续）	配伍结果	备 注
羧苄西林钠 Carbenicillin Sodium	可配	
缩宫素 Oxytocin	可配	
T 碳酸氢钠（5%） Sodium Bicarbonate（5%）	可配	
头孢呋辛钠 Cefuroxime Sodium	可配	
头孢拉定 Cefradine	可配	
头孢美唑钠 Cefmetazole Sodium	可配	
头孢哌酮钠 Cefoperazone Sodium	可配	
头孢噻肟钠 Cefotaxime Sodium	可配	
头孢唑林钠 Cefazolin Sodium	可配	
W 维拉帕米（盐酸盐） Verapamil（Hydrochloride）	可配	
维生素 B_6 Vitamin B_6	可配	
维生素 C Vitamin C	可配	
维生素 K_1 Vitamin K_1	可配	
X 西咪替丁（盐酸盐） Cimetidine（Hydrochloride）	可配	
细胞色素 C Cytochrome C	可配	
硝普钠 Sodium Nitroprusside	可配	
Y 异丙嗪（盐酸盐） Promethazine（Hydrochloride）	可配	
异丙肾上腺素（盐酸盐） Isoprenaline（Hydrochloride）	可配	
异烟肼 Isoniazid	可配	
罂粟碱（盐酸盐） Papaverine（Hydrochloride）	可配	
右旋糖酐 40（含盐） Dextran 40（Sodium Chloride）	可配	
鱼精蛋白（硫酸盐） Protamine（Sulfate）	可配	

吉西他滨

Gemcitabine

制剂规格与 pH 值 盐酸盐粉针剂：每支 0.2g，1.0g。pH（40mg/mL）：2.7～3.3。

药理作用及应用 本品为脱氧胞嘧啶核苷的类似物，为核苷酸还原酶的抑制剂。有细胞周期特异性，作用于 S 期，可阻止 G_1 期向 S 期转化。主要用于非小细胞肺癌和胰腺癌。也可用于膀胱癌、乳腺癌、卵巢癌、小细胞肺癌等。

用法用量 非小细胞肺癌及其他肿瘤：每次剂量为 $1.0g/m^2$，每周 1 次，连用 2 周休息 1 周（3 周方案）或连用 3 周休息 1 周（4 周方案）。胰腺癌：每次 1 000mg，每周 1 次，连用 7 周休 1 周，然后每周 1 次，连用 3 周休 1 周或用 4 周方案。

适宜溶剂 静滴：200mg 溶于 0.9%氯化钠注射液 5mL（不能用其他溶剂），稀释于 0.9%氯化钠或 5%葡萄糖注射液。稀释度为 0.1mg/mL。

给药速度 静滴：0.5～1h。

稳定性 配制的溶液在室温下 24h 内保持稳定。溶液不能冷藏。PVC 器具对本品没有吸附作用。

不良反应 骨髓抑制、胃肠反应、肝肾功能损害、皮肤损害为主要不良反应。

禁忌/慎用证 对本品过敏者、孕妇及哺乳期妇女禁用。肝、肾功能损害及骨髓抑制者慎用。

注意事项 在用药期间不宜接种活疫苗。用药期间禁止驾驶和操纵机器。用药期间应定期检查肝、肾、骨髓功能，有骨髓抑制时，应暂停化疗或调整用药方案。高龄或肾功能下降者应减量。

配伍表

吉西他滨加入以下药品	配伍结果	备 注
A 阿米卡星（硫酸盐） Amikacin（Sulfate）	可配	
阿糖胞苷 Cytarabine	可配	
阿昔洛韦钠 Acyclovir Sodium	忌配	
氨苄西林钠@ Ampicillin Sodium	可配	
氨苄西林–舒巴坦钠 Ampicillin-Sulbactam Sodium	可配	
氨茶碱 Aminophylline	可配	
氨曲南@ Aztreonam	可配	
昂丹司琼（盐酸盐）@ Ondansetron（Hydrochloride）	可配	
奥沙利铂 Oxaliplatin	可配	
B 苯海拉明（盐酸盐） Diphenhydramine（Hydrochloride）	忌配	△
C 长春碱（硫酸盐） Vinblastine（Sulfate）	可配	
长春瑞滨（重酒石酸盐） Vinorelbine（Bitartrate）	可配	
长春新碱（硫酸盐） Vincristine（Sulfate）	可配	
D 地塞米松磷酸钠 Dexamethasone Sodium Phosphate	可配	
多巴胺（盐酸盐） Dopamine（Hydrochloride）	可配	
多巴酚丁胺（盐酸盐） Dobutamine（Hydrochloride）	可配	
多柔比星（盐酸盐） Doxorubicin（Hydrochloride）	可配	
多西环素（盐酸盐） Doxycycline（Hydrochloride）	可配	
多西他赛 Docetaxel	可配	
F 法莫替丁 Famotidine	可配	
放线菌素D Dactinomycin D	可配	
呋塞米 Furosemide	忌配	
氟达拉滨（磷酸盐） Fludarabine（Phosphate）	可配	
氟康唑 Fluconazole	可配	
氟尿嘧啶 Fluorouracil	可配	
氟哌啶醇（乳酸盐） Haloperidol（Lactate）	可配	
氟哌利多 Droperidol	可配	
G 甘露醇 Mannitol	可配	
肝素钠 Heparin Sodium	可配	
格拉司琼（盐酸盐） Granisetron（Hydrochloride）	可配	
更昔洛韦钠 Ganciclovir Sodium	忌配	
H 环丙沙星 Ciprofloxacin	可配	
环磷酰胺 Cyclophosphamide	可配	
J 甲氨蝶呤钠 Methotrexate Sodium	忌配	
甲泼尼龙琥珀酸钠 Methylprednisolone Sodium Succinate	忌配	

吉西他滨加入以下药品（续）	配伍结果	备 注
甲硝唑 Metronidazole	可配	
甲氧氯普胺（盐酸盐）Metoclopramide（Hydrochloride）	可配	
K 卡铂 Carboplatin	可配	
克林霉素（磷酸盐） Clindamycin（Phosphate）	可配	
L 兰索拉唑 Lansoprazole	忌配	
劳拉西泮 Lorazepam	可配	
雷尼替丁（盐酸盐） Ranitidine（Hydrochloride）	可配	
利奈唑胺 Linezolid	可配	
两性霉素B Amphotericin B	忌配	
氯丙嗪（盐酸盐） Chlorpromazine（Hydrochloride）	可配	
氯化钾（10%） Potassium Chloride（10%）	可配	
氯化钠（0.9%） Sodium Chloride（0.9%）	可配	
M 吗啡（硫酸盐） Morphine（Sulfate）	可配	
美司钠 Mesna	可配	
P 哌拉西林钠 Piperacillin Sodium	忌配	
哌拉西林-他唑巴坦钠 Piperacillin-Tazobactam Sodium	忌配	
哌替啶（盐酸盐） Pethidine（Hydrochloride）	可配	
葡萄糖（5%，10%） Glucose（5%，10%）	可配	
葡萄糖酸钙（10%） Calcium Gluconate（10%）	可配	
Q 齐多夫定 Zidovudine	可配	
羟嗪（盐酸盐） Hydroxyzine（Hydrochloride）	忌配	△
氢化可的松琥珀酸钠 Hydroconisone Sodium Succinate	可配	
氢化可的松磷酸钠 Hydrocortisone Sodium Phosphate	可配	
庆大霉素（硫酸盐）@ Gentamicin（Sulfate）	可配	
R 柔红霉素（盐酸盐） Daunorubicin（Hydrochloride）	可配	
S 塞替派 Thiotepa	可配	
顺铂 Cisplatin	可配	
丝裂霉素 Mitomycin	忌配	
T 碳酸氢钠（5%） Sodium Bicarbonate（5%）	可配	
替卡西林-克拉维酸钾 Ticarcillin Sodium-Clavulanate Potassium	可配	
头孢呋辛钠 Cefuroxime Sodium	可配	
头孢曲松钠 Ceftriaxone Sodium	可配	
头孢噻肟钠 Cefotaxime Sodium	忌配	
头孢他啶 Ceftazidime	可配	
头孢西丁钠 Cefoxitin Sodium	可配	
头孢唑林钠 Cefazolin Sodium	可配	
头孢唑肟钠 Ceftizoxime Sodium	可配	
妥布霉素（硫酸盐）@ Tobramycin（Sulfate）	可配	
W 万古霉素（盐酸盐） Vancomycin（Hydrochloride）	可配	
X 西咪替丁（盐酸盐） Cimetidine（Hydrochloride）	可配	

吉西他滨加入以下药品（续）	配伍结果	备 注
Y 亚胺培南-西司他丁钠 Imipenem-Cilastatin Sodium	**忌配**	
亚叶酸钙 Calcium Folinate	可配	
伊达比星（盐酸盐） Idarubicin（Hydrochloride）	可配	
依那普利拉 Enalaprilat	可配	
异丙嗪（盐酸盐） Promethazine（Hydrochloride）	可配	
异环磷酰胺 Ifosfamide	可配	
Z 紫杉醇® Paclitaxel	可配	

氟达拉滨

Fludarabine

制剂规格与 pH 值　磷酸盐粉针剂：每支 50mg。pH（25mg/mL）：7.2～8.2。

药理作用及应用　为阿糖胞苷衍生物，作用于 S 期的周期特异性抗肿瘤药。用于治疗困难或病情发展的 B 细胞性慢性淋巴细胞白血病（CLL）。静注后 1～5 个月才起效。

用法用量　静注或静滴：一日 1 次，每次 25mg/m^2，每隔 28d 连续静脉用药 5d。

适宜溶剂　静注：先用 2mL 灭菌注射用水将粉针剂溶解 50mg 本品，再用氯化钠注射液 10mL 稀释。静滴：先用 2mL 灭菌注射用水将粉针剂溶解 50mg 本品，再用氯化钠注射液 100mL 稀释。

给药速度　静滴：≥30min；静注：2～3min。

稳定性　冷藏下贮存。配成溶液必须在 8h 内用完。PVC 注射器具对本品没有吸附作用。

不良反应　最常见的不良反应有骨髓抑制（白细胞减少、血小板减少和贫血）、发热、寒战和包括肺炎的感染。

禁忌/慎用证　对本品过敏、肌酐清除率小于 30mL/min、溶血性贫血、孕妇及哺乳期妇女禁用。男性患者用药期间及用药后 6 个月内必须采取避孕措施。有免疫缺陷、机会性感染病史、肝肾功能不全、骨髓抑制者慎用。

药物相互作用　不宜与双嘧达莫合用，以免本品降效；勿合用喷司他丁以免加剧肺毒性。

注意事项　本品对小儿的安全性和有效性尚未确立；75 岁以上使用本品应特别谨慎。怀孕的医务人员不应接触本品；操作时应严格操作程序（推荐戴乳胶手套和防护眼镜）和销毁规程，对本品的任何溢出或废弃物都应焚化销毁；静滴时勿漏出血管外。治疗过程中需严密监测外周血象变化。

配伍表

氟达拉滨加入以下药品	配伍结果	备 注
A 阿米卡星（硫酸盐） Amikacin（Sulfate）	可配	
阿糖胞苷（盐酸盐） Cytarabine（Hydrochloride）	可配	
阿昔洛韦钠 Aciclovir Sodium	**忌配**	
氨苄西林钠® Ampicillin Sodium	可配	

氟达拉滨加入以下药品（续）	配伍结果	备 注
氨苄西林-舒巴坦钠 Ampicillin-Sulbactam Sodium	可配	
氨茶碱 Aminophylline	可配	
B 博来霉素 Bleomycin	可配	
C 长春碱（硫酸盐） Vinblastine（Sulfate）	可配	
长春瑞滨（重酒石酸盐） Vinorelbine（Bitartrate）	可配	
长春新碱（硫酸盐） Vincristine（Sulfate）	可配	
D 多柔比星（盐酸盐） Doxorubicin（Hydrochloride）	可配	
多西环素（盐酸盐） Doxycycline（Hydrochloride）	可配	
F 法莫替丁 Famotidine	可配	
放线菌素D Dactinomycin D	可配	
呋塞米 Furosemide	可配	
氟康唑 Fluconazole	可配	
氟尿嘧啶 Fluorouracil	可配	
氟哌啶醇（乳酸盐） Haloperidol（Lactate）	可配	
氟哌利多 Droperidol	可配	
G 甘露醇 Mannitol	可配	
肝素钠 Heparin Sodium	可配	
更昔洛韦钠 Ganciclovir Sodium	忌配	
H 环磷酰胺 Cyclophosphamide	可配	
J 甲氨蝶呤 Methotrexate	可配	
甲泼尼龙琥珀酸钠 Methylprednisolone Sodium Succinate	可配	
甲氧氯普胺（盐酸盐） Metoclopramide（Hydrochloride）	可配	
K 卡铂 Carboplatin	可配	
克林霉素（磷酸盐） Clindamycin（Phosphate）	可配	
L 劳拉西泮 Lorazepam	可配	
雷尼替丁（盐酸盐） Ranitidine（Hydrochloride）	可配	
两性霉素B Amphotericin B	忌配	
硫酸镁（10%，25%） Magnesium Sulfate（10%，25%）	可配	
氯丙嗪（盐酸盐） Chlorpromazine（Hydrochloride）	忌配	
氯化钾（10%） Potassium Chloride（10%）	可配	
氯化钠（0.9%） Sodium Chloride（0.9%）	可配	
M 吗啡（盐酸盐） Morphine（Hydrochloride）	可配	
美洛西林钠 Mezlocillin Sodium	可配	
美司钠 Mesna	可配	
N 奈替米星（硫酸盐） Netilmicin（Sulfate）	可配	
P 哌拉西林钠 Piperacillin Sodium	可配	
哌拉西林-他唑巴坦钠 Piperacillin-Tazobactam Sodium	可配	
哌替啶（盐酸盐） Pethidine（Hydrochloride）	可配	
葡萄糖（5%，10%） Glucose（5%，10%）	可配	
Q 齐多夫定 Zidovudine	可配	

氟达拉滨加入以下药品（续）	配伍结果	备　注
氢化可的松琥珀酸钠 Hydrocortisone Sodium Succinate	可配	
庆大霉素（硫酸盐）[@] Gentamycin（Sulfate）	可配	
R 柔红霉素（盐酸盐） Daunorubicin（Hydrochloride）	**忌配**	
S 塞替派 Thiotepa	可配	
顺铂 Cisplatin	可配	
T 碳酸氢钠（5%） Sodium Bicarbonate（5%）	可配	
替卡西林钠 Ticarcillin Sodium	可配	
替卡西林-克拉维酸钾 Ticarcillin Sodium-Clavulanate Potassium	可配	
替尼泊苷® Teniposide	可配	
头孢吡肟（盐酸盐） Cefepime（Hydrochloride）	可配	
头孢呋辛钠 Cefuroxime Sodium	可配	
头孢哌酮钠 Cefoperazone Sodium	可配	
头孢匹胺钠 Cefpiramide Sodium	可配	
头孢曲松钠 Ceftriaxone Sodium	可配	
头孢噻肟钠 Cefotaxime Sodium	可配	
头孢他啶 Ceftazidime	可配	
头孢唑林钠 Cefazolin Sodium	可配	
头孢唑肟钠 Ceftizoxime Sodium	可配	
妥布霉素（硫酸盐）[@] Tobramycin（Sulfate）	可配	
W 万古霉素（盐酸盐） Vancomycin（Hydrochloride）	可配	
X 西咪替丁（盐酸盐） Cimetidine（Hydrochloride）	可配	
Y 亚胺培南-西司他丁钠 Imipenem-Cilastatin Sodium	可配	
异丙嗪（盐酸盐） Promethazine（Hydrochloride）	可配	
异环磷酰胺 Ifosfamide	可配	
Z 紫杉醇® Paclitaxel	可配	

克拉屈滨

Cladribine

（Leustatin）

制剂规格与 pH 值　注射液：每支 10mL，含量 10mg。pH（1mg/mL）：5.5～8.0。

药理作用及应用　为人工合成的嘌呤腺苷（2-氯去氧腺苷）。其抗代谢作用抑制 DNA 合成与修复，对淋巴细胞与单核细胞作用尤其显著。主治各种淋巴样恶性肿瘤，如毛细胞白血病、非霍奇金淋巴瘤、慢性淋巴细胞白血病，亦试用于治疗巨球蛋白血症及慢性进行性多发性硬化病。

用法用量　供持续静脉滴注。毛细胞白血病的推荐剂量为 90μg/(kg·d)，连续 7d。更大剂量伴有毒性加剧。原装注射液使用含苯甲醇抑菌的 0.9%氯化钠注射液 500mL 稀释，加用 0.22μm 过滤器过滤，进行静滴。

给药速度　滴注速度 1～2mL/min。

稳定性　用 5%葡萄糖注射液作为稀释液，会使本品加速分解，以含苯甲醇抑菌的 0.9%氯化钠注射液稀释至含本品 0.15～0.3mg/mL 时，稳定性可保持 2 周。本品为无色澄明，低温下可生成沉淀，室温（25℃）下可在振摇下重新溶解，不宜加热溶解。本品宜避光在冰箱（5~8℃）贮藏。

不良反应　发热、乏力、软弱、恶心、胃肠功能紊乱、皮疹、瘙痒、紫癜、头痛、眩晕、心动过速、咳嗽、呼吸困难。主要不良作用为骨髓抑制，引起中性粒细胞减少及重度贫血，血小板减少不常见。大剂量可致严重肾脏、骨髓、神经系统损害。

禁忌/慎用证　对本品过敏及明显肾功能不全与骨髓损害者禁用。孕妇禁用。

药物相互作用　与其他抗肿瘤药有协同疗效与毒副作用。

注意事项　勿以葡萄糖作为本品的溶剂，以免加速降解。

配伍表

克拉屈滨加入以下药品	配伍结果	备　注
A 阿糖胞苷 Cytarabine	可配	
氨茶碱 Aminophylline	可配	
昂丹司琼（盐酸盐）@ Ondansetron（Hydrochloride）	可配	
B 苯海拉明（盐酸盐） Diphenhydramine（Hydrochloride）	可配	
丙氯拉嗪（乙二磺酸盐） Prochlorperazine（Edicylate）	可配	
布美他尼 Bumetanide	可配	
布托啡诺（酒石酸盐） Butorphanol（Tartrate）	可配	
C 长春新碱（硫酸盐） Vincristine（Sulfate）	可配	
D 地塞米松磷酸钠 Dexamethasone Sodium Phosphate	可配	
丁丙诺啡（盐酸盐） Buprenorphine（Hydrochloride）	可配	
多巴酚丁胺（盐酸盐） Dobutamine（Hydrochloride）	可配	
多巴胺（盐酸盐） Dopamine（Hydrobromide）	可配	
多柔比星（盐酸盐） Doxorubicin（Hydrochloride）	可配	
F 法莫替丁 Famotidine	可配	
呋塞米 Furosemide	可配	
氟哌啶醇（乳酸盐） Haloperidol（Lactate）	可配	
氟哌利多 Droperidol	可配	
G 甘露醇 Mannitol	可配	
肝素钠 Heparin Sodium	可配	
格拉司琼（盐酸盐） Granisetron（Hydrochloride）	可配	
H 环磷酰胺 Cyclophosphamide	可配	
J 甲泼尼龙琥珀酸钠 Methylprednisolone Sodium Succinate	可配	
甲氧氯普胺（盐酸盐） Metoclopramide（Hydrochloride）	可配	
K 卡铂 Carboplatin	可配	
L 劳拉西泮 Lorazepam	可配	
氯化钠（0.9%） Sodium Chloride（0.9%）	可配	
氯化钾（10%） Potassium Chloride（10%）	可配	
氯丙嗪（盐酸盐） Chlorpromazine（Hydrochloride）	可配	

克拉屈滨加入以下药品（续）	配伍结果	备　注
M 吗啡（硫酸盐）Morphine（Sulfate）	可配	
米托蒽醌（盐酸盐）Mitoxantrone（Hydrochloride）	可配	
美司钠 Mesna	可配	
N 纳布啡（盐酸盐）Nalbuphine（Hydrochloride）	可配	
P 哌替啶（盐酸盐）Pethidine（Hydrochloride）	可配	
葡萄糖（5%）Glucose（5%）	忌配	
葡萄糖酸钙（10%）Calcium gluconate（10%）	可配	
Q 羟嗪（盐酸盐）Hydroxyzine（Hydrochloride）	可配	
氢化可的松琥珀酸钠 Hydrocortisone sodium succinate	可配	
氢化可的松磷酸钠 Hydrocortisone sodium Phosphate	可配	
氢吗啡酮（盐酸盐）Hydromorphone（Hydrochlorid）	可配	
R 雷尼替丁（盐酸盐）Ranitidine（Hydrochloride）	可配	
S 顺铂 Cisplatin	可配	
T 碳酸氢钠（5%）Sodium Bicarbonate（5%）	可配	
替尼泊苷® Teniposide	可配	
X 西咪替丁（盐酸盐）Cimetidine（Hydrochloride）	可配	
硝酸镓 Gallium Nitrate	可配	
Y 亚叶酸钙 Calcium Folinate	可配	
伊达比星（盐酸盐）Idarubicin（Hydrochloride）	可配	
异丙嗪（盐酸盐）Promethazine（Hydrochloride）	可配	
Z 紫杉醇® Paclitaxel	可配	

培美曲塞二钠

Pemetrexed Disodium

（Alimta，Rolazar）

制剂规格与 pH 值　粉针剂：每支 500mg；配有 0.9%氯化钠注射液 20mL 为溶剂。pH（25mg/mL）：6.6~7.8。

药理作用及应用　为抗叶酸代谢药。可抑制二氢叶酸还原酶、胸苷酸合成酶、甘氨酸核糖核苷甲酰基转移酶等叶酸代谢所必需的酶而发挥抗癌作用，适用于与顺铂协同治疗不可手术的恶性胸膜间皮瘤，以及治疗局部晚期、经过化疗治疗后的非小细胞肺癌。用药的同时，为减轻抗叶酸引起的毒性，必须服用低剂量叶酸制剂。首次用本品前 7d 至少服叶酸 5d，每日剂量 0.4mg。使用本品中继续服叶酸直到停用本品后 3 周为止。地塞米松可减轻本品皮肤反应也是同用的药物，用本品前 1d 开始直至停用后 3d 为止，常用量为 4mg，一日 2 次。维生素 B$_{12}$ 在本品使用前 7d，以及以后每个周期都应肌注 1 次，每次 1mg。

用法用量　本品仅可静滴给药，成人剂量为 21d 静滴 1 次，每次用量为 500mg/m^2，滴注 10min 以上，结束后 30min 开始静滴顺铂，推荐成人剂量为 75mg/m^2，2h 以上滴完。本品滴注浓度为溶解后 25mg/mL，再加入 0.9%氯化钠至 100mL（约为 5mg/mL）。

适宜溶剂　0.9%氯化钠注射液。不推荐用 5%葡萄糖注射液。

给药速度　成人约每分钟 2mL，20~30min 可滴入 100mL。

稳定性　粉针剂可在室温下贮存。配制后的溶液在室内正常温度（15～30℃）无直射光条件下 24h 稳定。

不良反应　过敏反应：发热、红斑、皮疹、脱皮；骨髓抑制：粒细胞、血小板、红细胞减少；胃肠反应：恶心、呕吐、厌食、腹痛、腹泻、便秘；肝损害：肝区痛、肝大、肝脏生化指标升高。孕妇可发生胎儿损害。

禁忌/慎用证　对本品过敏者禁用，肾功能明显减退（肌酐清除率＜45mL/min；正常成人 80～120mL/min）者不推荐使用本品。孕妇慎用。

药物相互作用　叶酸与维生素 B_{12} 可减轻本品毒副作用，必须与本品同用；顺铂与本品有协同疗效。氨基糖苷类、强效利尿药可加重本品的肾损害。本品与含钙溶液混合即发生沉淀。

注意事项　本品 80%由肾经尿路排泄，故明显肾损害者忌用本品，轻中度肾害者应加强肾功能监测，适当调整剂量。

配伍表

培美曲塞二钠加入以下药品	配伍结果	备　注
A　阿米卡星（硫酸盐）　Amikacin（Sulfate）	可配	
阿糖胞苷　Cytarabine	可配	
阿昔洛韦钠　Aciclovir Sodium	可配	
氨苄西林钠[@]　Ampicillin Sodium	可配	
氨苄西林-舒巴坦钠　Ampicillin Sodium- Sulbactam Sodium	可配	
氨茶碱　Aminophylline	可配	
氨磷汀　Amifostine	可配	
氨曲南[@]　Aztreonam	可配	
昂丹司琼（盐酸盐）[@]　Ondansetron（Hydrochloride）	**忌配**	
B　苯海拉明（盐酸盐）　Diphenhydramine（Hydrochloride）	可配	
丙氯拉嗪（乙二磺酸盐）　Prochlorperazine（Edicylate）	**忌配**	
布美他尼　Bumetanide	可配	
布托啡诺（酒石酸盐）　Butorphanol（Tartrate）	可配	
C　长春碱（硫酸盐）　Vinblastine（Sulfate）	可配	
长春新碱（硫酸盐）　Vincristine（Sulfate）	可配	
D　地塞米松（磷酸盐）　Dexamethasone（Phosphate）	可配	
多巴胺（盐酸盐）　Dopamine（Hydrobromide）	可配	
多巴酚丁胺（盐酸盐）　Dobutamine（Hydrochloride）	**忌配**	
多柔比星（盐酸盐）　Doxorubicin（Hydrochloride）	**忌配**	
多西环素（盐酸盐）　Doxycycline（Hydrochloride）	**忌配**	
F　法莫替丁　Famotidine	可配	
氟哌利多　Droperidol	**忌配**	

培美曲塞二钠加入以下药品（续）	配伍结果	备 注
氟康唑 Fluconazole	可配	
氟尿嘧啶 Fluorouracil	可配	
氟哌啶醇（乳酸盐） Haloperidol（Lactate）	可配	
复方磺胺甲噁唑 Trimethoprim-Sulfamethoxazole	可配	
G 甘露醇 Mannitol	可配	
肝素钠 Heparin Sodium	可配	
格拉司琼（盐酸盐） Granisetron（Hydrochloride）	可配	
更昔洛韦钠 Ganciclovir Sodium	可配	
H 环丙沙星 Ciprofloxacin	**忌配**	
环磷酰胺 Cyclophosphamide	可配	
J 吉西他滨（盐酸盐） Gemcitabine（Hydrochloride）	**忌配**	
甲泼尼龙（琥珀酸钠） Methylprednisolone（SodiumSuccinate）	可配	
甲硝唑 Metronidazole	**忌配**	
甲氧氯普胺（盐酸盐） Metoclopramide（Hydrochloride）	可配	
K 卡铂 Carboplatin	可配	
克林霉素（磷酸盐） Clindamycin（Phosphate）	可配	
L 劳拉西泮 Lorazepam	可配	
雷尼替丁（盐酸盐） Ranitidine（Hydrochloride）	可配	
两性霉素 B Amphotericin B	**忌配**	
林格乳酸盐注射液 Ringer's Sloution，Lactated	**忌配**	
林格液 Sodium Chlorida Compound	**忌配**	
氯丙嗪（盐酸盐） Chlorpromazine（Hydrochloride）	**忌配**	
氯化钠注射液（0.9%） Sodium Chloride（0.9%）	可配	
氯化钾（10%） Potassium Chloride（10%）	可配	
M 吗啡（硫酸盐） Morphine（Sulfate）	可配	
美司钠 Mesna	可配	
米托蒽醌（盐酸盐） Mitoxantrone（Hydrochloride）	**忌配**	
N 纳布啡（盐酸盐） Nalbuphine（Hydrochloride）	**忌配**	
P 哌替啶（盐酸盐） Pethidine（Hydrochloride）	可配	
葡萄糖酸钙（10%） Calcium gluconate （10%）	**忌配**	
Q 齐多夫定 Zidovudine	可配	
羟嗪（盐酸盐） Hydroxyzine（Hydrochloride）	可配	
氢吗啡酮（盐酸盐） Hydromorphone（Hydrochlorid）	可配	
庆大霉素（硫酸盐）@ Gentamycin（Sulfate）	**忌配**	
S 顺铂 Cisplatin	可配	
T 碳酸氢钠（5%） Sodium Bicarbonate（5%）	可配	
替卡西林-克拉维酸钾 Ticarcillin Disodium- Clavulanate Potassium	可配	
头孢呋辛钠 Cefuroxime sodium	可配	
头孢曲松钠 Ceftriaxone Sodium	可配	
头孢噻肟钠 Cefotaxime sodium	**忌配**	

培美曲塞二钠加入以下药品（续）	配伍结果	备　注
头孢他啶　Ceftazidime	忌配	
头孢替坦二钠　Cefotetan Disodium	忌配	
头孢西丁钠　Cefoxitin Sodium	忌配	
头孢唑林钠　Cefazolin sodium	忌配	
头孢唑肟钠　Ceftizoxime Sodium	可配	
妥布霉素（硫酸盐）@Tobramycin（Sulfate）	忌配	
拓扑替康（盐酸盐）　Topotecan（Hydrochloride）	忌配	
W 万古霉素（盐酸盐）　Vancomycin（Hydrochloride）	可配	
X 西咪替丁（盐酸盐）　Cimetidine（Hydrochloride）	可配	
Y 亚叶酸钙　Calcium Folinate	可配	
依立替康（盐酸盐）　Irinotecan（Hydrochloride）	忌配	
依那普利拉　Enalaprilat	可配	
异丙嗪（盐酸盐）　Promethazine（Hydrochloride）	可配	
异环磷酰胺　Ifosfamide	可配	
右雷佐生　Dexrazoxane	可配	
Z 紫杉醇®　Paclitaxel	可配	

米托蒽醌

（二羟基蒽醌，诺安托）

Mitoxantrone

（Novantron）

制剂规格与 pH 值　盐酸盐注射针剂：蓝黑色结晶，每支 5mg，10mg，20mg，30mg。盐酸米托蒽醌注射液：深蓝色溶液，2mL∶2mg；5mL∶5mg；10mL∶10mg 或 20mg；12.5mL∶25mg；15mL∶30mg。pH（0.5%）：5.4~5.5。

药理作用及应用　为细胞周期非特异性抗癌药，对分裂期细胞作用比休止期强。米托蒽醌与 DNA 碱基结合使 DNA 链断裂或进入 DNA 碱基时，使 DNA 变形，从而使癌细胞死亡。本品优点是对心肌毒性小于多柔比星。用于治疗乳腺癌、子宫内膜癌、前列腺癌、肾癌、胃癌、结肠癌、直肠癌、恶性淋巴瘤、急性白血病、气管支气管癌、肺癌、黑色素癌等。

用法用量　静滴或缓慢静注。成人常用量在单独使用米托蒽醌时每次剂量为 12～14 mg/m²，将注射液溶于 0.9%氯化钠或 5%葡萄糖 50～100mL 中，30～60min 滴完，每 3～4 周 1 次；或每次 4～8mg/m²，一日 1 次，连用 3～5d，2～3 周重复 1 次。为减少不良反应、提高疗效，本品多与其他抗癌药联用。联用时每次剂量 5～10 mg/m²，用法同上。儿童：白血病剂量单次可高达 24mg/m²，实体瘤为 18～20mg/m²，用法同成人。

适宜溶剂　0.9%氯化钠注射液，5%葡萄糖注射液。

稳定性　稳定性良好，可以室温条件下避光保存。

不良反应　骨髓抑制所致血细胞减少、恶心、呕吐、厌食、腹泻、肝功损害，心脏毒性表现为心力衰竭、心律失常、心肌梗死、心电图异常，肾损害引起血尿、蛋白尿、肾功能减退、乏力、头痛，局部注射液渗漏致组织坏死，神经系统损害少见。用药 24d 后尿液呈蓝绿色；巩膜变蓝，粪便变绿色可较早出现。

禁忌/慎用证 骨髓损害而致造血障碍、心衰、曾用多柔比星 50 mg/m² 者禁用本品。肝肾功能损害者减量慎用。曾用过蒽环类抗癌药、放疗者慎用。

药物相互作用 联用多柔比星使心脏毒性增剧；与其他抗癌药如长春新碱、丝裂霉素、氟尿嘧啶等可减量联用以提高疗效减少不良反应，本品的免疫反应抑制效应使接种活疫苗失效并可致活疫苗感染。本品不宜与其他注射药混合使用。

注意事项 配药时应防止药液沾染皮肤、结膜、角膜。本品不可做皮注、肌注、鞘内注射、动脉注射。

配伍表

米托蒽醌加入以下药品	配伍结果	备 注
A 氨曲南@ Aztreonam	忌配	
B 苯唑西林钠 Oxacillin Sodium	忌配	
D 地塞米松磷酸钠 Dexamethasone Sodium Phosphate	忌配	
多柔比星（盐酸盐） Doxorubicin（Hydrochloride）	忌配	
对氨基水杨酸钠 Sodium Aminosalicylate	忌配	
E 二磷酸果糖 Fructose Diphosphate	忌配	
F 复方丹参 Fufang Danshen	忌配	
G 肝素钠 Heparin Sodium	忌配	
J 甲氨蝶呤 Methotrexate	忌配	
甲泼尼龙琥珀酸钠 Methylprednisolone Sodium Succinate	忌配	
L 氯化钠（0.9%） Sodium Chloride（0.9%）	可配	
P 哌拉西林钠 Piperacillin Sodium	忌配	
哌拉西林-他唑巴坦钠 Piperacillin Sodium-Tazobactam Sodium	忌配	
葡萄糖（5%） Glucose（5%）	可配	
Q 青霉素钠@ Benzylpenicillin Sodium	忌配	
S 羧苄西林钠 Carbenicillin Sodium	忌配	
T 头孢吡肟 Cefepime	忌配	
头孢唑林钠 Cefazolin sodium	忌配	
头孢哌酮钠 Cefoperazone sodium	忌配	
Z 紫杉醇® Paclitaxel	忌配	

安吖啶

（胺苯吖啶）

Amsacrine

（m-AMSA）

制剂规格与 pH 值 注射液：75mg∶1.5mL；50mg∶1mL；附后有含乳酸的稀释液每支 5～10mg。pH：7.4。

药理作用及应用　吖啶类合成抗癌药，可与 DNA 结合使之受损并产生合成障碍，主要作用于细胞周期中的 G_2 期及 G_2/M 边界期，对 S 期亦有干扰。在体内大部分布于肝、胆、肾，由肝代谢灭活，终末产物为 9-氨基吖啶，经胆汁排出，部分由肾排泄，但肾衰时无明显排出障碍，临床用于治疗急性白血病或联合化疗用于乳腺、黑色素瘤。对急性白血病的缓解率为50%，对阿糖胞苷与蒽环类耐药者亦有近 20% 的缓解率，联合化疗可提高本品疗效。

用法用量　供静滴给药，急性白血病成人量为一日 75～120 mg/m²，共 5～7d，停药 2 周再重复第 2 个疗程；成人实体瘤每次 75～120 mg/m²，3～4 周 1 次，若肾功能明显下降达到血尿素氮>20mg/dL 或肝功不全达血胆红素 2mg/dL，宜减量 1/4。儿童急性白血病一日可用 125～150 mg/m²，5d 1 个疗程，肝肾功能障碍时的减量与成人相同。

适宜溶剂与滴速　5%葡萄糖或右旋糖酐注射液 150～500mL，将原装注射液加入其中，静滴 1～1.5h。安吖啶注射液系密封在含 N，N-二甲缩醛胺的安瓿内，稀释时将安瓿中的药液加入附有的乳酸稀释液 5～10mL，再加入 5%葡萄糖或右旋糖酐 150mL 以上供静滴。

稳定性　安吖啶为橙红色结晶，盐酸盐水溶性差，故要使用较多溶剂及稀释液。另有甲磺酸盐及葡萄糖酸盐制剂。本品应密封、避光、阴凉处贮存。

不良反应　其毒副作用与剂量相关，主要为骨髓抑制，于用药 1～2 周时较明显，停药 2～3 周逐渐恢复。白细胞、血小板减少较常见，重症可见全血细胞减少，严重时可致命。胃肠道反应常见恶心、厌食、腹泻。心血管反应与心脏毒性有关，可见心悸、胸闷、心力衰竭、心电图呈 S-T 段异常，甚至室颤。神经系统反应可见头痛、头昏、眩晕、感觉异常、关节痛、偶见癫痫样发作。肝肾损害：约 1/3 患者有丙氨酸氨基转移酶升高，此外可见血胆红素升高、血尿素氮或血肌酐上升。偶有过敏反应。

禁忌/慎用证　对本品过敏者禁用；心、肝、肾功能不全及骨髓抑制者减量慎用；神经系统患者、老年人、孕妇、哺乳期妇女减量慎用。对本品毒副反应严重者及时停药。

药物相互作用　本品抑制免疫反应，禁与活疫苗同用，停药 3 个月后方可接种。巴比妥类肝酶诱导剂影响本药代谢。强效利尿药、氨基糖苷类抗生素合用可加剧肾损害。

注意事项　用药前尽量纠正电解质紊乱，用药中注意监测血象、肝肾功能。控制静滴速度防止静脉炎。

配伍表

安吖啶加入以下药品	配伍结果	备注
A 阿米卡星（硫酸盐）Amikacin（Sulfate）	可配	
阿昔洛韦钠 Aciclovir Sodium	**忌配**	
氨曲南@ Aztreonam	**忌配**	
昂丹司琼（盐酸盐）@ Ondansetron（Hydrochloride）	**忌配**	
B 苯海拉明（盐酸盐）Diphenhydramine（Hydrochloride）	可配	
D 地塞米松磷酸钠 Dexamethasone Sodium Phosphate	可配	
F 呋塞米 Furosemide	**忌配**	
氟达拉滨（磷酸盐）Fludarabine（Phosphate）	可配	
氟哌啶醇（乳酸盐）Haloperidol（Lactate）	可配	
G 肝素钠 Heparin Sodium	**忌配**	

安吖啶加入以下药品（续）	配伍结果	备　注
更昔洛韦钠 Ganciclovir Sodium	忌配	
J 甲泼尼龙琥珀酸钠 Methylprednisolone Sodium Succinate	忌配	
甲氧氯普胺（盐酸盐） Metoclopramide（Hydrochloride）	忌配	
K 克林霉素磷酸酯 Clindamycin Phosphate	可配	
L 劳拉西泮 Lorazepam	可配	
雷尼替丁（盐酸盐）Ranitidine（Hydrochloride）	可配	
林格液 Ringer's Injection Lactated	忌配	
氯丙嗪（盐酸盐） Chlorpromazine（Hydrochloride）	可配	
氯化钠（0.9%） Sodium Chloride（0.9%）	忌配	
M 吗啡（硫酸盐） Morphine（Sulfate）	可配	
P 葡萄糖（5%）Glucose（5%）	可配	
葡萄糖氯化钠溶液 5% Glucose in 0.9% Sodium Chloride	忌配	
Q 氢化可的松琥珀酸钠 Hydrocortisone sodium succinate	可配	
R 乳酸钠林格液 Sod. Lactate and Ringer's Injection	忌配	
T 碳酸氢钠（5%）Sodium Bicarbonate（5%）	可配	
头孢曲松钠 Ceftriaxone Sodium	忌配	
头孢他啶 Ceftazidime	忌配	
妥布霉素（硫酸盐）@ Tobramycin（Sulfate）	可配	
Y 异丙嗪（盐酸盐）Promethazine（Hydrochloride）	可配	

第三节　抗肿瘤植物成分药

长春碱

Vinblastine

制剂规格与 pH 值　硫酸盐粉针剂：每支 10mg。pH（1mg/mL）：3.5～5.5。

药理作用及应用　对瘤细胞有丝分裂的 M 期有阻滞作用，亦可阻止其蛋白质合成，将癌细胞杀灭。适用于霍奇金病及睾丸肿瘤，亦用于治疗绒毛膜上皮癌与乳腺癌。

用法用量　静注：成人每次 10～15mg，一周 1 次。总量 60～80mg。

适宜溶剂　静注：溶于 0.9%氯化钠注射液，浓度为 0.3～0.5mg/mL，1～2min 推注完毕或由静滴侧管注入，继续静滴 5%葡萄糖或 0.9%氯化钠注射液 100～125mL。腹腔注射：10～30mg 溶于 0.9%氯化钠注射液 20mL。

给药速度　静注：1～2min。

稳定性　溶解后在室温下 24h 内稳定。

不良反应　骨髓抑制较显著。有恶心、纳差、腹泻、口腔炎、消化道溃疡、白细胞减少、头痛、四肢发麻及疼痛、抑郁、失眠、注射部位疼痛及体位性低血压。

禁忌/慎用证 孕妇、严重粒细胞减少者、未控制的细菌感染者禁用。骨髓抑制、有痛风病史、肝功能损害、肿瘤已侵犯骨髓、有尿酸盐性肾结石病史、经过放射治疗或抗癌药治疗的患者及哺乳期妇女慎用。

药物相互作用 与博来霉素、顺铂联合应用，易致严重危及生命的心血管毒性；与丝裂霉素合用易致肺毒性，引起危及生命的支气管痉挛。

注意事项 不能肌注、皮注或鞘内注射。可使血及尿内尿酸升高。静脉反复注射可致血栓性静脉炎。漏至血管外可造成局部组织坏死。应定期查血常规、血胆红素、ALT、乳酸脱氢酶、BUN、血尿酸、肌酐清除率。可并用腺嘌呤（维生素 B_4），以增加白细胞数量。本品 $1\sim2$min 静注完毕，故不宜与其他药品混合使用。

配伍表

长春碱（硫酸盐）加入以下药品	配伍结果	备　注
B 苯妥英钠 Phenytoin Sodium	**忌配**	
G 甘露醇 Mannitol	稀释	△
H 磺胺异噁唑（二醇胺盐） Sulfafurazole（Diolamine）	**忌配**	
L 氯化钠（0.9%） Sodium Chloride（0.9%）	可配	
氯霉素 Chloramphenicol	**忌配**	
氯霉素琥珀酸酯钠 Chloramphenicol Succinate Sodium	**忌配**	
P 葡萄糖（5%，10%） Glucose（5%，10%）	可配	
葡萄糖氯化钠 Glucose and Sodium Chloride	可配	

长春新碱

Vincristinum

制剂规格与 pH 值 硫酸盐粉针剂：每支 0.5mg，1mg。pH（0.2mg/mL）：$4.0\sim6.5$。

药理作用及应用 与长春碱同。用于治疗急性白血病、恶性淋巴瘤，也用于乳腺癌、支气管肺癌、软组织肉瘤、神经母细胞瘤及多发性骨髓瘤等。

用法用量 静注：每次 $1\sim1.4$mg/m^2 或每次 $0.02\sim0.04$mg/kg，每次量不超过 2mg，一周 1 次，1 个疗程总量 20mg。65 岁以上老年患者剂量每次不超过 1mg。

适宜溶剂 静注或静滴：溶于 0.9%氯化钠注射液，浓度为 $0.3\sim0.5$mg/mL；或由静滴侧管注入，继续静滴 5%葡萄糖或 0.9%氯化钠注射液 $100\sim125$mL。腹腔注射：$10\sim30$mg 溶于 0.9%氯化钠注射液 20mL。

给药速度 静注：$1\sim2$min。多采取快速静脉冲入。

稳定性 溶解后应避光并尽快使用。生理盐水稀释后在冰箱可保存 2 周。

不良反应 静脉反复注药可致血栓性静脉炎。可使血钾、血及尿的尿酸升高。其余参阅长春碱。

禁忌/慎用证 孕妇、对本药或其他长春生物碱过敏者禁用。2 岁以下儿童、哺乳期妇女，以及有痛风病史、肝功能损害、感染、白细胞减少、神经肌肉疾病、尿酸盐肾结石病史、近期用过放疗或化疗的患者慎用。

药物相互作用 合用伊曲康唑增加肌肉神经系统的副作用；降低苯妥英钠吸收，或使之代谢增强；与含铂的抗肿瘤药合用，可能加剧听神经障碍；与 L-天门冬酰胺酶合用，可能加剧神经系统及血液系统的损害。

注意事项 注射液渗漏局部组织可致坏死；定期检查周围血象、肝肾功能、心率等。本品每次 1～2mg/(3～5mL)快速静注，故不宜与其他注射液尤其心血管药配伍使用。

配伍表

长春新碱（硫酸盐）加入以下药品	配伍结果	备 注
A 阿糖胞苷（盐酸盐） Cytarabine（Hydrochloride）	可配	
阿托品（硫酸盐） Atropine（Sulfate）	忌配	
氨苄西林钠@ Ampicillin Sodium	忌配	
氨茶碱 Aminophylline	忌配	
氨基丁三醇（7.28%） Trometamol（7.28%）	忌配	
氨基丁酸 Aminobutyric Acid	忌配	
氨基己酸 Aminocaproic Acid	忌配	
氨甲苯酸 Aminomethylbenzoic Acid	忌配	
B 苯巴比妥钠 Phenobarbital Sodium	忌配	
苯海拉明（盐酸盐） Diphenhydramine（Hydrochloride）	忌配	
博来霉素 Bleomycin	忌配	
C 促皮质素 Corticotrophin	忌配	
D 地高辛 Digoxin	忌配	
地塞米松（磷酸盐） Dexamethasone（Phosphate）	忌配	
地西泮® Diazepam	忌配	
丁卡因（盐酸盐） Tetracaine（Hydrochloride）	忌配	
东莨菪碱（氢溴酸盐） Scopolamine（Hydrobromide）	忌配	
毒毛旋花子苷 K Strophanthin K	忌配	
对氨基水杨酸钠 Sodium Aminosalicylate	忌配	
多巴胺（盐酸盐） Dopamine（Hydrochloride）	忌配	
多粘菌素 B（硫酸盐） Polymyxin B（Sulfate）	忌配	
多柔比星（盐酸盐） Doxorubicin（Hydrochloride）	稀释	
多西环素（盐酸盐） Doxycycline（Hydrochloride）	忌配	
E 二甲弗林 Dimefline	忌配	
F 放线菌素 D Dactinomycin D	忌配	
芬太尼（枸橼酸盐） Fentanyl（Citrate）	忌配	
酚磺乙胺 Etamsylate	忌配	
酚妥拉明（甲磺酸盐） Phentolamine（Mesylate）	忌配	
呋塞米 Furosemide	忌配	
氟尿嘧啶 Fluorouracil	忌配	
辅酶 A Coenzyme A	忌配	
G 肝素钠 Heparin Sodium	忌配	
谷氨酸钙（5%） Calcium Glutamate（5%）	忌配	

长春新碱（硫酸盐）加入以下药品（续）	配伍结果	备 注
谷氨酸钾（31.50%） Potassium Glutamate（31.50%）	忌配	
谷氨酸钠（28.75%） Sodium Glutamate（28.75%）	忌配	
H 红霉素（乳糖酸盐） Erythromycin（Lactobionate）	忌配	
磺胺嘧啶钠 Sulfadiazine Sodium	忌配	
磺胺异噁唑（二醇胺盐） Sulfafurazole（Diolamine）	忌配	
J 肌醇 Inositol	忌配	
肌苷 Inosine	忌配	
加兰他敏（氢溴酸盐） Galantamine（Hydrobromide）	忌配	
甲氧苄胺嘧啶 Trimethoprim	忌配	
甲氧氯普胺（盐酸盐） Metoclopramide（Hydrochloride）	忌配	
甲氧明（盐酸盐） Methoxamine（Hydrochloride）	忌配	
间羟胺（重酒石酸盐） Metaraminol（Bitartrate）	忌配	
精氨酸（25%，盐酸盐） Arginine（25%, Hydrochloride）	忌配	
肼屈嗪（盐酸盐） Hydralazine（Hydrochloride）	忌配	
K 卡那霉素（硫酸盐） Kanamycin（Sulfate）	忌配	
可乐定（盐酸盐） Clonidine（Hydrochloride）	忌配	
克林霉素（磷酸盐） Clindamycin（Phosphate）	忌配	
L 利多卡因（盐酸盐） Lidocaine（Hydrochloride）	忌配	
利福霉素钠 Rifamycine Sodium	忌配	
利舍平 Reserpine	忌配	
链霉素（硫酸盐） Streptomycin（Sulfate）	忌配	
两性霉素 B Amphotericin B	忌配	
硫喷妥钠 Thiopental Sodium	忌配	
硫酸镁（10%，25%） Magnesium Sulfate（10%, 25%）	忌配	
氯苯那敏 Chlorphenamine	忌配	
氯丙嗪（盐酸盐） Chlorpromazine（Hydrochloride）	忌配	
氯化钙（3%，5%） Calcium Chloride（3%, 5%）	忌配	
氯化琥珀胆碱 Suxamethonium Chloride	忌配	
氯化钾（10%） Potassium Chloride（10%）	忌配	
氯化钠（0.9%） Sodium Chloride（0.9%）	可配	
氯霉素 Chloramphenicol	忌配	
罗通定（硫酸盐） Rotundine（Sulfate）	忌配	
洛贝林（盐酸盐） Lobeline（Hydrochloride）	忌配	
M 麻黄碱（盐酸盐） Ephedrine（Hydrochloride）	忌配	
吗啡（盐酸盐） Morphine（Hydrochloride）	忌配	
麦角新碱（马来酸盐） Ergometrine（Maleate）	忌配	
美芬丁胺（硫酸盐） Mephentermine（Sulfate）	忌配	
N 脑垂体后叶素⑨ Pituitrin	忌配	
能量合剂 Energy Composite	忌配	
尼可刹米 Nikethamide	忌配	

长春新碱（硫酸盐）加入以下药品（续）	配伍结果	备 注
粘菌素（硫酸盐） Colymycin（Sulfate）	忌配	
P 哌替啶（盐酸盐） Pethidine（Hydrochloride）	忌配	
葡醛内酯 Glucurolactone	忌配	
葡萄糖（5%，10%） Glucose（5%，10%）	可配	
葡萄糖氯化钠 Glucose and Sodium Chloride	可配	
葡萄糖酸钙（10%） Calcium Gluconate（10%）	忌配	
普鲁卡因（盐酸盐） Procaine（Hydrochloride）	忌配	
普鲁卡因胺（盐酸盐） Procainamide（Hydrochloride）	忌配	
Q 青霉素钾@ Benzylpenicillin Potassium	忌配	
青霉素钠@ Benzylpenicillin Sodium	忌配	
氢化可的松 Hydrocortisone	忌配	
氢化可的松琥珀酸钠 Hydrocortisone Sodium Succinate	忌配	
氢化麦角碱 Dihydroergotoxine	忌配	
庆大霉素（硫酸盐）@ Gentamycin（Sulfate）	忌配	
去甲肾上腺素（重酒石酸盐） Norepinephrine（Bitartrate）	忌配	
去氧肾上腺素（盐酸盐） Phenylephrine（Hydrochloride）	忌配	
去乙酰毛花苷 Deslanoside	忌配	
R 乳酸钠（11.2%） Sodium Lactate（11.2%）	忌配	
S 三磷腺苷 Adenosine Triphosphate	忌配	
山莨菪碱（氢溴酸盐） Anisodamine（Hydrobromide）	忌配	
山梨醇 Sorbitol	忌配	
肾上腺素（盐酸盐） Adrenaline（Hydrochloride）	忌配	
四环素（盐酸盐） Tetracycline（Hydrochloride）	忌配	
羧苄西林钠 Carbenicillin Sodium	忌配	
缩宫素 Oxytocin	忌配	
T 碳酸氢钠（5%） Sodium Bicarbonate（5%）	忌配	
头孢噻啶 Cefaloridine	忌配	
头孢噻吩钠 Cefalothine Sodium	忌配	
托西溴苄铵 Bretylium Tosilate	忌配	
W 万古霉素（盐酸盐） Vancomycin（Hydrochloride）	忌配	
维生素 B_6 Vitamin B_6	忌配	
维生素 C Vitamin C	忌配	
维生素 K_3 Vitamin K_3	忌配	
X 细胞色素 C Cytochrome C	忌配	
新生霉素 Novobiocin	忌配	
溴化钙（5%） Calcium Bromide（5%）	忌配	
Y 洋地黄毒苷 Digitoxin	忌配	
依他尼酸钠 Sodium Etacrynate	忌配	
胰岛素（正规）® Insulin（Regular）	忌配	
异丙嗪（盐酸盐） Promethazine（Hydrochloride）	忌配	

长春新碱（硫酸盐）加入以下药品（续）	配伍结果	备　注
异丙肾上腺素（盐酸盐）Isoprenaline（Hydrochloride）	忌配	
异戊巴比妥钠 Amobarbital Sodium	忌配	
异烟肼 Isoniazid	忌配	
右旋糖酐 40（含盐）Dextran 40（Sodium Chloride）	忌配	

替尼泊苷

Teniposide

制剂规格与 pH 值　含苯甲醇及乳化剂注射液：5mL：50mg。pH（10mg/mL）：5.0。

药理作用及应用　鬼臼毒的半合成衍生物，作用于 DNA 拓扑异构酶 Ⅱ，对恶性淋巴瘤、霍奇金病、急性或淋巴细胞白血病、成人与儿童的高危病例、颅内恶性肿瘤（胶质母细胞瘤）、膀胱癌、神经母细胞瘤和儿童的其他实体瘤有效。

用法用量　单药治疗：每个疗程总剂量为 300mg，在 3～5d 给予，每 3 周待骨髓恢复后可重复 1 个疗程。联合用药：可减量与其他抗肿瘤药联用。静滴给药。

适宜溶剂　静滴：每次 100～130mg/m^2 溶于 0.9%氯化钠注射液 500mL。不可用 5%葡萄糖注射液稀释，以免发生沉淀。

给药速度　静滴：1.5～2h。

稳定性　未开启的注射液冷藏贮存。浓缩液是澄明的，但稀释后可呈轻微的乳白色。避免振荡产生沉淀，有沉淀者不可使用。浓度为 0.1～0.4mg/mL 的稀释液在玻璃或聚乙烯容器内 24h 内保持稳定。勿用 PVC 器具，以免药物被吸附。

不良反应　主要不良反应为骨髓抑制、胃肠道反应。

禁忌/慎用证　对本品有过敏史者、严重白细胞减少或血小板减少者及孕妇禁用。对肝肾功能损害的患者或肿瘤已侵犯骨髓的患者、未得到控制的细菌感染患者慎用。

药物相互作用　苯巴比妥和苯妥英钠可以增加本品的清除率；甲苯磺丁脲、水杨酸钠和磺胺甲噁唑在体外可以置换与血浆蛋白结合的替尼泊苷。

注意事项　不可静注或滴注过快。患唐氏综合征的患者对骨髓抑制性的化疗药物特别敏感，对这些患者应减少用量。曾报道低体重早产儿大量使用本药配制的冲洗液可致苯甲醇中毒死亡。

配伍表

替尼泊苷®加入以下药品	配伍结果	备　注
A 阿米卡星（硫酸盐）Amikacin（Sulfate）	可配	
阿糖胞苷（盐酸盐）Cytarabine（Hydrochloride）	可配	
阿昔洛韦钠 Aciclovir Sodium	可配	
氨苄西林钠® Ampicillin Sodium	可配	
氨苄西林-舒巴坦钠 Ampicillin-Sulbactam Sodium	可配	
氨茶碱 Aminophylline	可配	
B 博来霉素 Bleomycin	可配	

替尼泊苷®加入以下药品（续）	配伍结果	备注
布美他尼 Bumetanide	可配	
C 长春碱（硫酸盐） Vinblastine（Sulfate）	**忌配**	△
长春瑞滨（重酒石酸盐） Vinorelbine（Bitartrate）	可配	
长春新碱（硫酸盐） Vincristine（Sulfate）	**忌配**	△
D 地塞米松（磷酸盐） Dexamethasone（Phosphate）	可配	
多柔比星（盐酸盐） Doxorubicin（Hydrochloride）	可配	
多西环素（盐酸盐） Doxycycline（Hydrochloride）	可配	
F 法莫替丁 Famotidine	可配	
放线菌素 D Dactinomycin D	可配	
呋塞米 Furosemide	可配	
氟达拉滨（磷酸盐） Fludarabine（Phosphate）	可配	
氟康唑 Fluconazole	可配	
氟尿嘧啶 Fluorouracil	可配	
氟哌啶醇（乳酸盐） Haloperidol（Lactate）	可配	
氟哌利多 Droperidol	可配	
G 甘露醇 Mannitol	可配	
肝素钠 Heparin Sodium	**忌配**	
格拉司琼（盐酸盐） Granisetron（Hydrochloride）	可配	
更昔洛韦钠 Ganciclovir Sodium	可配	
H 红花 Hong Hua	★	
环丙沙星 Ciprofloxacin	可配	
环磷酰胺 Cyclophosphamide	可配	
磺胺嘧啶钠 Sulfadiazine Sodium	**忌配**	
磺胺异噁唑（二醇胺盐） Sulfafurazole（Diolamine）	**忌配**	
J 甲氨蝶呤 Methotrexate	可配	
甲泼尼龙琥珀酸钠 Methylprednisolone Sodium Succinate	可配	
甲硝唑 Metronidazole	可配	
甲氧氯普胺（盐酸盐）Metoclopramide（Hydrochloride）	可配	
K 卡铂 Carboplatin	可配	
克林霉素（磷酸盐） Clindamycin（Phosphate）	可配	
L 雷尼替丁（盐酸盐） Ranitidine（Hydrochloride）	可配	
两性霉素 B Amphotericin B	可配	
氯丙嗪（盐酸盐） Chlorpromazine（Hydrochloride）	可配	
氯化钾（10%） Potassium Chloride（10%）	可配	
氯化钠（0.9%） Sodium Chloride（0.9%）	可配	
M 吗啡（盐酸盐） Morphine（Hydrochloride）	可配	
美洛西林钠 Mezlocillin Sodium	可配	
美司钠 Mesna	可配	
咪康唑（硝酸盐） Miconazole（Nitrate）	可配	
N 奈替米星（硫酸盐） Netilmicin（Sulfate）	可配	

替尼泊苷®加入以下药品（续）	配伍结果	备　注
P 哌拉西林钠 Piperacillin Sodium	可配	
哌替啶（盐酸盐） Pethidine（Hydrochloride）	可配	
葡萄糖（5%，10%） Glucose（5%，10%）	可配	
葡萄糖氯化钠 Glucose and Sodium Chloride	可配	
葡萄糖酸钙（10%） Calcium Gluconate（10%）	可配	
Q 齐多夫定 Zidovudine	可配	
氢化可的松琥珀酸钠 Hydrocortisone Sodium Succinate	可配	
庆大霉素（硫酸盐）@ Gentamycin（Sulfate）	可配	
R 柔红霉素（盐酸盐） Daunorubicin（Hydrochloride）	可配	
S 塞替派 Thiotepa	可配	
顺铂 Cisplatin	可配	
丝裂霉素 Mitomycin	可配	
T 碳酸氢钠（5%） Sodium Bicarbonate（5%）	可配	
替卡西林钠 Ticarcillin Sodium	可配	
替卡西林-克拉维酸钾 Ticarcillin Sodium-Clavulanate Potassium	可配	
头孢呋辛钠 Cefuroxime Sodium	可配	
头孢哌酮钠 Cefoperazone Sodium	可配	
头孢曲松钠 Ceftriaxone Sodium	可配	
头孢噻肟钠 Cefotaxime Sodium	可配	
头孢他啶 Ceftazidime	可配	
头孢西丁钠 Cefoxitin Sodium	可配	
头孢唑林钠 Cefazolin Sodium	可配	
头孢唑肟钠 Ceftizoxime Sodium	可配	
妥布霉素（硫酸盐）@ Tobramycin（Sulfate）	可配	
妥拉唑林（盐酸盐） Tolazoline（Hydrochloride）	可配	
W 万古霉素（盐酸盐） Vancomycin（Hydrochloride）	可配	
X 西咪替丁（盐酸盐） Cimetidine（Hydrochloride）	可配	
Y 亚胺培南-西司他丁钠 Imipenem-Cilastatin Sodium	可配	
亚叶酸钙 Calcium Folinate	可配	
伊达比星（盐酸盐） Idarubicin（Hydrochloride）	**忌配**	
依那普利拉 Enalaprilat	可配	
异丙嗪（盐酸盐） Promethazine（Hydrochloride）	可配	
异环磷酰胺 Ifosfamide	可配	
异帕米星（硫酸盐） Isepamicin（Sulfate）	可配	
Z 紫杉醇® Paclitaxel	可配	

依托泊苷

Etoposide

制剂规格与 pH 值　磷酸酯注射液：5mL∶0.1g。pH（20mg/mL）：3.0～4.0。

药理作用及应用 细胞周期特异性抗肿瘤药物，作用于 DNA 拓扑异构酶Ⅱ，阻碍 DNA 修复。主要用于小细胞肺癌、恶性淋巴瘤、恶性生殖细胞瘤、白血病，对神经母细胞瘤、横纹肌肉瘤、卵巢瘤、非小细胞肺癌、胃癌和食管癌等亦有效。

用法用量 静滴：实体瘤，60～100mg/(m^2·d)，一日 1 次，连续 3～5d，3～4 周可重复用药。白血病，60～100mg/(m^2·d)，一日 1 次，连续 5d，根据血象情况，间隔一定时间重复给药。小儿常用量：静滴 100～150mg/(m^2·d)，一日 1 次，连用 3～4d。

适宜溶剂 本品需用氯化钠注射液稀释，浓度不超过 0.25mg/mL。

给药速度 静滴：≥30min。

稳定性 临用前稀释。在 5% 葡萄糖注射液中不稳定，可形成微细沉淀。

不良反应 有可逆性的骨髓抑制、消化道反应、脱发等。滴速过快可有低血压、喉痉挛。过敏反应发生率为 0.7%～2%，有寒战、高热、心动过速、低血压、呼吸困难。

禁忌/慎用证 骨髓抑制、白细胞、血小板明显低下者禁用，心、肝肾功能有严重障碍者及孕妇禁用。哺乳期妇女慎用。

药物相互作用 与其他抗肿瘤药物联合应用时应注意严重的骨髓抑制作用；化疗结束后 3 个月以内不宜接种病毒疫苗；本品血浆蛋白结合率高，因此，与血浆蛋白结合的药物可影响本品排泄。

注意事项 不宜静注，静滴时速度不得过快；不得做胸腔、腹腔和鞘内注射；用药期间应定期检查周围血象和肝肾功能；稀释后立即使用。另有依托泊苷磷酸酯，水溶性极好，不必用有机溶剂，可配葡萄糖液。

配伍表

依托泊苷加入以下药品	配伍结果	备 注
A 阿糖胞苷（盐酸盐） Cytarabine（Hydrochloride）	稀释	
D 多柔比星（盐酸盐） Doxorubicin（Hydrochloride）	稀释	
F 氟尿嘧啶 Fluorouracil	稀释	
H 环磷酰胺 Cyclophosphamide	稀释	
L 林格液 Sodium Chloride Compound	可配	
氯化钠（0.9%） Sodium Chloride（0.9%）	可配	
P 葡萄糖（5%，10%） Glucose（5%，10%）	**忌配**	
葡萄糖氯化钠 Glucose and Sodium Chloride	**忌配**	
S 塞替派 Thiotepa	**忌配**	Y$_2$
顺铂 Cisplatin	稀释	
T 碳酸氢钠（5%） Sodium Bicarbonate（5%）	**忌配**	Y$_2$

紫杉醇

Paclitaxel

制剂规格与 pH 值 粉针剂：每支 20mg，150mg。紫杉醇注射液：5mL：30mg；16.7mL：100mg。pH（6mg/mL）：2.7～3.3。

药理作用及应用　新型的抗微管药物，抑制细胞微管网正常动力学重组导致细胞分裂受阻。此药还具有放射增敏效应，可促进离子照射所致细胞损害。主要治疗卵巢癌和乳腺癌，也可用于肺癌、食管癌和胃癌及软组织肉瘤等。

用法用量　单药静滴：每次 $135\sim175mg/m^2$，3 周重复 1 次，现多改为 1 周给药 1 次，每次 $50\sim80mg/m^2$，连用 $2\sim3$ 周，隔 $3\sim4$ 周重复 1 次。联合化疗：可与细胞毒药物例如多柔比星、顺铂等减量联用。

适宜溶剂　静滴：稀释于 0.9%氯化钠、5%葡萄糖或 5%葡萄糖氯化钠注射液，浓度为 0.3mg/mL。

给药速度　静滴：3h。

稳定性　应在 2~25℃的温度下避光贮存。冷冻不影响其稳定性。冷藏可能形成沉淀，加热到室温时沉淀会溶解。如果形成不能溶解的沉淀不能使用。稀释后的滴注溶液可能会因为配方中的表面活性剂而变得不清澈。

不良反应　骨髓抑制、周围神经毒性、脱发较常见，过敏反应高达 39%，轻则皮疹、瘙痒，重则气促、休克。

禁忌/慎用证　对本品有过敏反应、感染、严重的骨髓抑制者及孕妇和哺乳妇女禁用。育龄妇女和心脏传导功能异常患者慎用。

药物相互作用　使用顺铂后再给本药，可产生更为严重的骨髓抑制，与顺铂使紫杉醇清除率下降约 1/3 有关；与阿霉素（体外可配伍）合用，加重中性粒细胞减少和口腔炎；使用本药后立即给予表阿霉素，可加重本药毒性；酮康唑可抑制本药的代谢；磷苯妥英、苯妥英可通过诱导细胞色素 P450 而降低本药作用。

注意事项　配制紫杉醇时宜带手套，滴注时应采用非 PVC 材料的输液器具及孔径小于 0.22μm 的微孔膜过滤器。用药前常规使用地塞米松、苯海拉明，观察有无过敏。用药期间应检查血细胞计数、肝功能、肾功能和心电图等。

配伍表

紫杉醇®加入以下药品	配伍结果	备　注
2∶3∶1 注射液　2∶3∶1 Injection	可配	
A 阿米卡星（硫酸盐）　Amikacin（Sulfate）	可配	
阿糖胞苷（盐酸盐）　Cytarabine（Hydrochloride）	可配	
阿昔洛韦钠　Aciclovir Sodium	可配	
氨苄西林-舒巴坦钠 Ampicillin-Sulbactam Sodium	可配	
氨茶碱　Aminophylline	可配	
B 博来霉素　Bleomycin	可配	
C 长春碱（硫酸盐）　Vinblastine（Sulfate）	可配	
长春新碱（硫酸盐）　Vincristine（Sulfate）	可配	
D 地塞米松（磷酸盐）　Dexamethasone（Phosphate）	可配	
多柔比星（盐酸盐）　Doxorubicin（Hydrochloride）	可配	
F 法莫替丁　Famotidine	可配	
呋塞米　Furosemide	可配	
氟康唑　Fluconazole	可配	

紫杉醇®加入以下药品（续）	配伍结果	备　注
氟尿嘧啶　Fluorouracil	可配	
氟哌啶醇（乳酸盐）　Haloperidol（Lactate）	可配	
氟哌利多　Droperidol	可配	
复方氨基酸　Amino Acid Compound	可配	
G 甘露醇　Mannitol	可配	
肝素钠　Heparin Sodium	可配	
格拉司琼（盐酸盐）　Granisetron（Hydrochloride）	可配	
更昔洛韦钠　Ganciclovir Sodium	可配	
H 环磷酰胺　Cyclophosphamide	可配	
J 甲氨蝶呤　Methotrexate	可配	
甲泼尼龙琥珀酸钠　Methylprednisolone Sodium Succinate	忌配	
甲氧氯普胺（盐酸盐）　Metoclopramide（Hydrochloride）	可配	
K 卡铂　Carboplatin	可配	
L 劳拉西泮　Lorazepam	可配	
雷尼替丁（盐酸盐）　Ranitidine（Hydrochloride）	可配	
两性霉素 B　Amphotericin B	忌配	
硫酸镁（10%，25%）　Magnesium Sulfate（10%，25%）	可配	
氯丙嗪（盐酸盐）　Chlorpromazine（Hydrochloride）	忌配	
氯化钙（3%，5%）　Calcium Chloride（3%，5%）	可配	
氯化钾（10%）　Potassium Chloride（10%）	可配	
氯化钠（0.9%）　Sodium Chloride（0.9%）	可配	
M 吗啡（盐酸盐）　Morphine（Hydrochloride）	可配	
美司钠　Mesna	可配	
P 哌替啶（盐酸盐）　Pethidine（Hydrochloride）	可配	
葡萄糖（5%，10%）　Glucose（5%，10%）	可配	
葡萄糖氯化钠　Glucose and Sodium Chloride	可配	
Q 氢化可的松琥珀酸钠　Hydrocortisone Sodium Succinate	可配	
庆大霉素（硫酸盐）@　Gentamycin（Sulfate）	可配	
S 塞替派　Thiotepa	可配	
顺铂　Cisplatin	可配	
T 碳酸氢钠（5%）　Sodium Bicarbonate（5%）	可配	
头孢吡肟（盐酸盐）　Cefepime（Hydrochloride）	可配	
头孢曲松钠　Ceftriaxone Sodium	可配	
头孢他啶　Ceftazidime	可配	
W 万古霉素（盐酸盐）　Vancomycin（Hydrochloride）	可配	
X 西咪替丁（盐酸盐）　Cimetidine（Hydrochloride）	可配	
Y 异环磷酰胺　Ifosfamide	可配	

多西他赛

（多烯紫杉醇）

Docetaxel

制剂规格与 pH 值 粉针剂：每支 20mg，80mg，附专用溶剂；注射液：2mL : 20mg，8mL : 80mg。pH：3.0～5.0。

药理作用及应用 作用机制与紫杉醇相同而抗癌谱更广。主要用于晚期乳腺癌、卵巢癌、非小细胞肺癌，对头颈部癌、小细胞肺癌、胃癌、胰腺癌、黑色素瘤等也有一定疗效。

用法用量 静滴：用于晚期乳腺癌或转移性乳腺癌，单药治疗，每次 60～100mg/m^2，3 周 1 次；或采用每周治疗方案：每次 35mg/m^2，每周 1 次，连续 6 周休息 2 周为 1 个疗程。联合化疗：每次 75mg/m^2 滴注 1 h，3 周给予 1 次。用于治疗非小细胞肺癌，单药治疗，每次 75mg/m^2，3 周 1 次。用于治疗卵巢癌，每次 75mg/m^2，3 周 1 次。

适宜溶剂 75～100mg/m^2 先溶于厂家提供的专用溶剂（20mg 附 1.5mL/支、80mg 附 6mL/支），稀释于 0.9%氯化钠或 5%葡萄糖注射液 250mL，浓度不超过 0.74mg/mL。

给药速度 静滴：1 h。

稳定性 冷藏或室温下贮存。配制成浓度为 0.3～0.74mg/mL 的注射液，应在配制后立即使用。

不良反应 血液学毒性、过敏反应、体液潴留、皮疹为其主要不良反应，治疗前预防性服用肾上腺糖皮质激素可减轻反应。

禁忌/慎用证 严重肝功能不全、严重白细胞低下、对本品过敏者禁用。严重衰弱、严重水及钠潴留及严重感觉神经疾患慎用。

药物相互作用 与顺铂联合应用，可导致神经病变的危险性增加；伊曲康唑可抑制本品的代谢，增加本品所致的血液、皮肤、神经毒性。

注意事项 在用药期间不宜接种活疫苗。治疗期间监测血象变化和肝脏功能。哺乳期妇女用药前要停止哺乳。

配伍表

多西他赛加入以下药品	配伍结果	备　注
A 阿米卡星（硫酸盐）Amikacin（Sulfate）	可配	
阿昔洛韦钠 Acyclovir Sodium	可配	
氨苄西林钠@ Ampicillin Sodium	可配	
氨苄西林-舒巴坦钠 Ampicillin-Sulbactam Sodium	可配	
氨茶碱 Aminophylline	可配	
氨曲南@ Aztreonam	可配	
昂丹司琼（盐酸盐）@ Ondansetron（Hydrochloride）	可配	
奥沙利铂 Oxaliplatin	可配	
B 苯海拉明（盐酸盐）Diphenhydramine（Hydrochloride）	忌配	△
D 地塞米松（磷酸盐）Dexamethasone（Phosphate）	可配	
多巴胺（盐酸盐）Dopamine（Hydrochloride）	可配	

多西他赛加入以下药品（续）	配伍结果	备　注
多巴酚丁胺（盐酸盐）　Dobutamine（Hydrochloride）	可配	
多西环素（盐酸盐）　Doxycycline（Hydrochloride）	可配	
F 法莫替丁　Famotidine	可配	
呋塞米　Furosemide	可配	
氟康唑　Fluconazole	可配	
氟哌啶醇（乳酸盐）　Haloperidol（Lactate）	可配	
氟哌利多　Droperidol	可配	
G 甘露醇　Mannitol	可配	
肝素钠　Heparin Sodium	可配	
格拉司琼（盐酸盐）　Granisetron（Hydrochloride）	可配	
更昔洛韦钠　Ganciclovir Sodium	可配	
H 环丙沙星　Ciprofloxacin	可配	
J 吉西他滨（盐酸盐）　Gemcitabine（Hydrochloride）	可配	
甲泼尼龙琥珀酸钠　Methylprednisolone Sodium Succinate	忌配	
甲硝唑　Metronidazole	可配	
甲氧氯普胺（盐酸盐）Metoclopramide（Hydrochloride）	可配	
K 克林霉素（磷酸盐）　Clindamycin（Phosphate）	可配	
L 劳拉西泮　Lorazepam	可配	
雷尼替丁（盐酸盐）　Ranitidine（Hydrochloride）	可配	
两性霉素 B　Amphotericin B	忌配	
硫酸镁（10%，25%）　Magnesium Sulfate（10%，25%）	可配	
氯丙嗪（盐酸盐）　Chlorpromazine（Hydrochloride）	可配	
氯化钾（10%）　Potassium Chloride（10%）	可配	
氯化钠（0.9%）　Sodium Chloride（0.9%）	可配	
M 吗啡（硫酸盐）　Morphine（Sulfate）	可配	
美罗培南　Meropenem	可配	
美司钠　Mesna	可配	
P 哌拉西林钠　Piperacillin Sodium	可配	
哌拉西林-他唑巴坦钠　Piperacillin-Tazobactam Sodium	可配	
哌替啶（盐酸盐）　Pethidine（Hydrochloride）	可配	
葡萄糖（5%，10%）　Glucose（5%，10%）	可配	
葡萄糖酸钙（10%）　Calcium Gluconate（10%）	可配	
Q 齐多夫定　Zidovudine	可配	
羟嗪（盐酸盐）　Hydroxyzine（Hydrochloride）	可配	
氢化可的松琥珀酸钠　Hydrocortisone Sodium Succinate	可配	
氢化可的松磷酸酸钠　Hydrocortisone Sodium Phosphate	可配	

多西他赛加入以下药品（续）	配伍结果	备 注
庆大霉素（硫酸盐）[@] Gentamicin（Sulfate）	可配	
T 碳酸氢钠（5%） Sodium Bicarbonate（5%）	可配	
替卡西林-克拉维酸钾 Ticarcillin Sodium-Clavulanate Potassium	可配	
头孢吡肟（盐酸盐） Cefepime（Hydrochloride）	可配	
头孢呋辛钠 Cefuroxime Sodium	可配	
头孢曲松钠 Ceftriaxone Sodium	可配	
头孢噻肟钠 Cefotaxime Sodium	可配	
头孢他啶 Ceftazidime	可配	
头孢西丁钠 Cefoxitin Sodium	可配	
头孢唑林钠 Cefazolin Sodium	可配	
头孢唑肟钠 Ceftizoxime Sodium	可配	
妥布霉素（硫酸盐）[@] Tobramycin（Sulfate）	可配	
W 万古霉素（盐酸盐） Vancomycin（Hydrochloride）	可配	
X 西咪替丁（盐酸盐） Cimetidine（Hydrochloride）	可配	
Y 亚胺培南-西司他丁钠 Imipenem-Cilastatin Sodium	可配	
亚叶酸钙 Calcium Folinate	可配	
依那普利拉 Enalaprilat	可配	
异丙嗪（盐酸盐） Promethazine（Hydrochloride）	可配	

长春瑞滨
（异长春花碱）
Vinorelbine

制剂规格与 pH 值 重酒石酸盐注射液：1mL : 10mg；1mL : 50mg；5mL : 50mg。pH（10mg/mL）：3.0～4.5。

药理作用及应用 本品作用类似长春碱，为阻止癌细胞有丝分裂的周期特异性药物。用于晚期乳腺癌、非小细胞肺癌、卵巢癌、恶性淋巴瘤、食管癌、头颈部癌等。

用法用量 静脉给药，单药常用量为每周 30mg/m^2，低于 20mg/m^2 时疗效下降或无效。联合化疗常用剂量为每周 25mg/m^2。注药后用 5%葡萄糖或 0.9%氯化钠注射液静滴冲洗静脉。为避免静脉炎的发生，建议深静脉插管给药。

适宜溶剂 静注：溶于 5%葡萄糖或 0.9%氯化钠注射液，浓度为 1.5～3mg/mL；静滴：溶于 5%葡萄糖或 0.9%氯化钠注射液，浓度为 0.5～2mg/mL，滴毕用 0.9%氯化钠注射液或 5%葡萄糖注射液 100～125mL 静滴，冲洗静脉通道。

给药速度 静注：6～10min；静滴：0.2～0.4h。

稳定性 避光冷藏，防止冷冻。稀释后溶液在室温或冷藏条件下 24h 内保持稳定。PVC 器具对本品没有吸附作用。

不良反应　血液学毒性、神经毒性、消化道反应、局部刺激及静脉炎为其主要不良反应。

禁忌/慎用证　对本药过敏、粒细胞计数低于 $1×10^9$/L、严重肝功能不全者和孕妇及哺乳期妇女禁用。曾接受过放疗、周围神经病变及有此病史、肾功能不全者慎用。

药物相互作用　与顺铂（虽体外可配伍）合用将增加粒细胞减少的发生率；与紫杉醇合用宜注意对神经系统的毒性；与奥美拉唑等抑制肝细胞 P450 3A 的药物合用应警惕不良反应加剧。

注意事项　不能肌注、皮注或鞘内注射（鞘内注射曾有致死报道）；静脉给药时药液渗入软组织可引起局部刺激、灼痛，甚至坏死。一旦药液外渗，应立即停止注药，局部冷敷并注射透明质酸酶。肝功能不全时应减少用药剂量。本品须在严密的血液学监测下使用，在联合用药时尤其要注意药物剂量的选择。用药期间禁止接种活疫苗。

配伍表

长春瑞滨（重酒石酸盐）加入以下药品	配伍结果	备　注
A 阿米卡星（硫酸盐）　Amikacin（Sulfate）	可配	
阿糖胞苷（盐酸盐）　Cytarabine（Hydrochloride）	可配	
阿昔洛韦钠　Aciclovir Sodium	**忌配**	
氨苄西林钠@ Ampicillin Sodium	**忌配**	
氨茶碱　Aminophylline	**忌配**	
B 博来霉素　Bleomycin	可配	
布美他尼　Bumetanide	可配	
C 长春新碱（硫酸盐）　Vincristine（Sulfate）	可配	
D 地塞米松（磷酸盐）　Dexamethasone（Phosphate）	可配	
多柔比星（盐酸盐）　Doxorubicin（Hydrochloride）	可配	
多西环素（盐酸盐）　Doxycycline（Hydrochloride）	可配	
F 法莫替丁　Famotidine	可配	
放线菌素 D　Dactinomycin D	可配	
呋塞米　Furosemide	**忌配**	
氟达拉滨（磷酸盐）　Fludarabine（Phosphate）	可配	
氟康唑　Fluconazole	可配	
氟尿嘧啶　Fluorouracil	**忌配**	
氟哌啶醇（乳酸盐）　Haloperidol（Lactate）	可配	
氟哌利多　Droperidol	可配	
G 甘露醇　Mannitol	可配	
高三尖杉酯碱　Homoharringtonine	**忌配**	
肝素钠　Heparin Sodium	可配	
格拉司琼（盐酸盐）　Granisetron（Hydrochloride）	可配	
更昔洛韦钠　Ganciclovir Sodium	**忌配**	
H 环丙沙星　Ciprofloxacin	可配	
环磷酰胺　Cyclophosphamide	可配	
J 甲氨蝶呤　Methotrexate	可配	
甲泼尼龙琥珀酸钠　Methylprednisolone Sodium Succinate	**忌配**	

长春瑞滨（重酒石酸盐）加入以下药品（续）	配伍结果	备 注
甲硝唑 Metronidazole	可配	
甲氧氯普胺（盐酸盐）Metoclopramide（Hydrochloride）	可配	
K 卡铂 Carboplatin	可配	
克林霉素（磷酸盐）Clindamycin（Phosphate）	可配	
L 劳拉西泮 Lorazepam	可配	
两性霉素 B Amphotericin B	忌配	
林格液 Sodium Chloride Compound	可配	
氯丙嗪（盐酸盐）Chlorpromazine（Hydrochloride）	可配	
氯化钠（0.9%）Sodium Chloride（0.9%）	可配	
M 吗啡（盐酸盐）Morphine（Hydrochloride）	可配	
美司钠 Mesna	可配	
N 奈替米星（硫酸盐）Netilmicin（Sulfate）	可配	
P 哌拉西林钠 Piperacillin Sodium	忌配	
哌替啶（盐酸盐）Pethidine（Hydrochloride）	可配	
葡萄糖（5%，10%）Glucose（5%，10%）	可配	
葡萄糖酸钙（10%）Calcium Gluconate（10%）	可配	
Q 齐多夫定 Zidovudine	可配	
氢化可的松琥珀酸钠 Hydrocortisone Sodium Succinate	可配	
庆大霉素（硫酸盐）@ Gentamycin（Sulfate）	可配	
R 柔红霉素（盐酸盐）Daunorubicin（Hydrochloride）	可配	
S 塞替派 Thiotepa	忌配	
顺铂 Cisplatin	可配	
丝裂霉素 Mitomycin	忌配	
T 碳酸氢钠（5%）Sodium Bicarbonate（5%）	忌配	
替卡西林钠 Ticarcillin Sodium	可配	
替卡西林-克拉维酸钾 Ticarcillin Sodium-Clavulanate Potassium	可配	
替尼泊苷® Teniposide	可配	
头孢呋辛钠 Cefuroxime Sodium	忌配	
头孢哌酮钠 Cefoperazone Sodium	忌配	
头孢曲松钠 Ceftriaxone Sodium	忌配	
头孢噻肟钠 Cefotaxime Sodium	可配	
头孢他啶 Ceftazidime	可配	
头孢唑肟钠 Ceftizoxime Sodium	可配	
妥布霉素（硫酸盐）@ Tobramycin（Sulfate）	可配	
W 万古霉素（盐酸盐）Vancomycin（Hydrochloride）	可配	
X 西咪替丁（盐酸盐）Cimetidine（Hydrochloride）	可配	
Y 亚胺培南-西司他丁钠 Imipenem-Cilastatin Sodium	可配	
伊达比星（盐酸盐）Idarubicin（Hydrochloride）	可配	
依那普利拉 Enalaprilat	可配	
异环磷酰胺 Ifosfamide	可配	

长春瑞滨（重酒石酸盐）加入以下药品（续）	配伍结果	备　注
异帕米星（硫酸盐）　Isepamicin（Sulfate）	可配	
Z　紫杉醇® Paclitaxel	可配	

高三尖杉酯碱
（三尖杉酯碱）
Homoharringtonine

制剂规格与 pH 值　粉针剂：每支 1mg，2mg。注射液：1mL：1mg；2mL：2mg。输液剂：含 0.9% 氯化钠注射液 100mL：2mg ； 250mL：2mg 。pH（0.02%）：5.1。

药理作用及应用　本品是从三尖杉属植物提出的生物酯碱，可干扰蛋白核糖体功能，对 DNA 的合成亦有抑制作用。适用于各型急性非淋巴细胞白血病的诱导缓解期及继续治疗，尤其是急性早幼粒细胞性白血病、急性单核细胞性白血病、急性及慢性粒细胞性白血病、恶性淋巴瘤、真性红细胞增多症。

用法用量　静滴：临用时加 5% 葡萄糖注射液 250～500mL 稀释，一日 1 次，每次 1～4mg，缓慢滴入 3h 以上，以 4～6d 为 1 个疗程，间歇 1～2 周再重复用药。肌注：每次 1～2mg，一日 1 次，以 4～6 个月为 1 个疗程，间歇 1～2 周重复用药。

适宜溶剂　肌注：每次 1～2mg；静滴：溶于 10% 葡萄糖注射液，浓度为 0.4～0.8mg/mL；鞘内注射：0.3～0.5mg 溶于 0.9% 氯化钠注射液 4～5mL。

给药速度　静滴：3～4h。

不良反应　骨髓抑制、心律失常、低血压、恶心、呕吐、腹痛、脱发、皮疹、尿酸增高等。

禁忌/慎用证　对本品过敏、严重或频发的心律失常及器质性心血管疾病者禁用。孕妇、哺乳期妇女及严重粒细胞减少或血小板减少等显著骨髓抑制、肝肾功能不全、有痛风或尿酸盐肾结石者慎用。

药物相互作用　应避免用于已反复用阿霉素或柔红霉素等蒽醌类抗肿瘤药的患者，以免增加心脏毒性。

注意事项　滴注应缓慢，并监测心电图、血象和肝肾功能。

配伍表

高三尖杉酯碱加入以下药品	配伍结果	备　注
2：3：1 注射液　2：3：1 Injection	可配	
A　阿米卡星（硫酸盐）　Amikacin（Sulfate）	可配	
阿托品（硫酸盐）　Atropine（Sulfate）	可配	
氨苄西林钠@ Ampicillin Sodium	可配	
氨茶碱 Aminophylline	可配	
氨基己酸 Aminocaproic Acid	可配	
氨甲苯酸 Aminomethylbenzoic Acid	可配	
氨甲环酸 Tranexamic Acid	可配	

高三尖杉酯碱加入以下药品（续）	配伍结果	备 注
氨乙异硫脲 Antiradon	可配	
B 胞磷胆碱 Citicoline	可配	
贝美格 Bemegride	可配	
倍他司汀（盐酸盐） Betahistine（Hydrochloride）	可配	
苯唑西林钠 Oxacillin Sodium	可配	
博来霉素 Bleomycin	可配	
C 长春新碱（硫酸盐） Vincristine（Sulfate）	可配	
醋谷胺 Aceglutamide	可配	
D 地塞米松（磷酸盐） Dexamethasone（Phosphate）	可配	
碘解磷定 Pyraloxime Iodide	可配	
东莨菪碱（氢溴酸盐） Scopolamine（Hydrobromide）	可配	
毒毛旋花子苷K Strophanthin K	可配	
多巴胺（盐酸盐） Dopamine（Hydrochloride）	可配	
多粘菌素B（硫酸盐） Polymyxin B（Sulfate）	可配	
多柔比星（盐酸盐） Doxorubicin（Hydrochloride）	可配	
E 二甲弗林 Dimefline	可配	
F 酚磺乙胺 Etamsylate	可配	
酚妥拉明（甲磺酸盐） Phentolamine（Mesylate）	可配	
呋塞米 Furosemide	可配	
氟尿嘧啶 Fluorouracil	可配	
辅酶A Coenzyme A	**忌配**	
复方氨基酸 Amino Acid Compound	可配	
G 肝素钠 Heparin Sodium	可配	
谷氨酸钠（28.75%） Sodium Glutamate（28.75%）	可配	
H 红霉素（乳糖酸盐） Erythromycin（Lactobionate）	稀释	
环磷酰胺 Cyclophosphamide	可配	
J 肌苷 Inosine	可配	
吉他霉素（酒石酸盐） Kitasamycin（Tartrate）	可配	
甲氯芬酯（盐酸盐） Meclofenoxate（Hydrochloride）	**忌配**	
甲泼尼龙琥珀酸钠 Methylprednisolone Sodium Succinate	可配	
甲氧明（盐酸盐） Methoxamine（Hydrochloride）	可配	
间羟胺（重酒石酸盐） Metaraminol（Bitartrate）	可配	
精氨酸（25%，盐酸盐） Arginine（25%，Hydrochloride）	可配	
L 利多卡因（盐酸盐） Lidocaine（Hydrochloride）	可配	
利舍平 Reserpine	**忌配**	
林格液 Sodium Chloride Compound	可配	
林可霉素（盐酸盐） Lincomycin（Hydrochloride）	可配	
硫酸镁（10%，25%） Magnesium Sulfate（10%，25%）	可配	
氯丙嗪（盐酸盐） Chlorpromazine（Hydrochloride）	可配	
氯化钙（3%，5%） Calcium Chloride（3%，5%）	可配	

高三尖杉酯碱加入以下药品（续）	配伍结果	备　注
氯化钾（10%）　Potassium Chloride（10%）	可配	
氯化钠（0.9%）　Sodium Chloride（0.9%）	可配	
氯霉素　Chloramphenicol	稀释	
氯唑西林钠　Cloxacillin Sodium	可配	
洛贝林（盐酸盐）　Lobeline（Hydrochloride）	可配	
M 麦角新碱（马来酸盐）　Ergometrine（Maleate）	**忌配**	
美芬丁胺（硫酸盐）　Mephentermine（Sulfate）	可配	
美西律　Mexiletine	可配	
门冬氨酸钾镁　Potassium Magnesium Aspartate	可配	
门冬酰胺酶　Asparaginase	可配	
N 脑垂体后叶素®　Pituitrin	可配	
能量合剂　Energy Composite	**忌配**	
尼可刹米　Nikethamide	可配	
粘菌素（硫酸盐）　Colymycin（Sulfate）	可配	
尿激酶　Urokinase	可配	
P 哌甲酯　Methylphenidate	可配	
哌替啶（盐酸盐）　Pethidine（Hydrochloride）	可配	
葡萄糖（5%，10%）　Glucose（5%，10%）	可配	
葡萄糖氯化钠　Glucose and Sodium Chloride	可配	
葡萄糖酸钙（10%）　Calcium Gluconate（10%）	**忌配**	
普萘洛尔　Propranolol	可配	
Q 青霉素钠@　Benzylpenicillin Sodium	可配	
氢化可的松　Hydrocortisone	**忌配**	
氢化可的松琥珀酸钠　Hydrocortisone Sodium Succinate	**忌配**	
去甲肾上腺素（重酒石酸盐）　Norepinephrine（Bitartrate）	可配	
去氧肾上腺素（盐酸盐）　Phenylephrine（Hydrochloride）	可配	
R 乳酸钠（11.2%）　Sodium Lactate（11.2%）	可配	
S 塞替派　Thiotepa	可配	
三磷腺苷　Adenosine Triphosphate	可配	
山梨醇　Sorbitol	可配	
丝裂霉素　Mitomycin	**忌配**	
四环素（盐酸盐）　Tetracycline（Hydrochloride）	稀释	
羧苄西林钠　Carbenicillin Sodium	可配	
T 托西溴苄铵　Bretylium Tosilate	可配	
妥布霉素（硫酸盐）@　Tobramycin（Sulfate）	可配	
W 维脑路通　Troxerutin	可配	
维生素 B_6　Vitamin B_6	可配	
维生素 C　Vitamin C	可配	
维生素 K_1　Vitamin K_1	可配	
X 细胞色素 C　Cytochrome C	可配	

高三尖杉酯碱加入以下药品（续）	配伍结果	备　注
Y　依他尼酸钠　Sodium Etacrynate	忌配	
异丙嗪（盐酸盐）　Promethazine（Hydrochloride）	可配	
右旋糖酐 40（含盐）　Dextran 40（Sodium Chloride）	可配	

第四节　抗肿瘤抗生素

放线菌素 D
（更生霉素）
Dactinomycin

制剂规格与 pH 值　粉针剂：每支 0.1mg，0.2mg，0.5mg。pH（50mg/mL）：5.0。

药理作用及应用　细胞周期非特异性药物，G_1 前半期对本品最敏感，可显著抑制 RNA 的合成。与放射治疗合用治疗实体瘤，可促进肿瘤退变及加剧白细胞减少。

用法用量　静注：每次 0.3～0.4mg；腹腔注射：每次 0.4～0.6mg。

适宜溶剂　静注：0.2～0.4mg 用 0.9%氯化钠注射液 20～40mL 溶解；静滴：0.3～0.4mg 用 0.9%氯化钠注射液或 5%～10%葡萄糖注射液 500mL 溶解稀释。最高浓度 10μg/mL。

给药速度　静滴：0.5～1.5h，不得短于 15min。

稳定性　对光敏感，应避光并随配随用。

不良反应　孕妇用药可引起畸胎。长期应用可抑制睾丸或卵巢功能，引起闭经或精子缺乏。可能使尿及血尿酸升高。

禁忌/慎用证　水痘、带状疱疹患者，孕妇及对本品过敏者禁用。骨髓功能低下、痛风史、尿酸盐性肾结石病史、肝功能损害、感染、近期用过放疗或抗癌药者慎用。

药物相互作用　与恩氟烷、氟烷联用可加重肝脏损害。本品可使疫苗的免疫效果降低。

注意事项　配制及使用本药时应避光进行。用药期间应定期检查周围血象及肝肾功能。注射时勿漏出血管外。

配伍表

放线菌素 D 加入以下药品	配伍结果	备　注
2∶3∶1 注射液　2∶3∶1 Injection	可配	
A　阿糖胞苷（盐酸盐）　Cytarabine（Hydrochloride）	忌配	
阿托品（硫酸盐）　Atropine（Sulfate）	可配	
氨苄西林钠@ Ampicillin Sodium	可配	
氨茶碱　Aminophylline	可配	
氨基丁三醇（7.28%）　Trometamol（7.28%）	可配	
氨基丁酸　Aminobutyric Acid	可配	
氨基己酸　Aminocaproic Acid	可配	
氨甲苯酸　Aminomethylbenzoic Acid	可配	

放线菌素 D 加入以下药品（续）	配伍结果	备 注
B 苯巴比妥钠 Phenobarbital Sodium	可配	
苯海拉明（盐酸盐） Diphenhydramine（Hydrochloride）	**忌配**	△
博来霉素 Bleomycin	可配	
C 促皮质素 Corticotrophin	可配	
长春新碱（硫酸盐） Vincristine（Sulfate）	**忌配**	
D 地塞米松（磷酸盐） Dexamethasone（Phosphate）	可配	
丁卡因（盐酸盐） Tetracaine（Hydrochloride）	**忌配**	
东莨菪碱（氢溴酸盐） Scopolamine（Hydrobromide）	可配	
毒毛旋花子苷 K Strophanthin K	可配	
对氨基水杨酸钠 Sodium Aminosalicylate	可配	
多巴胺（盐酸盐） Dopamine（Hydrochloride）	可配	
多粘菌素 B（硫酸盐） Polymyxin B（Sulfate）	可配	
E 二甲弗林 Dimefline	可配	
F 酚磺乙胺 Etamsylate	可配	
酚妥拉明（甲磺酸盐） Phentolamine（Mesylate）	可配	
呋塞米 Furosemide	可配	
氟尿嘧啶 Fluorouracil	可配	
辅酶 A Coenzyme A	稀释	
G 谷氨酸钙（5%） Calcium Glutamate（5%）	**忌配**	
谷氨酸钾（31.50%） Potassium Glutamate（31.50%）	可配	
谷氨酸钠（28.75%） Sodium Glutamate（28.75%）	可配	
H 红霉素（乳糖酸盐） Erythromycin（Lactobionate）	可配	
环磷酰胺 Cyclophosphamide	可配	
磺胺嘧啶钠 Sulfadiazine Sodium	**忌配**	
磺胺异噁唑（二醇胺盐） Sulfafurazole（Diolamine）	**忌配**	
J 肌醇 Inositol	**忌配**	
肌苷 Inosine	可配	
加兰他敏（氢溴酸盐） Galantamine（Hydrobromide）	可配	
甲氧明（盐酸盐） Methoxamine（Hydrochloride）	可配	
间羟胺（重酒石酸盐） Metaraminol（Bitartrate）	可配	
精氨酸（25%，盐酸盐） Arginine（25%，Hydrochloride）	可配	
K 卡那霉素（硫酸盐） Kanamycin（Sulfate）	可配	
L 利多卡因（盐酸盐） Lidocaine（Hydrochloride）	可配	
利舍平 Reserpine	可配	
链霉素（硫酸盐） Streptomycin（Sulfate）	**忌配**	△
林格液 Sodium Chloride Compound	可配	
硫喷妥钠 Thiopental Sodium	**忌配**	
硫酸镁（10%，25%） Magnesium Sulfate（10%，25%）	可配	
氯苯那敏 Chlorphenamine	**忌配**	△
氯丙嗪（盐酸盐） Chlorpromazine（Hydrochloride）	可配	

放线菌素 D 加入以下药品（续）	配伍结果	备 注
氯化钙（3%，5%） Calcium Chloride（3%，5%）	可配	
氯化钾（10%） Potassium Chloride（10%）	可配	
氯化钠（0.9%） Sodium Chloride（0.9%）	可配	
氯霉素 Chloramphenicol	忌配	
罗通定（硫酸盐） Rotundine（Sulfate）	可配	
洛贝林（盐酸盐） Lobeline（Hydrochloride）	可配	
M 麦角新碱（马来酸盐） Ergometrine（Maleate）	可配	
美芬丁胺（硫酸盐） Mephentermine（Sulfate）	可配	
N 脑垂体后叶素® Pituitrin	忌配	
能量合剂 Energy Composite	忌配	
尼可刹米 Nikethamide	可配	
粘菌素（硫酸盐） Colymycin（Sulfate）	可配	
P 哌替啶（盐酸盐） Pethidine（Hydrochloride）	可配	
葡醛内酯 Glucurolactone	可配	
葡萄糖（5%，10%） Glucose（5%，10%）	可配	
葡萄糖氯化钠 Glucose and Sodium Chloride	可配	
葡萄糖酸钙（10%） Calcium Gluconate（10%）	忌配	
普鲁卡因（盐酸盐） Procaine（Hydrochloride）	可配	
普鲁卡因胺（盐酸盐） Procainamide（Hydrochloride）	可配	
Q 青霉素钾@ Benzylpenicillin Potassium	忌配	
青霉素钠@ Benzylpenicillin Sodium	忌配	
氢化可的松 Hydrocortisone	可配	
氢化可的松琥珀酸钠 Hydrocortisone Sodium Succinate	可配	
氢化麦角碱 Dihydroergotoxine	可配	
庆大霉素（硫酸盐）@ Gentamycin（Sulfate）	可配	
去甲肾上腺素（重酒石酸盐） Norepinephrine（Bitartrate）	可配	
去氧肾上腺素（盐酸盐） Phenylephrine（Hydrochloride）	可配	
去乙酰毛花苷 Deslanoside	可配	
R 乳酸钠（11.2%） Sodium Lactate（11.2%）	可配	
S 三磷腺苷 Adenosine Triphosphate	可配	
山莨菪碱（氢溴酸盐） Anisodamine（Hydrobromide）	可配	
山梨醇 Sorbitol	忌配	
肾上腺素（盐酸盐） Adrenaline（Hydrochloride）	可配	
四环素（盐酸盐） Tetracycline（Hydrochloride）	可配	
羧苄西林钠 Carbenicillin Sodium	可配	
缩宫素 Oxytocin	忌配	
T 碳酸氢钠（5%） Sodium Bicarbonate（5%）	忌配	
W 万古霉素（盐酸盐） Vancomycin（Hydrochloride）	可配	
维生素 B_6 Vitamin B_6	可配	
维生素 C Vitamin C	可配	

放线菌素 D 加入以下药品（续）	配伍结果	备　注
维生素 K$_3$　Vitamin K$_3$	可配	
X 细胞色素 C　Cytochrome C	**忌配**	
溴化钙（5%）　Calcium Bromide（5%）	可配	
Y 洋地黄毒苷　Digitoxin	**忌配**	
依他尼酸钠　Sodium Etacrynate	**忌配**	
异丙嗪（盐酸盐）　Promethazine（Hydrochloride）	可配	
异丙肾上腺素（盐酸盐）　Isoprenaline（Hydrochloride）	可配	
异戊巴比妥钠　Amobarbital Sodium	可配	
异烟肼　Isoniazid	可配	
右旋糖酐 40（含盐）　Dextran 40（Sodium Chloride）	可配	

丝裂霉素

（自力霉素，丝裂霉素 C）

Mitomycin

制剂规格与pH值　粉针剂：每支2mg，4mg，8mg，10mg。pH（0.5%）：6.0～8.0。

药理作用及应用　细胞周期非特异性药物，对肿瘤细胞的 G$_1$ 期特别是晚 G$_1$ 期及 S 早期最敏感。抑制 DNA 合成，对 RNA 及蛋白合成也有一定的抑制作用。主要适用于胃癌、肺癌、乳腺癌，也用于肝癌、胰腺癌、结肠直肠癌、食管癌、卵巢癌及癌性腔内积液。

用法用量　静注：每次6～8mg，一周1次，共2次；或每次10～20mg，3～4周重复1个疗程，总量40～80mg。动脉注射：剂量与静注同。腔内注射：每次8～16mg。联合化疗：FAM（氟尿嘧啶、阿霉素、丝裂霉素）主要用于胃肠道肿瘤。

适宜溶剂　静注：溶于注射用水或 0.9%氯化钠注射液 5～10mL，浓度为 0.4～0.8mg/mL；静滴：8～10mg 溶于 0.9%氯化钠注射液 200mL；腔内注射：抽尽积液后将 4～10mg 溶于 0.9%氯化钠注射液 20～50mL。

给药速度　静注：5min；静滴：1h。

稳定性　在酸性溶液中效价逐渐降低，故勿用葡萄糖液稀释，以免药物分解降效。

不良反应　最严重是骨髓抑制；局部刺激性强，药液漏出血管外，可致局部红肿疼痛、溃疡、坏死；长期应用抑制卵巢及睾丸功能，造成闭经或精子缺乏。

禁忌/慎用证　水痘、带状疱疹者和孕妇及哺乳期妇女禁用。老年患者慎用。

药物相互作用　丝裂霉素与阿霉素同时应用可增加心脏毒性，建议阿霉素的总量限制在450mg/m^2 以下。

注意事项　不可肌注及皮注，宜用深部静脉导管给药。用药期间禁止活病毒疫苗接种，且密切随访血常规及血小板、尿素氮、肌酐，用药数月后仍应随访血常规及肾功能。把本品溶于葡萄糖注射液缓慢静滴达 3～4h 致使药物分解降效为常见错误。

配伍表

丝裂霉素加入以下药品	配伍结果	备 注
A 阿糖胞苷（盐酸盐）Cytarabine（Hydrochloride）	稀释	
B 苯妥英钠 Phenytoin Sodium	**忌配**	
F 氟尿嘧啶 Fluorouracil	稀释	
G 肝素钠 Heparin Sodium	稀释	
H 磺胺异噁唑（二醇胺盐）Sulfafurazole（Diolamine）	**忌配**	
L 氯化钠（0.9%）Sodium Chloride（0.9%）	可配	
氯霉素 Chloramphenicol	**忌配**	
氯霉素琥珀酸酯钠 Chloramphenicol Succinate Sodium	**忌配**	
P 葡萄糖（5%，10%）Glucose（5%，10%）	**忌配**	分解降效
R 乳酸钠（11.2%）Sodium Lactate（11.2%）	可配	
S 顺铂 Cisplatin	可配	

博来霉素
（争光霉素）
Bleomycin

制剂规格与 pH 值 注射用硫酸盐：每支 10mg，15mg。pH（7.5mg/mL）：5.0。

药理作用及应用 为放线菌培养液提取的复合物，主要含博来霉素 A_2，与铁的复合物嵌入 DNA，引起 DNA 单链和双链断裂，复合受阻，对肿瘤有抑制作用。适用于头颈部、食管、皮肤、宫颈、阴道、外阴、阴茎的鳞癌，霍奇金病及恶性淋巴瘤，睾丸癌及癌性胸腔积液等。亦用于治疗银屑病。

用法用量 皮注、肌注、静注及动脉注射：每次 15～30mg，一日 1 次或一周 2～3 次，总量不超过 200～300mg，60 岁以上不超过 150mg。胸腔内注射：抽净积液后注入 20～40mg，并变换体位使药液均匀分布。脑肿瘤动脉注射剂量为 100mg 联用顺铂 60mg/m^2。

适宜溶剂 肌注：15～30mg 溶于 0.9%氯化钠注射液 2～4mL，深部注射；静注：溶于 0.9%氯化钠或 5%葡萄糖注射液，浓度为 1.5～3mg/mL；动脉注射：15～30mg 溶于含肝素的 0.9%氯化钠注射液 10～25mL；胸腔注射：20～40mg 溶于 0.9%氯化钠注射液 20～40mL。

给药速度 静注：不少于 10min；动脉注射：快速（15～30s）推注或连续灌注，通常用于脑肿瘤患者。

稳定性 溶于 0.9%氯化钠注射液室温下至少 24h 稳定。PVC 器具不吸附本品。

不良反应 发热常见，偶见过敏性休克死亡。不良反应可涉及全身各系统，轻至皮疹，重至肺纤维化死亡。

禁忌/慎用证 水痘、对本品及其同类药物过敏、严重肺部疾患、严重肾功能不全、严重心脏疾病、发热患者禁用。70 岁以上、肺功能不全、肝肾功能不全者慎用。

药物相互作用 慎与顺铂合用；本品可降低苯妥英的血药浓度。

注意事项 避免与活疫苗同时使用。

配伍表

博来霉素加入以下药品	配伍结果	备 注
2：3：1 注射液　2：3：1 Injection	可配	
A 阿糖胞苷（盐酸盐）　Cytarabine（Hydrochloride）	**忌配**	
阿托品（硫酸盐）　Atropine（Sulfate）	可配	
氨苄西林钠@ Ampicillin Sodium	可配	
氨茶碱 Aminophylline	**忌配**	△
氨基丁三醇（7.28%）　Trometamol（7.28%）	可配	
氨基丁酸 Aminobutyric Acid	可配	
氨基己酸 Aminocaproic Acid	可配	
氨甲苯酸 Aminomethylbenzoic Acid	可配	
B 苯巴比妥钠 Phenobarbital Sodium	可配	
苯海拉明（盐酸盐）　Diphenhydramine（Hydrochloride）	可配	仅供肌注
C 长春新碱（硫酸盐）　Vincristine（Sulfate）	**忌配**	
促皮质素 Corticotrophin	可配	
D 地塞米松（磷酸盐）　Dexamethasone（Phosphate）	可配	
丁卡因（盐酸盐）　Tetracaine（Hydrochloride）	**忌配**	
东莨菪碱（氢溴酸盐）　Scopolamine（Hydrobromide）	可配	
毒毛旋花子苷 K　Strophanthin K	可配	
对氨基水杨酸钠 Sodium Aminosalicylate	可配	
多巴胺（盐酸盐）　Dopamine（Hydrochloride）	可配	
多粘菌素 B（硫酸盐）　Polymyxin B（Sulfate）	可配	
E 二甲弗林 Dimefline	可配	
F 放线菌素 D　Dactinomycin D	可配	
酚磺乙胺 Etamsylate	可配	
酚妥拉明（甲磺酸盐）　Phentolamine（Mesylate）	可配	
呋塞米 Furosemide	**忌配**	
氟尿嘧啶 Fluorouracil	可配	
辅酶 A　Coenzyme A	可配	
复方氨基酸 Amino Acid Compound	**忌配**	
G 谷氨酸钙（5%）　Calcium Glutamate（5%）	可配	
谷氨酸钾（31.50%）　Potassium Glutamate（31.50%）	可配	
谷氨酸钠（28.75%）　Sodium Glutamate（28.75%）	可配	
H 红霉素（乳糖酸盐）　Erythromycin（Lactobionate）	可配	
环磷酰胺 Cyclophosphamide	可配	
磺胺嘧啶钠 Sulfadiazine Sodium	**忌配**	
磺胺异噁唑（二醇胺盐）　Sulfafurazole（Diolamine）	**忌配**	
J 肌醇 Inositol	**忌配**	
肌苷 Inosine	可配	

博来霉素加入以下药品（续）	配伍结果	备　注
加兰他敏（氢溴酸盐）　Galantamine（Hydrobromide）	可配	
甲氧明（盐酸盐）　Methoxamine（Hydrochloride）	可配	
间羟胺（重酒石酸盐）　Metaraminol（Bitartrate）	可配	
精氨酸（25%，盐酸盐）　Arginine（25%，Hydrochloride）	可配	
K 卡那霉素（硫酸盐）　Kanamycin（Sulfate）	可配	
L 利多卡因（盐酸盐）　Lidocaine（Hydrochloride）	可配	
利舍平　Reserpine	可配	
链霉素（硫酸盐）　Streptomycin（Sulfate）	可配	仅供肌注
林格液　Sodium Chloride Compound	可配	
硫喷妥钠　Thiopental Sodium	忌配	
硫酸镁（10%，25%）　Magnesium Sulfate（10%，25%）	可配	
氯苯那敏　Chlorphenamine	可配	仅供肌注
氯丙嗪（盐酸盐）　Chlorpromazine（Hydrochloride）	可配	
氯化钙（3%，5%）　Calcium Chloride（3%，5%）	可配	
氯化钾（10%）　Potassium Chloride（10%）	可配	
氯化钠（0.9%）　Sodium Chloride（0.9%）	可配	
氯霉素　Chloramphenicol	可配	
罗通定（硫酸盐）　Rotundine（Sulfate）	忌配	
洛贝林（盐酸盐）　Lobeline（Hydrochloride）	可配	
M 麦角新碱（马来酸盐）　Ergometrine（Maleate）	可配	
美芬丁胺（硫酸盐）　Mephentermine（Sulfate）	可配	
N 脑垂体后叶素®　Pituitrin	可配	
能量合剂　Energy Composite	可配	
尼可刹米　Nikethamide	可配	
粘菌素（硫酸盐）　Colymycin（Sulfate）	可配	
P 哌替啶（盐酸盐）　Pethidine（Hydrochloride）	可配	
葡醛内酯　Glucurolactone	可配	
葡萄糖（5%，10%）　Glucose（5%，10%）	可配	
葡萄糖氯化钠　Glucose and Sodium Chloride	可配	
葡萄糖酸钙（10%）　Calcium Gluconate（10%）	可配	
普鲁卡因（盐酸盐）　Procaine（Hydrochloride）	可配	
普鲁卡因胺（盐酸盐）　Procainamide（Hydrochloride）	可配	
Q 青霉素钾@　Benzylpenicillin Potassium	忌配	
青霉素钠@　Benzylpenicillin Sodium	忌配	
氢化可的松　Hydrocortisone	可配	
氢化可的松琥珀酸钠　Hydrocortisone Sodium Succinate	可配	
氢化麦角碱　Dihydroergotoxine	可配	
庆大霉素（硫酸盐）@　Gentamycin（Sulfate）	可配	
去甲肾上腺素（重酒石酸盐）　Norepinephrine（Bitartrate）	可配	
去氧肾上腺素（盐酸盐）　Phenylephrine（Hydrochloride）	可配	

博来霉素加入以下药品（续）	配伍结果	备　注
去乙酰毛花苷　Deslanoside	可配	
R 乳酸钠（11.2%）　Sodium Lactate（11.2%）	可配	
S 三磷腺苷　Adenosine Triphosphate	可配	
山莨菪碱（氢溴酸盐）　Anisodamine（Hydrobromide）	可配	
山梨醇　Sorbitol	可配	
肾上腺素（盐酸盐）　Adrenaline（Hydrochloride）	可配	
四环素（盐酸盐）　Tetracycline（Hydrochloride）	可配	
羧苄西林钠　Carbenicillin Sodium	可配	
缩宫素　Oxytocin	可配	
T 碳酸氢钠（5%）　Sodium Bicarbonate（5%）	可配	
W 万古霉素（盐酸盐）　Vancomycin（Hydrochloride）	可配	
维生素 B₂　Vitamin B₂	**忌配**	
维生素 B₆　Vitamin B₆	可配	
维生素 C　Vitamin C	**忌配**	△
维生素 K₃　Vitamin K₃	可配	
X 细胞色素 C　Cytochrome C	可配	
溴化钙（5%）　Calcium Bromide（5%）	可配	
Y 洋地黄毒苷　Digitoxin	**忌配**	
依他尼酸钠　Sodium Etacrynate	**忌配**	
异丙嗪（盐酸盐）　Promethazine（Hydrochloride）	可配	
异丙肾上腺素（盐酸盐）　Isoprenaline（Hydrochloride）	可配	
异戊巴比妥钠　Amobarbital Sodium	可配	
异烟肼　Isoniazid	可配	
右旋糖酐 40（含盐）　Dextran 40（Sodium Chloride）	可配	

柔红霉素

（柔毛霉素，正定霉素）

Daunorubicin

制剂规格与 pH 值　盐酸盐粉针剂：每支 10mg，20mg。pH（0.5%）：4.5～6.5。

药理作用及应用　第一代蒽环类细胞周期非特异性化疗药，抗瘤谱及对实体瘤疗效较多柔比星和表柔比星差很多。主要用于各类型急性白血病、红白血病、慢性粒细胞性白血病、恶性淋巴瘤，也可用于神经母细胞瘤、尤文肉瘤和肾母细胞瘤等。

用法用量　每次 30～40mg/m²，老年人酌减。1～4d 1 次，总量约 400mg/m²。

适宜溶剂　静注：溶于 0.9%氯化钠注射液，浓度为 2～5mg/mL；胸腔注射：20～40mg 溶于 0.9%氯化钠注射液 20～40mL。

给药速度　静注：3～4min。不宜静滴。

不良反应　较常见者为恶心、呕吐、口腔炎和食管炎；其他毒副反应主要为骨髓抑制、心肌及肝肾毒性；静脉外溢可出现疼痛、组织坏死甚或蜂窝织炎；脱发；有潜在的致畸、致突变和致癌作用。

禁忌/慎用证　心力衰竭、心律失常，早孕及哺乳，骨髓抑制，对本药、多柔比星或表柔比星过敏，发热或伴明显感染，恶病质，水、电解质或酸碱平衡紊乱，胃肠道梗阻及既往用过足量多柔比星或表柔比星者禁用。2 岁以下幼儿和 60 岁以上患者慎用本品。

药物相互作用　注意联用具有相似药理作用的药物会增加毒性，特别是骨髓抑制。以往做过胸部放射治疗或用过大剂量环磷酰胺者，本品的每次用量和总累积剂量均应相应减少。

注意事项　仅能静注，但勿太快而致心律失常；用药后 48h 内可出现非血性红色尿；用药前应测定心脏功能、血象，定期做肝肾功能检查；柔红霉素和其他抗肿瘤药物联用时，建议分别注射而不要混合；用药期间和周围血象白细胞减少时禁行牙科手术（包括拔牙），特别是血小板减少时；用药期间要保证一日有足够尿量，痛风患者应用本品时宜酌加别嘌醇等排尿酸药；避免与活疫苗联用。

配伍表

柔红霉素（盐酸盐）加入以下药品	配伍结果	备注
A 阿米卡星（硫酸盐）　Amikacin（Sulfate）	可配	
阿糖胞苷（盐酸盐）　Cytarabine（Hydrochloride）	可配	
阿托品（硫酸盐）　Atropine（Sulfate）	可配	
氨苄西林钠@ Ampicillin Sodium	可配	
氨茶碱　Aminophylline	**忌配**	
氨基己酸　Aminocaproic Acid	可配	
氨甲苯酸　Aminomethylbenzoic Acid	可配	
B 胞磷胆碱　Citicoline	可配	
苯巴比妥钠　Phenobarbital Sodium	**忌配**	
苯唑西林钠　Oxacillin Sodium	可配	
C 长春新碱（硫酸盐）　Vincristine（Sulfate）	可配	
促皮质素　Corticotrophin	可配	
D 大观霉素（盐酸盐）　Spectinomycin（Hydrochloride）	**忌配**	
地塞米松（磷酸盐）　Dexamethasone（Phosphate）	**忌配**	
东莨菪碱（氢溴酸盐）　Scopolamine（Hydrobromide）	可配	
毒毛旋花子苷 K　Strophanthin K	可配	
多巴胺（盐酸盐）　Dopamine（Hydrochloride）	可配	
多巴酚丁胺（盐酸盐）　Dobutamine（Hydrochloride）	可配	
多柔比星（盐酸盐）　Doxorubicin（Hydrochloride）	**忌配**	△
E 二氮嗪　Diazoxide	**忌配**	
二甲弗林　Dimefline	可配	
F 法莫替丁　Famotidine	可配	
酚磺乙胺　Etamsylate	可配	
酚妥拉明（甲磺酸盐）　Phentolamine（Mesylate）	可配	
呋塞米　Furosemide	**忌配**	

柔红霉素（盐酸盐）加入以下药品（续）	配伍结果	备　注
氟尿嘧啶　Fluorouracil	可配	
辅酶 A　Coenzyme A	可配	
复方氨基酸　Amino Acid Compound	可配	
G 肝素钠　Heparin Sodium	**忌配**	
谷氨酸钾（31.50%）Potassium Glutamate（31.50%）	可配	缓慢静滴
谷氨酸钠（28.75%）　Sodium Glutamate（28.75%）	**忌配**	
H 红霉素（乳糖酸盐）　Erythromycin（Lactobionate）	可配	
环丙沙星　Ciprofloxacin	可配	
环磷酰胺　Cyclophosphamide	可配	
磺胺嘧啶钠　Sulfadiazine Sodium	可配	
J 肌苷　Inosine	可配	
甲氨蝶呤　Methotrexate	可配	
甲硝唑　Metronidazole	可配	
间羟胺（重酒石酸盐）　Metaraminol（Bitartrate）	可配	
精氨酸（25%，盐酸盐）　Arginine（25%，Hydrochloride）	可配	
K 卡那霉素（硫酸盐）　Kanamycin（Sulfate）	可配	
克林霉素（磷酸盐）　Clindamycin（Phosphate）	可配	
L 利巴韦林　Ribavirin	可配	
利多卡因（盐酸盐）　Lidocaine（Hydrochloride）	可配	
林格液　Sodium Chloride Compound	可配	
硫酸镁（10%，25%）　Magnesium Sulfate（10%，25%）	可配	
氯胺酮（盐酸盐）　Ketamine（Hydrochloride）	可配	
氯丙嗪（盐酸盐）　Chlorpromazine（Hydrochloride）	可配	
氯氮䓬　Chlordiazepoxide	**忌配**	
氯化钙（3%，5%）　Calcium Chloride（3%，5%）	可配	
氯化钾（10%）　Potassium Chloride（10%）	可配	缓慢静滴
氯化钠（0.9%）　Sodium Chloride（0.9%）	可配	
氯化筒箭毒碱　Tubocurarine Chloride	可配	
氯霉素　Chloramphenicol	可配	
洛贝林（盐酸盐）　Lobeline（Hydrochloride）	可配	
M 麦角新碱（马来酸盐）　Ergometrine（Maleate）	可配	
毛花苷丙　Lanatoside C	可配	
美芬丁胺（硫酸盐）　Mephentermine（Sulfate）	可配	
门冬酰胺酶　Asparaginase	可配	
N 脑垂体后叶素®　Pituitrin	可配	
尼可刹米　Nikethamide	可配	
尿激酶　Urokinase	可配	
P 哌拉西林钠　Piperacillin Sodium	可配	
哌替啶（盐酸盐）　Pethidine（Hydrochloride）	可配	
葡萄糖（5%，10%）　Glucose（5%，10%）	可配	

柔红霉素（盐酸盐）加入以下药品（续）	配伍结果	备注
葡萄糖氯化钠　Glucose and Sodium Chloride	可配	
葡萄糖酸钙（10%）　Calcium Gluconate（10%）	可配	
普鲁卡因（盐酸盐）　Procaine（Hydrochloride）	可配	
Q 青霉素钠@ Benzylpenicillin Sodium	可配	
氢化可的松　Hydrocortisone	可配	
庆大霉素（硫酸盐）@ Gentamycin（Sulfate）	忌配	
去甲肾上腺素（重酒石酸盐）　Norepinephrine（Bitartrate）	可配	
全血　Whole Blood	忌配	
R 乳酸钠（11.2%）　Sodium Lactate（11.2%）	忌配	
S 三磷腺苷　Adenosine Triphosphate	可配	
顺铂　Cisplatin	可配	
丝裂霉素　Mitomycin	可配	
四环素（盐酸盐）　Tetracycline（Hydrochloride）	可配	
羧苄西林钠　Carbenicillin Sodium	可配	
缩宫素　Oxytocin	可配	
T 碳酸氢钠（5%）　Sodium Bicarbonate（5%）	忌配	
头孢呋辛钠　Cefuroxime Sodium	可配	
头孢拉定　Cefradine	可配	
头孢美唑钠　Cefmetazole Sodium	可配	
头孢哌酮钠　Cefoperazone Sodium	可配	
头孢噻肟钠　Cefotaxime Sodium	可配	
头孢他啶　Ceftazidime	可配	
头孢唑林钠　Cefazolin Sodium	忌配	
妥拉唑林（盐酸盐）　Tolazoline（Hydrochloride）	可配	
W 万古霉素（盐酸盐）　Vancomycin（Hydrochloride）	可配	
维拉帕米（盐酸盐）　Verapamil（Hydrochloride）	可配	
维生素 B_6　Vitamin B_6	可配	
维生素 C　Vitamin C	可配	
维生素 K_1　Vitamin K_1	可配	
X 西咪替丁（盐酸盐）　Cimetidine（Hydrochloride）	忌配	
细胞色素 C　Cytochrome C	可配	
硝普钠　Sodium Nitroprusside	可配	
血浆　Blood Plasma	忌配	
Y 氧氟沙星　Ofloxacin	可配	
胰岛素（正规）℗ Insulin（Regular）	可配	
异丙嗪（盐酸盐）　Promethazine（Hydrochloride）	可配	
异丙肾上腺素（盐酸盐）　Isoprenaline（Hydrochloride）	可配	
异烟肼　Isoniazid	可配	
罂粟碱（盐酸盐）　Papaverine（Hydrochloride）	可配	
右旋糖酐 40（含盐）　Dextran 40（Sodium Chloride）	可配	
鱼精蛋白（硫酸盐）　Protamine（Sulfate）	可配	

盐酸表柔比星
（表阿霉素）
Epirubicin Hydrochloride
（Pidorubicin，Epilem）

制剂规格与 pH 值 粉针剂：为红色粉状晶体，每支 10mg 或 50mg，注射液：每支 10mg/5mL。pH（1mg/mL）：5.0~5.2。

药理作用及应用 属蒽环类抗生素阿霉素的立体异构物，是细胞周期非特异性抗癌药。在体内可直接与细胞的 DNA 碱基结合，阻止其转录与 mRNA 形成。本品与柔红霉素及多柔比星可产生交叉耐药，毒性比多柔比星小，与其在体内能较快排出有关，胆道排出占 20%，排出物为其原形及与葡萄糖醛酸的结合物。临床主治急性白血病与各种实体癌，如原发或转移性肝癌、食道癌、胃癌、胰腺癌、结肠直肠癌、膀胱癌、睾丸癌、前列腺癌、卵巢癌、乳腺癌、肾母细胞瘤、软组织肉瘤、甲状腺髓样癌等。

用法用量 静注或静滴，胸腔、腹腔或膀胱内注射，视癌症部位选择与联用。成人单药治疗用量每次按 60~90mg/m^2 计算。静注：用 0.9%氯化钠注射液 20mL 溶解或稀释或从已在输液的导管侧口冲入，3~5min 推完。静滴：用 0.9%氯化钠注射液 100~200mL 稀释，45~60min 滴完。3 周重复给药一次。亦可将每次剂量在 1~3d 分次输注。能减轻不良反应。国外还有采用 6mg /(m^2·d)连用 21d 或 15 mg /(m^2·d)连用 4d，3~4 周重复 1 次的用法。各种用法的累积总剂量不超过 900mg /m^2。成人联合化疗时本药用量可减少 1/3，总剂量不超过 700~800mg /m^2（老年人不超过 450mg /m^2）

给药速度 静注或静脉导管冲入：3~5min；静滴：45~60min。

稳定性 原装针剂避光密封、2~8℃贮存。稀释后的溶液亦应避光滴注，临床滴注最多可持续 48h（国外用法）。

不良反应 一过性心动过速较常见，长期用药达总剂量 700~800mg /m^2 可发生严重心肌损害。肝损害偶见，若有黄疸、转氨酶（ALT）明显上升宜停药观察。半数以上患者出现骨髓抑制，主要为白细胞减少，停药可恢复。脱发在多数（多达 90%）患者中出现，为可逆性。药物刺激可致注射部位炎症甚至药液渗漏使皮下组织坏死。反复注射的患者约 1/3 发生静脉炎，胃肠道反应如恶心、呕吐、厌食、腹泻、舌炎、口腔炎较常见，但较轻微。

禁忌/慎用证 对本品及已知对蒽类药物过敏者禁用。明显骨髓功能抑制、心脏疾患、已用同类药（多柔比星、柔红霉素）达最大剂量者、带状疱疹患者明显肝功损害者。妊娠头 3 个月。哺乳期妇女亦禁用。老年人（＞65 岁）、小儿（＜2 岁）、心肺肝肾功能不全、发热、伴有严重感染者慎用。

药物相互作用 与其他抗癌药多有协同疗效与毒性，联用应减量。避免与非必要的可能产生肝、肾、心脏损害的药物同用。本品抑制免疫反应，避免与活疫苗同时使用。胸部放疗会加剧本药的心肌损害。

注意事项 接触药品的医务人员应戴手套、口罩，沾染药品后及时清洗。

配伍表

盐酸表柔比星加入以下药品	配伍结果	备 注
A 阿米卡星（硫酸盐）Amikacin（Sulfate）	忌配	
阿柔比星（盐酸盐）Aclarubicin（Hydrochloride）	可配	
阿糖胞苷 Cytarabine	可配	
阿托品（硫酸盐）Atropin（Sulfate）	可配	
氨苄西林钠 Ampicillin Sodium	忌配	
氨苄西林–舒巴坦钠 Ampicillin Sodium- Sulbactam Sodium	忌配	
氨茶碱 Aminophylline	忌配	
氨基己酸（10%，20%）Aminocaproic Acid （10%，20%）	可配	
氨甲苯酸（1%）Aminonethylbenzoic Acid （1%）	可配	
氨甲环酸（10%）Tranexamic Acid （10%）	可配	
B 胞磷胆碱 Citicoline	可配	
贝美格 Bemegride	可配	
苯巴比妥钠 Phenobarbital Sodium	忌配	
苯唑西林钠 Oxacillin Sodium	可配	
C 长春新碱（硫酸盐）Vincristine（Sulfate）	可配	
D 地塞米松磷酸钠 Dexamethasone Sodium Phosphate	忌配	
地西泮® Diazepam	可配	
毒毛旋花子苷 K Strophanthin K	可配	
对氨基水杨酸钠 Sodium Aminosalicylate	可配	
多巴胺（盐酸盐）Dopamine（Hydrochloride）	可配	
多巴酚丁胺（盐酸盐）Dobutamine（Hydrochloride）	可配	
多粘菌素 B（硫酸盐）Polymyxin B（Sulfate）	可配	
F 酚磺乙胺 Etamsylate	可配	
酚妥拉明（甲磺酸盐）Phentolamine（Mesylate）	可配	
呋塞米 Furosemide	忌配	
氟尿嘧啶 Fluorouracil	忌配	
氟哌啶醇（乳酸盐）Haloperidol（Lactate）	可配	
氟哌利多 Droperidol	可配	
辅酶 A Coenzyme A	可配	
复方丹参注射液 Injetion Danshen Compound	忌配	
复方氯化钠注射液 Sodium Chloride Injetion Compound	可配	
蝮蛇抗栓酶 Agkistroden Halys Antithrombotic Enzyine	可配	
G 肝素钠 Heparin Sodium	忌配	
高三尖杉碱 Harringtonine	可配	
谷氨酸钙 Calcium Glutamate	可配	
果糖（二磷酸盐）Fructose（Diphosphate）	可配	
H 红霉素（乳糖酸盐）Erythromycin（Lactobionate）	可配	
环磷酰胺 Cyclophosphamide	可配	

盐酸表柔比星加入以下药品（续）	配伍结果	备 注
环胞苷 Cyclocytidine	可配	
磺苄西林钠 Sulbenicillin Sodium	可配	
J 肌苷 Inosine	**忌配**	
吉他霉素（酒石酸盐）Kitasamycin（Tartrate）	可配	
甲氨蝶呤钠 Methotrexate Sodium	可配	
甲氯芬酯 Meclofenoxate	可配	（氯酯醒）
甲泼尼龙琥珀酸钠 Methylprednisolone Sodium Succinate	**忌配**	
甲氧明（盐酸盐）Methoxamine（Hydrochloride）	可配	
间羟胺（重酒石酸盐）Metaraminol（Bitartrate）	可配	
解磷定 Pralidoxime Iodide	可配	
精氨酸（盐酸盐）Arginine（Hydrochloride）	可配	
K 卡铂 Carboplatin	可配	
L 利舍平 Reserpine	可配	
磷霉素钠 Fosfomycin Sodium	**忌配**	
硫喷妥钠 Thiopental Sodium	**忌配**	
硫酸镁（10%）Magnesium Sulfate（10%）	**忌配**	
氯丙嗪（盐酸盐）Chlorpromazine（Hydrochloride）	可配	
氯化钙（5%）Calcium chloride（5%）	可配	
氯化钾（10%）Potassium Chloride（10%）	可配	
氯化钠（0.9%）Sodium Chloride（0.9%）	可配	
氯霉素 Chloramphenicol	可配	
M 麦角新碱（马来酸盐）Ergometrine（Maleate）	可配	
毛花苷丙 Lanatoside	可配	（西地兰）
美西律 Mexiletine	可配	
米托蒽醌（盐酸盐）Mitoxantrone（Hydrochloride）	可配	
N 脑垂体后叶素® Pituitrin	可配	
尼可刹米 Nikethamide	可配	（可拉明）
尿激酶 Urokinase	可配	
P 哌拉西林钠 Piperacillin Sodium	可配	
平阳霉素 Pingyangmycin	可配	（争光霉素 A$_5$）
普萘洛尔（盐酸盐）Propranolol（Hydrochloride）	可配	
葡萄糖（5%,10%,50%）Glucose（5%,10%,50%）	可配	
葡萄糖酸钙（10%）Calcium gluconate（10%）	可配	
Q 庆大霉素（硫酸盐）® Gentamycin（Sulfate）	可配	
氢化可的松 Hydrocortisone	可配	
氢化可的松琥珀酸钠 Hydrocortisone sodium succinate	**忌配**	
清开灵 Qing Kai Ling	**忌配**	
前列地尔 Alprostadil	可配	
R 乳酸钠（11.2%）Sodium lactate（11.2%）	可配	
S 塞替派 Thiotepa	可配	

盐酸表柔比星加入以下药品（续）	配伍结果	备　注
山莨菪碱（盐酸盐）　Anisodamine（Hydrochloride）	可配	
山梨醇（25%）　Sorbitol（25%）	可配	
顺铂　Cisplatin	可配	
丝裂霉素　Mitomycin	可配	
缩宫素　Oxytocin	可配	
T 碳酸氢钠（5%）Sodium Bicarbonate（5%）	可配	
头孢呋辛钠　Cefuroxime Sodium	可配	
头孢拉定　Cefradine	**忌配**	
头孢美唑钠　Cefmetazole sodium	可配	
头孢哌酮钠　Cefoperazone sodium	**忌配**	
头孢曲松钠　Ceftriaxone Sodium	可配	
头孢噻肟钠　Cefotaxime sodium	**忌配**	
头孢他啶　Ceftazidime	可配	
头孢唑林钠　Cefazolin sodium	可配	
头孢唑肟钠 Ceftizoxime Sodium	**忌配**	
W 维生素 B_1　Vitamin B_1	**忌配**	
维生素 B_6　Vitamin B_6	可配	
维生素 C　Vitamin C	可配	
维生素 K_1　Vitamin K_1	可配	
维生素 K_3　Vitamin K_3	可配	
X 硝卡芥 Nitrocaphane	可配	
硝普钠 Sodium Nitroprusside	可配	
胸腺肽 $α_1$ Thymosin $α_1$	可配	
Y 异丙肾上腺素（盐酸盐）Isoproterenol（Hydrochloride）	可配	
异环磷酰胺 Ifosfamide	可配	
鱼精蛋白（硫酸盐）Protamine（Sulfate）	可配	

多柔比星

（阿霉素）

Doxorubicin

（Adriamycin）

制剂规格与 pH 值　盐酸盐粉针剂：每支 10mg，20mg，50mg。pH（2mg/mL）：3.8～6.5。

药理作用及应用　结构与柔红霉素近似，有很强的抗癌活性。直接作用于 DNA，也抑制 RNA 合成。适用于急性白血病、恶性淋巴瘤、乳腺癌、支气管肺癌、卵巢癌、软组织肉瘤、成骨肉瘤、横纹肌肉瘤、尤文肉瘤、肾母细胞瘤、神经母细胞瘤、膀胱癌、甲状腺癌、前列腺癌、头颈部鳞癌、睾丸癌、胃癌、肝癌等。

用法用量　每次 40～60mg/m²，3～4 周 1 次；或 20～30mg，一周 1 次，连用 3 周，停用 2～3

周后重复。一周 1 次用药的心肌毒性、骨髓抑制和胃肠道反应较 3 周用药 1 次为轻。不可做肌注。总剂量不大于 $400mg/m^2$。

适宜溶剂 静注：溶于注射用水或 0.9%氯化钠注射液，浓度为 2～5mg/mL 缓慢静注或经静脉滴管注入；静滴：40～60mg/m² 溶于 5%葡萄糖注射液 200mL。

给药速度 静注：5min；静滴：1～4h。

稳定性 冷藏，但勿冷冻。5%葡萄糖注射液稀释后的溶液应避光冷藏，在 24h 内使用。

不良反应 常见有脱发、骨髓抑制、口腔溃疡、食欲减退、恶心甚或呕吐；少数患者注射本品后原先的放疗照射区可出现皮肤发红或色素沉着；注射部位药液外溢，可导致红肿疼痛甚或蜂窝织炎和局部坏死；白血病和恶性淋巴瘤患者应用本品可致关节疼痛或肾功能损害；主要不良反应为心脏毒性损害，可引起迟发性严重心力衰竭，有时在停药半年后发生；在用药后 1～2d 可出现红色尿，一般都在 2d 后消失；肾功能不全者用本品后要警惕高尿酸血症；痛风患者应用本品，别嘌醇用量要相应增加；有潜在的致突变和致癌作用。

禁忌/慎用证 孕妇及哺乳期妇女，以及对本药及蒽环类过敏、骨髓抑制、明显感染或发热、恶液质、脱水、电解质或酸碱平衡失调、胃肠道梗阻、明显黄疸或肝功能损害、心肺功能失代偿、水痘、带状疱疹、接受纵隔或胸腔放疗期间者禁用。老年人、2 岁以下幼儿和原有心脏病患者慎用。

药物相互作用 与放线菌素 D 和光辉霉素合用可出现致死性心脏损害；与阿糖胞苷合用可致坏死性结肠炎；与自由基清除剂如维生素 E、维生素 C、辅酶 Q_{10} 合用可减轻心脏不良反应。

注意事项 用药期间需检查心脏功能、监测心电图、超声心动图、血清酶学和其他心肌功能试验，随访检查周围血象、肝功能和试验；检查血清尿酸或肾功能。

配伍表

多柔比星（盐酸盐）加入以下药品	配伍结果	备　注
2∶3∶1 注射液　2∶3∶1 Injection	可配	
A 氨茶碱 Aminophylline	**忌配**	
C 长春新碱（硫酸盐）　Vincristine（Sulfate）	稀释	
D 地塞米松（磷酸盐）　Dexamethasone（Phosphate）	**忌配**	
地西泮® Diazepam	**忌配**	
丁卡因（盐酸盐）　Tetracaine（Hydrochloride）	**忌配**	
F 氟尿嘧啶 Fluorouracil	**忌配**	
辅酶 A　Coenzyme A	**忌配**	
复方醋酸钠 Sodium Acetate Compound	可配	
G 肝素钠 Heparin Sodium	**忌配**	
谷氨酸钠（28.75%）　Sodium Glutamate（28.75%）	**忌配**	
L 林格液 Sodium Chloride Compound	可配	
氯化钾（10%）　Potassium Chloride（10%）	可配	
氯化钠（0.9%）　Sodium Chloride（0.9%）	可配	
洛贝林（盐酸盐）　Lobeline（Hydrochloride）	可配	
P 葡萄糖（5%，10%）　Glucose（5%，10%）	可配	
葡萄糖氯化钠　Glucose and Sodium Chloride	可配	

葡萄糖酸钙（10%）　Calcium Gluconate（10%）	忌配	
多柔比星（盐酸盐）加入以下药品（续）	**配伍结果**	**备　注**
Q 氢化可的松　Hydrocortisone	稀释	
氢化可的松琥珀酸钠　Hydrocortisone Sodium Succinate	忌配	
T 头孢噻吩钠　Cefalothine Sodium	忌配	

多柔比星（盐酸盐）脂质体

Doxorubicin （Hydrochloride） Liposome

（Liposomal Doxorabicin，Doxil，Caelyx）

制剂规格与 pH 值　注射液：0.2%（2mg/mL），每瓶 10mL，25mL。pH：6.5。

药理作用及应用　多柔比星（阿霉素）脂质体以脂质体包裹而成。此种脂质体是微小囊泡，由双层磷脂组成，能包裹活性药物。本品外观为橘红色半透明悬浮液，相对分子质量 579.99，对多种肿瘤有抑制作用。在美国主要用于有艾滋病感染的卡波济肉瘤晚期或化疗后复发的卵巢癌、乳腺癌、多发性骨髓瘤等恶性病变，后两种疾病未列入加拿大的产品标签。

用法用量　成人量：卡波济肉瘤伴发于获得性免疫缺陷的患者，每次用 $20mg/m^2$，3 周 1 次；病情已发展的卵巢癌患者，每次 $50 mg/m^2$，4 周 1 次；乳腺癌，每次 $30\sim50 mg/m^2$，$2\sim4$ 周 1 次。静滴：将原装注射液加入 5%葡萄糖 250mL。

适宜溶剂　5%葡萄糖注射液。勿使用其他输液剂稀释。用量通常为 250mL，超过 90mg 总量时宜用 500mL 稀释。

给药速度　初次给药宜缓滴，约 1mg/min；若无明显不良反应，可加快滴速，1h 以上完成治疗。

稳定性　本品的葡萄糖稀释液在 2~8℃时，可保持 24h 稳定。注意无菌操作。冷冻勿超过 1 个月，以免长期冰冻使脂质体破坏。注射液出现沉淀就不可使用。

不良反应　过敏反应：对其他多柔比星制剂过敏者，对此种脂质体制剂也会过敏。致癌性：用药后出现继发性髓性白血病；已报道多柔比星对实验动物有致癌作用。本品对生殖细胞如精子有杀伤作用，可致胚胎伤害。儿科用药安全性尚未查明，其他不良反应如骨髓抑制、免疫抑制与常用抗癌药相同。其他如贫血、呼吸困难、血细胞减少、心律不齐、高血糖、吐泻、恶心、腹痛、头痛、焦虑、异味感、失眠亦有报道。

禁忌/慎用证　对本品过敏者禁用。骨髓抑制、带状疱疹或风疹患者，心脏痉挛、肝功能不全、骨髓转移癌、接受放疗者，必须权衡原发病加剧的得失，谨慎使用。儿科用药安全性不明，儿童、孕妇、哺乳期妇女应避免用药。用药期间避免未经医生同意而接受疫苗接种。

药物相互作用　有其他蒽环类抗肿瘤用药史或同时使用时，毒副作用尤其心脏毒性风险加大，必须注意减量并加强监测；能引起骨髓抑制、血细胞减少的药物也有同样风险。由于本品抑制免疫反应，接种疫苗无效或发生疫苗感染的后果可能发生，宜相隔 3 个月至 1 年使用。

注意事项　常见恶心、呕吐，减慢滴注速度多可坚持治疗。用药者应监测血象，注意出血倾向，必要时输注血小板。医务人员避免沾染本品，应戴橡胶手套及口罩操作，对注射后所有沾有药品的器具、空瓶、剩药等，必需保证隔离销毁。本品为橘红色半透明混悬液，并非清澈透明，故勿在输液管中加装过滤器。

配伍表

盐酸多柔比星脂质体注射液加入以下药品	配伍结果	备　注
P　葡萄糖（5%）Glucose（5%）	可配	
Q　其他注射剂 Other Injections	**忌配**	①

①美国药典药物信息（USP DI）2007 版提示，本品不要与其他注射液、抑菌药、输液混合或稀释，任何其他稀释剂都可使混合液产生沉淀。此外，也影响本品滴注的治疗观察与特殊要求。

伊达比星

Idarubicin

制剂规格与 pH 值　盐酸盐粉针剂：每支 5mg，10mg。pH（1mg/mL）：5.0～7.0。

药理作用及应用　为新一代蒽环类抗肿瘤抗生素，与柔红霉素相似，具有较高的亲脂性，细胞毒活性比柔红霉素高 10 倍，抗肿瘤作用强于多柔比星。联合其他抗肿瘤药物用于成人急性髓细胞性白血病、儿童急性淋巴性白血病。

用法用量　静注：与阿糖胞苷联用于急性骨髓细胞白血病，每次 12mg/m²，一日 1 次，连续 3d；或每次 8mg/m²，一日 1 次，连续 5d 为 1 个疗程。用于急性非淋巴细胞白血病，每次 12mg/m²，一日 1 次，连续 3d。亦可静滴给药。

适宜溶剂　静注：10～20 mg 溶于 5%葡萄糖注射液 20～25 mL，浓度不超过 1mg / mL；静滴：10～20mg 溶于 5%葡萄糖注射液 200～250mL。

给药速度　静注：10～30min；静滴：0.5～1h。

稳定性　避免与 pH 值 7.0 以上的注射剂配伍以免混浊。

不良反应　心脏毒性可能是致命性的，如出现心衰，应及时酌情使用洋地黄、利尿剂。严重骨髓抑制于治疗 2～4 周较明显。

禁忌/慎用证　心功能异常及心脏病、肝肾功能受损、骨髓功能抑制、合并感染者及老年患者，孕妇及哺乳期妇女禁用。儿童及生育年龄者慎用。

药物相互作用　与曲妥珠单抗合用，心功能不全发生率和严重性增加。与阿糖胞苷（虽在体外可配伍）合用时可使感染和黏膜炎的发生率增加。

注意事项　静注时避免药液漏出血管引起静脉周围炎症，以采用静滴较为安全；正在进行放疗和骨髓移植的患者不可使用本药；应用期间应限制钠盐的摄入，并定期监测血象、心肝肾功能等。用药后 2～3d 可出现红色尿，不属于病理改变。

配伍表

伊达比星（盐酸盐）加入以下药品	配伍结果	备　注
A　阿米卡星（硫酸盐）　Amikacin（Sulfate）	可配	
阿糖胞苷（盐酸盐）　Cytarabine（Hydrochloride）	可配	
氨苄西林-舒巴坦钠 Ampicillin -Sulbactam Sodium	**忌配**	

伊达比星（盐酸盐）加入以下药品（续）	配伍结果	备 注
C 长春瑞滨（重酒石酸盐） Vinorelbine（Bitartrate）	可配	
长春新碱（硫酸盐） Vincristine（Sulfate）	忌配	
D 地塞米松（磷酸盐） Dexamethasone（Phosphate）	忌配	
F 呋塞米 Furosemide	忌配	
氟哌利多 Droperidol	可配	
G 甘露醇 Mannitol	可配	
肝素钠 Heparin Sodium	忌配	
格拉司琼（盐酸盐） Granisetron（Hydrochloride）	可配	
谷胱甘肽 Glutathione	忌配	
H 红霉素（乳糖酸盐） Erythromycin（Lactobionate）	可配	
环磷酰胺 Cyclophosphamide	可配	
J 甲氨蝶呤 Methotrexate	忌配	
甲氧氯普胺（盐酸盐） Metoclopramide（Hydrochloride）	可配	
K 克林霉素（磷酸盐） Clindamycin（Phosphate）	忌配	
L 劳拉西泮 Lorazepam	忌配	
雷尼替丁（盐酸盐） Ranitidine（Hydrochloride）	可配	
硫酸镁（10%，25%） Magnesium Sulfate（10%，25%）	可配	
氯化钾（10%） Potassium Chloride（10%）	可配	
氯化钠（0.9%） Sodium Chloride（0.9%）	可配	
M 美洛西林钠 Mezlocillin Sodium	忌配	
P 哌拉西林-他唑巴坦钠 Piperacillin -Tazobactam Sodium	忌配	
哌替啶（盐酸盐） Pethidine（Hydrochloride）	忌配	
葡萄糖（5%，10%） Glucose（5%，10%）	可配	
葡萄糖氯化钠 Glucose and Sodium Chloride	可配	
Q 氢化可的松琥珀酸钠 Hydrocortisone Sodium Succinate	忌配	
庆大霉素（硫酸盐）@ Gentamycin（Sulfate）	忌配	
S 塞替派 Thiotepa	可配	
T 碳酸氢钠（5%） Sodium Bicarbonate（5%）	忌配	
替尼泊苷® Teniposide	忌配	
头孢吡肟（盐酸盐） Cefepime（Hydrochloride）	忌配	
头孢拉定 Cefradine	忌配	
头孢他啶 Ceftazidime	忌配	
头孢唑林钠 Cefazolin Sodium	忌配	
W 万古霉素（盐酸盐） Vancomycin（Hydrochloride）	忌配	
X 西咪替丁（盐酸盐） Cimetidine（Hydrochloride）	可配	
Y 亚胺培南-西司他丁钠 Imipenem -Cilastatin Sodium	可配	
异帕米星（硫酸盐） Isepamicin（Sulfate）	可配	

光辉霉素

Mithramycin

制剂规格与 pH 值 粉针剂：每支 2mg，4mg，6mg。pH（4mg/mL）：7.0。

药理作用及应用 本品能与 DNA 结合，抑制 RNA 合成，对各期增殖细胞均有杀伤作用。对睾丸胚胎癌、脑瘤、脑转移瘤、淋巴肉瘤、霍奇金病、绒毛膜上皮癌、乳腺癌、鼻咽癌及晚期癌肿的高血钙症（可抑制破骨细胞，减少骨组织钙质释放），均有一定疗效。

用法用量 静滴：每次 2～6mg，一日或隔日 1 次。5～10d 为 1 个疗程，隔 1 周可重复。

适宜溶剂 静滴：用 5%葡萄糖溶液 1 000mL 稀释。

给药速度 静滴：4～5h 缓缓滴注完。

不良反应 主要不良反应为胃肠道反应、骨髓抑制。

禁忌/慎用证 用药期间应定期检查尿常规、肝功能、血象。肝肾功能不全者忌用。

注意事项 不宜用 0.9%氯化钠稀释，配制后放置不超过 4h。

配伍表

光辉霉素加入以下药品	配伍结果	备　注
L 氯化钠（0.9%） Sodium Chloride（0.9%）	可配	随配随用，放置不超过 4 h
P 葡萄糖（5%，10%） Glucose（5%，10%）	可配	
葡萄糖氯化钠 Glucose and Sodium Chloride	可配	
Q 其他注射溶液 Other Injections	**忌配**	

平阳霉素

（博来霉素 A5）

Pingyangmycin

制剂规格与 pH 值 注射用盐酸盐：每支 4 mg，8mg，10mg。pH（2mg/mL）：4.0～6.0。

药理作用及应用 由浙江省平阳县土壤分离出的放线菌培养液提取的博来霉素类抗肿瘤抗生素。能抑制癌细胞 DNA 的合成和切断 DNA 链，影响癌细胞代谢功能，促进癌细胞变性、坏死。对机体的免疫和造血功能无明显影响。主治唇癌、舌癌、齿龈癌、鼻咽癌等头颈部鳞癌。亦可用于治疗皮肤癌、乳腺癌、宫颈癌、食管癌、阴茎癌、外阴癌、恶性淋巴癌和坏死性肉芽肿等。对肝癌也有一定疗效。

用法用量 静注：以溶剂 5～20mL 溶解 4～15mg 缓慢静注。静滴：每周 2 次，每次 10mg。肌注：用 0.9%氯化钠注射液 2～3mL 溶解 4～15mg。动脉内注射：脑肿瘤患者每次 4～8mg 用 10～20mL 添加肝素的 0.9%氯化钠注射液溶解，一次性（20～25s）推注或输注泵持续输注 1h。每个疗程总量 200～300mg；小儿用 10mg/m²，总量 200mg 以下。

适宜溶剂 0.9%氯化钠或 5%葡萄糖注射液 100～250mL，静滴 30～60min。

不良反应 恶心、呕吐、化学性肺炎及（或）纤维化、发热、脱发、口炎、皮疹、色素沉着、皮肤角质化，偶有过敏性休克。

禁忌/慎用证 对博来霉素类抗生素有过敏史者禁用。老年人和慢性呼吸道疾病、肺肝肾功能障碍患者慎用。

药物相互作用 本品使肺部放疗患者的肺纤维化反应增加。

注意事项 给药后如患者发热，可给予退热药；患者出现皮疹等过敏症状时应停止给药，停药后症状可自然消失；如出现咳嗽、咳痰、呼吸困难等肺炎样症状，同时胸部 X 线片出现异常，应停止给药，并给予甾体激素和适当的抗生素；偶尔出现休克样症状，应立即停止给药，对症处理；用药总量不宜超过 0.3g。

配伍表

平阳霉素（盐酸盐）加入以下药品	配伍结果	备 注
L 氯化钠（0.9%） Sodium Chloride（0.9%）	可配	
P 葡萄糖（5%，10%） Glucose（5%，10%）	可配	
葡萄糖氯化钠 Glucose and Sodium Chloride	可配	
Q 其他注射液 Other Injections	**忌配**	

第五节 铂类与酶制剂

顺铂

（顺氯氨铂）

Cisplatin

制剂规格与 pH 值 粉针剂：每支 10mg，20mg，50mg。注射液：1mL∶10mg；2mL∶50mg；20mL∶20mg。pH（1mg/mL）：3.5～5.5。

药理作用及应用 为铂类络合物，属细胞周期非特异性抗肿瘤药，可通过与 DNA 交联导致其破坏。抗瘤谱广、对厌氧细胞有效。对膀胱癌、宫颈癌、子宫内膜癌、肾上腺皮质癌、卵巢癌、睾丸癌疗效良好，对胃癌、肺癌、前列腺癌、头颈部鳞癌、儿童的神经母细胞瘤、骨肉瘤、卵巢生殖细胞瘤及癌性胸、腹腔积液也有疗效。

用法用量 临用前用氯化钠注射液溶解。静注或静滴，每次按 $20mg/m^2$，连用 5d。间隔 3～4 周可重复用药；亦可按 80～100mg/m^2，一周期1次或动脉注射给药。还可用 50～120mg/m^2，4 周 1 次；或 50mg/m^2，一周 1 次，共 2 次。

适宜溶剂 静注：每次 20～30mg/m^2溶于 0.9%氯化钠注射液 30mL；静滴：溶于 0.9%氯化钠注射液，使药液浓度为 0.4mg/mL。转移性睾丸癌作动脉注射：80～100mg/m^2溶于 0.45%氯化钠注射液 500mL，每侧髂动脉注入 250mL。

给药速度 静注：4～8min；静滴：0.5～1h；动脉注射：2h。

稳定性 室温下避光贮存，不能冷藏。顺铂在浓度至少为 0.2%的氯化钠溶液才能保持稳定，氯含量过低会引起本品分解；溶液放置勿＞20h。顺铂遇金属铝可产生黑色沉淀物。

不良反应 主要为肾脏毒性、消化道毒性、骨髓抑制、过敏样反应、耳毒性、神经毒性、脱发等。

禁忌/慎用证 严重肾功能损害、听力受损、本药引起的外周神经病变、水痘及带状疱疹或近期有感染、痛风或高尿酸血症、脱水、严重骨髓抑制和对本品过敏者及哺乳期妇女、孕妇和禁用。既往有肾病、造血功能不全、用过化疗或放疗、非顺铂引起的外周神经炎患者慎用。

药物相互作用 抗组胺药、吩噻嗪类药或噻嗪类药与顺铂合用，可能掩盖耳鸣、眩晕等耳毒性；与乙酰唑胺、阿米洛利、链霉素、万古霉素合用，均可增加耳、肾毒性；为控制本品引起的高尿酸血症，与秋水仙碱、丙磺舒或磺吡酮合用时，需调整剂量；顺铂引起肾功能损害可诱发博来霉素（甚至小剂量）的毒性反应；与各种骨髓抑制剂或放射治疗同用，可增加毒性作用，应减少用量。

注意事项 配制时不可用含金属铝的注射针头、注射器、导管等。治疗中应检查听力与神经功能、BUN、肌酐清除率与 Cr、血细胞比容、血小板计数、白细胞总数与分类、血清氨基转移酶、转肽酶、胆红素与尿酸。白细胞及血小板各低于 3 500/μL 及 8 万/μL 为停药指征。避免与活疫苗同用。

配伍表

顺铂加入以下药品	配伍结果	备注
A 氨茶碱 Aminophylline	可配	
氨基丁三醇（7.28%） Trometamol（7.28%）	忌配	
B 苯巴比妥钠 Phenobarbital Sodium	可配	
C 长春新碱（硫酸盐） Vincristine（Sulfate）	可配	
D 多柔比星（盐酸盐） Doxorubicin（Hydrochloride）	可配	
F 呋塞米 Furosemide	可配	
氟哌利多 Droperidol	可配	
G 甘露醇 Mannitol	可配	
H 环磷酰胺 Cyclophosphamide	可配	
磺胺嘧啶钠 Sulfadiazine Sodium	忌配	
J 甲氨蝶呤 Methotrexate	可配	
甲氧氯普胺（盐酸盐） Metoclopramide（Hydrochloride）	可配	
L 硫喷妥钠 Thiopental Sodium	忌配	△
氯化钠（0.9%） Sodium Chloride（0.9%）	可配	
P 葡萄糖（5%，10%） Glucose（5%，10%）	忌配	△
葡萄糖氯化钠 Glucose and Sodium Chloride	可配	
Q 庆大霉素（硫酸盐）@ Gentamycin（Sulfate）	忌配	
S 丝裂霉素 Mitomycin	可配	
司可巴比妥钠 Secobarbital Sodium	忌配	
T 碳酸氢钠（5%） Sodium Bicarbonate（5%）	忌配	
头孢噻吩钠 Cefalothine Sodium	忌配	
Y 异戊巴比妥钠 Amobarbital Sodium	忌配	

卡铂

Carboplatin

制剂规格与 pH 值　粉针剂：每支 50mg，100mg，450mg；注射液（含右旋糖酐或甘露醇）：10mL：50mg；10mL：100mg；15mL：150mg。pH（10mg/mL）：5.5～7.5。

药理作用及应用　周期非特异性抗癌药，属第二代铂类络合物，毒性较顺铂低。直接作用于 DNA，破坏 DNA 而抑制肿瘤的生长。对卵巢癌、小细胞肺癌、非小细胞肺癌、头颈部鳞癌、食管癌、睾丸癌、精原细胞瘤、膀胱癌、间皮瘤、小儿脑瘤等有一定疗效。

用法用量　静滴：每次 $0.2\sim0.4g/m^2$，3～4 周 1 次，2～4 周期为 1 个疗程。第一次用药后根据当时白细胞、血小板计数调节 ±25% 的剂量。也可采用每次 $50mg/m^2$，一日 1 次，连用 5d，间隔 4 周重复。

适宜溶剂　静滴：溶解于 5% 葡萄糖注射液，浓度为 10mg/mL，再稀释于 5% 葡萄糖注射液 250～500mL。

给药速度　静滴：0.5～1h。不得少于 15min。

稳定性　配制好的注射液最好在 8h 内使用。PVC 器具对本品没有吸附作用。

不良反应　常见的不良反应有骨髓抑制、注射部位疼痛。

禁忌/慎用证　明显骨髓抑制、肝肾功能不全、对顺铂或其他含铂化合物及其制剂中其他成分（右旋糖酐、甘露醇）过敏者和孕妇禁用。哺乳期妇女与老年患者及水痘、带状疱疹、感染、肾功能减退者慎用。

药物相互作用　尽量避免与可能损害肾功能的药物如氨基糖苷类抗生素同时使用；也尽量不与其他药物混合静滴。

注意事项　与金属铝反应形成沉淀，并降低疗效，因此含铝的注射针头、注射器、导管等设备不能用于本品的制备和使用。用药期间应检查听力、神经功能、BUN、肌酐清除率与 Cr、血细胞比容、血红蛋白、白细胞分类、血小板计数与血清钙、镁、钾、钠含量。

配伍表

卡铂加入以下药品	配伍结果	备　注
A 阿米卡星（硫酸盐）　Amikacin（Sulfate）	**忌配**	肾损害
阿糖胞苷（盐酸盐）　Cytarabine（Hydrochloride）	可配	
阿托品（硫酸盐）　Atropine（Sulfate）	可配	
氨苄西林钠@　Ampicillin Sodium	可配	
B 胞磷胆碱 Citicoline	可配	
倍他司汀（盐酸盐）　Betahistine（Hydrochloride）	可配	
苯唑西林钠 Oxacillin Sodium	可配	
博来霉素 Bleomycin	可配	
C 长春瑞滨（重酒石酸盐）　Vinorelbine（Bitartrate）	可配	
D 大观霉素（盐酸盐）　Spectinomycin（Hydrochloride）	**忌配**	肾损害
地贝卡星（硫酸盐）　Dibekacin（Sulfate）	**忌配**	肾损害
地塞米松（磷酸盐）　Dexamethasone（Phosphate）	可配	

卡铂加入以下药品（续）	配伍结果	备 注
地西泮® Diazepam	可配	
毒毛旋花子苷 K Strophanthin K	可配	
对氨基水杨酸钠 Sodium Aminosalicylate	可配	
多巴酚丁胺（盐酸盐） Dobutamine（Hydrochloride）	可配	
F 酚妥拉明（甲磺酸盐） Phentolamine（Mesylate）	可配	
呋塞米 Furosemide	可配	
氟达拉滨（磷酸盐） Fludarabine（Phosphate）	可配	
氟尿嘧啶 Fluorouracil	忌配	
氟哌啶醇（乳酸盐） Haloperidol（Lactate）	可配	
辅酶 A Coenzyme A	可配	
G 肝素钠 Heparin Sodium	可配	
格拉司琼（盐酸盐） Granisetron（Hydrochloride）	可配	
H 核糖霉素（硫酸盐） Ribostamycin（Sulfate）	忌配	
红霉素（乳糖酸盐） Erythromycin（Lactobionate）	可配	
环磷酰胺 Cyclophosphamide	可配	
J 肌苷 Inosine	可配	
吉他霉素（酒石酸盐） Kitasamycin（Tartrate）	可配	
甲氨蝶呤 Methotrexate	可配	
甲氧明（盐酸盐） Methoxamine（Hydrochloride）	可配	
间羟胺（重酒石酸盐） Metaraminol（Bitartrate）	可配	
L 利巴韦林 Ribavirin	可配	
两性霉素 B Amphotericin B	忌配	
磷霉素 Fosfomycin	可配	
硫酸镁（10%，25%） Magnesium Sulfate（10%，25%）	可配	
氯化钙（3%，5%） Calcium Chloride（3%，5%）	可配	
氯化钠（0.9%） Sodium Chloride（0.9%）	可配	
氯霉素 Chloramphenicol	可配	
洛贝林（盐酸盐） Lobeline（Hydrochloride）	可配	
M 美司钠 Mesna	忌配	
N 奈替米星（硫酸盐） Netilmicin（Sulfate）	忌配	
脑垂体后叶素® Pituitrin	可配	
P 哌拉西林-他唑巴坦钠 Piperacillin-Tazobactam Sodium	可配	
葡萄糖（5%，10%） Glucose（5%，10%）	可配	
葡萄糖酸钙（10%） Calcium Gluconate（10%）	可配	
Q 氢化可的松 Hydrocortisone	可配	
氢化可的松琥珀酸钠 Hydrocortisone Sodium Succinate	可配	
庆大霉素（硫酸盐）@ Gentamycin（Sulfate）	忌配	肾损害
去甲肾上腺素（重酒石酸盐） Norepinephrine（Bitartrate）	可配	
去氧肾上腺素（盐酸盐） Phenylephrine（Hydrochloride）	可配	
R 乳酸钠（11.2%） Sodium Lactate（11.2%）	可配	

卡铂加入以下药品（续）	配伍结果	备　注
S 塞替派 Thiotepa	可配	
三磷腺苷 Adenosine Triphosphate	可配	
肾上腺素（盐酸盐） Adrenaline（Hydrochloride）	可配	
T 碳酸氢钠（5%） Sodium Bicarbonate（5%）	可配	
替尼泊苷® Teniposide	可配	
头孢吡肟（盐酸盐） Cefepime（Hydrochloride）	可配	
头孢呋辛钠 Cefuroxime Sodium	可配	
头孢哌酮钠 Cefoperazone Sodium	可配	
头孢噻肟钠 Cefotaxime Sodium	可配	
头孢他啶 Ceftazidime	可配	
妥布霉素（硫酸盐）@ Tobramycin（Sulfate）	**忌配**	肾损害
W 维脑路通 Troxerutin	可配	
维生素 B_6 Vitamin B_6	可配	
维生素 C Vitamin C	可配	
X 西索米星（硫酸盐） Sisomycin（Sulfate）	**忌配**	肾损害
硝普钠 Sodium Nitroprusside	**忌配**	
小诺米星（硫酸盐） Micronomicin（Sulfate）	**忌配**	肾损害
Y 异丙嗪（盐酸盐） Promethazine（Hydrochloride）	**忌配**	
异丙肾上腺素（盐酸盐） Isoprenaline（Hydrochloride）	可配	
异环磷酰胺 Ifosfamide	可配	
异帕米星（硫酸盐） Isepamicin（Sulfate）	可配	
异烟肼 Isoniazid	可配	
Z 紫杉醇® Paclitaxel	可配	

奥沙利铂

Oxaliplatin

制剂规格与 pH 值　粉针剂：每支 2mg，4mg，15mg，50mg，100mg；注射液：20mL∶40mg；含 5.1%甘露醇注射液：100mL∶50mg；含 5%葡萄糖注射液：100mL∶50mg。pH（5mg/mL）：5.0～7.0。

药理作用及应用　第三代铂类衍生物，通过产生烷化络合物，抑制 DNA 的合成及复制。主要用于氟尿嘧啶治疗失败的转移性结肠直肠癌、大肠癌晚期一、二线治疗和早期患者术后的辅助治疗；对卵巢癌、乳腺癌、头颈部癌、食道癌、胃癌、胰腺癌、非小细胞肺癌、黑色素瘤、睾丸肿瘤和淋巴瘤也有效。

用法用量　供静滴，不可静注。单药应用：每次 130mg/m²，静滴 2h，3 周重复 1 次；或 80～85mg/m²，静滴 2h，2 周重复 1 次。每次勿超过 200mg/m²。与氟尿嘧啶联用：根据骨髓抑制的程度调整下次剂量。如有较严重腹泻、粒细胞减少和（或）血小板减少，本品应减量 25%，氟尿嘧啶也应减量。

适宜溶剂 静滴：每次 50mg/m^2 溶于注射用水 10~20mL，稀释于 5%葡萄糖注射液 250~500mL。不能用氯化钠注射液溶解或稀释。

给药速度 静滴：2~6h。

稳定性 用 5%葡萄糖溶液稀释的奥沙利铂溶液在室温下 6h 内保持稳定，冷藏 24h 内保持稳定。遮光、密闭、阴凉处贮存。

不良反应 有恶心、呕吐、腹泻、红细胞和白细胞及血小板减少、末梢神经炎、发热、皮疹、不适、轻度肝功能损害等不良反应。

禁忌/慎用证 对本品和其他铂类衍生物过敏、严重肾功能不全者及孕妇禁用。肝肾功能不全、外周神经疾病、严重骨髓抑制及有感染者慎用。

药物相互作用 与呋喃苯氨酸、利尿酸钠合用，可使耳毒性加重；与氯霉素合用，能使骨髓抑制作用加重；与庆大霉素、头孢噻吩合用，易引起急性肾衰；与秋水仙碱、丙磺舒合用，可升高血浆中尿酸水平。

注意事项 不可静注。由于神经毒性和寒冷有关，在滴注应用本品期间应当注意保暖，不可食用冷食，饮用冷水。为了减低神经毒性，患者可以服用维生素 B$_1$、维生素 B$_6$和烟酰胺等。在配制液体和输注时应当避免接触铝制品。不能与氯化物（包括各种浓度的氯化物溶液）配伍；禁止和碱性液体或碱性药物配伍滴注；最好不要和其他药物混合滴注，包括氟尿嘧啶和甲酰四氢叶酸钙。

配伍表

奥沙利铂加入以下药品	配伍结果	备 注
A 昂丹司琼（盐酸盐）@ Ondansetron（Hydrochloride）	可配	
B 苯海拉明（盐酸盐） Diphenhydramine（Hydrochloride）	可配	
C 茶碱 Theophylline	可配	
长春瑞滨（重酒石酸盐） Vinorelbine（Bitartrate）	可配	
长春新碱（硫酸盐） Vincristine（Sulfate）	可配	
D 地塞米松（磷酸盐） Dexamethasone（Phosphate）	可配	
地西泮® Diazepam	**忌配**	
多巴胺（盐酸盐） Dopamine（Hydrochloride）	可配	
多巴酚丁胺（盐酸盐） Dobutamine（Hydrochloride）	可配	
多柔比星（盐酸盐） Doxorubicin（Hydrochloride）	可配	
多西他赛 Docetaxel	可配	
F 法莫替丁 Famotidine	可配	
芬太尼（枸橼酸盐） Fentanyl（Citrate）	可配	
呋塞米 Furosemide	可配	
氟哌啶醇（乳酸盐） Haloperidol（Lactate）	可配	
氟哌利多 Droperidol	可配	
G 甘露醇 Mannitol	可配	
肝素钠 Heparin Sodium	可配	
格拉司琼（盐酸盐） Granisetron（Hydrochloride）	可配	

奥沙利铂加入以下药品（续）	配伍结果	备　注
H　环磷酰胺　Cyclophosphamide	可配	
J　吉西他滨（盐酸盐）　Gemcitabine（Hydrochloride）	可配	
甲氨蝶呤钠　Methotrexate Sodium	可配	
甲泼尼龙琥珀酸钠　Methylprednisolone Sodium Succinate	可配	
甲氧氯普胺（盐酸盐）　Metoclopramide（Hydrochloride）	可配	
K　卡铂　Carboplatin	可配	
L　劳拉西泮　Lorazepam	可配	
雷尼替丁（盐酸盐）　Ranitidine（Hydrochloride）	可配	
硫酸镁（10%，25%）　Magnesium Sulfate（10%，25%）	可配	
氯丙嗪（盐酸盐）　Chlorpromazine（Hydrochloride）	可配	
氯化钾（10%）　Potassium Chloride（10%）	可配	
氯化钠（0.9%）　Sodium Chloride（0.9%）	**忌配**	
M　吗啡（硫酸盐）　Morphine（Sulfate）	可配	
美司钠　Mesna	可配	
P　哌替啶（盐酸盐）　Pethidine（Hydrochloride）	可配	
葡萄糖（5%，10%）　Glucose（5%，10%）	可配	
葡萄糖酸钙（10%）　Calcium Gluconate（10%）	可配	
Q　羟嗪（盐酸盐）　Hydroxyzine（Hydrochloride）	可配	
氢化可的松琥珀酸钠　Hydroconisone Sodium Succinate	可配	
W　维拉帕米（盐酸盐）　Verapamil（Hydrochloride）	可配	
X　西咪替丁（盐酸盐）　Cimetidine（Hydrochloride）	可配	
Y　亚叶酸钙　Calcium Folinate	可配	
依那普利拉　Enalaprilat	可配	
异丙嗪（盐酸盐）　Promethazine（Hydrochloride）	可配	
异环磷酰胺　Ifosfamide	可配	
Z　紫杉醇®　Paclitaxel	可配	

门冬酰胺酶

（左旋门冬酰胺酶，天门冬酰胺酶）

Asparaginase

制剂规格与 pH 值　注射用粉针剂：每支 5 000 u，1 万 u。pH（2 000u/mL）：7.4。

药理作用及应用　本品为取自大肠杆菌的酶制剂类抗肿瘤药物。门冬酰胺为细胞所需氨基酸，使肿瘤细胞缺乏此种氨基酸而干扰细胞 DNA、RNA 的合成。适用于治疗急性淋巴细胞性白血病（简称急淋）、急性粒细胞性白血病、急性单核细胞性白血病、慢性淋巴细胞性白血病、霍奇金病及非霍奇金病淋巴瘤、黑色素瘤等。

用法用量　不同病种的用量有较大差异。以急淋的诱导缓解方案为例：静滴一日剂量 500u/m²，或 1 000u/m²，最高可达 2 000u/m²，10～20d 为 1 个疗程。亦可按 2 500u/kg，一周 1 次，共 3～

4 周。

适宜溶剂 肌注：1 万～1.5 万 u 溶于 0.9%氯化钠注射液 2～3mL；静注：溶于 0.9%氯化钠注射液 5～20mL，或由静滴侧管注入；静滴：溶于 5%葡萄糖或 0.9%氯化钠注射液 500 mL。

给药速度 静注：6min；静滴：0.5～2h。

稳定性 稀释后 8h 内应用。40℃以下存放。

不良反应 过敏、肝损害、胰腺炎、高血糖、恶心呕吐、骨髓抑制、头痛、昏睡等。

禁忌/慎用证 对本药有过敏史或皮试呈阳性、有胰腺炎病史或现患胰腺炎、水痘、广泛带状疱疹等严重感染患者及妊娠 3 个月内的孕妇禁用。

药物相互作用 本品可致高血糖，与甲磺丁脲、氯磺丙脲、苯乙双胍、胰岛素等糖尿病患者治疗药合用可出现血糖失控，需调整降糖药剂量；与硫唑嘌呤、苯丁酸氮芥、环磷酰胺、环孢素、巯嘌呤等联合应用，可提高疗效；与抗痛风药合用时，调整抗痛风药的剂量。

注意事项 本品注射前应进行皮肤敏感试验；皮试用 2 000u/mL 的注射液取 0.1mL 以 0.9%氯化钠注射液 9.9mL 稀释为 20u/mL，皮内注射 0.1mL（2u） 2～3h 后出现红斑或风团为阳性。不同药厂和批号的产品其纯度和过敏反应均有差异，使用时必须慎重。避免与活疫苗同用。用药时须补充大量液体、碱化尿液，出现高血糖者可使用胰岛素。

配伍表

门冬酰胺酶加入以下药品	配伍结果	备 注
B 苯巴比妥钠 Phenobarbital Sodium	忌配	
苯妥英钠 Phenytoin Sodium	忌配	
L 硫喷妥钠 Thiopental Sodium	忌配	
氯化钠（0.9%） Sodium Chloride（0.9%）	可配	
P 葡萄糖氯化钠 Glucose and Sodium Chloride	可配	
葡萄糖（5%，10%） Glucose（5%，10%）	可配	
Q 青霉素钠@ Benzylpenicillin Sodium	忌配	
氢化可的松琥珀酸钠 Hydrocortisone Sodium Succinate	忌配	
全血 Whole Blood	忌配	
S 司可巴比妥钠 Secobarbital Sodium	忌配	
X 血浆 Blood Plasma	忌配	
Y 异戊巴比妥钠 Amobarbital Sodium	忌配	

第六节 基因工程制剂

阿淋单抗

Alemtuzumab

制剂规格 注射液：1mL：10mg；每瓶 3mL。

药理作用及应用　为单克隆抗体，可溶解 B 淋巴细胞，已批准用于慢性淋巴白血病对烷化剂治疗无效的患者，或用氟达拉滨（Fludarabine）后不到半年复发者。

用法用量　静滴：每次 10～30mg 加入 5%葡萄糖或 0.9%氯化钠注射液 100～200mL，剂量由专科医师决定。本品不可静注。

不良反应　低血压、僵直、发热、气促、支气管痉挛、寒战、皮疹、肺部浸润、呼吸或心跳停止、心律失常。

禁忌/慎用证　孕妇、哺乳期妇女禁用。用药中发生严重感染、血液系统毒性时应停药。

注意事项　可致细胞分裂素（Cytokinin）释出综合征，引起发冷、发热、恶心、呕吐、过敏（皮疹、瘙痒、血管性水肿、支气管痉挛、呼吸困难）、皮肤潮红及肿瘤疼痛。可用止痛药与抗组胺药减轻此反应，必要时使用阿淋单抗之前先用皮质激素。出现以上综合征时要立即停止阿淋单抗的输注。

配伍表

阿淋单抗加入以下药品	配伍结果	备　　注
L 氯化钠（0.9%）　Sodium Chloride（0.9%）	可配	
P 葡萄糖（5%，10%）　Glucose（5%，10%）	可配	

非格司亭
（重组人粒细胞集落刺激因子）
Filgrastim

制剂规格　注射液：0.3mL∶75μg；0.6mL∶150μg；1.2mL∶300μg。粉针剂：每支 50μg，75μg，100μg，150μg，250μg，300μg。

药理作用及应用　本品用 DNA 重组技术制备，含 175 个氨基酸，相对分子质量为 18 800。主要作用为刺激粒细胞系增殖功能。用于骨髓移植时促进中性粒细胞增加、治疗癌症化疗时引起的中性粒细胞减少症、再生障碍性贫血伴随的中性粒细胞缺乏症。注射后 4h 中性粒细胞开始上升，24h 呈初期高峰。

用法用量　根据治疗疾病的种类由专科医师确定用法与用量。剂量范围为 1～10μg/kg，一日 1 次，皮注或静滴 15～30min，1 个疗程约 2 周。治疗抗癌药所致粒细胞减少者中性粒细胞未达 10^{10}/L 勿停药。抗癌药使用前 24h 之内开始给药。

适宜溶剂　皮注：75～150μg 溶于注射用水或 0.9%氯化钠注射液 0.5～1mL；静滴（少用）：100～200μg 溶于 5%葡萄糖或 5%葡萄糖氯化钠注射液 100～200mL。

给药速度　静滴：0.5～1h。

稳定性　药液稀释后宜在 6h 内用毕。

不良反应　常见有骨痛、关节痛、肌肉痛、头痛、皮疹、食欲减退、发热、疲乏、倦怠、脱发、口腔溃疡、失眠等；偶见有心悸、皮肤发红、低血压、白细胞增多、AST 及 ALT 升高、尿酸及尿肌酐水平升高等；罕见休克症状。

禁忌/慎用证 对本品或其他粒细胞刺激因子制剂过敏、自身免疫性血小板紫癜、骨髓幼稚细胞未充分降低或外周血存在未成熟细胞的骨髓性白血病、在化疗前或癌症化疗同时者禁用。肝肾或心肺功能不全者、孕妇及哺乳期妇女、新生儿或婴儿慎用。

药物相互作用 不宜与抗肿瘤药联合应用，须在化疗停止后 1～3d 应用。

注意事项 必要时可做皮肤敏感试验；应用本品治疗期间，1 周应测定 2 次血象和血小板计数。

配伍表

非格司亭加入以下药品	配伍结果	备 注
L 氯化钠（0.9%） Sodium Chloride（0.9%）	可配	
Q 其他注射液 Other Injections	忌配	

重组人干扰素 α-2a
（基因工程干扰素 α-2a）
Recombinated Interferon α-2a

制剂规格 注射用重组人干扰素 α-2a：每支 100 万 u，300 万 u，500 万 u，600 万 u。附有专用溶剂供皮注或肌注。

药理作用及应用 人干扰素 α-2a 具有广谱抗病毒、抗肿瘤及免疫调节功能。用于病毒性疾病、某些恶性肿瘤。

用法用量 皮注或肌注：用于慢性丙型肝炎，初始剂量一次 300 万～500 万 u，一周 3 次，连续 3 个月；对 ALT 正常者需维持治疗每次 300 万 u，一周 3 次或隔日 1 次，连续 3 个月。用于慢性活动性乙型肝炎，每次 500 万 u，一周 3 次，连续 6 个月；如 1 个月后病毒复制标志尚未下降可增加剂量，如连续 3～4 个月后症状仍无改善应停止治疗；用于多发性骨髓瘤，初始一次 300 万 u，一周 3 次。用于毛细胞白血病，初始一次 300 万 u，一日 1 次，连续 16～24 周，维持剂量每次 300 万 u，一周 3 次。用于急性粒细胞白血病，采取剂量逐渐加大的治疗方案，第 1～3 日一日 300 万 u，第 4～6 日一日 600 万 u，第 7～84 日一日 900 万 u，连续 8～12 周后决定是否继续用药。用于尖锐湿疣，每次 100 万～300 万 u，一周 3 次，连续 1～2 个月。

适宜溶剂 皮下注射：300 万～500 万 u 溶于注射用水 1mL；肌注：300 万～500 万 u 溶于注射用水或 0.9%氯化钠注射液 2mL。

稳定性 溶解后宜立即注射，不宜放置保存，以免活性降低或被污染。

不良反应 干扰素于注射后常出现流感症状，常在注射后 2～6h 出现，但自疗程的延长，发热可渐减轻，一般于 2d 后可消失或缓解；部分患者可在注射部位出现红斑，并有压痛，一般在 24h 左右可消退；偶见有贫血、白细胞减少、血小板减少、心律不齐、低血压，嗜睡、心悸、脱发、体重减轻、过敏性休克。

禁忌/慎用证 对其他干扰素制剂过敏、有自身免疫性肝炎或其他自身免疫性疾病史、器官移植后正在接受免疫抑制剂治疗、患有严重心脏病、癫痫和中枢神经系统疾病、严重肝肾功能不全、骨髓功能不全、丙型肝炎肾移植患者及孕妇和哺乳期妇女禁用。抑郁或有自杀倾向、糖尿病、尚未控制的甲状腺疾病、正在应用白细胞介素 2 者，以及曾有心肌梗死、重症高血压、脑血管疾病史者慎用。

药物相互作用 不宜同时应用肾上腺皮质激素；与卡托普利、依那普利合用可致粒细胞减少、血小板减少；与齐多夫定合用可增加贫血、粒细胞减少的血液学毒性；干扰素可降低茶碱的清除率，导致茶碱中毒的危险增大。

注意事项 用药期间不宜接种活疫苗。干扰素于注射后常出现流感症状，常在注射后 2～6h 出现。在用药过程中应定期监测白细胞、血小板计数，如发现有白细胞、血小板和网状红细胞减少，宜及时减少剂量或停药。

配伍表

重组人干扰素 α-2a 加入以下药品	配伍结果	备　注
Q 其他注射液 Other Injections	忌配	产品附带专用溶剂稀释，供皮注或肌注

重组人干扰素 α-2b

（基因工程干扰素 α-2b）

Recombinated Interferon α-2b

制剂规格 注射用重组人干扰素 α-2b：每支 100 万 u，300 万 u，500 万 u。

药理作用及应用 具有广谱抗病毒、抗肿瘤、抑制细胞增殖及提高免疫功能等作用。用于某些病毒性疾病和某些肿瘤。

用法用量 根据治疗不同疾病给予相应用法与用量。皮注或肌注为主（USPDI 2006），尤其对于有出血风险的病例，宜用皮注。以慢性乙型活动性肝炎为例，用量为 500 万 u/d，或 1 000 万 u/次，一周 3 次或 3 000 万 u，共 16 周。卡波西肉瘤按 3 000 万 u/m²，每周 3 次皮注给药。

适宜溶剂 静滴：1 000 万～3 000 万 u 先溶于注射用水 lmL，后稀释于 0.9%氯化钠注射液 50mL。

给药速度 肾细胞癌、恶性血色素瘤由静脉给药。静滴前先行 0.9%氯化钠注射液静滴，滴速为 3.5mL/min（200mL/h），静滴约 10min 后以本品药液静滴 0.5h 以上，然后再用 0.9%氯化钠注射液静滴约 10min。

稳定性 溶于 0.9%氯化钠注射液后（浓度 50 万～100 万 u/mL）在 2～30℃可保持 24h 稳定。

不良反应 常见有发热、疲倦、寒战、畏食、恶心、头痛、肌肉痛，少见有呕吐、口干、腹泻、味觉改变、流感样症状、背痛、嗜睡、精神错乱、低血压、非特异性疼痛、虚弱、眩晕、关节痛、多汗。

禁忌/慎用证 对干扰素过敏、心绞痛、心肌梗死病、严重心血管病、骨髓抑制、癫痫或有其他中枢神经系统功能紊乱者禁用。有严重抑郁或有自杀倾向及精神病、明显过敏体质尤其对抗生素过敏者，孕妇及哺乳期妇女慎用。

药物相互作用 与阿地白介素合用，可增加超敏反应的风险。

注意事项 用药期间不宜接种活疫苗，否则有被活疫苗感染的风险。

配伍表

基因工程干扰素 α-2b 加入以下药品	配伍结果	备 注
A 氨茶碱 Aminophylline	忌配	
B 苯巴比妥钠 Phenobarbital Sodium	忌配	
E 二羟丙茶碱 Diprophylline	忌配	
F 复方氨基酸 Amino Acid Compound	可配	
H 华法林钠 Warfarin Sodium	忌配	
L 林格液 Sodium Chloride Compound	可配	
流行病疫（菌）苗 Epidemic Vaccines	忌配	
氯化钠（0.9%） Sodium Chloride（0.9%）	可配	
Q 齐多夫定 Zidovudine	忌配	
T 碳酸氢钠（5%） Sodium Bicarbonate（5%）	可配	

兰诺格司亭

Lenograstin

制剂规格 粉针剂：每瓶 250μg，500μg（配有含 1mL 注射用水的注射器）。

药理作用及应用 为重组人粒细胞克隆刺激因子，属基因工程产品。仅供专家使用于白细胞减少、非骨髓样恶性病变、化疗后显著发热伴中性粒细胞减少，外周血液幼稚白细胞的动员及随后的自体输注。

用法用量 骨髓移植后静脉输注：成人及 2 岁以上儿童用 150μg/(m²·d)，直至中性白细胞稳定于可接受的水平为止（最多不超过 28d）。化疗所致中性粒细胞缺乏，皮注：成人量为 150μg/(m²·d)，直至化疗结束，可继续用至中性粒细胞上升至可接受的水平（最多不超过 28d）。

适宜溶剂 静滴：以配有含 1mL 注射用水的注射器用力摇匀溶解，加入 50～100mL 0.9%氯化钠注射液，输液勿加其他药。

给药速度 静滴：≥30min 滴完。

不良反应 常见有胃肠功能紊乱、厌食、头痛、腹泻、乏力、发热、肌痛、骨骼痛、鼻出血、贫血、脾肿大、脱发、注射部位反应及白细胞增多。少见有胸痛、过敏、支气管痉挛及关节痛。曾报道引起肺部浸润而致呼吸窘迫综合征。

注意事项 使用本品须监测白细胞分类计数与血小板计数。当发生肺浸润时要终止治疗。曾报道用药后脾破裂，应监测脾脏大小。不推荐用于孕妇。

配伍表

兰诺格司亭加入以下药品	配伍结果	备 注
L 氯化钠（0.9%） Sodium Chloride（0.9%）	可配	

曲妥珠单抗

Trastuzumab

制剂规格 注射用曲妥珠单抗：每支 440mg。

药理作用及应用 本品是一种重组 DNA 衍生的人源化单克隆抗体，可抑制人表皮生长因子受体（HER2）蛋白过度表达的肿瘤细胞增殖。适用于治疗 HER2 蛋白过度表达的转移性乳腺癌。

用法用量 静滴：用于治疗 HER2 蛋白过度表达的转移性乳腺癌，或用于 HER2 蛋白高表达乳腺癌的单药治疗，或与紫杉醇、多烯紫杉醇、蒽环类药联合化疗。初始剂量为 4mg/kg，随后的维持剂量为 2mg/kg，一周 1 次，一般平均使用 24～26 周。用于经反复化疗但未应用过顺铂的转移性乳腺癌，首次负荷剂量 250mg，以后维持剂量为 100mg，一周 1 次，连续 8 周，可同时联用顺铂，在第 1 日、29 日、57 日各用 75mg/m²，第 70 日如病情稳定继续使用巩固剂量，即每周 100mg，顺铂每隔 4 周 75mg/m²，持续使用。

适宜溶剂 静滴：200～440mg 溶于 0.9%氯化钠注射液 250～500mL。

给药速度 静滴：1 周方案：初始量 2h，维持量 0.5h；3 周方案：初始量 3h，维持量 2h。

不良反应 有消化系统、心血管系统、神经系统、呼吸系统、血液系统、输液等不良反应，输液反应多见于输液后 12h 内发生。在用药过程中如出现心功能不全时宜立即停药。

禁忌/慎用证 孕妇及哺乳期妇女禁用；对本品过敏者禁用。

药物相互作用 与紫杉醇合用可使本品的血浆浓度水平增加约 1.5 倍，可单药或与紫杉类药物联合治疗。孕妇及哺乳期妇女、对本品过敏者禁用。对肺部疾病、充血性心力衰竭、肝和肾功能不全、高血压、心脏病、曾经或正在应用蒽环类抗癌药及环磷酰胺或胸部放疗患者慎用。

注意事项 不可静注；仅用于治疗 HER2 蛋白过度表达或高表达的转移性乳腺癌患者。

配伍表

曲妥珠单抗加入以下药品	配伍结果	备 注
H 华法林钠 Warfarin Sodium	忌配	
环磷酰胺 Cyclophosphamide	忌配	
L 氯化钠（0.9%） Sodium Chloride（0.9%）	可配	
Y 异环磷酰胺 Ifosfamide	忌配	

阿地白介素

Aldesleukin

制剂规格 注射用阿地白细胞介素：每支 5 万 u，10 万 u，20 万 u，50 万 u，100 万 u，200 万 u。

药理作用及应用 本药是一种由 T 淋巴细胞产生的糖蛋白，主要促进 T 淋巴细胞的增殖与分化，增加天然杀伤细胞的功能，增强 B 淋巴细胞的增殖及抗体分泌，促进纤维细胞、内皮细胞的生长，促进胶原蛋白的合成，促进结缔组织的形成。用于肾细胞癌、黑色素瘤、乳腺癌、膀胱癌、肺癌、肝癌、直肠癌、淋巴癌等恶性肿瘤的治疗。对某些病毒性、杆菌性、寄生菌感染性疾病具有一定的辅助治疗作用。

用法用量　静滴：肿瘤，每次 10 万～20 万 u/m²，一日 1 次；乙型丙型肝炎，每次 2.5 万～5 万 u，一日 1 次；肿瘤局部给药，每次 10 万～20 万 u/m²，分多点注射到瘤内或瘤体周围。皮下注射：结核，每次 20 万 u，一日 1 次，第 1、3 个月分别连续使用 30d；肿瘤，每次 50 万～100 万 u/m²，2mL 灭菌生理盐水溶解，一周 2～3 次，6 周为 1 个疗程。胸膜腔内给药：抽尽胸水后注射，每次 20 万～50 万 u，一周 1～2 次，2～4 周为 1 个疗程；或每次 20 万 u，一日 1 次，4～6 周为 1 个疗程。腹膜腔内给药同胸膜腔内给药。

不良反应　可致间质性肺水肿、呼吸性碱中毒，偶可引起胸腔积液、恶心、呕吐、腹泻，部分患者出现黄疸、氨基转移酶升高、结肠局部坏死或穿孔等消化系统反应。

禁忌/慎用证　对本药过敏、癫痫、高热、严重心脏病、低血压、严重心肾功能不全、肺功能异常或进行过器官移植、重组人白细胞介素 2 既往用药史中出现过与之相关的毒性反应患者禁用。患有心脏或肺部疾病者慎用。

药物相互作用　不宜与 β 受体阻滞剂、吲哚美辛、α 干扰素合用。

注意事项　不可用于自身免疫病的治疗；在用药期间应定期做胸部 X 线检查和肝肾功能检查。

配伍表

阿地白介素加入以下药品	配伍结果	备注
A 阿米卡星（硫酸盐）　Amikacin（Sulfate）	忌配	
K 卡那霉素（硫酸盐）　Kanamycin（Sulfate）	忌配	
L 链霉素（硫酸盐）　Streptomycin（Sulfate）	忌配	
氯化钠（0.9%）　Sodium Chloride（0.9%）	可配	
氯霉素 Chloramphenicol	忌配	
氯霉素琥珀酸酯钠 Chloramphenicol Succinate Sodium	忌配	
P 葡萄糖氯化钠 Glucose and Sodium Chloride	可配	
葡萄糖（5%，10%）　Glucose（5%，10%）	可配	
Q 庆大霉素（硫酸盐）@ Gentamycin（Sulfate）	忌配	

第七节　止吐药、排毒药与细胞保护药

昂丹司琼

（恩丹西酮）

Ondansetron Hydrochloride

制剂规格与 pH 值　盐酸盐注射液：2mL：4mg，4mL：8mg；50mL：8mg；100mL：8mg（后两种规格含 5%葡萄糖或 0.9%氯化钠注射液）。pH（2mg/mL）：3.3～4.0。

药理作用及应用　本品是强效、高选择性的 5-羟色胺（5-HT₃）受体拮抗剂，对化疗、放疗引起的恶心、呕吐有很强的抑制作用。用于预防或治疗化疗和放疗引起的恶心、呕吐。

用法用量 用于高度催吐的化疗药：化疗前 15min，化疗后 4h、8h 各静注 8mg，以后 8h 口服 8mg。对催吐不太强的化疗药：化疗前 15min 静注 8mg，以后 8h 口服 8mg。

适宜溶剂 静注：溶于 0.9%氯化钠或复方氯化钠注射液，浓度为 0.4mg/mL；静滴：溶于 0.9% 氯化钠或复方氯化钠或 5%葡萄糖注射液 100mL，浓度为 0.04mg/mL。

给药速度 静注：5～8min；静滴：0.5h。

稳定性 室温下避光贮存，或冷藏。碱性条件下可引起沉淀。静脉输入的溶液应现用现配。

不良反应 可有头痛、腹部不适、便秘、口干、皮疹，偶见支气管哮喘或过敏反应、短暂性无症状氨基转移酶增加，个别患者有癫痫发作。

禁忌/慎用证 对本品过敏、心功能不全、胃肠道梗阻者禁用。腹部手术后不宜使用。孕妇、哺乳期妇女慎用。

药物相互作用 与地塞米松合用可加强止吐效果。

注意事项 本品只能与上述适宜的静脉输注液不超过 100mL 稀释，并在短时间（20～30min）输注完毕，不宜加过多液体长时间点滴。不宜肌注。肝功能损害者一日总量不应超过 8mg；本品在启封后一次用完，剩余溶液应弃去。由于高度专一的用途，厂家建议勿与其他药物配伍使用，以免顾此失彼。

配伍表

昂丹司琼（盐酸盐）加入以下药品	配伍结果	备　注
A 阿米卡星（硫酸盐）　Amikacin（Sulfate）	可配	
阿糖胞苷（盐酸盐）　Cytarabine（Hydrochloride）	可配	
阿昔洛韦钠　Aciclovir Sodium	**忌配**	
氨苄西林钠@　Ampicillin Sodium	**忌配**	
氨苄西林-舒巴坦钠　Ampicillin -Sulbactam Sodium	**忌配**	
氨茶碱　Aminophylline	**忌配**	
氨力农（乳酸盐）　Amrinone　（Lactate）	**忌配**	
B 博来霉素　Bleomycin	可配	
C 长春瑞滨（重酒石酸盐）　Vinorelbine（Bitartrate）	可配	
D 地塞米松（磷酸盐）　Dexamethasone（Phosphate）	可配	
毒毛旋花子苷 K　Strophanthin K	可配	
多巴胺（盐酸盐）　Dopamine（Hydrochloride）	可配	
多柔比星（盐酸盐）　Doxorubicin（Hydrochloride）	可配	
F 法莫替丁　Famotidine	可配	
放线菌素 D　Dactinomycin D	可配	
呋塞米　Furosemide	**忌配**	
氟达拉滨（磷酸盐）　Fludarabine（Phosphate）	可配	
氟康唑　Fluconazole	可配	
氟尿嘧啶　Fluorouracil	**忌配**	
氟哌啶醇（乳酸盐）　Haloperidol（Lactate）	可配	
氟哌利多　Droperidol	可配	
G 甘露醇　Mannitol	可配	

昂丹司琼（盐酸盐）加入以下药品（续）	配伍结果	备　注
肝素钠　Heparin Sodium	可配	
更昔洛韦钠　Ganciclovir Sodium	忌配	
H 环磷酰胺　Cyclophosphamide	可配	
J 甲氨蝶呤　Methotrexate	可配	
甲泼尼龙琥珀酸钠　Methylprednisolone Sodium Succinate	忌配	
甲氧氯普胺（盐酸盐）　Metoclopramide（Hydrochloride）	可配	
K 克林霉素（磷酸盐）　Clindamycin（Phosphate）	可配	
L 劳拉西泮　Lorazepam	忌配	
雷尼替丁（盐酸盐）　Ranitidine（Hydrochloride）	可配	
两性霉素 B　Amphotericin B	忌配	
林格液　Sodium Chloride Compound	可配	
硫酸镁（10%，25%）　Magnesium Sulfate（10%，25%）	可配	
氯丙嗪（盐酸盐）　Chlorpromazine（Hydrochloride）	可配	
氯化钾（10%）　Potassium Chloride（10%）	可配	
氯化钠（0.9%）　Sodium Chloride（0.9%）	可配	
M 美罗培南　Meropenem	忌配	
美司钠　Mesna	可配	
咪康唑（硝酸盐）　Miconazole（Nitrate）	可配	
P 哌拉西林钠　Piperacillin Sodium	忌配	
哌替啶（盐酸盐）　Pethidine（Hydrochloride）	可配	
葡萄糖（5%，10%）　Glucose（5%，10%）	可配	
葡萄糖氯化钠　Glucose and Sodium Chloride	可配	
Q 齐多夫定　Zidovudine	可配	
庆大霉素（硫酸盐）@　Gentamycin（Sulfate）	可配	
去乙酰毛花苷　Deslanoside	可配	
R 柔红霉素（盐酸盐）　Daunorubicin（Hydrochloride）	可配	
S 塞替派　Thiotepa	可配	
顺铂　Cisplatin	可配	
丝裂霉素　Mitomycin	可配	
T 碳酸氢钠（5%）　Sodium Bicarbonate（5%）	忌配	
替卡西林-克拉维酸钾　Ticarcillin Sodium -Clavulanate Potassium	可配	
替尼泊苷®　Teniposide	可配	
头孢吡肟（盐酸盐）　Cefepime（Hydrochloride）	忌配	
头孢呋辛钠　Cefuroxime Sodium	可配	
头孢美唑钠　Cefmetazole Sodium	可配	
头孢哌酮钠　Cefoperazone Sodium	忌配	
头孢噻肟钠　Cefotaxime Sodium	可配	
头孢他啶　Ceftazidime	可配	
头孢西丁钠　Cefoxitin Sodium	可配	
头孢唑林钠　Cefazolin Sodium	可配	

昂丹司琼（盐酸盐）加入以下药品（续）	配伍结果	备 注
W 万古霉素（盐酸盐） Vancomycin（Hydrochloride）	可配	
X 西咪替丁（盐酸盐） Cimetidine（Hydrochloride）	可配	
小诺米星（硫酸盐） Micronomicin（Sulfate）	可配	
Y 异丙嗪（盐酸盐） Promethazine（Hydrochloride）	可配	
异环磷酰胺 Ifosfamide	可配	
异帕米星（硫酸盐） Isepamicin（Sulfate）	可配	
Z 紫杉醇® Paclitaxel	可配	

盐酸帕洛诺司琼

Palonosetron Hydrochloride

（Aloxi，Onicit）

制剂规格与 pH 值　注射液：每支 5mL，含盐酸帕洛诺司琼 250μg。pH（50μg/mL）：4.5~5.5。

药理作用及应用　本品为 $5-HT_3$ 受体抑制剂，此受体分布于机体的外周与中枢催吐感受区的迷走神经末梢，受体被激活即引起呕吐反射，帕洛诺司琼对催吐受体有高度选择性抑制，从而使呕吐与恶心的发生率下降。对抑制正在发生的恶心、呕吐效果较差。本品在体内半衰期为 40h，因此对化疗引起的恶心、呕吐能有效防止与减轻。临床主要用于预防及手术后引起的恶心、呕吐。

用法用量　仅供单剂静注。成人量：化疗前 30min 静注本注射液 1 支（5mL：250μg）在 30s 以上时间推注完毕，对子宫切除术的患者，手术结束前的 30min 按 30μg/kg 给药，在 30s 以上时间静注完毕，可明显减少术后 24h 所需止吐药的用量。若从现成的静脉输液管注入本品，必需先用生理盐水冲洗管道，并在注毕再冲洗一次。注射速度同上。注意在 7d 之内不推荐第 2 次静注本药。疗效不明显可改用其他止吐方法。

适宜溶剂　本品可供直接注射，不必再行稀释。与 5% 葡萄糖或葡萄糖氯化钠、0.9% 氯化钠注射液均无配伍禁忌。

稳定性　可在常温（20～30℃）避光、密封贮存，勿冷冻。

不良反应　可引起便秘、焦虑、心动过速、晕厥、腹痛、尿潴留、失眠、高血压、头痛、胃肠道出血、低血压、低钙、低钾、低镁、白细胞减少、流感样症状、肌肉僵硬、幻听、情绪或行为改变、过敏性皮炎、呼吸困难、关节痛、冠脉缺血症状。对其他 $5-HT_3$ 受体拮抗剂过敏者可发生交叉过敏。

禁忌/慎用证　未显示对妊娠有不良作用。由于本品不良反应多者及哺乳期妇女应慎用。老年人、儿童用药安全性了解有限，应慎用。对本品过敏者禁用。心血管病患者慎用。

药物相互作用　蒽环类抗癌药、抗心律失常药、利尿药合用可延长心肌传导时间尤其 Q T 间期，勿合用。

注意事项　本品清除缓慢，单剂给药 144h 尿中仍有残留成分排出，不良反应亦较多，故 7d 内不宜注射第 2 剂。

配伍表

盐酸帕洛诺司琼加入以下药品	配伍结果	备注
A 奥沙利铂 Oxaliplatin	可配	
D 地塞米松磷酸钠 Dexamethasone Sodium Phosphate	可配	
多西他赛 Docetaxel	可配	
K 卡铂 Carboplatin	可配	
L 劳拉西泮 Lorazepam	可配	
氯化钠（0.9%）Sodium Chloride （0.9%）	可配	
M 咪达唑仑（盐酸盐）Midazolam（Hydrochloride）	可配	
P 葡萄糖（5%）Glucose （5%）	可配	
葡萄糖氯化钠 Glucose in Sodium Chloride	可配	
葡萄糖乳酸钠林格液 Glucose in Ringer's Injection，Lactated	可配	
S 顺铂 Cisplatin	可配	
T 拓扑替康（盐酸盐） Topotecan（Hydrochloride）	可配	
Z 紫杉醇®Paclitaxel	可配	

注：本上表全部可配药物都是指无理化禁忌，但本品注射的单剂性与注射速度有特定要求，应注意控制使用。

乙二磺酸丙氯拉嗪
Prochlorperazine Edicylate
（Compazine）

制剂规格与 pH 值　注射液：5mg/mL，每支 2mL 或 10mL。pH：4.2～6.2。

药理作用及应用　丙氯拉嗪为吩噻类镇静止吐药。止吐作用强、镇静作用轻度至中度；抗胆碱作用弱、锥体外系作用明显。用于控制精神狂燥、恶心、呕吐。常用其乙二磺酸盐或甲磺酸盐，有口服液、片剂、缓释胶囊剂与针剂。各种剂型的剂量都以其主药（盐基）计算，注射液浓度亦按盐基 5mg/mL 计算。

用法用量　供肌注、静注或静滴。勿皮注。成人量：需要迅速控制的严重精神混乱时，肌注 10~20mg，隔 2～4h 可重复，共用 3～4 剂。重症抗药性病例可每小时注射 1 次，以后长期维持用药改为 6～8h 注射 10～20mg，对恶心、呕吐病例，肌注 5～10mg，3～4h 重复 1 次；静脉给药每次 2.5～10mg，可稀释后缓慢推注或滴注，速度不超过 5mg/min，常用 0.9%氯化钠注射液为稀释剂。用于防治手术时的恶心、呕吐：麻醉诱导前肌注 5～10mg；此剂量亦可用于手术中或术后的恶心呕吐发作，必要时 30min 可重复 1 次。静脉给药为 5～10mg，速度及稀释要求同上。单次静脉给药勿超过 10mg。老年人、体弱者适当减量。精神病患者一日用药总量不超过 200mg；恶心、呕吐者不超过 40mg，单次给药不超过 10mg。儿科用量：2 岁及体重 9kg 以下患儿剂量未确定；国外报道 2～12 岁可按 0.132mg/kg 肌注；12 岁以上参照成人用量用药。儿童一日用量不超过 20mg（2～6 岁）及 25mg（6～12 岁）。

适宜溶剂　注射液 5mg/mL 可用于直接注射或稀释后静滴。稀释可用 0.9%氯化钠、5%葡萄糖或

5%葡萄糖氯化钠注射液。

给药速度　静脉给药不超过 5mg/min。

稳定性　注射液可呈浅黄色，对药效无影响，若明显变色或有沉淀时不可使用。宜避光密封保存，在 30℃以下贮藏勿冷冻。

不良反应　皮肤沾染或皮注本品可致接触性皮炎及局部刺激肿痛，新生儿注射本品曾有致命毒性反应（呼吸循环抑制、酸中毒、颅内出血、抽搐），与注射液含有苯甲醇有关。对亚硫酸盐过敏者会对本品过敏，与其中亚硫酸盐防腐剂有关；因本品辅料包括苯甲醇 0.75%、邻磺酰苯酰亚胺钠（糖精钠）0.9mg/mL、二磷酸钠 5 mg/mL、酒石酸钠 12 mg/mL，示不良反应不一定都是主药（丙氯拉嗪）所引起。

禁忌/慎用证　对本品过敏者禁用。老年人及衰弱、消瘦、心肝肾功能不全者减量慎用。2 岁以下小儿慎用。我国已报道含苯甲醇针剂作为儿童臀部肌注引起肌肉坏死等病例，已禁止此类用药方式。

药物相互作用　镇静催眠药、吩噻嗪类安定药可加剧本品的中枢抑制，不宜盲目并用。

配伍表

乙二磺酸丙氯拉嗪加入以下药品	配伍结果	备　注
A 阿地白介素 Aldesleukin	忌配	
阿米卡星（硫酸盐）Amikacin（Sulfate）	可配	
阿糖胞苷 Cytarabine	可配	
阿托品（硫酸盐）Atropine（Sulfate）	可配	
氨茶碱 Aminophylline	忌配	
氨磷汀 Amifostine	忌配	
氨曲南@ Aztreonam	忌配	
昂丹司琼（盐酸盐）@ Ondansetron（Hydrochloride）	可配	
奥沙利铂 Oxaliplatin	可配	
B 苯海拉明（盐酸盐）Diphenhydramine（Hydrochloride）	可配	
苯妥英钠 Phenytoin sodium	忌配	
比伐卢定 Bivalirudin	忌配	
丙泊酚 Propofol	可配	
布托啡诺（酒石酸盐）Butorphanol（Tartrate）	可配	
C 茶苯海明 Dimenhydrinate	忌配	△
长春瑞滨（酒石酸盐）Vinorelbine（Tartrate）	可配	
D 地塞米松磷酸钠 Dexamethasone Sodium Phosphate	忌配	△
多柔比星（盐酸盐）Doxorubicin（Hydrochloride）	可配	
多柔比星（盐酸盐）脂质体 Doxorubicin（Hydrochloride）Liposome	可配	
多西他赛 Docetaxel	可配	
F 非格司亭 Filgrastim	忌配	
非诺多泮（甲磺酸盐）Fenoldopam（Mesylate）	忌配	
芬太尼（枸橼酸盐）Fentanyl（Citrate）	可配	
氟达拉滨（磷酸盐）Fludarabine（Phosphate）	忌配	

乙二磺酸丙氯拉嗪加入以下药品（续）	配伍结果	备　注
氟康唑 Fluconazole	可配	
氟哌利多 Droperidol	可配	
呋塞米 Furosemide	忌配	
G 肝素钠 Heparin Sodium	忌配	△
格拉司琼（盐酸盐） Granisetron（Hydrochloride）	可配	
格隆溴铵 Glycopyrronium Bromide	可配	
H 红霉素（乳糖酸盐） Erythromycin（Lactobionate）	可配	
环磷酰胺 Cyclophosphamide	可配	
J 吉西他滨（盐酸盐） Gemcitabine（Hydrochloride）	忌配	
甲氨蝶呤钠 Methotrexate Sodium	可配	
甲氧氯普胺（盐酸盐） Metoclopramide（Hydrochloride）	可配	
K 克拉屈滨 Cladribine	可配	
L 兰索拉唑 Lansoprazole	忌配	
雷尼替丁（盐酸盐） Ranitidine（Hydrochloride）	可配	
利多卡因（盐酸盐） Lidocaine（Hydrochloride）	可配	
利奈唑胺 Linezolid	可配	
林格乳酸盐注射液 Ringer's Injection，Lactated	可配	
林格液 Ringer's Injection	可配	
膦甲酸钠 Foscarnet Sodium	忌配	
硫喷妥钠 Thiopental Sodium	忌配	
氯丙嗪（盐酸盐） Chlorpromazine（Hydrochloride）	可配	
氯化钾（10%） Potassium Chloride（10%）	可配	
氯化钠（0.9%） Sodium Chloride（0.9%）	可配	
氯霉素琥珀酸钠 Chloramphenicol Sodium Succinate	忌配	
氯噻嗪钠 Chlorothiazide Sodium	忌配	
M 吗啡（硫酸盐） Morphine（Sulfate）	忌配	△
美法仑（盐酸盐） Melphalan（Hydrochloride）	可配	
咪达唑仑（盐酸盐）Midazolam（Hydrochloride）	忌配	
N 纳布啡（盐酸盐）Nalbuphine（Hydrochloride）	可配	
萘夫西林钠 Nafcillin Sodium	可配	
P 哌拉西林-他唑巴坦钠 Piperacillin Sodium-Tazobactam Sodium	忌配	
哌替啶（盐酸盐） Pethidine（Hydrochloride）	可配	
培美曲塞二钠 Pemetrexed Disodium	忌配	
喷他佐辛（乳酸盐） Pentazocine（Lactate）	可配	
泼尼松龙磷酸钠 Prednisolone Sodium Phosphate	忌配	
葡萄糖（5%） Glucose 5%	可配	
葡萄糖林格液 5% Glucose in Ringer's Injection	可配	
葡萄糖氯化钠 Glucose in Sodium Chloride	可配	
葡萄糖酸钙（10%） Calcium gluconate （10%）	忌配	△
Q 羟嗪（盐酸盐） Hydroxyzine（Hydrochloride）	可配	

乙二磺酸丙氯拉嗪加入以下药品（续）	配伍结果	备 注
羟乙基淀粉电解质液 Hextend	可配	
青霉素钾[@] Benzylpenicillin Potassium	**忌配**	△
氢化可的松琥珀酸钠 Hydrocortisone sodium succinate	**忌配**	△
氢吗啡酮（盐酸盐）Hydromorphone（Hydrochloride）	**忌配**	△
氢溴酸东莨菪碱 Scopolamine Hydrobromide	可配	
R 瑞芬太尼（盐酸盐） Remifentanil（Hydrochloride）	可配	
S 塞替派 Thiotepa	可配	
沙格司亭 Sargramostim	可配	
舒芬太尼（枸橼酸盐） Sufentanil（Citrate）	可配	
顺阿曲库铵（苯璜酸盐） Cisatracurium（Besylate）	可配	
顺铂 Cisplatin	可配	
T 碳酸氢钠 Sodium Bicarbonate	可配	
替尼泊苷® Teniposide	可配	
酮洛酸氨丁三醇 Ketorolac Tromethamine	**忌配**	
头孢吡肟（盐酸盐） Cefepime（Hydrochloride）	**忌配**	
拓扑替康（盐酸盐） Topotecan Hydrochloride	可配	
W 维生素 C Vitamin C	可配	
戊巴比妥钠 Pentobarbital Sodium	**忌配**	
X 硝酸镓 Gallium Nitrate	**忌配**	
Y 依他尼酸钠 Etacrynate Sodium	可配	
依托泊苷磷酸酯 Etoposide Phosphate	**忌配**	
异丙嗪（盐酸盐） Promethazine（Hydrochloride）	可配	
右美托咪定（盐酸盐） Dexmedetomidine（Hydrochloride）	可配	
Z 紫杉醇® Paclitaxel	可配	

格拉司琼

Granisetron

制剂规格与 pH 值 盐酸盐注射液：1mL：1mg；3mL：3mg；100mL：3mg（含 5%葡萄糖或 0.9%氯化钠注射液）。pH（1mg/mL）：4.7～7.3。

药理作用及应用 本品是一强效、高选择性的外周神经元和中枢神经系统内 5-HT$_3$ 受体拮抗药。对化疗、放疗及手术引起的恶心和呕吐具有良好的预防和治疗作用。对顺铂引起的恶心、呕吐，疗效比昂丹司琼强。

用法用量 静滴：成人用量 3mg，于化疗、放疗前 30min 给药。大多数患者只需给药 1 次，疗效便可超过 24h。必要时可增加给药次数 1～2 次，但一日最高剂量不应超过 9mg。老年人和肝肾功能不全者无需调整剂量。亦可静注给药。以 5d 为 1 个疗程。

适宜溶剂 静注：3mg 溶于 0.9%氯化钠或 5%葡萄糖注射液 20～30mL。

给药速度 静注：5～8min；静滴：20～30min/100mL。

稳定性 避光、防冻且在低于 30℃ 的环境下贮存。注射液澄明无色。用 5% 葡萄糖溶液或 0.9% 氯化钠注射液稀释后至少 24h 内保持稳定。

不良反应 常见有头痛、嗜睡、倦怠、发热、便秘及腹泻。

禁忌/慎用证 对本品或有关化合物过敏、胃肠道梗阻者及孕妇禁用。哺乳期妇女及肝病患者慎用。

药物相互作用 与地塞米松和甲氧氯普胺合用，可增强止吐效果。

注意事项 本品虽可与多种药物配伍，但其专用性强，厂家建议不宜与其他药物混合使用，以免药效控制上顾此失彼。偶有短暂性肝转氨酶增高。

配伍表

格拉司琼（盐酸盐）加入以下药品	配伍结果	备 注
A 阿米卡星（硫酸盐） Amikacin（Sulfate）	可配	
阿糖胞苷（盐酸盐） Cytarabine（Hydrochloride）	可配	
阿昔洛韦钠 Aciclovir Sodium	可配	
氨苄西林钠@ Ampicillin Sodium	可配	
氨苄西林-舒巴坦钠 Ampicillin -Sulbactam Sodium	可配	
氨茶碱 Aminophylline	可配	
B 博来霉素 Bleomycin	可配	
布美他尼 Bumetanide	可配	
C 长春碱（硫酸盐） Vinblastine（Sulfate）	可配	
长春瑞滨（重酒石酸盐） Vinorelbine（Bitartrate）	可配	
长春新碱（硫酸盐） Vincristine（Sulfate）	可配	
D 地塞米松（磷酸盐） Dexamethasone（Phosphate）	可配	
多巴胺（盐酸盐） Dopamine（Hydrochloride）	可配	
多巴酚丁胺（盐酸盐） Dobutamine（Hydrochloride）	可配	
多柔比星（盐酸盐） Doxorubicin（Hydrochloride）	可配	
多西环素（盐酸盐） Doxycycline（Hydrochloride）	可配	
F 法莫替丁 Famotidine	可配	
放线菌素 D Dactinomycin D	可配	
呋塞米 Furosemide	可配	
氟康唑 Fluconazole	可配	
氟尿嘧啶 Fluorouracil	可配	
氟哌啶醇（乳酸盐） Haloperidol（Lactate）	可配	
氟哌利多 Droperidol	可配	
G 肝素钠 Heparin Sodium	可配	
更昔洛韦钠 Ganciclovir Sodium	可配	
H 环丙沙星 Ciprofloxacin	可配	
环磷酰胺 Cyclophosphamide	可配	
J 甲氨蝶呤 Methotrexate	可配	
甲泼尼龙琥珀酸钠 Methylprednisolone Sodium Succinate	可配	
甲硝唑 Metronidazole	可配	

格拉司琼（盐酸盐）加入以下药品（续）	配伍结果	备 注
甲氧氯普胺（盐酸盐）Metoclopramide（Hydrochloride）	可配	
K 卡铂 Carboplatin	可配	
克林霉素（磷酸盐）Clindamycin（Phosphate）	可配	
L 劳拉西泮 Lorazepam	可配	
雷尼替丁（盐酸盐）Ranitidine（Hydrochloride）	可配	
两性霉素 B Amphotericin B	**忌配**	
林格液 Sodium Chloride Compound	可配	
硫酸镁（10%，25%）Magnesium Sulfate（10%，25%）	可配	
氯丙嗪（盐酸盐）Chlorpromazine（Hydrochloride）	可配	
氯化钾（10%）Potassium Chloride（10%）	可配	
氯化钠（0.9%）Sodium Chloride（0.9%）	可配	
M 吗啡（盐酸盐）Morphine（Hydrochloride）	可配	
美洛西林钠 Mezlocillin Sodium	可配	
美司钠 Mesna	可配	
咪康唑（硝酸盐）Miconazole（Nitrate）	可配	
N 奈替米星（硫酸盐）Netilmicin（Sulfate）	可配	
P 哌拉西林钠 Piperacillin Sodium	可配	
哌拉西林-他唑巴坦钠 Piperacillin-Tazobactam Sodium	可配	
哌替啶（盐酸盐）Pethidine（Hydrochloride）	可配	
葡萄糖（5%，10%）Glucose（5%，10%）	可配	
葡萄糖氯化钠 Glucose and Sodium Chloride	可配	
葡萄糖酸钙（10%）Calcium Gluconate（10%）	可配	
Q 齐多夫定 Zidovudine	可配	
氢化可的松琥珀酸钠 Hydrocortisone Sodium Succinate	可配	
庆大霉素（硫酸盐）@ Gentamycin（Sulfate）	可配	
R 柔红霉素（盐酸盐）Daunorubicin（Hydrochloride）	可配	
S 顺铂 Cisplatin	可配	
丝裂霉素 Mitomycin	可配	
T 碳酸氢钠（5%）Sodium Bicarbonate（5%）	可配	
替卡西林钠 Ticarcillin Sodium	可配	
替尼泊苷® Teniposide	可配	
头孢吡肟（盐酸盐）Cefepime（Hydrochloride）	可配	
头孢呋辛钠 Cefuroxime Sodium	可配	
头孢哌酮钠 Cefoperazone Sodium	可配	
头孢曲松钠 Ceftriaxone Sodium	可配	
头孢噻肟钠 Cefotaxime Sodium	可配	
头孢他啶 Ceftazidime	可配	
头孢西丁钠 Cefoxitin Sodium	可配	
头孢唑林钠 Cefazolin Sodium	可配	
头孢唑肟钠 Ceftizoxime Sodium	可配	

格拉司琼（盐酸盐）加入以下药品（续）	配伍结果	备　注
妥布霉素（硫酸盐）@ Tobramycin（Sulfate）	可配	
W 万古霉素（盐酸盐）　Vancomycin（Hydrochloride）	可配	
X 西咪替丁（盐酸盐）　Cimetidine（Hydrochloride）	可配	
Y 亚胺培南-西司他丁钠　Imipenem -Cilastatin Sodium	可配	
氧氟沙星　Ofloxacin	可配	
伊达比星（盐酸盐）　Idarubicin（Hydrochloride）	可配	
依那普利拉　Enalaprilat	可配	
异丙嗪（盐酸盐）　Promethazine（Hydrochloride）	可配	
异环磷酰胺　Ifosfamide	可配	
异帕米星（硫酸盐）　Isepamicin（Sulfate）	可配	
Z 紫杉醇® Paclitaxel	可配	

美司钠

（巯乙磺酸钠）

Mesna

制剂规格与 pH 值　粉针剂：每支 0.2g，0.4g，0.6g。注射液：2mL：200mg；4mL：400mg。pH（100mg/mL）：6.5～8.5。

药理作用及应用　本品为含有半胱氨酸的化合物，能与重复活化的环磷酰胺或异环磷酰胺的毒性代谢产物相结合，形成非毒性产物自尿中迅速排出体外，预防其引起的出血性膀胱炎等泌尿系统的损伤。亦用于支气管、肺疾患痰液黏稠难咳出者，使黏蛋白分解，为强效祛痰剂。

用法用量　静注：单次常用剂量为异环磷酰胺或环磷酰胺的 20%。例如，用异环磷酰胺 2.0g，美司钠分别于 0、4h 及 8h 后各给 400mg。

适宜溶剂　静滴：每次剂量用 5%葡萄糖或 0.9%氯化钠注射液稀释至 10～20mg/mL。

给药速度　静滴：0.25～0.5h。静注：约 5min。

不良反应　大剂量使用每次超过 60～70mg/kg 时，可能出现恶心、呕吐、腹痛和腹泻等；极少数可出现静脉刺激和皮肤或黏膜过敏反应。

禁忌/慎用证　对含巯基化合物过敏者禁用。孕妇及哺乳期妇女慎用。

药物相互作用　与氮芥、顺铂不能混合使用。

注意事项　本品的保护作用只限于环磷酰胺类对泌尿系统的损害。当使用美司钠治疗时可引起尿酮试验假阳性反应。不宜肌注。

配伍表

美司钠加入以下药品	配伍结果	备　注
C 长春瑞滨（重酒石酸盐）　Vinorelbine（Bitartrate）	可配	
F 氟达拉滨（磷酸盐）　Fludarabine（Phosphate）	可配	
G 格拉司琼（盐酸盐）　Granisetron（Hydrochloride）	可配	
H 环磷酰胺　Cyclophosphamide	可配	

美司钠加入以下药品（续）	配伍结果	备　注
J 甲氨蝶呤 Methotrexate	可配	
K 卡铂 Carboplatin	**忌配**	
L 氯化钠（0.9%） Sodium Chloride（0.9%）	可配	
P 哌拉西林-他唑巴坦钠 Piperacillin-Tazobactam Sodium	可配	
葡萄糖（5%，10%） Glucose（5%，10%）	可配	
葡萄糖氯化钠 Glucose and Sodium Chloride	可配	
S 塞替派 Thiotepa	可配	
顺铂 Cisplatin	**忌配**	
T 碳酸氢钠（5%） Sodium Bicarbonate（5%）	可配	
替尼泊苷® Teniposide	可配	
头孢吡肟（盐酸盐） Cefepime（Hydrochloride）	可配	
Y 异环磷酰胺 Ifosfamide	**忌配**	
异帕米星（硫酸盐） Isepamicin（Sulfate）	可配	
Z 紫杉醇® Paclitaxel	可配	

氨磷汀

（依硫磷酸，阿米福汀）

Amifostine

（Ethyol）

制剂规格与 pH 值　粉针剂：每支 400mg，500mg。无水粉针剂 500mg 加 0.9%氯化钠注射液 9.7mL 溶解为 50mg/mL。pH：7。

药理作用及应用　本品在体内经碱性磷酸酶代谢为有活性的含硫化合物，其巯基可清除组织中的自由基，从而降低抗肿瘤药（顺铂、环磷酰胺、丝裂霉素等）的毒性，成为正常组织细胞的保护剂，减轻抗癌药的肝、肾损害与减少放疗所致口腔黏膜炎与口干，患者静注 740mg/m² 后 5~8min，骨髓细胞中就有游离的巯基化合物，发挥保护作用。

用法用量　成人量：化疗前 30min 静滴 500～600 mg/m²，以 0.9%氯化钠注射液 50mL 为溶剂，15min 滴完。或放疗前 30min 静滴 200～300 mg/m²，溶于 0.9%氯化钠注射液 50mL，15min 滴完。儿童用药安全性尚不明确。国外一日用量可高达 900mg/ m²。

适宜溶剂　0.9%氯化钠注射液，浓度为 10～15mg/mL。

给药速度　静滴：3mL/min。

稳定性　粉针剂可在室温（20～25℃）下避光保存，药物溶解后室温下 5h 或 2～8℃下 24h 保持稳定。在聚氯乙烯（PVC）袋中,静滴溶液（5～40mg/mL）稳定性与上相同。若溶液出现混浊或沉淀则不可使用。

不良反应　主要为低血压反应，故须平卧位用药，用药引起的血压下降多为轻度，经 5～15min 缓解，少数人（<3%）血压明显下降应停止用药并补充 0.9%氯化钠注射液等处理。血压轻微下降且无症状出现，经 5min 恢复正常血压，可继续用药；此种血压下降是指在患者用药前基础收

缩压为<100mHg、100～119 mHg、120～139 mHg、140～179mmHg、≥180mmHg 时，分别达到20mmHg、25mmHg、30mmHg、40mmHg、50mmHg 的降幅。除低血压外，尚可出现头晕、嗜睡、恶心、呕吐、乏力、面部渐热等，一般多可耐受，过敏反应罕见，本品引起过敏性休克及严重剥脱性皮炎的个别案例曾有报道。对氨基硫醇（aminothiol）过敏者对本品亦可过敏。此外约<1%的患者出现低血钙，但不严重。

禁忌/慎用证　对本品过敏、孕妇（尤其早孕）、明显心律失常、心衰、冠心病、脑血管病、曾有过中风、一过性脑缺血、脱水引起的低血压、易发生低血钙和肾病、易发生恶心、呕吐（如化疗、放疗患者）都不宜使用本药。

药物相互作用　降压药可加重低血压反应，用本品前 24h 应停用降压药。

注意事项　①除配合顺铂治疗卵巢癌、非小细胞肺癌以外，不推荐本品用于化疗效果良好的肿瘤治疗。②除头颈部放疗引起严重口干的防治之外，不推荐本品广泛用于配合化疗。

配伍表

氨磷汀加入以下药品	配伍结果	备　注
A 阿米卡星（硫酸盐）　Amikacin（Sulfate）	可配	
阿糖胞苷　Cytarabine	可配	
阿昔洛韦钠　Aciclovir Sodium	**忌配**	
氨苄西林钠@　Ampicillin Sodium	可配	
氨苄西林-舒巴坦钠　Ampicillin Sodium- Sulbactam Sodium	可配	
氨茶碱　Aminophylline	可配	
氨曲南@　Aztreonam	可配	
B 苯海拉明（盐酸盐）　Diphenhydramine（Hydrochloride）	可配	
布美他尼　Bumetanide	可配	
布托啡诺（酒石酸盐）　Butorphanol（Tartrate）	可配	
C 长春碱（硫酸盐）　Vinblastine　（Sulfate）	可配	
长春新碱（硫酸盐）　Vincristine（Sulfate）	可配	
D 地塞米松磷酸钠　Dexamethasone Sodium Phosphate	可配	
丁丙诺啡（盐酸盐）　Buprenorphine（Hydrochloride）	可配	
多西环素（盐酸盐）　Doxycycline　（Hydrochloride）	可配	
F 法莫替丁　Famotidine	可配	
放线菌素 D Dactinomycin D	可配	
氟尿苷　Floxuridine	可配	
氟尿嘧啶　Fluorouracil	可配	
氟哌啶醇（乳酸盐）　Haloperidol（Lactate）	可配	
氟哌利多　Droperidol	可配	
G 肝素钠　Heparin Sodium	可配	
甘露醇（20%）　Mannitol　（20%）	可配	
格拉司琼（盐酸盐）　Granisetron（Hydrochloride）	可配	
更昔洛韦钠　Ganciclovir Sodium	**忌配**	
H 环丙沙星（乳酸盐）　Ciprofloxacin（Lactate）	可配	

氨磷汀加入以下药品（续）	配伍结果	备　注
环磷酰胺　Cyclophosphamide	可配	
J　甲氨蝶呤钠　Methotrexate Sodium	可配	
甲泼尼龙琥珀酸钠　Methylprednisolone Sodium Succinate	可配	
甲硝唑　Metronidazole	可配	
甲氧苄啶-磺胺异噁唑　Trimethoprim-Sufamethoxazole	可配	
甲氧氯普胺（盐酸盐）　Metoclopramide（Hydrochloride）	可配	
K　卡铂　Carboplatin	可配	
卡莫司丁　Carmustine	可配	
克林霉素磷酸酯　Clindamycin Phosphate	可配	
L　两性霉素B　Amphotericin B	**忌配**	
硫酸镁（10%，25%）　Magnesium Sulfate（10%，25%）	可配	
氯化钾（10%）　Potassium Chloride（10%）	可配	
氯化钠（0.9%）　Sodium Chloride（0.9%）	可配	
M　吗啡（硫酸盐）　Morphine（Sulfate）	可配	
美司钠　Mesna	可配	
N　纳布啡（盐酸盐）　Nalbuphine（Hydrochloride）	可配	
奈替米星（硫酸盐）　Netilmicin（Sulfate）	可配	
P　哌拉西林钠　Piperacillin Sodium	可配	
葡萄糖（5%）　Glucose（5%）	**忌配**	△
葡萄糖酸钙（10%）　Calcium gluconate（10%）	可配	
Q　羟嗪（盐酸盐）　Hydroxyzine（Hydrochloride）	**忌配**	
庆大霉素（硫酸盐）@　Gentamycin（Sulfate）	可配	
氢化可的松磷酸钠　Hydrocortisone sodium Phosphate	可配	
S　顺铂　Cisplatin	**忌配**	
T　替尼泊苷®　Teniposide	可配	鬼臼甲叉苷
头孢呋辛钠　Cefuroxime sodium	可配	
头孢尼西钠　Cefonicid Sodium	可配	
头孢哌酮钠　Cefoperazone sodium	**忌配**	
头孢曲松钠　Ceftriaxone Sodium	可配	
头孢噻肟钠　Cefotaxime sodium	可配	
头孢他啶　Ceftazidime	可配	
头孢替坦钠　Cefotetan Sodium	可配	
头孢唑林钠　Cefazolin sodium	可配	
头孢唑肟钠　Ceftizoxime Sodium	可配	
Y　亚叶酸钙　Calcium Folinate	可配	
依托泊苷　Etoposide	可配	鬼臼乙叉苷

第十七章　解毒药

依地酸钙钠
（乙二胺四乙酸二钠钙）
Calcium Disodium Edetate

制剂规格与 pH 值　注射液：2mL：1g；5mL：1g。pH（200mg/mL）：6.5～8.0。

药理作用及应用　本品能与多种二价和三价重金属离子络合形成可溶性复合物从尿排出。用于解除重金属中毒，对无机铅中毒效果好（对四乙基铅中毒无效），对钴、铜、铬、镉、锰及放射性元素（如镭、钚、铀、钍等）均有解毒作用，对锶无效。

用法用量　肌注：用 0.5g 加 1%盐酸普鲁卡因溶液 2mL，稀释后做深部肌注，一日 1 次，连续用药 3d，停药 4d 为 1 个疗程。静滴：一日 1g，疗程参考肌注。

适宜溶剂　肌注：0.5g 溶于 1%盐酸普鲁卡因注射液 2mL；静滴：1g 溶于 5%葡萄糖注射液 250～500mL。不宜使用 10%葡萄糖注射液。

给药速度　静滴：4～8h。

不良反应　头昏、前额痛、食欲不振、恶心、畏寒、发热、组胺样反应，少数有尿频、尿急、蛋白尿、低血压和心电图 T 波倒置。偶有出现高钙血症。

禁忌/慎用证　对本药过敏、肝炎、少尿、无尿和肾功能不全的患者禁用。老年人及肾脏病患者慎用。

药物相互作用　本品能络合锌，从而干扰精蛋白锌胰岛素的作用时间。

注意事项　本品与乙二胺有交叉过敏反应。每个疗程治疗前后应检查尿常规，多疗程治疗过程中要检查 BUN、Cr、Ca 和 P。

配伍表

依地酸钙钠加入以下药品	配伍结果	备　注
2：3：1 液　2：3：1 Injection	可配	
A 阿托品（硫酸盐）　Atropine（Sulfate）	可配	
氨苄西林钠@ Ampicillin Sodium	可配	
氨茶碱　Aminophylline	可配	
氨基丁三醇（7.28%）　Trometamol（7.28%）	可配	
氨基己酸　Aminocaproic Acid	可配	
氨甲环酸　Tranexamic Acid	可配	
B 贝美格　Bemegride	可配	
苯巴比妥钠　Phenobarbital Sodium	可配	
苯唑西林钠　Oxacillin Sodium	可配	
玻璃酸酶　Hyaluronidase	可配	
C 促皮质素　Corticotrophin	可配	
D 地塞米松（磷酸盐）　Dexamethasone（Phosphate）	可配	
地西泮® Diazepam	可配	
东莨菪碱（氢溴酸盐）　Scopolamine（Hydrobromide）	可配	

依地酸钙钠加入以下药品（续）	配伍结果	备注
毒毛旋花子苷 K　Strophanthin K	可配	
对氨基水杨酸钠　Sodium Aminosalicylate	可配	
多巴胺（盐酸盐）　Dopamine（Hydrochloride）	可配	
多粘菌素 B（硫酸盐）　Polymyxin B（Sulfate）	可配	
E　二甲弗林　Dimefline	可配	
二氢麦角碱（甲磺酸盐）　Dihydroergotamine（Mesylate）	可配	
F　法莫替丁　Famotidine	可配	
酚磺乙胺　Etamsylate	可配	
酚妥拉明（甲磺酸盐）　Phentolamine（Mesylate）	可配	
呋塞米　Furosemide	**忌配**	
氟康唑　Fluconazole	可配	
氟尿嘧啶　Fluorouracil	可配	
氟哌啶醇（乳酸盐）　Haloperidol（Lactate）	可配	
辅酶 A　Coenzyme A	可配	
G　甘露醇　Mannitol	可配	
肝素钠　Heparin Sodium	可配	
谷氨酸钾（31.50%）　Potassium Glutamate（31.50%）	可配	
谷氨酸钠（28.75%）　Sodium Glutamate（28.75%）	可配	
H　红霉素（乳糖酸盐）　Erythromycin（Lactobionate）	可配	
环丙沙星　Ciprofloxacin	可配	
环磷酰胺　Cyclophosphamide	可配	
磺胺嘧啶钠　Sulfadiazine Sodium	**忌配**	
J　肌苷　Inosine	可配	
吉他霉素（酒石酸盐）　Kitasamycin（Tartrate）	可配	
甲氨蝶呤　Methotrexate	可配	
甲泼尼龙琥珀酸钠　Methylprednisolone Sodium Succinate	可配	
甲氧明（盐酸盐）　Methoxamine（Hydrochloride）	可配	
间羟胺（重酒石酸盐）　Metaraminol（Bitartrate）	可配	
精氨酸（25%，盐酸盐）　Arginine（25%，Hydrochloride）	可配	
K　卡络柳钠　Carbazochrome Salicylate	可配	
克林霉素（磷酸盐）　Clindamycin（Phosphate）	可配	
L　利多卡因（盐酸盐）　Lidocaine（Hydrochloride）	可配	
利舍平　Reserpine	**忌配**	
两性霉素 B　Amphotericin B	可配	
林格液　Sodium Chloride Compound	**忌配**	
林可霉素（盐酸盐）　Lincomycin（Hydrochloride）	可配	
硫酸镁（10%，25%）　Magnesium Sulfate（10%，25%）	可配	
氯胺酮（盐酸盐）　Ketamine（Hydrochloride）	可配	
氯丙嗪（盐酸盐）　Chlorpromazine（Hydrochloride）	可配	
氯化钙（3%，5%）　Calcium Chloride（3%，5%）	可配	

依地酸钙钠加入以下药品（续）	配伍结果	备　注
氯化琥珀胆碱 Suxamethonium Chloride	可配	
氯化钾（10%） Potassium Chloride（10%）	可配	
氯化钠（0.9%） Sodium Chloride（0.9%）	可配	
氯霉素 Chloramphenicol	可配	
氯霉素琥珀酸酯钠 Chloramphenicol Succinate Sodium	可配	
氯唑西林钠 Cloxacillin Sodium	可配	
洛贝林（盐酸盐） Lobeline（Hydrochloride）	可配	
M 麦角新碱（马来酸盐） Ergometrine（Maleate）	可配	
毛花苷丙 Lanatoside C	可配	
美芬丁胺（硫酸盐） Mephentermine（Sulfate）	可配	
美沙酮（盐酸盐） Methadone（Hydrochloride）	忌配	
N 脑垂体后叶素® Pituitrin	可配	
能量合剂 Energy Composite	可配	
尼可刹米 Nikethamide	可配	
粘菌素（硫酸盐） Colymycin（Sulfate）	可配	
P 哌甲酯 Methylphenidate	可配	
哌拉西林钠 Piperacillin Sodium	可配	
哌替啶（盐酸盐） Pethidine（Hydrochloride）	可配	
培氟沙星（甲磺酸盐） Pefloxacin（Mesylate）	忌配	
葡萄糖（5%） Glucose（5%）	可配	
葡萄糖（10%） Glucose（10%）	忌配	
葡萄糖氯化钠 Glucose and Sodium Chloride	忌配	
葡萄糖酸钙（10%） Calcium Gluconate（10%）	可配	
普鲁卡因（盐酸盐） Procaine（Hydrochloride）	可配	
普鲁卡因胺（盐酸盐） Procainamide（Hydrochloride）	可配	
普萘洛尔 Propranolol	可配	
Q 青霉素钾® Benzylpenicillin Potassium	可配	
青霉素钠® Benzylpenicillin Sodium	可配	
氢化可的松 Hydrocortisone	可配	
氢化可的松琥珀酸钠 Hydrocortisone Sodium Succinate	可配	
庆大霉素（硫酸盐）® Gentamycin（Sulfate）	可配	
去甲肾上腺素（重酒石酸盐） Norepinephrine（Bitartrate）	可配	
去氧肾上腺素（盐酸盐） Phenylephrine（Hydrochloride）	可配	
R 柔红霉素（盐酸盐） Daunorubicin（Hydrochloride）	可配	
S 塞替派 Thiotepa	忌配	
三磷腺苷 Adenosine Triphosphate	可配	
山莨菪碱（氢溴酸盐） Anisodamine（Hydrobromide）	可配	
山莨菪碱（盐酸盐） Anisodamine（Hydrochloride）	可配	
山梨醇 Sorbitol	可配	
肾上腺素（盐酸盐） Adrenaline（Hydrochloride）	可配	

依地酸钙钠加入以下药品（续）	配伍结果	备　注
四环素（盐酸盐）　Tetracycline（Hydrochloride）	忌配	
羧苄西林钠　Carbenicillin Sodium	可配	
缩宫素　Oxytocin	可配	
T　碳酸氢钠（5%）　Sodium Bicarbonate（5%）	可配	
头孢拉定　Cefradine	忌配	
头孢哌酮钠　Cefoperazone Sodium	忌配	
头孢羟唑　Cefamandole	忌配	
妥拉唑林（盐酸盐）　Tolazoline（Hydrochloride）	可配	
W　万古霉素（盐酸盐）　Vancomycin（Hydrochloride）	可配	
维生素 B_6　Vitamin B_6	可配	
维生素 C　Vitamin C	可配	
维生素 K_1　Vitamin K_1	可配	
X　细胞色素 C　Cytochrome C	可配	
Y　氧氟沙星　Ofloxacin	可配	
依他尼酸钠　Sodium Etacrynate	可配	
胰岛素（正规）®　Insulin（Regular）	忌配	
异丙嗪（盐酸盐）　Promethazine（Hydrochloride）	可配	
异丙肾上腺素（盐酸盐）　Isoprenaline（Hydrochloride）	可配	
异戊巴比妥钠　Amobarbital Sodium	可配	
异烟肼　Isoniazid	可配	
右旋糖酐 40（含盐）　Dextran 40（Sodium Chloride）	可配	
Z　左旋多巴　Levodopa	可配	

碘解磷定

Pralidoxime Iodide

制剂规格与 pH 值　注射剂：10mL：0.4g；20mL：0.5g。粉针剂：每支 0.4g。pH（1%）：3.8～5.0。

药理作用及应用　本品使与有机磷化合物结合的胆碱酯酶游离出来，恢复水解乙酰胆碱的活性，解除有机磷化合物的毒性作用。用于多种有机磷酸酯类杀虫剂的急性中毒，但对马拉硫磷、敌百虫、敌敌畏、乐果、甲氟磷、丙胺氟磷和八甲磷等的效果较差；对氨基甲酸酯杀虫剂所抑制的胆碱酯酶无复活作用。

用法用量　静注或静滴：用于治疗轻度有机磷农药中毒，每次 0.4g，必要时于 2～4h 后重复给药 1 次；用于治疗中度中毒，首次 0.8～1.2g，以后每隔 2h 给予 0.4～0.8g；用于治疗重度中毒，首次 0.8～1.2g，如 30min 后无效可再给予 0.8～1.2g，以后每隔 1h 给予 0.4g，儿童每次 30mg/kg，连续 4～6 次，视病情调整用量。

适宜溶剂　静注：0.4～0.8g 溶于 5%葡萄糖或 0.9%氯化钠注射液 20～40mL；静滴：0.8～1.2g溶于 5%葡萄糖或 0.9%氯化钠注射液 500～1 000mL。

给药速度 静注：10～15min；静滴：1～4h。

稳定性 药液性质不稳定，久置于室温下易释放出碘，宜临用时配制，药液变色不可再用。

不良反应 静注或滴速过快可引起轻度乏力、视力模糊、复视、眩晕、头痛、抽搐、动作不协调、恶心、呕吐、心动过缓；大剂量直接静注可抑制呼吸中枢或导致呼吸衰竭。

禁忌/慎用证 对碘过敏者禁用。老年人慎用。

药物相互作用 在碱性药液中易水解。

注意事项 不宜肌注，只能静脉给药。用药过程中应随时监测血胆碱酯酶活性。由于碘解磷定可在体内迅速水解（1.5～2h），因而须依据病情持续和反复给药，对严重的中毒者可连续应用数日；对重度或急性有机磷中毒者须与阿托品联合应用；对轻度急性中毒者可单独应用阿托品或碘解磷定治疗。药液渗漏于血管外可致疼痛、周围组织麻木。大剂量直接静注可抑制呼吸中枢或导致呼吸衰竭。

配伍表

碘解磷定加入以下药品	配伍结果	备 注
A 阿米卡星（硫酸盐） Amikacin（Sulfate）	可配	
阿托品（硫酸盐） Atropine（Sulfate）	可配	
氨苄西林钠@ Ampicillin Sodium	**忌配**	
氨茶碱 Aminophylline	可配	
氨基己酸 Aminocaproic Acid	可配	
氨甲苯酸 Aminomethylbenzoic Acid	可配	
氨甲环酸 Tranexamic Acid	可配	
B 胞磷胆碱 Citicoline	**忌配**	
苯海拉明（盐酸盐） Diphenhydramine（Hydrochloride）	**忌配**	△
苯唑西林钠 Oxacillin Sodium	可配	
C 长春新碱（硫酸盐） Vincristine（Sulfate）	可配	
D 大观霉素（盐酸盐） Spectinomycin（Hydrochloride）	**忌配**	
地塞米松（磷酸盐） Dexamethasone（Phosphate）	可配	
地西泮® Diazepam	可配	
东莨菪碱（氢溴酸盐） Scopolamine（Hydrobromide）	可配	
毒毛旋花子苷 K Strophanthin K	可配	
对氨基水杨酸钠 Sodium Aminosalicylate	可配	
多巴胺（盐酸盐） Dopamine（Hydrochloride）	可配	
多粘菌素 B（硫酸盐） Polymyxin B（Sulfate）	可配	
多柔比星（盐酸盐） Doxorubicin（Hydrochloride）	可配	
E 二氮嗪 Diazoxide	**忌配**	
二甲弗林 Dimefline	可配	
F 酚磺乙胺 Etamsylate	可配	
酚妥拉明（甲磺酸盐） Phentolamine（Mesylate）	可配	
呋塞米 Furosemide	可配	
氟尿嘧啶 Fluorouracil	可配	
辅酶 A Coenzyme A	**忌配**	

碘解磷定加入以下药品（续）	配伍结果	备注
复方氨基酸 Amino Acid Compound	忌配	
G 甘露醇 Mannitol	忌配	
肝素钠 Heparin Sodium	可配	
谷氨酸钠（28.75%） Sodium Glutamate（28.75%）	可配	
H 红霉素（乳糖酸盐） Erythromycin（Lactobionate）	忌配	
环磷酰胺 Cyclophosphamide	可配	
J 肌苷 Inosine	忌配	
甲氯芬酯（盐酸盐） Meclofenoxate（Hydrochloride）	忌配	
甲泼尼龙琥珀酸钠 Methylprednisolone Sodium Succinate	忌配	
甲氧明（盐酸盐） Methoxamine（Hydrochloride）	忌配	
间羟胺（重酒石酸盐） Metaraminol（Bitartrate）	可配	
精氨酸（25%，盐酸盐） Arginine（25%，Hydrochloride）	忌配	
K 卡那霉素（硫酸盐） Kanamycin（Sulfate）	忌配	
L 利多卡因（盐酸盐） Lidocaine（Hydrochloride）	可配	
利舍平 Reserpine	忌配	
林格液 Sodium Chloride Compound	可配	
硫酸镁（10%，25%） Magnesium Sulfate（10%，25%）	可配	
氯丙嗪（盐酸盐） Chlorpromazine（Hydrochloride）	忌配	
氯氮䓬 Chlordiazepoxide	忌配	
氯化钙（3%，5%） Calcium Chloride（3%，5%）	可配	
氯化钾（10%） Potassium Chloride（10%）	可配	
氯霉素 Chloramphenicol	可配	
氯霉素琥珀酸酯钠 Chloramphenicol Succinate Sodium	忌配	
氯唑西林钠 Cloxacillin Sodium	可配	
洛贝林（盐酸盐） Lobeline（Hydrochloride）	可配	
M 麦角新碱（马来酸盐） Ergometrine（Maleate）	可配	
美芬丁胺（硫酸盐） Mephentermine（Sulfate）	忌配	
美西律 Mexiletine	忌配	
门冬氨酸钾镁 Potassium Magnesium Aspartate	忌配	
门冬酰胺酶 Asparaginase	可配	
N 脑垂体后叶素® Pituitrin	可配	
能量合剂 Energy Composite	忌配	
尼可刹米 Nikethamide	可配	
粘菌素（硫酸盐） Colymycin（Sulfate）	忌配	
尿激酶 Urokinase	可配	
P 哌甲酯 Methylphenidate	忌配	
哌替啶（盐酸盐） Pethidine（Hydrochloride）	忌配	
葡萄糖酸钙（10%） Calcium Gluconate（10%）	可配	
普鲁卡因胺（盐酸盐） Procainamide（Hydrochloride）	忌配	
普萘洛尔 Propranolol	忌配	

碘解磷定加入以下药品（续）	配伍结果	备　注
Q 青霉素钠[@]　Benzylpenicillin Sodium	可配	
氢化可的松　Hydrocortisone	忌配	
氢化可的松琥珀酸钠　Hydrocortisone Sodium Succinate	可配	
庆大霉素（硫酸盐）[@]　Gentamycin（Sulfate）	可配	
去甲肾上腺素（重酒石酸盐）　Norepinephrine（Bitartrate）	可配	
去氧肾上腺素（盐酸盐）　Phenylephrine（Hydrochloride）	可配	
去乙酰毛花苷　Deslanoside	忌配	
全血　Whole Blood	忌配	
R 乳酸钠（11.2%）　Sodium Lactate（11.2%）	忌配	
S 三磷腺苷　Adenosine Triphosphate	可配	
山梨醇　Sorbitol	可配	
丝裂霉素　Mitomycin	忌配	
四环素（盐酸盐）　Tetracycline（Hydrochloride）	忌配	
羧苄西林钠　Carbenicillin Sodium	忌配	
T 碳酸氢钠（5%）　Sodium Bicarbonate（5%）	忌配	
头孢噻啶　Cefaloridine	忌配	
头孢唑林钠　Cefazolin Sodium	可配	
托西溴苄铵　Bretylium Tosilate	忌配	
妥布霉素（硫酸盐）[@]　Tobramycin（Sulfate）	可配	
W 维拉帕米（盐酸盐）　Verapamil（Hydrochloride）	忌配	
维生素 B_6　Vitamin B_6	可配	
维生素 C　Vitamin C	可配	
维生素 K_1　Vitamin K_1	可配	
X 西咪替丁（盐酸盐）　Cimetidine（Hydrochloride）	忌配	
细胞色素 C　Cytochrome C	可配	
血浆　Blood Plasma	忌配	
Y 依他尼酸钠　Sodium Etacrynate	忌配	
异丙嗪（盐酸盐）　Promethazine（Hydrochloride）	忌配	
右旋糖酐 40（含盐）　Dextran 40（Sodium Chloride）	可配	

氯解磷定

（氯磷定，氯化吡啶甲肟，氯化派姆）

Pralidoxime Chloride

（PAM-Cl，Pyraloxime）

制剂规格与 pH 值　注射液：每支 2mL 含 0.25g、0.5g，5mL 含 0.5g。pH：4.5~5.2。

药理作用及应用　本品为胆碱酯酶复能剂，用于有机磷农药中毒患者被灭活的胆碱酯酶活性的恢复，与阿托品同时应用于解毒治疗。对胆碱酯酶失活过久（>36h）的作用甚差，故尽早用药，本品对有机磷农药的内吸磷、对硫磷、马拉硫磷疗效较好，对敌百虫、敌敌畏疗效较差，对乐果几乎无效。对这类农药引起的烟碱样症状的控制效果好而对毒蕈碱症状及中枢神经症状改善不大。其他参阅"碘解磷定"。本品与碘解磷定比较的优点是可用于碘过敏患者，并且无引起腮腺肿大的副作用。中度以上中毒急救，本品必须与阿托品注射液同时分别使用。

用法用量 主要用于有机磷农药中毒的急救，可肌注或静注。中度以上中毒患者静脉给药为宜。肌注除了引起局部疼痛之外，并无任何优点；成人剂量每次 0.5~1g，2~4h 可重复 1 次。成人静注首剂 0.75~1g 以 0.9%氯化钠注射液稀释至 20~40mL，1~2h 1 次，静滴主要用于维持给药剂量 1.0~2g，以 0.9%氯化钠注射液稀释至 100~150mL，20~30min 滴完，3~4h 1 次，按肌肉力量恢复程度重复给药及调整滴速，避免滴注太慢形成无效用药。

适宜溶剂 静注：用注射用水或 0.9%氯化钠注射液；静滴：用 0.9%氯化钠注射液。

给药速度 静注：5~10min；静滴：15~30min，每小时给药量不超过 5g。

稳定性 原药为白色结晶性粉末，易溶于水；注射液澄明，若析出结晶可以 37℃水浴加温振荡溶解后使用。注射液应避光、密封、阴凉处保存。

不良反应 与剂量相关。可致头晕、头痛、视力模糊、心悸、血压上升、心律失常、呼吸抑制、惊厥、凝血障碍。

禁忌/慎用证 对本药过敏者禁用。老年人和体弱、消瘦者减量慎用。

药物相互作用 本品呈酸性，与碱性注射液配合可致水解失效；各种胆碱酶复能剂合用易致过量或效应失控。

注意事项 中重度患者抢救，首剂给药应以静注以争取时间，同时应分别静注阿托品，在观察肌力恢复程度及生命体征情况下重复用药与控制剂量，条件允许时监测血胆碱脂酶浓度，使其维持在 50%以上，勿盲目联用多种胆碱酯酶复活剂。本品应单独使用，勿与其他注射剂混合。本品半衰期短，不宜缓慢静滴，以免影响药效。

配伍表

氯解磷定加入以下药品	配伍结果	备　注
A 阿柔比星 Aclarubicin	忌配	
氨苄西林钠@ Ampicillin Sodium	忌配	
氨苄西林-舒巴坦钠 Ampicillin Sodium- Sulbactam Sodium	忌配	
氨茶碱 Aminophylline	忌配	
B 苯巴比妥钠 Phenobarbital Sodium	忌配	
H 红霉素（乳糖酸盐）Erythromycin（Lactobionate）	忌配	
L 利舍平 Reserpine	忌配	
硫喷妥钠 Thiopental Sodium	忌配	
氯丙嗪（盐酸盐）Chlorpromazine（Hydrochloride）	忌配	
氯化钠（0.9%）Sodium Chloride（0.9%）	可配	
P 葡萄糖（5%）Glucose（5%）	忌配	无文献报道可配
T 头孢他啶 Ceftazidime	忌配	

纳洛酮

Naloxone

制剂规格与 pH 值　盐酸盐注射液：1mL：0.4mg；新生儿专用注射剂：2mL：0.04mg。pH（0.4mg/mL）：3.0～4.5。

药理作用及应用　纳洛酮是阿片受体各种亚型（μ、κ、σ）的纯拮抗剂，能解除阿片类药物的中毒症状和超常量内啡肽产生的病理生理效应。对常量内源性阿片样物质无拮抗作用。治疗阿片类药物及其他麻醉性镇痛剂中毒在注射后 1～2min 可见呼吸、血压、神志改善。还可用于镇静催眠药与急性酒精中毒、阿片类及其他麻醉性镇痛剂药物依赖的诊断。

用法用量　静注或静滴：每次 0.4～2mg。

适宜溶剂　静注：0.4～0.8mg 溶于注射用水或 25%葡萄糖注射液 10～20mL；静滴：1.6～2mg 溶于 5%葡萄糖注射液 500mL。

给药速度　静注：1～2min；静滴：4～5h，滴速 0.4mg/h。

稳定性　药液稀释后宜在 24h 内用毕。

不良反应　偶有口干、恶心、呕吐、厌食、困倦或烦躁不安、血压升高和心率加快。个别患者诱发心律失常、肺水肿和心肌梗死。

禁忌/慎用证　对吗啡、海洛因等麻醉药有依赖性的母亲的婴儿、接受过麻醉性镇痛药的新生儿忌用。高血压、心功能不全患者及哺乳期妇女慎用。

药物相互作用　可拮抗阿片类药物的作用。

注意事项　密切观察生命体征的变化，注意掌握剂量。忌与碱性药液混合。

配伍表

纳洛酮加入以下药品	配伍结果	备　注
A 氨苄西林钠@ Ampicillin Sodium	忌配	
氨茶碱 Aminophylline	忌配	
氨基丁三醇（7.28%） Trometamol（7.28%）	忌配	
B 苯巴比妥钠 Phenobarbital Sodium	忌配	
F 氟尿嘧啶 Fluorouracil	忌配	
G 谷氨酸钾（31.50%） Potassium Glutamate（31.50%）	忌配	
H 磺胺嘧啶钠 Sulfadiazine Sodium	忌配	
L 硫喷妥钠 Thiopental Sodium	忌配	
氯化钠（0.9%） Sodium Chloride（0.9%）	可配	
P 葡萄糖（5%，10%） Glucose（5%，10%）	可配	
葡萄糖氯化钠 Glucose and Sodium Chloride	可配	
R 乳酸钠（11.2%） Sodium Lactate（11.2%）	可配	
S 司可巴比妥钠 Secobarbital Sodium	忌配	
羧苄西林钠 Carbenicillin Sodium	忌配	
T 碳酸氢钠（5%） Sodium Bicarbonate（5%）	忌配	
Y 异戊巴比妥钠 Amobarbital Sodium	忌配	

烯丙吗啡
（纳洛芬）
Nalorphine
（N-Allylmorphine）

制剂规格与 pH 值 氢溴酸盐注射液：1mL：10mg。pH（5mg/mL）：5.0～7.5。

药理作用及应用 用于吗啡、哌替啶等镇痛药逾量中毒、复合全麻结束时拮抗阿片受体激动药的残余作用；激发戒断症状，可用于麻醉性镇痛药成瘾的诊断。镇痛强度与吗啡相似，不产生欣快感，且对 σ 受体有强的激动效应，可引起烦躁不安等症，故不用于镇痛。对于麻醉性镇痛药成瘾者，烯丙吗啡可激发戒断症状。对于喷他佐辛和其他阿片受体激动拮抗药引起的呼吸抑制，烯丙吗啡不仅无拮抗作用，反可使之加重。

用法用量 皮注或静注：成人常用量，每次 5～10mg；极量，一日 40mg。

适宜溶剂 静注：5～10mg 稀释于 0.9%氯化钠或 25%葡萄糖注射液 5～10mL。

给药速度 静注：2～4min。

不良反应 偶见有眩晕、恶心、嗜睡、无力、出汗、烦躁、感觉异常等，大剂量可引起呼吸抑制和幻视。

禁忌/慎用证 婴幼儿禁用。肺功能不全者慎用。

注意事项 对巴比妥类及麻醉药所致的呼吸抑制无效。

配伍表

烯丙吗啡（氢溴酸盐）加入以下药品	配伍结果	备 注
A 氨苄西林钠[@] Ampicillin Sodium	忌配	
氨茶碱 Aminophylline	忌配	
氨基丁三醇（7.28%） Trometamol（7.28%）	忌配	
B 胞磷胆碱 Citicoline	忌配	
苯巴比妥钠 Phenobarbital Sodium	忌配	
F 氟尿嘧啶 Fluorouracil	忌配	
G 谷氨酸钾（31.50%） Potassium Glutamate（31.50%）	忌配	
H 磺胺嘧啶钠 Sulfadiazine Sodium	忌配	
L 林格液 Sodium Chloride Compound	可配	
硫喷妥钠 Thiopental Sodium	忌配	
氯化钠（0.9%） Sodium Chloride（0.9%）	可配	
P 葡萄糖（5%，10%） Glucose（5%，10%）	可配	
葡萄糖氯化钠 Glucose and Sodium Chloride	可配	
S 司可巴比妥钠 Secobarbital Sodium	忌配	
T 碳酸氢钠（5%） Sodium Bicarbonate（5%）	忌配	
Y 异戊巴比妥钠 Amobarbital Sodium	忌配	

第十八章 免疫调节、抗排斥及其他类别

别嘌醇钠
Allopurinol Sodium

制剂规格与 pH 值 冻干粉针剂：每支 500mg。pH（5mg/mL）：11.1～11.8。

药理作用及应用 黄嘌呤氧化酶抑制剂，能抑制尿酸合成。控制高尿酸血症；也有助于痛风患者组织内的尿酸结晶重新溶解。适用于原发性和继发性高尿酸血症，尤其是尿酸生成过多而引起的高尿酸血症，也用于反复发作或慢性痛风、尿酸结石与尿酸性肾病、伴有肾功能不全的高尿酸血症。

用法用量 成人剂量为 200～400mg/m², 一日最大剂量不超过 600mg。

适宜溶剂 500mg 用 25mL 灭菌注射用水溶解，再用 5%葡萄糖或 0.9%氯化钠注射液 100～250mL 稀释成浓度不大于 6mg/mL 的注射液。

给药速度 静注：10min；静滴：0.5～1h。视用量而定。

稳定性 粉针剂在室温下贮存。配制好的注射液不能贮存在冰箱内，并应在 10h 内使用。

不良反应 主要不良反应为皮疹、胃肠道反应、白细胞减少或血小板减少或贫血。

禁忌/慎用证 严重肝肾功能不全、明显血细胞低下者，孕妇及哺乳期妇女，对本品有过敏史者禁用。不用于痛风性关节炎的急性发作期。肝肾功能损害及老年人慎用。

药物相互作用 对高血压或肾功能差的患者，本品与噻嗪类利尿剂同用时，有发生肾功能衰竭及出现过敏的报道；与排尿酸药合用可加强疗效；与阿莫西林、氨苄西林同用，皮疹的发生率增多；与环磷酰胺同用，对骨髓的抑制更明显；与尿酸化药同用增加肾结石形成的可能；与环孢素同用，环孢素血浆浓度增加，增加肾毒性；与 6-巯基嘌呤合用，增加毒性；可能增加华法林的抗凝作用。

注意事项 用药前及用药期间要定期检查血尿酸及 24h 尿尿酸水平，以此作为调整药物剂量的依据。由小剂量开始，逐渐递增至有效量维持正常血尿酸和尿尿酸水平，以后逐渐减量，用最小有效量维持较长时间。用药期间定期检查血象及肝肾功能。

配伍表

别嘌醇钠加入以下药品	配伍结果	备 注
2∶3∶1注射液　2∶3∶1 Injection	可配	
A 阿米卡星（硫酸盐）　Amikacin（Sulfate）	**忌配**	
阿糖胞苷 Cytarabine	**忌配**	
阿昔洛韦钠 Acyclovir Sodium	可配	
氨茶碱 Aminophylline	可配	
氨曲南@ Aztreonam	可配	
昂丹司琼（盐酸盐）@ Ondansetron（Hydrochloride）	**忌配**	
B 苯海拉明（盐酸盐）　Diphenhydramine（Hydrochloride）	**忌配**	
C 长春碱（硫酸盐）　Vinblastine（Sulfate）	可配	

别嘌醇钠加入以下药品（续）	配伍结果	备　注
长春瑞滨（重酒石酸盐）　Vinorelbine（Bitartrate）	忌配	
长春新碱（硫酸盐）　Vincristine（Sulfate）	可配	
D 地塞米松磷酸钠　Dexamethasone Sodium Phosphate	可配	
多柔比星（盐酸盐）　Doxorubicin（Hydrochloride）	忌配	
多西环素（盐酸盐）　Doxycycline（Hydrochloride）	忌配	
F 法莫替丁　Famotidine	可配	
放线菌素 D　Dactinomycin D	可配	
氟康唑　Fluconazole	可配	
氟尿嘧啶　Fluorouracil	可配	
氟哌啶醇（乳酸盐）　Haloperidol（Lactate）	忌配	
氟哌利多　Droperidol	忌配	
G 甘露醇　Mannitol	可配	
肝素钠　Heparin Sodium	可配	
格拉司琼（盐酸盐）　Granisetron（Hydrochloride）	可配	
更昔洛韦钠　Ganciclovir Sodium	可配	
H 环磷酰胺　Cyclophosphamide	可配	
J 甲氨蝶呤钠　Methotrexate Sodium	可配	
甲泼尼龙琥珀酸钠　Methylprednisolone Sodium Succinate	忌配	
甲硝唑　Metronidazole	可配	
甲氧氯普胺（盐酸盐）　Metoclopramide（Hydrochloride）	忌配	
K 卡铂　Carboplatin	可配	
克林霉素（磷酸盐）　Clindamycin（Phosphate）	忌配	
L 劳拉西泮　Lorazepam	可配	
雷尼替丁（盐酸盐）　Ranitidine（Hydrochloride）	可配	
两性霉素 B　Amphotericin B	忌配	
林格液　Sodium Chloride Compound	可配	
氯丙嗪（盐酸盐）　Chlorpromazine（Hydrochloride）	忌配	
氯化钾（10%）　Potassium Chloride（10%）	可配	
氯化钠（0.9%）　Sodium Chloride（0.9%）	可配	
M 吗啡（硫酸盐）　Morphine（Sulfate）	可配	
美司钠　Mesna	可配	
P 哌拉西林钠　Piperacillin Sodium	可配	
哌替啶（盐酸盐）　Meperidine（Hydrochloride）	忌配	
葡萄糖（5%，10%）　Glucose（5%，10%）	可配	
葡萄糖酸钙（10%）　Calcium Gluconate（10%）	可配	
Q 齐多夫定　Zidovudine	可配	
羟嗪（盐酸盐）　Hydroxyzine（Hydrochloride）	忌配	
氢化可的松琥珀酸钠　Hydrocortisone Sodium Succinate	可配	
氢化可的松磷酸钠　Hydrocortisone Sodium Phosphate	可配	
庆大霉素（硫酸盐）@　Gentamicin（Sulfate）	忌配	

别嘌醇钠加入以下药品（续）	配伍结果	备　注
R 柔红霉素（盐酸盐）　Daunorubicin（Hydrochloride）	**忌配**	
S 塞替派　Thiotepa	可配	
顺铂　Cisplatin	可配	
T 碳酸氢钠（5%）　Sodium Bicarbonate（5%）	**忌配**	
替卡西林-克拉维酸钾 Ticarcillin Sodium -Clavulanate Potassium	可配	
头孢呋辛钠 Cefuroxime Sodium	可配	
头孢曲松钠 Ceftriaxone Sodium	可配	
头孢噻肟钠 Cefotaxime Sodium	**忌配**	
头孢他啶 Ceftazidime	可配	
头孢唑林钠 Cefazolin Sodium	可配	
头孢唑肟钠 Ceflizoxime Sodium	可配	
妥布霉素（硫酸盐）@　Tobramycin（Sulfate）	**忌配**	
W 万古霉素（盐酸盐）　Vancomycin（Hydrochloride）	可配	
X 西咪替丁（盐酸盐）　Cimetidine（Hydrochloride）	**忌配**	
Y 亚胺培南-西司他丁钠 Imipenem -Cilastatin Sodium	**忌配**	
依那普利拉 Enalaprilat	可配	
异丙嗪（盐酸盐）　Promethazine（Hydrochloride）	**忌配**	
异环磷酰胺 Ifosfamide	可配	

他克莫司

Tacrolimus

制剂规格与 pH 值　注射液：1mL：5mg（含氢化蓖麻油 200mg 及 80%乙醇）。pH（0.5%）：2.0～6.0。

药理作用及应用　免疫抑制剂，其结构为大环内酯，作用为环孢素的 10～100 倍，抑制 T 细胞及白介素功能，阻止免疫因子的转录。主要用于器官移植的抗排斥反应。

用法用量　静滴：用于预防肝肾移植术后的移植物排斥反应，肝移植者 0.01～0.05mg/(kg·d)，肾移植者 0.05～0.1mg/(kg·d)，恢复期依据患者的排斥反应与对药物的耐受性调整剂量。稀释浓度为 4～20μg/mL。

适宜溶剂　静滴：5mg 稀释于 5%葡萄糖或 0.9%氯化钠注射液 1～1.2L。

给药速度　静滴：连续 6～8h 滴注。

稳定性　用 5%葡萄糖或 0.9%氯化钠注射液稀释的在室温下 24h 内稳定。可被 PVC 注射器具吸附。

不良反应　毒副作用广泛，对心血管系统、精神神经系统、消化系统、内分泌代谢系统、骨骼肌肉系统、呼吸系统、血液系统、肾脏、皮肤、五官都有不良作用。

禁忌/慎用证　对本品或大环内酯类抗生素过敏患者及孕妇禁用。糖尿病、高钾血症、心室肥大、神经性毒性、严重肝肾功能不全患者慎用。

药物相互作用　与具有肾毒性和神经毒性的药物，如氨基糖苷类抗生素、万古霉素、两性霉素 B、磺胺甲噁唑、布洛芬、更昔洛韦联合应用，可增加上述药物的毒性；与抑制细胞色素 P450 3A4 酶系的药物如氨苯砜、炔雌醇、甲地孕酮、伊曲康唑、利多卡因、咪达唑仑、尼卡地平、尼鲁地平、奎尼丁、他莫昔芬合用，可抑制本品的代谢；与诱导细胞色素 P450 3A4 酶系的药物，如苯巴比妥、苯妥英钠、利福平、卡马西平、异烟肼合用，可能增加本品的代谢。用药期间使用大剂量钾离子或保钾利尿药，可致高钾血症或加重原有的高钾血症。

注意事项　本品输注用浓缩液，必须在聚乙烯或玻璃瓶中用 5%葡萄糖或 0.9%氯化钠注射液充分稀释后静滴，不能静注。本品在 pH 值 2～6 时稳定，不可与 pH≥9 的溶液混合。静滴时应密切监测血压、心电图、血糖、血钾、电解质、肝肾功能等。用药期间避免受孕或哺乳。脏器移植手术结束后至少 6h 后才可给予他克莫司，若用本品替代环孢素，宜停药至少 24h 后给予本品。

配伍表

他克莫司加入以下药品	配伍结果	备　注
2∶3∶1注射液　2∶3∶1 Injection	可配	
A 阿昔洛韦钠 Acyclovir Sodium	**忌配**	
艾司洛尔（盐酸盐）Esmolol（Hydrochloride）	可配	
氨苄西林钠@ Ampicillin Sodium	可配	
氨苄西林-舒巴坦钠 Ampicillin -Sulbactam Sodium	可配	
氨茶碱 Aminophylline	可配	
B 苯海拉明（盐酸盐）Diphenhydramine（Hydrochloride）	**忌配**	△
苯妥英钠 Phenytoin Sodium	可配	
苯唑西林钠 Oxacillin Sodium	可配	
D 地高辛 Digoxin	可配	
地塞米松（磷酸盐）Dexamethasone（Phosphate）	可配	
多巴胺（盐酸盐）Dopamine（Hydrochloride）	可配	
多巴酚丁胺（盐酸盐）Dobutamme（Hydrochloride）	可配	
多西环素（盐酸盐）Doxycycline（Hydrochloride）	可配	
F 呋塞米 Furosemide	可配	
氟康唑 Fluconazole	可配	
氟哌啶醇（乳酸盐）Haloperidol（Lactate）	可配	
G 肝素钠 Heparin Sodium	可配	
更昔洛韦钠 Ganciclovir Sodium	**忌配**	
H 红霉素（乳糖酸盐）Erythromycin（Lactobionate）	可配	
环丙沙星 Ciprofloxacin	可配	
J 甲泼尼龙琥珀酸钠 Methylprednisolone Sodium Succinate	可配	
甲硝唑 Metronidazole	可配	
甲氧氯普胺（盐酸盐）Metoclopramide（Hydrochloride）	可配	
K 克林霉素（磷酸盐）Clindamycin（Phosphate）	可配	
L 劳拉西泮 Lorazepam	可配	
雷尼替丁（盐酸盐）Ranitidine（Hydrochloride）	可配	
两性霉素B Amphotericin B	可配	

他克莫司加入以下药品（续）	配伍结果	备 注
林格液 Sodium Chloride Compound	可配	
氯化钾（10%） Potassium Chloride（10%）	可配	
氯化钠（0.9%） Sodium Chloride（0.9%）	可配	
氯霉素琥珀酸钠 Chloramphenicol Sodium Succinate	可配	
M 吗啡（硫酸盐） Morphine（Sulfate）	可配	
P 哌拉西林钠 Piperacillin Sodium	可配	
葡萄糖（5%，10%） Glucose（5%，10%）	可配	
葡萄糖氯化钠 Glucose and Sodium Chloride	可配	
葡萄糖酸钙（10%） Calcium Gluconate（10%）	可配	
普萘洛尔（盐酸盐） Propranolol（Hydrochloride）	可配	
Q 青霉素钾@ Benzylpenicillin Potassium	可配	
氢化可的松琥珀酸钠 Hydrocortisone Sodium Succinate	可配	
庆大霉素（硫酸盐）@ Gentamicin（Sulfate）	可配	
T 碳酸氢钠（5%） Sodium Bicarbonate（5%）	可配	
头孢呋辛钠 Cefuroxime Sodium	可配	
头孢曲松钠 Ceftriaxone Sodium	可配	
头孢他啶 Ceftazidime	可配	
头孢唑林钠 Cefazolin Sodium	可配	
妥布霉素（硫酸盐）@ Tobramycin（Sulfate）	可配	
W 万古霉素（盐酸盐） Vancomycin（Hydrochloride）	可配	
X 硝普钠 Sodium Nitroprusside	可配	
硝酸甘油® Nitroglycerin	可配	
Y 亚胺培南-西司他丁钠 Imipenem-Cilastatin Sodium	可配	
异丙肾上腺素（盐酸盐） Isoprenaline（Hydrochloride）	可配	
胰岛素（正规）® Insulin（Regular）	可配	

环孢素

（环胞多肽 A，山地明）

Ciclosporin

（CsA，Sandimmum）

制剂规格 注射液：250mg/5mL；500mg/10mL。

药理作用及应用 本品是由 11 个氨基酸组成的中性、亲脂性环状多肽，由真菌分离提取。作为免疫抑制剂，可能是抑制巨噬细胞与 T 细胞相互作用产生的白介素-2（IL-2）和干扰素 γ。IL-2 是诱导 T 细胞所必需的，是对特异质抗原的反应性产物，有重要的细胞免疫与体液免疫效应。环孢素不影响宿主的非特异性防御作用，也不引起明显的骨髓抑制。临床应用主要为抑制心、肝、肾等器官移植、角膜与骨髓移植引起的排斥反应，保障手术成功；也用于严重的有致盲可能的葡萄膜炎、类风湿、红斑狼疮、银屑病等。

用法用量 本注射液供稀释后缓慢静滴。成人剂量：器官移植单独用药时，按 3～5mg/(kg·d)，与皮质激素联用时剂量为 1～2mg/(kg·d)。能口服时，尽早改为口服给药。骨髓移植者剂量同上，注射给药勿超过两周即改为口服。肝肾功能不全的患者按血药浓度给药，维持全血血药浓度在 250～800ng/mL 的水平，肝移植的谷浓度 200～300ng/mL，肾与骨髓移植谷浓度维持在 100～200ng/mL。

适宜溶剂　0.9%氯化钠或 5%葡萄糖注射液，按 1∶20～1∶100 稀释（浓度不超过 2.5mg/mL）后静滴。

给药速度　每次治疗 2～6h 完成，7～15 滴/min。

稳定性　环孢素的 0.9%氯化钠稀释液可保持稳定性 6h（聚氯乙烯容器）及 12h（玻璃容器）；其 5%葡萄糖稀释液在浓度为 2mg/mL 时以上两种容器保持 24h 稳定。本品贮存温度应在 30℃以下，避光密封。注射液中含有的表面活性剂可使聚氯乙烯容器材料中心增塑剂被萃取出来。本品稀释超过 24h 未用者不可再用。

不良反应　不良反应与环孢素血药浓度呈量效正相关，剂量过大时易出现各种不良反应，药物减量可减轻不良反应。通常可见电解质代谢紊乱（水肿、高钾、高氯、高尿酸、高尿素氮、高肌酐、高血脂、低血镁、高胆红素、转氨酶升高等）；头痛、头昏、昏迷、惊厥、高血压；腹痛、腹泻、恶心、呕吐、厌食、胰腺炎；过敏性休克、畏寒发热、多毛、牙龈增生、男性乳房增生、类淋巴组织增生。

药物相互作用　本品由肝脏药物代谢酶分解清除，能诱导肝酶活性的药物（苯巴比妥、苯妥英钠、卡马西平、扑痫酮、利福平、利法普丁、萘夫西林、甲氧苄啶等）使本品血药浓度下降，生物利用度及药效减低。能抑制肝酶活性的药物（红霉素、阿奇霉素、克拉霉素、酮康唑、伊曲康唑、维拉帕米、甲泼尼龙、他克莫司、地尔硫䓬）及葡萄柚等可使本品血药浓度上升、生物利用度及效应提高。氨基糖苷类（庆大霉素、链霉素、卡那霉素）、万古霉素、两性霉素 B、磺胺甲基异噁唑-甲氧苄啶、双氯芬酸、阿昔洛韦、美法仑等使本品肾损害加剧。本品可致高血钾，忌合用保钾利尿药以免加剧高血钾。以他克莫司取代本品时，应在本品停用 24h 以上，以免高钾血症呈协同效应。

治疗药物监测　本品生物利用度、药动学和药效学个体差异较大，抗排斥对器官移植成功的重要性，决定环孢素血药浓度监测的必要性，使之成为常规监测品种；肝移植术后患者，谷浓度应维持在 100～200ng/mL、骨髓移植为 100～300ng/mL；肾移植术后不同时间对血药浓度的要求也不同，一般要求谷浓度为 100～250ng/mL，峰浓度为 600～1 200ng/mL。影响血药浓度的因素如下：

1. 血药浓度升高：①疾病：肝损害；②药物：见上述药物相互作用。
2. 血药浓度下降：②疾病：腹泻、肠炎患者口服环孢素时；②药物：见上述药物相互作用。

注意事项　本品用于治疗免疫性疾病（类风湿、狼疮、银屑病等）剂量达 5mg/(kg·d)。连用 3 个月仍无明显效果应停药。器官移植术后用药如效果不大，可追加剂量，维持最大有效浓度，加强肾功能监测，有效后尽早改为口服。本药含聚乙二醇乙基化蓖麻油 650mg/mL（为赋形剂），可能有个别患者对此赋形剂不耐受。

配伍表

环孢素加入以下药品	配伍结果	备注
A 阿米卡星（硫酸盐）Amikacin（Sulfate）	忌配	
奥曲肽（醋酸盐）Octreotide（Acetate）	忌配	
B 苯巴比妥钠 Phenobarbital Sodium	忌配	
苯妥英钠 Phenytoin Sodium	忌配	
丙泊酚 Propofol	可配	
D 地贝卡星（硫酸盐）Dibekacin（Sulfate）	忌配	
F 呋塞米 Furosemide	忌配	
氟康唑 Fluconazole	忌配	
G 甘露醇（20%）Mannitol（20%）	忌配	
谷氨酸钙 Calcium Glutamate	忌配	
H 红霉素（乳糖酸盐）Erythromycin（Lactobionate）	忌配	
华法林钠 Warfarin Sodium	忌配	
环丙沙星 Ciprofloxacin	可配	
环磷酰胺 Cyclophosphamide	忌配	△
磺胺嘧啶钠 Sulfadiazine Sodium	忌配	
J 甲氧氯普胺（盐酸盐）Metoclopramide（Hydrochloride）	忌配	
交沙霉素 Josamycin	忌配	
K 卡那霉素（硫酸盐）Kanamycin（Sulfate）	忌配	
L 雷尼替丁（盐酸盐）Ranitidine（Hydrochloride）	忌配	
利福霉素 SV Rifamycin SV	忌配	△
两性霉素 B Amphotericin B	忌配	
硫酸镁（10%，25%）Magnesium Sulfate（10%，25%）	忌配	
硫唑嘌呤 Azathioprine	忌配	△
氯化钙（10%）Calcium Chloride（10%）	忌配	
氯化钾（10%）Potassium Chloride（10%）	忌配	
氯化钠（0.9%）Sodium Chloride（0.9%）	可配	
M 美法仑（盐酸盐）Melphalan（Hydrochloride）	忌配	
咪康唑 Miconazole	忌配	
N 奈替米星（硫酸盐）Netilmicin（Sulfate）	忌配	
P 葡萄糖（5%）Glucose（5%）	可配	
葡萄糖酸钙（10%）Calcium Gluconate（10%）	忌配	
Q 氢化可的松 Hydrocortisone	忌配	
S 沙格司亭 Sargramostim	可配	
T 头孢呋辛钠 Cefuroxime Sodium	忌配	
头孢美唑钠 Cefmetazole Sodium	可配	
头孢噻肟钠 Cefotaxime Sodium	忌配	
X 西索米星（硫酸盐）Sisomicin（Sulfate）	忌配	
硝苯地平 Nifedipine	忌配	
Y 氧氟沙星 Ofloxacin	忌配	

环孢素加入以下药品（续）	配伍结果	备 注
依托泊苷（磷酸酯） Etoposide（Phosphate）	忌配	
异烟肼 Isoniazid	忌配	
Z 脂肪乳 Fat Emulsion（LCT）	可配	

英利西单抗

Infliximab

制剂规格　注射用粉针剂：含英利西单抗 100mg，蔗糖 500mg。

药理作用及应用　为嵌合式鼠-人免疫球蛋白（IgG1$_\kappa$）单克隆抗体，能特异性地与肿瘤坏死因子结合，使之失活。在外周血液中，使到达炎症部位的炎性细胞数量减少。可抑制细胞间黏附分子-1 和淋巴细胞功能相关抗原-1 在炎性结肠黏膜固有层的表达。用于克隆病、类风湿性关节炎、牛皮癣关节炎、强直性脊柱炎等免疫性疾病。

用法用量　根据治疗疾病的种类确定。成人量为 1 次用 3～10mg/kg（多用 5mg/kg），静滴不少于 2h。2～6 周后重复 1 次，继而 8 周 1 次。

适宜溶剂　将 100mg 本药用 10mL 无菌注射用水沿药瓶壁注入并轻柔旋转，使溶解，不得重摇，并静置 5min，用 0.9%氯化钠注射液稀释到 250mL。

稳定性　配置的溶液在 3h 内使用。2～8℃保存勿冰冻。

不良反应　有引起低血压、高血压、胸痛甚至血管迷走性晕厥的报道。

禁忌/慎用证　对本药或小鼠蛋白质过敏者、有严重的临床活动性感染者、中到重度充血性心力衰竭者禁用。

药物相互作用　本药与免疫调节药可能有相加作用；与阿那白滞素（Anakinra）合用，可增加严重感染的风险。

注意事项　建议用药期间不接种活疫苗；用本药前患者应接受核菌素皮试，如有潜伏期结核病，应先进行抗结核治疗。

配伍表

英利西单抗加入以下药品	配伍结果	备 注
L 流行病疫（菌）苗 Epidemic Vaccines	忌配	
氯化钠（0.9%） Sodium Chloride（0.9%）	可配	

巴利昔单抗

Basiliximab

制剂规格　粉针剂：每瓶 20mg。

药理作用及应用　本品是嵌合式鼠-人单克隆抗体。用于预防首次肾移植术后的急性器官排斥。

用法用量　标准总剂量为 40mg，分 2 次给予。厂家建议剂量为体重＞35kg 成人与儿童在移植术前静脉一次性推注 20mg。首次 20mg 应于移植术前 2h 内给予，第 2 次 20mg 应于移植术后 4d 给予。如果发生术后并发症、移植物失去功能等，则应停止第 2 次给药。

适宜溶剂　可用 0.9%氯化钠或 5%葡萄糖注射液稀释。

给药速度　静滴：20～30min，亦可一次性静注（20～30s）。

稳定性　配制好的药液，在 2～8℃可保存 24h，在室温下可保存 4h，宜尽早使用。

禁忌/慎用证　对巴利昔单抗以及处方中其他任何成分过敏者均禁用。

药物相互作用　由于巴利昔单抗是一种免疫球蛋白，故不存在代谢后的产物与药物相互作用问题。

注意事项　本品通常与环孢素微乳剂及含皮质激素的免疫抑制剂联合使用。巴利昔单抗仅限于对器官移植术后进行免疫抑制治疗有经验的医师使用。除环孢素微乳剂及皮质激素外，巴利昔单抗与其他免疫抑制剂合用的经验有限。

配伍表

巴利昔单抗加入以下药品	配伍结果	备　注
L　氯化钠（0.9%）　Sodium Chloride（0.9%）	可配	
P　葡萄糖（5%，10%）　Glucose（5%，10%）	可配	
葡萄糖氯化钠 Glucose and Sodium Chloride	可配	

达昔单抗

（抗 Tac 单抗）

Dacliximab

制剂规格　注射液：5mL：25mg。

药理作用及应用　Tac 是一种白细胞介素-2（IL-2）受体的亚型。本品含有的抗 Tac 单抗是一种重组并人源化的 IgG_1 抗 Tac 单抗，发挥免疫抑制作用。适用于预防肾移植后急性排斥反应的发生，可与含环孢菌素和皮质类固醇激素的免疫抑制剂合用。

用法用量　推荐剂量为 1mg/kg。首剂应在移植前 24h 内给药 1 次，以后每次给药间隔 14d，5 次为 1 个疗程。静滴给药。

适宜溶剂　0.9%氯化钠溶液 50mL。

给药速度　静滴：15min。

稳定性　稀释液配制后 4h 内使用，如需保存更长时间则应保存在 2～8℃环境中。

不良反应　胃肠道功能紊乱为常见不良反应。对孕妇可致畸胎。

禁忌/慎用证　对抗 Tac 单抗或此产品任何成分具有高敏感性的患者及拟受孕者禁用。

药物相互作用　松果菊有刺激免疫、增强免疫功能的作用，应避免与本药合用。

注意事项　育龄妇女在用药期间和最后一次给药 4 个月内必须使用避孕方法以防怀孕。

配伍表

达昔单抗加入以下药品	配伍结果	备　注
L　氯化钠（0.9%）　Sodium Chloride（0.9%）	可配	
P　葡萄糖（5%，10%）　Glucose（5%，10%）	**忌配**	

艾法利单抗
Efalizumab

制剂规格　粉针剂：每瓶 125mg（配有内装 1.3mL 注射用水的注射器）。

药理作用及应用　是由中国田鼠卵巢的哺乳类细胞表达系统提取的重组人体化免疫球蛋白 IgGI 的 κ 异型单克隆抗体，用于中、重度慢性盘状牛皮癣对其他治疗无效或耐受的 18 岁以上患者。

用法用量　皮注从 0.7mg/kg 开始，一周 1 次；视病情继而 1mg/kg，一周 1 次，共 12 周。

不良反应　常见有流感样症状、白细胞减少、关节痛、牛皮癣恶化，较少见的有血小板减少、注射部位反应。

禁忌/慎用证　免疫缺陷、严重感染、活动期结核、有恶性肿瘤史、孕妇和哺乳期妇女禁用。

注意事项　小儿、青少年不推荐使用；治疗前 3 个月监测血小板有无下降，有无肝肾功损害。

配伍表

艾法利单抗加入以下药品	配伍结果	备　注
Q　其他注射液 Other Injections	**忌配**	专用溶剂

流行病疫苗/菌苗
Epidemic Vaccines

注意事项　各种疫苗/菌苗除三联疫苗及某些法定复合疫苗/菌苗本身已是混合的成品之外，一切疫苗/菌苗都不可与其他注射剂临时混合使用。且勿稀释及静注。

配伍表

流行病疫苗/菌苗加入以下药品	配伍结果	备　注
Q　其他注射液 Other Injections	**忌配**	

半乳糖苷酶 β
Agalsidase β

制剂规格　粉针剂：每瓶 5mg，35mg。

药理作用及应用　由 DNA 重组所得。用于因缺乏 α-半乳糖苷酶缺乏症（Fabry's 病）的长期治疗。

用法用量　静滴：成人及青少年（＞16 岁）按 1mg/kg 给予，2 周 1 次。

适宜溶剂　每支粉针剂用 5mL 注射用水溶解，再以 0.9%氯化钠注射液 500mL 稀释。输液中不宜加入其他药物。

给药速度 静滴：≥2h。

不良反应 有恶心、呕吐、水肿、高血压、过敏（发热、头痛、震颤、肌痛、注射部位痛）反应，常见腹痛、心动过缓、心动过速、心悸、疲乏、嗜睡、麻木感、眩晕、贫血、蛋白尿、视觉紊乱、异常流泪。

药物相互作用 胺碘酮、庆大霉素、氯喹与羟氯喹都可能抑制半乳糖苷酶 β 的活性，避免合用。

注意事项 孕妇、哺乳期妇女不宜使用；常见过敏反应可用抗组胺药、解热镇痛药、皮质激素缓解症状。

配伍表

半乳糖苷酶 β 加入以下药品	配伍结果	备　注
L　氯化钠（0.9%）　Sodium Chloride（0.9%）	可配	

第十九章　中药注射剂

中药注射剂临床使用基本原则

卫医政发〔2008〕71 号附件

1. 选用中药注射剂应严格掌握适应证，合理选择给药途径。能口服给药的，不选用注射给药；能肌注给药的，不选用静注或滴滴给药。必须选用静注或静滴给药的应加强监测。

2. 辨证施药，严格掌握功能主治。临床使用应辨证用药，严格按照药品说明书规定的功能主治使用，禁止超功能主治用药。

3. 严格掌握用法用量及疗程。按照药品说明书推荐剂量、调配要求、给药速度、疗程使用药品。不超剂量、过快滴注和长期连续用药。

4. 严禁混合配伍，谨慎联合用药。中药注射剂应单独使用，禁忌与其他药品混合配伍使用。谨慎联合用药，如确需联合使用其他药品时，应谨慎考虑与中药注射剂的间隔时间以及药物相互作用等问题。

5. 用药前应仔细询问过敏史，对过敏体质者应慎用。

6. 对老人、儿童、肝肾功能异常患者等特殊人群和初次使用中药注射剂的患者应慎重使用，加强监测。对长期使用的在每一个疗程间要有一定的时间间隔。

7. 加强用药监护。用药过程中，应密切观察用药反应，特别是开始 30min。发现异常，立即停药，采用积极救治措施，救治患者。

为落实以上原则，本章对上述文件颁布前在文献上发表的中药注射剂混合配伍稳定性评价（可配或先行稀释再混合）做了重新标示。凡在上述规定颁布以前，文献认为可配伍的一律改为按部颁中药注射剂临床使用基本原则，以星号（★）标示，提示"中药注射剂单独使用，勿与其他注射剂混合注射"；以前文献就认为忌配的，仍标示为忌配。至于中药粉针剂或小容量注射液供静注/静滴用何种适宜溶剂，可按产品说明书规定处理（本书以"稀释"及"Y_3"标示）。为了避免中药与化学药品（西药）混合，当新的静脉途径难以建立时，可在原有输液管道下端加装三通接头或 Y 形管，关闭原有输液，再以 5%葡萄糖或 0.9%氯化钠注射液适当清洗原管道后，才输注另一种注射剂。

第一节　清热解毒制剂

双黄连粉针剂及注射液
Shuanghuanglian

性状　双黄连粉针剂和注射剂的成分、性状等内容见下表。

项　目	粉　针　剂	注　射　液
成分	金银花、黄芩、连翘	金银花、黄芩、连翘
性状	黄棕色无定形粉末或疏松固体	棕红色澄明液体，pH（25mg/mL）：5.7～6.7
规格	600mg/支，含黄芩苷150mg、绿原酸10mg	20mL/支
功能主治	清热解毒，疏风解表。外感风热所致发热、咽痛、咳嗽，病毒性或细菌性咽炎、扁桃体炎	清热解毒，疏风解表。外感风热所致发热、咽痛、咳嗽，病毒性或细菌性咽炎、扁桃体炎
调配	先用注射用水溶解，再用0.9%氯化钠或5%葡萄糖注射液500mL稀释	每次1ml/kg，加入0.9%氯化钠或5%葡萄糖注射液500mL。
用法	60mg/（kg·次），一日1次。静滴。初速约30滴/min，1～2h滴完。	静注：每次10～20mL；肌注：每次2～4mL，一日2次；静滴：每次1mL/kg，一日1～2次
贮存	密封避光凉暗处贮存	密封避光凉暗处贮存

稳定性　在0.9%氯化钠和5%、10%葡萄糖注射液中24h内稳定。

不良反应　以过敏反应为主，主要表现有皮疹、胸闷、气促、不安、头痛、头晕、腹痛、腹泻、肌痛、血尿等，近期文献报道有过敏性休克及死亡病例发生。

药物相互作用　本品与青霉素类、头孢菌素类及激素类药物在体外配伍稳定。

注意事项　与氨基糖苷类及大环内酯类等配伍时易产生混浊或沉淀，有必要合用时，应分开注射。禁止与其他药物混合配伍，以免发生不良反应。对有药物过敏史或过敏性体质的患者、年老体弱、心肺严重疾患者应避免使用。糖尿病患者宜选用0.9%氯化钠注射液溶解。

配伍表

1. 用0.9%氯化钠注射液稀释双黄连粉针后加入以下药品	配伍结果	备　注
A 阿米卡星（硫酸盐）Amikacin（Sulfate）	忌配	
氨苄西林钠@ Ampicillin Sodium	忌配	
B 苯唑西林钠 Oxacillin Sodium	★	
D 地塞米松（磷酸盐）Dexamethasone（Phosphate）	★	
毒毛旋花子苷K Strophanthin K	★	
多巴胺（盐酸盐）Dopamine（Hydrochloride）	★	
F 呋塞米 Furosemide	★	
辅酶A Coenzyme A	★	
H 环丙沙星 Ciprofloxacin	忌配	
J 加替沙星 Gatifloxacin	忌配	
甲硝唑 Metronidazole	★	
间羟胺（重酒石酸盐）Metaraminol（Bitartrate）	★	
K 卡那霉素（硫酸盐）Kanamycin（Sulfate）	忌配	

1. 用 0.9%氯化钠注射液稀释双黄连粉针后加入以下药品（续）	配伍结果	备 注
L 拉氧头孢钠 Latamoxef Sodium	★	
利巴韦林 Ribavirin	★	
链霉素（硫酸盐） Streptomycin（Sulfate）	忌配	
林可霉素 Lincomycin	忌配	
洛贝林（盐酸盐） Lobeline（Hydrochloride）	★	
M 毛花苷丙 Lanatoside C	★	
N 尼可刹米 Nikethamide	★	
诺氟沙星 Norfloxacin	忌配	
P 哌拉西林钠 Piperacillin Sodium	★	
培氟沙星 Pefloxacin	忌配	
Q 青霉素钠@ Benzylpenicillin Sodium	★	
氢化可的松 Hydrocortisone	★	
庆大霉素（硫酸盐）@ Gentamycin（Sulfate）	忌配	
S 三磷腺苷 Adenosine Triphosphate	★	
T 替硝唑葡萄糖 Tinidazole and Glucose	★	
头孢呋辛钠 Cefuroxime Sodium	★	
头孢拉定 Cefradine	★	
头孢哌酮钠 Cefoperazone Sodium	★	
头孢噻肟钠 Cefotaxime Sodium	★	
头孢唑林钠 Cefazolin Sodium	★	
妥布霉素（硫酸盐）@ Tobramycin（Sulfate）	忌配	
W 维生素 B_6 Vitamin B_6	★	
维生素 C Vitamin C	★	
Z 左氧氟沙星 Levofloxacin	忌配	

2. 用 5%葡萄糖注射液稀释双黄连粉针后加入以下药品	配伍结果	备 注
A 阿米卡星（硫酸盐） Amikacin（Sulfate）	忌配	
B 苯唑西林钠 Oxacillin Sodium	★	
D 地塞米松（磷酸盐） Dexamethasone（Phosphate）	★	
毒毛旋花子苷 K Strophanthin K	★	
多巴胺（盐酸盐） Dopamine（Hydrochloride）	★	
F 呋塞米 Furosemide	★	
辅酶 A Coenzyme A	★	
H 红霉素（乳糖酸盐） Erythromycin（Lactobionate）	忌配	
环丙沙星 Ciprofloxacin	忌配	
J 甲硝唑 Metronidazole	★	
间羟胺（重酒石酸盐） Metaraminol（Bitartrate）	★	
K 卡那霉素（硫酸盐） Kanamycin（Sulfate）	忌配	
L 拉氧头孢钠 Latamoxef Sodium	★	

2.用 5%葡萄糖注射液稀释双黄连粉针后加入以下药品（续）	配伍结果	备　注
利巴韦林　Ribavirin	★	
链霉素（硫酸盐）　Streptomycin（Sulfate）	忌配	
洛贝林（盐酸盐）　Lobeline（Hydrochloride）	★	
M 毛花苷丙　Lanatoside C	★	
N 尼可刹米　Nikethamide	★	
P 哌拉西林钠　Piperacillin Sodium	★	
Q 青霉素钠@　Benzylpenicillin Sodium	★	
氢化可的松　Hydrocortisone	忌配	
庆大霉素（硫酸盐）@　Gentamycin（Sulfate）	忌配	
S 三磷腺苷　Adenosine Triphosphate	★	
T 头孢呋辛钠　Cefuroxime Sodium	★	
头孢拉定　Cefradine	★	
头孢哌酮钠　Cefoperazone Sodium	★	
头孢噻肟钠　Cefotaxime Sodium	★	
头孢唑林钠　Cefazolin Sodium	★	
妥布霉素（硫酸盐）@　Tobramycin（Sulfate）	忌配	
W 维生素 B_6　Vitamin B_6	★	
维生素 C　Vitamin C	忌配	
Y 氧氟沙星　Ofloxacin	忌配	
Z 左氧氟沙星　Levofloxacin	忌配	

3. 用 0.9%氯化钠注射液稀释双黄连注射液后加入以下药品	配伍结果	备　注
A 阿米卡星（硫酸盐）　Amikacin（Sulfate）	忌配	
氨苄西林钠@　Ampicillin Sodium	★	
B 苯唑西林钠　Oxacillin Sodium	★	
F 辅酶 A　Coenzyme A	★	
H 环丙沙星　Ciprofloxacin	忌配	
J 甲硝唑　Metronidazole	★	
K 卡那霉素（硫酸盐）　Kanamycin（Sulfate）	忌配	
L 拉氧头孢钠　Latamoxef Sodium	★	
利巴韦林　Ribavirin	★	
链霉素（硫酸盐）　Streptomycin（Sulfate）	忌配	
氯苯那敏　Chlorphenamine	忌配	
氯化钠（0.9%）　Sodium Chloride（0.9%）	★	
P 培氟沙星　Pefloxacin	忌配	
哌拉西林钠　Piperacillin Sodium	★	
Q 青霉素钾@　Benzylpenicillin Potassium	★	
青霉素钠@　Benzylpenicillin Sodium	★	
庆大霉素（硫酸盐）@　Gentamycin（Sulfate）	忌配	

3. 用0.9%氯化钠注射液稀释双黄连注射液后加入以下药品（续）	配伍结果	备 注
S 三磷腺苷 Adenosine Triphosphate	★	
T 替硝唑葡萄糖 Tinidazole and Glucose	★	
头孢哌酮钠 Cefoperazone Sodium	★	
头孢噻肟钠 Cefotaxime Sodium	★	
头孢唑林钠 Cefazolin Sodium	★	
妥布霉素（硫酸盐）@ Tobramycin（Sulfate）	忌配	
W 维生素 B$_6$ Vitamin B$_6$	★	
维生素 C Vitamin C	忌配	
Y 氧氟沙星 Ofloxacin	忌配	
Z 左氧氟沙星 Levofloxacin	忌配	

4. 用5%葡萄糖注射液稀释双黄连注射液后加入以下药品	配伍结果	备 注
A 阿米卡星（硫酸盐） Amikacin（Sulfate）	忌配	
氨苄西林钠@ Ampicillin Sodium	★	
B 苯唑西林钠 Oxacillin Sodium	★	
F 辅酶 A Coenzyme A	★	
H 红霉素（乳糖酸盐） Erythromycin（Lactobionate）	忌配	
环丙沙星 Ciprofloxacin	忌配	
J 加替沙星 Gatifloxacin	忌配	
甲硝唑 Metronidazole	★	
K 卡那霉素（硫酸盐） Kanamycin（Sulfate）	忌配	
L 拉氧头孢钠 Latamoxef Sodium	★	
利巴韦林 Ribavirin	★	
链霉素（硫酸盐） Streptomycin（Sulfate）	忌配	
Q 青霉素钾@ Benzylpenicillin Potassium	忌配	
青霉素钠@ Benzylpenicillin Sodium	忌配	
氢化可的松 Hydrocortisone	忌配	
庆大霉素（硫酸盐）@ Gentamycin（Sulfate）	忌配	
S 三磷腺苷 Adenosine Triphosphate	★	
T 替硝唑葡萄糖 Tinidazole and Glucose	★	
头孢噻肟钠 Cefotaxime Sodium	★	
头孢唑林钠 Cefazolin Sodium	★	
妥布霉素（硫酸盐）@ Tobramycin（Sulfate）	忌配	
W 维生素 B$_6$ Vitamin B$_6$	★	
维生素 C Vitamin C	忌配	
Y 氧氟沙星 Ofloxacin	忌配	
Z 左氧氟沙星 Levofloxacin	忌配	

热毒宁

Reduning

制剂规格及性状 注射液：10mL/支。外观为淡黄棕色至棕红色澄明液；味苦。

主要成分及功效 成分为青蒿、金银花、栀子。功效为清热、疏风、解毒。主治外感风热，如高热、微恶风寒、头痛、咳嗽、咳黄痰、周身疼痛等上感症状。

用法用量 静滴。本品 20mL 用 5%葡萄糖或 0.9%氯化钠注射液 250mL 稀释后使用。

给药速度 30～60 滴/min。

不良反应 除输液反应之外，无特殊不良反应报道。

禁忌/慎用证 过敏体质者慎用。已知对青蒿类过敏者禁用。

贮存 密封、凉暗处保存。

配伍表

热毒宁加入以下药品	配伍结果	备 注
L 氯化钠（0.9%）Sodium Chloride（0.9%）	可配	
P 葡萄糖（5%，10%）Glucose （5%，10%）	可配	
Q 其他注射剂 Other Injections	**忌配**	★

醒脑静

Xingnaojing

制剂规格及性状 注射液：每支 10mL。外观为无色澄明液。

主要成分及功效 成分为麝香、郁金、冰片、栀子。辅料有聚山梨酯 80、氯化钠，功效为开窍醒脑、凉血活血、清热解毒。适用于脑动脉硬化所致脑梗死、脑出血急性期的卒中昏迷、偏瘫、颅脑外伤、头痛、神志不清，急性酒精中毒引起恶心呕吐、昏睡抽搐。

用法用量 静滴：每次用本品 10～20mL，以 5%葡萄糖或 0.9%氯化钠注射液 250～500mL 稀释。

给药速度 静滴：30～50 滴/min，勿超过 60 滴/min。

不良反应 偶见过敏反应，如皮疹、瘙痒、红斑等。

禁忌/慎用证 对本品过敏者与孕妇禁用。运动员及操作器械施工者慎用。

贮存 密封避光、凉暗处保存。

配伍表

醒脑静加入以下药品	配伍结果	备 注
L 氯化钠（0.9%）Sodium Chloride（0.9%）	可配	
P 葡萄糖（5%，10%）Glucose （5%，10%）	可配	
Q 其他注射剂 Other Injections	**忌配**	★

鱼腥草

Yuxingcao

制剂规格、pH 值及性状　注射液：每支 2mL，10mL，20mL，100mL。pH 值：4.0～6.0。外观为微黄色或无色澄明液。

主要成分及功效　主要成分为鱼腥草挥发油溶液。具有清热、解毒、利湿作用。适用于肺脓疡、痰热咳嗽、白带、尿路感染、痈疖等症。

用法用量　肌注：每次 2～4mL，一日 4～6mL。静滴：每次 20～100mL。

适宜溶剂　静滴：每次用量加入 5%～10%葡萄糖注射液 250～500mL 稀释后应用。

给药速度　静滴：首次使用给药速度开始 10～20 滴/min，观察 10min 后无不良反应，给药速度可控制在 40～50 滴/min。

稳定性　本注射液为微黄色或接近无色的澄明液。在 0.9%氯化钠、5%或 10%葡萄糖、葡萄糖氯化钠注射液中 6h 内稳定。

不良反应　偶见皮肤潮红、瘙痒、荨麻疹、胸闷、恶心、呕吐、腹泻、心悸、发绀、头晕、意识不清及注射部位疼痛等，个别严重者有过敏性休克、肺水肿、剥脱性皮炎、过敏性紫癜等过敏反应。

禁忌/慎用证　对本类药品有过敏或严重不良反应病史者、儿童及孕妇禁用。老年人及心脏病患者慎用。肌注给药在少数患者有局部疼痛。

注意事项　用药期间，忌食辛辣、刺激、油腻食物。使用时，应严密观察不良反应，必要时采取相应的控制及救治措施。由于制剂质控问题，本品曾有一段时间停止使用。国家药监局《药品不良反应信息通报》（第 4 期）发布资料指出："鱼腥草注射液可引起严重的不良反应。为防止其重复发生，临床应用时务必加强用药监护，并严格按照本品适应证范围使用；对有药敏史或体质过敏者避免使用，避免快速输注，避免与其他注射剂混合使用。"

配伍表

鱼腥草加入以下药品	配伍结果	备　注
A 阿米卡星（硫酸盐）Amikacin（Sulfate）	忌配	
阿昔洛韦 Aciclovir	忌配	
氨苄西林钠@Ampicillin Sodium	忌配	
氨溴索 Ambroxol	忌配	沐舒坦
F 氟罗沙星 Fleroxacin	★	
G 更昔洛韦 Ganciclovir	忌配	
H 红霉素（乳糖酸盐）Erythromycin（Lactobionate）	忌配	
K 卡那霉素 Kanamycin	忌配	
克林霉素 Clindamycin	忌配	
L 利巴韦林 Ribavirin	忌配	病毒唑
林可霉素 Lincomycin	忌配	
氯化钾（10%）Potassium Chloride（10%）	忌配	
氯化钠（0.9%）Sodium Chloride（0.9%）	稀释	
洛美沙星 Lomefloxacin	★	

鱼腥草加入以下药品（续）	配伍结果	备 注
N 诺氟沙星 Norfloxacin	★	
P 培氟沙星 Pefloxacin	★	
葡萄糖（5%）Glucose（5%）	稀释	Y₃
葡萄糖氯化钠 Glucose and Sodium Chloride	稀释	
Q 青霉素钾@ Benzylpenicillin Sotassium	忌配	
青霉素钠@ Benzylpenicillin Sodium	忌配	
庆大霉素（硫酸盐）@ Gentamicin（Safate）	忌配	
T 头孢拉定 Cefradine	忌配	
头孢哌酮钠 Cefoperazone Sodium	★	
头孢曲松钠 Ceftriaxone Sodium	★	
头孢噻肟钠 Cefotaxime Sodium	忌配	
头孢唑林钠 Cefazolin Sodium	忌配	
妥布霉素@ Tobramycin	忌配	
X 西索米星（硫酸盐）Sisomicin（Sulfate）	忌配	
小诺霉素 Micronomicin	忌配	
Y 氧氟沙星 Ofloxacin	★	

清开灵

Qingkailing

制剂规格、pH 值及性状 注射液：2mL 含黄芩苷 10mg，总氮 5mg；5mL 含黄芩苷 25mg，总氮 12.5mg；10mL 含黄芩苷 50mg，总氮 25mg。pH（5mg/mL）：6.8～7.5。外观为棕黄或棕红色澄明液。

主要成分及功效 主要成分为胆酸、黄芩苷、金银花、栀子、珍珠母提取物。功效为清热解毒、化痰通络、醒神开窍。用于热病神昏、中风偏瘫、神志不清，亦可用于急慢性肝炎、乙型肝炎、上呼吸道感染、肺炎、高热，以及脑血栓形成、脑出血见上述证候者。

用法用量 肌注：一日 2～4mL，直接注射。重症患者静滴，一日 20～40mL。

适宜溶剂 本品 20～40mL 用 10%葡萄糖注射液 200mL 或 0.9%氯化钠注射液 100mL 稀释。

给药速度 静滴：缓慢，小儿 20～40 滴/min，成年人 40～60 滴/min。

稳定性 稀释后必须在 4h 以内用完。

不良反应 以各种类型过敏反应为主，其中严重过敏反应包括过敏性休克、急性喉头水肿、过敏性哮喘，过敏性间质性肾炎等。

禁忌/慎用证 有表证恶寒发热及药物过敏史者慎用。

药物相互作用 与肾上腺素、阿拉明、乳糖酸红霉素、多巴胺、山梗菜碱、硫酸美芬丁胺等药物有配伍禁忌。

注意事项 本品经 10%葡萄糖或 0.9%氯化钠注射液稀释后，常有微粒超过药典标准的问题，稀释后药液出现混浊即不得使用。禁止与其他药物混合配伍，以免发生不良反应。糖尿病患者用药时注意防止干扰血糖控制，慎用葡萄糖液稀释。

配伍表

清开灵加入以下药品	配伍结果	备　注
2：3：1注射液　2：3：1 Injection	★	
A 阿米卡星（硫酸盐）　Amikacin（Sulfate）	忌配	
C 川芎嗪 Ligustrazine	忌配	
K 卡那霉素（硫酸盐）　Kanamycin（Sulfate）	忌配	
L 林格液 Sodium Chloride Compound	★	
氯丙嗪（盐酸盐）　Chlorpromazine（Hydrochloride）	忌配	
氯化钠（0.9%）　Sodium Chloride（0.9%）	稀释	Y_3
氯霉素 Chloramphenicol	忌配	
氯霉素琥珀酸酯钠 Chloramphenicol Succinate Sodium	忌配	
P 葡萄糖（5%，10%）　Glucose（5%，10%）	稀释	Y_3
葡萄糖氯化钠 Glucose and Sodium Chloride	★	
Q 青霉素钾@　Benzylpenicillin Potassium	忌配	
青霉素钠@　Benzylpenicillin Sodium	忌配	
庆大霉素（硫酸盐）@ Gentamycin（Sulfate）	忌配	
T 碳酸氢钠（5%）　Sodium Bicarbonate（5%）	★	
妥布霉素（硫酸盐）@　Tobramycin（Sulfate）	忌配	
W 维生素 B_6　Vitamin B_6	忌配	
维生素 C　Vitamin C	忌配	
Y 异丙嗪（盐酸盐）　Promethazine（Hydrochloride）	忌配	

莲必治

Lianbizhi

制剂规格、pH 值及性状　注射液：2mL∶0.1g；5mL∶0.25g；10mL∶0.5g。pH（50mg/mL）：4.0～6.0。外观为无色澄明液。

主要成分及功效　主要成分为穿心莲全草提取的内酯结构的有效成分。无直接抗菌作用，但可增强机体吞噬细胞的功能，并有退热、消炎作用。可用于肠炎、菌痢、扁桃体炎、腮腺炎、咽炎、气管炎、轻型肺炎等。

用法用量　肌注：每次 0.1～0.2g，一日 2 次；静滴：一日 0.4～0.75g。

适宜溶剂　本品用 5%葡萄糖或 0.9%氯化钠注射液 200～500mL 稀释。

给药速度　静滴：2～3mL/min，约 2h 滴完。

药物相互作用　本品有肾毒性，不宜与有肾毒性的药物联合应用。

不良反应　表现为急性肾功能损害、皮疹、头晕、胃肠道反应、过敏样反应等。引起的急性肾功能损害的特点为：发病时间短，多在用药 1 次后即出现；主要症状为腰酸、腰痛、少尿，部分患者尿量正常；均有 Cr、BUN 升高，视病情与治疗得失使用或及时停药，一般无不良后果。

注意事项 老年人、儿童、孕妇、哺乳期妇女及有肾脏疾病的患者应慎用。必要时监测肾功能。用药过程中建议尽量多饮水。禁止与其他药物混合配伍，以免发生不良反应。

配伍表

莲必治加入以下药品	配伍结果	备注
A 阿米卡星（硫酸盐） Amikacin（Sulfate）	忌配	
D 大观霉素（盐酸盐） Spectinomycin（Hydrochloride）	忌配	
地贝卡星（硫酸盐） Dibekacin（Sulfate）	忌配	
多粘菌素 B（硫酸盐） Polymyxin B（Sulfate）	忌配	
H 核糖霉素（硫酸盐） Ribostamycin（Sulfate）	忌配	
K 卡铂 Carboplatin	忌配	
L 两性霉素 B Amphotericin B	忌配	
氯化钠（0.9%） Sodium Chloride（0.9%）	稀释	Y₃
N 奈替米星（硫酸盐） Netilmicin（Sulfate）	忌配	
粘菌素（硫酸盐） Colymycin（Sulfate）	忌配	
P 培氟沙星（甲磺酸盐） Pefloxacin（Mesylate）	★	
葡萄糖（5%，10%） Glucose（5%，10%）	稀释	Y₃
Q 庆大霉素（硫酸盐）@ Gentamycin（Sulfate）	忌配	
S 顺铂 Cisplatin	忌配	
T 妥布霉素（硫酸盐）@ Tobramycin（Sulfate）	忌配	
Y 异帕米星（硫酸盐） Isepamicin（Sulfate）	忌配	

复方苦参

Fufang Kushen

制剂规格、pH 值及性状 注射液：每支 2mL，5mL。pH：7.5～8.5。外观为浅棕色澄明液。

主要成分及功效 含苦参和白土苓二味中药。具有清热利湿、凉血解毒、散结止痛之功效。具有较好的镇痛、改善生活质量及一定的抗癌作用。主要适用于轻、中度癌痛，也可作为重度癌痛及癌症患者的辅助用药，尤其适用于疼痛机制复杂、一般状况欠佳、晚期或终末期癌痛患者。

用法用量 肌注：每次 2～4mL，一日 2 次；静滴，每次用 0.9%氯化钠注射液 200mL 稀释应用 12mL，一日 1 次，全身用药总量 200mL 为 1 个疗程，一般可连续使用 2～3 个疗程。

适宜溶剂 肌注：直接抽取药液注射；静滴：12mL 稀释于 0.9%氯化钠注射液 200mL。

给药速度 静滴：2～3mL/min，1～1.5h 滴完。

不良反应 可有头晕、便秘、恶心、过敏反应等。

注意事项 常温下保存，忌冷热及高温。严重心肾功能不全者慎用。禁止与其他药物混合配伍，以免发生不良反应。

配伍表

复方苦参加入以下药品	配伍结果	备注
L 氯化钠（0.9%） Sodium Chloride（0.9%）	稀释	Y₃
P 葡萄糖（5%，10%） Glucose（5%，10%）	★	

炎琥宁

Yanhuning

（Andrographolide）

制剂规格、pH 值及性状 注射液：10mL∶200mg，外观无色或淡黄色；粉针剂：每支 80mg，为微黄色粉末或块状物。pH 值：6～8。

主要成分及功效 主要成分为炎琥宁，具有清热解毒及抗病毒作用。主要用于病毒性肺炎和病毒性上呼吸道感染。

用法用量 肌注：每次 40～80mg，一日 1～2 次；静滴：一日 0.16～0.4g，一日 1～2 次。小儿酌减或遵医嘱。

适宜溶剂 临用前，加灭菌注射用水适量使溶解。静滴：用 5%葡萄糖或 5%葡萄糖氯化钠注射液 100~250mL 稀释后滴注。

给药速度 静滴：2～3mL/min，约 1h 滴完。

稳定性 临用前新鲜配制。

不良反应 静滴后多见皮肤过敏反应和小儿腹泻，偶见过敏性休克及肝功能损害等报道。

禁忌/慎用证 对本品过敏者及孕妇禁用。老年人慎用。

药物相互作用 忌与酸、碱性药物或含有亚硫酸氢钠、焦亚硫酸钠为抗氧剂的药物配伍；不宜与氨基糖苷类、喹喏酮类药物配伍。

注意事项 在使用过程中如有发热、气短现象，应立即停止用药。一旦出现过敏性休克，立即停药并采取相应的急救措施。药物性状发生改变时禁用。禁止与其他药物混合配伍，以免发生不良反应。

配伍表

炎琥宁加入以下药品	配伍结果	备 注
A 阿米卡星（硫酸盐） Amikacin（Sulfate）	忌配	
阿昔洛韦钠 Aciclovir Sodium	★	
氨苄西林钠@ Ampicillin Sodium	★	
氨甲环酸 Tranexamic Acid	★	
氨茶碱 Aminophylline	★	4h 内稳定。
B 胞磷胆碱 Citicoline	★	
C 川芎嗪 Ligustrazine	忌配	
F 呋塞米 Furosemide	忌配	
氟罗沙星 Fleroxacin	忌配	
辅酶 A Coenzyme A	★	
J 甲硝唑 Metronidazole	★	
L 利巴韦林 Ribavirin	★	
氯化钠（0.9%） Sodium Chloride（0.9%）	★	
氯化钠（10%） Sodium Chloride（10%）	忌配	
P 培氟沙星 Pefloxacin	忌配	
葡萄糖（5%，10%） Glucose（5%，10%）	稀释	Y₃

炎琥宁加入以下药品（续）	配伍结果	备注
葡萄糖氯化钠 Glucose and Sodium Chloride	稀释	Y₃
葡萄糖酸钙（10%） Calcium Gluconate（10%）	忌配	
Q 青霉素钠@ Benzylpenicillin Sodium	★	
庆大霉素（硫酸盐）@ Gentamycin（Sulfate）	忌配	
T 头孢哌酮钠–舒巴坦钠 Cefoperazone Sodium- Sulbactam Sodium	★	
头孢曲松钠 Ceftriaxone Sodium	★	
头孢唑林钠 Cefazolin Sodium	★	
W 维生素 B₆ Vitamin B₆	忌配	
维生素 C Vitamin C	★	
Z 左氧氟沙星（盐酸盐） Levofloxacin（Hydrochloride）	忌配	

第二节 活血化瘀制剂

血塞通

Xuesaitong

制剂规格、pH 值及性状 注射用冻干粉针剂：每支 200mg，每盒 2 支（1 支专用溶剂，1 支粉针剂），外观为浅黄色无定性粉末或疏松固体；注射液：每支 2mL：100mg。pH（25mg/mL）：5.0～7.0。外观为浅黄色或黄色澄明液。

主要成分及功效 主要成分为三七总皂苷。具有活血祛瘀、通脉活络作用。用于中风偏瘫、瘀血阻络及脑血管疾病后遗症、胸痹心痛，视网膜中央静脉阻塞属瘀血阻滞证、心脑血管缺血性后遗症与心绞痛等。有保护缺血时生命器官、组织、抗栓溶栓、抗纤维化作用。

用法用量 静滴，每次 200～400mg，一日 1 次；静注，成人每次 200mg，一日 1 次；肌注，成人每次 100mg，一日 1～2 次。

适宜溶剂 粉针剂加专用溶剂使其溶解后：静滴，以 5%葡萄糖注射液稀释后缓慢滴注；静注，以 25%或 50%葡萄糖注射液稀释。注射液稀释同粉针剂。

给药速度 参阅双黄连。

稳定性 5%葡萄糖稀释液室温保存 4h 内稳定，10%葡萄糖稀释液 2h 内稳定。

不良反应 临床报道有产生局部或全身皮疹，另有严重者产生胸闷、心慌、哮喘、血尿、急性肾功能衰竭甚至过敏性休克。

禁忌/慎用证 脑溢血急性期，对人参、三七、酒精过敏的患者禁用。孕妇慎用。

注意事项 用药期间勿从事驾驶及高空作业；连续给药不得超过 15d。禁止与其他药物混合配伍，以免发生不良反应。糖尿病患者用药宜从饮食总热量中扣除输入的葡萄糖热量；注意监测血糖；必要时调整降糖药用药方案。

配伍表

1. 用 0.9%氯化钠注射液稀释血塞通注射液后加入以下药品	配伍结果	备　注
D 灯盏花素 Deng Zhan Hua Su	★	
H 黄芪 Huang Qi	★	
P 葡萄糖（5%，10%） Glucose（5%，10%）	稀释	Y_3
Y 异丙肾上腺素（盐酸盐） Isoprenaline（Hydrochloride）	忌配	
右旋糖酐 40（含盐） Dextran 40（Sodium Chloride）	★	

2. 用 5%葡萄糖注射液稀释血塞通注射液后加入以下药品	配伍结果	备　注
B 胞二磷胆碱 Citicoline	★	
H 黄芪 Huang Qi	★	
L 氯化钠（0.9%） Sodium Chloride（0.9%）	稀释	Y_3
Y 异丙肾上腺素（盐酸盐） Isoprenaline（Hydrochloride）	忌配	
右旋糖酐 40（含盐） Dextran 40（Sodium Chloride）	★	

血栓通

Xueshuantong

制剂规格、pH 值及性状　注射液：2mL∶70mg；5mL∶175mg（三七总皂苷）；粉针剂（冻干）：每瓶 150mg。pH（35mg/mL）：5.0～7.0。外观同血塞通。

主要成分及功效　主要成分为三七总皂苷。具有活血祛瘀、扩张血管、改善血液循环作用。用于视网膜中央静脉阻塞、脑血管病后遗症、内眼病、眼前房出血等。

用法用量　注射液：静注，每次 2～5mL，一日 1～2 次；静滴，每次 2～5mL，一日 1～2 次；肌注，每次 2～5mL，一日 1～2 次。冻干粉针剂：静注，每次 150mg，一日 1～2 次，或遵医嘱；静滴，每次 250～500mg，一日 1 次，或遵医嘱；肌注，每次 150mg，一日 1～2 次，或遵医嘱。

适宜溶剂　注射液：静注，以 0.9%氯化钠注射液稀释；静滴，用 10%葡萄糖注射液稀释。冻干粉：先用注射用水或 0.9%氯化钠注射液适量使充分溶解，肌注，用注射用水稀释至 40mg/mL；静注，用 0.9%氯化钠注射液稀释；静滴，用 10%葡萄糖注射液稀释；糖尿病患者用药以 0.9%氯化钠注射液稀释。

给药速度　初速 30 滴/min，滴速勿超过 60 滴/min。

稳定性　遇冷可能析出结晶，可置 50～80℃热水中溶解，冷却至室温即可使用。

不良反应　注射部位红肿、疼痛、皮肤发紫、输液反应、过敏性皮疹、瘙痒。

注意事项　同血塞通。

配伍表

血栓通加入以下药品	配伍结果	备　注
B 胞二磷胆碱 Citicoline	★	
L 氯化钠（0.9%） Sodium Chloride（0.9%）	稀释	Y_3
P 葡萄糖（5%，10%） Glucose（5%，10%）	稀释	Y_3

脉络宁

Mailuoning

制剂规格、pH 值及性状　注射液：每支 10mL。pH：6.0～7.5。外观为黄棕至红棕色澄明液。

主要成分及功效　质控指标物为肉桂酸、绿原酸、蜕皮甾酮。主要成分为牛膝、玄参、石斛、金银花提取物。具有清热养阴、活血化瘀之功能。其改善微循环的作用可抗缺血、抗血小板聚集、抗栓/溶栓、扩血管、降血脂。用于血栓闭塞性脉管炎、静脉血栓形成、动脉硬化性闭塞症、心绞痛、脑血栓形成及后遗症等。

用法用量　静滴：成人每次 10～20mL，一日 1 次，10～14d 为 1 个疗程，重症患者可连续使用 2～3 个疗程，疗程间隔 5～7d。

适宜溶剂　10～20mL 用 5%葡萄糖注射液或 0.9%氯化钠注射液 250～500mL 稀释。

给药速度　静滴：初始滴速应缓慢，约 30 滴/min，观察 15～20min，并注意检查患者用药反应，1～2h 滴完。

不良反应　偶有过敏反应，文献报道有过敏性休克、皮疹、肝肾损害、四肢震颤、血尿等。

禁忌/慎用证　孕妇、有过敏史或过敏体质者禁用。肝肾功能不全的患者慎用。

注意事项　禁止与其他药物混合配伍，以免发生不良反应。

配伍表

脉络宁加入以下药品	配伍结果	备　注
A 氨基己酸　Aminocaproic Acid	忌配	
氨甲苯酸　Aminomethylbenzoic Acid	忌配	
氨甲环酸　Tranexamic Acid	忌配	
B 胞二磷胆碱　Citicoline	★	
F 酚磺乙胺　Etamsylate	忌配	
K 卡络柳钠　Carbazochrome Salicylate	忌配	
L 氯化钠（0.9%）　Sodium Chloride（0.9%）	稀释	Y_3
P 葡萄糖（5%，10%）　Glucose（5%，10%）	稀释	Y_3
W 维生素 K_1　Vitamin K_1	忌配	
维生素 K_3　Vitamin K_3	忌配	
Y 抑肽酶　Aprotinin	忌配	
右旋糖酐 40（含盐）　Dextran 40（Sodium Chloride）	★	

红花

Honghua

制剂规格、pH 值及性状　注射液：每支 5mL，20mL。pH：5.5～7.5。外观为黄红色至棕红色澄明液。

主要成分及功效　其主要成分为红花醌苷。以红花黄色素或腺苷含量作为质控指标。具有活血化瘀、通络止痛作用。用于治疗闭塞性脑血管疾病、脑梗死、冠心病、脉管炎、糖尿病肾病、经闭腹痛及产后瘀血。

用法用量　静滴：成人每次 5～20mL，一日 1 次；治疗急性脑梗死，每次 40mL，一日 1 次。肌注：每次 2.5～5mL，一日 1～2 次。

适宜溶剂　15～30mL 用 5%～10%葡萄糖注射液 250～500mL 稀释。

给药速度　参阅脉络宁。

稳定性　室温下在 5%葡萄糖注射液中 8h 内稳定。

不良反应　文献报道有过敏性休克、急性肾衰、药疹、发热、输液反应等。

禁忌/慎用证　孕妇禁用。

注意事项　本品为黄红色至棕红色的澄明液体，若有异常出现不得使用。有药物过敏史或过敏性体质的患者避免使用。禁止与其他药物混合配伍，以免发生不良反应。糖尿病患者静滴给药应从一日饮食总热量中，扣除输入的葡萄糖热量。

配伍表

红花加入以下药品	配伍结果	备　注
L 林格液　Sodium Chloride Compound	★	
氯化钠（0.9%）　Sodium Chloride（0.9%）	★	
P 葡萄糖氯化钠　Glucose and Sodium Chloride	★	
葡萄糖（5%，10%）　Glucose（5%，10%）	稀释	Y₃
Y 右旋糖酐 40（含糖）　Dextran 40（Glucose）	★	

<h2 style="text-align:center">丹参</h2>

<h3 style="text-align:center">Danshen</h3>

制剂规格、pH 值及性状　注射液：每支 2mL，5mL（相当于原生药 1.5g）；每支 20mL，40mL（相当于原生药 1.6g）。外观为棕色至棕红色澄明液。粉针剂（冻干）：每瓶装 400mg。pH：5.0～7.0。

主要成分及功效　主要成分为丹参酮类与儿茶酚衍生物、原儿茶酚醛。具有活血化瘀、通脉养心作用。用于冠心病胸闷、心绞痛。临床报道用于高血压病脑出血、脑血栓后遗症、急性心肌梗死、心绞痛、肺心病心衰、硬皮病、闭塞性脉管炎、内耳眩晕、小儿病毒性肺炎、小儿中性粒细胞减少症。

用法用量　肌注：每次 2～4mL，一日 1～2 次，1 个疗程 1～3 个月；静注：每次 4mL，一日 1～2 次；静滴：每次 10～20mL，一日 1 次，1 个疗程 0.5～1 个月。或遵医嘱。

适宜溶剂　静注：稀释于 50%葡萄糖注射液 20mL；静滴：5%葡萄糖注射液 100～500mL 稀释。

给药速度　参阅脉络宁。

不良反应　文献报道临床发生过敏反应、低钾软病、皮肤瘙痒、心慌、致热原样反应；过敏性紫癜、过敏性休克。

禁忌/慎用证　对本类药物有过敏或严重不良反应病史患者禁用。

药物相互作用　不得与普萘洛尔、维生素 C 等注射液混合使用。不得与氨基糖苷类抗生素、生物碱盐类、人工合成的含氮杂环类有机盐类化合物，以及蛋白质和重金属盐类等混合使用。

注意事项 本品勿与注射用丹参混淆。禁止与其他药物混合配伍，以免发生不良反应。糖尿病患者用药宜从饮食总热量中扣除输入的葡萄糖热量；注意监测血糖；必要时调整降糖药用药方案。

配伍表

用 5%葡萄糖注射液稀释丹参注射液后加入以下药品	配伍结果	备　注
C 川芎嗪 Ligustrazine	★	
E 二甲弗林 Dimefline	忌配	
H 环丙沙星 Ciprofloxacin	忌配	
J 甲氧氯普胺（盐酸盐） Metoclopramide（Hydrochloride）	忌配	
甲氧明（盐酸盐） Methoxamine（Hydrochloride）	忌配	
间羟胺（重酒石酸盐） Metaraminol（Bitartrate）	忌配	
K 卡那霉素（硫酸盐） Kanamycin（Sulfate）	忌配	
L 利多卡因（盐酸盐） Lidocaine（Hydrochloride）	忌配	
氯化钠（0.9%） Sodium Chloride（0.9%）	★	
P 葡萄糖（5%，10%） Glucose（5%，10%）	稀释	Y_3
葡萄糖氯化钠 Glucose and Sodium Chloride	忌配	
普萘洛尔 Propranolol	忌配	
Q 庆大霉素（硫酸盐）@ Gentamycin（Sulfate）	忌配	
W 维生素 B₁ Vitamin B₁	忌配	
维生素 B₆ Vitamin B₆	忌配	
维生素 C Vitamin C	忌配	
X 细胞色素 C Cytochrome C	忌配	

香丹

（复方丹参）

Xiangdan

制剂规格、pH 值及性状 注射液：每毫升相当于丹参、降香各 1g。pH：5.0～7.0。外观为棕色澄明液。

主要成分及功效 含脂溶性的多种丹参酮类及水溶性的原儿茶酚醛和儿茶酚的衍生物。具有扩张冠脉、增加血流量、耐缺氧、增强心肌收缩力、减慢心率、改善心脏功能、抑制凝血、促进组织修复、降低血脂、抑菌等作用。主要用于心绞痛、心肌梗死、脑血栓形成的后遗症、早期脑缺血、早期糖尿病肾病。此外，还可用于血栓闭塞性脉管炎、硬皮病、视网膜中央动脉栓塞、神经性耳聋、白塞综合征及结节性红斑等。

用法用量 肌注：成人每次 2mL，一日 2 次；静滴：每次 10～20mL，一日 1 次。

适宜溶剂 10～20mL 用 5%～10%葡萄糖注射液 250～500mL 稀释。糖尿病患者用药以 0.9%氯化钠注射液稀释。

给药速度 参阅脉络宁。

稳定性 在5%葡萄糖注射液中室温下6h内稳定。忌用葡萄糖氯化钠稀释。

不良反应 文献报道有过敏反应、过敏性休克。

禁忌/慎用证 过敏体质及孕妇慎用。

药物相互作用、注意事项 参阅丹参。

配伍表

1. 用5%葡萄糖稀释香丹注射液后加入以下药品	配伍结果	备 注
C 川芎嗪 Ligustrazine	忌配	
E 二甲弗林 Dimefline	忌配	
H 环丙沙星 Ciprofloxacin	忌配	喹诺酮类都忌配
J 甲氧氯普胺（盐酸盐）Metoclopramide（Hydrochloride）	忌配	
甲氧明（盐酸盐）Methoxamine（Hydrochloride）	忌配	
间羟胺（重酒石酸盐）Metaraminol（Bitartrate）	忌配	
K 卡那霉素（硫酸盐）Kanamycin（Sulfate）	忌配	
L 利多卡因（盐酸盐）Lidocaine（Hydrochloride）	忌配	
P 葡萄糖氯化钠 Glucose and Sodium Chloride	忌配	
普萘洛尔 Propranolol	忌配	
Q 庆大霉素（硫酸盐）@ Gentamycin（Sulfate）	忌配	
W 维生素 B_1 Vitamin B_1	忌配	
维生素 B_6 Vitamin B_6	忌配	
维生素 C Vitamin C	忌配	
X 细胞色素 C Cytochrome C	忌配	

2. 用0.9%氯化钠稀释香丹注射液后加入以下药品	配伍结果	备 注
C 川芎嗪 Ligustrazine	忌配	
E 二甲弗林 Dimefline	忌配	
H 环丙沙星 Ciprofloxacin	忌配	喹诺酮类都忌配
F 辅酶 A Coenzyme A	忌配	
G 肝素 Heparin	忌配	
H 黄芪 Huang Qi	★	
J 甲氧氯普胺（盐酸盐）Metoclopramide（Hydrochloride）	忌配	
甲氧明（盐酸盐）Methoxamine（Hydrochloride）	忌配	
间羟胺（重酒石酸盐）Metaraminol（Bitartrate）	忌配	
K 卡那霉素（硫酸盐）Kanamycin（Sulfate）	忌配	
L 利多卡因（盐酸盐）Lidocaine（Hydrochloride）	忌配	
P 葡萄糖 Glucose	忌配	
葡萄糖氯化钠 Glucose and Sodium Chloride	忌配	
普萘洛尔 Propranolol	忌配	
Q 庆大霉素（硫酸盐）@ Gentamycin（Sulfate）	忌配	
W 维脑路通 Troxerutin	★	
维生素 B_1 Vitamin B_1	忌配	

2. 用 0.9%氯化钠稀释香丹注射液后加入以下药品（续）	配伍结果	备 注
维生素 B$_6$ Vitamin B$_6$	忌配	
维生素 C Vitamin C	忌配	
X 细胞色素 C Cytochrome C	忌配	
Y 氧氟沙星 Ofloxacin	忌配	喹诺酮类都忌配
罂粟碱 Papaverine	忌配	

丹红

Danhong

制剂规格、pH 值及性状　注射液：每支 2mL，10mL，20mL。pH：4.5~6.5。外观为红棕色澄明液。

主要成分及功效　本品主要成分为丹参、红花、注射用水。具有活血化瘀、通脉舒络功能。适用于瘀血闭阻所致的胸痹及中风、冠心病、心绞痛、心肌梗死、瘀血型肺心病、缺血性脑病、脑血栓。

用法用量　肌注：每次 2~4mL，一日 1~2 次；静注：每次 4mL，一日 1~2 次；静滴：每次 20~40mL，一日 1~2 次。

适宜溶剂　静注：每次用量加入 50%葡萄糖注射液 20mL 稀释后 2~3min 缓慢注入。静滴：每次用量加入 5%葡萄糖注射液 100~500mL 稀释后缓慢滴注。伴有糖尿病等特殊情况时，改用 0.9%氯化钠注射液稀释后 2h 内宜完成注射。

给药速度　静滴：30~50 滴/min，勿超过 60 滴/min。

稳定性　在 5%、10%葡萄糖注射液中 3h 内稳定；在氯化钠注射液中 2h 后不溶性微粒数明显增加。

不良反应　偶见头晕、头痛、心悸、发热、皮疹，罕见者有过敏性休克。

禁忌/慎用证　有出血倾向者禁用，孕妇忌用。

注意事项　禁止与其他药物混合配伍，避免发生不良反应。

配伍表

丹红加入以下药品	配伍结果	备 注
B 胞磷胆碱钠 Citicoline Sodium	★	
L 氯化钠（0.9%）Sodium Chloride（0.9%）	稀释	
M 莫西沙星（盐酸盐）Moxifloxacin（Hydrochloride）	忌配	
P 葡萄糖（5%）Glucose（5%）	稀释	Y$_3$
W 维生素 B$_6$ Vitamin B$_6$	★	
Y 罂粟碱（盐酸盐）Papaverine（Hydrochloride）	忌配	
Z 左氧氟沙星（盐酸盐）Levofloxacin（Hydrochloride）	忌配	

灯盏花素
Breviscapine

制剂规格、pH 值及性状 灯盏花素注射液：2mL：10mg；5mL：20mg。注射用灯盏花素：每支10mg，50mg。pH（4mg/mL）：6.3～8.3。灯盏花素为黄色疏松块状物，注射液含甘露醇为辅料。

主要成分及功效 具有活血化瘀，通络止痛作用。用于中风后遗症、冠心病、心绞痛。

用法用量 注射液：肌注，每次 5mg，一日 2 次；静滴，每次 10～20mg，一日 1 次。粉针剂：肌注，每次 5～10mg，一日 2 次；临用前，以 2mL 注射用水溶解后使用。静注，每次 10～20mg，一日 1 次。

适宜溶剂 用 0.9%氯化钠注射液或 5%、10%葡萄糖注射液溶解稀释。

给药速度 静滴：不宜超过 60 滴/min。

不良反应 文献报道有出现寒战、高热、胸闷、气短等症状，个别出现皮疹。

稳定性 在 0.9%氯化钠或 5%、10%葡萄糖注射液中 6h 内稳定。

禁忌/慎用证 脑出血急性期或有出血倾向的患者禁用。孕妇慎用。

注意事项 不可与 pH 值<4.2 的注射液混合，在酸性较高条件下可能析出结晶。禁止与其他药物混合配伍，以免发生不良反应。糖尿病患者应避免用葡萄糖液稀释给药以防干扰血糖控制。

配伍表

1. 用 0.9%氯化钠注射液稀释灯盏花素注射液后加入以下药品	配伍结果	备　注
2：3：1 注射液　2：3：1 Injection	★	
A 氨苄西林钠@ Ampicillin Sodium	忌配	
氨茶碱 Aminophylline	忌配	
D 地塞米松（磷酸盐） Dexamethasone（Phosphate）	★	
F 酚妥拉明（甲磺酸盐） Phentolamine（Mesylate）	忌配	
呋塞米 Furosemide	忌配	
H 黄芪 Huang Qi	★	
J 肌苷 Inosine	忌配	
甲硝唑 Metronidazole	忌配	
间羟胺（重酒石酸盐） Metaraminol（Bitartrate）	★	
L 利多卡因（盐酸盐） Lidocaine（Hydrochloride）	★	
林格液 Sodium Chloride Compound	★	
硫酸镁（10%，25%） Magnesium Sulfate（10%，25%）	★	
氯化钾（10%） Potassium Chloride（10%）	★	
氯化钠（0.9%） Sodium Chloride（0.9%）	稀释	Y_3
M 毛花苷丙 Lanatoside C	★	
N 尼可刹米 Nikethamide	★	
P 葡萄糖（5%，10%） Glucose（5%，10%）	稀释	Y_3
普鲁卡因（盐酸盐） Procaine（Hydrochloride）	忌配	
Q 庆大霉素（硫酸盐）@ Gentamycin（Sulfate）	忌配	
T 头孢拉定 Cefradine	忌配	
W 维生素 B$_1$ Vitamin B$_1$	★	

1. 用 0.9%氯化钠注射液稀释灯盏花素注射液后加入以下药品（续）	配伍结果	备　注
X 血塞通 Xue Sai Tong	★	
Y 异丙肾上腺素（盐酸盐） Isoprenaline（Hydrochloride）	忌配	
右旋糖酐 40（含盐） Dextran 40（Sodium Chloride）	★	

2. 用 5%葡萄糖注射液稀释灯盏花素注射液后加入以下药品	配伍结果	备　注
A 氨苄西林钠@ Ampicillin Sodium	忌配	
氨茶碱 Aminophylline	忌配	
F 呋塞米 Furosemide	忌配	
J 甲硝唑 Metronidazole	忌配	
P 普鲁卡因（盐酸盐） Procaine（Hydrochloride）	忌配	
Q 庆大霉素（硫酸盐）@ Gentamycin（Sulfate）	忌配	
T 头孢拉定 Cefradine	忌配	
Y 异丙肾上腺素（盐酸盐） Isoprenaline（Hydrochloride）	忌配	

灯盏细辛

Dengzhanxixin

制剂规格、pH 值及性状　注射液：每支 2mL（含总黄酮 9mg），10mL（含总黄酮 45mg）。pH（4.5mg/mL）：5.5～7.5。本注射液为红棕色澄明液。

主要成分及功效　主要成分为野黄芩苷（$C_{12}H_{18}O_{12}$）和总咖啡酸酯（$C_{25}H_{24}O_{12}$）。辅料：氯化钠。具有活血祛瘀、通络止痛作用。用于瘀血阻滞、中风偏瘫、肢体麻木、口眼㖞斜、言语不清，以及胸痹心痛、缺血性中风、冠心病心绞痛见上述证候者。

用法用量　静注：每次 20～40mL，一日 1～2 次；肌注：每次 4mL，一日 2～3 次；穴位注射：每穴 0.5～1.0mL，多穴注射总量 6～10mL。

适宜溶剂　20～40mL 用 0.9%氯化钠注射液 250～500mL 稀释。

给药速度　每次静滴 2～3h，滴速勿超过 60 滴/min。

不良反应　反应多表现为颜面潮红、头晕头痛、胸闷、低热、四肢关节疼痛、皮肤瘙痒等。

禁忌/慎用证　脑出血急性期及有出血倾向者禁用。孕妇慎用。

药物相互作用　和其他酸性较强的药物配伍易发生混浊、沉淀。

注意事项　稀释后的本品应尽早使用。禁止与其他药物混合配伍，以免发生不良反应。

配伍表

灯盏细辛加入以下药品	配伍结果	备　注
D 丹参 Dan Shen	★	
L 氯化钠（0.9%） Sodium Chloride（0.9%）	稀释	Y_3
P 哌拉西林钠 Piperacillin Sodium	★	
葡萄糖（5%，10%） Glucose（5%，10%）	★	

第三节 抗肿瘤制剂

艾迪
Aidi

制剂规格、pH 值及性状 注射液：每支 10mL。pH：3.8～5.0。外观为浅棕色澄明液。

主要成分及功效 本品主要成分为人参、斑蝥、黄芪、刺五加，辅料为甘油。具有清热解毒、消瘀散结功能。适用于原发性肝癌、肺癌、肠癌、鼻咽癌、泌尿系统肿瘤、恶性淋巴瘤、妇科恶性肿瘤等，亦可与化疗药物配合使用，减少化疗药物用量，增强疗效，降低毒副作用。

用法用量 静滴：每次使用本品 5～10 支（50～100mL），一日 1 次。

适宜溶剂 静滴：每次用量 5～10 支以 0.9%氯化钠或 5%～10%葡萄糖注射液 400～450mL 稀释后使用。

给药速度 首次使用给药速度开始为 15 滴/min，观察 30min 如无不良反应，给药速度可控制在 50 滴/min。

不良反应 文献报道有发热、寒战、恶心、呕吐、心悸、胸闷、呼吸困难、荨麻疹、静脉炎，严重者有过敏性休克及昏迷。

禁忌/慎用证 孕妇及哺乳期妇女禁用；过敏体质患者慎用。

注意事项 本品含有微量斑蝥素，外周静脉给药时注射部位静脉有一定刺激性，因此可在静滴本品前后给予 2%利多卡因 5mL 加入 0.9%氯化钠注射液 100mL 静滴。

配伍表

艾迪加入以下药品	配伍结果	备　注
D 多烯磷脂酰胆碱 Polyene Phosphatidyl Choline	忌配	
L 氯化钠（0.9%）Sodium Chloride（0.9%）	稀释	Y_3
P 葡萄糖（5%，10%）Glucose（5%，10%）	稀释	Y_3

康莱特
Kanglaite

制剂规格、pH 值及性状 注射液：每支，100mL∶10g。pH：4.8~6.8。外观为白色乳状液。

主要成分及功效 本品主要成分为薏苡仁油、大豆磷脂、甘油及注射用水。具有益气养阴、消癥散结功能。适用于不宜手术的气阴两虚、脾虚湿困型原发性非小细胞肺癌及原发性肝癌。配合放、化疗有一定的增效作用。对中晚期肿瘤患者具有一定的抗恶病质和止痛作用。

用法用量 静滴：每次 200mL，一日 1 次，21d 为 1 个疗程，间隔 3~5d，可进行下个疗程。联合放、化疗时，可酌减剂量。

适宜溶剂 原装注射液不宜再添加其他溶剂。

给药速度 静滴：滴速应缓慢，起始 10min 应为 20 滴/min，20min 后可持续增加，30min 后可控制在 40~60 滴/min。

稳定性 避光、阴凉处贮藏，防止冻结受热。

不良反应 偶见有体温上升、恶心、寒战、静脉炎等；罕见者有全身性皮疹、剥脱性皮炎、急性心肌梗死等。

禁忌/慎用证 脂肪代谢严重失调患者如严重肝硬化、急性休克、急性胰腺炎、病理性高脂血症、脂性肾病等禁用。孕妇禁用。

药物相互作用 本品不宜加入其他药物混合使用。

注意事项 静滴时，防止渗漏血管外而引起刺激疼痛；冬季可用 30℃温水预热，以免除物理性刺激。使用本品应采用一次性输液器（带终端滤器）。若本品出现油、水分层（乳析）现象，不可使用。若输注后出现轻度静脉炎，可在注射本品前和后适量输注 0.9%氯化钠或 5%葡萄糖注射液。

消癌平

Xiao'aiping

制剂规格、pH 值及性状 注射液：每支 2mL，20mL。pH：5.0~7.0。外观为棕黄色澄明液。

主要成分及功效 本品主要成分为通关藤。具有清热解毒、化痰软坚功能。适用于食道癌、胃癌、肺癌、肝癌，并可配合放疗、化疗的辅助治疗。

用法用量 肌注：每次 2~4mL，一日 1~2 次，或遵医嘱；静滴：每次 20~100mL，一日 1 次，或遵医嘱。

适宜溶剂 静滴：每次用量以 5%或 10%葡萄糖注射液 50~100mL 稀释后使用。

给药速度 静滴：45~60 滴/min。

稳定性 避光保存。

不良反应 偶见低热、皮疹、多汗、游走性肌肉关节疼痛、注射局部刺激痛等不适。

配伍表

消癌平加入以下药品	配伍结果	备 注
P 葡萄糖（5%，10%）Glucose（5%，10%）	稀释	Y_3
Q 其他注射药 Other Injections	忌配	

鸦胆子油乳

Yadanziyouru

制剂规格、pH 值及性状 注射液：每支 10mL。pH：4.0~6.0。外观为乳白色均匀乳状液。

主要成分及功效 本品主要成分为精制鸦胆子油、精制磷脂、甘油。具有抗肿瘤、免疫调节、促造血等药理作用。适用于肺癌、肺癌脑转移及消化道肿瘤。

用法用量 静滴：每次 10~30mL，一日 1 次。

适宜溶剂 静滴：每次用量加灭菌 0.9%氯化钠注射液 250mL 稀释后立即使用。

给药速度 静滴：30～50 滴/min，1～2h 滴完。

稳定性 避光、置冷暗处保存，不得冷冻。

不良反应 文献报道有恶心、厌食、腹痛、腹泻、发热、心悸、皮疹、呼吸困难等；对血管有轻微刺激作用，久用可致静脉炎或血栓形成；严重者有过敏性休克及心律失常。

禁忌/慎用证 孕妇禁用。过敏体质者及心律失常患者慎用。

药物相互作用 本品成酸性，不可与碱性药物伍用（如环磷酰胺），否则可发生沉淀。

注意事项 本品出现分层现象者不能使用。本品有一定毒性，易损害肝肾功能，不可过量。

配伍表

鸦胆子油乳加入以下药品	配伍结果	备 注
L 氯化钠（0.9%）Sodium Chloride（0.9%）	稀释	Y₃
Q 其他注射药 Other Injections	忌配	

华蟾素

（花蟾素）

Huachansu

（Cinobufacin）

制剂规格、pH 值及性状 注射液：每支 2mL（相当于原生药 1g），5mL（相当于原生药 2.5g），10mL（相当于原生药 5g）。pH：4.0～6.0。外观为浅黄色澄明液。

主要成分及功效 本品为干蟾皮提取物。具有解毒、消肿、止痛作用。用于中、晚期肿瘤，以及慢性乙型肝炎等症。

用法用量 肌注：每次 2～4mL，一日 2 次；静滴：每次 10～20mL，用药 7d，休息 1～2d，4 周为 1 个疗程，或遵医嘱。

适宜溶剂 本品 10～20mL 用 5%葡萄糖注射液 500mL 稀释供静滴。

滴注速度 缓慢滴注，1~2h 滴完。

不良反应 可见恶心、发冷不良反应。

禁忌/慎用证 孕妇忌用。

注意事项 注意心脏功能，避免与对心脏有影响的药物合用。禁止与其他药物混合配伍，以免发生不良反应。糖尿病患者用药宜从饮食总热量中扣除输入的葡萄糖热量；注意监测血糖；必要时调整降糖药用药方案。

配伍表

用 5%葡萄糖注射液稀释华蟾素注射液后加入以下药品	配伍结果	备 注
A 阿米卡星（硫酸盐） Amikacin（Sulfate）	★	
氨甲苯酸 Aminomethylbenzoic Acid	★	
D 地塞米松（磷酸盐） Dexamethasone（Phosphate）	★	
F 酚磺乙胺 Etamsylate	★	
复方醋酸钠 Sodium Acetate Compound	★	

用 5%葡萄糖注射液稀释华蟾素注射液后加入以下药品（续）	配伍结果	备　注
K 卡那霉素（硫酸盐）Kanamycin（Sulfate）	★	
L 林格液 Sodium Chloride Compound	★	
氯化钠（0.9%）Sodium Chloride（0.9%）	★	
P 葡萄糖（5%）Glucose（5%）	稀释	Y_3
Q 庆大霉素（硫酸盐）@ Gentamycin（Sulfate）	★	
T 碳酸氢钠（5%）Sodium Bicarbonate（5%）	★	
头孢唑林钠 Cefazolin Sodium	★	
W 维生素 C Vitamin C	★	
维生素 K_1 Vitamin K_1	★	
Y 右旋糖酐 40（含盐）Dextran 40（Sodium Chloride）	★	

第四节　补益制剂

刺五加

Ciwujia

制剂规格、pH 值及性状　注射液：每支 20mL（含总黄酮 100mg），100mL（含总黄酮 300mg），250mL（含总黄酮 500mg）。pH（3mg/mL）：4.5～6.0。外观为橙黄色或棕黄色澄明液。

主要成分及功效　含有多种皂苷、多糖和黄酮化合物等。具有平补肝肾、益精壮骨作用。用于肝肾不足所致的短暂性脑缺血发作、脑动脉硬化、脑血栓形成、脑栓塞等。亦用于冠心病、心绞痛合并神经衰弱和更年期综合征等。

用法用量　静滴：每次 300～500mg 总黄酮，一日 1～2 次。20mL（含总黄酮 100mg）规格的注射液可每次按 7mg/kg 使用。

适宜溶剂　每次用量稀释于 0.9%氯化钠或 5%葡萄糖注射液 100～250mL。

给药速度　参阅脉络宁。

不良反应　文献报道以过敏性反应为主，甚者发生过敏性休克。

稳定性　0.9%氯化钠或 5%～10%葡萄糖注射液稀释室温下 8h 内稳定。

注意事项　本品为橙黄色或棕黄色的澄明液体，若有异常不得使用。禁止与其他药物混合配伍，以免发生不良反应。由于不良事件或反应严重，本药已经被药监部门通告暂停销售使用。

配伍表

1. 用 0.9%氯化钠注射液稀释刺五加注射液后加入以下药品	配伍结果	备　注
B 胞二磷胆碱 Citicoline	★	
D 地塞米松（磷酸盐）Dexamethasone（Phosphate）	★	
F 辅酶 A Coenzyme A	★	
复方醋酸钠 Sodium Acetate Compound	★	
L 氯化钾（10%）Potassium Chloride（10%）	★	

1.用0.9%氯化钠注射液稀释刺五加注射液后加入以下药品（续）	配伍结果	备　注
氯化钠（0.9%）　Sodium Chloride（0.9%）	稀释	Y_3
P 葡萄糖（5%，10%）　Glucose（5%，10%）	稀释	Y_3
S 三磷腺苷　Adenosine Triphosphate	★	
双嘧达莫　Dipyridamole	忌配	
W 维拉帕米（盐酸盐）　Verapamil（Hydrochloride）	忌配	
维脑路通　Troxerutin	★	
维生素 B_6　Vitamin B_6	★	
维生素 C　Vitamin C	★	
X 细胞色素 C　Cytochrome C	★	
Y 右旋糖酐 40（含盐）　Dextran 40（Sodium Chloride）	★	

2.用5%葡萄糖注射液稀释刺五加注射液后加入以下药品	配伍结果	备　注
B 胞二磷胆碱　Citicoline	★	
D 地塞米松（磷酸盐）　Dexamethasone（Phosphate）	★	
F 辅酶 A　Coenzyme A	★	
复方醋酸钠　Sodium Acetate Compound	★	
L 氯化钾（10%）　Potassium Chloride（10%）	★	
氯化钠（0.9%）　Sodium Chloride（0.9%）	稀释	Y_3
P 葡萄糖（5%，10%）　Glucose（5%，10%）	稀释	Y_3
S 双嘧达莫　Dipyridamole	忌配	
W 维拉帕米（盐酸盐）　Verapamil（Hydrochloride）	忌配	
维脑路通　Troxerutin	★	
维生素 B_6　Vitamin B_6	★	
维生素 C　Vitamin C	★	
X 细胞色素 C　Cytochrome C	★	

参附

Shenfu

制剂规格、pH 值及性状　注射液：每支 10mL。pH：4.5～7.0。外观为淡黄或淡黄棕色澄明液。

主要成分及功效　主要成分为红参、附片提取物，辅料为聚山梨酯 80。具有回阳救逆、益气固脱作用。主要用于阳气暴脱的厥脱症（感染性、失血性、失液性休克等）；也可用于阳虚（气虚）所致的惊悸、怔忡、喘咳、胃疼、泄泻、痹症等。

用法用量　肌注：每次 2～4mL，一日 1～2 次；静滴：每次 20～100mL；静注：每次 5～20mL。

适宜溶剂　静滴：用 5～10%葡萄糖或 0.9%氯化钠注射液 100～250mL 稀释。

给药速度　静注：5min；静滴：2～3mL/min，1～2h 滴完。

不良反应　偶有头痛、心动过速、药物性急性胃肠炎、过敏性休克等。

禁忌/慎用证　对本品有过敏或严重不良反应病史者禁用。孕妇及过敏体质者慎用。神昏闭证者不宜使用。

药物相互作用 不宜与中药半夏、瓜蒌、贝母、白蔹、白及、五灵脂、藜芦等同时使用。

注意事项 禁止与其他药物混合配伍，以免发生不良反应。本品含有皂苷，摇动时产生泡沫是正常现象，不影响疗效，但应避免泡沫进入输液管道。本品含附子，有小毒，过量易致心血管毒性作用，不宜长期使用。治疗期间，心绞痛持续发作，宜加服硝酸酯类药物。如果出现剧烈心绞痛、心肌梗死等，应急诊救治。

配伍表

参附加入以下药品	配伍结果	备　注
A 氨茶碱　Aminophylline	忌配	
F 辅酶 A　Coenzyme A	忌配	
L 氯化钠（0.9%）　Sodium Chloride（0.9%）	稀释	Y_3
P 葡萄糖（5%，10%）　Glucose（5%，10%）	稀释	Y_3
葡萄糖氯化钠　Glucose and Sodium Chloride	★	
Q 其他注射液　Other Injetions	忌配	
W 维生素 K_1　Vitamin K_1	忌配	

参麦

Shenmai

制剂规格、pH 值及性状 注射液：每支 15mL。pH：5.0～6.0。外观为微黄至淡棕色澄明液。

主要成分及功效 主要成分为红参、麦冬的提取物，辅料为聚山梨酯 80。具有益气固脱、养阴生津、生脉作用。用于治疗气阴两虚型之休克、冠心病、病毒性心肌炎、慢性肺心病、粒细胞减少症。

用法用量 静滴，每次 10～60mL，一日 1 次；或遵医嘱。

适宜溶剂 本品 10～60mL 用 5% 葡萄糖注射液 250～500mL 稀释。

给药速度 静滴：2～3mL/min，1～2h 滴完。

不良反应 主要有过敏反应和输液反应。

禁忌/慎用证 对本品有过敏或严重不良反应病史者禁用。

注意事项 本品宜慢滴。禁止与其他药物混合配伍，以免发生不良反应。糖尿病患者用药宜从饮食总热量中扣除输入的葡萄糖热量；注意监测血糖；必要时调整降糖药用药方案。

配伍表

参麦加入以下药品	配伍结果	备　注
G 甘露醇　Mannitol	忌配	
L 氯化钠（0.9%）　Sodium Chloride（0.9%）	★	
P 葡萄糖（5%，10%）　Glucose（5%，10%）	稀释	Y_3
葡萄糖氯化钠　Glucose and Sodium Chloride	★	
S 山梨醇　Sorbitol	忌配	
Y 右旋糖酐 40（含盐）　Dextran 40（Sodium Chloride）	★	

生脉

Shengmai

制剂规格、pH 值及性状　注射液：每支 5mL，10mL，20mL。pH：5.0~7.0。外观为淡黄或浅黄棕色澄明液。

主要成分及功效　主要成分为红参、麦冬、五味子的提取物。具有益气养阴、复脉固脱作用。用于气阴两亏、脉虚欲脱的心悸、气短、四肢厥冷、汗出、脉欲绝，以及心肌梗死、心源性休克、感染性休克等具有上述证候者。

用法用量　肌注：每次 5mL，一日 1~2 次；静滴：每次 20~60mL，一日 1~2 次。

适宜溶剂　本品 20~60mL 用 5%葡萄糖注射液 250~500mL 稀释。

给药速度　静滴：2~3mL/min，1~2h 滴完。

不良反应　文献报道偶见过敏反应、多发性室性心动过速、窦性停搏、低血压及过敏性休克。

稳定性　与 5%、10%葡萄糖注射液或低分子右旋糖酐注射液配伍 4h 内较稳定。

注意事项　本品为淡黄色或淡黄棕色的澄明液体，若发现溶液出现混浊、沉淀、变色或瓶身细微破裂时，均不能使用。禁止与其他药物混合配伍，以免发生不良反应。糖尿病患者用药宜从饮食总热量中扣除输入的葡萄糖热量；注意监测血糖；必要时调整降糖药用药方案。

配伍表

生脉加入以下药品	配伍结果	备　注
L　氯化钠（0.9%）　Sodium Chloride（0.9%）	★	
P　葡萄糖（5%，10%）　Glucose（5%，10%）	稀释	Y_3
葡萄糖氯化钠 Glucose and Sodium Chloride	★	
Q　其他注射液 Other Injections	忌配	
Y　右旋糖酐 40（含盐）　Dextran 40（Sodium Chloride）	★	

黄芪

Huangqi

制剂规格、pH 值及性状　注射液：每支 2mL，10mL。pH：6.0~7.5。外观为黄色或淡棕黄色澄明液。

主要成分及功效　主要成分为黄芪苷Ⅳ。具有益气养元、扶正祛邪、养心通脉、健脾利湿等功效，且有抗缺血保护、抗贫血作用。用于病毒性心肌炎、心功能不全、肝炎等。还可用于萎缩性胃炎、脑梗塞、糖尿病肾病并慢性肾衰竭、白细胞减少症、慢性阻塞性肺病。

用法用量　肌注：每次 2~4mL，一日 1~2 次；静注：每次 10~20mL，一日 1 次；静滴：黄芪注射液 10mL 加入 5%葡萄糖注射液 100~250mL，0.5~1h 滴完。

适宜溶剂　静滴：用 5%葡萄糖注射液 100~250mL 稀释。

给药速度　静滴：2~3mL/min，1~2h 滴完。

不良反应　偶有发热、皮疹、头痛及过敏性休克。

禁忌/慎用证 对本类药品有过敏或严重不良反应病史者禁用。

注意事项 禁止与其他药物混合配伍，以免发生不良反应。糖尿病患者用药宜从饮食总热量中扣除输入的葡萄糖热量；注意监测血糖；必要时调整降糖药用药方案。

配伍表

黄芪注射液加入以下药品	配伍结果	备 注
D 灯盏花素 Deng Zhan Hua Su	★	
F 复方氯化钠 Sodium Chloride Compound	★	
L 氯化钠（0.9%） Sodium Chloride（0.9%）	★	
P 葡萄糖（5%） Glucose（5%）	稀释	Y_3
葡萄糖氯化钠 Glucose and Sodium Chloride	★	
Q 青霉素钾@ Benzylpenicillin Potassium	★	
青霉素钠@ Benzylpenicillin Sodium	★	
庆大霉素（硫酸盐）@ Gentamycin（Sulfate）	★	

第五节 清热利湿制剂

茵栀黄

Yinzhihuang

制剂规格、pH 值及性状 注射液：每支 2mL，10mL（1mL 含黄芩苷 20.0～22.5mg）。pH（22.3mg/mL）：6.5～8.5。外观为橙红色澄明液。

主要成分及功效 主要成分为茵陈提取物、栀子提取物、金银花提取物和黄芩苷。具有清热解毒、利湿褪黄之功效。用于治疗肝胆湿热之证。

用法用量 静滴：成人每次 10～20mL；肌注：一日 2～4mL。

适宜溶剂 本品 10～20mL 用 10%葡萄糖注射液 250～500mL 稀释。

给药速度 静滴：1～2h 滴完，初速宜在 30 滴/min。

不良反应 文献报道有过敏性皮疹、胃肠道反应、畏寒、心悸等，也有过敏性休克及死亡病例发生。

注意事项 禁止与其他药物混合配伍，以免发生不良反应。糖尿病患者用药宜从饮食总热量中扣除输入的葡萄糖热量；注意监测血糖；必要时调整降糖药用药方案。

配伍表

茵栀黄注射液加入以下药品	配伍结果	备 注
E 二甲弗林 Dimefline	忌配	
F 辅酶 A Coenzyme A	忌配	
复方醋酸钠 Sodium Acetate Compound	忌配	
G 甘露醇 Mannitol	忌配	
谷氨酸钙（5%） Calcium Glutamate（5%）	忌配	

茵栀黄注射液加入以下药品（续）	配伍结果	备　注
H 红霉素（乳糖酸盐）　Erythromycin（Lactobionate）	忌配	
J 肌苷　Inosine	忌配	
精氨酸（25%，盐酸盐）　Arginine（25%，Hydrochloride）	忌配	
L 林格液　Sodium Chloride Compound	忌配	
氯化钙（3%，5%）　Calcium Chloride（3%，5%）	忌配	
氯化钠（0.9%）　Sodium Chloride（0.9%）	忌配	
氯霉素　Chloramphenicol	忌配	
氯霉素琥珀酸酯钠　Chloramphenicol Succinate Sodium	忌配	
N 能量合剂　Energy Composite	忌配	
P 葡萄糖（5%，10%）　Glucose（5%，10%）	稀释	Y_3
葡萄糖氯化钠　Glucose and Sodium Chloride	忌配	
葡萄糖酸钙（10%）　Calcium Gluconate（10%）	忌配	
S 三磷腺苷　Adenosine Triphosphate	忌配	
四环素（盐酸盐）　Tetracycline（Hydrochloride）	忌配	
W 维生素 B_6　Vitamin B_6	忌配	
维生素 C　Vitamin C	忌配	

苦黄

Kuhuang

制剂规格、pH 值及性状　注射液：每支 10mL。pH：6.0~8.0。外观为橙红色至棕红色液体。

主要成分及功效　主要成分为茵陈、大黄、苦参、大青叶、春柴胡的提取物。具有清热利湿、疏肝退黄功能。适用于湿热内蕴、胆汁外溢、黄疸胁痛、乏力、纳差等症；黄疸型病毒性肝炎见上述证候者。

用法用量　静滴：每次 10~60mL，一日 1 次，15d 为 1 个疗程；重症及郁胆型肝炎患者每次用量可增加至 60mL。

适宜溶剂　静滴：用 5%或 10%葡萄糖注射液 500mL 稀释后使用。

给药速度　滴速应为 30 滴/min，不宜过快，在 3~4h 内缓缓滴完。

稳定性　避光贮存。

不良反应　偶见轻度消化道症状，注射局部有一过性潮红；个别可见过敏性休克、急性喉水肿、药疹及药物热等过敏反应。

禁忌/慎用证　过敏体质者禁用；严重心、肾功能不全者慎用。

注意事项　须询问患者过敏史，特别是对小儿更应特别慎重。

配伍表

苦黄注射液加入以下药品	配伍结果	备　注
P 葡萄糖（5%，10%）Glucose（5%，10%）	稀释	Y_3
Q 其他注射液　Other Injections	忌配	

第六节　生化制剂

丹参酮ⅡA磺酸钠
Danshentong ⅡA Huangsuanna

制剂规格、pH 值及性状　注射液：2mL：10mg。pH（10mg/mL）：4.0～5.0。外观为红色澄明液。

主要成分及功效　主要成分为丹参酮ⅡA 磺酸钠。具有增加冠脉血流量、改善缺血区心肌的侧支循环及局部供血、改善缺氧心肌的代谢紊乱、抑制血小板聚集及抗血栓形成、缩小缺血心肌梗死面积等作用。适用于冠心病、心绞痛、心肌梗死的辅助治疗。

用法用量　肌注：每次 40～80mg，一日 1 次；静注：每次 40～80mg，一日 1 次；静滴：每次 40~80mg，一日 1 次。

适宜溶剂　静注：以 25%葡萄糖注射液 20mL 稀释；静滴：以 5%葡萄糖或 0.9%氯化钠注射液 250～500mL 稀释。

给药速度　静滴：40～60 滴/min，在 1~2h 滴完。

稳定性　在 0.9%氯化钠、10%葡萄糖、5%葡萄糖氯化钠、果糖、果糖氯化钠、转化糖、低分子右旋糖酐及 5%木糖醇等注射液中 6h 内稳定。

不良反应　文献报道有皮疹、皮肤瘙痒、寒战、发热、恶心、静脉炎、呼吸困难等，严重者有过敏性休克。

禁忌/慎用证　对本品过敏者禁用。

注意事项　与喹诺酮类及氨基糖苷类抗生素配伍使用，易产生浑浊或沉淀。禁止与含镁、铁、钙、铜、锌等重金属的药物配伍使用。不宜与具有强氧化性的药物配伍使用。部分患者肌注后有疼痛；个别有皮疹反应，停药后即可消失。

配伍表

丹参酮ⅡA 磺酸钠注射液加入以下药品	配伍结果	备　注
A 氨曲南@　Aztreonam	忌配	
氨溴索（盐酸盐）Ambroxol（Hydrochloride）	忌配	
D 灯盏花素　Dengzhanhuasu	忌配	
F 法莫替丁　Famotidine	忌配	
H 环丙沙星　Ciprofloxacin	忌配	
J 甲氯芬酯（盐酸盐）　Meclofenoxate（Hydrochloride）	忌配	
K 克林霉素（盐酸盐）　Clindamycin（Hydrochloride）	忌配	
L 硫酸镁　Magnesium Sulfate	忌配	
氯化钾（10%）Potassium Chloride（10%）	忌配	
氯化钠（0.9%）　Sodium Chloride（0.9%）	稀释	Y₃
M 门冬氨酸钾镁 Potassium Magmesium Aspartate	忌配	
莫西沙星（盐酸盐）　Moxifloxacin（Hydrochloride）	忌配	

丹参酮ⅡA 磺酸钠注射液加入以下药品（续）	配伍结果	备　注
木糖醇　Xylitol	稀释	
N　奈替米星　Netilmicin	忌配	
P　帕珠沙星（甲磺酸盐）　Pazufloxacin（Mesilate）	忌配	
培氟沙星（甲磺酸盐）　Pefloxacin（Mesylate）	忌配	
葡萄糖（5%，10%）　Glucose（5%，10%）	稀释	Y_3
Q　庆大霉素（硫酸盐）@　Gentamicin（Sulfate）	忌配	
去甲万古霉素　Norvancomycin	忌配	
T　头孢哌酮钠-舒巴坦钠　Cefoperazone -Sulbactam Sodium	忌配	
X　西米替丁　Cimetidine	忌配	
Y　依诺沙星　Enoxacin	忌配	
依替米星（硫酸盐）　Etimicin（Sulfate）	忌配	
异帕米星　Isepamicin	忌配	
罂粟碱（盐酸盐）　Papaverine（Hydrochloride）	忌配	
右旋糖酐40（含盐）　Dextran 40（Sodium Chloride）	稀释	

天麻素

Tianmasu

制剂规格、pH 值及性状　注射液：100mg∶1mL；200mg∶2mL；500mg∶5mL；粉针剂：每瓶 200mg。pH（100mg/mL）：5.0～7.0。外观为无色澄明液。

主要成分及功效　主要成分为天麻素。具有恢复大脑皮质兴奋与抑制过程间的平衡失调、镇静、安眠和镇痛等中枢抑制作用。适用于神衰、神衰综合征、脑外伤性综合征及眩晕症如梅尼埃病、药性眩晕、外伤性眩晕、突发性耳聋、前庭神经元炎、椎基底动脉供血不足等，亦可用于三叉神经痛、坐骨神经痛、枕骨大神经痛等神经痛，以及血管性头痛与偏头痛。

用法用量　肌注：每次 0.2g，一日 1～2 次；静滴：每次 0.6g，一日 1 次，用 5%葡萄糖或 0.9%氯化钠注射液 250～500mL 稀释后使用。

适宜溶剂　静滴：每次用量加入 5%葡萄糖或 0.9%氯化钠注射液 250～500mL 稀释后使用。

稳定性　在 0.9%氯化钠、5%葡萄糖、10%葡萄糖、5%葡萄糖氯化钠、复方氯化钠等注射液中 12h 内稳定。

不良反应　偶见口鼻干燥、头昏、胃不适等症状。

禁忌/慎用证　对本品中任何成分过敏者禁用。

配伍表

天麻素加入以下药品	配伍结果	备　注
F　复方氯化钠　Compoud Sodium Chloride	稀释	
复方乳酸钠　Compound Sodium Lactate	稀释	
G　甘露醇　Mannitol	稀释	
L　氯化钠（0.9%）　Sodium Chloride（0.9%）	稀释	Y_3

天麻素加入以下药品（续）	配伍结果	备　注
P　葡萄糖（5%，10%）Glucose（5%，10%）	稀释	Y_3
葡萄糖氯化钠 Glucose and Sodium Chloride	稀释	Y_3

银杏达莫

Yinxingdamo

制剂规格、pH 值及性状　注射液：每支 5mL，10mL（1mL 含银杏总黄酮 0.9～1.1mg、双嘧达莫 0.36～0.44mg）。pH：3.5～5.5。外观为黄色至棕黄色澄明液。

主要成分及功效　主要成分为银杏总黄酮、双嘧达莫。适用于预防和治疗冠心病、血栓栓塞性疾病。

用法用量　静滴：每次 10～25mL，一日 2 次。

适宜溶剂　静滴：每次用量加入 0.9%氯化钠或 5%～10%葡萄糖注射液 500mL 稀释后使用。

给药速度　静滴：开始输液宜慢，20～30 滴/min，1～2h 滴完。

稳定性　在 0.9%氯化钠和 5%、10%葡萄糖注射液中 6h 内稳定。

不良反应　文献报道有过敏样反应、恶心、呕吐、头晕、呼吸急促、过敏性休克等。

禁忌/慎用证　有出血倾向者慎用；孕妇慎用。

药物相互作用　与肝素、双香豆素等抗凝药同用时，易引起出血倾向。

配伍表

银杏达莫加入以下药品	配伍结果	备　注
A　阿米卡星（硫酸盐）Amikacin（Sulfate）	忌配	
F　辅酶 A　Coenzyme A	忌配	
H　红霉素（乳糖酸盐）　Erythromycin（Lactobionate）	忌配	
L　氯化钾（10%）　Potassium Chloride（10%）	忌配	
Q　庆大霉素（硫酸盐）Gentamicin（Sulfate）	忌配	

川芎嗪

Chuanqiongqin

（Ligustrazine）

制剂规格、pH 值及性状　磷酸盐注射液：2mL：50mg；盐酸盐注射液：2mL：40mg；川芎嗪 0.9%氯化钠或 5%葡萄糖输液制品：250mL，500mL。pH（20mg/mL）：2.0～3.0。川芎嗪盐酸盐为白色或类白色结晶性粉末，味苦，易溶于水。

主要成分及功效　主要成分为中药川芎的有效成分，一种生物碱单体。具有抗血小板聚集和解聚，扩张小动脉，改善微循环、脑血流和活血化瘀作用。用于缺血性脑血管疾病，如脑供血不足、脑栓塞、冠心病、脉管炎、糖尿病肾病、过敏性紫癜、慢性肾衰、小儿肺炎、酒精性肝炎。

用法用量　静滴：每次 40～80mg，一日 1 次。或遵医嘱。

给药速度　参阅脉络宁。

适宜溶剂　40～80mg 用 5%葡萄糖或 0.9%氯化钠注射液 250～500mL 稀释。

不良反应　曾报道有过敏性皮疹、广泛荨麻疹、短暂脑缺血发作。也偶见胃部不适、口干、嗜睡等。

禁忌/慎用证　脑出血或有出血倾向的患者禁用。对少量出血与闭塞性脑出血病鉴别诊断困难时应慎用。

药物相互作用　酸性较强，与碱性药物配伍易产生中和反应及沉淀。

注意事项　本品穴位注射刺激性较强。不宜与碱性药物配伍。川芎嗪可以通过血-脑脊液屏障。不适于大量肌注。静滴速度不宜过快。禁止与其他药物混合配伍，以免发生不良反应。

配伍表

川芎嗪（盐酸盐）注射液加入以下药品	配伍结果	备　注
2∶3∶1 注射液　2∶3∶1 Injection	★	
A 氨苄西林钠@ Ampicillin Sodium	忌配	
氨茶碱 Aminophylline	忌配	
B 布美他尼 Bumetanide	忌配	
C 穿琥宁 Chuan Hu Ning	忌配	
F 复方醋酸钠 Sodium Acetate Compound	★	
G 甘露醇 Mannitol	★	
H 红霉素（乳糖酸盐）　Erythromycin（Lactobionate）	忌配	
L 林格液 Sodium Chloride Compound	★	
氯化钠（0.9%）　Sodium Chloride（0.9%）	稀释	Y_3
P 葡萄糖（5%，10%）　Glucose（5%，10%）	稀释	Y_3
葡萄糖氯化钠 Glucose and Sodium Chloride	★	
Q 青霉素钾@ Benzylpenicillin Potassium	忌配	
青霉素钠@ Benzylpenicillin Sodium	忌配	
清开灵 Qingkailing	忌配	
T 头孢哌酮钠 Cefoperazone Sodium	忌配	
X 香丹 Xiang Dan	★	
Y 右旋糖酐 40（含盐）　Dextran 40（Sodium Chloride）	★	

葛根素
Gengensu
（戈荣注射液）
Puerarin

制剂规格、pH 值及性状　注射液：2mL∶50mg；2mL∶100mg。pH（25mg/mL）：3.5～5.5。外观为无色或微黄色的澄明液，微有黏稠。含 50%丙二醇为辅料。

主要成分及功效　主要成分为中药葛根中提取的一种主要为单体异黄酮化合物。有扩张血管（尤其对心、脑血管）、降低血黏度、改善微循环、降低心肌耗氧、改善心肌收缩功能等作用。可用于辅助治疗冠心病、心绞痛、心肌梗死、视网膜动静脉阻塞、突发性耳聋及缺血性脑血管病、小儿病毒性心肌炎、糖尿病等。临床研究提示戈荣（葛根素）注射液对轻、中度脑梗死疗效优于复方丹参注射液。

用法用量　静滴：一日 100～500mg，一日 1 次；肌注：每次 50mg，一日 2 次，或直接经插管注入冠脉 50～100mg。

适宜溶剂　500mg 用 5%葡萄糖或 0.9%氯化钠注射液 500mL 稀释。

给药速度　参阅脉络宁。

不良反应　文献报道为各种类型的过敏反应，以药物热、皮疹、过敏性哮喘、全身性过敏反应包括过敏性休克等表现为主；偶见急性血管内溶血表现，如寒战、发热、黄疸、腰痛、尿色加深等。

禁忌/慎用证　对本药过敏或过敏体质者、严重肝肾损害、心力衰竭及其他严重器质性疾病患者禁用。有出血倾向者慎用。

注意事项　使用本品者应定期监测胆红素、网织红细胞、血红蛋白及尿常规。禁止与其他药物混合配伍，以免发生不良反应。糖尿病患者静滴给药宜用生理盐水稀释。

配伍表

葛根素注射液加入以下药品	配伍结果	备　注
2：3：1 注射液　2：3：1 Injection	★	
L 林格液　Sodium Chloride Compound	★	
氯化钾（10%）　Potassium Chloride（10%）	★	
氯化钠（0.9%）　Sodium Chloride（0.9%）	稀释	Y_3
P 葡萄糖（5%，10%）　Glucose（5%，10%）	稀释	Y_3
T 碳酸氢钠（5%）　Sodium Bicarbonate（5%）	**忌配**	
头孢唑林钠　Cefazolin Sodium	★	
Y 右旋糖酐 40（含盐）　Dextran 40（Sodium Chloride）	★	

银杏叶提取物

Yinxingyetiquwu

（金纳多）

Ginaton

制剂规格、pH 值及性状　注射液：5mL：17.5mg。pH：6.0～7.5。外观为黄色澄明液。

主要成分及功效　主要成分为银杏叶提取物。保持动脉和静脉血管的张力，降低全血黏稠度，增进红细胞和白细胞的可塑性，改善血液循环的作用。主要用于脑部、周围血流循环障碍。

用法用量　注射治疗：每日或隔日深部肌注或缓慢静注（患者平卧）5 mL。输液治疗：通常每次 10～20mL，一日 1～2 次。若必要时可调整剂量至每次 25mL，一日 2 次。

适宜溶剂　注射液溶于 0.9%氯化钠或 5%葡萄糖注射液或低分子右旋糖酐或羟乙基淀粉，混合比例为 1:10。

给药速度 参阅脉络宁。

稳定性 在 0.9%氯化钠、5%～10%葡萄糖注射液或低分子右旋糖酐中 24h 内稳定。

不良反应 可见胃肠道不适、头痛、血压降低、过敏反应等现象。长期静注时，应改变注射部位以减少静脉炎的发生。

禁忌/慎用证 对本品中任一成分过敏者禁用。妊娠期建议不使用此药。

药物相互作用 银杏叶提取物注射液勿与小牛血提取物制剂混合使用，宜分别注射。

注意事项 长期静注时，应改变注射部位以减少静脉炎的发生。给药剂量每次不可超过 25mL。糖尿病患者用药以 0.9%氯化钠注射液稀释。禁止与其他药物混合配伍，以免发生不良反应。

配伍表

银杏叶提取物加入以下药品	配伍结果	备　注
A 氨基己酸 Aminocaproic Acid	忌配	
氨甲苯酸 Aminomethylbenzoic Acid	忌配	
B 胞二磷胆碱 Citicoline	★	
F 酚磺乙胺 Etamsylate	忌配	
G 甘露醇 Mannitol	★	
L 林格液 Sodium Chloride Compound	★	
M 木糖醇 Xylital	★	
N 脑垂体后叶素® Pituitrin	忌配	
尿激酶 Urokinase	忌配	
P 葡萄糖（5%，10%） Glucose（5%，10%）	稀释	Y_3
葡萄糖氯化钠 Glucose and Sodium Chloride	★	
Q 全血 Whole Blood	忌配	
W 维生素 K_3 Vitamin K_3	忌配	
X 血浆 Blood Plasma	忌配	
Y 胰岛素（正规）® Insulin（Regular）	忌配	
鱼精蛋白（硫酸盐） Protamine（Sulfate）	忌配	

穿琥宁

Chuanhuning

（Potassium Dehydroandrograpolide Succinate）

制剂规格、pH 值及性状 注射液：2mL:40mg；5mL:100mg；10mL:100mg；冻干粉针剂：每支 40mg，200mg。pH（20mg/mL）：6.0～7.0。冻干粉针剂含碳酸氢钠，pH 值（0.5%）：6.5～8.0。注射液外观为浅黄或无色澄明液；粉针剂外观为微黄色粉末或块状物。

主要成分及功效 主要成分为提取的穿心莲叶中的有效成分——脱水穿心莲内酯琥珀酸半酯单钾盐，有抗炎、清热、抗病毒、抗感染、解热、抗炎作用。主要用于治疗病毒及细菌感染等引起的上呼吸道感染、急性扁桃体炎、急性咽炎、急性细菌性痢疾、胆道感染、泌尿道感染、急性角膜炎、急性结膜炎、中耳炎、单纯性疱疹等。

用法用量 肌注：每次 40～80mg；一日 1～2 次；静滴：一日 400～800mg，用 0.9%氯化钠注射液 100～200mL 稀释后分 2 次给予，每次不得超过 400mg。

适宜溶剂 静滴：加入 0.9%氯化钠注射液。若为粉针剂需先用灭菌注射用水或 0.9%氯化钠注射液 3～4mL 溶解后肌注或再稀释后静滴。

给药速度 静滴：30～40 滴/min，头 30min 无不良反应可适当加快，1～2h 滴完。

稳定性 加入 0.9%氯化钠注射液中 24h 内稳定。

不良反应 静滴后可发生过敏性休克、血小板减少，也可发生皮肤过敏(如药疹等)、小儿腹泻、肝功能损害、血管刺激疼痛、胃肠不适、呼吸困难、寒战、发热等。

禁忌/慎用证 过敏性体质者及孕妇慎用。

药物相互作用 应单独注射，勿与其他注射液混合；尤其忌与酸碱性药物或含硫酸氢钠、亚硫酸氢钠等抗氧剂的药物合用。

注意事项 用药过程应定期检查血象，发现血小板减少应及时停药，并给予相应处理。

配伍表

穿琥宁加入以下药品	配伍结果	备　注
2 : 3 : 1 注射液　2 : 3 : 1 Injection	★	
A 阿米卡星（硫酸盐）　Amikacin（Sulfate）	忌配	
阿昔洛韦钠　Aciclovir Sodium	★	
氨苄西林钠@　Ampicillin Sodium	★	
氨茶碱　Aminophylline	★	
氨溴索　Ambroxol	忌配	
B 胞二磷胆碱　Citicoline	★	
D 地塞米松（磷酸盐）　Dexamethasone（Phosphate）	★	
F 酚磺乙胺　Etamsylate	★	
辅酶 A　Coenzyme A	★	
H 红霉素（乳糖酸盐）　Erythromycin（Lactobionate）	★	
环丙沙星　Ciprofloxacin	忌配	喹诺酮类都忌配
J 甲硝唑　Metronidazole	★	
K 克林霉素（磷酸盐）　Clindamycin（Phosphate）	★	
L 利巴韦林　Ribavirin	★	
林格液　Sodium Chloride Compound	★	
氯化钠（0.9%）　Sodium Chloride（0.9%）	稀释	Y_3
P 哌拉西林钠　Piperacillin Sodium	★	
葡萄糖（5%，10%）　Glucose（5%，10%）	★	
葡萄糖氯化钠　Glucose and Sodium Chloride	★	
Q 青霉素钠@　Benzylpenicillin Sodium	★	
氢化可的松　Hydrocortisone	★	
庆大霉素（硫酸盐）@　Gentamycin（Sulfate）	忌配	氨基糖苷类都忌配

穿琥宁加入以下药品（续）	配伍结果	备　注
S 三磷腺苷 Adenosine Triphosphate	★	
山莨菪碱（氢溴酸盐） Anisodamine（Hydrobromide）	★	
双黄连 Shuang Huang Lian	★	
双黄连粉针 Shuang Huang Lian Fen Zhen	★	
T 替硝唑葡萄糖 Tinidazole and Glucose	★	
头孢呋辛钠 Cefuroxime Sodium	★	
头孢拉定 Cefradine	★	
头孢哌酮钠 Cefoperazone Sodium	★	
头孢曲松钠 Ceftriaxone Sodium	★	
头孢唑林钠 Cefazolin Sodium	★	
妥布霉素（硫酸盐）@ Tobramycin（Sulfate）	忌配	
W 维生素 B₆ Vitamin B$_6$	★	
维生素 C Vitamin C	★	
Y 氧氟沙星 Ofloxacin	忌配	

大蒜素

Dasuansu

（Allitrid）

制剂规格、pH 值及性状　注射液：2mL∶30mg。pH（2.5%）：6.5。大蒜素为微黄色透明液，有蒜臭，性质不稳定，氧化后变深黄色。

主要成分及功效　主要成分为大蒜（allium sativum）鳞茎中所含的一种挥发性杀菌有效成分。对多种球菌、杆菌（痢疾杆菌、伤寒杆菌、大肠杆菌、百日咳杆菌）、真菌、病毒、阿米巴原虫、阴道滴虫、蛲虫等均有抑制和杀灭作用，并有降低血胆固醇、甘油三酯和脂蛋白的作用。临床应用于肺部和消化道的真菌感染、隐球菌性脑膜炎、急慢性菌痢和肠炎、百日咳及肺结核等。

用法用量　静滴：每次 90～150mg。

适宜溶剂　本品 90～150mg 用 5%或 10%葡萄糖注射液 1 000mL 稀释。

给药速度　静滴：4～5h 滴完。

不良反应　个别患者在静滴时有刺痛感觉，在使用数次后或增加稀释倍数即可消失。如出现全身灼热感、出汗等现象，可减慢滴注速度。

注意事项　本品对皮肤、黏膜有刺激，不宜皮注、肌注或静注。禁止与其他药物混合配伍。糖尿病患者用药时注意控制监测血糖水平，从饮食中扣除输入的热量。

配伍表

大蒜素加入以下药品	配伍结果	备　注
A 阿莫西林-克拉维酸钾 Amoxicillin -Clavulanate Potassium	忌配	
氨苄西林钠@ Ampicillin Sodium	忌配	
氨曲南 @ Aztreonam	忌配	

大蒜素加入以下药品（续）	配伍结果	备　注
昂丹司琼（盐酸盐）@ Ondansetron（Hydrochloride）	忌配	
B 苯妥英钠 Phenytoin Sodium	忌配	
C 长春瑞滨（重酒石酸盐） Vinorelbine（Bitartrate）	忌配	
F 氟达拉滨（磷酸盐） Fludarabine（Phosphate）	忌配	
G 甘露醇 Mannitol	忌配	
更昔洛韦钠 Ganciclovirum Sodium	忌配	
L 拉氧头孢钠 Latamoxef Sodium	忌配	
N 脑垂体后叶素® Pituitrin	忌配	
粘菌素（硫酸盐） Colymycin（Sulfate）	忌配	
P 葡萄糖（5%，10%） Glucose（5%，10%）	稀释	Y_3
Q 青霉素钾@ Benzylpenicillin Potassium	忌配	
青霉素钠@ Benzylpenicillin Sodium	忌配	
庆大霉素（硫酸盐） Gentamycin（Sulfate）	忌配	
S 山梨醇 Sorbitol	忌配	
T 替卡西林-克拉维酸钾 Ticarcillin Sodium-Clavulanate Potassium	忌配	
头孢噻肟钠 Cefotaxime Sodium	忌配	
妥布霉素（硫酸盐）@ Tobramycin（Sulfate）	忌配	
X 新生霉素 Neomycin	忌配	
Y 亚胺培南-西司他丁钠 Imipenem-Cilastatin Sodium	忌配	

莪术油葡萄糖

Ezhuyou Putaotang

（Oleum Curcumae Wenchowensis and Glucose）

制剂规格、pH 值及性状　莪术油葡萄糖注射液：250mL 含莪术油 0.1g 与葡萄糖 12.5g。pH
（0.4mg/mL）：3.5～5.5。外观为微黄色澄明液，微显乳光。

主要成分及功效　主要成分为姜科植物温莪术干燥地下根茎的挥发油。具有抗病毒、抑菌作用，
还能促进机体的免疫反应、改善微循环及活血化瘀等。主要用于抗病毒，亦可用于早期子宫颈癌。

用法用量　静滴：每次 250mL，一日 1 次。

给药速度　静滴：30～40 滴/min。

不良反应　有过敏样反应、皮疹、呼吸困难、过敏性休克等。

禁忌/慎用证　对本品过敏者禁用。过敏体质及体质虚弱者慎用。

药物相互作用　勿与其他注射剂混合，忌与丁香配伍。

注意事项　严禁与其他药物混合配伍。糖尿病患者用药宜从饮食总热量中扣除输入的葡萄糖热
量；注意监测血糖；必要时调整降糖药用药方案。

配伍表

莪术油葡萄糖注射液加入以下药品	配伍结果	备　注
2：3：1 注射液　2：3：1 Injection	★	

莪术油葡萄糖注射液加入以下药品（续）	配伍结果	备 注
A 阿昔洛韦钠 Aciclovir Sodium	★	
氨苄西林钠@ Ampicillin Sodium	★	
B 苯唑西林钠 Oxacillin Sodium	★	
C 川芎嗪 Ligustrazine	★	
D 丹参 DanShen	★	
地塞米松（磷酸盐） Dexamethasone（Phosphate）	★	
F 呋塞米 Furosemide	忌配	
G 甘露醇 Mannitol	★	
H 红霉素（乳糖酸盐） Erythromycin（Lactobionate）	★	
J 吉他霉素（酒石酸盐） Kitasamycin（Tartrate）	★	
K 克林霉素（磷酸盐） Clindamycin（Phosphate）	★	
L 利巴韦林 Ribavirin	★	
磷霉素 Fosfomycin	★	
氯化钾（10%） Potassium Chloride（10%）	★	
N 奈替米星（硫酸盐） Netilmicin（Sulfate）	★	
P 哌拉西林钠 Piperacillin Sodium	★	
葡萄糖（5%，10%） Glucose（5%，10%）	稀释	Y$_3$
Q 青霉素钠@ Benzylpenicillin Sodium	★	
庆大霉素（硫酸盐）@ Gentamycin（Sulfate）	忌配	
T 头孢拉定 Cefradine	忌配	
头孢哌酮钠 Cefoperazone Sodium	忌配	
头孢曲松钠 Ceftriaxone Sodium	忌配	
头孢噻肟钠 Cefotaxime Sodium	★	
头孢唑林钠 Cefazolin Sodium	★	
W 维生素 C Vitamin C	★	
X 小诺米星（硫酸盐） Micronomicin（Sulfate）	★	
Y 氧氟沙星 Ofloxacin	★	
右旋糖酐 40（含盐） Dextran 40（Sodium Chloride）	★	

苦参碱

（宁甘欣，斯巴特康）

Kushenjian

（Matrine）

制剂规格、pH 值及性状 注射液：5mL：50mg；10mL：50mg。pH：7.5～8.5。外观为接近无色或浅棕色透明液。

主要成分及功效 主要成分为苦参碱。有利尿、退黄、解毒、降酶，抑制乙型肝炎 HBeAg 复制、改善肝炎症状的作用。用于慢性乙型肝炎。

用法用量　每次 150mg，缓慢静滴。老年人适当减量。

适宜溶剂　静滴：150mg 加入 5%葡萄糖注射液 500mL。

给药速度　静滴：60 滴/min。

稳定性　在 5%葡萄糖注射液中 8h 内稳定；与 0.9%氯化钠注射液配伍时，不宜在高温条件下长时间放置，只宜现配现用。

不良反应　滴速过快可产生头晕、恶心等不良反应。

注意事项　孕妇及哺乳期妇女不宜使用。禁忌与其他药物混合配伍，以免发生不良反应。糖尿病患者静滴给药时注意调整降糖药，控制饮食与血糖水平。

配伍表

苦参碱加入以下药品	配伍结果	备　注
L 氯化钠（0.9%）　Sodium Chloride（0.9%）	★	
P 葡萄糖（5%，10%）　Glucose（5%，10%）	稀释	Y_3

七叶皂苷钠
Qiyezaoganna

制剂规格、pH 值及性状　粉针剂：每支 5mg，10mg，15mg。pH（1mg/mL）：5.0～7.0。外观为白色冻干疏松块状物。

主要成分及功效　主要成分为七叶树科植物天师栗干燥成熟果实提取的总七叶皂苷钠盐。有显著抗炎、清除自由基、改善微循环等作用，能改善多种病因引起的渗出和微循环障碍。适用于各种原因引起的脑水肿、颅内血肿伴发的脑功能障碍，也用于创伤或手术后引起的组织肿胀、烧伤、烫伤及静脉回流障碍性疾病。

用法用量　静滴：0.1～0.4mg/kg，一日 2 次；静注：每次 5mg，重症患者可多次给药，但一日总量不宜超过 20mg。

适宜溶剂　以注射用水 10mL 溶解。静滴：用 5%或 10%葡萄糖注射液 250mL 稀释。

给药速度　同莲必治。

药物相互作用　与下列各类药物联合使用时要谨慎：与血清蛋白结合率高的药物；能严重损害肾功能的药物；皮质激素类药物；含碱性基团的药物（配伍时可能发生沉淀）。

不良反应　注射部位疼痛、肿胀，偶有过敏反应。

禁忌/慎用证　肾功能损害和 Rh 血型不合的孕妇禁用。

注意事项　只能用于静注和静滴，禁用于动脉注射、肌注或皮注。注射时宜选用较粗静脉，切勿漏出血管外，如出现红、肿，用 0.25%普鲁卡因封闭或热敷。用药前后须检查肾功能。禁止与其他药物混合配伍，以免发生不良反应。糖尿病患者应控制葡萄糖液用量，必要时按一日总热量酌情减少进食热量，调整降糖药治疗方案，监测血糖水平。

配伍表

七叶皂苷钠加入以下药品	配伍结果	备　注
A 阿米卡星（硫酸盐）　Amikacin（Sulfate）	忌配	

七叶皂苷钠加入以下药品（续）	配伍结果	备　注
D 大观霉素（盐酸盐）　Spectinomycin（Hydrochloride）	忌配	
地贝卡星（硫酸盐）　Dibekacin（Sulfate）	忌配	
多粘菌素 B（硫酸盐）　Polymyxin B（Sulfate）	忌配	
H 核糖霉素（硫酸盐）　Ribostamycin（Sulfate）	忌配	
K 卡铂　Carboplatin	忌配	
L 两性霉素 B　Amphotericin B	忌配	
氯化钠（0.9%）　Sodium Chloride（0.9%）	★	
N 奈替米星（硫酸盐）　Netilmicin（Sulfate）	忌配	
粘菌素（硫酸盐）　Colymycin（Sulfate）	忌配	
诺氟沙星（盐酸盐）　Norfloxacin　（Hydrochloride）	★	
P 葡萄糖（5%，10%）　Glucose（5%，10%）	稀释	Y3
葡萄糖氯化钠　Glucose and Sodium Chloride	★	
Q 庆大霉素（硫酸盐）@　Gentamycin（Sulfate）	忌配	
S 顺铂　Cisplatin	忌配	
T 替硝唑葡萄糖　Tinidazole and Glucose	★	
妥布霉素（硫酸盐）@　Tobramycin（Sulfate）	忌配	
Y 氧氟沙星　Ofloxacin	★	
异帕米星（硫酸盐）　Isepamicin（Sulfate）	忌配	

附　录

附录一　关于进一步加强中药注射剂生产和临床使用管理的通知

卫医政发〔2008〕71号

各省、自治区、直辖市卫生厅局、食品药品监督管理局（药品监督管理局）、中医药管理局、新疆生产建设兵团卫生局、食品药品监督管理分局：

近年来，"鱼腥草注射液"、"刺五加注射液"、"炎毒清注射液"、"复方蒲公英注射液"、"鱼金注射液"等多个品种的中药注射剂因发生严重不良事件或存在严重不良反应被暂停销售使用。为保障医疗安全和患者用药安全，现就进一步加强中药注射剂生产和临床使用管理有关问题通知如下：

一、加强中药注射剂生产管理、不良反应监测和召回工作

（一）药品生产企业应严格按照《药品生产质量管理规范》组织生产，加强中药注射剂生产全过程的质量管理和检验，确保中药注射剂生产质量；应加强中药注射剂销售管理，必要时应能及时全部召回售出药品。

（二）药品生产企业要建立健全药品不良反应报告、调查、分析、评价和处理的规章制度。指定专门机构或人员负责中药注射剂不良反应报告和监测工作；对药品质量投诉和药品不良反应应详细记录，并按照有关规定及时向当地药品监督管理部门报告；对收集的信息及时进行分析、组织调查，发现存在安全隐患的，主动召回。

（三）药品生产企业应制定药品退货和召回程序。因质量原因退货和召回的中药注射剂，应按照有关规定销毁，并有记录。

二、加强中药注射剂临床使用管理

（一）中药注射剂应当在医疗机构内凭医师处方使用，医疗机构应当制定对过敏性休克等紧急情况进行抢救的规程。

（二）医疗机构要加强对中药注射剂采购、验收、贮存、调剂的管理。药学部门要严格执行药品进货检查验收制度，建立真实完整的购进记录，保证药品来源可追溯，坚决杜绝不合格药品进入临床；要严格按照药品说明书中规定的药品贮存条件贮存药品；在发放药品时严格按照《中华人民共和国药品管理法》、《处方管理办法》进行审核。

（三）医疗机构要加强对中药注射剂临床使用的管理。要求医护人员按照《中药注射剂临床使用基本原则》(见附件)，严格按照药品说明书使用，严格掌握功能主治和禁忌证；加强用药监测，医护人员使用中药注射剂前，应严格执行用药查对制度，发现异常，立即停止使用，并按规定报告；临床药师要加强中药注射剂临床使用的指导，确保用药安全。

（四）医疗机构要加强中药注射剂不良反应（事件）的监测和报告工作。要准确掌握使用中药注射剂患者的情况，做好临床观察和病历记录，发现可疑不良事件要及时采取应对措施，对出现损害的患者及时救治，并按照规定报告；妥善保留相关药品、患者使用后的残存药液及输液器等，以备检验。

（五）各级卫生行政部门要加强对医疗机构用药安全的监管，指导医疗机构做好中药注射剂相关不良事件的监测和报告工作；各级药监部门、卫生部门、中医药部门要密切配合，及时通报和沟通相关信息，发现不良事件果断采取措施进行处理；组织有关部门对医疗机构留存的相关样品进行必要的检验。

（六）各级药品监管部门要加强对中药注射剂的质量监督检查；组织对医疗机构留存疑似不良反应/事件相关样品进行必要的检验；加强对中药注射剂不良反应监测工作，对监测信息及时进行研究分析，强化监测系统的应急反应功能，提高药品安全性突发事件的预警和应急处理能力，切实保障患者用药安全。

卫生部　国家食品药品监督管理局 国家中医药管理局

二〇〇八年十二月二十四日

附件：中药注射剂临床使用基本原则（见第863页）

附录二　药物过敏试验方法

此类试验以皮内注射药敏试验（以下简称皮试）为主，以下为通用的方法。

一、青霉素G钠（钾）

（一）皮试溶液的配制

1. 用1mL注射器取每毫升含20万u的青霉素溶液0.1mL，加注射用水或0.9%氯化钠注射液至1mL摇匀（含青霉素2万u）。

2. 取上液0.1mL按上法稀释至1mL（含青霉素2 000u）。

3. 取每毫升含青霉素2 000u的溶液0.5mL再按上法稀释至2mL，摇匀即成（含青霉素500u）。

（二）皮试（皮内注射试验）方法及结果观察

1. 用75%乙醇消毒腕关节屈侧近端5cm（约3指宽）处皮肤。

2. 抽取皮试液0.1mL（含青霉素50u），注入皮内成一皮丘（小儿注射0.02~0.03mL）。

3. 等20min后，如局部出现红肿，直径大于1cm或局部红晕或伴有小水疱者为阳性。对可疑阳性者，应在另一前臂用0.9%氯化钠注射液做对照试验。

（三）注意事项

1. 极少数患者可在皮肤试验时发生过敏性休克，常于注射后数秒至5min内开始，先是皮肤瘙痒、四肢麻木，继则气急、胸闷、发绀、心跳加快、脉细、血压下降、大量出汗等。如不及时抢救，可导致患者死亡。应做好抢救准备：如盐酸肾上腺素肌注；氢化可的松静滴；及10%葡萄糖酸钙液与高渗葡萄糖液20mL缓慢静注；以及使用中枢兴奋药和抗过敏药。

2. 试验用药含量要准，配制后在冰箱中保存不应超过 24h，所应用的 1mL 注射器要有 0.1mL 刻度线。

3. 更换同类药物或不同批号或停药 3d 以上，最好重新做皮试。

二、头孢菌素（先锋霉素）

（一）皮试溶液的配制

取头孢菌素 0.5g 加 0.9%氯化钠注射液 5mL 溶解，然后抽取 0.1mL 稀释至 5mL 后，再抽取 0.15mL 稀释至 5mL 即成（每毫升含头孢菌素 60μg）。

（二）皮试方法及结果观察

每次取皮试液 0.1mL 做皮试。具体操作及结果观察均同青霉素试验。

注：也有医疗单位采用每毫升含 0.5mg 浓度的头孢菌素为皮试液。每次抽取 0.1mL 做皮试。

三、链霉素

（一）皮试溶液的配制

1. 取链霉素 1g（100 万 u）加 0.9%氯化钠注射液 3.5mL 溶解后即成 4mL（每毫升含 25 万 u）。

2. 取上液 0.1mL 加 0.9%氯化钠注射液稀释至 1mL（每毫升含 2.5 万 u）。

3. 取 2 液 0.1mL 加 0.9%氯化钠注射液稀释至 1mL（每毫升含 2 500u）。

4. 取 3 液 0.2mL 加 0.9%氯化钠注射液稀释至 1mL（每毫升含 500u）即得。

（二）皮试方法及结果观察

取以上试液 0.1mL 注入皮内，观察 15～20min。具体皮试方法及结果观察均同青霉素试验。

（三）注意事项

1. 皮试阴性的患者，注射时也可发生过敏反应，故应做好抢救准备。

2. 头孢菌素及链霉素皮试方法目前全国尚不统一，已规定要做皮试的地区，应坚持下去。

四、结核菌素

（一）皮试溶液的配制

取纯结核菌素 0.5mL 加 0.9%氯化钠注射液 4.5mL 为第一号溶液，其稀释度为 1：10。依以上方法配制第 2、3、4 号溶液，其稀释度分别为 1：100；1：1 000；1：10 000。

（二）皮试方法及结果观察：

选择腕关节屈侧近端 5cm（约 3 指宽）处，消毒后取 0.1mL 结核菌素液做皮内注射，使之成一皮丘。通常从 1：1 000 开始，如无反应可用较大浓度。最后判断小儿有无结核菌感染，需做 1：100 浓度的试验。如患儿有疱性结膜炎、皮肤结节性红斑或胸腔积液，应从 1：10 000 开始。注射后 48～72h 观察反应强度，并以（+）号表示之。

阴性：不发红和硬结直径不超过 0.5cm 或仅发红而无硬结。

可疑：（±）发红和硬结直径为 0.5cm 以下。

阳性：（+）发红和硬结直径为 0.5～0.9cm。

（++）发红和硬结直径为 1～1.9cm。

（+++）发红和硬结直径为 2cm 以上。

（++++）除发红和硬结外有水疱或坏死。

（三）注意事项

已稀释后的结核菌素液，在冰箱内可保存6周。如发生沉淀或变黄色则不能用。

五、破伤风抗毒素

（一）皮试溶液的配制

取破伤风抗毒素1 500u，抽取0.1mL 0.9%氯化钠注射液稀释至1mL即成。

（二）皮试方法及结果观察

取皮试液0.1mL在前臂做皮内试验，15min后观察，局部红肿在1cm以上为阳性。必要时应以0.9%氯化钠注射液在另一前臂做对照试验。

（三）注意事项

若皮试为阳性，也可用脱敏法进行注射：第1针用1：20稀释血清0.05mL；第2针用1：10稀释血清0.05mL；第3针用未稀释血清0.1mL；第4针用未稀释血清0.5mL；第5针将余量1次肌注。每针间隔20min，无反应可注射。但在注射前要做好过敏性休克的抢救准备。

注：白喉抗毒素、多价精制气性坏疽抗毒素、精制肉毒抗毒素，其过敏试验均同破伤风抗毒素。

六、盐酸普鲁卡因

(一)皮试溶液的配制

将盐酸普鲁卡因配制0.25%溶液即成。

（二）皮试方法及结果观察

取皮试液0.1mL在前臂做皮试，15～20min后观察结果。其判断标准同青霉素皮试。

七、细胞色素C

（一）皮试液的配制

细胞色素的皮试液不需要稀释，用药原液。

（二）皮试方法及结果观察

1. 划痕法：用本品1滴于前臂内侧皮肤上划痕，使之少量出血，20min后观察，如发红在10mm以上或肿胀在7mm以上为阳性。

2. 皮内注射法：将本品稀释为0.03mg/mL在前臂皮内注射0.03～0.05mL，20min后，发红直径在15mm以上或肿胀在10mm以上为阳性。

3. 点眼法：将浓度为5mg/mL本品1滴，滴于眼结膜上，20min后，结膜充血、水肿、痒者为阳性。

（三）注意事项

据报道偶可引起过敏反应，尤其是停药后再用该药时应警惕。

八、有机碘造影剂

有机碘造影剂包括碘吡啦啥、醋碘苯酸钠、泛影钠、泛影葡胺、胆影钠、碘化油等。

（一）皮试液的配制

皮试液为用30%有机碘溶液。

（二）皮试方法及结果观察

1. 静注法：用 30%有机碘溶液 1mL 静注，密切观察 10min，注意有无心慌、结膜水肿、恶心、呕吐、荨麻疹、血压下降及其他不适等反应。如有上述现象不可注射。

2. 口含试验法：用 1～5mL 造影剂含于口中，5min 后观察有无上述反应。

3. 皮内试验法：用 0.05～0.1mL 造影剂在前臂做皮试，10～15min 后观察，有 1cm 大小的红斑反应即为强阳性。

4. 结膜试验法：用 1～2 滴造影剂滴入一侧眼结膜囊内，1min 后观察结膜与巩膜充血情况，如有显著充血（与对侧对比）、血管扩张、曲张，即为强阳性。

（三）注意事项

过敏试验阴性者，在碘造影过程中仍可出现过敏反应，必需注意。

九、门冬酰胺酶

（一）皮试液的配制

1. 取门冬酰胺酶 1 000u 加 0.9%氯化钠注射液 1mL 溶解后即成 1 000u/mL。

2. 取上液 0.1mL 加 0.9%氯化钠注射液稀释至 1mL。

（二）皮试方法及结果观察

取皮试液 0.1mL 在前臂做皮试，结果判断同青霉素皮试。阳性者不可用。

（三）注意事项

1. 不同药厂、不同批号产品的纯度和过敏反应均有差异，使用时必须慎重。

2. 有过敏史的患者应十分小心使用或不用。

十、精制抗蝮蛇毒血清

（一）皮试溶液的配制

取本品 0.1mL 加 0.9%氯化钠注射液稀释至 2mL 即成。

（二）皮试方法及结果观察

取皮试液 0.05mL 做皮试，20～30min 后观察，皮丘在 1cm 以内、周围无红晕及伪足状者为阴性。若疑为阳性者，可先注射扑尔敏 10mg，15min 后再用脱敏法给药。

脱敏注射法：本品用 0.9%氯化钠注射液稀释 20 倍，第 1 次注射 0.4mL，每次观察 10～20min，如无反应可酌情增量，注射 3 次以上无反应时可注射。如有异常反应，立即停止注射，可用地塞米松或氢化可的松琥珀酸钠注射液静注抗过敏。

注：精制抗五步蛇毒血清和精制抗银环蛇毒血清过敏试验，同精制抗蝮蛇毒血清。

十一、精制抗炭疽血清

（一）皮试溶液的配制

取本品 0.1mL 加 0.9%氯化钠注射液稀释至 1mL。

（二）皮试方法及结果观察

取皮试液 0.05mL 在前臂做皮试，30min 后观察，无明显反应者为阴性。如出现皮丘增大、红肿、浸润、形似伪足或有痒感为阳性反应，须按脱敏注射。

脱敏注射法：用 0.9%氯化钠注射液 10 倍稀释血清，第 1 次注射稀释血清 0.2mL、第 2 次注射 0.4mL，第 3 次注射 0.8mL。每次注射后 30min 观察，如无反应，最后可将安瓿中未稀释的全部血清肌注。有过敏史或过敏试验强阳性者，应将第 1 次注射量及以后的递增量减少。

注：精制抗狂犬病血清过敏试验同精制抗炭疽血清。脱敏注射法亦同，仅用量第 1 次为 1mL，每次增加 1mL，增至 4mL 为止。

十二、胸腺素（肽）

（一）皮试溶液的配制

取本品加 0.9%氯化钠注射液稀释成每毫升含 0.1mg 的溶液。

（二）皮试方法及结果观察

取配好的试敏液，皮内注射 0.1mL，30min 后观察结果。局部丘疹扩大或红晕明显，直径＞1cm 及有伪足者，为阳性。

（三）注意事项

首次用药或治疗终止后再用药，均须做过敏试验。

十三、维生素B_1

（一）皮试溶液的配制

取本品加注射用水稀释成每毫升含 5mg 的溶液。

（二）皮试方法及结果观察

取配好的试敏液，皮内注射 0.1mL，20min 后观察结果。结果判断同青霉素 G。

（三）注意事项

该药在静注或静滴时，有极少数患者出现过敏性休克，应做过敏试验。

附录三 儿科常用药物剂量的折算方法

1. 按年龄折算：

年　龄	折合成人常规剂量
初生～1 个月	1/18～1/14
一个月～6 个月	1/14～1/7
6 个月～1 岁	1/7～1/5
1 岁～2 岁	1/5～1/4
2 岁～4 岁	1/4～1/3
4 岁～6 岁	1/3～2/5
6 岁～9 岁	2/5～1/2
9 岁～14 岁	1/2～2/3
14 岁～18 岁	2/3～全量
18 岁～60 岁	全量～成人量的 3/4
＞60 岁	3/4

2. 按体重折算小儿剂量：

体重的推算。以下的推算值应按小儿体型、营养状况适当增减或称实际体重。

1～6 个月：体重（kg）=月龄×0.5+3

7～12 个月：体重（kg）=月龄×0.6+3

>1 岁：体重（kg）=实足年龄×2+8

小儿：用量=（成人用量×小儿体重）÷成人体重（50kg 或 60kg）

3. 按体表面积计算小儿用药剂量：

年 龄	估算体表面积（m²）
新生儿	0.2～0.25
1 岁	0.5
3 岁	0.7
5 岁	0.8
8 岁	0.95
10 岁	1.0～1.1
15 岁	1.5

小儿用药量=[成人用量×小儿体表面积（m²）]÷标准成人体表面积（1.72 m²）

例如：成人用量为 10mg/d 的药物，在 5 岁小儿为（10×0.8）÷1.72=4.65mg/d。

附录四　抗菌药物临床应用管理办法

（卫生部令第 84 号）

《抗菌药物临床应用管理办法》已于 2012 年 2 月 13 日经卫生部部务会审议通过，现予以发布，自 2012 年 8 月 1 日起施行。

部长　陈　竺

二〇一二年四月二十四日

第一章　总　则

第一条　为加强医疗机构抗菌药物临床应用管理，规范抗菌药物临床应用行为，提高抗菌药物临床应用水平，促进临床合理应用抗菌药物，控制细菌耐药，保障医疗质量和医疗安全，根据相关卫生法律法规，制定本办法。

第二条　本办法所称抗菌药物是指治疗细菌、支原体、衣原体、立克次体、螺旋体、真菌等病原微生物所致感染性疾病病原的药物，不包括治疗结核病、寄生虫病和各种病毒所致感染性疾病的药物以及具有抗菌作用的中药制剂。

第三条 卫生部负责全国医疗机构抗菌药物临床应用的监督管理。

县级以上地方卫生行政部门负责本行政区域内医疗机构抗菌药物临床应用的监督管理。

第四条 本办法适用于各级各类医疗机构抗菌药物临床应用管理工作。

第五条 抗菌药物临床应用应当遵循安全、有效、经济的原则。

第六条 抗菌药物临床应用实行分级管理。根据安全性、疗效、细菌耐药性、价格等因素，将抗菌药物分为三级：非限制使用级、限制使用级与特殊使用级。具体划分标准如下：

（一）非限制使用级抗菌药物是指经长期临床应用证明安全、有效，对细菌耐药性影响较小，价格相对较低的抗菌药物。

（二）限制使用级抗菌药物是指经长期临床应用证明安全、有效，对细菌耐药性影响较大，或者价格相对较高的抗菌药物。

（三）特殊使用级抗菌药物是指具有以下情形之一的抗菌药物：

1. 具有明显或者严重不良反应，不宜随意使用的抗菌药物；

2. 需要严格控制使用，避免细菌过快产生耐药的抗菌药物；

3. 疗效、安全性方面的临床资料较少的抗菌药物；

4. 价格昂贵的抗菌药物。

抗菌药物分级管理目录由各省级卫生行政部门制定，报卫生部备案。

第二章 组织机构和职责

第七条 医疗机构主要负责人是本机构抗菌药物临床应用管理的第一责任人。

第八条 医疗机构应当建立本机构抗菌药物管理工作制度。

第九条 医疗机构应当设立抗菌药物管理工作机构或者配备专（兼）职人员负责本机构的抗菌药物管理工作。

二级以上的医院、妇幼保健院及专科疾病防治机构（以下简称二级以上医院）应当在药事管理与药物治疗学委员会下设立抗菌药物管理工作组。抗菌药物管理工作组由医务、药学、感染性疾病、临床微生物、护理、医院感染管理等部门负责人和具有相关专业高级技术职务任职资格的人员组成，医务、药学等部门共同负责日常管理工作。

其他医疗机构设立抗菌药物管理工作小组或者指定专（兼）职人员，负责具体管理工作。

第十条 医疗机构抗菌药物管理工作机构或者专（兼）职人员的主要职责是：

（一）贯彻执行抗菌药物管理相关的法律、法规、规章，制定本机构抗菌药物管理制度并组织实施；

（二）审议本机构抗菌药物供应目录，制定抗菌药物临床应用相关技术性文件，并组织实施；

（三）对本机构抗菌药物临床应用与细菌耐药情况进行监测，定期分析、评估、上报监测数据并发布相关信息，提出干预和改进措施；

（四）对医务人员进行抗菌药物管理相关法律、法规、规章制度和技术规范培训，组织对患者合理使用抗菌药物的宣传教育。

第十一条 二级以上医院应当设置感染性疾病科，配备感染性疾病专业医师。

感染性疾病科和感染性疾病专业医师负责对本机构各临床科室抗菌药物临床应用进行技术指导，参与抗菌药物临床应用管理工作。

第十二条 二级以上医院应当配备抗菌药物等相关专业的临床药师。

临床药师负责对本机构抗菌药物临床应用提供技术支持，指导患者合理使用抗菌药物，参与抗菌药物临床应用管理工作。

第十三条 二级以上医院应当根据实际需要，建立符合实验室生物安全要求的临床微生物室。

临床微生物室开展微生物培养、分离、鉴定和药物敏感试验等工作，提供病原学诊断和细菌耐药技术支持，参与抗菌药物临床应用管理工作。

第十四条 卫生行政部门和医疗机构加强涉及抗菌药物临床应用管理的相关学科建设，建立专业人才培养和考核制度，充分发挥相关专业技术人员在抗菌药物临床应用管理工作中的作用。

第三章 抗菌药物临床应用管理

第十五条 医疗机构应当严格执行《处方管理办法》、《医疗机构药事管理规定》、《抗菌药物临床应用指导原则》、《国家处方集》等相关规定及技术规范，加强对抗菌药物遴选、采购、处方、调剂、临床应用和药物评价的管理。

第十六条 医疗机构应当按照省级卫生行政部门制定的抗菌药物分级管理目录，制定本机构抗菌药物供应目录，并向核发其《医疗机构执业许可证》的卫生行政部门备案。医疗机构抗菌药物供应目录包括采购抗菌药物的品种、品规。未经备案的抗菌药物品种、品规，医疗机构不得采购。

第十七条 医疗机构应当严格控制本机构抗菌药物供应目录的品种数量。同一通用名称抗菌药物品种，注射剂型和口服剂型各不得超过 2 种。具有相似或者相同药理学特征的抗菌药物不得重复列入供应目录。

第十八条 医疗机构确因临床工作需要，抗菌药物品种和品规数量超过规定的，应当向核发其《医疗机构执业许可证》的卫生行政部门详细说明原因和理由；说明不充分或者理由不成立的，卫生行政部门不得接受其抗菌药物品种和品规数量的备案。

第十九条 医疗机构应当定期调整抗菌药物供应目录品种结构，并于每次调整后 15 个工作日内向核发其《医疗机构执业许可证》的卫生行政部门备案。调整周期原则上为 2 年，最短不得少于 1 年。

第二十条 医疗机构应当按照国家药品监督管理部门批准并公布的药品通用名称购进抗菌药物，优先选用《国家基本药物目录》、《国家处方集》和《国家基本医疗保险、工伤保险和生育保险药品目录》收录的抗菌药物品种。

基层医疗卫生机构只能选用基本药物（包括各省区市增补品种）中的抗菌药物品种。

第二十一条 医疗机构抗菌药物应当由药学部门统一采购供应，其他科室或者部门不得从事抗菌药物的采购、调剂活动。临床上不得使用非药学部门采购供应的抗菌药物。

第二十二条　因特殊治疗需要，医疗机构需使用本机构抗菌药物供应目录以外抗菌药物的，可以启动临时采购程序。临时采购应当由临床科室提出申请，说明申请购入抗菌药物名称、剂型、规格、数量、使用对象和使用理由，经本机构抗菌药物管理工作组审核同意后，由药学部门临时一次性购入使用。

医疗机构应当严格控制临时采购抗菌药物品种和数量，同一通用名抗菌药物品种启动临时采购程序原则上每年不得超过 5 例次。如果超过 5 例次，应当讨论是否列入本机构抗菌药物供应目录。调整后的抗菌药物供应目录总品种数不得增加。

医疗机构应当每半年将抗菌药物临时采购情况向核发其《医疗机构执业许可证》的卫生行政部门备案。

第二十三条　医疗机构应当建立抗菌药物遴选和定期评估制度。

医疗机构遴选和新引进抗菌药物品种，应当由临床科室提交申请报告，经药学部门提出意见后，由抗菌药物管理工作组审议。

抗菌药物管理工作组三分之二以上成员审议同意，并经药事管理与药物治疗学委员会三分之二以上委员审核同意后方可列入采购供应目录。

抗菌药物品种或者品规存在安全隐患、疗效不确定、耐药率高、性价比差或者违规使用等情况的，临床科室、药学部门、抗菌药物管理工作组可以提出清退或者更换意见。清退意见经抗菌药物管理工作组二分之一以上成员同意后执行，并报药事管理与药物治疗学委员会备案；更换意见经药事管理与药物治疗学委员会讨论通过后执行。

清退或者更换的抗菌药物品种或者品规原则上12个月内不得重新进入本机构抗菌药物供应目录。

第二十四条　具有高级专业技术职务任职资格的医师，可授予特殊使用级抗菌药物处方权；具有中级以上专业技术职务任职资格的医师，可授予限制使用级抗菌药物处方权；具有初级专业技术职务任职资格的医师，在乡、民族乡、镇、村的医疗机构独立从事一般执业活动的执业助理医师以及乡村医生，可授予非限制使用级抗菌药物处方权。药师经培训并考核合格后，方可获得抗菌药物调剂资格。

二级以上医院应当定期对医师和药师进行抗菌药物临床应用知识和规范化管理的培训。医师经本机构培训并考核合格后，方可获得相应的处方权。

其他医疗机构依法享有处方权的医师、乡村医生和从事处方调剂工作的药师，由县级以上地方卫生行政部门组织相关培训、考核。经考核合格的，授予相应的抗菌药物处方权或者抗菌药物调剂资格。

第二十五条　抗菌药物临床应用知识和规范化管理培训和考核内容应当包括：

（一）《药品管理法》、《执业医师法》、《抗菌药物临床应用管理办法》、《处方管理办法》、《医疗机构药事管理规定》、《抗菌药物临床应用指导原则》、《国家基本药物处方集》、《国家处方集》和《医院处方点评管理规范（试行）》等相关法律、法规、规章和规范性文件；

（二）抗菌药物临床应用及管理制度；

（三）常用抗菌药物的药理学特点与注意事项；

（四）常见细菌的耐药趋势与控制方法；

（五）抗菌药物不良反应的防治。

第二十六条 医疗机构和医务人员应当严格掌握使用抗菌药物预防感染的指征。预防感染、治疗轻度或者局部感染应当首选非限制使用级抗菌药物；严重感染、免疫功能低下合并感染或者病原菌只对限制使用级抗菌药物敏感时，方可选用限制使用级抗菌药物。

第二十七条 严格控制特殊使用级抗菌药物使用。特殊使用级抗菌药物不得在门诊使用。

临床应用特殊使用级抗菌药物应当严格掌握用药指征，经抗菌药物管理工作组指定的专业技术人员会诊同意后，由具有相应处方权医师开具处方。

特殊使用级抗菌药物会诊人员由具有抗菌药物临床应用经验的感染性疾病科、呼吸科、重症医学科、微生物检验科、药学部门等具有高级专业技术职务任职资格的医师、药师或具有高级专业技术职务任职资格的抗菌药物专业临床药师担任。

第二十八条 因抢救生命垂危的患者等紧急情况，医师可以越级使用抗菌药物。越级使用抗菌药物应当详细记录用药指征，并应当于 24 小时内补办越级使用抗菌药物的必要手续。

第二十九条 医疗机构应当制定并严格控制门诊患者静脉输注使用抗菌药物比例。

村卫生室、诊所和社区卫生服务站使用抗菌药物开展静脉输注活动，应当经县级卫生行政部门核准。

第三十条 医疗机构应当开展抗菌药物临床应用监测工作，分析本机构及临床各专业科室抗菌药物使用情况，评估抗菌药物使用适宜性；对抗菌药物使用趋势进行分析，对抗菌药物不合理使用情况应当及时采取有效干预措施。

第三十一条 医疗机构应当根据临床微生物标本检测结果合理选用抗菌药物。临床微生物标本检测结果未出具前，医疗机构可以根据当地和本机构细菌耐药监测情况经验选用抗菌药物，临床微生物标本检测结果出具后根据检测结果进行相应调整。

第三十二条 医疗机构应当开展细菌耐药监测工作，建立细菌耐药预警机制，并采取下列相应措施：

（一）主要目标细菌耐药率超过 30% 的抗菌药物，应当及时将预警信息通报本机构医务人员；

（二）主要目标细菌耐药率超过 40% 的抗菌药物，应当慎重经验用药；

（三）主要目标细菌耐药率超过 50% 的抗菌药物，应当参照药敏试验结果选用；

（四）主要目标细菌耐药率超过 75% 的抗菌药物，应当暂停针对此目标细菌的临床应用，根据追踪细菌耐药监测结果，再决定是否恢复临床应用。

第三十三条 医疗机构应当建立本机构抗菌药物临床应用情况排名、内部公示和报告制度。

医疗机构应当对临床科室和医务人员抗菌药物使用量、使用率和使用强度等情况进行排名并予以内部公示；对排名后位或者发现严重问题的医师进行批评教育，情况严重的予以通报。

医疗机构应当按照要求对临床科室和医务人员抗菌药物临床应用情况进行汇总，并向核发其《医疗机构执业许可证》的卫生行政部门报告。非限制使用级抗菌药物临床应用情况，每年报告一次；限制使用级和特殊使用级抗菌药物临床应用情况，每半年报告一次。

第三十四条 医疗机构应当充分利用信息化手段促进抗菌药物合理应用。

第三十五条 医疗机构应当对以下抗菌药物临床应用异常情况开展调查，并根据不同情况作出处理：

（一）使用量异常增长的抗菌药物；

（二）半年内使用量始终居于前列的抗菌药物；

（三）经常超适应证、超剂量使用的抗菌药物；

（四）企业违规销售的抗菌药物；

（五）频繁发生严重不良事件的抗菌药物。

第三十六条 医疗机构应当加强对抗菌药物生产、经营企业在本机构销售行为的管理，对存在不正当销售行为的企业，应当及时采取暂停进药、清退等措施。

第四章 监督管理

第三十七条 县级以上卫生行政部门应当加强对本行政区域内医疗机构抗菌药物临床应用情况的监督检查。

第三十八条 卫生行政部门工作人员依法对医疗机构抗菌药物临床应用情况进行监督检查时，应当出示证件，被检查医疗机构应当予以配合，提供必要的资料，不得拒绝、阻碍和隐瞒。

第三十九条 县级以上地方卫生行政部门应当建立医疗机构抗菌药物临床应用管理评估制度。

第四十条 县级以上地方卫生行政部门应当建立抗菌药物临床应用情况排名、公布和诫勉谈话制度。对本行政区域内医疗机构抗菌药物使用量、使用率和使用强度等情况进行排名，将排名情况向本行政区域内医疗机构公布，并报上级卫生行政部门备案；对发生重大、特大医疗质量安全事件或者存在严重医疗质量安全隐患的各级各类医疗机构的负责人进行诫勉谈话，情况严重的予以通报。

第四十一条 县级卫生行政部门负责对辖区内乡镇卫生院、社区卫生服务中心（站）抗菌药物使用量、使用率等情况进行排名并予以公示。

受县级卫生行政部门委托，乡镇卫生院负责对辖区内村卫生室抗菌药物使用量、使用率等情况进行排名并予以公示，并向县级卫生行政部门报告。

第四十二条 卫生部建立全国抗菌药物临床应用监测网和全国细菌耐药监测网，对全国抗菌药物临床应用和细菌耐药情况进行监测；根据监测情况定期公布抗菌药物临床应用控制指标，开展抗菌药物临床应用质量管理与控制工作。

省级卫生行政部门应当建立本行政区域的抗菌药物临床应用监测网和细菌耐药监测网，对医疗机构抗菌药物临床应用和细菌耐药情况进行监测，开展抗菌药物临床应用质量管理与控制工作。

抗菌药物临床应用和细菌耐药监测技术方案由卫生部另行制定。

第四十三条 卫生行政部门应当将医疗机构抗菌药物临床应用情况纳入医疗机构考核指标体系；将抗菌药物临床应用情况作为医疗机构定级、评审、评价重要指标，考核不合格的，视情况对医疗机构作出降级、降等、评价不合格处理。

第四十四条 医疗机构抗菌药物管理机构应当定期组织相关专业技术人员对抗菌药物处

方、医嘱实施点评，并将点评结果作为医师定期考核、临床科室和医务人员绩效考核依据。

第四十五条 医疗机构应当对出现抗菌药物超常处方 3 次以上且无正当理由的医师提出警告，限制其特殊使用级和限制使用级抗菌药物处方权。

第四十六条 医师出现下列情形之一的，医疗机构应当取消其处方权：

（一）抗菌药物考核不合格的；

（二）限制处方权后，仍出现超常处方且无正当理由的；

（三）未按照规定开具抗菌药物处方，造成严重后果的；

（四）未按照规定使用抗菌药物，造成严重后果的；

（五）开具抗菌药物处方牟取不正当利益的。

第四十七条 药师未按照规定审核抗菌药物处方与用药医嘱，造成严重后果的，或者发现处方不适宜、超常处方等情况未进行干预且无正当理由的，医疗机构应当取消其药物调剂资格。

第四十八条 医师处方权和药师药物调剂资格取消后，在六个月内不得恢复其处方权和药物调剂资格。

第五章 法律责任

第四十九条 医疗机构有下列情形之一的，由县级以上卫生行政部门责令限期改正；逾期不改的，进行通报批评，并给予警告；造成严重后果的，对负有责任的主管人员和其他直接责任人员，给予处分：

（一）未建立抗菌药物管理组织机构或者未指定专（兼）职技术人员负责具体管理工作的；

（二）未建立抗菌药物管理规章制度的；

（三）抗菌药物临床应用管理混乱的；

（四）未按照本办法规定执行抗菌药物分级管理、医师抗菌药物处方权限管理、药师抗菌药物调剂资格管理或者未配备相关专业技术人员的；

（五）其他违反本办法规定行为的。

第五十条 医疗机构有下列情形之一的，由县级以上卫生行政部门责令限期改正，给予警告，并可根据情节轻重处以三万元以下罚款；对负有责任的主管人员和其他直接责任人员，可根据情节给予处分：

（一）使用未取得抗菌药物处方权的医师或者使用被取消抗菌药物处方权的医师开具抗菌药物处方的；

（二）未对抗菌药物处方、医嘱实施适宜性审核，情节严重的；

（三）非药学部门从事抗菌药物购销、调剂活动的；

（四）将抗菌药物购销、临床应用情况与个人或者科室经济利益挂钩的；

（五）在抗菌药物购销、临床应用中牟取不正当利益的。

第五十一条 医疗机构的负责人、药品采购人员、医师等有关人员索取、收受药品生产企业、药品经营企业或者其代理人给予的财物或者通过开具抗菌药物牟取不正当利益的，由县级以上地方卫生行政部门依据国家有关法律法规进行处理。

第五十二条 医师有下列情形之一的，由县级以上卫生行政部门按照《执业医师法》第三十七条的有关规定，给予警告或者责令暂停六个月以上一年以下执业活动；情节严重的，吊销其执业证书；构成犯罪的，依法追究刑事责任：

（一）未按照本办法规定开具抗菌药物处方，造成严重后果的；

（二）使用未经国家药品监督管理部门批准的抗菌药物的；

（三）使用本机构抗菌药物供应目录以外的品种、品规，造成严重后果的；

（四）违反本办法其他规定，造成严重后果的。

乡村医生有前款规定情形之一的，由县级卫生行政部门按照《乡村医生从业管理条例》第三十八条有关规定处理。

第五十三条 药师有下列情形之一的，由县级以上卫生行政部门责令限期改正，给予警告；构成犯罪的，依法追究刑事责任：

（一）未按照规定审核、调剂抗菌药物处方，情节严重的；

（二）未按照规定私自增加抗菌药物品种或者品规的；

（三）违反本办法其他规定的。

第五十四条 未经县级卫生行政部门核准，村卫生室、诊所、社区卫生服务站擅自使用抗菌药物开展静脉输注活动的，由县级以上地方卫生行政部门责令限期改正，给予警告；逾期不改的，可根据情节轻重处以一万元以下罚款。

第五十五条 县级以上地方卫生行政部门未按照本办法规定履行监管职责，造成严重后果的，对直接负责的主管人员和其他直接责任人员依法给予记大过、降级、撤职、开除等行政处分。

第五十六条 医疗机构及其医务人员违反《药品管理法》的，依照《药品管理法》的有关规定处理。

第六章 附 则

第五十七条 国家中医药管理部门在职责范围内负责中医医疗机构抗菌药物临床应用的监督管理。

第五十八条 各省级卫生行政部门应当于本办法发布之日起 3 个月内，制定本行政区域抗菌药物分级管理目录。

第五十九条 本办法自 2012 年 8 月 1 日起施行。

附录五 广州市区大型综合医院（三甲）常见的抗菌药物分级处方权限

为加强我院抗菌药物临床应用管理，控制细菌耐药，保障医疗质量和医疗安全，根据国家卫生部 2004 年《抗菌药物临床应用指导原则》及 2012 年《抗菌药物临床应用管理办法》（卫生部令第 84 号）等文件精神，结合我院实际，制定本规定。

第一条 抗菌药物的分级原则

根据抗菌药物特点、临床疗效、细菌耐药、不良反应等因素，将目前我院使用的抗菌药物分为非限制使用、限制使用与特殊使用三类进行分级管理。

（一）疗效可靠、副作用小、价格低廉的抗菌药物为非限制使用药物，有抗菌药物处方权的医生均可根据需要使用。

（二）抗菌谱广，对人体微生态影响大、价格贵或毒副反应较大的应控制使用抗菌药物为限制使用药物，需经本院主治医师及主治医师以上同意签字方可使用。

（三）毒副反应大或价格昂贵或需保留的抗菌药物为特殊使用药物。需经副主任医师及副主任医师以上签字同意或专科会诊同意方可使用。

第二条 抗菌药物临床应用专家组根据有关文件精神制定我院抗菌药物分级管理目录，每年可根据我院细菌耐药、抗菌药物使用情况及抗菌药物引进和淘汰规定及时修订目录。本年度抗菌药物分级目录详见表1。

第三条 临床医生分级

根据临床医生卫生技术职称，将依法取得执业医师资格的临床医生分为：住院医师、主治医师、副主任医师和主任医师四级，具有医师执业证的进修医生、研究生按住院医师级别管理。

第四条 具体实施方案

（一）住院医师可根据诊断和患者病情开具非限制性使用抗菌药处方或医嘱；主治医师可开具非限制性和限制性使用抗菌药处方或医嘱；副主任医师以上技术职称或科室主任可开具非限制性、限制性和特殊使用抗菌药处方或医嘱。

（二）紧急情况下临床医师可以使用超出本人权限范围（仅限高于自己权限一级）的抗菌药使用，但仅限于1天用量，并应及时请示上级医生签字确认，同时须在处方或医嘱上注明。

第五条 下列情形需要在病历病程记录中记录使用抗菌药物的指征及理由。

（一）抗菌药物开始使用、停止使用、更换品种。

（二）抗菌药物越级使用。

（三）抗菌药物联合使用。

（四）使用或更改抗菌药物前未送检病原学标本及药敏试验。

（五）其他需要说明的情况。

第六条 培训、考核及授权

（一）培训

根据卫生部《抗菌药物临床应用指导原则》，医务部应定期组织和开展合理使用抗菌药物培训与教育。新进医院的医生、研究生及进修生在进入临床前必须参加培训；在职医生须每年参加培训。

（二）考核

医务部定期组织各临床医师进行考核，原则上每年一次。考试形式为笔试。对考试不及格者给予一次补考机会，补考不及格者将取消抗菌药物处方权。待再次参加培训并通过考核后方可重新授予抗菌药物处方权，考试结果报医务部备案。考试合格者，按相应卫生专业技术职称授予相应类别处方权。

第七条　本制度执行情况将纳入医院医疗质量综合考评方案，对违规使用抗菌药物的科室及个人，医院将按照规定进行处罚。

第八条　本规定由医务部负责解释。

第九条　本规定自发文之日起执行。

表1　2012 年我院抗菌药遴选结果及分级

序号	药名	规格	剂型	分类	分级
1	苄星青霉素	120 万 u	注射剂	青霉素类	非限制性使用
2	哌拉西林-他唑巴坦	1.25g	注射剂	青霉素类	限制性使用
3	哌拉西林-他唑巴坦	4.5g		青霉素类	限制性使用
4	青霉素钠	80 万 u	注射剂	青霉素类	非限制性使用
5	阿莫西林-克拉维酸钾	228.5mg	分散片	青霉素类	非限制性使用
6	头孢氨苄	0.25g	胶囊	一代头孢	非限制性使用
7	头孢拉定	0.25g	胶囊剂	一代头孢	非限制性使用
8	头孢唑林钠	0.5g	注射剂	一代头孢	非限制性使用
9	头孢呋辛酯	250mg	片剂	二代头孢	非限制性使用
10	头孢地尼	100mg	分散片	三代头孢	限制性使用
11	头孢地尼	0.1g	胶囊剂	三代头孢	限制性使用
12	头孢地尼	100mg	胶囊剂	三代头孢	限制性使用
13	头孢克肟	0.1g	片剂	三代头孢	限制性使用
14	头孢克肟	50mg	胶囊剂	三代头孢	限制性使用
15	头孢哌酮钠-舒巴坦钠	1.5g	注射剂	三代头孢	限制性使用
16	头孢哌酮钠-他唑巴坦	1.125g	注射剂	三代头孢	限制性使用
17	头孢哌酮钠-他唑巴坦	2.5g	注射剂	三代头孢	限制性使用
18	头孢匹胺	2g	注射剂	三代头孢	限制性使用
19	头孢曲松钠	1g	注射剂	三代头孢	限制性使用
20	头孢他啶	1g	注射剂	三代头孢	限制性使用
21	头孢他啶他唑巴坦钠	2.4g	注射剂	三代头孢	限制性使用
22	头孢他美酯片	90.65mg	片剂	三代头孢	限制性使用
23	头孢吡肟	1g	注射剂	四代头孢	特殊使用
24	舒巴坦钠	0.25g	注射剂	β 内酰胺酶抑制剂	非限制性使用
25	比阿培南	0.3g		炭青霉烯类	特殊使用
26	厄他培南	1g	注射剂	炭青霉烯类	特殊使用
27	美罗培南	0.5g	注射剂	炭青霉烯类	特殊使用
28	亚胺培南-西司他丁钠	1g	注射剂	炭青霉烯类	特殊使用
29	链霉素	1g	注射剂	氨基糖苷类	非限制性使用

（续表）

序号	药名	规格	剂型	分类	分级
30	庆大霉素	4万u	注射剂	氨基糖苷类	非限制性使用
31	多西环素	0.1g	注射剂	四环素类	非限制性使用
32	米诺环素胶囊	50mg		四环素类	限制性使用
33	甲砜霉素甘氨酸酯	0.5g	注射剂	酰胺醇类	限制性使用
34	阿奇霉素	0.25g	注射剂	大环内酯类	限制性使用
35	阿奇霉素	0.5g	注射剂	大环内酯类	限制性使用
36	克拉霉素片	250mg	片剂	大环内酯类	非限制性使用
37	罗红霉素胶囊	150mg	胶囊剂	大环内酯类	非限制性使用
38	利奈唑胺	600mg	注射剂	其他	特殊使用
39	利奈唑胺片	600mg	片剂	其他	特殊使用
40	林可霉素	0.6g	注射剂	其他	非限制性使用
41	替考拉宁	200mg	注射剂	其他	特殊使用
42	万古霉素	0.5g	注射剂	其他	特殊使用
43	奥硝唑	0.5g	注射液	硝咪唑类	限制性使用
44	奥硝唑	0.5g	片剂	硝咪唑类	限制性使用
45	左奥硝唑	0.5g	注射剂	硝咪唑类	限制性使用
46	甲硝唑	0.5g	注射剂	硝咪唑类	非限制性使用
47	甲硝唑	0.2g	片剂	硝咪唑类	非限制性使用
48	左氧氟沙星	0.3g	注射剂	喹诺酮类	非限制性使用
49	巴洛沙星片	0.1g	片剂	喹诺酮类	特殊使用
50	环丙沙星片	0.25g	片剂	喹诺酮类	非限制性使用
51	环丙沙星	200mg	注射剂	喹诺酮类	非限制性使用
52	环丙沙星	200mg	注射剂	喹诺酮类	非限制性使用
53	加替沙星	0.2g	片剂	喹诺酮类	限制性使用
54	莫西沙星	400mg	注射剂	喹诺酮类	特殊使用
55	莫西沙星	400mg	片剂	喹诺酮类	特殊使用
56	左氧氟沙星	0.3g	注射剂	喹诺酮类	非限制性使用
57	伏立康唑	200mg	注射剂	抗真菌药	特殊使用
58	伏立康唑	50mg×8		抗真菌药	特殊使用
59	伏立康唑	200mg	片剂	抗真菌药	特殊使用
60	氟康唑	50mg	胶囊剂	抗真菌药	限制性使用
61	氟康唑	50ml	注射剂	抗真菌药	限制性使用
62	卡泊芬净	50mg	注射剂	抗真菌药	特殊使用
63	两性霉素 B	25mg	注射剂	抗真菌药	特殊使用
64	伊曲康唑	250mg	注射剂	抗真菌药	特殊使用
65	特比萘芬	250mg	片剂	抗真菌药	非限制性使用

附录六　2012 年版《国家基本药物目录》收录的注射剂

药品名称	药品名称
A　阿米卡星 Amikacin	多柔比星 Doxorubicin
阿莫西林-克拉维酸钾 Amoxicillin and Clavulanate Potassium	F　法莫替丁 Famotidine
阿糖胞苷 Cytarabine	泛影葡胺 Maglumine Diatrizoate
阿托品 Atropine	芬太尼 Fentanyl
氨苄西林 Ampicillin	酚妥拉明 Phentolamine
氨茶碱 Aminophylline	奋乃静 Perphenazine
氨甲苯酸 Aminomethylbenzoic Acid	呋塞米 Furosemide
氨甲环酸 Tranexamic Acid	氟康唑 Fluconazole
胺碘酮 Amiodarone	氟马西尼 Flumazenil
奥美拉唑 Omeprazole	氟尿嘧啶 Fluorouracil
奥沙利铂 Oxaliplatin	氟哌啶醇 Haloperidol
B　胞磷胆碱钠 Citicoline Sodium	复方氨基酸 18AA Compound Amino Acid 18AA
苯巴比妥 Phenobarbital	复方氯化钠 Compound Sodium Chloride
苯丙酸诺龙 Nandrolone Phenylpropionate	腹膜透析液 Peritoneal Dialysis Solution
苯海拉明 Diphenhydramine	G　甘露醇 Mannitol
苯妥英钠 Phenytoin Sodium	肝素 Heparin
苯唑西林 Oxacillin	高三尖杉酯碱 Homoharringtonine
苄星青霉素 Benzathine Benzylpenicillin	癸氟奋乃静 Fluphenazine Decanoate
丙泊酚 Propofol	H　红霉素 Erythromycin
丙酸睾酮 Testosterone Propionate	环丙沙星 Ciprofloxacin
布比卡因 Bupivacaine	环磷酰胺 Cyclophosphamide
布桂嗪 Bucinnazine	黄体酮 Progesterone
C　参麦注射液	磺胺嘧啶 Sulfadiazine
柴胡注射液	J　甲氨蝶呤 Methotrexate
长春新碱 Vincristine	甲硝唑 Metronidazole
脑垂体后叶注射液 Posterior Pituitary Injection	甲氧氯普胺 Metoclopramide
D　丹参注射液	间羟胺 Metaraminol
低分子量肝素 Low Molecular Heparin	结核菌素纯蛋白衍生物 Purified Protein Derivative of Tuberculin
地塞米松 Dexamethasone	精氨酸 Arginine
地西泮 Diazepam	K　卡铂 Carboplatin
碘海醇 Iohexol	抗狂犬病血清 Rabies Antiserum
碘化油 Iodinated Oil	抗蛇毒血清 Snake Antivenin
碘解磷定 Pralidoxime Iodide	克林霉素 Clindamycin

（续表）

药品名称	药品名称
L　雷尼替丁 Ranitidine	普罗帕酮 Propafenone
利多卡因 Lidocaine	Q　羟乙基淀粉 130/0.4 Hydroxyethyl Starch 30/0.4
链霉素 Streptomycin	青霉素 Benzylpenicillin
磷霉素 Fosfomycin　yaopinnet	氢化可的松 Hydrocortisone
硫代硫酸钠 Sodium Thiosulfate	清开灵颗粒
硫酸镁 Magnesium Sulfate	庆大霉素 Gentamycin
氯胺酮 Ketamine	去氨加压素 Desmopressin
氯丙嗪 Chlorpromazine	去甲肾上腺素 Noradrenaline
氯化琥珀胆碱 Suxamethonium Chloride	去乙酰毛花苷 Deslanoside
氯化钾 Potassium Chloride	R　绒促性素 Chorionic Gonadotrophin
氯化钠 Sodium Chloride	柔红霉素 Daunorubicin
氯解磷定 Pralidoxime Chloride	乳酸钠林格 Sodium Lactate Ringer's
氯喹 Chloroquine	S　山莨菪碱 Anisodamine
氯米帕明 Clomipramine	肾上腺素 Adrenaline
洛贝林 Lobeline	生脉饮
M　吗啡 Morphine	顺铂 Cisplatin
麦角新碱 Ergometrine	丝裂霉素 Mitomycin
脉络宁注射液	缩宫素 Oxytocin
毛果芸香碱 Pilocarpine	T　碳酸氢钠 Sodium Bicarbonate
美司钠 Mesna	头孢呋辛 Cefuroxime
美托洛尔 Metoprolol	头孢曲松 Ceftriaxone
门冬酰胺酶 Asparaginase	头孢他啶 Ceftazidime
咪达唑仑 Midazolam	头孢唑林 Cefazolin tennipoay
N　纳洛酮 Naloxone	W　维库溴铵 Vecuronium Bromide
尼可刹米 Nikethamide	维拉帕米 Verapamil
尿激酶 Urokinase	维生素B_1 Vitamin B_1
凝血酶 Thrombin	维生素B_{12} Vitamin B_{12}
P　哌拉西林 Piperacillin	维生素B_6 Vitamin B_6
哌替啶 Pethidine	维生素 C Vitamin C
破伤风抗毒素 Tetanus Antitoxin	维生素D_2 Vitamin D_2
葡萄糖 Glucose	维生素K_1 Vitamin K_1
葡萄糖氯化钠 Glucose and Sodium Chloride	X　硝普钠 Sodium Nitroprusside
葡萄糖酸钙 Calcium Gluconate	硝酸甘油 Nitroglycerin
葡萄糖酸锑钠 Sodium Stibogluconate	硝酸异山梨酯 Isosorbide Dinitrate
普鲁卡因 Procaine	新斯的明 Neostigmine
普鲁卡因胺 Procainamide	血塞通

药品名称	药品名称
血栓通	异丙肾上腺素 Isoprenaline
Y 亚甲蓝 Methylthioninium Chloride	异烟肼 Isoniazid
亚砷酸（三氧化二砷） Arsenious Acid（Arsenic Trioxide）	右旋糖酐（40，70） Dextran（40，70）
亚叶酸钙 Calcium Folinate	右旋糖酐铁 Iron dextran
依沙吖啶 Ethacridine	鱼肝油酸钠 Sodium Morrhuate
依托泊苷 Etoposide	鱼精蛋白 Protamine
胰岛素 Insulin	Z 紫杉醇 Paclitaxel
乙酰胺 Acetamide	左氧氟沙星 Levofloxacin
异丙嗪 Promethazine	

索　引

药名笔画索引

一画

乙

乙二磺酸丙氯拉嗪（832）

乙酰丙嗪（302）

乙酰唑胺（603）

二画

丁　七　二

丁卡因（332）

丁咯地尔（469）

七叶皂苷钠（902）

二甲弗林（252）

二氢麦角碱（466）

二羟丙茶碱（352）

二氮嗪（447）

二磷酸果糖（428）

三画

万　三　大　小　山　川　己　门

万古霉素（140）

三磷腺苷（664）

大观霉素（103）

大蒜素（899）

小诺米星（104）

山梨醇（606）

山莨菪碱（517）

川芎嗪（894）

己烯雌酚（638）

门冬氨酸钾镁（736）

门冬酰胺酶（821）

四画

丹　厄　双　天　巴　戈　比　毛　贝　长

丹红（880）

丹参（877）

丹参酮ⅡA磺酸钠（892）

厄他培南（78）

双氢麦角胺（432）

双黄连粉针剂及注射液（864）

双嘧达莫（394）

天麻素（893）

巴利昔单抗（859）

戈拉碘铵（337）

比伐卢丁（574）

毛花苷丙（361）

贝美格（257）

长春新碱（777）

长春瑞滨（789）

长春碱（776）

长链脂肪乳（741）

五画

丙　东　丝　他　兰　加　半　卡　去　可　右　叶

司　四　头　对　尼　左　布　平　戊　甘　生　甲

药名拼音索引

(2012 年版《国家基本药物》名称用黑体表示)

药名英文索引